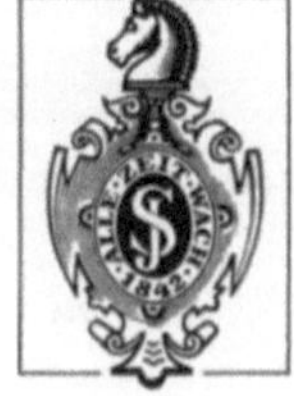

H. Kim Lyerly

Chirurgische Intensivmedizin

Mit Geleitworten von Ch. Herfarth und D. C. Sabiston

Übersetzt und bearbeitet von Th. Foitzik

Mit 43 Abbildungen und 82 Tabellen

Springer-Verlag
Berlin Heidelberg New York
London Paris Tokyo
Hong Kong Barcelona
Budapest

H. Kim Lyerly
Senior Assistant Resident in Surgery
Duke University, Medical Center
Department of Surgery
Durham, North Carolina 27710
USA

Übersetzer und Bearbeiter:
Thomas Foitzik
Chirurgische Universitätsklinik
Im Neuenheimer Feld 110
6900 Heidelberg

Titel der amerikanischen Original-Ausgabe
H. Kim Lyerly; The Handbook of Surgical Intensive Care:
Practices of the Surgery Residents at the Duke University Medical Center

ISBN 978-3-642-76611-4   ISBN 978-3-642-76610-7 (eBook)
DOI 10.1007/978-3-642-76610-7

CIP-Titelaufnahme der Deutschen Bibliothek
Chirurgische Intensivmedizin / H. Kim Lyerly. – Berlin; Heidelberg; New York; London;
Paris; Tokyo; Hong Kong; Barcelona; Budapest: Springer, 1993
   Einheitssacht.: The handbook of surgical intensive care ⟨dt.⟩

NE: Lyerly, H. Kim; EST

Satz: K+V Fotosatz GmbH, Beerfelden
24/3145-5 4 3 2 1 0 – Gedruckt auf säurefreiem Papier

Geleitwort

Zwei Möglichkeiten gibt es, die chirurgische Intensivtherapie für die Weiterbildung zu vermitteln. Zum einen aus der Sicht des erfahrenen Facharztes und zum anderen aus der Perspektive des Assistenzarztes und zukünftigen Oberarztes, der „an der Front" besonders in der Intensivtherapie arbeitet.

Der vorliegende Leitfaden über die chirurgische Intensivtherapie basiert auf den Erfahrungen der Duke University Medical Center Durham, North Carolina/USA. Zwei Überlegungen führten zur Übersetzung dieses Buches: Zum einen das klare und sehr gut verständliche Konzept aus einem Guß, zum anderen die Freundschaft und enge akademische Kooperation zwischen den Kliniken der Duke University in Durham und den Universitätskliniken Heidelberg. Entscheidend bei der Übertragung eines Werkes aus einer fremden Sprache, einer fremden Institution und einem anderen Land ist, daß eigene Erfahrungen, die Regeln der hiesigen Intensivtherapie sowie spezielle organisatorische Besonderheiten mit einfließen.

Dies ist dem Übersetzer und Bearbeiter für den deutschen Sprachraum Thomas Foitzik auf das beste gelungen. Es entstand damit ein Leitfaden für Intensivtherapie, der auf den großen Erfahrungen einer exzellenten amerikanischen Klinik aufbaut und gleichzeitig das Wissen aus dem Alltag einer deutschen chirurgischen Klinik mit einbringt. Diese Verschmelzung führt zu einer äußerst attraktiven Lösung.

Dem Werk ist ein guter Erfolg zu wünschen.

Prof. Dr. Ch. HERFARTH

Geleitwort

Die Komplexität der klinischen Probleme bei chirurgischen Patienten auf der Intensivstation scheint in jedem Jahr von neuem zu eskalieren. Glücklicherweise stehen uns heute viele Methoden zur Patientenüberwachung und neue objektive diagnostische Verfahren zur Verfügung, die zusammen mit der rasanten Entwicklung der modernen Intensivtherapie zu bemerkenswerten Fortschritten und zu einer Verbesserung der Behandlungsergebnisse geführt haben. Im Ausbildungsprogramm unserer jungen Ärzte nimmt die Tätigkeit auf der Intensivstation einen immer breiteren Raum ein, da sowohl die Anzahl schwerst erkrankter Patienten als auch die Intensität, mit der wir uns heute mit jeder Erkrankung auseinandersetzen, zugenommen hat. Die verantwortlichen Institutionen in den USA (American Board of Surgery, Residency Review Committee in Surgery) haben diesem Umstand Rechnung getragen, indem sie die Intensivierung der Ausbildung in der chirurgischen Intensivmedizin stetig vorantreiben. Die chirurgische Intensivmedizin macht heute einen wesentlichen Teil der schriftlichen und mündlichen Prüfungen im Fach Chirurgie aus. Darüber hinaus wurde die Bedeutung einer umfassenden praktischen Ausbildung gerade in der Akutversorgung schwerst erkrankter Patienten erkannt und mit der Ausarbeitung spezieller Trainingsprogramme auf den Intensivstationen begonnen.

Dieses Handbuch ist insofern äußerst bemerkenswert, als es die Praxis der Arbeit der chirurgischen Assistenzärzte der Duke University, Medical Center, vermittelt. Es wurde von Assistenzärzten für Assistenzärzte geschrieben. In jedem Kapitel werden persönliche Beobachtungen und Erfahrungen wiedergegeben, die unsere Ärzte bei der täglichen Versorgung von Patienten mit Multiorganversagen auf der Intensivstation gemacht haben. Darüber hinaus begnügen sich die Autoren nicht damit, die klinischen Probleme in all ihrer Komplexität zu beleuchten, vielmehr beschreiben sie auch die Effekte der getroffenen therapeutischen Maßnahmen, die sie bei ihren Patienten beobachten konnten (und die für uns letztlich entscheidend sind).

Die befriedigendste Erfahrung für einen für die Ausbildung junger Ärzte verantwortlichen Chefarzt ist es, sich der Hingabe und Qualität seiner Assistenten sicher zu sein. Für mich ist es ein

Privileg, mit einer außergewöhnlichen Gruppe von überaus pflichtbewußten und zuverlässigen, gewissenhaft und hart arbeitenden chirurgischen Assistenten, die konsequent und erfolgreich ihre Karriere verfolgt haben, zusammenzuarbeiten. Die Autoren der einzelnen Kapitel dieses Handbuches repräsentieren, was diese Eigenschaften angeht, das gesamte Team. Sie verdienen meinen Respekt, mein Vertrauen und meine volle Unterstützung bei ihren zukünftigen Vorhaben.

Der Leser wird diese Ausführungen verstehen und den Wert des Buches noch besser einzuschätzen wissen, wenn er mehr über den Herausgeber, Dr. H. Kim Lyerly, erfährt. Im mittlerweile 6. Jahr seiner Ausbildung (The Duke Surgical Residency Program) hat sich Lyerly als überaus produktiv und originell sowohl in der Grundlagenforschung als auch bei der Durchführung klinischer Arbeiten erwiesen. Besonders hervorzuheben ist seine Ausdauer und Unermüdlichkeit bei jeder Arbeit, die er in Angriff nimmt. Viele seiner Projekte konnte er mit exzellenten Ergebnissen abschließen. Am bewundernswertesten ist seine niemals schwindende Bereitschaft zu harter Arbeit – eine Eigenschaft, die – das zeigt die Erfahrung – in den meisten Fällen den verdienten Erfolg nach sich zieht. Seine persönliche Aufmerksamkeit für jedes Detail dieses Buches wird dem Leser nicht verborgen bleiben. Diejenigen, die das Buch konsequent durcharbeiten, werden erkennen, daß es eine echte Hilfe bei der Lösung vieler klinischer Probleme ist, die – wie schon eingangs betont wurde – immer komplexer werden. Insbesondere für Assistenzärzte und praktizierende Chirurgen stellt es einen idealen Leitfaden für die tägliche klinische Arbeit auf der Intensivstation dar. Den unschätzbaren Wert eines Handbuches dieses Umfangs und dieser Qualität werden insbesondere diejenigen feststellen, die das Buch bei der täglichen Arbeit am Krankenbett mit dem Vorsatz aufschlagen, bei der Versorgung ihrer Patienten ein Höchstmaß an Qualität zu erreichen.

Voller Vertrauen in das vorliegende Buch kann ich voraussagen, daß es weite Verbreitung finden wird. Viele der Ausführungen in den einzelnen Kapiteln werden die praktische Arbeit auf dem immer wichtiger werdenden Gebiet der chirurgischen Intensivtherapie nachhaltig beeinflussen.

D. C. SABISTON

Vorwort

The Handbook of Surgical Intensive Care: Practices of the Surgery Residents at the Duke University Medical Center ist 1989 in den USA in der 2. Auflage erschienen. Von Assistenzärzten für Assistenzärzte geschrieben, erfreut es sich dort unter Medizinstudenten und den auf Intensivstationen tätigen Ärzten größter Beliebtheit.

Nachdem das positive Echo auf das Handbuch bis nach Europa vorgedrungen war, entschloß sich der Springer-Verlag, das Manual in deutscher Sprache zu verlegen. Mit der Aufgabe der Übersetzung betraut wurde ein Assistenzarzt der Chirurgischen Universitätsklinik Heidelberg, in der die Intensivstationen von Chirurgen und Anästhesisten in enger interdisziplinärer Zusammenarbeit geleitet werden.

Die Übersetzung hält sich eng an den vorgegebenen Text; inhaltliche Änderungen erfolgten nur nach Rücksprache mit den Verfassern der amerikanischen Originalausgabe. Zu einigen Themenkreisen finden sich zum Verständnis wichtige Ergänzungen. Praktiken, die sich von den Vorgehensweisen an unserer Klinik grundlegend unterscheiden, sind als solche im Text gekennzeichnet und z. T. mit Kommentaren versehen. Einzelne Kapitel wurden aus didaktischen Gründen umgestellt, die Numerierung der Textabschnitte aufgegeben und durch Zwischenüberschriften ersetzt. Die im Originaltext vorkommenden Pharmaka sind in der deutschen Fassung prinzipiell als Generika angeführt. Bei den in der täglichen Praxis geläufigsten Medikamenten werden die Handelsnamen einzelner, auf dem deutschen Markt erhältlicher Produkte in Klammern genannt. Nicht berücksichtigt wurden Präparate, die auf dem deutschen Markt nicht angeboten werden (Rote Liste 1989/1990). Auf die der amerikanischen Ausgabe als letztes Kapitel angefügte Medikamentenübersicht wurde bewußt verzichtet.

Obgleich als Handbuch konzipiert, ist das vorliegende Buch ein umfassendes Nachschlagewerk für die tägliche klinische Arbeit auf der Intensivstation und ein Leitfaden für das klinische Management chirurgischer Patienten; organisatorische wie therapeutische Aspekte werden im Detail beschrieben. Somit stellt die *Chirurgische Intensivmedizin* eine gelungene Kombination zwischen Lehrbuch und Checkliste dar.

Heidelberg, September 1992 THOMAS FOITZIK

Inhaltsverzeichnis

6 Säure-Basen-Haushalt 205
D.S. TYLER

7 Wasser- und Elektrolythaushalt 225
D.S. TYLER

8 Gastrointestinaltrakt 255
F.S. ROTOLO

17 Intensivmedizinische Versorgung polytraumatisierter Patienten 511
R.G. CUMMINGS

18 Verbrennungen 531
S.K. PRUITT

Autorenverzeichnis

ROBIN G. CUMMINGS, M.D.
Senior Resident, General and Thoracic Surgery, Duke
University Medical Center, Durham, North Carolina, USA

RALPH J. DAMIANO, Jr., M.D.
Chief Resident, General and Thoracic Surgery, Duke University
Medical Center, Durham, North Carolina, USA

T. BRUCE FERGUSON, Jr., M.D.
Teaching Scholar in Thoracic Surgery, Duke University Medical
Center, Durham, North Carolina, USA

MICHAEL FLOOD, M.D.
Chief Resident, Division of Plastic Surgery, Duke University
Medical Center, Durham, North Carolina, USA

HERBERT E. FUCHS, M.D., Ph.D.
Senior Resident, Division of Neurosurgery, Duke University
Medical Center, Durham, North Carolina, USA

J. WILLIAM GAYNOR, M.D.
Senior Resident, General and Thoracic Surgery, Duke
University Medical Center, Durham, North Carolina, USA

ROBERT C. HARLAND, M.D.
Research Fellow, General and Thoracic Surgery, Duke
University Medical Center, Durham, North Carolina, USA

STUART J. KNECHTLE, M.D.
Senior Resident, General and Thoracic Surgery, Duke
University Medical Center, Durham, North Carolina, USA

L. SCOTT LEVIN, M.D.
Chief Resident, Division of Orthopaedic Surgery, Duke
University Medical Center, Durham, North Carolina, USA

H. KIM LYERLY, M.D.
Senior Resident, General and Thoracic Surgery, Duke
University Medical Center, Durham, North Carolina, USA

DAVID M. MAHVI, M.D.
Senior Resident, General and Thoracic Surgery, Duke
University Medical Center, Durham, North Carolina, USA

GEORGE W. MAIER, M.D.
Senior Resident, General and Thoracic Surgery, Duke
University, Durham, North Carolina, USA

RAYMOND G. MAKHOUL, M.D.
Senior Resident, General and Thoracic Surgery, Duke
University, Durham, North Carolina, USA

SCOTT K. PRUITT, M.D.
Resident, General and Thoracic Surgery, Duke University
Medical Center, Durham, North Carolina, USA

FRANCIS S. ROTOLO, M.D.
Senior Resident, General and Thoracic Surgery, Duke
University Medical Center, Durham, North Carolina, USA

MICHAEL A. SKINNER, M.D.
Research Fellow, General and Thoracic Surgery, Duke
University Medical Center, Durham, North Carolina, USA

DOUGLAS S. TYLER, M.D.
Research Fellow, General and Thoracic Surgery, Duke
University Medical Center, Durham, North Carolina, USA

GEORGE S. TYSON, Jr., M.D.
Teaching Scholar in Thoracic Surgery, Duke University Medical
Center, Durham, North Carolina, USA

W. BEN VERNON, M.D.
Chief Resident, General and Thoracic Surgery, Duke University
Medical Center, Durham, North Carolina, USA

CHRISTOPHER R. WATTERS, M.D.
Senior Resident, General and Thoracic Surgery, Duke
University Medical Center, Durham, North Carolina, USA

1 Schock

H.K. LYERLY

Definition

Schock wird heute als klinisches Syndrom definiert, das aus einer unzureichenden Perfusion und Sauerstoffversorgung lebenswichtiger Organe resultiert. Konzepte, die Schock als einfache Folge von Hypotonie und Hypovolämie erklärten, wurden weitgehend überarbeitet. Die Mechanismen, mit denen eine inadäquate Sauerstoffversorgung kompensiert werden kann, sind Hyperventilation, Erhöhung des Sympathikotonus mit Steigerung der Herzfrequenz und myokardialen Kontraktilität sowie Vasokonstriktion und Flüssigkeitsverschiebungen von extra- nach intravasal.

Folgen einer unzureichenden Kompensation sind eine anaerobe Stoffwechsellage mit Laktatazidose, die Schädigung von Kapillarendothelien, Zellödeme, die Freisetzung von lysosomalen Enzymen mit irreversiblen Zellschädigungen und Einschränkungen von Organfunktionen.

Klinische Zeichen und Symptome (Tabelle 1) sowie meßbare physiologische Parameter (Tabelle 2) helfen, den Schockstatus frühzeitig zu erkennen, ohne diesen allerdings zu definieren.

Tabelle 1. Symptome des Kreislaufschocks

Herabgesetzter oder alterierter mentaler Status
Tachypnoe
Blässe, Zyanose
Verzögertes Wiederauffüllen der Kapillaren
Kalte, feuchte Haut

Tabelle 2. Schockparameter

Mittlerer arterieller Blutdruck	$<80\,\mathrm{mmHg}$
Herzfrequenz	>120 Schläge/min
Herzindex	$<2,5\,\mathrm{l/min/m^2}$
Urinausscheidung	$<0,5\,\mathrm{ml/kgKG/h}$
$S_{av}O_2$	$<70-75\%$
Laktat	$>5\,\mathrm{mmol/l}$

Anmerkungen des Übersetzers sind mit * versehen.

Die folgenden Klassifikationen des Schocks ermöglichen es, das „Schocksyndrom" anhand einfacher klinischer Befunde und meßbarer Parameter (Tabelle 3) zu erkennen. Gleichzeitig weisen sie auf konkrete, spezifische therapeutische Maßnahmen hin (z.B. Volumensubstitution im hypovolämischen Schock infolge einer gastrointestinale Blutung oder Antibiotikatherapie im septischen Schock, z.B. infolge eines intraabdominellen Abszesses). Der gemeinsame Nenner aller Kategorien des Schocks ist die inadäquate Gewebeperfusion und eine zur Aufrechterhaltung des oxidativen Zellmetabolismus unzureichende Sauerstoffversorgung. Das grundlegende Verständnis der Pathophysiologie des Schocks ist der Schlüssel zur Therapie aller Schockarten.

Klassifikation

Hypovolämischer Schock

Das intravasale Volumen (linksventrikuläre Vorlast) ist so stark vermindert, daß eine unzureichende Perfusion die Folge ist. Klinische Zeichen des Volumenmangels (Tabelle 4) treten erst auf, wenn ein akuter intravasaler Volumenverlust von 15−25% vorliegt.

Septischer Schock

Eine Sepsis verursacht nicht nur hämodynamische Störungen, sie beeinflußt auch den Zellstoffwechsel. Im septischen Schock unterscheidet man eine hyperdyname und eine hypodyname Phase. *Der hyperdyname Zustand* kennzeichnet die Frühphase eines septischen Geschehens; er geht einher mit einem normalen oder erniedrigten systemischen Gefäßwiderstand (totaler peripherer Strömungswiderstand: TPR), der Eröffnung arteriovenöser pulmonaler Shunts und einem gestörten Zellmetabolismus. *Der hypodyname Zustand* stellt sich sekundär ein und ist charakterisiert durch eine relative Hypovolämie. Diese ist die Folge von kapillären Flüssigkeitsverlusten (Leckage) und führt zur Verminderung des Herzschlagvolumens (SV) und zur Minderperfusion des Gewebes. (Weitere Ausführungen zum septischen Schock finden sich in Kap. 16.)

Kardiogener Schock

Eine Verminderung des Herzzeitvolumens (HZV) als Folge einer myokardialen Störung kann zum Schock führen. Mögliche Ursachen sind eine unzureichende

Tabelle 3. Klinische Zeichen bei verschiedenen Schockformen

Schockform	Haut	Urinaus-scheidung	Jugularvenen-füllung	Herzindex	Pulmonal-kapillärer Wedgedruck	Systemischer Gefäß-widerstand	Gemischtvenöse O_2-Konzentration
Hypovolämisch	Kalt, blaß	↓	↓	↓	↓	↑	↓
Kardiogen	Kalt, blaß	↓	↑	↓	↑	↑	↓
Septisch,							
frühes Stadium	Warm, rosig	↓↑	↓↑	↑	↓	↓	↑
spätes Stadium	Kalt, blaß	↓	↓	↓	↓	↑	↓↑
Neurogen	Warm, rosig	↓	↓	↓	↓	↓	↓

Tabelle 4. Veränderungen im hypovolämischen Schock in Abhängigkeit von der Höhe des Blutverlustes

Blutverlust (ml)	<750	750 − 1250	1250 − 2000	2000 +
Blutverlust (%)	<15	15 − 25	25 − 40	>40
Herzfrequenz	Normal	↑	↑↑	↑↑↑
Blutdruck	Normal	Normal/↓	↓	↓↓
Atemfrequenz	Normal	↑	↑↑	↑↑↑
Urinausscheidung	Normal	↓	Oligurie	Anurie
Mentaler Status	Erregung +	Erregung + +	Verwirrtheit	Lethargie

Ventrikelfunktion infolge eines Herzinfarktes, Herzklappenschäden oder andere strukturelle Läsionen, die die Auswurfleistung des Herzens limitieren, die Ruptur eines Aneurysmas, Herzrhythmusstörungen oder eine Lungenembolie. (Einzelheiten hierzu finden sich in Kap. 3.)

Neurogener Schock

Die Unterbrechung des Rückenmarks in Höhe der thorakolumbalen sympathischen Nervenstränge oder darüber führt zu einem Verlust des Sympathikotonus des kardiovaskulären Systems. Vasodilatation, Bradykardie und der Verlust der Autoregulation des Blutdrucks sind die Folge. *Selten* kann dieser Zustand auch durch eine isolierte Kopfverletzung hervorgerufen werden. In jedem Fall sind bei Schockpatienten andere Ursachen des Schocks (wie Hypovolämie oder kardiogene Störungen) auszuschließen.

Anaphylaktischer Schock

Die Exposition eines sensibilisierten Organismus mit entsprechenden Antigenen kann eine Anaphylaxie hervorrufen, die durch Urtikaria, Hautjucken, Bronchospasmus, kardiovaskuläre Synkopen und Blutungen gekennzeichnet ist und durch Freisetzung vasoaktiver Substanzen aus Mastzellen hervorgerufen wird.

Die aufgeführten Klassifikationen sollen helfen, die Ätiologie des Schockzustandes zu erkennen und diesen spezifisch zu therapieren. In der Klinik überlappen sich die klassischen Schockformen mitunter. So können z.B. Patienten mit einem Herzfehler, die hinsichtlich der Ausbildung eines kardiogenen Schocks gefährdet sind, als Unfallopfer im hypovolämischen Schock sein. Bei Verletzungen entsteht nicht selten eine Sepsis. Unglücklicherweise werden alle 5 klassischen Schockformen mit denselben physiologischen Parametern charakterisiert. Um einen Schockzustand auf der Grundlage meßbarer Parameter therapieren zu können, muß der Kliniker die gesamte (Patho-)Physiologie des Schocks verstehen.

Pathophysiologie

Zum Schock kommt es, wenn infolge inadäquater Perfusion die Sauerstoffversorgung des Gewebes beeinträchtigt ist. Eine physiologische Vorgehensweise in der Therapie des Schocks muß daher alle Komponenten der Sauerstoffversorgung einschließen.

Die Sauerstoffverfügbarkeit in den Geweben kann durch die folgende Formel beschrieben werden: Sauerstoffverfügbarkeit (DO_2) = Sauerstoffgehalt des arteriellen Blutes·Herzzeitvolumen.

1. Der Sauerstoffgehalt (C_aO_2) setzt sich zusammen aus dem an Hämoglobin gebundenen und dem im Plasma gelösten O_2.
   - Hämoglobingebundenes O_2 = Hämoglobinkonzentration·arterielle O_2-Sättigung [$S_aO_2(\%)$]·1.39 (O_2-Bindungskapazität).
   - Plasmagelöstes O_2 = 0.0031·p_aO_2.
   - Da der Anteil des plasmagelösten O_2 gering ist, wird bei der Berechnung des Sauerstoffgehaltes nur das an Hämoglobin (Hb) gebundene O_2 berücksichtigt: C_aO_2 = Hb·S_aO_2·1.39.
2. Herzzeitvolumen (HZV) = Herzfrequenz (HF)·Schlagvolumen (SV).
   - Das Schlagvolumen hängt ab von Preload, Kontraktilität und Afterload.
   Daraus folgt: Sauerstoffverfügbarkeit (DO_2) = Hb·S_aO_2·1.39·HF·SV.
   Die zuletzt angeführte Gleichung beinhaltet all diejenigen Parameter des Sauerstofftransports, die notwendig sind, um den systemischen metabolischen Anforderungen gerecht zu werden. Die normale O_2-Verfügbarkeit (DO_2) beträgt $900-1100$ ml/min, der normale O_2-Verbrauch (VO_2) $225-235$ ml/min (Tabelle 5). Obwohl bei der Kalkulation der Sauerstoffverfügbarkeit im Gewebe eine Vielzahl von komplexen physiologischen Zusammenhängen berücksichtigt werden müssen, beinhaltet obige Gleichung alle wesentlichen Faktoren, die zudem leicht meßbar und klinisch beeinflußbar sind.
   Wenn die Versuche, die Sauerstoffverfügbarkeit zu erhöhen, nicht ausreichen müssen Maßnahmen in Erwägung gezogen werden, die die metabolischen Anforderungen des Individums temporär herabsetzen. Hier kommen die Erniedrigung der Körpertemperatur (auf Normalwerte) und die Reduktion der Körperarbeit in Betracht.

Tabelle 5. Faktoren der Sauerstoffverfügbarkeit

1. Hämoglobinkonzentration
2. Sauerstoffsättigung des arteriellen Blutes
3. Sauerstofftransportkapazität
4. Herzfrequenz
5. Herzschlagvolumen
   - Preload
   - Myokardiale Kontraktilität
   - Afterload

Hämoglobinkonzentration

Die Höhe der intravasalen Hämoglobinkonzentration ist direkt proportional zur Sauerstoffverfügbarkeit. Wird Blut durch kristalloide Lösungen ersetzt, geht dies nicht nur mit einer Verminderung des Blutvolumens, sondern auch mit einer Verminderung des Hb einher. Daraus resultiert wiederum eine Verminderung der Sauerstofftransportkapazität. Kompensationsmechanismen hierfür sind (normalerweise) Tachypnoe und die Erhöhung des HZV.

Das Verhältnis zwischen Hb und Sauerstoffverfügbarkeit ist linear. Bei vollständiger Sauerstoffsättigung des Hb kommt es bei einer Erhöhung der Hämoglobinkonzentration von 10 auf 15 mg/dl zu einer Erhöhung des Sauerstofftransports um 50%.

Bei einem Hämatokrit (Hk) von über 50% kommen die Effekte einer erhöhten Blutviskosität auf die Blutfließeigenschaften zum Tragen. Sie limitieren den Nutzen einer weiteren Erhöhung des Hb.

Komplexer sind die Verhältnisse bei chronischer Anämie: Ist die Sauerstoffbindungskapazität des Blutes herabgesetzt, versucht der Organismus, dies durch eine Anhebung der 2,3-Diphosphoglycerinsäure (2,3-DPG) zu kompensieren. Daraus resultiert eine Erhöhung der Sauerstoffaffinität des Hb; das P 50 der Sauerstoffdissoziationskurve wird gesenkt, dies wiederum führt zu einer verminderten Sauerstofffreisetzung in der Peripherie.

Klinische Aspekte

Um die Sauerstofftransportkapazität zu optimieren, muß eine adäquate Konzentration *normalen* Hämoglobins beibehalten werden. Daher sollten Erythrozyten transfundiert werden, um den Hb auf Werten von über 10 mg/dl zu halten. Bei Patienten mit eingeschränkter kardiopulmonaler Funktion ist ein Hb um 15 mg/dl anzustreben.

Verändertes Hb (z. B. Hb-SS) kann durch normale Erythrozytenkonzentrate ersetzt werden. Sind größere Blutverluste absehbar (z. B. bei Operation), ist eine frühzeitige Bluttransfusion zu befürworten, weil das Hb von Blutkonserven wegen des reduzierten 2,3-DPG-Gehaltes eine erniedrigte O_2-Transportkapazität hat. Der Volumenersatz sollte eine frühzeitige Transfusion von Erythrozytenkonzentraten beinhalten. Eine nützliche Regel ist die Transfusion von mindestens 500 ml Erythrozytenkonzentrat pro 1500 ml kristalloidem Flüssigkeitsersatz (1:3). Im hypovolämischen Schock ist eine ausbleibende Stabilisierung der Hämodynamik des Patienten nach rascher Infusion von 2000 ml kristalloider Flüssigkeit eine Indikation, mit einer sofortigen Transfusion von Blut zu beginnen. Ist mit weiteren Blutverlusten zu rechnen, sollten frühzeitig Blutkonserven bereitgestellt werden (s. Kap. 13). Mitunter ist die Gabe von Blut sofort erforderlich. Der Nutzen einer Gabe von typisiertem Kreuzblut muß in diesem Fall gegenüber der Wartezeit, bis dieses zur Verfügung steht, abgewogen werden.

Blutersatz	Dauer bis zur Bereitstellung (min)
0-negatives Blut	5
Blutgruppenspezifisches Blut	15
Blutgruppenspezifisches Blut + Antikörpersuchtests	25
Blutgruppenspezifisches Blut + serologische Verträglichkeitstestung	75

Sauerstoffsättigung (S_aO_2)

Um eine maximale Sauerstoffsättigung des Hämoglobins zu erhalten, ist eine adäquate Sauerstoffspannung unbedingt erforderlich.

Außer bei Kohlenmonoxidvergiftungen und bei hyperbarer Sauerstofftherapie ist die Höhe des im Plasma gelösten Sauerstoffes nahezu unbedeutend. Die Sauerstofffreisetzung steht daher in direkter Relation zur Sauerstoffsättigung.

Ein 70 kg schwerer Mann benötigt ungefähr 250 ml O_2/min, bei trainierten Personen kann dieser Bedarf bis zu 3600 ml/min erhöht sein. Aufgrund ihres Hypermetabolismus haben Patienten einen erhöhten Sauerstoffbedarf, z.B. bei Fieber (pro 1 °C Temperaturerhöhung 13% mehr Sauerstoffbedarf), Sepsis, ARDS oder Hypovolämie.

Eine verminderte Hämoglobinsauerstoffsättigung in Verbindung mit einer erniedrigten Hämoglobinkonzentration kann den O_2-Transport gefährlich herabsetzen, insbesondere wenn der kompensatorische Anstieg des HZV ausbleibt.

Klinische Aspekte

Eine adäquate Hämoglobinsauerstoffsättigung ($>90\%$) muß gewährleistet sein, insbesondere bei (vermeintlich) eingeschränkter kardialer Reserve oder erniedrigtem Hb.

Eine optimale S_aO_2 kann durch O_2-Insufflation über eine Sauerstoffmaske erreicht werden, u.U. ist die Intubation und künstliche Beatmung des Patienten angezeigt

Adäquate Konzentrationen von Hb und S_aO_2 sollten schnell, d.h., noch vor Beginn aller anderen therapeutischen Maßnahmen, sichergestellt werden (Abb. 1).

Sauerstofftransportkapazität

Die Sauerstofftransportkapazität beträgt 1,39 ml O_2/mg Hb bei einem pH von 7,4 und einer Temperatur von 37 °C.

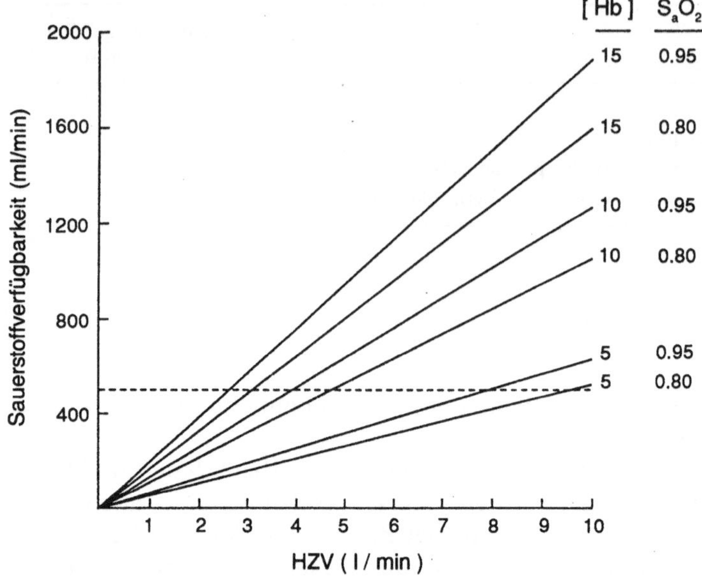

Abb. 1. Theoretische Sauerstoffverfügbarkeit bei verschiedenen Hämoglobinkonzentrationen und klinisch unterschiedlich beeinflußter Sauerstoffsättigung des Hämoglobins: Die *Markierung* bei 500 ml Sauerstoffverfügbarkeit/min definiert willkürlich einen unteren Grenzwert. Die Zahlen gelten für eine Person von 70 kg mit einem konstanten Sauerstoffbedarf von 250 ml/min bzw. einem 20%igen Anstieg (50 ml/min) z. B. wegen Fieber oder eines anderen Krankheitsprozesses. Des weiteren wird ein realistischer Utilisationskoeffizient von ca. 0,6 vorausgesetzt (einige Gefäßstrombahnen erreichen temporär Koeffizienten von 0,8 oder 0,85). Somit kann eine Sauerstoffverfügbarkeit von 500 ml/min für eine 70 kg schwere Person als absolutes Minimum angesehen werden. Komplizierend kann ein erhöhter kardialer Sauerstoffbedarf bei gesteigertem HZV hinzukommen. Das Nomogramm muß als Veranschaulichung verstanden werden; die aufgetragenen Werte stellen keinen Leitfaden für absolute oder sichere therapeutische Grenzwerte dar. Vielmehr soll graphisch dargestellt werden, wie schnell die Sauerstoffverfügbarkeit unter eine bestimmte Grenze fallen kann, wenn Hämoglobin und O_2-Sättigung sinken. Darüber hinaus wird die Mehrarbeit, die das Herz verrichten muß, um eine Verminderung der Sauerstofftransportkapazität zu kompensieren, ersichtlich. Die aktuelle Situation kann für jeden beliebigen Patienten mittels der Fickschen Gleichung quantitativ bestimmt werden: Zur Kalkulation muß man nur die gemessene $D_{av}O$ und das HZV einsetzen

Unter der Annahme, daß 1 mg Hb 1,39 ml O_2 transportiert und es in der Endstrombahn zu einer vollständigen Sauerstofffreisetzung kommt, kann die Sauerstoffverfügbarkeit in der Peripherie bestimmt werden.

In vivo liegt die Konstante für die Sauerstofftransportkapazität des Hämoglobins bei 1,34 ml O_2/mg Hb. Da die meisten Blutgasmeßgeräte aber mit 1,39 kalkulieren, wird dieser Wert für die weiteren Berechnungen beibehalten.

Die Sauerstofftransportkapazität wird durch Bildung von Karboxyhämoglobin z. B. infolge Rauchinhalation vermindert. Auch wenn (bei normaler Sauerstofftransportkapazität) ein Teil des Sauerstoffs in der Peripherie nicht abgegeben und zu den Mitochondrien transportiert wird, ist die Sauerstofftransportkapazität nicht vollends ausgelastet.

Die Sauerstoffdissoziationskurve beschreibt die Affinität des Hämoglobins zum Sauerstoff (s. Kap. 4, Abb. 3).

Bei Azidose kommt es zur Rechtsverschiebung der Kurve, bei Alkalose zur Linksverschiebung. Erheblich erhöhte pH-Werte führen zu einer verminderten Sauerstofffreisetzung in der Peripherie.

Bei sinkenden Temperaturen steigt die Affinität des Hb zum Sauerstoff. Bei Temperaturen von unter 10 °C bleibt die Dissoziation von Sauerstoff ganz aus.

Die Transfusion von Blutkonserven mit erniedrigtem 2,3-DPG-Spiegel führt zu einer erhöhten Sauerstoffaffinität des Hb. Die daraus resultierende Verminderung der peripheren Sauerstofffreisetzung gefährdet insbesondere die Versorgung des Myokards.

Bei einer Linksverschiebung der Sauerstoffdissoziationskurve wird bei gleicher Sauerstoffspannung weniger Sauerstoff aus Hämoglobin freigesetzt. Blutkonserven sind arm an 2,3-DPG, der 2,3-DPG-Spiegel normalisiert sich erst 24–48 h nach Transfusion.

Bei einer Massivtransfusion von (frischen) Erythrozyten kann wegen des herabgesetzten 2,3-DPG die Sauerstoffdissoziationskurve insbesondere bei gleichzeitig bestehender Alkalose und Hypothermie so weit nach links verschoben werden, daß die Oxyhämoglobindissoziation beträchtlich herabgesetzt ist.

Klinische Aspekte

Blutverluste müssen vermieden werden. Ist eine Transfusion von Erythrozyten erforderlich, sollte sie so rasch wie möglich erfolgen. Je eher die roten Blutzellen transfundiert werden, desto schneller erreichen sie ihre volle Sauerstofftransportkapazität.

Ein normaler pH-Wert ist anzustreben. Weder die Azidose noch die Alkalose begünstigen Sauerstofftransport und -freisetzung. Des weiteren sollten normotherme Verhältnisse herrschen.

Gemäß der Fickschen Gleichung (1) besteht zwischen HZV, Sauerstoffverbrauch des Körpers ($\dot{V}O_2$) und arteriovenöser Sauerstoffdifferenz folgender Zusammenhang:

$$HZV \cdot (C_aO_2 - C_vO_2) = \dot{V}O_2 \ . \tag{1}$$

Bleibt der Sauerstoffverbrauch konstant, führt eine Verminderung des HZV zu einer Erhöhung der Sauerstoffausschöpfung in der Peripherie und einer Verminderung des gemischtvenösen Sauerstoffgehaltes (C_vO_2).

Den Zusammenhang zwischen arteriellem (C_aO_2) und venösem Sauerstoffgehalt (C_vO_2) und arterieller (S_aO_2) und der O_2-Sättigung im (gemischt) venösem Blut (S_vO_2) beschreibt die folgende Formel (2):

$$\begin{aligned} C_aO_2 &= Hb \cdot S_aO_2 \cdot 1{,}39 \ , \\ C_vO_2 &= Hb \cdot S_vO_2 \cdot 1{,}39 \ . \end{aligned} \tag{2}$$

Die Differenz zwischen arteriellem und venösem Sauerstoffgehalt ($D_{av}O_2$) wird durch folgende Formel berechnet:

$$D_{av}O_2 = C_aO_2 - C_vO_2 = Hb \cdot 1{,}39 \, (S_aO_2 - S_vO_2) \, . \tag{3}$$

Bei vital gefährdeten Patienten kann die wiederholte Messung des S_vO_2 (gemischtvenöse O_2-Sättigung) in Verbindung mit der Berechnung des $D_{av}O_2$ zum Nachweis einer adäquaten Sauerstoffverfügbarkeit und unabhängigen Bestimmung des HZV herangezogen werden.

Es ist zu berücksichtigen, daß Veränderungen des C_vO_2 durch Veränderungen aller Faktoren der Fickschen Gleichung bedingt sein können. S_vO_2 und C_vO_2 stehen in einer linearen Relation. Das S_vO_2 kann klinisch gemessen werden (Oxymeter), es beträgt normalerweise 70–75%.

Pulmonalarterien (PA-) Katheter, mit denen ein kontinuierliches Monitoring des S_vO_2 photometrisch möglich ist, können von besonderem Nutzen sein.

Eine Verminderung des C_vO_2 kann bedingt sein durch:
– eine vermehrte Sauerstoffutilisation des Gewebes,
– ein herabgesetztes HZV,
– eine verminderte arterielle Sauerstoffspannung,
– (intrapulmonale) Rechts-links-Shunts (Q_s/Q_t).

Eine Erhöhung des C_vO_2 kann bedingt sein durch:
– eine verminderte Sauerstoffutilisation des Gewebes,
– ein (inadäquat) erhöhtes HZV,
– arteriovenöse Shunts,
– eine Verschiebung der Oxyhämoglobindissoziation (P 50).

Herzfrequenz und -rhythmus

Persistiert der Schockzustand eines Patienten, nachdem Hb, S_aO_2 und Sauerstofftransportkapazität überprüft und mittels Bluttransfusionen, Sauerstoff und eine entsprechende Beatmungstherapie sowie Korrekturen des pH und der Temperatur optimal eingestellt worden sind, müssen die Komponenten der Sauerstoffverfügbarkeit, die vom HZV abhängen, kontrolliert und ggf. therapiert werden.

Der erste Kompensationsmechanismus, mit dem das kardiorespiratorische System (normalerweise) auf Veränderungen der Sauerstoffversorgung der Peripherie reagiert, ist die Herzfrequenz. Bei untrainierten Personen erhöht sich der Herzschlag bei Verminderung des Sauerstoffangebotes.

Die optimale Herzfrequenz (HF) liegt normalerweise bei 80–120 Schlägen/min. Anders sind die Verhältnisse bei Neugeborenen und Personen mit Herzfehlern oder bei Patienten nach Herzoperationen. Bei letzteren sollte die optimale Schlagzahl empirisch bestimmt werden, z. B. indem man bei verschiedenen, durch einen externen Schrittmacher evozierte Frequenzen, das HZV mittels Swan-Ganz-Katheter direkt bestimmt.

Für das HZV ist nicht nur die Herzfrequenz, sondern auch der Herzrhythmus wichtig. Ein normaler Sinusrhythmus ist dabei in der Regel effizienter als junktionale oder supraventrikuläre Aktionen, wie sie z. B. beim Vorhofflimmern vorkommen.

Bradykardien von weniger als 70 Schlägen/min sind postoperativ insuffizient. Sofern der Sinusknoten anspricht und keine Blockbilder vorliegen, lassen sie sich mit Atropin (0,5 – 1,0 mg i.v.) beheben. Eine Alternativmaßnahme ist der Einsatz eines Vorhof-, Kammer- oder kombinierten atrioventrikulären Herzschrittmachers. Zusätzlich kann die intrinsische Aktivität durch Infusion von β-Sympathikomimetika, wie z. B. Isoproterenol (1 mg in 250 ml G 5%; 0,01 – 0,1 mg/kg/ min), verbessert werden.

Tachykardien über 120 Schläge/min sind besorgniserregend; sie sind oftmals Zeichen eines erhöhten endogenen Katecholaminspiegels oder Folge von Infusionen sympathikomimetischer Agenzien. Letztere werden wegen ihres positiv inotropen Effektes appliziert und wirken sekundär chronotrop.

Tachykardien sind oft schwer therapierbar. Ein therapeutischer Ansatz, chronotrope Effekte auszuschalten, besteht in der Applikation von β-Blockern (i.v. oder per os) in niedriger Dosierung.

Tachyarrhythmien sollten spezifisch angegangen werden, entweder durch Kardioversion oder medikamentös, z. B. mit Verapamil, Propranolol, Digoxin oder Chinidin (s. Kap. 3).

Liegt eine Sinustachykardie als Folge eines erniedrigten HZV vor, das durch andere Faktoren, wie z. B. durch Hypovolämie, bedingt ist, ist der Versuch, die Herzfrequenz durch β-Blocker zu senken, kontraindiziert. In diesem Fall würde eine iatrogene Erniedrigung der Herzfrequenz das HZV weiter herabsetzen und den Patienten in einen schweren Schockzustand überführen. Daher sollte die Therapie einer vermeintlichen Sinustachykardie immer mit Maßnahmen beginnen, die darauf abzielen, das HZV zu optimieren.

Bei Patienten, die trotz ausgeglichener Volumensituation, einem Hb von 15 mg/dl und einer O_2-Sättigung von 90% eine Sinustachykardie von 130 – 150 Schlägen/min aufweisen, wird der Einsatz von β-Blockern (z. B. Propranolol 1 mg i.v. über 5 – 10 min; maximal 0,15 mg/kgKG) in vielen Fällen einen schon fast paradoxen Anstieg des HZV bewirken. Dieser ist Folge der verlängerten diastolischen Füllungsperiode und einer Verbesserung der kardialen Auswurfleistung.

Klinische Aspekte

Die Einstellung der optimalen Herzfrequenz ist insbesondere bei Patienten mit eingeschränkter kardialer Reserve wichtig. Sie ist am einfachsten durch einen Schrittmacher zu erreichen, kann aber auch durch verschiedene adrenerge Agonisten und Antagonisten medikamentös eingestellt werden.

Bei Problempatienten kann die optimale Herzfrequenz mittels einer Kurve, in der die HF und das HZV gegeneinander aufgetragen werden, bestimmt werden. Hinsichtlich des HZV ist ein normaler Sinusrhythmus in der Regel am effizientesten.

Herzvorlast (Preload) und intravasales Volumen

Das linksventrikuläre Schlagvolumen wird durch 3 Faktoren bestimmt: Vorlast, Nachlast und Kontraktilität (Abb. 2).

Der Starling-Mechanismus definiert das Verhältnis zwischen Schlagvolumen, Herzindex und dem linksventrikulären enddiastolischen Druck (LVEDP).

Voraussetzung für die Aufrechterhaltung des HZV ist ein adäquates Blutvolumen. Im hypovolämischen Schock kommt es als erstem Kompensationsmechanismus zur peripheren Vasokonstriktion.

Durch die Erhöhung des zentralen Blutvolumens bleibt die linksventrikuläre Füllung des Herzens gewährleistet. Ein adäquater LVEDP wiederum ist Voraussetzung für die Aufrechterhaltung der systemischen Perfusion.

Traumatisierte Patienten haben einen erhöhten Volumenbedarf. Trotz eines hohen zentralen Blutvolumens besteht auch bei Personen, die zuvor normale Blutwerte aufwiesen, eine relative Hypovolämie.

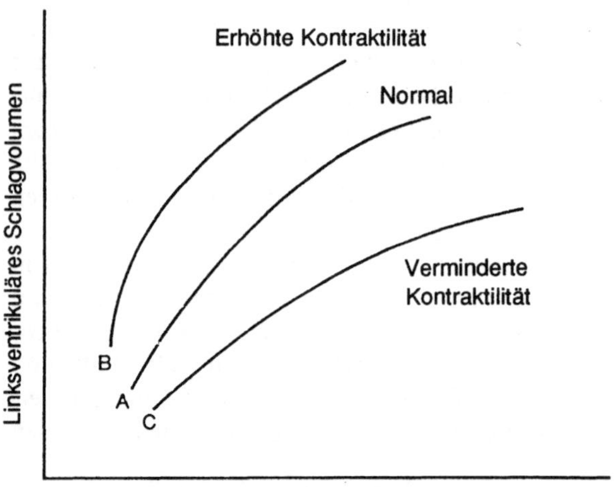

Abb. 2. Linksventrikuläre Herzfunktion (Starling-Mechanismus).
Die vereinfachte Darstellung verdeutlicht, daß die Schlagarbeit des linken Ventrikels bei erhöhtem enddiastolischem Volumen (myokardiale Muskellänge: Preload) steigt. Der linksventrikuläre enddiastolische Druck und das Schlagvolumen sind die typischen, in der Klinik meßbaren Variablen. Bei ungenügender Herzfüllung (Preload) ist das Schlagvolumen selbst bei erhöhter Kontraktilität vermindert. Eine Verbesserung der Kontraktilität wird z.B. erreicht durch eine vermehrte Freisetzung endogener Katecholamine oder die Applikation inotroper Pharmaka. Umgekehrt ist bei Patienten mit verminderter Kontraktilität ein adäquates Schlagvolumen durch eine Verschiebung der Kurve nach oben zu erreichen: Dies kann mittels kontraktilitätssteigernder Medikamente oder über eine Optimierung der effektiven Kontraktilität durch Erhöhung des linksventrikulären enddiastolischen Druckes erzielt werden. Die Kurven unterstellen einen unveränderten peripheren Widerstand (Afterload). Bei unverändertem linksventrikulärem enddiastolischem Volumen und unveränderter Kontraktilität kann das Schlagvolumen auch durch eine medikamentöse Reduzierung des Afterloads erhöht werden

Sofern keine rechtsventrikuläre Dysfunktion vorliegt, gibt die Messung des zentralen Venendrucks (ZVD) Aufschluß über das zentrale Blutvolumen.

Der ZVD ist bei akkurater Messung, normaler pulmonaler Gefäßversorgung und linksventrikulärer Funktion ein genauso nützlicher wie verläßlicher Parameter zur Bestimmung der linksventrikulären Vorlast.

Dies gilt nicht für Patienten nach kardialen Eingriffen und solchen mit schwereren Erkrankungen der Lunge, bei denen der LVEDP direkt gemessen werden muß.

Die einfachste Methode zur Bestimmung des LVEDP ist die pulmonalkapilläre Verschlußdruckmessung mittels PA-Katheter.

Ein PA-Katheter zur Messung des Preloads ist bei allen Patienten im Schock indiziert, deren linksventrikuläre Herzfunktion nach initialer Volumensubstitution suspekt ist. Dies ist z. B. bei Patienten der Fall, die auf Volumengabe nicht (adäquat) mit einem Anstieg des Blutdrucks und einer Verminderung der Herzfrequenz reagieren.

Der linksventrikuläre enddiastolische Druck hängt entscheidend vom linksventrikulären enddiastolischen Volumen ab. Wenig adaptationsfähige Ventrikel, wie sie z. B. nach Herzinfarkt oder bei linksventrikulärer Hypertrophie vorzufinden sind, benötigen zum Aufbau derselben Volumenvorspannung (Preload) höhere Drucke als solche mit gesundem Myokard. In diesem Fall muß ein höherer LVEDP aufgebracht werden, um das linksventrikuläre Volumen aufnehmen zu können, das für eine adäquate linksventrikuläre Funktion in Streßsituationen oder bei intrinsischen Störungen der linksventrikulären Funktion benötigt wird. Für ältere oder wegen Krankheit immobilisierte Patienten ist der pulmonalkapilläre Verschlußdruck (PCWP) höher anzusetzen als bei aktiven jungen Patienten.

Klinische Aspekte

Patienten im Schock, bei denen ein Herzfehler bekannt oder die Herzfunktion suspekt ist, sollten bei inadäquater Reaktion auf eine angemessene Volumenzufuhr einen PA-Katheter erhalten. Nur die direkte Messung des PCWP erlaubt eine optimale Einstellung der LVEDP.

Herzfunktionskurven lassen sich durch Auftragen des HZV bei schrittweiser Erhöhung des PCWP konstruieren. Sofern keine Mitralstenose oder vergleichbare pathologische Verhältnisse vorhanden sind, liegt der optimale PCWP zwischen 16–20 mmHg. Höhere Wedgedrücke sind im Normalfall nicht auf eine Verbesserung der linksventrikulären Funktion, sondern auf ein Lungenödem zurückzuführen. Bei sonst gesunden Unfallverletzten ist der ZVD zunächst als Gradmesser für die Volumensubstitution ausreichend.

Reicht eine optimale Einstellung des Preloads nicht aus, um den Schockstatus eines Patienten zu durchbrechen, müssen die myokardiale Kontraktilität und das Afterload überprüft werden.

Kontinuierlich sollten Hb, S_aO_2, Herzfrequenz und -rhythmus optimal eingestellt werden. Darüber hinaus ist nach anderen Schockursachen zu fahnden.

Myokardiale Kontraktilität

Die Kontraktilität beschreibt die Stärke der Herzkontraktion bei einem bestimmten Preload und definiertem Afterload. Von einem Herzfehler ist auszugehen, wenn bei optimalem Pre- und Afterload sowie normalem Herzrhythmus die Herzleistung (aufgrund verminderter Kontraktilität) unzureichend ist.

Medikamente, die die Kontraktilität des Herzens erhöhen, sollen eingesetzt werden, wenn das HZV trotz maximaler Vorlastvergrößerung nicht aufrecht zu erhalten ist.

Digoxin wird häufig angewandt, um die Kontraktilität des Herzens bei chronisch kongestiven Herzfehlern auf Dauer anzuheben. Als akute therapeutische Maßnahme ist der Einsatz von Digitalis allerdings kaum geeignet. Gewöhnlich kommen initial Sympathikomimetika zum Einsatz.

Vor Augen führen muß man sich stets die unterschiedlichen Effekte von kontraktilitätssteigernden und blutdrucksenkenden Medikamenten (s. Tabelle 6). Ein potenter Vasodilator senkt den Blutdruck zu Lasten der Perfusion, wodurch ein Schockstatus exazerbieren kann. Obwohl α-Agonisten inotrop wirken, verschlechtern sie im Schock wegen ihres peripher vasokonstriktorischen Effektes in der überwiegenden Zahl der Fälle die klinische Situation. Daher sind i. allg. reine α-Agonisten (Metaraminol, Methoxamin, Phenylephrin) kontraindiziert. Eine Ausnahme besteht, wenn der periphere Gefäßwiderstand sehr gering oder der Gefäßtonus ganz aufgehoben ist, was bei bestimmten Formen des neurogenen Schocks der Fall sein kann. Ursachen hierfür sind z. B. Anästhetika oder Verletzungen des Nervensystems. In solchen Situationen können peripher ansetzende Vasopressoren nützlich sein.

Um durch Erhöhung der Kontraktilität auch eine Erhöhung des HZV zu erreichen, wird i. allg. ein β-Agonist erforderlich sein oder ein Medikament, das an den Dopaminrezeptoren angreift. Sie wirken am Herzen positiv inotrop, zum Teil auch chronotrop. Medikamente, die hierfür am häufigsten eingesetzt werden, sind Dopamin, Dobutamin, Isoproterenol und Epinephrin.

Dopamin ist Mittel der Wahl, da es dosisabhängig selektiv α-, β- oder Dopamin-Rezeptoren stimuliert.

Bei niedrigerer Dosierung (Infusionsgeschwindigkeit $1-4$ µg/kgKG/min) überwiegt die dopaminerge Wirkung. Zwischen $3-10$ µg/kgKG/min kommt es zu einer wirksamen β-Stimulation, bei Applikation von $7-10$ µg/kgKG/min zur graduellen Zunahme der α-Stimulation. Bei noch höherer Infusionsgeschwindigkeit (>15 µg/kgKG/min) überwiegt die α-adrenerge Wirkung dann ganz.

Besteht die Notwendigkeit, Dopamin in sehr hoher (vorwiegend α-adrenerg wirkender) Dosierung zu applizieren, ist der Vorteil einer selektiven Dopaminrezeptorenstimulation nicht mehr gegeben. In diesem Fall sollten andere Präparate (Epi- oder Isoproterenol) entweder zusätzlich eingesetzt oder anstelle von Dopamin gegeben werden.

Tabelle 6. Effekte verschiedener kreislaufwirksamer Medikamente

| | Angriffspunkt | | | | Hämodynamischer Effekt | | |
| | Herz | | Periphere Gefäße | | HZV | Systemischer Gefäßwider-stand | Blutdruck |
	Kontraktilität (Inotropie) β_1	Herzfrequenz (Chronotropie) β_1	Vasokonstriktion α_2	Vasodilatation β_2			
Isoproterenol	+ + +	+ + +	0	+ + +	↑	↓	↑[b] ↓[c]
Dobutamin	+ + +	(+)–(↗)	(+)–(↗)	(+)–(↗)	↑	↓	(+)–(↗)
Dopamin	+ + +	+	(+)– + + +[d]	0[e]	↑	↓[d] oder ↑	(+)–(↗)
Epinephrin	+ + +	+ + +	+ + +	+ +	↑	↓	↑[b] ↓[c]
Norepinephrin	+ +	+ +	+ + +	0	↑ oder	↑	↑
Ephedrin	+ +	+ +[a]	+	(+)–(↗)	↑	↑ oder ↓	↑
Phenylephrin	0	0	+ + +	0	↓	↑	↑
Amrinone[f]					↑	↓	↑↓

[a] Vermutlich reflektorische Senkung der Herzfrequenz.
[b] Systolisch.
[c] Diastolisch.
[d] Dosisabhängiger Effekt (s. Text).
[e] Gefäßerweiterung im Bereich der Niere und im Splanchnikus-Gebiet (dopaminerger Effekt bei einer Dosierung <10 µg/kgKG/min).
[f] Phosphodiesterasehemmer.

Dobutamin ist ein synthetisches Dopamin mit besonderer β_1-, niedrigerer β_2- und nur geringer α-Aktivität. Es sollte anstelle von Dopamin eingesetzt werden, wenn keine α-Stimulation erwünscht ist. Die Infusionsgeschwindigkeit beträgt 2–20 µg/kgKG/min.

Epinephrin hat einen β-Effekt in niedriger, einen α-Effekt in höherer Dosierung. Es wirkt sowohl inotrop als auch chronotrop. Infusionsgeschwindigkeiten bei niedriger Dosierung: 0,01 µg/kgKG/min; bei mittlerer Dosierung: 0,1 µg/kgKG/min; bei hoher Dosierung: 0,15 µg/kgKG/min.

Isoproterenol ist ein reiner β-Agonist mit inotroper und chronotroper Wirkung. Zur Steigerung der Kontraktilität (positiv-inotroper Effekt) wird es gewöhnlich nicht angewandt, weil der Sauerstoffbedarf des Herzens erhöht wird (Dosierung: 0,01–0,1 µg/kgKG/min).

Amrinon vermindert den Sauerstoffbedarf des Myokards bei positiv-inotroper und vasodilatativer Wirkung. Nach einer Bolusinjektion (0,75 mg/kgKG i.v.) werden Infusionen (5–10 µg/kgKG/min) zur kurzzeitigen Behandlung eines Herzversagens empfohlen. Im nicht-kardiogenen Schock sind die klinischen Erfahrungen mit diesem Medikament noch begrenzt.

Nachteile kontraktilitätssteigernder Pharmaka liegen in der Gefahr, Arrhythmien auszulösen und den myokardialen Sauerstoffbedarf zu steigern.

Medikamente, die auch α-agonistisch wirkende Substanzen enthalten, steigern den peripheren Gefäßwiderstand, woraus ein vermehrter Sauerstoffbedarf des Herzens resultiert.

Bei Patienten mit koronarer Herzkrankheit oder linksventrikulärer Hypertrophie wird der positive Effekt eines (grenzwertig) gesteigerten HZV durch eine Erhöhung des Sauerstoffverbrauches wieder aufgehoben. Postoperativ sollten diese Pharmaka daher insbesondere bei Patienten mit manifester oder suspekter myokardialer Dysfunktion sehr vorsichtig angewandt werden.

Bei Anwendung kontraktilitätssteigernder Medikamente müssen die anderen Komponenten der Sauerstoffverfügbarkeit (kontinuierlich) optimal eingestellt sein, um die endogene adrenerge Stimulation so gering wie möglich zu halten.

Peripherer Gefäßwiderstand (Afterload)

Der periphere Widerstand ist ein wichtiger Faktor des HZV. Durch Reduktion der Impedanz, gegen die der linke Ventrikel sein Volumen auswirft, ist eine Erhöhung des Schlagvolumens bei gleichem Preload und gleicher Kontraktilität zu erreichen.

Medikamente, die zur Reduktion des Afterloads führen, sind z. B. Nitroprussid, Nitroglycerin, Arfonad, Hydralazin und Prazosin. Sie bewirken eine Vasodilatation unterschiedlichen Ausmaßes, unterscheiden sich hinsichtlich ihrer Wirkung am venösen bzw. arteriellen Gefäßsystem (s. Kap. 3) und erfordern ein kontinuierliches Monitoring.

Eine Vasodilatation an den Widerstandsgefäßen (Arteriolen) kann auch ohne Senkung des mittleren arteriellen Drucks (MAP) zu einer Erhöhung des

Blutflusses führen. Selbst bei leicht erniedrigtem MAP ist eine Erhöhung des Flows möglich. Definitionen des Schocks, die auf Vorliegen einer Hypotonie als Ursache abzielen, sind daher bei Patienten, die mit Afterload-reduzierenden Medikamenten behandelt werden, nicht anwendbar; auch bei erhöhter Perfusion und verbesserter Sauerstoffversorgung der Peripherie kann eine relative Hypotonie vorliegen.

Durch Verminderung der Arbeitslast des Herzens wird das Verhältnis zwischen Sauerstoffversorgung und -utilisation des Herzens verbessert. Dies kommt insbesondere Patienten mit koronarer Herzkrankheit und kardialer Hypertrophie zugute.

Eine Afterloadreduktion kann sich ohne die gleichzeitige Gabe kontraktionssteigernder Pharmaka positiv auf die Herzarbeit auswirken. Dennoch sollte sie nicht ohne Monitoring des Preloads angewandt werden. Afterload-reduzierende Medikamente erniedrigen nämlich auch das Preload, weil sie die venöse Kapazität erhöhen. Damit sie eine maximale Wirkung erzielen können, muß das Preload optimal eingestellt sein.

Im hypovolämischen Schock soll eine Afterloadreduktion erst stattfinden, wenn die anderen Parameter (*von denen eine ökonomische Herzarbeit abhängt) optimal eingestellt sind.

Im kardiogenen Schock ist die Afterloadreduktion dagegen vor dem Einsatz von kontraktilitätssteigernden Medikamenten sinnvoll, es sei denn, es liegt definitiv eine verminderte Inotropie des Myokards vor.

Alternative Methoden zur Aufrechterhaltung der Herzarbeit sind intraaortale Gegenpulsationsballonpumpen und ähnliche Ersatzvorrichtungen im linken Ventrikel (s. Kap. 3).

Sauerstoffverbrauch

Nachdem die Sauerstoffverfügbarkeit in der Peripherie optimal eingestellt ist, können folgende Versuche unternommen werden, den Stoffwechsel des Patienten temporär herabzusetzen.

1. Senken der Körpertemperatur: Die Erhöhung der Körpertemperatur um 1 °C führt zu einer 13%igen Erhöhung des Sauerstoffverbrauches. Durch antipyretisch wirkende Substanzen kann die Temperatur unter Kontrolle gehalten werden.
   Dasselbe gilt für die externe Kühlung. Da aber der Körper stets versucht, den Sollwert der Körpertemperatur wiederherzustellen, sollten begleitend Antipyretika eingesetzt werden.
   Schüttelfrost erhöht den Sauerstoffverbrauch erheblich und sollte durch Sedativa (z.B. Demerol 12,5−25 mg i.v.) oder falls nötig lytische Cocktails (z.B. Pavulon 0,04−0,1 mg/kgKG i.v.) unterbrochen werden.
2. Verminderung der Körperarbeit: Unter mechanischer Ventilation ist der Sauerstoffverbrauch der Atemmuskulatur herabgesetzt, der bei Patienten

mit obstruktiver Ventilationsstörung über 10% des gesamten Sauerstoffverbrauches betragen kann. Falls nötig, kann die quergestreifte Muskulatur medikamentös vollständig paralysiert werden.

Zusammenfassung

Alle Schockformen werden ungeachtet der Ätiologie und der Faktoren, die die myokardiale oder pulmonale Funktion beeinträchtigen, durch Optimalisierung der Sauerstoffverfügbarkeit behandelt. Dabei spielt es keine Rolle, ob sekundäre Organkomplikationen schon bestanden oder sich erst infolge des Schocks entwickelt haben. Vorrangig einzusetzen sind Maßnahmen, die schnell und einfach und ohne wesentliches Risiko ausgeführt werden können. Darüber hinaus müssen alle Kreislaufparameter kontinuierlich kontrolliert werden, um alle Komponenten optimal einstellen zu können. Dies ist gleichzeitig Voraussetzung für eine schnelle und frühzeitige Reduktion inotrop wirkender Substanzen, die ausgeschlichen werden sollten, sobald sich der Zustand eines Patienten stabilisiert hat.

Eine Therapie nach physiologischen Gesichtspunkten beinhaltet auch einen Stufenplan hinsichtlich des Monitorings. Je mehr Komponenten der Sauerstoffverfügbarkeit therapiert werden müssen, um so größer wird auch der Aufwand an Kontrollmessungen.

Von der initialen Erhebung an sollten alle Symptome und Befunde des Schockpatienten in rascher Folge evaluiert werden (s. Tabellen 1 und 2).

Die Therapie sollte initial, wie in Tabelle 7 dargestellt, ablaufen. Insbesondere bei Verdacht auf Vorliegen eines anaphylaktischen Schocks muß die Therapie sofort einsetzen (Tabelle 8).

Bei jungen, vermeintlich gesunden Patienten, bei denen Anamnese und klinischer Untersuchungsbefund für eine Hypovolämie als Ursache des Schocks

Tabelle 7. Initiale Behandlung des Kreislaufschocks

1. Atemwege freimachen, ggf. Beatmung und Aufrechterhaltung der Zirkulation durch externe Herzmassage (sog. ABC-Regel)
2. Messung der Vitalzeichen. Die Höhe des Blutdrucks kann palpatorisch abgeschätzt werden:
   - palpabler Karotispuls: 60 mmHg
   - palpabler Femoralispuls: 70 mmHg
   - palpabler Radialispuls: 80 mmHg
3. Legen eines großlumigen Venenverweilkatheters (14 oder 16 gg.)
4. O_2-Insufflation (5 l via Sauerstoffmaske oder Nasensonde)
5. Bei Hypovolämie Flüssigkeitssubstitution (schnelle Infusion von 7,5 ml/kgKG bzw. 500 ml im Bolus)
6. Laborkontrollen: Hb, Hk, Elektrolyte, Kreatinin, Harnstoff/Stickstoff, Glukose, Quick/PTT, Bestimmung der Blutgruppe, Kreuzblut auf Abruf
7. Thoraxröntgenbild, EKG, Urinanalyse

Tabelle 8. Therapie des anaphylaktischen Schocks

Wird ein anaphylaktisches Geschehen vermutet (z. B. nach vorangegangener Medikamenteninjektion oder Bluttransfusion), müssen unverzüglich therapeutische Maßnahmen eingeleitet werden.

1. Klinische Zeichen des anaphylaktischen Schocks
Atemnot (Bronchospasmus, Lungenödem, Larynxödem)
Hypertonie oder Hypotonie (Verlust des Gefäßtonus)
Hämolyse, petechiale Blutungen
Urtikaria, Flush

2. Sofortmaßnahmen
Stoppen der Allergenzufuhr
Freimachen der Atemwege, ggf. Intubation und Beatmung (100% F_IO_2)
Legen eines intravenösen Zugangs (14 – 16 gg.) und Infusion von 500 ml Ringer-Lösung
Medikamente:
- Epinephrin (z. B. Suprarenin 1 : 1000) bei Blutdruckabfall
  0,5 – 1,0 mg i.m. (= 0,5 – 1,0 ml Lösung 1 : 1000) oder
  0,1 – 0,2 ml i.v. (Lösung 1 : 10000[a]) langsam über 3 – 5 min
- Antihistaminika (z. B. Tavegil) 1 Amp. i.m. oder i.v.
- Glukokortikoide, z. B. Hydrokortison 100 – 250 mg i.v.
  oder Methylprednison 50 – 100 mg i.m.
- Aminophyllin (z. B. Euphyllin 0,24) 6 mg/kgKG i.v. (initial) + 0,5 – 1,0 mg/kgKG/h per infusionem
- H_2-Blocker z. B. Cimetidin 300 mg i.v.

[a] 1 ml Lösung 1 : 1000 + 9 ml NaCl 0,9%.

sprechen, ist die Volumensubstitution oftmals die einzig notwendige therapeutische Maßnahme.

Bei unzureichender Reaktion auf die Wiederauffüllung des Volumens oder wenn die Dauer des Schockzustandes nicht bekannt ist, sollte insbesondere bei sehr jungen und alten Patienten die Herzaktion mittels EKG-Monitor kontinuierlich registriert und ein zentraler Weg sowie ein Urinkatheter zur Flüssigkeitsbilanzierung gelegt werden.

In welcher Form Volumen zugeführt wird, hängt davon ab, ob kristalloide Blutbestandteile oder rote Blutzellen verloren gegangen sind. Gewöhnlich werden kristalloide Lösungen und Erythrozytenkonzentrate im Verhältnis 3:1 ersetzt. Sind weitere Blutverluste abzusehen, sollte von vornherein Blut transfundiert werden.

Bleibt nach dem Ersatz von 25 – 30% des geschätzten intravasalen Volumens (80 ml/kgKG) eine adäquate hämodynamische Reaktion aus, sollte ein arterieller Weg zur kontinuierlichen Blutdruckmessung und Bestimmung der Blutgase gelegt werden. Sobald Blutgasanalysen vorliegen, müssen pH und p_aO_2 optimal eingestellt werden.

Ferner ist eine normale Körpertemperatur anzustreben.

Bleibt eine Zustandsverbesserung auf alle diese therapeutischen Maßnahmen weiterhin aus, sollte ein PA-Katheter eingeschwemmt werden. Dasselbe gilt, wenn eine Einschränkung der Herzfunktion bekannt ist oder vermutet wird. Eine direkte Bestimmung hämodynamischer Parameter (* mittels PA-Katheter) ist für die Behandlung eines Patienten im Schock essentiell (s. Kap. 3). Erhöhte linksventrikuläre Füllungsdrucke erfordern gewöhnlich therapeutische Interventionen zur Verbesserung der Kontraktilität des Herzens und/oder eine Afterloadreduktion.

Mit dem entsprechenden Monitoring können alle Komponenten der Sauerstoffverfügbarkeit des Gewebes sinnvoll therapiert werden. Persistiert der Schockzustand trotz optimaler Einstellung aller Faktoren, muß nach anderen Ursachen des Schocks wie eine Nebenniereninsuffizienz, Hypoglykämie, Medikamentenüberdosierung oder Narkoseüberhang gefahndet werden.

Bei Vorliegen einer Hypoxie sind ein nicht bemerkter Pneumothorax, Barotraumen (*z. B. infolge Überdruckbeatmung), Lungenembolien oder Herztamponaden auszuschließen.

Wird aufgrund der Anamnese oder klinischer Befunde, wie z. B. peripherer Ödeme, von vornherein eine Herzinsuffizienz vermutet, sollte frühzeitig von invasivem Monitoring Gebrauch gemacht werden, wenn eine Reaktion auf die Volumentherapie nicht sehr rasch einsetzt.

Schock ist ein zeitabhängiges Geschehen. Daher müssen Patienten im Schock von vornherein kontinuierlich überwacht und die Komponenten der Sauerstoffverfügbarkeit in kurzen Zeitabständen kontrolliert werden. Auf keinen Fall sollten initial Katecholamine hochdosiert appliziert werden, wenn gleichzeitig eine Hypoxämie, Hypovolämie, Hypothermie, Azidose oder ausgeprägte Vasokonstriktion fortbesteht. Umgekehrt können alle therapeutischen Maßnahmen zur Unterstützung des kardiovaskulären Systems reduziert werden, sobald sich der Patient erholt.

Eine optimale Gewebeperfusion ist klinisch und biochemisch durch die folgenden Zielgrößen determiniert:

1. Herzindex $> 2,5$ l/min/m^2,
2. keine Laktatazidose, Basendefizit < 3,
3. Urinausscheidung $> 0,5$ ml/kgKG/h,
4. mittlerer arterieller Druck > 80 mmHg,
5. Herzfrequenz < 120/min.

Literatur

Bland R, Showemaker WC, Shabot MM (1978) Physiologic monitoring goals for the critically patient. Surg Gynecol Obstet 147:833

Carrico CJ et al. (1986) Multiple-organ failure syndrome. Arch Surg 121:196

Chaudry IH, Clemens MG, Bave AE (1981) Alterations in cell function with ischemia and shock and their corrections. Arch Surg 116:1333

Chernow B, Rainey T, Lake C (1982) Endogenous and exogenous catecholamines in critical care medicine. Crit Care Med 10:409

Guyton AR (1982) Physiology and mechanisms of disease. Saunders, Philadelphia

Kelly JF, Patterson R (1974) Anaphylaxis: Course, mechanisms and treatment. JAMA 227:1426

Moss GS, Saletta J (1979) Traumatic shock in man. N Engl J Med 2209:724

Poole GU et al. (1982) Comparison of colloids and crystalloids in resuscitation from hemorrhagic shock. Surg Gynecol Obstet 154:577

Shine KI, Kuhn M, Young LS, Tillisch JH (1980) Aspects of management of shock. Ann Intern Med 93:723

Shires GT, Williams J, Brown F (1961) Acute changes in extracellular fluids associated with major surgical procedures. Ann Surg 154:803

Shoemaker WC, Czer LSC (1975) Evaluation of the biologic importance of various hemodynamic and oxygen transport variables. Crit Care Med 7:429

Sibbald WJ et al. (1983) Concepts in the pharmacologic and nonpharmacologic support of cardiovascular function in critically ill patients. Surg Clin North Am 63:455

Teich S, Chernow B (1985) Specific cardiovascular drugs utilized in the critically ill. Crit Care Med 19:491

Virgillo RW, Rice CL, Smith DE et al. (1979) Crystalloid vs colloid resuscitation: Is one better. A randomized clinical study. Surgery 85:129

2 Herzversagen und kardiopulmonale Reanimation

G. S. TYSON jr.

Herzversagen

Die externe Herzmassage wurde 1960 eingeführt. Vor dieser Zeit erforderten Wiederbelebungsversuche bei Herzstillstand eine Thorakotomie. Die Ergebnisse waren schlecht. Nachdem die Effizienz der externen Herzmassage zur Aufrechterhaltung der Zirkulation bei Herzversagen im Tierversuch nachgewiesen worden war, wurde sie auch in der Klinik mit großem Erfolg angewandt. Die Reanimationstechniken wurden weiterentwickelt und von der American Heart Association standardisiert. Kurse zum Erlernen der lebensrettenden Sofortmaßnahmen wurden der breiten Bevölkerung genauso wie Ärzten, Pflegepersonal und anderen Angestellten des Gesundheitssystems zugänglich gemacht.

Inzidenz

Der Herzstillstand ist ein Notfall, mit dem man in jedem medizinischen Fachgebiet konfrontiert werden kann. Insbesondere der Chirurg muß darauf vorbereitet sein. Die Häufigkeit des plötzlichen Herzversagens in der Gesamtbevölkerung ist nicht bekannt. Für das Patientengut eines Krankenhauses ist das Risiko, einen Herzstillstand zu erleiden, erhöht. Dies ist zum einen auf die internistischen und chirurgischen (Vor-)Erkrankungen der Patienten, zum anderen auf den kardiovaskulären Zustand des einzelnen chirurgischen Patienten zurückzuführen. Darüber hinaus besteht bei Narkosen ein erhöhtes Risiko; die Inzidenz des Herzversagens bei Narkosezwischenfällen wird immerhin mit 1:1700 angegeben.

Ätiologie

Herzversagen kann primär oder sekundär infolge respiratorischer Störungen auftreten. Darüber hinaus kann es durch metabolische Störungen verursacht werden.

Die häufigste Ursache des Herzversagens ist die koronare Herzkrankheit (KHK), sie stellt bei der Mehrzahl der Fälle einen zumindest begleitenden Fak-

---

Anmerkungen des Übersetzers sind mit * versehen.

tor in der Pathogenese des Herzversagens dar; die meisten Patienten haben in ihrer Anamnese Hinweise auf eine Einschränkung der Herzfunktion. Andererseits kann das Herzversagen auch die erste klinische Manifestation einer KHK sein. Während sich der Verschluß einer Koronararterie infolge Thrombosierung oder Spasmus klinisch akut manifestiert, können chronische strukturelle Veränderungen in Form einer Fibrosierung oder Hypertrophie (des Myokards) schon lange klinisch latent vorbestehen. Oft sind solche Veränderungen das anatomische Substrat für eine primäre Arrhythmie.

Andere Faktoren des primären Herzversagens sind z.B. Hyperkaliämie, schwere Azidose (Azidämie), sowie ein infolge linksventrikulärer Insuffizienz vermindertes Herzzeitvolumen.

Nach primärem Atemstillstand kann eine suffiziente Zirkulation noch über Minuten aufrechterhalten werden. Erst allmählich kommt es dann infolge zunehmender Hypoxämie und Azidose zum Herzversagen. Gewöhnlich liegt in diesen Fällen Kammerflimmern vor.

Akute Atemstörungen können durch Verlegung oder Verletzungen der oberen oder unteren Atemwege, eine zentrale Atemdepression oder durch technische Störungen von Beatmungsgeräten verursacht werden.

Selbst wenn keine akute Atemstörung vorliegt, müssen eine Hypoxie und/oder Hyperkapnie als Begleitursachen eines Herzversagens in Betracht gezogen werden. Faktoren, die dem Herzversagen in der Klinik den Weg bereiten, sind Atelektasen, Thoraxtraumen, Pulmonalarterienembolien oder schwere intrinsische Lungenerkrankungen, die mit einem verminderten Gasaustausch einhergehen.

Im Vorfeld eines Herzversagens spielen auch Störungen des Elektrolythaushalts, insbesondere des Kaliums, eine kausale Rolle. Sie entstehen infolge von Flüssigkeits- und/oder Elektrolytverlusten, die nicht adäquat substituiert werden. Bei chirurgischen Patienten liegen dem meist Verbrennungen, länger andauerndes Fieber oder enterale Flüssigkeitsverluste (über Magensonden, enterokutane Fisteln, ein Enterostoma oder infolge Diarrhöe) zugrunde. Darüber hinaus kommt es bei fast allen Patienten perioperativ zu erheblichen Flüssigkeitsverschiebungen. Die Aufrechterhaltung einer ausgeglichenen Elektrolyt- und Flüssigkeitsbilanz muß daher mit äußerster Gewissenhaftigkeit betrieben werden.

Extreme Veränderungen der Körpertemperatur können ebenfalls ein Herzversagen verursachen. Ventrikuläre Rhythmusstörungen treten insbesondere unter Hypothermie oder in der Wiedererwärmungsphase auf. Nicht nur Veränderungen der Umgebungstemperatur, sondern z. B. auch die im Rahmen einer kardiopulmonalen Bypassoperation induzierte Hypothermie kann ein Herzversagen auslösen. Postoperativ kommen die Patienten oft mit einer Körperkerntemperatur von weniger als 35 °C auf die Wachstation; es dauert dann mehrere Stunden, bis sie wieder aufgewärmt sind.

Unabhängig von den einzelnen ätiologischen Faktoren äußert sich Herzversagen in Form von Kammerflimmern oder Asystolie. Es wird kein effektives HZV erreicht, kein Blutdruck mehr aufgebaut, der Fluß oxygenierten Blutes durch den Körper kommt zum Erliegen (kardiogener Schock).

Das ZNS ist in dieser Situation besonders gefährdet. Es toleriert unter Normothermie eine totale Ischämie von allenfalls 4–6 min. Nach einer längeren Ischämiezeit können sich nach Wiederbelebungen zwar andere Organsysteme wieder erholen, eine vollständige Regeneration zentralnervöser Funktionen aber ist unwahrscheinlich.

Diagnose

Auch ohne Monitoring ist die Diagnose „Herzversagen" bei einem unerwarteten Bewußtseinsverlust und plötzlicher Einstellung der Spontanatmung offensichtlich.

Definitiv ist die Diagnose zu stellen, wenn ein zuvor palpabler zentraler Puls nicht mehr getastet wird.

Auch wenn kein Puls mehr tastbar ist, können Herzgeräusche zu hören sein und bei intravasaler Druckmessung Pulskurven registriert werden.

Ist der Karotispuls nicht mehr zu tasten (systolischer Druck < 60 mmHg), ist der systemische Blutdruck zu niedrig, um eine suffiziente koronare und zerebrale Perfusion aufrecht zu erhalten. Es besteht somit die Notwendigkeit, mit der kardiopulmonalen Reanimation zu beginnen.

Einen Atemstillstand bei einem zuvor spontan atmenden Patienten erkennt man an der fehlenden Thoraxexkursion bzw. beidseitig fehlenden Atemgeräuschen.

Bei beatmeten Patienten sind Thoraxbewegungen und Atemgeräusche diagnostisch nicht verwertbar; sie bleiben nach einem Herzversagen infolge der maschinellen Beatmung bestehen.

Störungen der Beatmungsgeräte können zunächst unbemerkt eine erhebliche Anoxie und damit ein Herzversagen trotz fortbestehender Belüftung des Thorax verursachen.

Besteht der Verdacht auf Vorliegen einer Störung des Beatmungsgeräts, muß der Patient sofort vom Ventilator genommen und manuell (mittels Beutel) mit 100%igem Sauerstoff beatmet werden.

Synkopen, Anfallsleiden, vagovasale Reaktionen, Schock oder (nicht lebensbedrohliche) Arrhythmien können ein klinisches Zustandsbild verursachen, das dem des Herzversagens gleicht. Differentialdiagnostische Erwägungen müssen in jedem Fall hinter dem sofortigen Beginn der Reanimation zurückstehen; mögliche Komplikationen der Wiederbelebungsmaßnahmen sind unbedeutend im Vergleich zu den Folgen, die auftreten, wenn diese verspätet einsetzen.

Zur weiteren Diagnostik wird zumindest ein EKG benötigt, damit man zwischen Kammerflimmern, Asystolie oder einer ineffektiven Auswurfleistung des Herzens bei erhaltener Erregungsleitung (*sog. elektromechanische Dissoziation) unterscheiden kann. Da die Initialbehandlung bei allen diesen Störungen gleich ist, muß sie allen Versuchen, eine spezifische Diagnose zu stellen, vorausgehen.

Kardiopulmonale Reanimation

Die Behandlung des Herzversagens wird in 3 Phasen unterteilt: lebensrettende Sofortmaßnahmen, erweiterte Maßnahmen und stabilisierende Maßnahmen. In der Klinik sind diese 3 Phasen nicht streng getrennt und die therapeutischen Maßnahmen gehen ineinander über. Aus didaktischen Gründen werden die einzelnen Phasen im folgenden getrennt dargestellt und diskutiert.

Lebensrettende Sofortmaßnahmen

Die initiale Behandlung des Herzversagens zielt darauf ab, den Körper so lange mit ausreichend oxygeniertem Blut zu versorgen, bis die normale Zirkulation wieder hergestellt ist. Die lebensrettenden Sofortmaßnahmen sind durch die Buchstaben ABC gekennzeichnet, die für *A*temwege, *B*eatmung und Zirkulation (*engl. *C*irculation) stehen.

Freimachen der Atemwege

Bei Pulslosigkeit beginnt der normale Ablauf der Sofortmaßnahmen mit dem Freimachen der Atemwege. Dazu wird der Mund geöffnet und inspiziert. Fremdkörper einschließlich Kaugummi, Tabak und Zahnprothesen werden entfernt. Danach kann der Atemweg durch Überstreckung des Nackens geöffnet werden; durch die Hyperextension hebt sich die Zunge von der hinteren Rachenwand ab (Abb. 1).

Man beginnt mit der Mund-zu-Mund-Beatmung, die so lange fortgesetzt wird, bis andere Hilfsmittel zum Freihalten der Atemwege und zur Beatmung verfügbar sind.

Häufig wird ein oropharyngealer Tubus (*z. B. Guedel-Tubus) verwendet. Dieser ist mit äußerster Vorsicht einzubringen, da durch das Manöver die Zunge zurückgedrückt und der Atemweg somit verlegt werden kann. Zu vermeiden ist dies dadurch, daß man den Tubus mit der Spitze nach hinten entlang des harten und weichen Gaumens bis an die Hinterwand des Oropharynx einführt und ihn dann um 180° dreht. Auf diese Weise liegt er mit seiner Konkavität der Zunge auf, was eine freie Luftdurchgängigkeit gewährleistet.

Alternativ kann ein nasopharyngealer Tubus verwendet werden. Obstruktionen der oberen Luftwege sind in diesem Fall unwahrscheinlich, außerdem wird der nasopharyngeale Tubus besser toleriert als der oropharyngeale, der bei ansprechbaren Patienten mit intaktem Schluckreflex Erbrechen auslösen und somit eine Aspiration verursachen kann.

Es sind noch viele andere Hilfsinstrumente zum Offenhalten der Atemwege auf dem Markt; die meisten sind allerdings wenig geeignet und im Kranken-

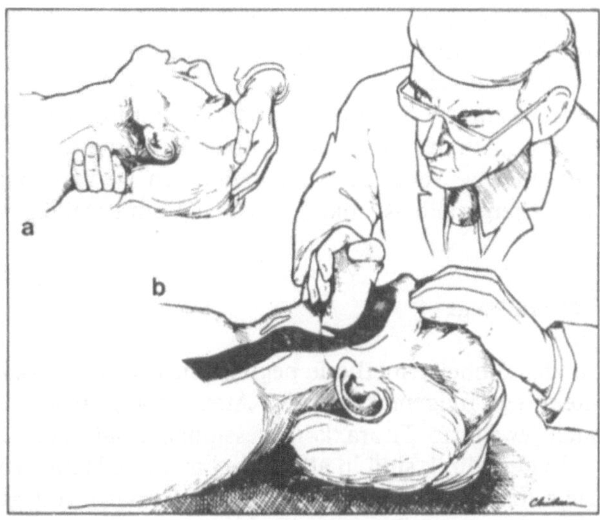

Abb. 1. a Der initiale Schritt bei der Reanimation besteht im Öffnen der Luftwege durch Überstrecken des Kopfes und Anheben des Kiefers, wodurch die Zunge nach vorne gezogen wird. **b** Zur Vorbereitung der Mund-zu-Mund-Atemspende muß der Mund geöffnet und die Nase durch Fingerkompression zugehalten werden. Kann der Mund nicht geöffnet werden, muß die Beatmung über die Nase erfolgen, wobei die Lippen die Nase dicht umschließen. (Aus: Greenfield 1986)

haus auch nicht notwendig. Dort sollte durch entsprechend geschultes Personal eine möglichst frühzeitige endotracheale Intubation erfolgen.

Beatmung

Sobald der Atemweg gesichert ist, sollte mit der Beatmung des Patienten begonnen werden. Zuerst wird eine Mund-zu-Mund-Atemspende vorgenommen. Der F_IO_2 der ausgeatmeten Luft beträgt 0,15 was für die initiale Phase der Wiederbelebung genügt.

Um das arterielle Blut maximal aufzusättigen, sollte sobald wie möglich die Ventilation mit 100%igem Sauerstoff fortgesetzt werden. Sind ein Laryngoskop und ein Endotrachealtubus nicht verfügbar, kann auch ein Beutel-Masken-System benutzt werden.

Zur Sicherstellung der Durchgängigkeit der Atemwege benötigt man bei Maskenbeatmung i. allg. einen oralen oder nasalen Tubus. Die Technik der Masken-Beutel-Beatmung sollten alle Krankenhausangestellten beherrschen. Intubieren ist oft schwierig, manchmal sogar unmöglich.

Die Beatmungsfrequenz sollte bei Erwachsenen 12–15/min betragen. Die Atemexkursion des Thorax muß eindeutig sein, die beidseitige Belüftung der Lunge ist auskultatorisch zu überprüfen.

Das Fehlen von Atemgeräuschen auf einer Thoraxhälfte kann durch eine kollabierte Lunge, einen Pneumothorax oder die Fehllage des Endotrachealtubus bedingt sein.

Im Rahmen der Reanimation (Durchführung der Basis- und erweiterten Maßnahmen der kardiopulmonalen Reanimation) sollte der Patient erst an die mechanische Ventilation angeschlossen werden, wenn die kardiale Funktion wiederhergestellt ist und sich der Zustand stabilisiert hat.

Herzmassage

Bei der Einhelfermethode beginnt die externe Herzmassage erst, nachdem die Atemwege freigemacht und 3 Atemstöße gegeben worden sind. Danach wird nach jeweils 15 Thoraxkompressionen 2mal beatmet.

In der Klinik sind in aller Regel mehrere Helfer zur Stelle; einer beginnt mit der externen Herzmassage, ein anderer macht indessen die Atemwege frei und beginnt zu beatmen.

Bei der Herzmassage wird der manuelle Druck mit gestreckten Ellenbogen senkrecht von oben über die übereinandergelegten Handballen auf das untere Sternumdrittel ausgeübt. Der Patient muß auf einer harten Unterlage liegen; bei modernen Krankenhausbetten können die Verkleidungen am Kopfende als Herzbretter benutzt werden. Die Frequenz der Herzdruckmassage sollte mindestens 80/min betragen, empfohlen wird eine Rate von 100/min; Druck- und Entlastungsphase sollten gleich lang sein (Abb. 2).

Externe Herzmassage

Die Blutzirkulation, die durch die externe Herzmassage erzielt wird, kommt — so die ursprüngliche Vorstellung — durch die direkte Kompression des Herzens bei Druck auf das Sternum zustande. Nach und nach wurde diese Lehrmeinung dann infolge von Untersuchungen revidiert, die sich näher mit dem Pumpmechanismus des Herzens beschäftigten. Nach diesen Erkenntnissen kommt es nicht zu einer Kompression des Herzens, vielmehr wird der Blutfluß auf eine Erhöhung des intrathorakalen Druckes bei der externen Herzmassage zurückgeführt. Das Herz dient dabei in erster Linie als Reservoir, der Rückfluß von Blut wird durch Venenklappen im Bereich der oberen und unteren Thoraxapertur verhindert. Das erzielte HZV ist dabei allerdings extrem gering, es beträgt weniger als 25% des Normalwertes. Eine weitere Einschränkung ist, daß nach diesem Modell der Druck in der Aorta und allen Herzkammern gleich ist, so daß kein Druckgradient für den koronaren Blutfluß aufgebaut würde. In tierexperimentellen Studien konnte gezeigt werden, daß nach diesem Modell eine Kompressionsfrequenz von 60/min optimal ist.

In neuester Zeit wird die oben dargestellte Theorie durch experimentelle Untersuchungen wieder in Frage gestellt. Nach den letzten Erkenntnissen gibt es doch einen Pumpmechanismus. Es wurde allerdings demonstriert, daß (im Rahmen der Reanimation) durch Thoraxkompressionen mit sehr hohem Im-

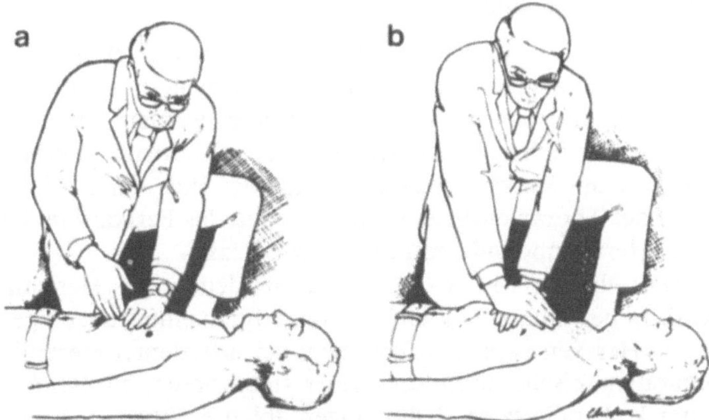

Abb. 2. a Die korrekte Position der Hände bei der externen Herzmassage findet man, indem man mit einer Hand das Xiphoid palpiert und die andere Hand direkt darüber auf das Sternum legt. **b** Eine externe Herzmassage wird durch Kompression des Sternums um 3–5 cm erreicht. Dazu benutzt man die übereinandergelegten Handballen. Der Druck wird mit gestreckten Ellenbogen senkrecht von oben unter Einsatz des Körpergewichtes ausgeübt; die Frequenz soll 80–100/min betragen. (Aus: Greenfield 1986)

puls und noch höherer Frequenz bessere hämodynamische Funktionen zu erzielen sind. Da der Impuls das Produkt aus Kraft und Dauer eines Stoßes ist, kann eine Erhöhung des Impulses nicht nur durch eine steigende Kraftaufwendung, sondern auch dann erzielt werden, wenn dieselbe Kraft innerhalb eines kürzeren Zeitraums aufgebracht wird. In den zuletzt angeführten Untersuchungen konnte anhand von Messungen im linken Ventrikel eine direkte Kompression des Herzens bei externer Herzmassage nachgewiesen werden. Der Spitzendruck im linken Ventrikel war dabei stets 4- bis 5mal höher als der intrathorakale Druck. Das Herzschlagvolumen blieb bei der Erhöhung der Herzmassagefrequenz konstant, das HZV stieg folglich. Bei einer Frequenz von 150/min erreichte es Werte, die bei ungefähr 50% des Normalwertes lagen. Der diastolische Aortendruck stieg mit Erhöhung des HZV, was den Perfusionsdruck in den Koronarien verbesserte. Entscheidend für den koronaren Blutfluß ist die Diastole (Entlastungsphase während der Herzmassage), diese wird durch die Herzkompression limitiert. Durch eine Kompression von nur kurzer Dauer wird die diastolische Perfusionsphase verlängert. Eine Erhöhung des koronaren Blutflusses ist bis zu einer Kompressionsrate von 120/min zu beobachten; bei höheren Frequenzen kommt es zu einer kritischen Verkürzung der Perfusionsdauer. Nach diesen Erkenntnissen stellt eine schnelle Herzkompression mit hoher Impulsrate eine optimale Kombination hinsichtlich eines maximalen HZV *und* maximaler Koronarperfusion dar. Im Tiermodell konnte durch Anwendung dieser Technik eine erhöhte Überlebensrate nachgewiesen werden. Auf diesen und anderen Daten basiert die Empfehlung der American Heart Association, die Frequenz der externen Herzmassage höher (> 100/min) anzusetzen.

Offene Herzmassage

In der überwiegenden Zahl der Fälle kann eine effektive Zirkulation durch externe Herzmassage erzielt werden. Prinzipiell sollte die offene Herzmassage nur in besonderen Situationen angewandt werden.

Liegt mit hoher Wahrscheinlichkeit ein Thoraxtrauma vor und ist durch die geschlossene Herzmassage kein palpabler Puls der A. femoralis zu erzielen, sollte der Thorax eröffnet werden, so daß das Perikard im Falle des Vorliegens einer Herztamponade entlastet werden kann.

Dasselbe trifft für Patienten zu, bei denen eine Herztamponade vermutet wird. In bestimmten Fällen kann man durch eine frühzeitige Perikardiozentese einem Herzversagen zuvorkommen; bei suffizienter Herzfüllung kann sich die hämodynamische Situation wieder stabilisieren, so daß die weitere Therapie unter kontrollierteren Bedingungen ablaufen kann.

Wird die offene Herzmassage als notwendig erachtet, sollte eine linksseitige vordere Thorakotomie im Bereich des 4. Interkostalraums (ICR) erfolgen; der Schnitt kann bis zur Medioklavikularlinie verlängert werden.

Es wird ein Thoraxretraktor eingesetzt, die Rippen werden gespreizt; falls erforderlich, kann das Perikard eröffnet werden.

Die Herzmassage erfolgt, indem man mit der Handfläche das Herz gegen die Wirbelsäule drückt.

Durch diese Form der Herzmassage wird eine fast vollständige Entleerung der Ventrikel erreicht, daher muß zu ihrer Wiederauffüllung eine längere Entlastungsphase eingehalten werden. Eine Kompressionsrate von 60 – 70/min ist bei offener Herzmassage angemessen.

Weiterführende Maßnahmen

Externe Herzmassage und Beatmung (Basismaßnahmen) müssen kontinuierlich fortgesetzt werden; zur Durchführung anderer erweiterter Maßnahmen sollten sie nicht länger als 5 – 10 s unterbrochen werden. Sobald zusätzliches Personal zur Verfügung steht, muß versucht werden, die normale elektrische und mechanische Funktion des Herzens wiederherzustellen. Darauf zielen die erweiterten Wiederbelebungsmaßnahmen ab, die 1. das invasive und nichtinvasive Monitoring, 2. die elektrische Defibrillation, 3. die medikamentöse Therapie und 4. den Einsatz von Herzschrittmachern umfassen.

Ein Mitglied des Notfallteams oder ein anwesender Oberarzt sollte, wenn genügend Personal vorhanden ist, sich nicht aktiv an den Sofortmaßnahmen (Herzmassage, Beatmung, Legen von Gefäßzugängen) beteiligen, sondern die Verantwortung für die Koordination der Wiederbelebungsmaßnahmen übernehmen.

Monitoring

Anhand des EKG wird die definitive Diagnose des elektrischen Status des Herzens gestellt; es kann eine spezifische Therapie eingeleitet und der Effekt der getroffenen Maßnahmen überprüft werden. Daher ist die kontinuierliche Aufzeichnung des EKG so früh wie möglich anzustreben. Besonders hilfreich für Reanimationszwecke sind tragbare Defibrillatoren mit Oszilloskop und Elektroden, die in Handgriffen integriert sind. Mit ihnen kann man schnell, noch in der frühen Phase des Herzversagens, das EKG ableiten. So schnell wie möglich sollten dann aber die Standardableitungen aufgezeichnet werden.

Während der Reanimation ist die Messung des ZVD nicht hilfreich. Das Legen eines zentralen Venenkatheters (ZVK) ist aber mitunter erforderlich, wenn es nicht gelingt, einen peripheren venösen Gefäßzugang zu legen.

Bei adäquater Herzmassage muß der Femoralispuls palpabel sein; er erleichtert die Punktion der Arterie. Häufige Kontrollen der arteriellen Blutwerte sind unter klinischen Bedingungen angezeigt, das Legen eines arteriellen Katheters zur kontinuierlichen arteriellen Blutdruckmessung unter Reanimationsbedingungen wird kontrovers diskutiert.

Gefäßzugang

In zumindest eine Kubitalvene sollte ein großlumiger Katheter (14–16 gg.) eingelegt werden. Die Notwendigkeit zentraler Venenkatheter während der Reanimation wird kontrovers diskutiert; die Komplikationsgefahren beim Legen zentraler Zugänge unter Reanimationsbedingungen sind erheblich.

Die applizierten Medikamente müssen das Herz bzw. das arterielle Gefäßsystem erreichen. Daher sind die Bedenken hinsichtlich der Stärke und Geschwindigkeit des periphervenösen Blutflusses bei (im Schock) verminderter Perfusion der Extremitäten berechtigt. Durch Anheben des Armes nach der Medikamentenapplikation oder eine Infusion kann der Druckgradient zwischen den peripheren Venen und dem rechten Vorhof erhöht werden.

Die V. femoralis ist als Zugang während der kardiopulmonalen Reanimation besonders geeignet. Ein über die V. femoralis eingeschwemmter Subklaviakatheter kommt im Bereich der V. cava inferior zu liegen.

Während der Kanülierung der V. jugularis oder subclavia muß die Herzmassage für 10 s ausgesetzt werden, um die Vene zu punktieren und den Führungsdraht bzw. den Katheter vorzuschieben. Die Thoraxkompression kann dann fortgesetzt werden, während der Katheter angenäht wird.

Die Kanülierung der V. saphena wird vereinfacht, wenn man sie unter direkter Sicht vornimmt (*Venae sectio). Dazu wird sie mit einem kleinen Hautschnitt freigelegt.

Medikamente können auch direkt intrakardial appliziert werden. Dazu benötigt man eine lange Nadel, die unterhalb des Xiphoids eingeführt wird. Dieser Zugang sollte wegen der Gefahr der direkten Verletzung des Herzens oder einer Koronararterie nur in absoluten Notfällen gewählt werden.

Nach der Medikamentenapplikation (gleich über welchen Zugang) sollte die Herzmassage für zumindest 10 s fortgesetzt und erst dann ein Defibrillationsversuch unternommen werden. So wird gewährleistet, daß das verabreichte Medikament in die Zirkulation kommt.

Intubation

Das Einführen eines endotrachealen Tubus stellt den freien Atemweg sicher und sollte daher sobald wie möglich erfolgen. Neben einer effektiven Ventilation und Oxygenierung wird außerdem sowohl eine Luftüberblähung des Magens als auch eine Aspiration von Magensaft durch den Tubus verhindert. Wenn die Intubation nicht innerhalb von 30 s gelingt, muß der erste Versuch abgebrochen und der Patient vor weiteren Intubationsversuchen zwischenzeitlich mit der Maske beatmet werden.

Gelegentlich kommt es vor, insbesondere bei Gesichts- und Halsverletzungen, daß auch erfahrenen Fachkräften die Intubation nicht gelingt. In diesen Fällen muß eine Krikothyreoidektomie vorgenommen werden.

Unter Notfallbedingungen ist die hochfrequente Jetventilation über einen transtrachealen Katheter als Beatmungsmethode anerkannt.

Defibrillation

Seit der Entwicklung der geschlossenen transthorakalen Defibrillation steht eine effektive, nicht invasive Methode zur Wiederherstellung der normalen elektrischen Herzfunktion zur Verfügung. Ein einzelner, direkter elektrischer Stromschlag durch die Brust führt zur gleichzeitigen Depolarisation aller Zellen des Myokards; das Reentryphänomen, das zur ventrikulären Tachykardie oder zu völlig unkoordinierten Muskelfibrillationen führt, wird unterbrochen. Nach der Repolarisation depolarisieren die Zellen des intrinsischen Erregungsleitungssystems gewöhnlich zuerst, wodurch eine kohärente Erregungswelle ausgelöst wird und sich über das Herz verbreitet.

Die Defibrillatoren, die gewöhnlich benutzt werden, sind standardisiert; sie haben in Handgriffe integrierte Elektroden. Diese müssen der Brust fest aufgesetzt werden; eine Elektrode wird rechts parasternal direkt unterhalb der Klavikula angesetzt, die andere seitlich (unterhalb der Herzspitze) lateral der linken Mamille bzw. der linken vorderen Axillarlinie.

Um den Stromfluß zum Herz zu erhöhen bzw. zu maximalisieren, wird ein Elektrodengel oder eine Paste mit niedriger Impedanz zur Senkung des Widerstandes zwischen der Elektrode und der Haut des Patienten aufgetragen.

Die erste Defibrillation sollte mit einer Stromstärke von 200 J erfolgen. Führt dies nicht zum Erfolg, wird ein 2. Versuch mit 200–300 J unternommen, beim 3. und weiteren Versuchen sollte dann, sofern möglich, mit 360 J defibrilliert werden.

Kommt es nach erfolgreicher Defibrillation erneut zu einer ventrikulären Tachykardie oder zum Kammerflimmern, wird die Stärke des zuvor applizierten Stromstoßes für weitere Defibrillationsversuche beibehalten.

Normalerweise werden lebensrettende Sofortmaßnahmen (s. S. 26) vor etwaigen Defibrillationsversuchen eingeleitet. Für den Fall, daß bei einem am Monitor überwachten Patienten ein plötzlicher Herzstillstand beobachtet wird, ist der einmalige Versuch der Defibrillation als erste Maßnahme gerechtfertigt. Dies trifft insbesondere bei einer plötzlichen Konversion bzw. beim Umspringen einer zuvor relativ normalen Herzaktion in eine ventrikuläre Tachykardie oder ein Kammerflimmern zu. Voraussetzung ist aber, daß die Defibrillation ohne jede Verzögerung durchgeführt werden kann.

Eine myokardiale Hypoxie und Azidose können eine erfolgreiche Defibrillation verhindern und müssen daher primär angegangen werden.

Bei Asystolie ist die Defibrillation von geringem Nutzen; hier ist eine Wiederherstellung der elektrischen Aktivität in erster Linie von der Korrektur der Hypoxie und Azidose nach Perfusion des Herzens mit oxygeniertem Blut zu erwarten.

Ähnlich verhält es sich bei sehr hochfrequenten ventrikulären Fibrillationen. Vorrangig ist es, die lebensrettenden Sofortmaßnahmen fortzusetzen und Vasokonstriktoren zu applizieren, durch die der arterielle und damit auch der koronare Perfusionsdruck erhöht werden kann. Durch diese Maßnahmen kann die Fibrillation konditioniert werden, was die Chance einer erfolgreichen Defibrillation erhöht.

Stellen sich nach erfolgreicher Defibrillation rasch wieder lebensbedrohliche Arrhythmien ein, sollten vor neuerlichen Defibrillationsversuchen Antiarrhythmika appliziert werden.

Medikamente

Die medikamentöse Therapie bei Herzversagen basiert auf rationalen Prinzipien; sie zielt darauf ab, die Ursache und das Fortbestehen des Herzversagens zu beseitigen, einen neuerlichen Herzstillstand zu verhindern und die hämodynamischen Funktionen in der Postreanimationsphase zu stabilisieren. Die Hauptgruppen der Pharmaka, die in der Therapie des Herzversagens zum Einsatz kommen, sollen kurz diskutiert werden (Tabelle 1).

Antiarrhythmika (s. a. Kap. 3, S. 59 ff.)

– Trotz optimaler Korrektur einer bestehenden Hypoxie können rasch nach einer erfolgreichen Defibrillation erneut lebensbedrohliche Herzrhythmusstörungen auftreten. Mit großer Wahrscheinlichkeit liegen in diesem Fall Areale mit regionaler Ischämie oder Infarzierung vor, die einen vulnerablen Focus darstellen und den Herzstillstand entweder verursacht haben oder

Tabelle 1. Kardiopulmonale Reanimation – Notfallmedikamente (Beispiele)

Medikament	i.v.-Bolus	Menge in 250 ml NaCl 0,9%	Infusionsmenge
Amrinon	0,75 mg/kg KG für 2 – 3 min		2 – 20 µg/kg KG/min
Atropin	0,5 – 1,0 mg alle 5 min bis zu 2,0 mg		
Bretylium[a]	Zuerst 5 mg/kg KG, dann 10 mg/kg KG, alle 30 min bis 30 mg/kg KG	2 g	1 – 2 mg/min
Kalziumchlorid	2 – 4 mg/kg KG, alle 10 min wiederholen		
Dobutamin		500 mg	2 – 20 µg/kg KG/min
Dopamin		400 oder 800 mg	2 – 20 µg/kg KG/min
Epinephrin	0,5 – 1,0 mg, alle 5 min wiederholen	1 mg	0,01 – 0,15 µg/kg KG/min
Isoproterenol		1 mg	0,01 – 0,1 µg/kg KG/min
Neosynephrine[b]		10 mg	1 – 5 g/kg KG/min
Nitroprussid		50 – 100 mg	1 – 10 g/kg KG/min
Norepinephrin		4 mg	0,02 – 0,20 µg/kg KG/min
Procainamid	50 mg alle 5 min oder 20 mg/min bis zu 1 g	2 g	1 – 3 g/min
Natriumbikarbonat	1 mg/kg KG, dann 0,5 mg/kg KG alle 10 min		
Lidocain	1 mg/kg KG, dann 0,5 mg/kg KG alle 5 min bis zu 3 mg/kg KG	2 g	1 – 4 g/min

[a] In Deutschland nicht auf dem Markt.
[b] In Deutschland nur als Augentropfen.

durch ihn exazerbiert sind. Hier sind Antiarrhythmika indiziert und sollten kontinuierlich auch während der Phase der Stabilisation der Herzfunktion gegeben werden.

– Lidocainhydrochlorid hat bei der Mehrzahl der Patienten einen positiven Effekt (Dosierung: 1 mg/kg KG, Wiederholungsdosis 0,5 mg/kg KG über 5 min, Maximaldosis 3 mg/kg KG). Bei schweren persistierenden Herzrhythmusstörungen oder wenn wiederholte Defibrillationsversuche erfolglos geblieben waren, kann eines der gebräuchlichen Antiarrhythmika zusätzlich zum Lidocain-Regime gegeben werden. Derzeit bevorzugt wird Bretylium, trotz seiner möglichen Nebenwirkungen auf die Hämodynamik (Dosierung s. Tabelle 1).

– Gleichgültig welches Medikament eingesetzt wird, initial sollte eine Bolusgabe erfolgen. Erst in der Phase der Stabilisierung wird man beginnen, auf die Erhaltungsdosis zurückzugehen.

– Der koronare Perfusionsdruck ist ein wichtiger Faktor der Perfusion des Myokards. Das trifft insbesondere auf Areale hinter relevanten Gefäßstenosen zu, die infolge der druckabhängigen Ischämie arrhythmogene Foci darstellen. Daher sind neben der Antiarrhythmikatherapie ein adäquates HZV und ausreichende Blutdruckwerte Grundvoraussetzungen für einen stabilen Herzrhythmus.

Atropin

Im Herzversagen kann ein hoher Parasympathikotonus fortbestehen, infolgedessen sich nach einer erfolgreichen Defibrillation eine Brachykardie oder Asystolie wieder einstellen kann. Eine i. v.-Bolusinjektion von Atropinsulfat kann in dieser Situation als wirksames Mittel eingesetzt werden, oft ist eine wiederholte Gabe kann dabei erforderlich sein (Dosierung s. Tabelle 1). Atropin wird außerdem als spezifisches Agens in der Behandlung der Asystolie eingesetzt.

Vasokonstriktoren

Bei prolongiertem Herzversagen entwickelt sich eine Vasodilatation; die Aufrechterhaltung eines adäquaten Blutdrucks während der externen Herzmassage wird dadurch erschwert.

Der arterielle Blutdruck kann durch Vasokonstriktoren erhöht werden, woraus eine Erhöhung der zerebralen, koronaren und renalen Perfusion resultiert.

In diesen Fällen werden Medikamente wie z. B. Methoxamin, Neosynephrin oder Norepinephrin verwendet; Mittel der Wahl ist Epinephrin (0,5 – 1,0 mg, Wiederholungsdosis nach 5 min).

Epinephrin hat einen direkten agonistischen Effekt am Herz; es kann ein feines hochfrequentes Kammerflimmern in ein grobes, leichter zu defibrillierendes, umwandeln. Dies ist höchstwahrscheinlich auf den verbesserten koronaren Blutfluß zurückzuführen, der wiederum Folge des erhöhten Perfusionsdruckes ist.

Positiv inotrope Medikamente

Auch bei relativ normalem Herzrhythmus kann die Herzfunktion mechanisch insuffizient sein. Dieses als elektromechanische Dissoziation bekannte Phänomen kommt in der Phase der erweiterten Reanimationsmaßnahmen vor, kann sich aber auch unmittelbar nach einer Defibrillation einstellen.

- Epinephrin ist auch hier Mittel der Wahl. Um effektive Herzkontraktionen zu evozieren (direkter agonistischer Affekt), werden wiederholt i.v.-Bolusinjektionen verabreicht. In der Stabilisierungsphase wird Epinephrin zur Aufrechterhaltung eines adäquaten HZV angewandt.
- Dopamin und Dobutamin sind in solchen Situationen ebenfalls wirksame Medikamente; Isoproterenol wird insbesondere bei Vorliegen von Bradykardien angewandt. In der Stabilisierungsphase werden sie als Infusionen verabreicht; ihre Dosis muß individuell nach der Wirkung eingestellt werden.

– Kalziumchlorid ist das potenteste inotrop wirkende Agens; es war früher ein Eckpfeiler im Therapieprotokoll der erweiterten kardiopulmonalen Reanimation. Bedenken hinsichtlich des Auftretens von Reperfusionsschäden führten aber in neuester Zeit dazu, Kalziumchlorid wieder aus dem Therapieschema zu streichen. Die Entscheidung, es doch einzusetzen, bleibt letztendlich der verantwortlichen Person des Notfallteams überlassen (Dosierung s. Tabelle 1, S. 34).

Natriumbikarbonat

Die routinemäßige Applikation von Natriumbikarbonat im Rahmen einer Reanimation wird nicht mehr grundsätzlich befürwortet. Dies ist eine Folge der Erkenntnis, daß es unter Anwendung von Natriumbikarbonat paradoxerweise zu einer Verstärkung der intrazellulären Azidose sowie zur Hypernatriämie und Hyperosmolalität kommt.

Die intrazelluläre Azidose kann durch eine künstliche Hyperventilation zur Reduktion des arteriellen pCO_2 wirksam verhindert werden.

Ist die metabolische Azidose Ursache eines Herzversagens, sollte sie aber in jedem Fall mit Natriumbikarbonat therapiert werden. Genauso kann seine Anwendung in anderen spezifischen Situationen indiziert sein; die Entscheidung hierüber trägt der Leiter des Notfallteams (Dosierung s. Tabelle 1, S. 34).

Herzschrittmacher

Bei fehlendem intrinsischem Herzrhythmus müssen primär Herzschrittmacher eingesetzt werden. Der Herzschrittmacher kann über die Vene oder transthorakal eingebracht werden; ersteres ist vorzuziehen.

Nicht selten kommt es nach Defibrillation zur kompletten Blockierung des Herzens; in diesem Fall kommen transvenös eingeschwemmte temporäre Schrittmacher zum Einsatz. Falls erforderlich, können diese später durch permanente Schrittmacher ersetzt werden; im anderen Fall werden sie nach Wiederherstellung der normalen Reizleitung entfernt.

Therapieprotokolle

Das therapeutische Vorgehen bei akutem Herzversagen ist in einem Stufenplan nach Protokollen, die von der American Heart Association entwickelt wurden, festgeschrieben. Es basiert auf einer genauen elektrokardiographischen Diagnose. In Abb. 3 sind die Therapieschemen zur Behandlung des Kammerflimmerns, der Asystolie und der elektromechanischen Dissoziation dargestellt. Das Protokoll zur Behandlung von ventrikulären Tachykardien entspricht dem des Kammerflimmerns. Wenn sich im Verlauf der Reanimation der Herzrhythmus ändert, muß auch das Therapieschema gewechselt werden. Wiederholte Ableitungen des EKG sind daher erforderlich. Um Mißinterpretationen infolge elektrischer Artefakte, die von der Thoraxkompression herrühren, zu vermeiden, sollte man während der Ableitung des EKG die Herzmassage kurz unterbrechen.

Stabilisation

- Nach einer erfolgreichen Reanimation sollte jeder Patient für zumindest 24 h auf einer Intensivstation überwacht werden.
- Patienten, die zuvor gesund waren und z. B. bei der Narkoseeinleitung einen Herzstillstand erlitten und schnell reanimiert werden konnten, werden in vielen Fällen nur beobachtet werden müssen. Patienten, die hämodynamisch instabil oder arrhythmisch waren, werden dagegen im Regelfall eine weiterführende Therapie benötigen.
- Zusätzlich zur Aufzeichnung des EKG und der arteriellen Blutdruckmessung, sollte bei diesen Patienten ein PA-Katheter zur Messung des pulmonalarteriellen und kapillären Verschlußdruckes gelegt werden. Therapeutische Entscheidungen sollten von diesen objektiven Daten abhängig gemacht werden.
- Nach Eintreffen auf der Intensivstation sollte der Patient an ein Beatmungsgerät angeschlossen werden.
- Der Magen sollte über eine Sonde dekomprimiert werden. Zur Entleerung der Blase und zur genauen Messung der Urinproduktion benötigt man einen Foley-Katheter.
- Eine Thoraxröntgenaufnahme zur Dokumentation des Lungenstatus bei der Aufnahme des Patienten auf der Intensivstation ist ebenfalls zu empfehlen; sie dient außerdem zur Überprüfung der Lage des zentralen Venenkatheters und des Endotrachealtubus. Ferner können mögliche Komplikationen der Reanimation, wie z. B. Rippenbrüche oder ein Pneumothorax, festgestellt werden.
- Des weiteren sind Laboruntersuchungen einschließlich Messungen des Hämatokrits, der Elektrolyte und Glukose sowie der arteriellen Blutgase vorzunehmen.
- Die Korrektur eines bestehenden Basendefizits kann erforderlich sein. Das Serumkalium sollte innerhalb der Normwerte eingestellt werden. Die Flüssigkeitsbilanz muß initial wie in der Folgezeit dokumentiert werden.
- Da bei vielen Patienten entweder als Ursache oder Folge des Herzversagens ein Myokardinfarkt vorliegt, sollten die Herzisoenzyme routinemäßig bestimmt werden.
- Eine prophylaktische Applikation von Lidocain ist zu vertreten, bis ein Infarkt ausgeschlossen worden ist. Bei Patienten, die unter Lidocain arrhythmisch bleiben, können zusätzlich andere Pharmaka, wie z. B. Bretylium, gegeben werden.

Kammer-flimmern	Asystole	Elektromechanische Dissoziation
Beatmung und Herzmassage ↓ Defibrillation ↓ Beatmung und Herzmassage ↓ i.v. Zugang ↓ Epinephrin ↓ Intubation ↓ Defibrillation ↓ Lidocain ↓ Defibrillation ↓ Bretylium[a] ↓ (evtl. Bicarbonat) ↓ Defibrillation ↓ Bretylium[a] ↓ Defibriilation ↓ Wiederholte Gabe von Bretylium [a] ↓ Defibrillation	Beatmung und Herzmassage ↓ i.v. Zugang ↓ Epinephrin (alle 5 min wiederholen) ↓ Intubation ↓ Atropin (nach 5 min wiederholen) ↓ (evtl. Bicarbonat) ↓ evtl. Schrittmacher	Beatmung und Herzmassage ↓ i.v. Zugang ↓ Epinephrin (alle 5 min wiederholen) ↓ Intubation ↓ (evtl. Bicarbonat) ↓ Weitere Maßnahmen abhängig von Arbeitshypothese : * Hypovolämie * Herztamponade * Hypotonie * Pneumothorax * Hypoxämie * Azidose * Lungenembolie

Abb. 3. a Protokoll der kardiopulmonalen Reanimation. [Modifiziert nach Textbook of Advanced Cardiac Life Support (1987)] (in Deutschland nicht im Handel)

– Bei persistierend niedrigem HZV muß neben der Volumentherapie die Applikation inotrop wirkender Medikamente und eine Afterloadreduktion (s. S. 16 f.) in Betracht gezogen werden.

– In Ausnahmefällen ist das Einbringen einer intraaortalen Ballonpumpe notwendig.

– Da den meisten Patienten im Rahmen der Reanimation größere Flüssigkeitsmengen infundiert werden, kann eine forcierte Diurese, mitunter auch eine Dialyse, erforderlich werden.

– Eine frühzeitige Herzkatheteruntersuchung ist insbesondere bei zuvor gesunden Patienten zu erwägen, bei denen ein Herzversagen als Erstmanifestation einer KHK vorliegt.

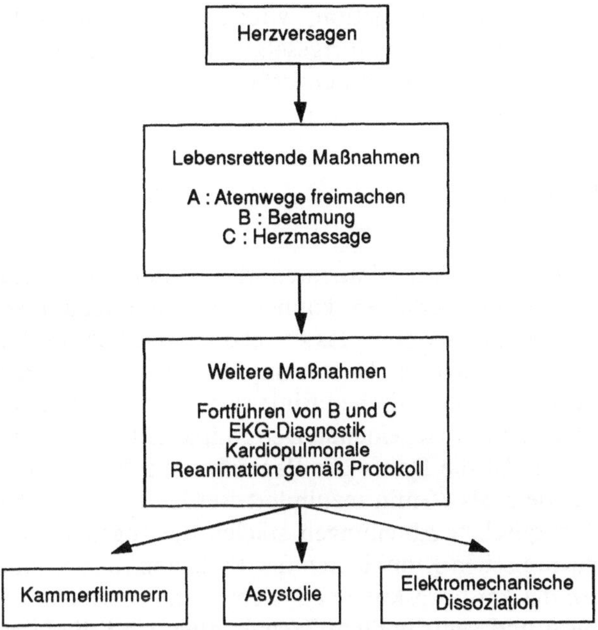

Fig. 3. b Therapieschema

Intraoperatives Herzversagen

Obwohl sich die Therapie des intraoperativen nicht von der des perioperativen Herzversagens unterscheidet, gibt es im 1. Fall einige Besonderheiten zu beachten. Da die Patienten während der Operation am Monitor überwacht werden, wird das Herzversagen in aller Regel sofort bemerkt und die spezifische elektrokardiographische Diagnose unmittelbar gestellt werden. Die Kontrolle der Atemwege ist gewährleistet, die meisten Patienten sind intubiert. Sollte das nicht der Fall sein, kann eine Intubation rasch erfolgen. Abhängig von der Art der Operation, die durchgeführt wird, kann die externe Herzmassage durch das Chirurgenteam durchgeführt werden, unter Aufhebung der Sterilität auch von den Anästhesisten. In jedem Operationsraum sollten sowohl sterile als auch nichtsterile Defibrillatorelektroden zur Verfügung stehen. Medikamente können von den Anästhesisten über die schon liegenden venösen Zugänge verabreicht werden; wenn nicht vorhanden, sollte ein ZVK gelegt werden.

Ereignet sich das Herzversagen während eines elektiven Eingriffs, sollte der Patient unmittelbar nach der Reanimation auf die Intensivstation gebracht werden. Die Operation ist aufzuschieben, bis die Ursache des Herzversagens und fortbestehende Störungen diagnostiziert und entsprechend therapiert worden sind. Bei einem intraoperativen Insult sollte der Eingriff so schnell wie möglich beendet werden. Sofern möglich, wird die Wunde sofort verschlossen, die geplante Operation ist abzubrechen.

Bei Notfalloperationen steht die Ursache des Herzversagens oft in direktem Zusammenhang zu der Krankheit, wegen der der Eingriff durchgeführt wird.

Gelingt die Reanimation, wird die Operation nach der Stabilisation des Zustands des Patienten fortgesetzt; die notwendige medikamentöse Therapie wird vom Anästhesisten durchgeführt.

Ergebnisse

Ungefähr 50% der Patienten, die während ihres Krankenhausaufenthaltes ein Herzversagen erleiden, können mit Erfolg reanimiert werden. 50% der erfolgreich Reanimierten verlassen letztlich das Krankenhaus lebend. Bei den Fällen, bei denen sich das Herzversagen außerhalb des Krankenhauses ereignete, ist die Zeitspanne zwischen Eintritt des Herzversagens und Einleitung der Reanimation die entscheidende Determinante hinsichtlich des Überlebens. Genauso wichtig ist die Dauer der Reanimation; die Überlebenschance von Patienten, die mehr als 30 min reanimiert werden müssen, ist minimal. Bei Patienten in chirurgischen Abteilungen spielen die zugrundeliegenden internistischen wie chirurgischen Krankheiten des Patienten, insbesondere vorbestehende Störungen des kardiovaskulären Systems, eine entscheidende Rolle. Bei Kammerflimmern und ventrikulären Tachykardien sind die Überlebenschancen besser als bei einem Herzversagen bei Asystolie oder infolge elektromechanischer Dissoziation. Ferner haben Patienten, bei denen sich das Herzversagen während der Narkoseeinleitung für elektive Eingriffe ereignet, eine bessere Prognose als z. B. Patienten, die während eines notfallmäßig durchgeführten Eingriffs kardiopulmonal dekompensieren.

Literatur

Fenely MP, Maier GW, Gaynor JW, Gall SA, Kisslo JA, Davis JW, Rankin JS (1987) Sequence of mitral valve motion and transmitral blood flow during manual cardiopulmonary resuscitation in dogs. Circulation 76:363

Fenely MP, Maier GW, Kern KB, Gaynor JW, Gall SA, Sanders AB, Raessler K, Muhlbaier LH, Rankin JS, Engy GA (1988) Influence of compression rate on initial success of resuscitation and 24 hour survival after prolonged manual cardiopulmonary resuscitation in dogs. Circulation 77:240

Greenfield LJ (1986) Cardiac arrest. In: Sabiston DC jr (ed) Textbook of surgery, 13th edn. Saunders, Philadelphia

Kouwenhoven WB, Jude JR, Knickerbocker GG (1960) Closed-chest cardiac massage. JAMA 173:1064

Maier GW, Tyson GS, Olsen CO, Kernstine KH, Davis JW, Conn EH, Sabiston DC jr, Rankin JS (1984) The physiology of external cardiac massage: High impulse cardiopulmonary resuscitation. Circulation 70:86

Maier GW, Newton JR, Wolfe JA, Tyson GS, Olsen CO, Glower DD, Spratt JA, Davis JW, Fenely MP, Rankin JS (1986) The influence of manual chest compression rate on hemodynamic support during cardiac arrest: High impulse cardiopulmonary resuscitation. Circulation 74/IV:51

Oldham HN jr (1983) Cardiopulmonary arrest and resuscitation. In: Sabiston DC jr, Spencer FC (eds) Gibbon's surgery of the chest. Saunders, Philadelphia
Rudikoff MT, Maughn WL, Effron M, Freund P, Weissfeldt MC (1980) Mechanisms of blood flow during cardiopulmonary resuscitation. Circulation 61:345
Standards and guidelines for cardiopulmonary resuscitation (CPR) and emergency cardiac care (ECC) (1986). JAMA 255:2905
Textbook of Advanced Cardiac Life Support (1987) The American Heart Association, Dallas

3 Herz und Kreislauf

R. J. Damiano jr.

Perioperativer Myokardinfarkt

Der perioperative Myokardinfarkt ist auch bei Patienten, die nicht am Herzen operiert werden, eine erhebliche, oft lebensbedrohliche Komplikation. In den USA beträgt das Risiko, einen Herzinfarkt zu erleiden, bei erwachsenen Patienten, die sich einem größeren chirurgischen Eingriff unterziehen, 0,2%. Die Mortalität des perioperativen Myokardinfarkts wird in den meisten Statistiken mit bis zu 50% angegeben.

Perioperative Störungen der Herzfunktion

Das Risiko eines Patienten, daß perioperativ Störungen der kardialen Funktion auftreten, kann anhand einer von Goldmann entwickelten multifaktoriellen Analyse abgeschätzt werden. Faktoren, die mit einem erhöhten Risiko einhergehen, sind: Bestehende Herzfehler, kurz zurückliegende Myokardinfarkte, Herzrhythmusstörungen (in der Anamnese des Patienten), Aortenstenosen, Alter und Allgemeinzustand des Patienten sowie die Art und Dauer des bevorstehenden chirurgischen Eingriffs.

Bei kongestiven Herzfehlern ist das Risiko eines postoperativ eintretenden Herztodes insbesondere bei erhöhtem ZVD und auskultierbaren S_3-Herzton (sog. Vorhofgalopp) gegeben. Patienten, die innerhalb von 3 Monaten nach einem Myokardinfarkt operiert werden, haben ein um 30% erhöhtes Risiko, einen Reinfarkt zu erleiden und zu sterben. Zwischen dem 3. und 6. Monat nach dem Infarkt sinkt dieses Risiko auf 15%, ab dem 6. Monat beträgt es dann gleichbleibend 5%.

Das Alter des Patienten ist ebenfalls von Bedeutung. Bei über 70jährigen steigt das Risiko des perioperativen Herztodes etwa um den Faktor 10.

Auch die Operation, der sich ein Patient unterziehen muß, spielt eine Rolle: Nach abdominalchirurgischen und Thoraxeingriffen sowie Operationen an der Aorta ist das Herzinfarktrisiko 2,5mal höher als bei anderen großen (*nicht kardiochirurgischen) Eingriffen. Bei Notfalloperationen sind kardiale Komplikationen 4mal häufiger als bei elektiven Eingriffen.

---

* Anmerkungen der Übersetzters sind mit * versehen.

Vorkehrungen bei Risikopatienten

Nach einem Herzinfarkt sollten elektive chirurgische Eingriffe um 6 Monate aufgeschoben werden. Um die Schwere einer bekannten KHK abschätzen zu können, empfiehlt es sich, präoperativ nichtinvasive Belastungstests (Fahrradergometrie, Herzszintigraphie, Radionuklidangiographie) durchzuführen. Herzrhythmusstörungen müssen präoperativ behandelt werden, Anästhesie und intraoperative Überwachung entsprechend ausgerichtet sein. Bei Risikopatienten sollte für das intraoperative Monitoring ein PA-Katheter gelegt werden.

Diagnose

Die Diagnose eines perioperativen Myokardinfarkts ist schwierig; in 50% der Fälle verläuft er inapparent. Der Arzt muß sich darüber im klaren sein, daß perioperative Herzrhythmusstörungen, Blutdruckschwankungen sowie ein veränderter mentaler Zustand eines Patienten Anzeichen eines Myokardinfarkts sein können.

Zirka 60% der perioperativen Myokardinfarkte ereignen sich innerhalb der ersten 3 postoperativen Tage, die meisten Reinfarkte zwischen dem 4. und 6. Tag. Risikopatienten müssen daher für zumindest 6 Tage sorgsam überwacht werden. Körperliche Untersuchungen sind dabei genauso unabdingbar, wie wiederholte Ableitungen des EKG. Trotz moderner intensivmedizinischer Überwachung liegt die Mortalität bei postoperativen Myokardinfarkten nach wie vor um 50%.

Die Diagnose des Myokardinfarkts wird elektrokardiographisch und anhand der erhöhten Herzisoenzyme gestellt.

Vorgehen bei Verdacht auf Myokardinfarkt

Der Patient sollte strikte Bettruhe einhalten; die Vitalzeichen sind am Monitor zu überwachen.

Es muß ein EKG mit allen 12 Ableitungen geschrieben werden. Zeigt es sichere Hinweise für einen akuten Myokardinfarkt, muß der Patient auf die Intensivstation verlegt werden. Bei ST-Streckenhebung sollte normotensiven Patienten Nitroglycerin sublingual verabreicht werden. Persistieren danach Beschwerden im Sinne einer Angina pectoris, können alle 5 min 2 weitere Hübe Nitrolingual appliziert werden. Bei persistierenden ST-Hebungen im Kontroll-EKG muß das Vorliegen eines Myokardinfarkts angenommen und der Patient auf die Intensivstation verlegt werden. Dasselbe trifft bei anhaltenden Brustschmerzen zu. Bilden sich die ST-Hebungen und Thoraxschmerzen dagegen zurück, ist von einem Koronararterienspasmus auszugehen. In diesem Fall sollte ein Kardiologe hinzugezogen werden.

Bei Ischämiezeichen im EKG (*ST-Streckensenkung) wird (*hyper- oder normotensive Patienten) ebenfalls Nitroglycerin verabreicht. Bilden sich die Brustschmerzen darunter zurück, kann der Patient weiter auf einer Normalstation betreut werden. EKG-Kontrollen sind allerdings erforderlich. Im anderen Fall (*persistierende Schmerzen und EKG-Veränderungen) muß er auf die Intensivstation verlegt werden.

Nach Reanimation sollte jeder Patient, bei dem ein Myokardinfarkt durch die initiale Diagnostik nicht ausgeschlossen werden konnte, auf die Wachstation aufgenommen werden. Folgende Maßnahmen sind erforderlich:

- Einhalten strikter Bettruhe: Das Krankenzimmer sollte ruhig sein; die Zahl der Besucher ist auf ein Minimum zu beschränken.
- EKG-Ableitung und Legen eines intravenösen Zugangs. Der EKG-Monitor muß ständig von examiniertem Personal eingesehen werden.
- Analgesie: Morphin ist Mittel der Wahl. Es sollte langsam i.v. in einer Dosierung von 1−4 mg gegeben werden. Initial kann es in Minutenabständen vom diensthabenden Arzt gespritzt werden. Die Vitalzeichen sind dabei in kurzen Zeitabständen zu kontrollieren.
  Bei entsprechendem Monitoring kann zusätzlich Nitroglycerin i.v. über einen Dauertropf appliziert werden. Man beginnt mit einer Dosierung von 10 mg/min und steigert die Dosis alle 5−10 min um 10 mg so lange, bis der Schmerz nachläßt. Da Nitroglycerin bei intravenöser Applikation zu schweren hypotensiven Krisen führen kann, muß der Blutdruck dabei ständig kontrolliert werden.
- Sauerstoffinsufflation (2−4 l/min via Nasensonde): Die arteriellen Blutgase müssen kontrolliert und der p_aO_2 über 70 mmHg eingestellt werden.
- Bestimmung folgender Laborparameter: Blutbild (einschließlich Differentialblutbild), Quick, PTT, Elektrolyte, Kreatinin, CPK, LDH-Isoenzyme, Calcium, alkalische Phosphatase, SGOT, Blutgase. Ferner muß eine Urinanalyse vorgenommen, eine Röntgenaufnahme des Thorax (liegend, portables Gerät) und ein EKG angefertigt werden. Die LDH-Isoenzyme werden in den ersten 2−3 Tagen alle 12 h, die CPK alle 8 h bestimmt.
- Eine prophylaktische Gabe von Lidocain wird empfohlen, um (möglicherweise tödliche) Herzrhythmusstörungen zu verhindern. Die Applikation sollte initial als Bolus (100 mg bzw. 1 mg/kgKG i.v.), später als Dauerinfusion (anfangs 2 mg/min) erfolgen. Bei CHF, niedrigem Blutdruck oder Leberinsuffizienz sollte nur die Hälfte der oben angegebenen Dosis gegeben werden, da die Halbwertszeit unter diesen Umständen verlängert ist. Bei älteren Patienten besteht prinzipiell eine verminderte Lidocaintoleranz. Die Toxizität von Lidocain besteht in erster Linie in einer Stimulierung des ZNS; zerebrale Anfälle können die Folge sein.
- Die Reperfusion des ischämischen Myokards durch intravenöse oder intrakoronare Lyse (mittels Streptokinase, Urokinase oder Plasminogen-aktivierenden Substanzen) oder interventionelle und chirurgische Revaskularisationsverfahren sind prinzipiell bei allen Patienten mit einem frischen Myokardinfarkt zu erwägen. Klinische Studien konnten belegen, daß durch eine

prompte Fibrinolyse die myokardiale Funktion nach einem Herzinfarkt (im Vergleich zur Therapie ohne Lyse) verbessert und die Mortalität des Myokardinfarkts gesenkt werden kann. Die Möglichkeit, eine sofortige Revaskularisation durchzuführen, hängt in erster Linie davon ab, ob ein interventionell arbeitender Kardiologe oder Kardiochirurg vor Ort ist.

— Am Tag nach dem akuten Infarktereignis sollten die Patienten nur Flüssig- und Breikost zu sich nehmen.

— Verstopfungen sind ein häufiges Problem, weshalb von vornherein Docusat-Natrium (100 mg per os, 2mal täglich) sowie milde Laxanzien verabreicht werden sollten.

— Eine Antikoagulation ist nicht routinemäßig erforderlich, eine intravenöse Vollheparinisierung sollte aber in jedem Fall bei Patienten mit schwerer Koronarstenose, bei denen eine Reokklusion zu befürchten ist, erfolgen. Insbesondere beim akuten Vorderwandinfarkt ist das Risiko der Thrombenbildung an der Herzwand hoch (32%). Thromben können echokardiographisch nachgewiesen werden. Liegt ein Gerinnsel vor, ist eine Antikoagulationstherapie zu erwägen; bei systemischen Embolisationen besteht eine absolute Indikation zur Antikoagulation.

Komplikationen

— Herzrhythmusstörungen (s. S. 56 ff.)
— Kongestives Herzversagen (s. S. 48)
— Kardiogener Schock

Der kardiogene Schock als schwerste Form des Pumpversagens tritt ein, wenn 35 – 40% des Myokards infarziert sind. Trotz aggressiver intensivmedizinischer Maßnahmen beträgt die Mortalität eines manifesten kardiogenen Schocks annähernd 80%.

Von einem kardiogenen Schock ist auszugehen bei Hypotonie (systolischer Blutdruck < 80 mmHg oder mittlerer arterieller Druck < 60 mmHg), Oligurie, und erhöhtem Füllungsdruck des linken Vorhofes (> 15 mmHg).

Therapie

Positiv inotrope Medikamente (Dopamin, Dobutamin) werden zur Steigerung des HZV angewandt. Durch den β-adrenergen Effekt steigert sowohl Dopamin als auch Dobutamin das HZV bei gleichzeitiger Reduktion des Füllungsdruckes. Als Nebenwirkungen bei höherer Dosierung treten u.a. Tachykardie und eine Vasokonstriktion auf. Zu Beginn der Therapie sollten 2 – 3 µg/kgKG/min appliziert werden, anschließend kann die Dosis langsam gesteigert werden, bis der erwünschte hämodynamische Effekt eintritt. Dosierungen von mehr als 10 µg/kgKG/min führen u. U. zu einer unerwünschten Erhöhung des systemischen Widerstandes.

Intraaortale Ballonpumpen können lebensrettend sein; sie erleichtern die Arbeit des Herzens, indem sie das Afterload vermindern und den diastolischen Druck und koronaren Blutfluß erhöhen (s. S. 109 ff.).

Bei Bluthochdruck ist der myokardiale Sauerstoffbedarf erhöht. Damit sich das infarzierte Areal nicht weiter vergrößert, muß eine Hypertonie daher unter Kontrolle gebracht werden. Reichen die zuvor angeführten Maßnahmen (Bettruhe, Analgesie, Sedierung) dazu nicht aus, sind die folgenden Punkte zu beachten:

- Ein nur leicht erhöhter diastolischer Blutdruck (<105 mmHg) wird in der Regel durch oral applizierte Medikamente (β-Blocker, Clonidin, Methyldopa) zu beherrschen sein. Bei einer schwerwiegenderen Hypertonie und Zeichen einer persistierenden myokardialen Ischämie oder sonstigen kardialen Dysfunktionen sollte die Medikamentenapplikation parenteral erfolgen und die Hämodynamik kontinuierlich am Monitor überwacht werden.
- β-Blocker sind Mittel der Wahl bei hypertensiven Krisen, die mit Tachykardien, einem hohen HZV und einem normalen oder nur leicht erhöhten peripheren Gefäßwiderstand einhergehen. Propranolol (1 mg i.v.) kann alle 5 min injiziert werden; die Maximaldosis beträgt initial 0,15 mg/kgKG. Später kann auf eine orale Medikation umgestellt werden.
- Eine intravenöse Applikation von Nitroprussid und Nitroglycerin ist bei allen Patienten, bei denen eine schwere Hypertonie mit einem niedrigen HZV und einem hohen Gefäßwiderstand vergesellschaftet ist, indiziert. Nitroprussid ist ein überaus potenter Vasodilatator; es senkt den systemischen Gefäßwiderstand und vermindert den venösen Rückstrom von Blut zum Herzen. Gewöhnlich werden 100 ml Natrium-Nitroprussid in 500 ml G5 als Infusion verabreicht. Die Substanz ist lichtempfindlich; die Infusion muß daher vor Licht geschützt werden. Der Blutdruck der mit Nitroprussid behandelten Patienten sollte über einen arteriellen Katheter kontinuierlich registriert werden. Die initiale Dosis beträgt $10-15$ mg/min; sie kann in kleinen Schritten erhöht werden (wobei stets der arterielle Druck im Auge zu behalten ist). Die Wirkung von Nitroglycerin ist der des Nitroprussids vergleichbar; Nitroglycerin hat allerdings einen größeren Effekt auf die venösen Kapazitätsgefäße (Angaben zur Dosierung s. Tabelle 1, S. 34).

Störungen der Autoregulation des Blutdrucks sind in den ersten Stunden nach einem Myokardinfarkt, insbesondere bei inferioren Infarkten, häufig. Geht die Hypotonie mit einer Bradykardie einher, sollte ein Therapieversuch mit Atropin ($0,5-1,0$ mg) versucht werden. Bei fehlenden Hinweisen auf Autoregulationsstörungen sollte ein persistierend niedriger Blutdruck entsprechend therapiert werden (s. S. $89-93$).

Bei neu auftretenden systolischen Herzgeräuschen oder der plötzlichen Entwicklung einer Stauungsinsuffizienz liegt der Verdacht einer Ruptur des Kammerseptums oder einer Papillarmuskelläsion nahe. Verifiziert werden kann die Verdachtsdiagnose mittels eines PA-Katheters. Zwischen dem rechten Vorhof und dem linken Ventrikel läßt sich in diesem Fall ein sprunghafter Anstieg der Sauerstoffsättigung feststellen. Bei einer Papillarmuskelruptur ist die pulmonalkapilläre Verschlußdruckkurve V-förmig deformiert. Tritt eine dieser beiden Komplikationen auf, ist ein engmaschiges Monitoring obligatorisch. Kommt es zur hämodynamischen Dekompensation, können eine intraaortale Ballonpumpe und eine forcierte Afterloadreduktion lebensrettend sein. Ohne Frage besteht die dringliche Indikation zu einer Herzkatheteruntersuchung und, sofern erforderlich, einer chirurgischen Intervention.

Zu einer Infarzierung des rechten Ventrikels kommt es v.a. bei inferioren Infarkten. Beim rechten Ventrikel ist der rechtsventrikuläre Füllungsdruck unverhältnismäßig erhöht. Die Abgrenzung eines rechten Ventrikels gegenüber einer Herztamponade kann Schwierigkeiten bereiten; differentialdiagnostisch hilfreich ist in diesem Fall insbesondere das Herzechokardiogramm. Unter Volumensubstitution erhöhen sich rechts- und linksventrikulärer Druck unverhältmäßig. Bei der Therapie des inferioren Infarktes sind daher ein ausgeglichenes Flüssigkeitsregime und der Einsatz inotrop wirkender Substanzen von besonderer Bedeutung.

Ventrikuläre Dyskinesien werden des öfteren nach akutem Myokardinfarkt beobachtet; sie bilden sich in der Mehrzahl der Fälle nach einiger Zeit wieder zurück.

An ein Herzwandaneurysma muß bei Patienten mit schwer zu behandelnden Herzfehlern, therapierefraktären Arrhythmien oder persistierenden EKG-Veränderungen gedacht werden. Zur Diagnosesicherung ist eine Herzkatheteruntersuchung indiziert; häufig kann die Diagnose auch echokardiographisch gestellt werden. Eine Sonderform des Herzwandaneurysmas ist das Pseudoaneurysma nach Ventrikelruptur. Die Extravasation des Blutes wird durch das Perikard lokal begrenzt. Ursache eines solchen Pseudoaneurysmas ist meist ein transmuraler Myokardinfarkt. Eine Operation ist hier dringend erforderlich.

Häufig kommt es nach einem Herzinfarkt zur Perikarditis. Typische Anzeichen sind Schmerzen und das auskultierbare Perikardreiben. Therapeutisch wirksam sind oft z. B. Aspirin oder nichtsteroidale Antiphlogistika, wie z. B. Indometacin (25 – 50 mg per os/6 – 8 h).

Kongestive Herzfehler (Stauungsinsuffizienz)

Als kongestiver Herzfehler (CHF) wird die Unfähigkeit des Herzens definiert, ein HZV aufrechtzuerhalten, das den metabolischen Anforderungen des Körpers genügt. Die Prognose des CHF ist schlecht, die Fünfjahresüberlebensrate beträgt 50%, die Zehnjahresüberlebensrate 20%. Voraussetzung für eine erfolgreiche Therapie des CHF ist die Sicherung der Diagnose.

Diagnose

Symptome: Die Symptome des CHF können in 2 Gruppen unterteilt werden. Zum einen findet man die typischen Stauungszeichen (periphere Ödeme, paroxysmale nächtliche Atemnot, Orthopnoe, Belastungsdyspnoe, Nykturie), zum anderen Zeichen der Linksherzinsuffizienz (Müdigkeit, allgemeines Schwächegefühl, Verwirrtheitszustände, kalte kühle Extremitäten, Anorexie, geringe Belastungsfähigkeit).

Klinische Befunde: Lungenstauung (basale Rasselgeräusche, exspiratorisches Giemen, Tachypnoe), Abschwächung der peripheren Pulse, Tachykardie, S_3-Herzton (sog. Vorhofgalopp), periphere Zyanose, Blässe, Jugularvenenstauung, hepatojugulärer Reflux, Hepatomegalie und periphere Ödeme.

Untersuchungen: Thoraxröntgenbild (Lungenödem, Kardiomegalie, Erweiterung der Lungenoberlappengefäße (sog. Kranialisation)). Die Beeinträchtigung der Ventrikelfunktion kann mittels verschiedener Methoden verifiziert werden, z. B. durch Radionuklidangiographie, Ventrikelszintigraphie (MUGA-Scan) und Echokardiographie.

Ätiologie

Die Ursache des CHF sollte so schnell wie möglich herausgefunden werden; bei frühzeitiger Diagnose kann eine weitere Vergrößerung des Myokardschadens verhindert werden. Bluthochdruck ist der bei weitem häufigste kausale Faktor. Bei annähernd 3 von 4 Patienten mit einem CHF besteht ein zu hoher Blutdruck. Als zweitwichtigster ätiogenetischer Faktor wird die KHK angegeben; sie ist bei rund 10% der Patienten mit CHF nachweisbar.

Chirurgisch angehbare Ursachen eines CHF sind Koronararterienverschlüsse bzw. -stenosen, kongenitale Vitien oder erworbene Herzklappenfehler, die konstriktive Perikarditis und/oder Perikardtamponade, Herzwandaneurysmen, Endokarditiden, Stenosen der Aorta (z.B. Coarctatio aortae) und große systemische AV-Fisteln.

Gewöhnlich werden die Chirurgen mit der Behandlung einer zuvor schon bekannten, dekompensierten CHF betraut. Faktoren, die die Dekompensation eines CHF begünstigen, sind Lungenembolien, Infektionen, Anämie, Hyper- oder Hypothyreoidismus, Arrhythmien, exzessive Kochsalzbelastungen. Letztere können infolge Medikamentengabe (insbesondere natriumsparende und kardiodepressorisch wirkende Präparate) entstehen oder auf eine unsachgemäße Ernährung oder Infusionstherapie zurückzuführen sein. Des weiteren können Myokardinfarkte, psychischer Streß, eine Schwangerschaft oder Alkoholabusus ein akutes kongestives Herzversagen auslösen.

Therapie

Die Maßnahmen zur Therapie des CHF zielen darauf ab, die Herzarbeit zu vermindern, die myokardiale Kontraktilität zu verbessern, die Nachlast zu reduzieren und die Symptome der Stauungsinsuffizienz durch Ausschwemmen von Flüssigkeit aus dem Körper des Patienten zu behandeln.

Eine Reduktion der Herzarbeit wird durch Einhalten strenger Bettruhe (Verhinderung jeglicher körperlicher Anstrengung) erreicht. Ebenfalls empfehlenswert ist eine Reduktion des Körpergewichts.

Digitalisierung: Zur Verbesserung der Kontraktilität waren die Herzglykoside in den letzten 200 Jahren das Mittel der Wahl. Besonders effektiv ist eine Digitalisierung, wenn dem CHF eine arterielle Hypertonie, eine kongenitale, valvuläre oder ischämische Herzerkrankung zugrunde liegt. Erfolgversprechend ist ihre Anwendung darüber hinaus bei CHF, die mit supraventrikulären Tachykardien einhergehen.

Nicht zur Anwendung kommen sollte Digitalis dagegen bei der idiopathischen, hypertrophen subaortalen Stenose (IHSS), dem WPW-Syndrom, Sicksinus-Syndrom und manifesten AV-Blocks. Die Durchführung der Digitalisierung muß von der klinischen Situation abhängig gemacht werden. Initial kann eine Aufsättigungsdosis von 12–15 µg/kgKG gegeben werden. Bei Niereninsuffizienz ist die Dosis (auf 10 µg/kgKG) zu reduzieren. Die Gesamtdosis beträgt im Durchschnitt 1,0–1,5 mg/Tag. Diese wird i.d.R. wie folgt appliziert: Initial wird die Hälfte der errechneten Menge verabreicht, der Rest in 2 weiteren Dosen nach jeweils 6 h. Die Erhaltungsdosis kann anhand der folgenden Formel errechnet werden:

Tagesdosis (µg) = Tagesabklingdosis (%) × kalkulierte Aufsättigungsdosis,
Abklingdosis (%) = (0,2 × Kreatininclearance) + 14.

Die Erhaltungsdosis beträgt im Normalfall 0,125–0,375 mg/Tag und kann, abhängig vom Zustand des Patienten, entweder i.v. oder oral gegeben werden.

Die Kontrolle des Digitalisspiegels im Serum ist obligatorisch. 5–7 Tage nach Therapiebeginn ist in der Regel ein Steady State erreicht. Bei Patienten mit normaler Nierenfunktion beträgt die Halbwertszeit 1,5 Tage. Sie steigt (progressiv) mit fallender Kreatininclearance. Der Digitalisspiegel sollte alle 7–10 Tage kontrolliert werden. Bei Werten von mehr als 3,0 ng/ml ist eine Digitalisintoxikation zu befürchten.

Salzarme Kost: Die Zufuhr von Kochsalz sollte auf ein Maximum von 2 mg/Tag reduziert werden.

Flüssigkeitsreduktion: In bestimmten Fällen brauchen nicht mehr als 2 l/Tag zugeführt werden.

Diuretika: Diuretika fördern die Salz- und Wasserausscheidung. Sie haben darüber hinaus eine intrinsische, gefäßerweiternde Wirkung.

- Thiazide (Hydrochlorothiazid) sind bei nicht vital gefährdeten Patienten mit normaler Nierenfunktion das Mittel der Wahl. Sie bewirken eine milde Natriurese. Toxische Nebenwirkungen sind selten.
- Furosemid ist ein stark und schnell wirksames Schleifendiurektikum und Mittel der Wahl bei kritisch kranken Patienten mit eingeschränkter glomerulärer Filtrationsrate. Die initiale Dosis beträgt 20 mg p.o. bei Patienten mit normaler Nierenfunktion, bei intravenöser Applikation sollte ungefähr die Hälfte dieser Menge langsam über 1 – 2 min injiziert werden. Zur weiteren Steigerung der Diurese kann die doppelte Dosis 4- bis 6mal/Tag verabreicht werden. Einzeldosen von mehr als 200 mg sind nur in Ausnahmefällen indiziert; durch eine noch höhere Dosierung wird in der Regel keine weitere Diuresesteigerung zu erreichen sein, während die Gefahr der Pharmakotoxizität (z. B. Ototoxizität, Elektrolytverschiebungen – *v. a. Hypokaliämie mit konsekutiver metabolischer Alkalose –, Ikterus, Pankreatitis, Schwindel, Erbrechen) signifikant ansteigt.
- Etacrynsäure ist ein Schleifendiuretikum, ähnlich wie Furosemid. Die initial verabreichte Dosis beträgt i. allg. 25 mg i.v. Um die Diurese in Gang zu setzen, kann die Dosis schrittweise um jeweils 25 mg bis auf ein Maximum von 100 mg gesteigert werden. Die Nebenwirkungen sind denen des Furosemid in hoher Dosierung vergleichbar.
- Spironolacton ist ein relativ schwach wirksames kaliumsparendes Diuretikum, das am distalen Tubulus kompetitiv zum Aldosteron angreift. Es wird eingesetzt, um einem medikamentös bedingten sekundären Hyperaldosteronismus, welcher durch die längerfristige Einnahme anderer Präparate entstehen kann, zu entgegnen.

Afterloadreduktion: Der Einsatz von gefäßerweiternden Mitteln ist eine in der Behandlung des CHF etablierte therapeutische Maßnahme. Überaus wirksam sind Vasodilatatoren bei vermindertem HZV, Lungenstauung und hohem systemischen Gefäßwiderstand. Dasselbe gilt für ihre Anwendung bei Patienten mit Hypertonie und Herzklappeninsuffizienz. Nicht indiziert sind sie bei normalem oder vermindertem pulmonalkapillärem Verschlußdruck. Vasodilatatoren werden in 3 Gruppen unterteilt:

- Arterielle Vasodilatatoren: Hydralazin und Minoxidil sind 2 direkt am arteriellen Gefäßsystem angreifende Substanzen. Sie werden v.a. zur oralen Langzeittherapie verwendet.
- Venöse Vasodilatatoren: Durch Erhöhung der venösen Füllungskapazität wird das Preload (ventrikuläre Vorlast) reduziert. Insofern ist der Einsatz der an den Venen wirksamen Vasodilatatoren insbesondere bei Patienten mit Hypertonie und niedrigem HZV indiziert. Bei niedrigen Blutdruckverhältnissen können Vasodilatatoren das HZV noch weiter senken. Exzellente Vasodilatatoren sind Nitrate (z. B. Isosorbidinitrat p. o. oder transdermal, Nitroglycerin i. v.).
- Arteriell und venös wirksame Vasodilatatoren: Nitroprussid, Prazosin, Captopril, Nifedipin.

Captopril ist ein wichtiges Medikament zur Langzeittherapie des CHF, bei rund 2/3 der Patienten hat es einen positiven Effekt. Der am besten untersuchte Wirkungsmechanismus von Captopril ist die Inhibition des ACE (angiotensin converting enzyme), wodurch der Serumspiegel des vasokonstriktorisch wirkenden Angiotensin-2 gesenkt wird. Bei niedrigem Serumnatrium zu Beginn der Therapie ist die Wirkung besonders gut, da das Renin-Angiotensin-System in diesem Fall aktiviert ist. Als Einstiegsdosis wird 6,25 – 12,5 mg p.o./6 h empfohlen; die Dosis kann graduell gesteigert werden. Eine Dosierung von mehr als 25 mg p.o./6 h ist nur in Ausnahmefällen indiziert; zur vollständigen ACE-Hemmung reicht bereits die einmalige Gabe von 25 mg aus.

Nitroprussid ist ein äußerst kurz wirksames Agens mit direktem gefäßerweiterndem Effekt auf den venösen und arteriellen Schenkel. Seine Anwendung wird insbesondere im akuten Herzversagen bei Erhöhung des totalen peripheren Gefäßwiderstandes empfohlen (s. S. 47).

Auf Intensivstationen tritt der CHF z. B. infolge von Myokardinfarkten, Arrhythmien und Lungenembolien akut auf. Die notfallmäßige Therapie des CHF wird in den entsprechenden Kapiteln behandelt.

Lungenödem

Pathophysiologie

Lungenödeme entstehen infolge einer Transsudation von Flüssigkeit (*Plasma) in die Alveolen, wenn der physiologische Clearancemechanismus überlastet wird. Es kommt zur Erhöhung des extravasalen Lungenwassers. Klinisch macht sich eine Hypoxie und Dyspnoe bemerkbar, auskultatorisch lassen sich feuchte Rasselgeräusche feststellen. Ätiologisch unterscheidet man kardiogene von nicht kardial bedingten Lungenödemen. Kardiogene Lungenödeme entstehen infolge des erhöhten hydrostatischen Druckes in den Kapillaren. Dieser wiederum ist Folge eines erhöhten LVEDP, der typischerweise bei Linksherzinsuffizienz vorliegt. Nicht kardial bedingte Lungenödeme sind entweder auf eine Permeabilitätssteigerung der Alveolarkapillaren (z. B. bei ARDS, Sepsis, Sauerstoffintoxikation) oder eine Erniedrigung des onkotischen Druckes (z. B. bei niedrigem Serumalbumin) zurückzuführen.

Diagnose

Symptome: Dyspnoe, Orthopnoe, paroxysmale nächtliche Nykturie, Müdigkeit, Schwindel, Schweißausbrüche, Husten, Erregung, alterierter mentaler Zustand.

Klinische Befunde: Rasselgeräusche bei der Auskultation der Lunge, Dyspnoe, Zyanose, Tachykardie.

Blutgaswerte, die bei adäquater Ventilation (normales oder leicht erniedrigtes p_aCO_2) eine Hypoxie anzeigen (deutlich erniedrigtes p_aO_2).

In der Röntgenaufnahme des Thorax sind interstitielle Flüssigkeitsansammlungen und eine Verbreiterung der Lungenoberlappengefäße (sog. Kranialisation) sowie eine Gefäßstauung im Hilusbereich zu sehen.

Therapie

Die initiale Behandlung des kardiogenen und nicht kardial bedingten Lungenödems ist dieselbe. Die Therapie umfaßt 2 Stufen. Zuerst muß der Patient reanimiert und stabilisiert werden; im weiteren Verlauf geht es dann darum, die auslösenden Ursachen anzugehen.

Initiale Maßnahmen

1. Erhebung der Vitalzeichen

   Herzfrequenz: Tachykardien (z.B. ventrikuläres und hochfrequentes Vorhofflimmern) sind häufige Ursachen eines Lungenödems; sie sind meist schnell durch medikamentöse oder elektrische Kardioversion zu beheben.

   Blutdruckmessung: Bei einer schweren Hypotonie sind invasive diagnostische Maßnahmen indiziert. Therapeutisch kommen kontraktilitätssteigernde Medikamente zum Einsatz.

2. O_2-Gabe via Maske (ggf. endotracheale Intubation)
3. Hochlagern des Oberkörpers des Patienten
4. Anordnen strenger Bettruhe
5. Laboruntersuchungen: arterielle Blutgase, Blutbild, Elektrolyte, Glukose, Kreatinin
6. EKG und Thoraxröntgenaufnahme
7. Legen eines venösen Zugangs und Blasenkatheters
8. Monitorüberwachung (EKG)
9. Legen eines ZVK (s. S. 116 ff.)
10. Verminderung der Lungenstauung

    Morphin: Morphin ist eines der hilfreichsten Medikamente in der initialen Therapie des Lungenödems. Morphin führt zu einem erheblichen venösen Pooling im Splanchnikusgebiet, vermindert den venösen Rückstrom zum Herzen und führt somit zu einer Reduktion des Preloads (linksventrikuläre Füllung). Außerdem lindert es die Angstzustände des Patienten.

    Dosierung: 1–4 mg i.v. Die Injektion kann alle 10 min wiederholt werden. Bei wiederholter intravenöser Applikation ist eine Monitorüberwachung von Blutdruck und Herzfrequenz erforderlich.

Diuretika: Initial können 10–40 mg Furosemid gegeben werden.

Vasodilatatoren: Gefäßerweiternde Medikamente können beim kardialen Lungenödem insofern von großem Nutzen sein, als sie den peripheren Gefäßwiderstand vermindern. Dadurch wird der LVEDP und als Folge der hydrostatische Druck in den Pulmonalgefäßen gesenkt. Präparate, die an den venösen Kapazitätsgefäßen angreifen, wie z.B. Nitroglycerin, sind am wirksamsten; sie können jedoch den diuretischen Effekt des Furosemid herabsetzen und sollten daher sehr sorgsam eingesetzt werden.
Nach einer initialen Gabe von 0,4 mg sublingual kann Nitroglycerin auch als Salbe transdermal appliziert werden. Die lokale Anwendung ist insofern vorteilhaft, als die Wirksubstanz bei Auftreten einer Hypotonie leicht entfernt werden kann. Mitunter ist die i.v.-Gabe von Nitroglycerin indiziert. Die Halbwertzeit beträgt 1–3 min. Als Anfangsdosis sollten 10 mg/min injiziert werden; diese Menge kann um 5–10 mg, bis zu einer Dosis von 200 mg/min, gesteigert werden. Hinsichtlich möglicher Nebenwirkungen ist insbesondere auf einen Blutdruckabfall zu achten.

Aminophyllin: Aminophyllin kann sowohl zur Behandlung des reaktiven Bronchospasmus als auch zur Förderung der Diurese eingesetzt werden. Darüber hinaus hat es eine, wenn auch geringe, inotrope Wirkung. Die intravenöse Anfangsdosis von 6 mg/kgKG sollte über 20–30 min verteilt werden; danach ist eine Dauertropfinfusion mit 0,5–1,0 mg/kgKG/h zu empfehlen. Der Aminophyllinspiegel sollte insbesondere bei älteren Patienten mit CHF von Zeit zu Zeit kontrolliert werden. Die Erhaltungsdosis beträgt 0,5 mg/kgKG/h.

Physikalische Reduktion der Lungenstauung: Blutiger Aderlaß: Es können 250–500 ml Blut über eine periphervenöse Verweilkanüle (* z. B. Strauss-Kanüle, evtl. nach Venae sectio) abgezogen werden. Die Volumenreduktion führt insbesondere bei Patienten mit intravasaler Hypervolämie (z. B. infolge einer verminderten renalen Ausscheidung) zu einer Entlastung des kleinen Kreislaufs.
Unblutiger Aderlaß durch venöse Stauung mittels Torniquets (Blutdruckmanschetten) an den Oberschenkeln und -armen (Druck ca. 50 mmHg). Rotierend muß jeweils eine Manschette für 15–20 min offen bleiben.

Hämodialyse und Ultrafiltration (s. S. 202 f.)

11. Verbesserung der Herzarbeit

Inotrop wirkende Medikamente: Die parenterale Applikation positiv inotrop wirkender Substanzen ist v.a. bei schwerer Lungenstauung infolge Linksherzversagens indiziert.

- Herzglykoside (Digoxin) sind bei Vorhoftachykardien indiziert; bei Vorliegen eines Sinusrhythmus bleiben sie ohne positiven Effekt auf die Herzleistung.
- Dopamin und/oder Dobutamin sind die Mittel der Wahl. Dobutamin ist bei parenteraler Applikation zu bevorzugen; es verbessert die Hämo-

dynamik (HZV) und senkt den totalen peripheren Gefäßwiderstand und pulmonalkapillären Verschlußdruck. Bei einer Dosierung von weniger als 10 µg/kgKG/min sind Nebenwirkungen wie Blutdruckerhöhung, Tachykardien oder Arrhythmien selten. Dopamin wirkt in niedriger Dosierung ($<$ 5 µg/kgKG/min) selektiv auf die Nieren (renale Vasodilatation, Steigerung der Nierendurchblutung); bei einer Dosierung von mehr als 10 µg/kgKG/min ist es ein α-Agonist, der eine unerwünschte Erhöhung des peripheren Widerstandes verursachen kann. Dobutamin und Dopamin werden gewöhlich mit einer Infusionsgeschwindigkeit von 2 µg/kgKG/min eingeschlichen; die Dosierung kann dann gesteigert werden, bis der gewünschte Effekt eintritt.

– Amrinon ist ein Bipyridin-Phosphodiesterase-Inhibitor. Diese neue Substanzklasse bewirkt eine direkte arterielle Vasodilatation und hat außerdem einen direkten inotropen Effekt. Initial gibt man 0,75 mg/kgKG über 2 – 3 min, anschließend können 5 – 10 µg/kgKG/min per infusionem verabreicht werden.

Vasodilatatoren: Gefäßerweiternde Medikamente in der Behandlung des Lungenödems sind insbesondere wirksam, wenn die Lungenstauung auf eine Hypertonie oder einen Herzklappenfehler zurückzuführen ist. Desgleichen werden sie zur Akutversorgung des Herzversagens und Lungenödems bei erhöhtem peripheren Widerstand eingesetzt. Eine Dauerinfusion von Vasodilatatoren setzt die Überwachung des Patienten auf der Intensivstation voraus, d.h. es muß ein invasives Monitoring der Hämodynamik gewährleistet sein.

– Natrium-Nitroprussid ist ein starker, sowohl auf das arterielle wie venöse Gefäßsystem wirkender Vasodilatator. Es hat eine Halbwertszeit von 1 – 3 min, seine Wirkung ist daher von kurzer Dauer. Dosierungen von mehr als 5 – 6 µg/kgKG/min sollten nur in Ausnahmefällen überschritten werden (Hinweise zur Anwendung s. auch S. 47). Als häufigste Nebenwirkung wird ein Abfall des Blutdruckes beobachtet. Nitroprussid wird in der Leber zu Thiocyanat metabolisiert. Bei einer hohen Dosierung über mehrere ($>$3) Tage kann es zur Akkumulation des Pharmakons kommen. Zeichen einer Thiocyanatvergiftung sind zerebrale Anfälle, gastrointestinale Beschwerden, Schwindel, Verwirrtheitszustände und Hyperreflexien.

– . Nitroglycerin kann ebenfalls zur Therapie des Lungenödems eingesetzt werden. Es führt zu einer überaus wirkungsvollen Erweiterung der venösen Kapazitätsgefäße (s. S. 47).

12. Behandlung des allergischen Lungenödems, mit z. B.
   – Solumedrol (in Deutschland nicht erhältlich): Dosierung: 3 – 15 mg/kgKG i.v.
   – Benadryl: Dosierung: 25 – 50 mg i.m. oder i.v.
   – H_2-Blocker (z. B. Cimetidin 300 mg i.v.)
   – Epinephrin ist insbesondere bei gleichzeitig vorliegender Hypotonie wirkungsvoll. Dosierung: 1 ml (1 Amp. Adrenalin 1:10000 = 0,01%ige

Lösung) + 9 ml NaCl (= 10 mg/ml). Applikation von 2mal 0,5 ml i.v. im Abstand von ca. 5 min.

Umfelddiagnostik und weiterführende Maßnahmen

Faktoren, die das Lungenödem begünstigen (z.B. Arrhythmien, Hypervolämie, ein akuter Myokardinfarkt, eine subakute Endokarditis oder Hypermetabolie), müssen diagnostiziert und behandelt werden. Operativ können akute Herzklappenfehler oder strukturelle Läsionen nach einem Myokardinfarkt (z.B. ein Aneurysma) angegangen werden.

Einem Lungenödem zugrundeliegende chronische Ursachen (*z.B. eine Linksherzinsuffizienz) müssen behandelt werden. Zu überprüfen ist zum einen die Effektivität der bisher durchgeführten Therapie bzw. die Frage, ob die behandelte Störung auch tatsächlich die Ursache des vorliegenden Lungenödems ist. Zum anderen ist zu entscheiden, ob eine operative Therapie in Frage kommt.

Herzrhythmusstörungen

Arrhythmien treten häufig postoperativ auf und werden auf Intensivstationen daher oft beobachtet. Nach kardiochirurgischen Eingriffen sind sie besonders häufig. Die Inzidenz von Herzrhythmusstörungen nach Herzoperationen wird in einigen Untersuchungen mit bis zu 48% angegeben. Gewöhnlich treten sie in den ersten 3 postoperativen Tagen auf.

Prinzipiell können Arrhythmien bei allen Operationen Komplikationen verursachen; überdurchschnittlich häufig ist dies im Rahmen von Lungenresektionen der Fall. Die Ätiogenese postoperativer Arrhythmien ist multifaktoriell. Herzrhythmusstörungen können z.B. durch den chirurgischen Eingriff (mechanisch), die exogene Zufuhr oder endogene Freisetzung von Katecholaminen, Verschiebungen des Elektrolyt- und Säure-Basen-Haushalts oder durch die Intubation ausgelöst werden.

Diagnose

Die richtige Diagnose ist Voraussetzung für eine spezifische Therapie. Neben dem EKG muß der Anamnese und dem klinischen Untersuchungsbefund besondere Beachtung geschenkt werden.

Anamnese

Von Bedeutung sind insbesondere frühere Herzerkrankungen, subjektive Mißempfindungen (z. B. Herzklopfen), Synkopen und Medikamente. Des weiteren
sollte versucht werden, herauszufinden, wie häufig die Herzrhythmusstörungen
auftreten, wie lange sie dauern und wie sie ausgelöst und terminiert werden.

Körperliche Untersuchung

Die eingehende, vollständige Untersuchung des Patienten (mit besonderem Augenmerk auf das kardiovaskuläre System) ist obligatorisch.

Laboruntersuchungen

Arterielle Blutgase, Blutbild, Elektrolyte, Kalzium, Magnesium, T 3, T 4, TSH,
sowie die Serumspiegel von Medikamenten sollten bestimmt werden.

EKG

Standard sind die Extremitäten- und präkardialen Ableitungen (I, II, III, aVR,
aVL, aVF, V 1 – 6). Damit erhält man ausreichende Informationen über Herzlage-
typ, QRS-Komplex, ST-Strecke und T-Welle. Oft ist es schwierig, anhand der Standardableitungen Veränderungen im Bereich der Vorhöfe zu erkennen. Im Zweifelsfall müssen spezielle diagnostische Verfahren (s. unten) angewandt werden.
   Abbildung 1 zeigt ein Standard-EKG: Die p-Welle repräsentiert die Vorhoferregung, der QRS-Komplex die Kammererregung, die T-Welle die Repolarisa-

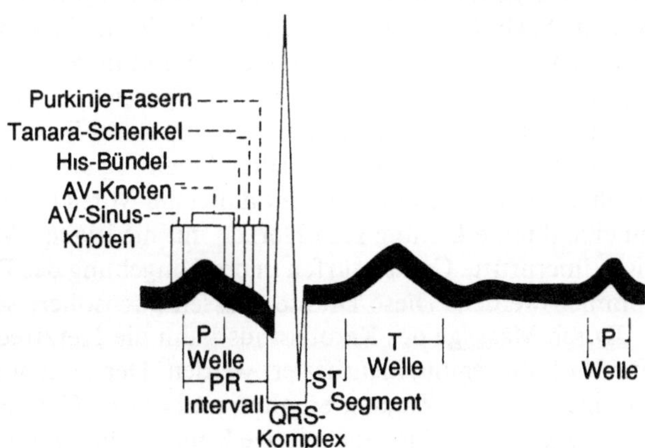

Abb. 1. Normales EKG

tion der Ventrikel. Anhand diese Merkmale bzw. den Ableitungsstrecken zwischen den genannten Komplexen wird das EKG ausgewertet.

Um intermittierend auftretende Herzrhythmusstörungen zu erfassen, werden Rhythmusstreifen (mit einer Geschwindigkeit von 50 mm/s) geschrieben. Die Ableitungen aVF und V 1 sind dabei am aussagekräftigsten (hinsichtlich der Beurteilung der Vorhofaktivität). In manchen Fällen wird erst ein über 12–24 h aufgezeichnetes und mit Hilfe eines Computers ausgewertetes Langzeit-EKG Aufschluß über bestehende Herzrhythmusstörungen geben können.

Hilfreich kann eine bipolare Ableitung sein. Dazu wird die sonst am linken Arm liegende Elektrode hinter dem Körper, die des rechten Arms präkardial plaziert.

Eine ösophageale Ableitung bringt zusätzliche Informationen über die Vorhofaktivität. Die intraösophageale Elektrode wird im Bereich des Übergangs vom mittleren zum unteren Ösophagusdrittel plaziert: Über eine nasal eingeführte Magensonde wird ein Elektrodenkabel eingebracht; die Elektrode sitzt am Ende der Sonde und wird ausgehakt, wenn diese ca. 50 cm vorgeschoben ist. Durch Lageveränderungen der Sonde können Herzstromkurven im Bereich der Vorhöfe abgeleitet werden. Für die unipolare Aufzeichnung werden gewöhnlich die 4 Extremitätenableitungen verwendet. Eine präkardiale Elektrode wird mit der ösophagealen verbunden, der Elektrokardiograph schreibt die V 1-Ableitung. Auf diese Weise erhält man das verstärkte, unipolare Vorhof-EKG. Um eine bipolare Ableitung zu erhalten, muß man die Ableitungen für den linken und rechten Arm an die beiden Pole der ösophagealen Elektrode anschließen und den Elektrokardiograph die Ableitung I schreiben lassen. Die Aufzeichnung dieser Ableitungen ist schwierig, da die ösophageale Elektrode exakt positioniert sein muß.

Bei Operationen am offenen Herz kann man über epikardiale Elektroden, die inhaoperativ eingebracht werden, temporär Vorhof- und Kammer-EKG ableiten. Solche direkten Ableitungen sind sowohl für die Diagnose als auch Behandlung von Arrhythmien überaus hilfreich. Gewöhnlich werden 2 Drähte im Bereich des rechten Herzohrs plaziert und über die rechte Brustseite ausgeleitet. Die beiden ventrikulären Drähte werden an der Wand der rechten Herzkammer angenäht und über die linke Seite ausgeführt. Zur Ableitung eines bipolaren Vorhof-EKG werden die beiden Vorhofelektroden am Elektrokardiograph an die Ausgänge für den rechten und linken Arm angeschlossen. In Ableitung I kann so ein bipolares EKG aufgezeichnet werden. Wählt man die Ableitungen II und III, erhält man ein unipolares EKG. Ein unipolares EKG läßt sich auch analog der ösophagealen Ableitung schreiben. Die epikardial eingebrachten Elektroden müssen mit äußerster Vorsicht behandelt werden; sie stellen eine direkte Leitung zum Herzen mit niedrigem Widerstand dar. Nur technisch überprüfte Geräte dürfen in der Umgebung des Patienten in Funktion genommen werden. Diese Drähte müssen gut isoliert sein.

Durch Massage des Karotissinus kann die Herzfrequenz oft gedrosselt und eine Vorhoferregung identifiziert werden. Der Patient sollte vor diesem Manöver einen venösen Zugang erhalten und am EKG-Monitor überwacht werden. Stenosegeräusche sind eine relative Kontraindikation für eine Karotissinusmas-

Tabelle 1. Tachyarrhythmien

Art der Störung	Vorhoffrequenz (Rate und Rhythmus)	AV- (oder VA-) Überleitung	Kammerfrequenz	Anmerkungen
Sinustachykardie	100 – 250, regelmäßig	1 : 1	100 – 250, regelmäßig	Normale P-Wellen-Konfiguration
Supraventrikuläre Tachykardie	120 – 250, regelmäßig	1 : 1	120 – 250, regelmäßig	Variable P-Wellen-Konfiguration, bei WPW charakteristische δ-Welle
Ektope Vorhoftachykardie	140 – 240, regelmäßig	1 : 1, 2 : 1, variabel	140 – 240, regelmäßig (variabel)	Abnorme P-Wellen-Konfiguration
Vorhofflattern				
Typ 1	230 – 350, regelmäßig	2 : 1, 4 : 1, variabel	60 – 350, regelmäßig (variabel)	Spricht in der Regel auf schnelles Vorhofpacing (Schrittmacher) an
Typ 2	340 – 430, regelmäßig	2 : 1, variabel	60 – 350, variabel	Spricht in der Regel nicht auf schnelles Vorhofpacing an
Vorhofflimmern	260 – 1500, arrhythmisch	Variabel	Variabel	Keine Vorhofaktionen im EKG erkennbar
Multifokale Vorhoftachykardie	100 – 200, arrhythmisch	Variabel	Variabel	Variable P-Wellen-Konfiguration mit wechselnden PR-Intervallen
Kammertachykardie	100 – 140, regelmäßig oder variabel	1 : 1, 2 : 1, variabel	100 – 300, regelmäßig	Evtl. AV-Dissoziation

Tabelle 2a. Klassifizierung der Antiarrhythmika

Klasse	Substanz-Gruppe	Präparate (Beispiele)
I a	Chinidin-Gruppe	Chinidin, Procainamid, Ajmalin, Disopyramid
I b	Lidocain-Gruppe	Lidocain, Phenytoin, Mexiletin
II	Betablocker	Propanolol, Pindolol
III	Amiodoran-Gruppe	Amiodoran
IV	Calciumantagonisten	Nifedipin, Diltiazem, Verapiamil

Tabelle 2b. Dosierungen gebräuchlicher Antiarrhythmika

Medikament	Orale Dosierung	Intravenöse Dosierung	Halbwertszeit	Metabolisation	Plasmakonzentration (Normalwert)
Digoxin	Aufsättigungsdosis: 12 – 15 µg/kgKG/24 h Erhaltungsdosis: 0,125 – 0,5 mg/24 h	Aufsättigungsdosis: 12 – 15 µg/kgKG/24 h Erhaltungsdosis: 0,125 – 0,5 mg/24 h	36 h	Renal (60 – 80%) und hepatisch	0,9 – 2,0 ng/ml
Lidocain		Aufsättigungsdosis: 1 mg/kgKG Bolus, dann 0,5 mg/kgKG in 5 min Erhaltungsdosis: 1 – 4 mg/min	100 min	Hepatisch (90%) und renal	2 – 5 µg/ml
Procainamid	Aufsättigungscdosis: 2× Erhaltungsdosis Erhaltungsdosis: 3 mg/kgKG/h, alle 4 – 6 h	Aufsättigungsdosis: 17 mg/kgKG Erhaltungsdosis: 3 mg/kgKG/h	4 h	Renal (75 – 90%) und hepatisch	4 – 10 µg/ml
Chinidin	Aufsättigungsdosis: 2× Erhaltungsdosis Erhaltungsdosis: 200 – 600 mg (Sulfat), alle 6 h		6 – 7 h	Hepatisch (80 – 90%) und renal	1,5 – 5 µg/ml
Disopyramid	100 – 200 mg, alle 6 – 8 h		4 – 10 h	Renal (90%) und hepatisch	3 – 8 µg/ml
Propranolol	10 – 60 mg, alle 6 h	1 mg (schrittweise Erhöhung) alle 20 min bis zu einer Gesamtdosis von 0,15 mg/kgKG	4 h	Hepatisch	>40 µg/ml
Verapamil	40 – 80 mg, alle 6 h	5 – 10 mg i.v. über 2 – 3 min, alle 30 min (bei Bedarf wiederholen)	3 – 7 h	Hepatisch (96%) und renal	15 – 100 mg/ml
Bretylium[a]		Aufsättigungsdosis: 5 – 10 mg/kgKG Erhaltungsdosis: 1 – 2 mg/min	8 – 10 h	Renal (80%) und hepatisch	0,8 – 2,4 µg/ml
Phenytoin	Aufsättigungsdosis: 900 – 1200 mg/24 h Erhaltungsdosis: 4 – 5 mg/kgKG/Tag	Aufsättigungsdosis: 15 mg/kgKG (25 mg/min) Erhaltungsdosis: 4 – 5 mg/kgKG/Tag	24 h	Hepatisch	10 – 20 µg/ml

[a] Nicht auf dem deutschen Markt erhältlich.

sage. Zuerst wird der rechte Karotissinus massiert. Dies sollte nicht länger als 10 s erfolgen. Bleibt ein Effekt aus, kann es links versucht werden. Eine simultane Massage beider Seiten ist obsolet.

Herzrhythmusstörungen im einzelnen

Man kann Arrhythmien nach ihrem Ursprungsort, der Frequenz und dem Mechanismus, durch den sie ausgelöst werden, klassifizieren. In Tabelle 1 sind verschiedene Tachyarrhythmien und ihre Differenzierung aufgelistet. In Tabelle 2 sind antiarrhythmisch wirkende Medikamente und ihre Dosierungen zusammengestellt.

Sinustachykardie

Sinustachykardien treten postoperativ häufig auf, in der Regel handelt es sich dabei um eine physiologische Reaktion auf physischen und psychischen Streß.

Diagnose

Sinustachykardien liegen per definitionem bei einer Frequenz von mehr als 100 Schlägen/min vor; es kann eine Frequenz von bis zu 250/min erreicht werden. Bei Erwachsenen liegt einer Herzschlagzahl von mehr als 160−170/min in den seltensten Fällen eine Sinustachykardie zugrunde. Anzumerken ist, daß die Frequenz, die als oberes Limit für eine Sinustachykardie angesehen wird, altersabhängig ist. Eine Sinusfrequenz von bis zu 150/min ist für Neugeborene normal; bei 2jährigen werden normalerweise noch Frequenzen bis zu 125/min beobachtet, bei 4jährigen bis zu 115/min, bei 6jährigen bis zu 105. Die p-Wellenkonfiguration ist normal, die Länge des R-R-Intervalls zwischen den einzelnen Schlägen nur minimalen Veränderungen unterworfen. Die AV-Überleitung beträgt 1:1.

Therapie

Da die Sinustachykardie gewöhnlich eine physiologische Reaktion darstellt, durch die ein adäquates HZV aufrecht erhalten werden soll, ist eine spezifische Therapie in aller Regel nicht erforderlich. Die Behandlung muß primär auf die Ursachen (*z. B. Hypovolämie) abzielen. Sofern eine medikamentöse Therapie erforderlich ist, wird Propranolol in einer Dosierung von 40 mg p.o. (alle 6 h) oder 1 mg i.v. (wiederholte Gaben nach 5−10 min) empfohlen. Die intravenös verabreichte Dosis sollte 0,15 mg/kgKG nicht überschreiten. Genauso können andere β-Blocker, u. U. auch solche mit kurzer Wirkungsdauer, eingesetzt werden.

Sinusbradykardie

Häufige Ursachen einer Sinusbradykardie sind das Sick-Sinus-Syndrom, ein erhöhter Vagotonus, Überdosierungen von Medikamenten, wie z. B. β-Blockern und Kalziumantagonisten, Hypothermie, Hypothyreoidismus sowie eine Erhöhung des intrakraniellen Druckes.

Diagnose

Eine Sinusbradykardie liegt per definitionem ab einer Frequenz von weniger als 60 Schlägen/min vor. Es können dabei erhebliche Variationen des R-R-Intervalls vorliegen. Eine Herzschlagzahl von unter 40/min zeigt sich klinisch oft in Form einer Angina pectoris, verminderter geistiger Wachheit, niedrigem Blutdruck oder einer Stauungsinsuffizienz.

Therapie

Bei asymptomatischer Sinusbradykardie besteht keine Notwendigkeit einer Behandlung.

Nach kardiochirurgischen Eingriffen führt eine Bradykardie oft zu einer Verminderung des HZV. Sofern epikardiale Elektroden liegen, sollte durch Vorhofpacing eine Frequenz von 80−100 Schlägen eingestellt werden. Damit wird die Herzarbeit merklich verbessert.

Sind keine epikardialen Elektroden vorhanden, sind bei symptomatischen Patienten bzw. bei niedrigem HZV folgende therapeutischen Maßnahmen indiziert:

− Atropin: Dosierung: 0,5−1,0 mg i.v. (wiederholte Gabe, falls erforderlich);
  Isoproterenol: Dosierung: 1 mg in 250 ml G 5%, Infusionsgeschwindigkeit 1−10 µg/kgKG/min.

Vorhofextrasystolen (engl.: „premature atrial contraction" = PAC)

Vorhofextrasystolen (PAC) werden häufig postoperativ beobachtet, oft sind sie Zeichen einer vorbestehenden Herzerkrankung. Verursacht werden können sie durch Myokardischämien, Störungen des Säure-Basen-Haushalts, perikardiale Entzündungen, Lungenerkrankungen oder Medikamente.

Diagnose

Im EKG zeigen sich PAC gewöhnlich als deformierte P-Wellen. Der QRS-Komplex ist normal. Die AV-Überleitung ist variabel; sie hängt von der Länge des Intervalls zwischen dem letzten normalen Schlag und dem Auftreten der PAC ab. Früh einfallende PAC werden entweder im AV-Knoten abgeblockt oder mit einem verlängerten PR-Intervall weitergeleitet. Aberrante Erregungsleitungen (oft bei Rechtsschenkelblock) können vorkommen.

Therapie

Asymptomatische PAC bedürfen keiner speziellen Therapie; die Behandlung der zugrundeliegenden Störungen steht im Vordergrund.

Symptomatische PAC können mit Antiarrhythmika der Klasse I a, das sind Agenzien wie Procainamid oder Chinidin, angegangen werden. Dosierungen und Nebenwirkungen sind Tabelle 3 zu entnehmen. Patienten mit Vorhofflimmern oder -flattern in der Vorgeschichte sollten keine Klasse-I a-Antiarrhythmika erhalten, ohne daß gleichzeitig Medikamente verabreicht werden, die die AV-Überleitung drosseln (z. B. Digitalis oder Verapamil).

PAC können insbesondere in der postoperativen Phase nach kardiochirurgischen Eingriffen Vorboten eines Vorhofflimmerns oder -flatterns sein. In diesem Fall sollte sowohl ein Medikament zur Unterdrückung der PAC (Procainamid oder Chinidin) verabreicht werden als auch ein Präparat, das die Erregbarkeit des Ventrikels herabsetzt (Digitalis, Verapamil oder Propranolol).

Ventrikuläre Extrasystolen
(engl. „premature ventricular contraction" = PVC)

Diagnose

Ventrikuläre Extrasystolen (PVC) treten bei Patienten mit und ohne Herzerkrankungen auf. Mögliche Ursachen sind Störungen des Elektrolyt- oder Säure-Basen-Haushalts, Hypoxie, Ischämie, endokrine Störungen, mechanische Reize z. B. durch einen PA-Katheter oder Medikamente. Liegt ihnen keine Herzerkrankung zugrunde, kommt einer PVC keine wesentliche prognostische Bedeutung zu.

Hauptcharakteristikum der PVC im EKG ist der vorzeitig einfallende, weite, deformierte QRS-Komplex. Er ist i. allg. länger als 0,12 s. Den PVC gehen keine eigenen P-Wellen voraus; meist ist die normale Sinus-P-Wellenfolge erhalten. Kriterien zur Unterscheidung der PVC von supraventrikulären Extrasystolen sind weite, bizarr deformierte QRS-Komplexe mit kompensatorischen Pausen, unmittelbar aufeinanderfolgende QRS-Komplexe (sog. „fusion beats") und die Aufstriche der QRS-Komplexe, die bei den Extraschlägen mitunter entgegengesetzt zu denen der Sinusschläge sind.

Therapie

Sofern die PVC behandlungsbedürftig sind, sollten sowohl sympomatisch als auch kausal therapiert werden. Insbesondere gilt es, dem Auftreten einer Kammertachykardie oder eines Kammerflimmerns oder -flatterns vorzubeugen. Bei Patienten nach kardiochirurgischen Eingriffen sind PVC ein Warnzeichen, die zugrundeliegende Störung muß erkannt und behandel werden.

Asymptomatische PVC, die weniger als 5mal/min vorkommen, bedürfen keiner speziellen Therapie (die Behandlung prädisponierender Faktoren ist selbstverständlich).

Bei folgenden Konstellationen ist eine Behandlung erforderlich: mehr als 5 PVC/min, multifokale PVC, Couplets, Bigemini, sehr kurz hintereinander einfallende PVC, R auf T-Phänomen.

Akute Therapie: Lidocain oder Procainamid i.v. Lidocain wird gewöhnlich als 100-mg-Bolus i.v. (1 mg/kgKG) appliziert, nach 5 min kann ein weiterer Bolus von 0,5 mg/kgKG verabreicht werden. Anschließend sollte die Therapie als Dauertropf mit einer Dosierung von 1 – 4 mg/min fortgesetzt werden.

Dauertherapie: Auf Dauer lassen sich PVC mit Procainamid, Chinidin oder Disopyramid unterdrücken. Die Präparate der neueren Generation wie Flecainid, Mexiletin, Tocainid oder Amiodaron sollten malignen Arrhythmien, die nicht auf die oben genannten konventionellen Medikamente ansprechen, vorbehalten bleiben.

Paroxysmale supraventrikuläre Tachykardie (SVT)

SVT können durch einenReentrymechanismus ausgelöst werden oder auf einen erhöhten Automatismus der Erregungszentren im Herzen zurückzuführen sein.

Die Frequenz von SVT beträgt 120 – 250/min, wobei die Schlagfolge regelmäßig ist. Sofern keine aberrante Erregungsleitung vorliegt, ist der QRS-Komplex nicht verändert.

Differentialdiagnose

AV-Knoten-Reentry

AV-junktionale Tachykardien sind mit einer Häufigkeit von 60% die häufigste Form der SVT. Der Ursprung der kreisenden Erregung liegt im Bereich des AV-Knotens, die Erregungsausbreitung erfolgt in 2 Richtungen: antero- und retrograd. Dabei kommt es zu einer annähernd simultanen Erregung der Vorhöfe und Herzkammern. Retrograde P-Wellen sind oft im QRS-Komplex verborgen. Im EKG sichtbare AV-junktionale Extrasystolen erscheinen in den Ableitungen II, III und aVF oft als Erregungen mit negativer Ausbreitungsrichtung, obwohl sie biphasisch oder positiv sind. Die AV-Überleitung ist normalerweise 1:1.

Wolf-Parkinson-White-Syndrom (WPW)

Das WPW-Syndrom ist die zweithäufigste Form der SVT. Normalerweise ist das His-Bündel die einzige elektrische Verbindung zwischen Vorhöfen und Herzkammern. Bei einigen Menschen liegt jedoch ein zusätzliches (akzessorisches) Leitungsbündel vor, über das die Erregung ohne Verzögerung im AV-Knoten direkt vom Vorhof zur Kammer übergeleitet werden kann. Die Erregungswelle erreicht einen Teil der Kammermuskulatur vorzeitig, es kommt zur sog. „Präexzitation", die sich im EKG als charakteristische δ-Welle niederschlägt. Zum elektrokardiographischen Bild gehört darüber hinaus ein kurzes

PR-Intervall. Bei retrograder Überleitung (vom Ventrikel zum Atrium) spricht man von einem verborgenen akzessorischen Bündel; es kommt nicht zum Präexzitationsphänomen, die δ-Welle fehlt. Hat ein Patient mit einer solchen Konstellation eine SVT, liegt meist eine anterograde Überleitung vom Atrium auf den Ventrikel über den AV-Knoten und eine retrograde Erregung von der Kammer auf den Vorhof über ein akzessorisches Bündel, unter Umgehung des AV-Knotens, vor (sog. orthodrome SVT). Die P-Welle folgt in diesem Fall unmittelbar auf den QRS-Komplex. Die Ventrikelaktion bleibt in der Regel unbeeinflußt, auch wenn eine aberrante Erregungsleitung über einen Kammerschenkel vorliegt. Zum Reentry kommt es, wenn die rückläufig über das His-Bündel laufende Erregung erneut eine Vorhoferregung auslöst. In seltenen Fällen führt eine Erregungsausbreitung in der entgegengesetzten Richtung zur Ausbildung von SVT (sog. antidrome SVT): Der Ventrikel muß dazu durch einen entlang des akzessorischen Bündels ausgebreiteten Impuls völlig innerviert werden. Dies zeigt sich an einer ausgeprägten δ-Welle und einem aufgeweiteten QRS-Komplex. Solche Arrhythmien können leicht mit ventrikulären Tachykardien verwechselt werden.

Sinusknoten-Reentry

Kreisende Erregungen im Bereich des Sinusknotens sind selten. Die Konfiguration der P-Welle ähnelt dem Sinusrhythmus P; zur Diagnosestellung ist oft eine spezielle elektrophysiologische Austestung erforderlich.

Intraatriales Reentry

Die kreisende Erregung bleibt auf den Vorhof beschränkt. Die anterograde Vorhoferregung spiegelt die Konfiguration der P-Welle wider (positiv in Ableitung II, III, aVF).

Ektope Vorhoftachykardien

Diese Form der Arrhythmie wird durch ektope Erregungszentren im Vorhof ausgelöst. Die P-Wellen-Morphologie hängt von der Lokalisation der Schrittmacherzellen ab.

Therapie

Initiale Maßnahmen

- Eine Kardioversion ist bei hämodynamisch instabilen Patienten oder Angina-pectoris-Beschwerden indiziert (s. S. 121 f.).
- Eine Vagusstimulation durch Karotissinusmassage kann die Herzfrequenz temporär herabsetzen, die Tachykardie mitunter sogar durchbrechen.
- Verapamil ist Mittel der Wahl, um AV-Knoten-Tachykardien zu terminieren (Dosis initial 5–10 mg i.v. über 2–3 min; wiederholte Gabe nach 20 min). Zurückhaltend verwendet werden sollten Kalziumantagonisten wegen ihres negativ inotropen Effektes bei älteren Patienten und eingeschränkter linksventrikulärer Funktion. Kontraindiziert sind sie bei Patienten mit Hypo-

tonie und höhergradigen AV-Blocks. Da Verapamil die AV-Überleitung beschleunigt, sollte es nicht allein, sondern in Kombination mit anderen (*negativ dromotrop wirkenden) Medikamenten verabreicht werden.

- Propanolol vermag SVT mit Erregungsursprung im Sinus- oder AV-Knoten zu durchbrechen (Dosierung: 1 mg, wiederholte Gabe nach 5 – 10 min). Wegen der potentiell additiven kardiodepressorischen Wirkung beider Pharmaka sollten β-Blocker nicht zusammen mit Kalziumantagonisten gegeben werden.
- Digoxin verzögert die AV-Überleitung und ist daher insbesondere zur Therapie von SVT mit Ursprung im Bereich des AV-Knotens geeignet. Die Erregungsleitung über akzessorische Bündel beim WPW-Syndrom kann durch Digitalis begünstigt werden, weshalb die Glykoside in diesem Fall keinesfalls als einziges Medikament eingesetzt werden dürfen.
- Procainamid und Chinidin können bei SVT in üblicher Dosierung angewandt werden.
- SVT können auch durch eine Beschleunigung der Vorhoferregung durchbrochen werden. Eine elektrische Stimulation (sog. „Pacing") des Vorhofes (s. S. 69) wird insbesondere bei Patienten nach kardiochirurgischen Eingriffen angewandt, denen intraoperativ epikardiale Elektroden eingepflanzt wurden. Normalerweise werden iatrogen 10 Impulse zusätzlich zur Spontanfrequenz induziert. Nach erfolgreicher Stimulation des Vorhofes mit der vorgegebenen Frequenz kann das Pacing entweder gleich abgebrochen oder schrittweise so weit reduziert werden, bis es die Eigenfrequenz unterschreitet. Durch schnelles Vorhofpacing können kreisende Arrhythmien in vielen Fällen durchbrochen werden; wenig erfolgversprechend ist das Verfahren bei Extrasystolen, die von ektopen Foci ausgehen.

Dauermedikation
Voraussetzung für die Behandlung einer SVT auf längere Sicht ist das Wissen um die Natur der Rhythmusstörung. Diese ist oft nur durch eine elektrophysiologische Austestung aufzudecken.

AV-Knoten-Reentry: Bei den meisten Patienten wirken Medikamente, die die AV-Überleitung herabsetzen (Digitalis, β-Blocker, Verapamil). Mitunter sind auch Antiarrhythmika der Klasse Ia (Procainamid, Chinidin, Disopyramid) als Monotherapie effektiv.

Sinusknoten-Reentry: In der Mehrzahl der Fälle sind β-Blocker (z. B. Propranolol) am wirkungsvollsten.

Intraatrielles Reentry und ektope SVT: Antiarrhythmika der Klasse Ia versprechen in der Therapie dieser Rhythmusstörungen den meisten Erfolg.

WPW-Syndrom: Die medikamentöse Behandlung des WPW-Syndroms sollte stets auf der Grundlage einer elektrophysiologischen Austestung erfolgen. Eine Indikation zur chirurgischen Durchtrennung der akzessorischen Erregungsleitungsbündel besteht bei Patienten mit therapieresistenten SVT, erheblichen Nebenwirkungen auf die verabreichten Medikamente, Vorhofflimmern (Gefahr der schnellen Überleitung mit Auslösung ventrikulärer Tachyarrhythmien) sowie sehr jungen Patienten.

Vorhofflimmern

Vorhofflimmern ist eine der auf Intensivstationen am häufigsten anzutreffenden Arrhythmieformen. Vorhofflimmern kann auf dem Boden einer chronischen Störung entstehen (z. B. Herzklappenfehler, Hypertonie oder KHK), aber auch akut und paroxysmal auftreten. Begünstigt wird das Auftreten des Vorhofflimmerns durch postoperativen Streß, Ischämie, Lungenembolien, Hyperthyreose und Alkoholabusus. Insbesondere nach Lungenresektionen ist die Inzidenz des Vorhofflimmerns erhöht.

Diagnose

Im EKG läßt sich keine Vorhofaktivität abgrenzen; die Kammeraktionen erscheinen in unregelmäßiger Folge mit einer Frequenz zwischen 150 – 200 Schlägen/min. Durch Karotissinusmassage läßt sich die Ventrikelfrequenz mitunter senken, nicht aber das Vorhofflimmern durchbrechen. Bei niedriger Ventrikelschlagzahl ($<$ 120/min) muß man bei unbehandelten Patienten an eine vorbestehende Störung der AV-Überleitung denken, bei regelmäßiger Kammeraktion an eine Digitalisintoxikation mit junktionalem Ersatzrhythmus und AV-Dissoziation. Bei Patienten mit einem WPW-Syndrom kann es wegen der direkten Erregungsleitung über das akzessorische Bündel zu extrem hohen Kammerfrequenzen kommen. Der QRS-Komplex im EKG kann stark deformiert sein und eine ventrikuläre Tachykardie vortäuschen.

Therapie

Initiale Maßnahmen
1. Hämodynamisch instabile Patienten und Patienten mit Beschwerden im Sinne einer Angina pectoris: sofortige Kardioversion (s. S. 121 f.).
2. Stabile Patienten:
   - *Verpamil:* 5 – 10 mg i.v. (Applikation über 5 min; wiederholte Gabe nach 20 – 30 min; Dosis bei oraler Applikation: 40 – 80 mg/6 – 8 h). Kalziumantagonisten durchbrechen das Vorhofflimmern oft rasch (Wirkung gewöhnlich schneller als bei Anwendung von Digitalis).
   - *Digoxin* (Hinweise zur Anwendung s. S. 50).
   - *Propranolol* wird bei Vorhofflimmern gewöhnlich nicht eingesetzt. Ein Therapieversuch mit β-Blockern kann aber durchaus versucht werden, wobei sie nicht in Kombination mit Verapamil gegeben werden sollten. Dosierung: 1 mg i.v. (ggf. alle 5 min) oder 10 – 40 mg p.o. (ggf. alle 6 h). Die maximale Dosis bei i.v.-Applikation beträgt 0,15 mg/kgKG.

Chronisch: Mittel der Wahl zur Durchbrechung eines länger bestehenden Vorhofflimmerns ist Digoxin, alternativ kann ein Therapieversuch mit Verapamil oder Propranolol vorgenommen werden. Unter Ruhebedingungen sollte die Kammerfrequenz auf 70−90 Schläge/min eingestellt werden. Bei Anwendung von Digoxin ist der Serumkaliumspiegel sorgfältig zu kontrollieren, der Digitalisspiegel sollte 5−7 Tage nach Therapiebeginn bestimmt werden.

Bei allen Patienten mit erst seit kurzer Zeit bestehendem Vorhofflimmern sowie bei einer Beeinträchtigung der Kreislauffunktion und kleinem linken Vorhof (<4,5 cm) ist die Wiederherstellung des Sinusrhythmus prinzipiell anzustreben. Bei vergrößertem linkem Vorhof ist die Chance, den Sinusrhythmus auf Dauer wiederherzustellen, nach den Ergebnissen verschiedener Untersuchungen als gering einzuschätzen.

Medikamentöse Kardioversion

Die medikamentöse Überführung eines Vorhofflimmerns in einen Sinusrhythmus kann mit Antiarrhythmika der Klasse Ia (Procainamid, Chinidin) über 2−3 Tage versucht werden. Die Ventrikelfrequenz sollte vor Beginn dieser Therapie auf eine Rate von 70−90 Schlägen/min eingestellt sein. Bei Patienten mit normalem linkem Vorhof und erst kurzzeitig bestehendem Vorhofflimmern führt die intravenöse Gabe von Procainamid in bis zu 90% der Fälle zum Erfolg. Nach Rückführung in den Sinusrhythmus sollte eine Langzeittherapie mit Chinidinsulfat (300−600 mg/6 h p.o.) oder Procainamid eingeleitet werden.

Elektive elektrische Kardioversion (technische Durchführung s. S. 121 f.)

Antikoagulation: Bei Patienten mit rezidivierenden Embolien oder schwerem Mitralklappenvitium ist eine Dauerantikoagulation entweder oral mit z. B. Marcumar oder i.v. mit Heparin indiziert.

Vorhofflattern

Diagnose

Bei Vorhofflattern liegen regelmäßige Vorhofaktionen mit einer Frequenz von 200−450 Schlägen/min vor. Im EKG sind die sägezahnartigen Flatterwellen oft schwer zu identifizieren, mitunter lassen sie sich erst nach Verlangsamung der Frequenz durch Karotissinusmassage erkennen. Am besten zu sehen sind sie in den Ableitungen II, III, aVF und V 1. Nach kardiochirurgischen Eingriffen erleichtern epikardial einliegende Schrittmacherdrähte die Diagnose und Therapie des Vorhofflatterns entscheidend. Es können dadurch sowohl bi- als auch unipolare Vorhof-EKG abgeleitet werden. In der bipolaren Ableitung ist das Vorhofflattern an der konstanten Morphologie der Kontraktionen sowie seiner Polarität und Zykluslänge zu erkennen. Man unterscheidet 2 Arten des Vorhofflatterns: Typ 1 mit einer Frequenz zwischen 230 und 350 Schlägen/min (meist 290–310) und Typ 2 mit 340–430 Schlägen/min (meist 360–380). Die Kammerfrequenz ist abhängig vom Grad des AV-Blocks. Normalerweise liegt eine 2:1-Überleitung vor, eine 1:1-Überleitung ist selten, wird aber mitunter bei Patienten beobachtet, die mit Antiarrhythmika der Klasse Ia (Procainamid, Chinidin) oder Medikamenten, die die AV-Überleitung beschleunigen (z. B. Isoproterenol), behandelt werden. Dasselbe trifft für Patienten mit WPW-Syndrom zu.

Therapie

- Hämodynamisch instabile Patienten oder Patienten mit Angina-pectoris-Beschwerden: Kardioversion (s. S. 121 f.).
- Stabile Patienten: Medikation analog Vorhofflimmern (s. S. 67 f.).
- Bei Patienten mit epikardialen Schrittmacherelektroden wird versucht, ein Vorhofflattern vom Typ 1 mittels Vorhofstimulation zu durchbrechen. Typ 2 bleibt in der Regel therapieresistent. Während des Pacings müssen EKG und Hämodynamik des Patienten kontin uierlich am Monitor überwacht werden. Die folgenden Punkte sind zu beachten:
- – Die kritische Stimulationsfrequenz liegt im Normalfall bei 110–140% der spontanen Vorhofschlagfrequenz; die kritische Dauer des Pacings beträgt ca. 5–25 s.
- – Zur Durchbrechung des Vorhofflatterns muß eine Stromstärke von 10–20 A aufgebracht werden.
- – Das Pacing sollte bipolar durchgeführt werden. Man beginnt mit einer Frequenz, die ca. 10 Schläge über der spontanen Vorhofschlagzahl liegt. Die Vorhofstimulation wird für eine Dauer von 30 s bzw. so lange aufrechterhalten, bis sich die typischerweise negative Ausbreitungsrichtung der Flatterwellen in Ableitung II umkehrt. Dann wird das Pacing entweder abrupt beendet oder schrittweise reduziert. Alternativ kann nach Umschlagen des Flatterns für eine gewisse Dauer eine Rate von 100–120 Schlägen vorgegeben werden. Bleibt die Vorhofstimulation mit der initial gewählten Stromfrequenz erfolglos, wird die Impulsrate schrittweise um jeweils 10 Schläge/min erhöht, bis das Vorhofflattern durchbrochen ist. Anzumerken ist, daß bei manchen Patienten das Vorhofflattern nur in ein -flimmern überführt werden kann. In diesem Fall ist das -flimmern dem Vorhofflattern vorzuziehen (*geringere Gefahr hinsichtlich der Erregungsüberleitung auf den Ventrikel mit Auslösen eines Kammerflimmerns).
- Ist die medikamentöse Therapie als auch das Vorhofpacing erfolglos, muß der Versuch der elektrischen Kardioversion unternommen werden. Mit relativ niedriger Energie (< 50 J) kann damit die Mehrzahl der Patienten (zumindest temporär) in einen Sinusrhythmus überführt werden.

Multifokale Vorhoftachykardien (engl.: „multifocal atrial tachycardia" = MAT)

MAT werden gewöhnlich bei Patienten mit schweren Lungen- und Herzerkrankungen beobachtet. Besonders häufig kommen sie bei Patienten mit akuter respiratorischer Insuffizienz vor. Faktoren, die das Auftreten von MAT begünstigen, sind Medikamente wie Digitalis (Überdosierung) und Theophyllin, Operationen, Störungen des Elektrolyt- und Säure-Basen-Haushalts, eine Hypoxie oder Hyperkapnie, Lungenembolien und Septikämien.

Diagnose

Im EKG finden sich P-Wellen unterschiedlicher Konfiguration mit variierenden PR-Intervallen. Die Herzfrequenz liegt gewöhnlich zwischen 100 und 200 Schlägen/min. Nicht fortgeleitete Vorhoferregungen kommen vor.

Therapie

Die Behandlung besteht darin, die der MAT zugrundeliegende Störung zu beseitigen; insbesondere muß die Lungenfunktion des Patienten optimiert werden. Digitalis ist nur in Ausnahmefällen nutzbringend, bei manchen Patienten wirkt es sich sogar negativ aus. Chinidin bietet sich zur Dauertherapie an; in der Akutphase ist es wenig geeignet. Vorrangig ist die kausale Therapie.

Digitalisinduzierte Arrhythmien

Herzglykoside können eine Vielzahl unterschiedlicher Herzrhythmusstörungen hervorrufen. Bei postoperativ auftretenden Arrhythmien muß daher auch an eine Digitalisüberdosierung als mögliche Ursache gedacht werden.

Diagnose

Bei allen Patienten, die Digitalis erhalten, müssen neu auftretende Arrhythmien und Überleitungsstörungen sorgsam überwacht werden. Die häufigsten digitalisinduzierten Herzrhythmusstörungen sind supraventrikuläre und AV-junktionale Tachykardien, PVC, PAC, Kammertachykardien und Kammerflimmern. Als Überleitungsstörungen kommen v. a. AV-Blocks (Grad I – III) und sinuatriale Blockbilder vor.

Therapie

1. Aussetzen der Digitalismedikation und Bestimmung des Digitalisspiegels im Serum.
2. Ableiten eines EKG.
3. Einstellen des Serumkaliums auf obere Normwerte (4,5 – 5,5 mmol/l).

4. Behandlung der Rhythmusstörungen (z. B. eines AV-Blocks):
   - Digitalisinduzierte Rhythmusstörungen bilden sich gewöhnlich mit der Elimination des Medikamentes spontan zurück.
   - Atropin (0,5 – 1,0 mg i.v., wiederholte Gabe nach 5 – 10 min) vermag hämodynamisch wirksame Bradykardien zu unterbrechen.
   - Mitunter ist ein temporärer Schrittmacher notwendig. Zum Pacing können, sofern vorhanden, epikardial eingebrachte oder transvenös eingeschwemmte Elektroden benutzt werden.
   - Katecholamine sollten vermieden werden, sie können die elektrische Irritabilität des Ventrikels weiter heraufsetzen.
   - Zur Behandlung ventrikulärer Arrhythmien sind Phenytoin und Lidocain die Mittel der Wahl.
   - Bei supraventrikulären Störungen wird bevorzugt Phenytoin zur Drosselung der Herzaktivität eingesetzt. Da es die AV-Überleitung beschleunigt, muß die Herzfrequenz am Monitor überwacht werden.
   - Eine elektrische Kardioversion ist bei Patienten mit Digitalisintoxikation extrem gefährlich und daher als Ultima ratio anzusehen. Nach Vorinjektion von Lidocain (100 mg i.v.) sollte die Kardioversion mit einer Energiedosis von 10 J beginnen.
   - Antidigoxinantikörper können in bestimmten Fällen von Speziallabors bereitgestellt werden. Nach Einnahme einer sehr hohen Dosis Digoxin sind sie mitunter lebensrettend.
   - Digoxin kann durch Hämofiltration aus dem Blut eliminiert werden. Bei kreislaufinstabilen Patienten ist dies allerdings kaum indiziert.

Kammertachykardien

Kammertachykardien sind als lebensbedrohliche Rhythmusstörungen anzusehen. Häufig kommen sie im Rahmen einer KHK vor; andere mögliche Ursachen sind Kardiomyopathien, ein Mitralklappenprolaps, Herzrhythmusstörungen (die mit einer Verlängerung des QT-Intervalls einhergehen) sowie metabolische Störungen und verschiedene Medikamente.

Diagnose

Eine ventrikuläre Tachykardie liegt per definitionem vor, wenn im EKG 3 oder mehr QRS-Komplexe/min auftreten, die zeitlich ($>0,12$ s) und ihrer Form nach verändert sind. Die Kammerfrequenz bei Tachykardien liegt gewöhnlich zwischen 100 und 300 Schlägen/min. Als „gefesselte" Tachykardie (engl.: sustained) bezeichnet man solche ventrikulären Tachykardien, die länger als 30 s anhalten. Die Unterscheidung zwischen ventrikulärer Tachykardie und SVT ist im EKG oft schwierig. Zur genauen Differenzierung sind mitunter epikardiale oder transösophageale Ableitungen erforderlich. Eine Linksverschiebung der Herzlage (*im Vergleich zum Vor-EKG) sowie das Vorliegen einer AV-Dissoziation im EKG sprechen für das Vorliegen von ventrikulären Tachykardien.

Therapie

Initiale Maßnahmen

Hämodynamische stabile Patienten: Bei hämodynamisch instabilen Patienten sowie Patienten mit Angina pectoris ist die sofortige Kardioversion indiziert. Begonnen wird gewöhnlich mit einer Energiedosis von 50 J; die Energiedosis kann progressiv gesteigert werden. Gleichzeitig sollte Lidocain gespritzt werden (s. S. 121 f.)

*Dauertherapie:*Bei stabilen Patienten wird zuerst eine medikamentöse Behandlung angestrebt.

Lidocain ist Mittel der Wahl. Die initiale Dosierung beträgt 100 mg i.v. (1 mg/kgKG), nach 5 min kann ein 2. Bolus mit 0,5 mg/kgKG appliziert werden. Für die Dauertherapie ist eine Dosierung von 1 – 4 mg/min ausreichend.

Procainamid: Eine wirksame Aufsättigung wird mit einer Dosis von 17 mg/ kgKG erreicht. Diese Menge sollte über einen Zeitraum von 30 – 60 min appliziert werden. Die Erhaltungsdosis beträgt 1 – 3 mg/kgKG/h i.v. Procainamid wird sowohl über die Niere als auch über die Leber ausgeschieden. Bei Patienten mit Niereninsuffizienz muß entsprechend niedriger dosiert werden.

Bretylium wird oft bei refraktären Tachykardien mit Erfolg eingesetzt. Eine Dosis von 5 – 10 mg/kgKG kann initial alle 15 min i.v. gegeben werden (maximale Dosis 30 mg/kgKG). Als Dauertherapie geeignet ist eine Infusion mit 1 – 3 mg/min.

Langzeittherapie

- Antiarrhythmika der Klasse I a (Procainamid, Chinidin, Disopyramid) sind Mittel der Wahl, um rezidivierende Kammertachykardien zu verhindern. Das Medikamentenregime soll entsprechend den Ergebnissen einer programmierten elektrischen Stimulation eingestellt werden. Diese Untersuchungen werden in speziellen Labors durchgeführt.
- Phenytoin wird zur Behandlung digitalisinduzierter ventrikulärer Tachykardien oder Herzrhythmusstörungen mit verlängertem QT-Intervall (sog. „long QT syndrome") angewandt.
- Amiodaron, Flecainid, Mexiletin und Tocainid sind bei refraktären Arrhythmien indiziert.
- Bei Patienten mit monomorphen ventrikulären Tachykardien, die sich gegenüber der medikamentösen Therapie als refraktär erweisen, ist ein chirurgisches Vorgehen mit intraoperativem elektrophysiologischen Mapping zu erwägen. Als Eingriffe kommen Endokardresektionen, die Umschneidungen von Endokardbezirken und Kryoablationen in Frage.
- Implantierbare automatische Defibrillatoren (engl.: automatic implantable cardioverter defibrillators = AICD) sind bei Patienten mit therapierefraktären lebensbedrohlichen Kammerarrhythmien indiziert.

Kammerflimmern (s. Kap. 2)

Perioperative Versorgung kardiochirurgischer Patienten

Die Mortalität kardiochirurgischer Eingriffe konnte in den letzten Jahrzehnten deutlich gesenkt werden. Die technischen und klinischen Anforderungen sind erheblich angestiegen. Hervorragende Ergebnisse sind nur durch eine Auswahl der Patienten (präoperative Evaluation und Selektion) sowie ausgefeilte Operationstechniken und eine perfekte intensivmedizinische Überwachung der Patienten zu erzielen. Dazu ist eine enge Zusammenarbeit von Kardiologen, Chirurgen, Anästhesisten, Stationsärzten sowie dem Pflege- und medizinisch-technischen Personal erforderlich. Um das stets hohe Risiko kardiochirurgischer Eingriffe zu begrenzen, muß der gesamte Krankenhausaufenthalt des Patienten – von den präoperativen Voruntersuchungen bis zur postoperativen Nachbetreuung – sorgsam überwacht werden. Dabei nimmt der Stationsarzt eine Schlüsselrolle ein: Er muß die einzelnen Schritte des Patienten auf seinem Weg durch das Krankenhaus organisieren und koordinieren. Das folgende Kapitel umreißt die Richtlinien des prä- und postoperativen Managements kardiochirurgischer Patienten.

Präoperative Untersuchungen

Sorgsame Voruntersuchungen zur Klärung der Frage, ob ein Patient überhaupt für eine Herzoperation in Frage kommt, sind von übergeordneter Bedeutung. Der Großteil dieser Untersuchungen wird in der Regel von Kardiologen durchgeführt, was den Chirurgen nicht von der Verantwortung entbindet, die Operabilität des Patienten zu beurteilen. Zur Entscheidung dieser Frage ist insbesondere die Erhebung der Anamnese und eine eingehende körperliche Untersuchung erforderlich. Eine zusammenfassende Beurteilung der kardialen Symptome, die die Operation erforderlich machen, ist obligatorisch. Bei Patienten mit KHK muß die Anatomie der Gefäßversorgung des Herzens und die Herzfunktion (Schlagvolumen, Kontraktilität, enddiastolischer Druck, HZV) bekannt sein. Dasselbe trifft für Herzklappenfehler zu, insbesondere Klappeninsuffizienzen müssen ausgeschlossen werden. Bei Patienten, bei denen ein Klappenersatz vorgenommen werden soll, ist der transvalvuläre Druckgradient, die Klappenöffnung und das Ausmaß von Kalzifikationen und des Blutrückstroms zu untersuchen.

Zur Berechnung der Körperoberfläche eines Patienten sowie zur Bestimmung des Herzindex und des kardiopulmonalen Blutshunts müssen Körpergröße und -gewicht des Patienten genau bekannt sein.

Die Dokumentation kardial bedeutsamer Vorerkrankungen ist obligatorisch. Festzuhalten sind insbesondere zurückliegende Herzinfarkte, kongenitale Herzfehler oder erworbene Vitien, kongestive Herzfehler und Herzrhythmusstörungen (Herzschrittmacher?). Die Anamnese ist auch hinsichtlich der Frage einer präoperativen Endokarditisprophylaxe von Bedeutung.

Lungenfunktion

Hinsichtlich der Lungenfunktion sind in der Anamnese des Patienten insbesondere die folgenden Punkte relevant:
- Chronisch obstruktive Lungenerkrankungen (Emphysem): Bei Patienten mit bekannter Lungenerkrankung sollte präoperativ ein Lungenfunktionstest (Spirometrie) vorgenommen werden. Die Bestimmung der arteriellen Blutgase ist obligatorisch.
- Lungenentzündungen.
- Stattgefundene Thoraxeingriffe: Dieser Punkt ist insbesondere bei Patienten, bei denen eine koronare Bypassoperation durchgeführt werden soll, wichtig. Bei einer Thorakotomie kann die A. mammaria interna verletzt worden sein. Sie steht dann als Gefäß für einen Bypass nicht mehr zur Verfügung.
- Zurückliegende Pneumothoraces.

Neurostatus

- Zerebrovaskuläre Störungen: Klinische Zeichen einer zerebralen Minderperfusion oder von Insulten in der Vorgeschichte des Patienten sollten (*Doppler-sonographisch oder durch eine Aortenbogenangiographie) abgeklärt werden. Bei Patienten mit signifikanten extrakraniellen Karotisstenosen ist eine Endarteriektomie oder Karotisbypassoperation vor oder zusammen mit dem kardiochirurgischen Eingriff zu erwägen;
- Krampfanfälle (und deren Behandlung);
- Entmarkungskrankheiten, Paralysen, periphere Neuropathien.

Hämatologischer Status

Koagulopathien sind insbesondere bei Patienten, die perioperativ einen kardiopulmonalen Bypass (*extrakorporale Zirkulation mit Herz-Lungen-Maschine = EKZ) erhalten, abklärungsbedürftig. Folgende Punkte sind wichtig:

- Koagulopathien,
- Einnahme von Antikoagulanzien,
- Hämoglobinopathien,
- heparininduzierte Thrombozytopenien.

Gefäßstatus

- Die Ermittlung der Gehstrecke und Erhebung des peripheren Pulsstatus (Palpation der Leisten- und Fußpulse) ist obligatorisch. Insbesondere bei Patienten, bei denen u. U. eine intraaortale Ballonpumpe eingebracht werden muß, ist dies von größter Bedeutung.

- Zerebrovaskuläre Störungen (s. S. 384 ff.).
- Eine Überprüfung der Radialispulse im Seitenvergleich und die Durchführung des Allen-Tests sind bei kardiochirurgischen Patienten obligatorisch.
- Erkrankungen der Venen bzw. Veneninsuffizienz. Bei Patienten, die sich einer koronaren Bypassoperation unterziehen, ist eine Prüfung der Beinvenen hinsichtlich ihrer Eignung als Gefäßinterponat wichtig. Nach Varizenoperation steht die V. saphena als Bypass nicht mehr zur Verfügung.

Nierenfunktion

- Zustand nach Nephrektomie oder bestehende Nierenerkrankungen bzw. -insuffizenz,
- zurückliegende Harnwegsinfekte,
- bekannte Harnröhrenobstruktion: Patienten mit anamnestischen Hinweisen für Harnröhren- oder Blasenausgangsstenosen sollten dem Urologen vorgestellt werden. Eventuell muß präoperativ ein Blasenkatheter gelegt werden;
- bekanntes Nierensteinleiden,
- Prostatabeschwerden.

Magen-Darm-Funktion

- Zähne: Insbesondere für Patienten, die sich einer Herzklappenoperation unterziehen, ist eine zahnärztliche Untersuchung essentiell. Notwendige Zahnsanierungen müssen präoperativ erfolgen:
- Ulkusanamnese,
- Gastritiden oder Hinweise auf eine Ösophagusstriktur,
- durchgemachte Hepatitis oder bekannte Leberzirrhose,
- zurückliegende Pankreatitiden,
- bekanntes Gallen(stein)leiden.

Endokrinologischer Status

- Bekannter Diabetes mellitus,
- Steroidtherapie.

Medikamentenanamnese

- Aktuelle Medikation,
- Allergien.
- Bekannter Alkohol- oder Drogenabusus.

Laboruntersuchungen und weiterführende präoperative Diagnostik

Die routinemäßig durchgeführten blutchemischen Untersuchungen sollten ein Blutbild (einschließlich Differentialblutbild), Elektrolyte, Glukose, Harn- und Stickstoff, Kreatinin, Kalzium, Quick und PTT sowie Urinanalysen umfassen. Bei Verdacht auf Vorliegen einer Thrombozytenfunktionsstörung ist die Bestimmung der Blutungszeit zur weiteren Abklärung hilfreich.

Bei Patienten mit bekanntem Leberschaden sind Bestimmungen von SGOT, SGPT, LDH und Bilirubin erforderlich, ggf. müssen Leberfunktionstests durchgeführt werden.

Bei allen Patienten sollte präoperativ eine Röntgenaufnahme des Thorax (a.-p. und seitlich) sowie ein EKG vorliegen.

Zur Beurteilung der Operationsfähigkeit sind bei Patienten mit einer Einschränkung der Lungenfunktion die entsprechenden Funktionstests sowie eine Blutgasanalyse zu veranlassen.

Blut zur Kreuzung und Typisierung von 6 Erythrozytenkonzentraten, 4 E. FFP und 10 Thrombozytenkonzentraten ist bereitzustellen.

Perioperative Medikation

Acetylsalicylsäure (Aspirin) sowie Antikoagulanzien werden in der Regel präoperativ abgesetzt. Die Einnahme von Aspirin sollte wegen des lange anhaltenden Effektes auf die Thrombozytenaggregation schon 3–4 Wochen vor dem geplanten Eingriff gestoppt werden. Patienten mit instabiler Angina pectoris oder hochgradiger KHK werden auf Heparin oder ein vergleichbares Antikoagulans umgestellt.

Die Einnahme von MAO-Hemmern und trizyklischen Antidepressiva sollte 1 Woche vor einem geplanten Eingriff ausgesetzt werden.

Patienten, die unter einer Steroidtherapie stehen, können präoperativ mit Kortisonacetat oder Hydrokortison (100 mg i.m. oder i.v.) abgedeckt werden. Gewöhnlich werden jeweils 100 mg am Abend und am Morgen vor der Operation verabreicht, um einem postoperativen Hyperadrenalismus vorzubeugen. Postoperativ wird die Gabe von Kortison (100 mg/8 h) weitergeführt, bis sich der Patient an die postoperativ veränderte Stoffwechsellage adaptiert hat.

Nitrate, β-Blocker, Kalziumantagonisten und andere kardioprotektive Pharmaka werden gewöhnlich perioperativ weitergegeben.

Antiarrhythmika müssen bei Patienten, die sich einem Eingriff am Herzerregungsleitungssystem unterziehen, präoperativ abgesetzt werden; die Medikamente würden ein Auslösen von Rhythmusstörungen intraoperativ sowie die Ortung ihrer Lokalisation kompromittieren.

Die Einverständniserklärung des Patienten zur Operation sollte nach entsprechender Aufklärung über den Eingriff, dessen Notwendigkeit und Risiko vom Operateur selbst eingeholt werden.

Präoperative Maßnahmen

Prämedikation:

- Benzodiazepine (z. B. Valium 5 – 10 mg p.o.),
- Narkotika/Analgetika (z. B. L-Methadon 5 – 10 mg p.o.)
- Anticholinergika (z. B. Scopolamin 0,1 – 0,2 mg/kgKG/i.m.).

Nahrungs- und Flüssigkeitskarenz (ab Mitternacht)

Körperrasur:

- Koronare Bypassoperation: Kinn bis Fußknöchel beiderseits,
- Herzklappenersatz und andere Eingriffe am Herzen: Kinn bis Knie beiderseits.

Körperwäsche

Antibiotika: Standard ist die Applikation eines Cephalosporins der 1. Generation, wie z. B. Cefazolin. Den Ergebnissen neuerer Untersuchungen zufolge wird heute vielerorts Cefamandol bevorzugt. Beim Abruf zur Operation wird gewöhnlich die 1. Dosis (1 g) verabreicht, intra- und postoperativ werden weitere 2 – 3 Dosen gegeben. In einigen Kliniken wird die Antibiotikaprophylaxe fortgeführt, bis die epikardialen Schrittmacherelektroden oder alle Katheter gezogen sind.

Blutkonserven: 6 E. Erythrozytenkonzentrat, 4 E. FFP und 10 E. Thrombozytenkonzentrat sollten bereitgestellt werden.

Postoperative Überwachung

Postoperativer Status

Sobald der Patient auf der Wachstation ankommt, wird ein Check-up vorgenommen: Alle Katheter für das Monitoring der hämodynamischen Funktionen werden kalibriert. Die Meßköpfe sollten in Höhe der Vorhöfe liegen und gut fixiert sein. Katheter im linken Vorhof müssen mit besonderer Sorgfalt gepflegt werden; wegen der Gefahr der Luftembolie sollten sie nur von ärztlichem Personal gespült werden. Die Monitoraufzeichnungen können insbesondere bei Hypovolämie und respiratorischen Störungen ganz erheblich von den ausgedruckten Kurvenverläufen abweichen. Im Zweifelsfall müssen alle Drücke endexspiratorisch bestimmt und (on-line) aufgezeichnet werden.

Die postoperative Untersuchung sollte im einzelnen folgende Punkte umfassen:

1. Vitalzeichen: Blutdruck, Herzfrequenz, Atemfrequenz (intrakardiale Drücke).

2. Neurostatus:
   - Bewußtseinslage,
   - motorische und sensorische Reaktionen,
   - Pupillenreflexe.

3. Atmung:
   - Auskultation von Atemgeräuschen,
   - Inspektion der Atemexkursion (symmetrische Brustwandhebung bzw. -senkung?),
   - Ausschluß einer Trachealdeviation (Thoraxröntgenaufnahme),
   - Überprüfung der Mediastinal- und Thoraxdrainagen (Luftfisteln?),
   - Überprüfung der Ventilation: Postoperativ wird der Patient in der Regel volumengesteuert beatmet. Hierbei sollte ein Zugvolumen von $12-15$ ml/kgKG mit einem F_IO_2 von 1,0 (100% O_2) bei einem PEEP von zumindest 5 cm H_2O eingestellt werden. Bei intermittierender maschineller Ventilation ist meistens eine Atemfrequenz von $8-12$/min ausreichend.

4. Herzfunktion:
   - Herzfrequenz und -rhythmus (spontan oder schrittmachergesteuert) sollten aufgezeichnet werden. Arrhythmien bzw. Überleitungsstörungen sind zu behandeln,
   - Epikardial im Vorhof und im Ventrikel einliegende Elektroden werden, sofern vorhanden, an einen Schrittmacher angeschlossen. Benötigt der Patient kein permanentes Pacing, sollte der Schrittmacher in „Demandposition" zugeschaltet bleiben. Eine Frequenz von 60 Schlägen/min ist ausreichend; wird sie unterschritten, setzen die Schrittmacherimpulse ein. Die Funktion des Schrittmachers sollte täglich überprüft werden,
   - Auskultation des Herzens.

5. Magen-Darm-Funktion:
   - Auskultation und Palpation des Abdomens,
   - Überprüfung der Magensonde (Lage, Durchgängigkeit).

6. Gefäßstatus:
   - Palpation der peripheren Pulse,
   - Untersuchung der unteren Extremitäten auf Ischämiezeichen (betrifft insbesondere Patienten mit aortaler Ballonpumpe).

7. Aufzeichnung der postoperativen physiologischen Parameter einschließlich Körper(kern)temperatur, HZV, arteriellem Mitteldruck, Herzfrequenz, ZVD: Sofern ein PA-Katheter liegt, können systolischer und diastolischer Pulmonalarteriendruck, pulmonalkapillärer Verschlußdruck („wedge-pressure") und der Druck im linken Vorhof wertvolle Informationen liefern.

Das HZV wird gewöhnlich mittels Thermodilution bestimmt. Zur Bestimmung des Herzindex wird das HZV/m^2 Körperoberfläche berechnet. Für die Bestimmung des HZV sollte zwischen der Körpertemperatur des Patienten und der Temperatur der in den PA-Kathetern injizierten Kochsalzlösung eine Differenz von 12 °C herrschen. Vor jeder Messung muß die verwendete Kochsalzlösung daher auf unter 15 °C abgekühlt werden.

Mögliche Fehlerquellen bei der Bestimmung des HZV sind:
- zu langsame Injektion der Kochsalzlösung,
- defekte Thermosonde,
- falsche Position der Thermosonde,
- ungenügende Temperaturdifferenz zwischen Patient und Injektionslösung,
- Injektion der Kochsalzlösung in das falsche (distale) Lumen des PA-Katheters.

Bei Patienten mit intrakardialen Shunts kann das HZV mit einer anderen Form der Dilutionstechnik überprüft werden: Nach Injektion von Indozyanin-Grün in die Jugularvene wird der kardiale Shunt spektrophotometrisch bestimmt.

8. *Positiv inotrope Substanzen* und Pharmaka zur Reduktion des Afterloads, die postoperativ zum Einsatz kommen, sind in Tabelle 3 und 4 aufgeführt. Dosierungen werden in mg/kgKG bzw. µg/kg/KG/min berechnet. Alle Applikationen müssen dokumentiert werden.

Tabelle 3. Positiv inotrope Medikamente

Medikament	Haupteffekt	Dosierung (µg/kgKG/min)			Darreichungsform (mg/Ampulle)
		Niedrig	Mittel	Hoch	
Phenylephrin	Periphere Vasokonstriktion	1,00	2,50	5,00	10
Norepinephrin	Periphere Vasokonstriktion, inotroper Effekt am Herzen bei hoher Dosierung	0,02	0,10	0,20	4
Dopamin	Inotroper Effekt am Herzen, Steigerung der Nierendurchblutung, periphere Vasokonstriktion bei hoher Dosierung	5,00	10,00	20,00	200
Dobutamin	Inotroper Effekt am Herzen, periphere Vasokonstriktion bei hoher Dosierung	5,00	10,00	20,00	200
Epinephrin	Inotroper Effekt am Herzen, periphere Vasodilatation bei niedriger Dosierung, periphere Vasokonstriktion bei hoher Dosierung	0,01	0,10	0,15	1
Isoproterenol	Inotroper Effekt am Herzen, periphere Vasodilatation	0,01	0,05	0,10	1

9. Bei *intraaortaler Ballongegenpulsation* sollte festgehalten werden, wie die Pumpe getriggert wird (EKG- oder druckgesteuert; S. 109ff.).
10. Aufzeichnung der Drainagenverluste:
    - Der Verlust über die Thoraxdrainagen sollte in den ersten 4–6 h postoperativ alle 30 min gemessen werden;
    - Urinproduktion.
11. Routinelabor: Blutbild (einschließlich Differentialblutbild und Thrombozyten). Elektrolyte (einschließlich ionisiertem Kalzium), Glukose, Harn- und Stickstoff, Kreatinin, arterielle Blutgase, Fibrinogen, Fibrinspaltprodukte, Quick, PTT (sog. „DIC-screen"), Urinanalyse.
12. Thoraxröntgenaufnahme und EKG.

Postoperative Verordnungen

Nach den initialen Erhebungen sollten die weiteren postoperativen Verordnungen schriftlich festgehalten werden. Zum Standard gehören:

1. Bestimmung der Vitalzeichen, der intrakardialen Drücke und des HZV; es muß festgelegt werden, wie oft diese Messungen vorgenommen werden sollen.
2. Bestimmung von Ein- und Ausfuhr (einschließlich Verluste über Magensonde und Thoraxdrainagen).
3. Nahrungs- und Flüssigkeitskarenz peroral und Anschluß der Magensonde an (leichten) Dauersog.
4. Lagerung des Patienten.
5. Einstellung des Ventilators mit genauer Angabe von Beatmungsfrequenz, Zugvolumen, F_IO_2, PEEP und Beatmungsmuster.
6. Anschluß der Thoraxdrainage an Dauersog (20 cmH_2O).
7. Verordnung von Blut(auto)transfusionen (sofern vorhanden bzw. erforderlich).
8. Einstellung des Herzschrittmachers mit genauer Angabe des Schrittmachertyps (Vorhof-, Kammer- oder kombinierter sequentieller AV-Schrittmacher), des Modus der Impulsgebung (synchronisiert, nichtsynchronisiert) und der Schrittmacherfrequenz.
9. Sedativa und Narkotika (z. B. Morphin 1–4 mg i.v., ggf. stündlich; Valium 1–4 mg, ggf. alle 1–2 h).
10. Sonstige herzwirksame Medikamente (z. B. positiv inotrope Pharmaka, Medikamente zur Afterloadtherapie, Antiarrhythmika). Dosierungen müssen genau angegeben und in den Verordnungsbogen eingeschrieben bzw. diesem beigeheftet werden.
11. Antibiotika.
12. Antazida (bei Magensaft-pH <6,0; via Magensonde).
13. Routinelaborbestimmungen (Umfang und Abnahmeintervalle).
14. Antipyretika [z. B. Paracetamol (Supp.) 650–1300 mg bei >38,2 °C/ 1–2 h].

Tabelle 4. Medikamente zur Afterloadreduktion

Medikament	Haupteffekt	Applikationsform u. Dosierung					Darreichungsform (mg/Ampulle)
		Perkutan	Sublingual	Oral	i.m.	i.v.	
Natrium-Nitroprussid	Arterielle und venöse Vaso-dilatation					$1-10$ µg/kgKG/min[a]	50
Hydralazin	Arterielle Vasodilatation			$10-40$ mg 4× tägl.	$10-20$ mg alle 4 h	$10-20$ µg, einmalige Gabe	20
Nitroglycerin	Venöse Vasodilatation	*Herzpflaster (alle 4 h)	$0,3-0,6$ mg	$5-10$ mg 4× tägl.		$1-2,0$ µg/kgKG/min[b]	25
Methyldopa	Falscher Neurotransmitter (zentraler Effekt; sekundärer Effekt: arterielle Vasodilata-tion)			250 mg 4× tägl.		$250-500$ mg, alle 6 h	250
Prazosin	α-Blocker (sekundäre Effekte: arterielle und venöse Vasodila-tation)			$1-2$ mg 3× tägl.			
Captopril	Angiotensin-converting-enzym-Hemmer (sekundäre Effekte: arterielle und venöse Vasodila-tation)			$6,25-12,5$ mg 3× tägl. max. 25 mg 3× tägl.			

[a] Entspricht $0,3-0,6$ mg.
[b] Monitorüberwachung, Einstellung nach aktuellen Blutdruckwerten.

15. Antidiabetika (sofern erforderlich) mit Angabe der Häufigkeit der Blutzuckerbestimmung und Art und Menge des zu verwendenden Insulins.

Postoperative Komplikationen

In diesem Abschnitt sind typische Komplikationen nach kardiochirurgischen Eingriffen zusammen mit Hinweisen zu ihrer Therapie aufgeführt.

Herzrhythmusstörungen (s. S. 56 ff.)

Arrhythmien sind nach kardiochirurgischen Eingriffen überaus häufig. Sie werden bei bis zu 48% der Patienten beobachtet und treten in der Regel währen der ersten 3 postoperativen Tage auf. Gewöhnlich haben die am schwersten kranken Patienten auch die schwersten Herzrhythmusstörungen. Prädisponierende Faktoren sind: intraoperative Ischämie, unzureichende (*medikamentöse) Kardioprotektion, Kardioplegie, vermindertes HZV, intraoperative Traumatisierung, Katecholamine, Narkosemittel, Vagusreiz durch Manipulationen an der Trachea (*z. B. bei der Intubation), Störungen des Elektrolyt- und Säure-Basen-Haushalts, Hypoxie, Hyperkapnie, vorbestehende Herzerkrankungen.

Prophylaxe und Therapie

Die Inzidenz postoperativer Herzrhythmusstörungen kann durch verschiedene Medikamente vermindert werden.

β-Blocker...
- Propranolol (4mal 10 mg/Tag p.o.) kann unmittelbar postoperativ oder am Tag nach der Operation gegeben werden. Nebenwirkungen sind bei Patienten mit erhöhtem Bronchialtonus und grenzwertigem HZV zu befürchten. Des weiteren kann Propranolol bestehende Bradyarrhythmien verschlimmern.
- Acebutolol (2mal 100 mg/Tag p.o.) wird ab dem 1. postoperativen Tag gegeben (Nebenwirkungen wie bei Propranolol).

Digitalis
Postoperativ kann eine standardisierte Digitalisdosis als Monotherapie oder in Kombination mit Propranolol verabreicht werden. Bezüglich des Effektes einer Digitalismonotherapie sind die Ergebnisse verschiedener Studien widersprüchlich, der Stellenwert der postoperativen Digitalisierung ist umstritten.

Temporäre epikardiale Elektroden

Epikardiale Drahtelektroden, die während des Eingriffs am offenen Herz im rechten Vorhof und in der rechten Herzkammer plaziert werden, spielen eine

bedeutende Rolle in der Diagnose und Therapie von postoperativen Herzrhythmusstörungen. Die beiden Drähte werden in der Regel aus dem Vorhof
über die rechte Thoraxseite ausgeleitet und müssen entsprechend markiert werden. Die Drähte aus dem Ventrikel liegen links. Es können bi- und unipolare
EKGs abgeleitet werden. Diese sind zur Differenzierung von supraventrikulären und ventrikulären Arrhythmien von unschätzbarem Wert.

Blutungen

Blutungen gehören ebenfalls zu den häufigen postoperativen Komplikationen
nach kardiochirurgischen Eingriffen. Blutverluste sollten von vornherein durch
sorgsames Vorgehen bei der Thorakotomie vermieden werden. Es muß insbesondere auf eine exakte Schnittführung, peinliche Hämostase und den adäquaten Gebrauch von Antikoagulanzien geachtet werden. Trotz aller Vorkehrungen können Blutungen, insbesondere bei Patienten, die lange an der Herz-Lungen-Maschine angeschlossen waren oder in tiefer Hypothermie oder unter
Dauerantikoagulation operiert werden mußten, zum Problem werden.

Um die Zahl der postoperativen Bluttransfusionen so niedrig wie möglich
zu halten, sollte intraoperativ abgesaugtes Blut gesammelt und autotransfun-
diert werden (s. Kap. 13).

Abschätzung des Blutverlustes

- Menge und Hb der Drainagenverluste,
- Blutbild (einschließlich Thrombozyten), Quick, PTT, ionisiertes Kalzium,
  Fibrinogen, Fibrinspaltprodukte,
- Die aktivierte Gerinnungszeit (engl.: activated clotting time = ACT) sollte
  bestimmt werden, um ggf. die Neutralisation des intraoperativ verabreich-
  ten Heparins vornehmen zu können (s. Kap. 13; S. 437f.).

Therapie

Korrektur von Gerinnungsstörungen
Verlängerte ACT: Die Korrektur wird mit Protaminsulfat vorgenommen. Die
Dosis kann anhand von Normtabellen schon intraoperativ kalkuliert werden
(s. Kap. 13). Protaminsulfat wird langsam i.v. appliziert. Bei zu rascher Injektion kann es zum Blutdruckabfall kommen; in hoher Dosierung führt Protamin zu einer peripheren Vasodilatation, was Blutungen verstärken kann.

Erniedrigter Quick, verlängerte PTT: Erst nach Korrektur der ACT durch
Protamin lassen sich Quick und PTT interpretieren. Bei normaler ACT wird
frisches (gefrorenes) Plasma (FFP) verabreicht. Nach Gabe von zunächst 2 E.
FFP sollten die Gerinnungswerte erneut kontrolliert werden.

Thrombozytopenie: Die Thrombozytenzahl ist nach Eingriffen mit extrakorporaler Zirkulation (EKZ) generell vermindert. Die Blutplättchen haften an al-

len Fremdkörpern (z. B. Leitungs- und Schlauchsysteme, Oxygenatoren, Filter). Untersuchungen weisen darauf hin, daß auch die Thrombozyten, die hierbei nicht verbraucht werden, nicht voll funktionsfähig sind. Sie aggregieren unvollständig und zeigen im Thrombozytenadhäsionstest (nach Hellem) ein von der Norm abweichendes Verhalten. Insbesondere bei Patienten mit kardialer Zyanose werden überdurchschnittlich häufig Thrombozytenfunktionsstörungen angetroffen.

Therapeutische Maßnahmen
- Thrombozytenzahl < 50000: Gabe von 6–10 Thrombozytenkonzentraten (danach Kontrolle der Thrombozytenzahl).
- Bei einer Thrombozytenzahl < 100000 sollte bei persistierenden Blutungen bzw. Patienten, die mehr als 2 h an der Herz-Lungen-Maschine waren, ebenfalls Thrombozyten verabreicht werden.
- Bei Patienten mit starken Blutungen ist die Gabe von Thrombozytenkonzentraten unabhängig von der Höhe der Thrombozytenzahl indiziert.

Vermindertes Fibrinogen: Bei einem Fibrinogenspiegel von weniger als 100 mg/100 ml sollten (10–20 E.) Kryopräzipitate verabreicht und danach eine Kontrollbestimmung des Fibrinogens vorgenommen werden.

Fibrinolyse: Nach Operationen mit kardiopulmonalem Bypass wird gelegentlich eine Hyperfibrinolyse beobachtet. Sie ist gekennzeichnet durch erniedrigtes Fibrinogen, eine verminderte Thrombozytenzahl, eine Vermehrung der Fibrinspaltprodukte und eine beschleunigte Euglobinlysezeit (< 30 min).

Therapie: ε-Aminocapronsäure (1 mg initial, anschließend 1 mg/h für eine Dauer von 4 h).

Disseminierte intravasale Gerinnung (DIC): DIC ist die Folge der gleichzeitigen Aktivierung des Gerinnungs- und fibrinolytischen Systems. Sie wird in der Regel nicht durch den kardiochirurgischen Eingriff per se verursacht, vielmehr tritt sie bei niedrigem HZV und verminderter Gewebeperfusion auf. Laborchemisch findet man eine Thrombozytopenie, das Fibrinogen ist erniedrigt, die Fibrinspaltprodukte sind erhöht, Quick, PTT und Euglobinlysezeit (< 2 h) beschleunigt. Eine primäre Fibrinolyse von einer DIC zu unterscheiden, kann Probleme bereiten, im Zweifelsfall sollte ein Hämatologe hinzugezogen werden. Therapie:

- Erster Schritt in der Behandlung der DIC ist die Therapie der Grundkrankheit: Solange Blutungs- und thrombotische Komplikationen fortbestehen, sind spezifische Maßnahmen aussichtslos.
- Kryopräzipitate und FFP werden mit Erfolg eingesetzt, wenn der Störung größere Blutungen zugrundeliegen. Hinzuweisen ist in diesem Zusammenhang darauf, daß der Faktorenersatz in Kombination mit einer Antikoagulanzientherapie mit besonderen Gefahren verbunden ist.
- ε-Aminocapronsäure kann bei DIC zu einer disseminierten Thrombose führen; von der Applikation ist daher abzusehen.

– Heparin zur Therapie thrombotischer Komplikationen sollte erst nach Rücksprache mit einem Hämatologen verabreicht werden. Initial kann eine „low dose" verarbeitet werden.

Beatmung mit positivem endexspiratorischen Drucken (PEEP)
Die Beatmung mit PEEP führt in manchen Fällen zu einer Abnahme der postoperativen Drainageverluste. Die Effektivität dieser Maßnahme ist letztendlich umstritten; der Versuch, durch PEEP-Beatmung Blutungen vor der chirurgischen Revision herabzusetzen, erscheint nach dem derzeitigen Kenntnisstand aber gerechtfertigt. Dazu wird initial ein PEEP von 5 cm H_2O eingestellt. Dieser kann in 5er Schritten bis zu einem Druck von maximal 20 cm H_2O gesteigert werden. Wegen der gleichzeitigen Reduktion des HZV ist allerdings Vorsicht geboten; bei einer merklichen Beeinträchtigung der Herzarbeit ist von der PEEP-Beatmung Abstand zu nehmen.

Blutdruckkontrolle
Postoperativ auftretende hypertone Krisen müssen vermieden werden. Zur Gewährleistung eines niedrigen arteriellen Mitteldruckes ist Natrium-Nitroprussid zur Afterloadtherapie Mittel der Wahl.

Sedierung
Auf eine ausreichende Schmerzmedikation ist insbesondere im Hinblick auf den Bluthochdruck und die endogene Freisetzung von (intrinsischen) Katecholaminen zu achten.

Reexploration des Operationssitus
Eindeutige Kriterien dafür, wann ein Patient zur Suche der Blutungsquelle reoperiert werden muß, sind nicht definiert. Die operative Revision sollte vorgenommen werden, wenn Blutungen von mehr als 200 ml/h über einen Zeitraum von mehr als 4–6 h trotz Korrektur etwaiger Koagulopathien unvermindert persistieren. Bei Patienten mit massiven Blutungen (> 500 ml/h) ist eine sofortige Revision erforderlich. Dasselbe trifft für Herztamponaden zu. Frühzeitige Reoperationen sind mit weniger Bluttransfusionen und Komplikationen behaftet als verspätete Noteingriffe und den letztgenannten daher vorzuziehen. Vor der Reexploration sollte eine antibiotische Abdeckung mit Gentamicin (1,5 mg/kgKG) zusätzlich zur routinemäßigen perioperativen Cephalosporintherapie erfolgen.

Kalziumchlorid: Bei Massivtransfusionen sollten 500 mg $CaCl_2$/l Blut verabreicht werden.

Allergische Reaktionen

Sie werden insbesondere im Rahmen von Massivtransfusionen beobachtet. Klinische Zeichen einer allergischen Reaktion sind Fieber, Hautreaktionen (Flush, Urtikaria), Bronchospasmus, Hypotonie (infolge des Verlustes des Gefäßtonus), Hämolyse, Hämaturie. Tritt eine dieser Komplikationen auf, ist die Blut-

transfusion sofort zu stoppen. Die Konserve wird zu Kontrolluntersuchungen zusammen mit einer Blutprobe des Patienten an die Blutbank zurückgegeben. Die Behandlung allergischer Reaktionen umfaßt:
- Antihistaminika (z. B. Diphenhydramin-HCl, 25 – 50 mg i.v.),
- H_2-Blocker (z. B. Cimetidin, 300 mg i.v.),
- Aminophyllin (bei Bronchospasmus 2 – 3 mg/kgKG langsam i.v.; maximal 25 mg/min),
- Kortikosteroide (*z. B. Solu-Decortin 1 – 3 g i.v.),
- Katecholamine (Epinephrin zur Aufrechterhaltung des Blutdruckes).

Herztamponade

Wird ein Patient nach einem kardiochirurgischen Eingriff hämodynamisch instabil, muß eine Herztamponade ausgeschlossen werden. Das gilt insbesondere für Patienten mit niedrigem HZV, erhöhten (oder unveränderten) venösen Füllungsdrücken oder einer Vergrößerung der Herzsilhouette in der Röntgenaufnahme des Thorax. Bei Patienten mit einem postoperativen Blutungsereignis und plötzlich sistierenden Blutverlusten aus den Thoraxdrainagen muß ebenfalls zuerst an eine Herztamponade gedacht werden. Zum Ausschluß einer Herztamponade sind folgende Maßnahmen erforderlich:
- Überprüfung der Hämodynamik: Messung von HZV, ZVD, Herzdrücken (rechter Vorhof, rechter Ventrikel), Pulmonalarteriendruck und pulmonalkapillärem Verschlußdruck. Diese sind bei Vorliegen einer Herztamponade in der Regel erhöht, außerdem kommt es zur Angleichung des venösen Füllungsdruckes an die arteriellen Druckwerte. Normale venöse Füllungsdrücke schließen eine Herztamponade aber keineswegs aus.
- Die Durchgängigkeit der Thoraxdrainagen muß sichergestellt sein. Die Drainagen sollten von Zeit zu Zeit (*mit einer Rollerklemme) vorsichtig ausgestreift werden. Gerinnsel, die das Lumen verlegen, können mittels eines (5 oder 7 Charr) Fogarty-Katheters, der unter sterilen Kautelen in der Drainage vorgeschoben wird, entfernt werden.
- Röntgenaufnahme des Thorax und EKG: Insbesondere ist auf eine Vergrößerung der Herzsilhouette zu achten.
- Volumensubstitution (und ggf. Applikation positiv inotroper Agenzien).
- Die Beatmung mit PEEP kann die kardiale Dekompensation forcieren; der PEEP sollte daher bei Vorliegen einer Herztamponade ausgeschaltet werden.
- Bei hämodynamisch instabilen Patienten sollte frühzeitig eine operative Revision der Herztamponade erfolgen. Idealerweise sollte sie im Operationssaal erfolgen, sie kann aber auch auf der Intensivstation vorgenommen werden. Zur Thorakotomie oder Sternotomie werden sterile Instrumente (einschließlich Tücher, Haken und Aufsatzstücke für den Sauger) benötigt. Ein entsprechendes Instrumentenset sollte auf jeder Intensivstation bereitliegen. Der untere Teil des Sternums ist leicht zu eröffnen; von dort kann das Perikard drainiert werden, ohne daß das Brustbein vollständig gespal-

ten werden muß. Die definitive Versorgung sollte auch bei Patienten, die notfallmäßig auf der Station thorakotomiert wurden, im Operationssaal erfolgen. Verschlossen wird der Thorax in der Regel erst, nachdem sich der Zustand des Patienten stabilisiert hat.

– Bei stabilen Patienten sollte die Diagnose echokardiographisch verifiziert werden. Dazu stehen transportable Geräte zur Verfügung. Keinesfalls darf eine notwendige Reexploration zur Durchführung weiterer diagnostischer Maßnahmen verzögert werden.

Protrahierte Herztamponade: Ein verzögertes Vollaufen des Herzbeutels wird unabhängig von der Art des Eingriffes bei rund 6% aller Operationen am Herzen beobachtet. Dabei spielt es keine Rolle, ob das Perikard verschlossen oder offen gelassen wurde. An eine langsame Herztamponade muß gedacht werden, wenn sich die Herzfunktion postoperativ graduell verschlechtert. Zur akuten Dekompensation kommt es dann in der Regel plötzlich, meist zwischen dem 5. und 14. postoperativen Tag. Bei geringem Perikarderguß und asymptomatischen Patienten kann der Verlauf unter röntgenologischer und echokardiographischer Kontrolle abgewartet werden. Bei größeren Ergüssen wird eine Perikardiozentese vorgenommen (s. S. 105 ff.). Bei blutig-serösen Ergüssen ist dies in der Regel die definitive Therapie; nur bei größeren Mengen an Blutgerinnseln muß eine Reexploration vorgenommen und eine Drainage installiert werden. Beim operativen Vorgehen wird gewöhnlich der subxiphoidale Zugang gewählt; alternativ kommt eine Thorakotomie oder die mediane Sternotomie (auch wiederholt) in Frage. Bei chylösen Ergüssen muß eine ausreichend dicke Drainage eingelegt und der Patient für mehrere Wochen hochkalorisch parenteral ernährt werden.

Respiratorische Störungen (s. Kap. 4)

Postoperative Herzinsuffizienz

Nicht selten bleibt das HZV postoperativ für mehrere Tage vermindert. Da die Aufrechterhaltung eines adäquaten HZV Voraussetzung für das Überleben des Patienten ist, muß ein Abfall des HZV sofort behandelt werden. Verschiedene Studien konnten belegen, daß ein Herzindex von weniger als 2 l/min/m^2 eine schwerwiegende Störung der Herzfunktion anzeigt und mit einer erhöhten Inzidenz akuten Herzversagens vergesellschaftet ist. Der Herzindex per se ist dabei von individuellen Faktoren abhängig. So kann z. B. ein Wert von weniger als 2 l/min/m^2 für einen unter Hypothermie operierten Patienten mit bekannter Herzinsuffizienz durchaus ausreichend sein.

Das HZV wird durch Herzfrequenz und -rhythmus, Preload (Füllung des linken Ventrikels), Afterload (Widerstand, gegen den das Ventrikelvolumen ausgeworfen wird) und die myokardiale Kontraktilität determiniert. Die Therapie eines verminderten HZV setzt logischerweise an diesen Variablen an:

Therapie

1) Behandlung von Herzrhythmusstörungen:
Jegliche Form der Herzrythmusstörung sollte behandelt werden (s. S. 61 ff.).

2) Einstellen der Herzfrequenz:
Hinsichtlich einer Optimierung des HZV wird eine Herzfrequenz von 90 – 100 Schlägen/min angestrebt. Bei Frequenzen von 50 – 80 Schlägen/min, die präoperativ als normal angesehen werden können, treten postoperativ oft Arrhythmien auf, die nicht selten Ursache eines verminderten HZV sind. Bei Patienten mit normaler Reizleitung ist in diesem Fall ein Vorhofschrittmacher Therapie der Wahl. Durch Messung des HZV bei unterschiedlicher Schlagzahl kann die optimale Herzfrequenz ermittelt und eingestellt werden. Bei Überleitungsblockierungen können sequentielle AV-Schrittmacher eingesetzt werden. Dabei wird für Erwachsene gewöhnlich ein AV-Intervall von 150 ms eingestellt. Der hämodynamische Effekt des AV-Pacings ist nicht mit dem eines normalen Sinusrhythmus oder Vorhofschrittmachers gleichzusetzen, übertrifft aber den eines ventrikulären Schrittmachers.

Ventrikuläre Schrittmacher sind bei Bradykardien und Vorhofflimmern oder -flattern, die durch atriales Pacing nicht zu beeinflussen sind, indiziert.

3) Überprüfung des Preloads
Eine postoperative Hypotonie ist in den meisten Fällen Folge eines Volumenmangels. Nach kardiochirurgischen Eingriffen sind daher die ventrikulären Füllungsdrücke die verläßlichsten Indikatoren zur Einschätzung der Volumensituation. Die Füllungsdrücke, die zur Aufrechterhaltung eines adäquaten HZV benötigt werden, variieren individuell stark. Mitunter werden erhebliche Unterschiede zwischen dem rechten und linken Ventrikel beobachtet (z. B. bei Patienten mit chronisch obstruktiver Lungenerkrankung, pulmonaler Hypertonie, Trikuspidalklappenfehler, Einengungen der rechtsventrikulären Ausstrombahn oder Minderperfusion des rechten Ventrikels). Daher sind Messungen des rechts- wie links-ventrikulären Füllungsdruckes Vorraussetzung für eine adäquate postoperative Volumentherapie. Die linksseitigen Drücke werden am genauesten mit einem Linksherzkatheter gemessen, alternativ können sie (mittels PA-Katheter) anhand des pulmonalkapillären Verschlußdruckes ermittelt werden. Die Korrektur des ventrikulären Preloads ist in der Regel der erste Schritt zur Verbesserung des HZV. Im Hinblick auf mögliche Nebenwirkungen ist die Volumentherapie auch bei fehlendem Nachweis einer signifikanten Hypovolämie einer primären Katecholaminmedikation vorzuziehen. In diesem Zusammenhang ist anzumerken, daß Patienten nach kardiochirurgischen Eingriffen höhere Füllungsdrücke benötigen als gesunde Erwachsene. Dies dürfte entweder auf eine postoperativ verminderte kardiale Compliance oder intrinsische Störungen der myokardialen Funktion zurückzuführen sein. Die Folgen der Volumenexpansion lassen sich anhand der Frank-Starling-Kurve erklären: Bei einem Füllungsdruck von unter 15 mmHg nutzt das Herz die Volumenzufuhr zur Erhöhung des Schlagvolumens und damit des HZV. Bei

Patienten mit hohen Füllungsdrücken muß die Volumenzufuhr sorgsam überwacht werden. Wird der Scheitelpunkt der Starling-Kurve überschritten, besteht die Gefahr einer Überlastung des linken Ventrikels mit konsekutiver Verminderung des Schlagvolumens und Entwicklung einer Stauungsinsuffizienz.

Ein Fließschema zur Behandlung von Hypotonie und erniedrigtem HZV (sog. „low cardiac output") zeigt Tabelle 5. Das Schema orientiert sich am Füllungsdruck des linken Vorhofs, dem mittleren systemischen Druck und dem Herzindex.

4) Reduktion des Afterloads

Die Herzarbeit kann auch durch eine Verminderung des Widerstands, gegen den das Schlagvolumen ausgeworfen wird, verbessert werden. Nach kardiochirurgischen Eingriffen liegt in der Regel eine Vasokonstriktion vor; der periphere Gefäßwiderstand ist erhöht. In diesem Fall kann ein vermindertes HZV durch eine Afterloadreduktion verbessert werden. 2 Methoden stehen dabei zur Verfügung: die intraaortale Ballonpumpe (s. S. 91 ff. bzw. 108 ff.) und die Pharmakotherapie. Hinsichtlich ihrer Wirkung am arteriellen bzw. venösen Gefäßsystem unterscheidet man 3 Hauptgruppen (s. Tabelle 4):
- venenerweiternde Präparate (z. B. Nitroglycerin),
- arterienerweiternde Präparate (z. B. Hydralazin oder Methyldopa),
- venen- und arterienerweiternde Präparate (z. B. Nitroprussid oder Prazosin).

Mittel der Wahl zur Behandlung eines postoperativ verminderten HZV bei gleichzeitig erhöhtem peripherem Gefäßwiderstand ist Nitroprussid. Es wirkt am gesamten Gefäßsystem, ist von rasch einsetzender, kurz andauernder Wirkung und läßt sich präzise dosieren. Vorsicht geboten ist bei Patienten mit niedrigem Blutdruck. Infolge der Erweiterung der venösen Kapazitätsgefäße muß Volumen zugeführt werden, um ein adäquates Preload aufrechtzuerhalten.

5) Medikamentöse Steigerung der myokardialen Kontraktilität

Herzfrequenz, -rhythmus, Pre-und Afterload lassen sich ohne größere Eingriffe in die Physiologie der Herzarbeit steuern. Zur Verbesserung der myokardialen Kontraktilität dagegen bedarf es des Einsatzes von Pharmaka, die direkt in den Energiestoffwechsel des Herzens eingreifen. Ihre Anwendung ist daher gerade in der postoperativen Phase kritisch zu bewerten. Positiv inotrope Agenzien (s. Tab. 3) sollten erst zum Einsatz kommen, nachdem eine Optimierung der zuvor angeführten Faktoren der Herzarbeit stattgefunden hat.

Dopamin und Dobutamin: Zur Korrektur eines verminderten HZV bei normaler Herzschlagfolge und normalem systemischem Blutdruck werden in der klinischen Praxis z. B. Dopamin und Dobutrex häufig als Mittel erster Wahl eingesetzt.
a) Bei mittlerer Dosierung (2–10 µg/kgKG/min) haben beide einen positiv inotropen Effekt, ohne daß es zu einer (über α-Rezeptoren vermittelten) Vasokonstriktion kommt.
b) Bei niedriger Dosierung (2–5 µg/kgKG/min) verbessert Dopamin die Nierendurchblutung und führt zu einer leichten Vasodilatation.

Tabelle 5. Therapieschema bei postoperativen kardialen Störungen

MAP_{VH} (mmHg)	MAP_{syst} (mmHg)	Herzindex (l/min/m^2)		
		< 2,0	2,0 – 3,0	> 3,0
≤ 7		Volumensubstitution	Volumensubstitution	Bei adäquater Urinausscheidung keine Therapie erforderlich
8 – 14	< 100	Volumensubstitution	Volumensubstitution	Bei adäquater Urinausscheidung keine Therapie erforderlich
	> 100	Volumensubstitution und Natrium-Nitroprussid	Volumensubstitution und Natrium-Nitroprussid	Bei adäquater Urinausscheidung keine Therapie erforderlich
15 – 19	< 80	Volumensubstitution und Dopamin, Dobutamin oder Epinephrin	Volumensubstitution und Dopamin, Dobutamin oder Epinephrin	Bei adäquater Urinausscheidung keine Therapie erforderlich
	> 80	Dopamin, Dobutamin oder Epinephrin und Natrium-Nitroprussid oder Nitroglycerin	Bei adäquater Urinausscheidung keine Therapie erforderlich	Bei adäquater Urinausscheidung keine Therapie erforderlich
20	< 80	Dopamin, Dobutamin oder Epinephrin	Dopamin, Dobutamin oder Epinephrin	Bei adäquater Urinausscheidung keine Therapie erforderlich
	> 80	Dopamin, Dobutamin oder Epinephrin und Natrium-Nitroprussid oder Nitroglycerin	Natrium-Nitroprussid oder Nitroglycerin. Bei adäquater Urinausscheidung keine Therapie erforderlich	Natrium-Nitroprussid oder Nitroglycerin. Bei adäquater Urinausscheidung keine Therapie erforderlich

Die chronotopen Effekte von Dopamin können sich ungünstig auswirken und zum Absetzen des Medikaments zwingen. Dobutamin hat diesbezüglich weniger Nebenwirkungen.

Epinephrin: Epinephrin greift sowohl an den α- als auch an den β-Rezeptoren an. Zur Therapie hypotoner Krisen macht man sich die über α-Rezeptoren vermittelte Vasokonstriktion zunutze.
- Epinephrin hat sowohl eine positiv inotrope als auch positiv chronotrope Wirkung.

Isoproterenol: Isoproterenol ist ein β-Rezeptorenagonist, der sowohl den peripheren als auch pulmonalen Gefäßwiderstand senkt. Darüber hinaus besitzt es einen positiv inotropen Effekt.
- Der positiv inotrope Effekt ist vergesellschaftet mit einer positiven Chronotropie, was die Irritabilität des Myokards erhöht und den Nutzen des Medikaments relativiert.
- Isoproterenol kommt insbesondere bei rechtsventrikulärer Insuffizienz und Patienten mit Unverträglichkeiten gegenüber β-Blockern zum Einsatz.

Norepinephrin: Norepinephrin ist ein überaus potenter α- und β-Rezeptorenagonist. Es bewirkt eine Vasokonstriktion und hat bei einer minimalen chronotropen eine ausgeprägte inotrope Wirkung.
- Da es infolge Vasokonstriktion zu einer Erhöhung des Afterloads kommt, sind dem Einsatz von Norepinephrin Grenzen gesetzt.
- Insbesondere indiziert ist Norepinephrin bei Patienten mit niedrigem HZV und niedrigem systemischem Gefäßwiderstand.

Amrinon: Amrinon stellt eine neue Klasse positiv inotrop wirkender Substanzen dar, und zwar handelt es sich um Bipyridin-Phosphodiesterase-Hemmer. Ihr Haupteffekt besteht in einer direkten arteriellen Vasodilatation; die geringe positiv inotrope Wirkung des Präparats ist demgegenüber vernachlässigbar.
- Amrinon hat darüber hinaus einen positiv chronotropen Effekt, verursacht aber seltener Tachykardien als Dopamin.
- Als Nebenwirkungen können gastrointestinale Beschwerden, Thrombozytopenien, Myalgien, Fieber, Leberfunktionsstörungen und eine erhöhte myokardiale Irritabilität auftreten.
- Der Nebenwirkungen, aber auch seiner hohen Kosten wegen ist Amrinon kein Mittel erster Wahl.

6) Intraaortale Ballongegenpulsation (IABP)
- Die Insertion einer intraaortalen Ballonpumpe ist bei Patienten mit erniedrigtem HZV indiziert, die nicht auf die medikamentöse Therapie ansprechen (nähere Hinweise s. S. 109 ff.).
- Die IABP erhöht das HZV durch eine Erniedrigung des Afterloads und Erhöhung des diastolischen Perfusionsdruckes. Dies führt zu einer Verbesserung der Koronardurchblutung. Der frühzeitige Einsatz einer IABP ist einer

Pharmakotherapie mit steigenden Dosen inotroper Substanzen in vielen Fällen vorzuziehen.

7) Mechanische Ventrikelunterstützung

– Geräte zur mechanischen Unterstützung der linksventrikulären Pumpfunktion (engl.: ventricular assist devices = VAD) werden neuerdings bei Patienten erprobt, denen weder mit positiv inotropen Pharmaka noch mit einer IABP zu helfen ist.
– Es gibt verschiedene Typen von VAD, z. B. externe zentrifugal arbeitende Pumpen, externe Pulsationspumpen, interne heterotope Pulsationspumpen und interne orthotope biventrikuläre Pumpen („künstliche Herzen"). VAD werden zum einen eingesetzt, um den Zeitraum bis zu einer Herztransplantation zu überbrücken, zum anderen bei Patienten verwandt, bei denen z. B. nach der operativen Korrektur eines schweren Herzfehlers eine Wiederherstellung der eigenen Herzfunktion zu erwarten ist.
– Komplikationen, die häufig nach der Insertion eines VAD auftreten, sind Nierenversagen, Thromboembolien, Blutungen und Infektionen. Die Entwicklung eines Nierenversagens oder einer Sepsis unter einem VAD ist schwerwiegend; in diesem Falle besteht eine Kontraindikation für eine (geplante) Herztransplantation.

Blutdruckabfall

Ein plötzlicher Abfall des systemischen Blutdruckes muß sofort abgeklärt und behandelt werden. Gewöhnlich liegt einer postoperativen Hypotonie eine der 3 folgenden Störungen zugrunde: Hypovolämie, periphere Vasodilatation oder kardiale Dysfunktionen. Im einzelnen sind die in Tabelle 6 aufgeführten Ursachen auszuschließen. Die Behandlung muß kausal erfolgen.

Fieber und postoperative Infektionen

Akutes postoperatives Fieber

Erhöhte Temperaturen nach kardiochirurgischen Eingriffen sind bei den meisten Patienten festzustellen. Fieber erhöht den Stoffwechsel und führt zu einer Verschiebung der Sauerstoffdissoziationskurve: Bei konstantem p_aO_2 ist die Hämoglobinsättigung vermindert. Unmittelbar postoperativ sollte daher eine erhöhte Körpertemperatur wie folgt unter Kontrolle gehalten werden:

– Paracetamol (650–1300 mg Supp., 3- bis 4stündlich) oder Acetylsalicylsäure,
– Eispackungen bzw. kalt abwaschen und trocknen,
– Endotrachealtoilette und Absaugung (Verhinderung von Atelektasen).

Tabelle 6. Ursachen der akuten Hypotonie nach kardiochirurgischen Eingriffen

1. Hypovolämie
   - Massive Blutungen
   - Vasodilatation bei mangelnder Volumensubstitution
2. Periphere Vasodilatation
   - Unsachgemäße Applikation gefäßerweiternder Medikamente
   - Schnelles Aufwärmen des Patienten
   - Reaktion auf Bluttransfusionen oder Medikamente
   - Reaktion auf Steroid- oder Morphinapplikation
   - Fieber
3. Ventrikuläre Störungen
   - Tamponade
   - Spannungspneumothorax
   - Herzrhythmusstörungen
   - Myokardinfarkt
   - Hypoxämie
   - Absetzen herzwirksamer Medikamente
   - Schrittmacherstörungen

Ist mit den angeführten Maßnahmen keine Temperatursenkung zu erzielen oder steigt die Temperatur weiter an, kann ein Therapieversuch mit Methylprednisolon (125–250 mg i.v.) unternommen werden.

Schüttelfrost führt zu einer extremen Erhöhung des Sauerstoffverbrauchs und sollte daher durch Sedativa, falls nötig auch durch Muskelrelaxanzien (z. B. Pancuronium 2–4 mg i.v., ggf. steigende Dosierung zur Aufrechterhaltung der neuromuskulären Blockade) unter Beatmung durchbrochen werden.

Fieber verursacht eine periphere Vasodilatation, was einen bestehenden Volumenmangel verstärken und zu einem Blutdruckabfall führen kann. Zur Aufrechterhaltung eines adäquaten Preloads muß daher mehr Volumen zugeführt werden.

Persistierende Temperaturerhöhungen

Temperaturerhöhungen, die über mehrere Tage persistieren, sind abklärungsbedürftig. Hauptursachen postoperativ anhaltenden Fiebers bei kardiochirurgischen Patienten sind Pneumonien, Harnwegsinfekte, Wundinfekte sowie Endokarditiden. An letzteres ist insbesondere bei Patienten nach Herzklappenersatz zu denken. Folgende Maßnahmen sind einzuleiten:
- Körperliche Untersuchung, Anlegen von Blut-, Urin- und Sputumkulturen, Thoraxröntgenaufnahme.
- Wechsel aller länger als 3 Tage liegenden ZVK, einschließlich bakteriologischer Untersuchung der Katheterspitzen. Persistiert das Fieber unter Antibiotikatherapie, sollten nach Ausschluß anderer Ursachen alle Zugänge (unabhängig von ihrer Verweildauer) sofort gewechselt werden.
- Ggf. Antibiotikatherapie von Pneumonien oder Harnwegsinfekten.
- Ausschluß einer Endokarditis: Liegt nach Implantation einer Herzklappe oder anderen Fremdmaterials (z. B. Patches) eine Endokarditis vor, muß

von einer Infektion der Prothese ausgegangen werden. Dabei handelt es sich um eine überaus ernste Komplikation, die Mortalität ist entsprechend hoch.

Die Diagnose Endokarditis ist bei Fieber und Auftreten neuer Herzgeräusche in Betracht zu ziehen; bei positiven Blutkulturen muß sie als gesichert angesehen werden.

Die Therapie der häufigsten Form der Endokarditis, der Herzklappenendokarditis, ist entweder medikamentös oder chirurgisch: Bei nachgewiesener bakterieller Infektion besteht die medikamentöse Therapie in der intravenösen Verabreichung eines bakteriziden Antibiotikums über eine Dauer von zumindest 6 Wochen. Die chirurgische Sanierung des Infektionsherdes mit Entfernung der Herzklappe ist unter folgenden Umständen angezeigt:
- Nachweis hämodynamischer Störungen, die auf eine Klappendysfunktion zurückzuführen sind,
- massive Infektionen (z. B. Abszedierungen an der Prothese),
- Auftreten von Reizleitungsstörungen,
- persistierende Bakteriämie trotz Antibiotikatherapie,
- rezidivierendes Fieber,
- Nachweis spezifischer Keime (z. B. Staphylococcus aureus oder Pilze),
- infizierte Herzklappe als Herd systemischer septischer Emboli.
- Ausschluß von Wundinfektionen
  a) Oberflächliche oder subkutane Infektionen: Oberflächliche Wundinfektionen können sowohl im Bereich der Thorakotomie als auch am Bein (*nach Entnahme von Venen für einen koronaren Bypass) auftreten. An der Brust zeigt sich die Infektion durch eine lokale Entzündungsreaktion und eine blutigseriöse oder putride Sekretion; das Sternum ist typischerweise nicht betroffen. Die Therapie besteht in der Entfernung der Hautfäden, Eröffnung und Drainage der Wunde sowie täglichem Verbandswechsel. Das Drainagesekret wird bakteriologisch untersucht. Bei einer sich ausbreitenden Zellulitis wird mit einer Antibiotikatherapie begonnen.
  b) Tiefe Wundinfektionen: Tiefe Infektionen greifen auch auf das Sternum und Mediastinum über. Klinisch ist von einer tiefen Infektion auszugehen, wenn ein Patient mit Fieber, Schüttelfrost und allgemeinem Unwohlsein ein instabiles Sternum entwickelt. Perikardreiben muß nicht nachzuweisen sein. In der Thoraxröntgenaufnahme zeigt sich oft ein Luftstreifen vor und hinter dem Sternum. Die Behandlung sollte folgende Maßnahmen umfassen:
- Operative Revision des Mediastinums mit Wunddebridement und Spülung.
- Lavage des Substernalraums: Nach Verschluß des Sternums wird für eine Dauer von 1 – 3 Wochen mit 5%iger Jodlösung gespült.
- Neueren Untersuchungen zufolge können sehr gute Ergebnisse auch mit einer offenen Wundbehandlung erzielt werden: Nach der initialen Wundinzision und Drainage mit täglichem Verbandswechsel kann das Mediastinum sekundär mit einem Muskellappen oder durch Omentum abgedeckt werden. Mit dieser Methode konnten die Ergebnisse in der

Behandlung der Mediastinitis erheblich verbessert werden, die Überlebensrate wird mit bis zu 80% angegeben. Die offene Behandlung einer Sternal- und Mediastinalinfektion ist somit als Methode erster Wahl anzusehen.

Das Postperikardiotomiesyndrom

Beim Postperikardiotomiesyndrom handelt es sich um eine Entzündung des Perikards, die gewöhnlich in der 2. bis 3. postoperativen Woche auftritt. Vermutlich liegt ihr ein viral induzierter Autoimmunprozeß zugrunde. Klinisch äußert sich das Syndrom mit pleuritischem Brustschmerz, subfebrilen Temperaturen, allgemeinem Unwohlsein und pleuroperikardialen Reibegeräuschen. Laborchemisch findet sich eine Leukozytose und beschleunigte Blutsenkungsgeschwindigkeit. Behandelt wird sowohl mit Steroiden (Prednison p.o.) als auch nichtsteroidalen Antiphlogistika (z. B. Aspirin oder Indomethazin). Vor Einleitung der Antiphlogistikatherapie müssen andere Infektionen ausgeschlossen werden. Perikardergüsse können eine ernsthafte Komplikation des Postperikardiotomiesyndroms darstellen und bedürfen einer spezifischen Therapie (s. S. 104 ff.).

Lungenembolie

Die Gefahr einer Pulmonalarterienembolie ist bei kardiochirurgischen Patienten erhöht; neben der postoperativen Immobilisierung ist die zugrundeliegende Herzerkrankung (* verminderte vis a tergo) ein zusätzlicher Risikofaktor. Darüber hinaus ist die Inzidenz postoperativer Phlebitiden bei kardiochirurgischen Patienten nach Entfernung der V. saphena magna erhöht (näheres zur Prophylaxe und Therapie der Lungenembolie s. S. 162 f.).

Nierenversagen

Faktoren, die die Urinproduktion bestimmen, sind HZV, Blutvolumen bzw. Hydrierungszustand und die Funktion der Nieren. Kritische Verhältnisse bestehen v.a. bei Patienten mit kardiopulmonalem Bypass in der unmittelbar postoperativen Phase aufgrund der oft erheblichen Volumenverschiebungen ins Interstitium. Während das akute Nierenversagen nach kardiochirurgischen Eingriffen heute eher selten ist (1 – 2%), kommen Oligurien häufig vor (10 – 20%). Bei rückläufiger Diurese müssen HZV und Füllungsdrücke optimal eingestellt werden. Erniedrigte intravasale Füllungsdrücke erfordern eine Volumentherapie, selbst wenn eine extravasale Hypervolämie vorliegen sollte. Bei Patienten mit adäquaten Füllungsdrücken kann eine Verbesserung von HZV und Urinausscheidung durch die Einstellung von Herzfrequenz und -rhythmus, oder durch eine entsprechende Afterloadtherapie oder Dopamingabe ($2-3$ µg/kgKG/min) erzielt werden. Bestand präoperativ eine arterielle Hypertonie, muß auch postoperativ ein hoher arterieller Mitteldruck zur Aufrechterhaltung der Nierenfunktion gewährleistet sein (näheres zur Therapie des Nierenversagens s. Kap. 5).

Spezielle Aspekte des perioperativen Managements bei kardiochirurgischen Eingriffen

Koronararterienbypass
(engl.: „coronary artery bypass graftling" = CABG)

Die koronare Bypassoperation ist in den meisten chirurgischen Zentren der am häufigsten durchgeführte kardiochirurgische Eingriff. Die Mortalität beträgt unter elektiven Bedingungen weniger als 1%. In den USA werden jährlich ca. 250000 koronare Bypassoperationen durchgeführt. Eine Indikation zur Bypassoperation besteht prinzipiell bei einer nicht medikamentös zu kontrollierenden Ruheangina, bei instabiler Angina pectoris, bei einer koronaren Dreigefäßerkrankung oder wenn der Hauptast der linken Koronararterie betroffen ist.

Perioperativ werden oft Herzrhythmusstörungen beobachtet (zur Therapie s. S. 56 ff.).

Zu Myokardinfarkten kommt es perioperativ in $2-5\%$ der Fälle. Betroffen sind i. allg. kleinere Areale; die Infarkte verursachen Hypotonien und Reizleitungsstörungen, selten schwere myokardiale Funktionsstörungen.

Kontrovers diskutiert werden die EKG-Befunde. Diagnostisch richtungsweisend sind neu auftretende Q-Zacken sowie der Verlust der R-Zacken-Progression in den präkardialen Ableitungen. Nur eingeschränkt zu verwerten sind die Herzenzyme; infolge des Operationstraumas sind sie auch bei Patienten ohne Myokardinfarkt erhöht. Erst bei einer LDH-Erhöhung >500 U/l oder einer CPK >850 U/l mit einer CPK-MB $\geq 5\%$ kann von einem akuten Infarktgeschehen ausgegangen werden.

Die Therapie des Myokardinfarktes wurde auf S. 45 ff. besprochen, postoperative Myokardinfarkte verursachen oft Störungen der ventrikulären Funktion, die den Einsatz inotroper Substanzen notwendig machen. Gewöhnlich sind die Störungen nicht ernsthaft; das postoperative Management unterscheidet sich nicht wesentlich von dem anderer Patienten nach koronarer Bypassoperation. Vorrangig ist prinzipiell die Prävention von Infarkten. Schon intraoperativ müssen technische Fehler, Blutdruckschwankungen und hypoxische Zustände vermieden werden.

Andere Komplikationen nach CABG sind Blutungen, eine Herztamponade, hypo- und hypertonische Krisen, respiratorische Störungen, Nierenversagen und das Postperikardiotomiesyndrom.

Thoraxdrainagen sollten entfernt werden, wenn sie weniger als 30 ml/h fördern. Nach Operationen, bei denen die A. mammaria interna als Bypass benutzt wurde, werden die Thorax- und Mediastinaldrainagen i. allg. bis zum Morgen des 2. postoperativen Tages belassen.

Zu diagnostischen und therapeutischen Zwecken intraoperativ eingebrachte epikardiale Schrittmacherelektroden sollten am 5. postoperativen Tag entfernt werden, es sei denn, sie werden für weitere elektrophysiologische Untersuchungen oder zur Therapie von persistierenden Herzrhythmusstörungen benötigt.

Zu den Spätkomplikationen nach CABG gehören Infektionen (z. B. im Bereich der Beininzision oder Sternotomie), das Postperikardiotomiesyndrom, Thrombophlebitiden und persistierende Beinödeme. Besorgniserregend sind nach freien Intervallen auftretende Brustschmerzen und wiederkehrende pektanginöse Beschwerden. Sie müssen diagnostisch abgeklärt werden (EKG, Thoraxröntgenaufnahme, Astrup, Elektrolyte). Eine postoperative Angina kann durch einen Bypassverschluß verursacht sein; in diesem Fall ist eine neuerliche Herzkatheteruntersuchung indiziert.

Herzklappenersatz

Zum Herzklappenersatz finden verschiedene Typen von Prothesen Verwendung; hauptsächlich handelt es sich dabei um heterologe (z. B. Schweineherzklappen) und homologe Klappen und mechanische Prothesen. Aufgrund der beschleunigten strukturellen Umbauprozesse ist der perikardiale Klappenersatz heute nicht mehr Methode der Wahl. Als Alternative zum ablativen Vorgehen werden neuerdings v. a. bei der Mitralklappe vermehrt reparative Operationen vorgenommen. Als typische Komplikationen nach Herzklappenoperationen treten auf:

- Zerebrale Komplikationen: Sie werden durch verschiedene Faktoren begünstigt; z. B. eine erhöhte Inzidenz an Embolisationen. Diese sind auf mechanischen Manipulationen (Débridement) an kalzifizierten Klappen oder auf Luft, die intraoperativ in den linken Ventrikel und die Aorta gerät, zurückzuführen. Sobald der Patient nach der Operation das Bewußtsein wiedererlangt, ist daher eine vollständige neurologische Untersuchung notwendig. Bei neurologischen Defiziten sollte unverzüglich ein neurologisches Konsil eingeholt und ggf. ein EEG und CCT durchgeführt werden.
- Blutungen: Bei Patienten mit mechanischen Prothesen werden postoperativ Antikoagulanzien verabreicht. In der Regel wird nach der Entfernung aller intrakardialen Katheter und Elektroden mit der Antikoagulationstherapie begonnen; der Zeitpunkt, zu dem Antikoagulanzien erstmals verabreicht werden, variiert dabei von Klinik zu Klinik. Initial wird vielerorts Warfarin

appliziert, wobei die Prothrombinzeit (Quick) kontrolliert und bei einem 1,5- bis 2fach über der Norm liegenden Wert eingestellt wird. Nicht indiziert ist die Antikoagulation bei Patienten mit Klappen aus hetero- oder homologem Gewebe – es sei denn, es liegt ein VHF vor. Diese Patienten erhalten meist Aspirin und/oder Dipyridamol.

Blutungskomplikationen unter Antikoagulationstherapie sind häufig; die Patienten müssen sich daher in regelmäßigen Abständen Kontrolluntersuchungen unterziehen.

– Herzrhythmusstörungen (Therapie s. S. 61 ff.): Patienten mit Herzklappenoperationen haben ein vergleichsweise (z. B. gegenüber Patienten mit CABP) erhöhtes Risiko, temporäre oder permanente Erregungsleitungsblocks zu entwickeln. Perioperativ können diese Überleitungsstörungen mit Hilfe der epikardialen Schrittmacherelektroden kupiert werden.
– Hypertonische Blutdruckkrisen stellen nach Herzklappenoperationen ebenfalls ein Problem dar. Der Blutdruck muß permanent kontrolliert werden, um die Blutungsgefahr, v. a. im Bereich der Aortennaht, so gering wie möglich zu halten. Für die Therapie der postoperativen Hypertonie ist Natrium-Nitroprussid Mittel der Wahl (s. S. 55).
– Herzinsuffizienz: Patienten mit Mitralvitium sind in der postoperativen Überwachung besonders anspruchsvoll; oft liegt schon präoperativ eine pulmonale Hypertonie oder linksventrikuläre Störung vor; nicht selten entwickelt sich eine manifeste Stauungsinsuffizienz. Postoperativ benötigen diese Patienten oft tagelang positiv inotrope Medikamente zur Unterstützung der Herzfunktion.

Um ein adäquates HZV zu erreichen, müssen der ventrikuläre Füllungsdruck hoch und das Afterload niedrig eingestellt werden. Zur Ausscheidung des rückresorbierten extravaskulären Volumens ist außerdem von Anfang an für eine gute Diurese zu sorgen.
– Klappenfunktionsstörungen: Die Druckkurve des rechten Vorhofs und der Wedgedruck geben Hinweise auf postoperative Klappenfunktionsstörungen. Bei einer Mitralinsuffizienz zeigt sich eine hohe V-artige Welle. Verifiziert werden können solche Dysfunktionen am besten echokardiographisch.

Operation eines Aneurysma dissecans der Aorta thoracica

Die prä- und postoperative Überwachung von Patienten mit (traumatischem oder atherosklerotischem) thorakalen Aortenaneurysmen ist essentiell. Gleich bei der Aufnahme auf die Intensivstation müssen Anamnese und Befund genau erhoben werden. Zur körperlichen Untersuchung gehört die Auskultation von Herz und Lunge, die Untersuchung des Abdomens sowie das Erheben des Neuro- und Pulsstatus.

Die Indikation zur Operation dissezierender Aneurysmen ist dringlich bei:
– Aneurysmen des Typs A (DeBakey-Typ 1 und 2) mit proximaler Dissektion,

- progredienter Verschlechterung vitaler Funktionen,
- drohender Ruptur,
- medikamentös nicht zu kontrollierendem Bluthochdruck,
- persistierenden Schmerzen.

Bei klinisch stabilen Patienten kann eine fragliche Dissektion zunächst diagnostisch abgeklärt werden, als Screeningmethode eignet sich hierzu das CT (mit und ohne Kontrastmittelgabe). Zur Verifikation der Diagnose, Lokalisation des Intimaeinrisses und Feststellung der Ausdehnung der Dissektion ist die Durchführung einer Aortographie angezeigt. Sie ist bei instabilen Patienten Methode der Wahl und sollte präoperativ auch bei den zur elektiven Operation anstehenden Patienten durchgeführt werden.

Die Meinungen bezüglich der Therapie einer Aortendissektion des Typs B (DeBakey-Typ 3) sind widersprüchlich; vielerorts ist die Behandlung konservativ.

Hauptziel der medikamentösen Therapie ist die Kontrolle des arteriellen Hypertonus. Mittel der Wahl ist Nitroprussid (Medikamente zur Afterloadreduktion s. Tabelle 4). Propranolol (4mal 10−40 mg p.o.) wird eingesetzt, um inotrope Effekte und Tachykardien zu kupieren.

Die Operationsindikation bei einer Typ-B-Dissektion ist umstritten; die Operationsmortalität beträgt 10−15%.

Postoperativ muß die Hämodynamik der an der Aorta thoracica operierten Patienten am Monitor überwacht werden. Folgende Komplikationen können auftreten:
- Redissektion: Anzeichen sind die Mediastinalerweiterung (im Thoraxröntgenbild) und/oder die Entwicklung einer Aorteninsuffizienz, ein Myokardinfarkt oder Zeichen einer Perikardtamponade. Eine distale Dissektion kann eine mesenteriale Ischämie oder ein Nierenversagen verursachen.
- Blutungen (Therapie s. S. 83 ff.).
- Rückenmarkischämie: Querschnittslähmungen sind die gefürchtetste Komplikation des Eingriffes an der Aorta thoracica. Sie treten in bis zu 10% der Fälle trotz aller Vorkehrungen auf. Es muß diesbezüglich eine behutsame präoperative Aufklärung erfolgen. Die Inzidenz der Paraplegie steigt rapide, wenn die Aortenabklemmzeit 30 min überschreitet.

Operative Therapie von Herzrhythmusstörungen

Eine detaillierte Beschreibung der chirurgischen Möglichkeiten der Therapie von Herzrhythmusstörungen ist der aktuellen Fachliteratur zu entnehmen. Die meisten Operationen zielen darauf ab, den arrhythmogenen Fokus entweder zu isolieren oder zu exzidieren. Dazu ist ein genaues intraoperatives epi- und/oder endokardiales Mapping der Rhythmusstörung erforderlich.

Postoperativ sollten alle Patienten am EKG-Monitor überwacht werden. Darüber hinaus müssen wiederholte Standard-EKG-Ableitungen erfolgen.

Bevor der Thorax verschlossen wird, werden intraoperativ im Vorhof und Ventrikel epikardial Drahtelektroden implantiert. Diese können postoperativ zu diagnostischen und therapeutischen Zwecken benutzt werden und sollten nicht entfernt werden, bevor alle elektrophysiologischen Untersuchungen abgeschlossen und ausgewertet sind.

Bei den Patienten, die wegen ventrikulärer Tachykardien operiert werden, handelt es sich meist um ältere Menschen mit assoziierter ischämischer Herzerkrankung, linksventrikulären Funktionsstörungen und Aneurysmen. Sie sind Risikopatienten, die postoperativ längere Zeit mit positiv inotropen Medikamenten therapiert und am Monitor überwacht werden müssen.

Patienten, die wegen SVT operiert werden, sind i. d. R. jünger und haben meist keine weiteren Herzerkrankungen.

Insbesondere bei Vorliegen einer sekundären Kardiomyopathie oder wenn die Patienten präoperativ mit Amiodaron therapiert wurden, kann sich postoperativ eine erhebliche Kardiodepression entwickeln. Amiodaron sollte deshalb 6–8 Wochen vor der Operation abgesetzt werden. Patienten, die nach Amiodarontherapie postoperativ kardiale Dysfunktionen zeigen, benötigen oft hoch dosiert Katecholamine (Epinephrin).

Kardiochirurgische Eingriffe bei Kindern

Die Herzoperationen bei Kindern und ihre postoperative Betreuung können hier nicht im Detail dargestellt werden.

Allgemeine Aspekte
- Kinder bedürfen einer äußerst sorgsamen Betreuung, insbesondere die Flüssigkeitsbilanz muß streng überwacht werden.
- Alle Medikamente (z. B. inotrope Substanzen, Antiarrhythmika, Antibiotika, Diuretika) müssen entsprechend dem Körpergewicht (mg/kgKG) dosiert und über kalibrierte Infusionspumpen appliziert werden.
- Die (invasiven) hämodynamischen Messungen entsprechen denen der Erwachsenen. Besondere Sorgfalt ist bei Kindern mit Rechts-links-Shunts und Linksherzkathetern (cave: Luftembolie) nötig.
- Zu achten ist insbesondere auch auf die Menge der Blutentnahmen zu Routinelaboruntersuchungen. Wenn nötig, sollte Blut transfundiert werden.
- Bei respiratorischen Zwischenfällen bedarf es einer schnellen und effektiven Therapie. Bradykardien sind bei Kindern oft Zeichen einer Ventilationsstörung. Bei respiratorischen Störungen muß der Stationsarzt eine Fehllage des Endotrachealtubus, eine Verlegung der Luftwege durch Schleim und einen Pneumothorax ausschließen und darauf achten, daß der Patient nicht gegen das Beatmungsgerät atmet. Die Inzidenz des Pneumothorax ist bei Beatmung mit hohem PEEP besonders hoch. Patienten, die nicht synchron zum Gerät atmen, müssen zur Gewährleistung einer kontrollierten Ventilation ggf. medikamentös paralysiert werden (z. B. Pancuronium 0,04 mg/kgKG).

Tabelle 7.1 Medikamentöse Therapie des Herzversagens bei Kindern

Medikament	i.v.-Bolus/Dosis	Infusion
Atropin	0,2 – 0,6 mg (0,5 – 1,5 ml)	
Epinephrin	0,1 – 1,0 ml (1 : 1000)[a]	0,1 – 1,0 µg/kgKG/min
Isoproterenol	0,05 – 0,1 mg (0,05 – 1 ml)	0,4 – 1,0 µg/kgKG/min
Calcium-Gluconat	10 – 20 mg (0,1 – 0,2 ml)/kgKG	
Bicarbonat	1 ml (1 mEq)/kgKG	
Dextrose (50%)	1 ml/kgKG	
Furosemid	1 mg/kgKG	
Xylocain	1 mg/kgKG	

[a] Intrakardiale Injektion (Kanüle: 20 – 22 gg.).

Tabelle 7.2. Kardioversion (Joules, Gleichstrom)

	Kleinkinder	Schulkinder
Ventrikuläre Tachykardie	5 – 10	10 – 20
Kammerflimmern	50	200

– Bei Herzversagen gelten dieselben Richtlinien wie bei Erwachsenen (Kap. 2), in Tabelle 7 sind Medikamente und Dosierungen aufgeführt, die zur kardiorespiratorischen Reanimation und Stabilisierung von Kindern zum Einsatz kommen.

– Wärmeverluste stellen bei Kindern aufgrund ihrer relativ großen Körperoberfläche ein Problem dar. Auf der Intensivstation sollten stets Wärmedecken für die Kinder bereitliegen.

– Prinzipiell können bei Säuglingen und (Klein-)Kindern dieselben postoperativen Komplikationen wie bei Erwachsenen auftreten (s. S. 82 ff.). Schwierig zu diagnostizieren sind oft Infektionen. Eine Sepsis kann sich in Form von erneut auftretenden Gerinnungsstörungen, Krampfanfällen, einem Ikterus oder durch eine Hypothermie und allgemeine Unruhe bemerkbar machen. Im Zweifelsfall müssen Blut-, Urin- und Sputumkulturen angelegt und alle Katheter gewechselt werden. Falls keine andere Infektionsquelle nachgewiesen werden kann, sollte eine Lumbalpunktion erfolgen.

– Häufig benutzte Medikamente und deren Dosierung bei Kindern sind in Tabelle 8 zusammengestellt.

Tabelle 8. Häufig eingesetzte Medikamente nach kardiochirurgischen Eingriffen bei Kindern (Beispiele)

	Dosis		Intervall
	i.m.	i.v.	
Antibiotika			
Ampicillin	100 – 400 mg/kgKG/Tag	100 – 400 mg/kgKG/Tag	Alle 6 h
Gentamycin	3 – 6 mg/kgKG/Tag	3 – 6 mg/kgKG/Tag	Alle 8 h
Kanamycin	15 mg/kgKG/Tag		Alle 8 h
Penicillin		25000 – 50000 E./kgKG/Tag	Alle 6 h
Antikonvulsiva			
Diphenylhydantoin	5 – 10 mg/kgKG/Tag	5 – 10 mg/kgKG/Tag	Alle 8 h
Phenobarbital	3 – 6 mg/kgKG/Tag		Alle 8 h
Antihypertonika			
Hydralazin	1,7 – 3,5 mg/kgKG/Tag	1,7 – 3,5 mg/kgKG/Tag	Alle 4 – 6 h
Natrium-Nitroprussid		4 – 8 µg/kgKG	min[a]
Antiarrhythmika			
Digoxin		20 µg/kgKG	(Aufsättigungsdosis)
		4 µg/kgKG (Erhaltungsdosis)	Alle 12 h
Lidocain		1 mg/kgKG	(Aufsättigungsdosis)
		10 – 60 µg/kgKG	min[a]
Propranolol		0,1 mg/kgKG	Einzeldosis[b]
Diuretika			
Ethacrylsäure		0,5 – 1,0 mg/kgKG	(Einzeldosis[b])
Furosemid	1 mg/kgKG	1 mg/kgKG	(Einzeldosis[b])
Mannitol		200 mg/kgKG	(Einzeldosis[b])
Vasoaktive Medikamente			
Dobutamin		5 – 15 µg/kgKG	min[a]
Dopamin		5 – 15 µg/kgKG	min[a]
Epinephrin		0,06 – 0,30 µg/kgKG	min[a]
Isoproterenol		0,03 – 0,16 µg/kgKG	min[a]
Norepinephrin		0,02 – 0,20 µg/kgKG	min[a]

Tabelle 8 (Fortsetzung)

	Dosis		Intervall
	i.m.	i.v.	
Narkotika und Sedativa			
Diazepam	0,1 – 0,2 mg/kgKG	0,1 – 0,2 mg/kgKG	Alle 2 – 3 h
Morphinsulfat	0,1 – 0,2 mg/kgKG	0,1 – 0,2 mg/kgKG	Alle 2 – 3 h
Steroide			
Dexamethason		1 mg/kgKG	Einzeldosis[b]
Hydrocortison		50 – 75 mg/kgKG/Tag	Alle 6 h
Sonstige			
Atropin		0,2 – 0,6 mg	Einzeldosis[b]
Calcium-Gluconat		10 – 20 mg/kgKG	Einzeldosis[b]
Natriumbicarbonat		1 ml/kgKG	Einzeldosis[b]
Pancuronium		0,04 mg/kgKG	Einzeldosis[b]

[a] Individuelle Perfusoreinstellung.
[b] Intervall abhängig vom Effekt bzw. vom Bedarf.

Invasive diagnostische und therapeutische Maßnahmen

Katheterisierung des linken Vorhofs

Mittels eines Katheters im linken Vorhof kann der linksventrikuläre Füllungsdruck bestimmt werden. Bei intakter Mitralklappe entspricht der mittlere linke
Vorhofdruck dem linksventrikulären Füllungsdruck. Die direkte Messung ist
insbesondere wegen der Embolisationsgefahr riskant. Über den Linksherzkatheter sollten daher weder routinemäßige Blutabnahmen erfolgen noch Medikamente verabreicht werden. Damit keine Blutgerinnsel oder Luft in den
Kreislauf eingeschwemmt werden, empfiehlt es sich, vor Benutzung des Katheters immer erst zu aspirieren, danach kann mit heparinisierter Kochsalzlösung
vorsichtig gespült werden. Die Druckkurven sollten aufgezeichnet und überwacht werden. Nach Entfernen des Katheters ist eine Röntgenkontrollaufnah-
me des Thorax erforderlich; selten kommt es beim Ziehen des Katheters zu Gefäßverletzungen.

Perikardpunktion (Perikardiozentese)

Die Punktion von Flüssigkeit oder Luft aus dem Herzbeutel wird aus diagnostischen Gründen, zur Abklärung einer Erhöhung des venösen Füllungsdruckes oder zur Entlastung einer Perikardtamponade (synonym: Herztamponade) vorgenommen. Die Methode ist bei kunstgerechter Ausführung oft lebensrettend, bei mangelnder Technik aber lebensgefährlich. Daher müssen sowohl die Indikation als auch die technischen Voraussetzungen zur Durchführung der Perikardiozentese stimmen.

Exkurs: Perikarderguß

Ursachen

Als Ursache einer Perikardergusses kommen differentialdiagnostisch folgende
Erkrankungen in Betracht: Perikarditiden (viraler oder bakterieller Genese),
kongestive Herzfehler (Stauungsinsuffizienz), ein dissezierendes thorakales
Aortenaneurysma, Neoplasmen, Erkrankungen des rheumatischen Formen-
kreises und Kollagenosen (z. B. systemischer Lupus erythematodes), ein Myx-
ödem oder medikamentös (z. B. durch Procainamid) induzierte Koagulopathien. Außerdem kann die Flüssigkeitsansammlung im Perikard Folge eines
Myokardinfarktes oder Zustand nach Radiatio, Hämodialyse, Trauma, Reanimation oder einer transthorakalen oder anderen invasiven diagnostischen
Intervention im Bereich des Herzens (z. B. Herzkatheteruntersuchung) sein.

Hämodynamische Auswirkungen

Die hämodynamischen Auswirkungen einer Flüssigkeitsansammlung im Perikard werden von folgenden Faktoren bestimmt:
- Menge der Perikardflüssigkeit (schon 20 ml können kardiovaskuläre Funktionen beeinträchtigen),
- zeitliche Abfolge („Nachlaufen") der Perikardergüsse,
- Compliance des Herzbeutels,
- Funktionszustand des linken Ventrikels.

Anmerkung: Inwieweit es zu hämodynamisch wirksamen Störungen bzw. Symptomen kommt, hängt außer von den genannten Faktoren auch von der Ursache des Perikardergusses ab.

Eine Perikard- oder Herz(beutel)tamponade entsteht, wenn infolge der Ansammlung von Flüssigkeit im Perikardium (Herzbeutel) der perikardiale Druck die diastolische Füllung des linken Ventrikels beeinträchtigt.

Eine Herztamponade liegt vor, wenn es zum Ausgleich von Herzbeutel- und diastolischem Kammerdruck kommt. Die Folgen sind:
- Anstieg des ZVD mit Einflußstauung,
- Reduktion des Schlagvolumens,
- reflektorische Tachykardie,
- Erhöhung des systemischen Gefäßwiderstandes,
- Vasokonstriktion,
- Hypotonie,
- Senkung des koronaren Perfusionsdruckes.

Symptome und klinische Befunde

Die typischen klinischen Zeichen eines zunehmenden Perikardergusses sind: Tachykardie, Erniedrigung des systemischen (systolischen) Blutdruckes, Zunahme des ZVD, Dämpfung der Herztöne, Pulsus paradoxus, Abnahme der Urinausscheidung, allgemeine Kreislaufdepression. Die Herztamponade präsentiert sich in ihrer klassischen Form mit der Beckschen Trias: Hypotonie, erhöhter zentralvenöser Druck, abgeschwächte Herztöne. Es droht in diesem Fall ein akutes Herzversagen (kardiogener Schock).

Bei Vorliegen der oben genannten Befundkonstellation ist die Diagnose in der Regel einfach zu stellen, ein diskreter bzw. langsam zunehmender Perikarderguß kann dagegen recht schwierig zu diagnostizieren sein. Sorgfältige wiederholte körperliche Untersuchungen mit Puls- und Blutdruckmessung, Auskultation des Herzens und Bestimmung des ZVDs sind daher unerläßlich. Richtungsweisend für die Diagnose sind v. a. folgende Befunde:

Erhöhung des ZVD: Bei Verdacht auf bzw. Vorliegen einer Herztamponade ist der ZVD i. d. R. erhöht, seine Messung ist in jedem Fall erforderlich, um die Diagnose sicher stellen zu können.

Pulsus paradoxus: Als Pulsus paradoxus definiert wird eine inspiratorische Abnahme der Pulsdruckamplitude um >10 mmHg. Bei Vorliegen einer Herztamponade kann die Pulskurve um 20–30 mmHg fallen. Pulsus paradoxus kann bei obstruktiven Lungenerkrankungen, Lungenembolie, Hypovolämie oder künstlicher Beatmung vorkommen. Unter folgenden Umständen kann er bei Vorliegen einer Herztamponade fehlen: Hypotonie, Vorhofseptumdefekt oder Aorteninsuffizienz.

Weiterführende Diagnostik

EKG

Folgende EKG-Veränderungen können auf eine Herztamponade hinweisen: Veränderungen der ST-Strecke, Niedervoltage, QRS- und T-Wellen-Inversionen.

Röntgendiagnostik

In der Thoraxröntgenaufnahme läßt sich die Herzsilhouette beurteilen. Bei akuter Herztamponade kann die Herzfigur normal groß bleiben, der chronische Perikarderguß zeigt sich dagegen typischerweise als eine „bocksbeutelartige" Vergrößerung der Herzfigur. Eine Vergrößerung der Herzsilhouette kann, muß aber nicht auf einen Perikarderguß zurückzuführen sein. Eine akute Dekompensation einer bestehenden Herzinsuffizienz muß zunächst ausgeschlossen werden. Bei nachgewiesener Tamponade dient die Röntgenaufnahme des Thorax auch zum Ausschluß von Luft im Herzbeutel (Pneumoperikard).

Pulmonalarteriendruckmessung

Sofern zeitlich möglich, sollte ein PA-Katheter zur genauen Bestimmung des ZVD, des rechtsventrikulären Druckes, des Pulmonalarteriendruckes und des pulmonalkapillären Verschlußdruckes gelegt werden. Nützlich ist dies insbesondere zur Verlaufsbeobachtung von Patienten, die langsam einen Perikarderguß entwickeln. Im Akutfall reicht die Zeit oft nicht, einen zentralen Weg zu legen, zudem ist die einmalige Messung des ZVD auch nur von untergeordneter diagnostischer Bedeutung.

Echokardiographie

Die sonographische Untersuchung nimmt heute in der Diagnostik der Herztamponade die erste Stellung ein. Die echokardiographischen Kriterien der Herztamponade sind der Kollaps des rechten Vorhofs und der rechten Kammer in der Diastole. Genutzt wird die Echokardiographie auch zur postoperativen Überwachung von kardiochirurgischen Patienten, bei denen lokalisierte Flüssigkeitsansammlungen auftreten, welche eine umschriebene Perikardtamponade verursachen können.

Durchführung der Perikardpunktion

Anmerkung zur Indikationsstellung: Die Beurteilung des klinischen Bildes beinhaltet die Entscheidung, ob bei einem Patienten entweder eine elektive oder eine notfallmäßige Perikardpunktion vorgenommen werden muß. Alternativ kommt die subxiphoidale Perikardfensterung und die elektive oder notfallmäßige Thorakotomie in Betracht. Die Entscheidung muß im Einzelfall vom klinischen Befund abhängig gemacht werden. Das Prinzip der Perikardiozentese besteht darin, Flüssigkeit aus dem Herzbeutel abzuziehen, was sich positiv auf die hämodynamische Funktion des Herzens auswirkt. Im Notfall gelingt es, durch eine Perikardpunktion Zeit zur Vorbereitung einer definitiven Operation zu gewinnen.

Vorbereitung: Als mögliche iatrogene Komplikationen einer Perikardpunktion in Betracht gezogen werden müssen Kammerflimmern, kardiale Blutungen, Hypotonie und Herzversagen. Von einer Perikardpunktion ist ein venöser Zugang zu legen, das EKG wird am Monitor überwacht und ein Defibrillator bereitgestellt.

Procedere: Die Perikardpunktion wird nach der sog. „Regel 45" durchgeführt: Der Oberkörper des Patienten wird in einem Winkel von 45° gelagert. Die Haut in der Umgebung des Xiphoids wird mit Jodlösung abgewaschen und das Areal im Bereich des Sternums mit 1%igem Lidocain infiltriert. Paraxiphoidal wird die Nadel (16 oder 18 gg.) mit einem Einstichwinkel von 45° zur Körperoberfläche und in 45° zur linken Schulter langsam, unter ständiger Aspiration, vorgeschoben, bis Perikardflüssigkeit gefördert wird.

EKG-Monitoring: Mittels einer Alligatorklemme wird am Schaft der Punktionsnadel eine EKG-Elektrode befestigt. Beim Vorschieben der Kanüle zeigt sich am Monitor eine ST-Hebung, sobald die Spitze der Nadel das Epikard berührt. Dann braucht die Nadel nur noch etwas zurückgezogen werden, um im Perikardium zu liegen zu kommen. ST-Hebungen zeigen die Penetration des Epikards im Ventrikel, PR-Segmenthebungen die im Vorhof an.

Eine andere Möglichkeit, eine Ventrikelverletzung zu verhindern, ist, die Perikardpunktion unter sonographischer Kontrolle durchzuführen; die Punktionsnadel und der interperikardiale Raum sind im Ultraschall sichtbar.

Untersuchung des Aspirates

Die Perikardflüssigkeit wird auf Zellen (Zahl und Differenzierung), Hämatokrit, Bakterien (Kultur), Glukose, Proteine und pH untersucht. Darüber hinaus wird beobachtet, ob ein blutig-seröses Punktat gerinnt. Blut aus dem Herzbeutel wird nach einer bestimmten Zeit defibrinieren und bildet daher keine Thromben.

Über die im Herzbeutel liegende Nadel kann in Seldinger-Technik ein Katheter (z. B. sog. „pig-tail") als kontinuierliche Drainage im Herzbeutel plaziert werden.

Intraaortale Ballonpumpe (IABP)

Die Technik der intraaortalen Ballongegenpulsation wurde 1968 eingeführt. Sie stellt das am wenigsten invasive, in der klinischen Anwendung am weitesten verbreitete mechanische Hilfsmittel zur Kreislaufstabilisation dar. Die IABP wurde zuerst bei Patienten im kardiogenen Schock nach akutem Myokardinfarkt eingesetzt, später auch bei kardiochirurgischen Patienten, die postoperativ nicht von der Herz-Lungen-Maschine entwöhnt werden konnten. Der Einsatz der intraaortalen Ballongegenpulsation aus der zuletzt genannten Indikation ist aufgrund der verbesserten Methoden der Kardioprotektion und durch Fortschritte auf dem Gebiet der Pharmakotherapie des Herzens heute rückläufig. Die Zahl präoperativ eingesetzter IABP steigt dagegen. So stellt sich heute vermehrt die Indikation zum Einsatz einer IABP vor koronaren Bypassoperationen v. a. bei instabiler Angina pectoris oder bei progredienter Myokardinfarzierung. Die Eignung der IABP als Gerät zur Unterstützung des linken Ventrikels hat sich in der klinischen Anwendung erwiesen. Gegenpulsation und Pharmakotherapie ergänzen sich; beide können die Gleichung, nach der der myokardiale Sauerstoffverbrauch berechnet wird, positiv beeinflussen. Die Verbesserung der Herzarbeit geht dabei nicht zu Lasten eines erhöhten Sauerstoffverbrauchs.

Indikationen

1) Instabile Angina pectoris

Das Legen einer IABP ist indiziert bei einer Angina pectoris, die trotz intravenöser Applikation von Nitroglycerin, β-Blockern und Kalziumantagonisten, persistiert. Unter intraaortaler Gegenpulsation kann der Patient besser stabilisiert werden; es bleibt Zeit, begleitende medizinische Probleme zu behandeln und die Operation vorzubereiten.

2) Hämodynamische Instabilität

Eine hämodynamische Dekompensation wird gelegentlich bei Angina pectoris, häufiger bei akuten Myokardinfarkten beobachtet. Bei Hypotonie, niedrigem ZVD oder kardiogenem Schock kann ein Patient mit Hilfe der IABP für den Zeitraum bis zur Durchführung einer Thrombolyse, Angioplastie oder Operation stabilisiert werden. Ist der Blutdruckabfall Folge der zur Therapie der Angina pectoris eingesetzten Medikamente (z. B. Nitrate), gelingt es unter Einsatz der IABP (Erhöhung des diastolischen Aortendruckes), die Medikamentendosis beizubehalten oder weiter zu erhöhen.

3) Akuter Koronararterienreverschluß

Insbesondere indiziert ist der Einsatz der IABP bei Patienten mit Verschluß eines koronaren Bypasses. Die IABP steigert den koronaren Perfusionsdruck.

Dies führt zu einer verbesserten Reperfusion des Myokards bzw. Durchblutung des betroffenen Areals über Kollateralgefäße. Somit bleibt mehr Zeit, den Patienten zur elektiven Bypassoperation vorzubereiten.

4) Einsatz der IABP im Rahmen von Herztransplantationen

Die IABP wird auch zur Kreislaufstabilisation von Patienten, die auf eine Herztransplantation warten, eingesetzt. Bei Patienten, die kardial dekompensieren, kann die Ballonpumpe temporär bzw. intermittierend oder so lange eingesetzt werden, bis ein Spenderherz zur Verfügung steht oder sich der Patient an ein anderes Gerät zur Unterstützung des linken Ventrikels gewöhnt hat. Bei Patienten, die zur Transplantation anstehen, ist der Einsatz der IABP auch insofern vorteilhaft, als das Mediastinum nicht verletzt wird. Dadurch wird die Gefahr einer postoperativen Infektion vermindert.

5) Postoperative linksventrikuläre Insuffizienz

Der Einsatz der IABP ist ferner bei Patienten indiziert, die bei der Entwöhnung von der Herz-Lungen-Maschine Zeichen einer linksventrikulären Insuffizienz zeigen. In diesem Fall sollte frühzeitig auf die IABP zurückgegriffen werden. Nicht bewährt hat sich der Versuch, die Patienten durch maximale Dosierung positiv inotroper Medikamente vom extrakorporalen Kreislauf zu entwöhnen. Bis vor kurzem stellte die IABP in dieser Situation die Ultima ratio dar; heute werden bei Patienten, bei denen die IABP insuffizient bleibt, vermehrt andere Geräte zur Unterstützung des linken Ventrikels mit Erfolg eingesetzt.

Klinische Praxis

In einer aktuellen Untersuchung von 1400 Patienten über einen Zeitraum von 2 Jahren zeigte sich, daß der perioperative Einsatz der IABP mit der Schwere der kardialen Störung korreliert. Nur 2% der Patienten, die elektiv einen koronaren Bypass erhielten, benötigten eine IABP. In der Gruppe der Patienten, die wegen einer instabilen Angina pectoris oder eines sich akut vergrößernden Myokardinfarktes notfallmäßig operiert werden mußten, waren es 23 bzw. 42%. 93% der IABP kamen in dem zuletzt genannten Kollektiv, das ungefähr die Hälfte aller Patienten ausmachte, zur Anwendung. Die Patientenkollektive unterschieden sich auch hinsichtlich des Zeitpunktes des Einsatzes der IABP. Bei den elektiven Bypassoperationen wurde die Gegenpulsation immer postoperativ angewandt, wenn die Entwöhnung von der Herz-Lungen-Maschine protrahiert verlief. In der Gruppe der Patienten mit instabiler Angina pectoris wurden 70% der IABP schon präoperativ eingesetzt.

Hämodynamische Aspekte

Der Ballonkatheter wird retrograd in die Aorta descendens eingeführt. Die exakte Lage des Ballons ist unmittelbar distal des Abgangs der A. subclavia sinistra (Abb. 2). Der Ballon wird während der Diastole aufgeblasen und unmittelbar vor Beginn der linksventrikulären Austreibungsphase (* Systole) entblockt. Die Ballonpulsation ist somit gegenüber dem Zyklus der Herzaktion um 180° verschoben (Abb. 3), weshalb man auch von Gegenpulsation spricht. Die Volumenverdrängung bei aufgeblasenem Ballon führt zu einer Erhöhung des diastolischen intraaortalen Druckes (sowohl distal als auch proximal des Ballons), was sich auf den renalen, gastrointestinalen, zerebralen und v. a. koronaren Blutfluß günstig auswirkt. Insbesondere bei Stenosierungen der Koronararterien ist der mittlere diastolische Druck im Bereich des Aortenabgangs die Hauptdeterminante des koronaren Blutflusses. Eine Erhöhung des diastolischen Druckes verbessert daher den myokardialen Blutfluß im koronaren Gefäßbett distal von Stenosen. Außerdem scheint es unter der Gegenpulsation zu einer Erhöhung des Blutflusses in den Kollateralen, die die Areale distal von Koronararterienverschlüssen versorgen, zu kommen. Die schnelle Dekompression des Ballons unmittelbar vor Öffnen der Aortenklappe führt zu einer Verminderung des Aortenvolumens, es kommt zu einem relativen Druckabfall, was die linksventrikuläre Auswurfarbeit erleichtert. Die daraus resultierende Verminderung des linksventrikulären Austreibungsdruckes und des Aortenwandwiderstandes senkt den myokardialen Sauerstoffverbrauch. Auch wenn die genannten Effekte der diastolischen Volumenverdrängung und systolischen Entlastung schwer zu quantifizieren sind, kann von einer Verbesserung der myokardialen Sauerstoffversorgung ausgegangen werden.

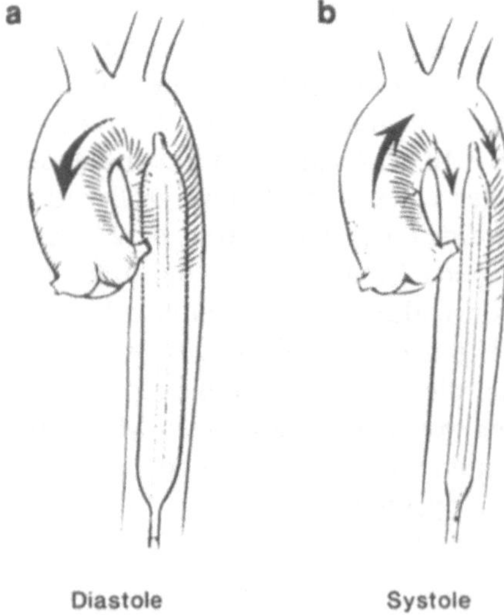

Abb. 2 a, b. Intraaortale Ballongegenpulsation. **a** Diastole: entfalteter Ballon, **b** Systole: entleerter Ballon

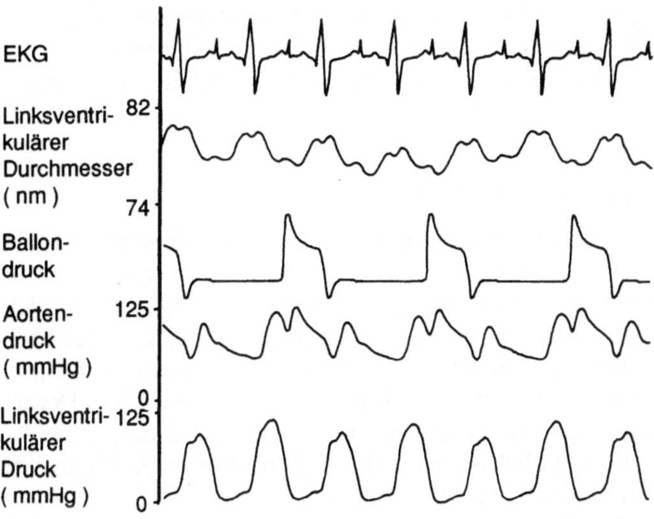

Abb. 3. EKG und Druckkurvenverlauf bei Ballongegenpulsation

Die hämodynamischen Reaktionen auf die Gegenpulsation hängen von den vorbestehenden Störungen ab. Im kardiogenen Schock kommt es generell zu einer Verbesserung der Kreislaufsituation: Aortenwandwiderstand (Impedanz) und ventrikuläre Wandspannung sind vermindert, die myokardiale Funktion wird verbessert, das Schlagvolumen erhöht. Bei instabiler Angina pectoris wird nach Einsatz der IABP oft innerhalb weniger Sekunden ein Nachlassen des Brustschmerzes beschrieben. Besteht keine hämodynamische Instabilität oder linksventrikuläre Insuffizienz, ist von einer IABP dagegen keine Verbesserung des Schlagvolumens zu erwarten.

Insertion

Monitoring

Patienten, denen eine IABP implantiert wird, müssen prinzipiell auf einer Intensivstation überwacht werden, wobei pro Patient eine examinierte Kraft zur Verfügung stehen sollte. EKG und arterieller Blutdruck werden kontinuierlich am Monitor überwacht. Zur Messung der Urinproduktion (stündlich) sollte ein Verweilkatheter gelegt werden. Bei Patienten, die innerhalb der nächsten Stunden operiert werden, ist darüber hinaus kein weiteres invasives Monitoring erforderlich. Dasselbe trifft für Patienten zu, bei denen der Ballonkatheter wegen pektanginöser Schmerzen implantiert wurde, wenn die Beschwerden deutlich rückläufig sind. Bei Patienten dagegen, die hämodynamisch instabil waren und trotz Einsatzes der IABP weiterhin Brustschmerzen angeben, sollte ein PA-Katheter eingeschwemmt werden. HZV, Sauerstoffsättigung des gemischtvenösen Blutes, ZVD und pulmonalkapillärer Verschlußdruck können damit gemessen, ferner die arteriovenöse Sauerstoffdifferenz und der systemische Gefäßwiderstand bestimmt werden. Mit diesen Daten kann die Volumensituation des Patienten optimal eingestellt und die weitere pharmakologische Therapie geplant werden.

Einschwemmen des Katheters

Der Ballon wird (am besten) über ein kurzes Stück einer Kunststoffprothese, die End-zu-Seit an die A. femoralis communis genäht wird, eingeschwemmt. Als Zugang dient eine großzügige Arteriotomie; eine sichere Blutstillung wird erreicht, indem man die Kunststoffprothese nach der Insertion um den Ballonkatheter zuschnürt. Diese Methode ist insbesondere bei Patienten mit peripherer arterieller Verschlußkrankheit (AVK) hilfreich. Derzeit wird die perkutane Insertionstechnik erprobt. Bei Patienten bei denen die A. femoralis communis nicht palpabel ist, wird das Gefäß über einen kleinen Hautschnitt freigelegt und ebenfalls direkt punktiert.

Die A. femoralis communis sollte immer als Zugang verwendet werden; dort ist das Risiko vaskulärer Komplikationen am geringsten. Die Punktion erfolgt direkt unterhalb des Leistenbandes; bei adipösen Patienten müssen Hautfalten nach kranial gezogen werden. Die Leiste wird rasiert, steril abgewaschen und abgedeckt. Die Arterie wird mittels einer Herzkatheternadel (nach Cournand) oder Punktionsnadel eines zentralen Venenkatheterbesteckes von mindestens 16 gg. punktiert. In Seldinger-Technik werden über einen Führungsdraht Katheter zunehmender Größe eingeführt, bis sich der Ballon verschieben läßt. Anschließend werden 5000–10000 I.E. Heparin i.v. appliziert. Von den meisten Herstellern werden vollständig armierte Ballonsysteme geliefert. Falls dies nicht der Fall ist, muß der Ballon vor der Arterienpunktion so aufgedreht werden, daß er sich beim Einführen nicht entfalten kann. Alternativ kann er über einen Führungskatheter vorgeschoben werden, wobei das Lumen des Ballonkatheters abgeklemmt sein muß.

Der Ballon sollte zur Bestimmung der Insertionslänge vor der Implantation auf die Brust gelegt werden; als Markierungen können die Winkelmaße nach Louis herangezogen werden. Sofern keine Röntgendurchleuchtung zur Verfügung steht, sollten Ballons mit zentralem Lumen, die über einen Führungsdraht vorgeschoben werden können, verwendet werden. Nach ordnungsgemäßer Insertion werden sowohl der Ballon- als auch der äußere Katheter an der Haut festgenäht. Die peripheren Pulse distal der Punktionsstelle der A. femoralis communis müssen vor und nach Insertion des Katheters überprüft werden.

Die Lage des Ballons wird unmittelbar nach der Insertion röntgenologisch überprüft (Thoraxröntgenbild, transportables Gerät).

Der Patient bleibt bis unmittelbar vor der Operation bzw. vor Entfernen des Ballonkatheters heparinisiert. Postoperativ braucht die Heparinisierung nicht fortgesetzt zu werden.

Unmittelbar vor Insertion des Ballonkatheters erfolgt die (prophylaktische) Gabe eines Breitbandantibiotikums (in der Regel ein Cephalosporin). Sie wird fortgesetzt, bis der Katheter entfernt ist.

Steuerung der Gegenpulsation

Der Algorithmus, durch den die In- und Deflation des Ballons gesteuert wird, kommt durch die Impulse der EKG- oder arteriellen Blutdruckableitung zustande. Der Zeitpunkt der Inflation des Ballons wird anhand zuvor registrierter Herzzyklen errechnet. Analysiert werden die aktuellen Herzschlagintervalle, die Dauer der Herzaktion, die Dauer der Austreibungsphase und bestimmte Zeitpunkte im Verlauf der Herzaktion, wie z. B. der Aufstrich der R-Welle.

Initial gibt man eine bestimmte Pulsationsfolge vor, im weiteren Verlauf werden die Impulse durch die aktuellen Pulswellenaufzeichnungen gesteuert. Durch Einführung von Ballonkathetern mit einem separaten Lumen zur Messung des zentralen arteriellen Pulses konnte die Genauigkeit des Zeitpunktes der Balloninflation erheblich verbessert werden. Im allgemeinen gelingt die Einstellung der Ballonpulsation am schnellsten, wenn man einen 1 : 2-Modus (* 1 Ballonpulsation nach jeder 2. Herzaktion) vorgibt. Gewöhnlich erfolgt die Inflation des Ballons so, daß der diastolische Aufstrich des durch die Gegenpulsation erhöhten Aortenpulses mit dem Einschnitt der dikroten Pulswelle zusammenfällt. Das Ablassen des Ballons wird so gesteuert, daß der Aortendruck am Ende der Diastole maximal abfällt. Dazu muß die Deflation vor der R-Welle beginnen und noch vor Beginn der Ventrikelejektion abgeschlossen sein (Abb. 4a).

Da die Füllung des Ballons anhand der zuvor registrierten Herzaktionen gesteuert wird, setzt das so determinierte Timing einen stabilen Herzrhythmus voraus. Bei Arrhythmien ist es schwierig, eine zeitlich abgestimmte Gegenpulsation einzustellen.

Während der ventrikulären Austreibungsphase verhindern Sicherheitsmechanismen die Inflation des Ballons. Neuere Untersuchungen belegen, daß die Steuerung der Gegenpulsation mittels „Real-time-Analyse" elektromechanischen Impulsen (der herkömmlichen EKG- oder Pulssteuerung) überlegen ist.

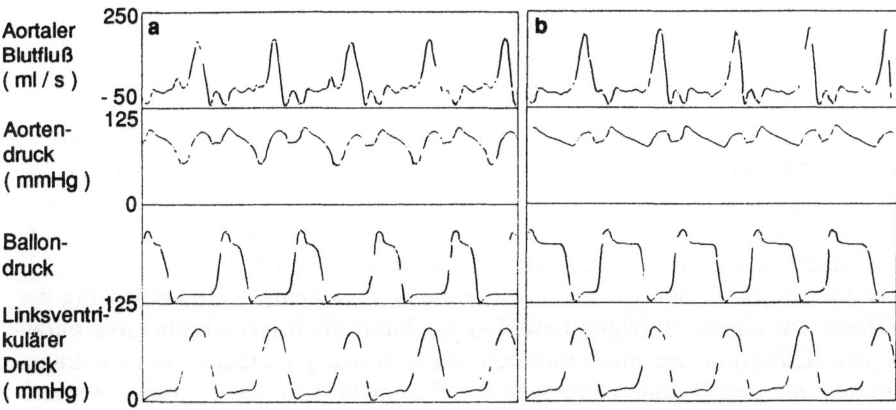

Abb. 4a, b. Druckkurvenverlauf: **a** bei EKG-Steuerung, druckwellengesteuert; **b** R-Zacken-gesteuert (real time control)

Das Timing der Gegenpulsation erfolgt dabei „on-line" für jeden einzelnen Herzschlag; es wird durch bestimmte Herzaktionen gesteuert; so wird z. B. die Ballondeflation durch die R-Welle getriggert (Abb. 4b). Die Gegenpulsation wird somit nicht durch Arrhythmien kompromittiert. Obwohl nach dieser Methode die Deflation etwas verzögert erfolgt, werden Schlagvolumen und Ejektionsdruck nicht wesentlich beeinflußt, der hämodynamische Effekt ist allenfalls positiv. Die heute angebotenen Ballonpumpen verfügen über einen Modul zur Real-time-control, entweder als primäres Steuersystem oder (bei Arrhythmien) fakultativ zuschaltbarer Modus.

Störungen und Fehlerquellensuche („trouble-shooting")

Da die konstante, zeitlich akkurate Gegenpulsation für die Patienten mit IABP lebenswichtig ist, müssen Störungen der Pumpfunktion sofort analysiert und beseitigt werden.

Häufigste Ursache einer Unterbrechung der Pumpfunktion ist der Verlust eines adäquaten EKG-Signals. Dies kann durch Wechseln der Ableitungen, Erneuerung der Elektrodenkleber, Entfernen von elektrischen Geräten, die mit dem EKG interferieren, oder durch Umschalten des Triggermodus vom EKG auf die arterielle Blutdruckschreibung korrigiert werden.

Interferenzen mit einem sequentiellen AV-Schrittmacher treten gewöhnlich nicht auf, wenn das Vorhofsignal niedrig eingestellt ist.

Der ungehinderte Luftfluß im Ballon muß gewährleistet sein. Die Gasflaschen müssen rechtzeitig aufgefüllt und Knicke im Schlauchsystem vermieden werden. Eine Undichtigkeit des Ballons tritt allenfalls nach längerem Gebrauch auf; nicht selten wird der Ballon aber bei der Insertion beschädigt. Ein undichter Ballon muß entfernt werden. Wenn nötig, wird ein neuer Ballon eingeschwemmt. Ist die Ursache einer Störung nicht zu identifizieren, sollte kurzerhand eine andere Pumpe ausprobiert werden.

Entwöhnung von der IABP („weaning")

Der Ballon wird in der Regel entfernt, nachdem eine schrittweise Reduktion der Gegenpulsation stattgefunden hat. Dazu wird gewöhnlich die Anzahl der durch Gegenpulsation unterstützten Herzaktionen über einen Zeitraum von mehreren Stunden langsam reduziert. Alternativ kann das Volumen, mit dem der Ballon aufgeblasen wird, schrittweise vermindert werden.

Zum Zeitpunkt des Weanings sollte die medikamentöse Unterstützung des Herzens auf einem niedrigen Level liegen, damit die Pharmakotherapie parallel zur Reduktion der mechanischen Unterstützung gesteigert werden kann. Ein über mehrere Stunden konstant ausreichendes HZV sowie adäquate arterielle Blut- und ventrikuläre Füllungsdrücke zeigen an, ob sich das Herz so weit erholt hat, daß es den Kreislauf aufrechterhalten kann.

Entfernen der Ballonpumpe

Bevor der Ballonkatheter gezogen werden kann, müssen Thrombozytenzahl und Gerinnungsfaktoren im Normbereich liegen. Die intravenöse Applikation von Heparin wird ggf. einige Stunden, bevor der Katheter entfernt werden soll, abgesetzt. Unmittelbar bevor der Ballon entfernt wird, werden nochmals die arteriellen Pulse überprüft.

Ballons, die über eine Kunststoffprothese an der A. femoralis communis verlegt sind, werden unter direkter Sicht gezogen. Nach Entfernen des Katheters wird die Prothese abgeklemmt und zugenäht, aber nicht vollständig entfernt.

Perkutan inserierte Katheter werden so weit zurückgezogen, bis der Ballon am Einführungsstück zu liegen kommt. Hülle und Katheter werden dann gleichzeitig entfernt. Durch manuelle Kompression wird die Arterie distal der Punktionsstelle komprimiert. Über die Arteriotomie läßt man es dagegen für die Dauer einiger Herzaktionen frei bluten, damit Koagel herausgespült werden und nicht periphere Gefäßabschnitte verlegen. Erst dann wird die Arteriotomiestelle komprimiert. Die Fußpulse werden wiederholt geprüft. Die Kompression sollte so dosiert sein, daß die Pulse gerade noch palpabel bzw. Doppler-sonographisch nachweisbar sind. Die Kompression muß initial für 30 min ausgeübt werden; steht die Blutung anschließend nicht, wird für weitere 30 min gedrückt. Blutet es nach 1 h Kompression weiter, ist in der Regel die Naht der Arteriotomie erforderlich. Steht die Blutung unter Kompression, wird ein Sandsack auf die Punktionsstelle gelegt; der Patient muß für 12 h mit gestreckten Beinen flach liegen bleiben. In dieser Zeit müssen die peripheren Pulse in regelmäßigen Abständen überprüft werden.

Komplikationen

Komplikationen im Zusammenhang mit der Insertion eines Ballonkatheters treten bei 10–15% der Patienten auf. Am häufigsten sind Ischämien der unteren Extremität, die in 50% der Fälle transient sind, d. h. sie bilden sich nach Entfernen des Ballons zurück. Bei persistierender Ischämie können Thromb- bzw. Embolektomien, eine Naht der verletzten Arterie oder gefäßchirurgische Gefäßrekonstruktionen erforderlich werden. Die Amputationsrate in diesen Fällen beträgt 10%.

Selten ist eine Dissektion der Aorta; tritt sie auf, endet sie häufig letal. Verletzungen der Intima können i. allg. durch Insertion des Ballons über einen Führungsdraht und/oder Durchleuchtung verhindert werden.

Infektionen können lokal an der Punktions- bzw. Insertionsstelle oder systemisch auftreten, wenn Keime beim Durchstoßen der Haut in die Blutbahn verschleppt werden. Durch Einhalten steriler Kautelen beim Legen des Katheters sowie durch regelmäßige Verbandwechsel kann die Inzidenz von Infektionen gesenkt werden. In der Regel wird von vornherein eine systemische Antibiotikaprophylaxe zur Verhinderung einer Septikämie angestrengt.

Ergebnisse

Allgemein wird davon ausgegangen, daß der Einsatz der IABP die Überlebensrate nach kardiochirurgischen Eingriffen erhöht. Allerdings gibt es dazu nur wenige kontrollierte Studien; die Untersuchungsergebnisse sind entsprechend schwierig zu verifizieren. Viele Patienten werden mit Hilfe der IABP von der Herz-Lungen-Maschine entwöhnt; durch Einsatz der Gegenpulsation konnte die Überlebensrate dieser Patienten mit Sicherheit verbessert werden. In der oben angeführten Untersuchungsreihe (vgl. S. 109) bekamen 2/3 der Patienten mit kardiopulmonalem Bypass eine IABP. Die Mortalitätsrate der Patienten mit instabiler Angina pectoris, die präoperativ eine IABP erhielten betrug nur 3,8% und ist damit kaum höher als die Mortalitätsrate der Patienten, die aufgrund stabiler Kreislaufverhältnisse keine IABP benötigten. Dies ist sicherlich auch auf den Einsatz der IABP zurückzuführen. Durch die Gegenpulsation konnte die Notfalloperation bei vielen Patienten mit instabiler Angina pectoris vermieden werden. Die Patienten wurden für eine Dauer von 12−48 h stabilisiert. In dieser Zeit konnten begleitende medizinische Probleme behandelt, die Operation entsprechend vorbereitet und unter kontrollierten Bedingungen vorgenommen werden.

Zentralvenöse Gefäßzugänge

Ein zentralvenöser Zugang ist ein wichtiges Instrument der chirurgischen Intensivtherapie. Er wird zur Messung der Hämodynamik, Verabreichung von Medikamenten, Hyperalimentation und Blutabnahme benötigt. Die 3 am häufigsten gewählten Zugänge sind die V. femoralis, die V. jugularis interna und die V. subclavia.

Vena femoralis

Die Femoralvene wird im Rahmen der kardiopulmonalen Reanimation als zentralvenöser Zugang bevorzugt.

Anatomie

Die V. femoralis verläuft medial parallel zur A. femoralis. Am einfachsten ist die Kanülierung direkt unterhalb des Leistenbandes.

Instrumentarium

Es gibt 2 verschiedene Systeme; bei dem einen wird der Katheter über die Punktionsnadel in die Vene eingeführt, bei dem anderen (z. B. Venofix) durch die Kanüle vorgeschoben. Geeignet sind Katheter mit einem Lumen von 16 gg.

Auch die Seldinger-Technik findet Anwendung: Mit Hilfe einer Kanüle wird nach Entfernen der Punktionsnadel ein Führungsdraht in die Vene eingebracht, über den dann Dilatatoren und der Venenkatheter eingeführt werden können.

Punktionstechnik

- Die Leiste des Patienten wird rasiert, abgewaschen und steril abgedeckt.
- Die Punktionsstelle wird mit Lidocain (1%) anästhesiert.
- Bei Verwendung großlumiger Punktionskanülen sollte an der Punktionsstelle mit einem spitzen Skalpell eine Stichinzision erfolgen, um das Einführen des Instrumentes durch die Haut zu erleichtern.
- Die Femoralarterie wird unterhalb des Leistenbandes palpiert. Die Vene liegt ungefähr 1 Querfinger medial davon. Die Einstichstelle an der Haut sollte einige Zentimeter unterhalb des Leistenbandes liegen. In einem Winkel von ca. 45° wird die Nadel in kranialer Richtung langsam unter ständiger Aspiration vorgeschoben. Ist die Vene punktiert, kann der Katheter entweder über oder durch die Kanüle vorgeschoben werden. Sobald der Katheter in der gewünschten Position liegt, sollte er mittels Seidenfäden an der Haut gesichert werden. Anschließend kann eine bakterizide Salbe an der Punktionsstelle verstrichen werden; ein steriler Verband ist obligatorisch.

Vena jugularis interna

Die Jugularvene wird bei chirurgischen Patienten v. a. zur Insertion eines Swan-Ganz-Katheters (s. S. 588 ff.) benutzt.

Anatomie

Die V. jugularis interna verläßt den knöchernen Schädel hinter der A. carotis interna. Im Verlauf des Gefäßnervenbündels verläuft die V. jugularis interna zunächst lateral der A. carotis communis; in Höhe C 6 überkreuzt sie die A. carotis communis und kommt vor dieser zu liegen. Im Bereich des Brustkorbs fließen rechts im Angulus venosus die V. jugularis interna und V. subclavia in die V. brachiocephalica dextra; diese und die V. brachiocephalica sinistra vereinigen sich unter dem 1. Rippenknorpel zur V. cava inferior.

Instrumentarium

Es wird dasselbe Instrumentarium wie bei der Kanülierung der V. femoralis verwendet; gewöhnlich wird in Seldinger-Technik vorgegangen.

Punktionstechnik (Abb. 5)

- Der Patient wird in Trendelenburg-Position gelagert.
- Der Kopf wird zur Gegenseite, d.h. bei Punktion der rechten Jugularvene nach links gedreht. Die rechte Seite wird bevorzugt (direkter Weg zum Herzen).

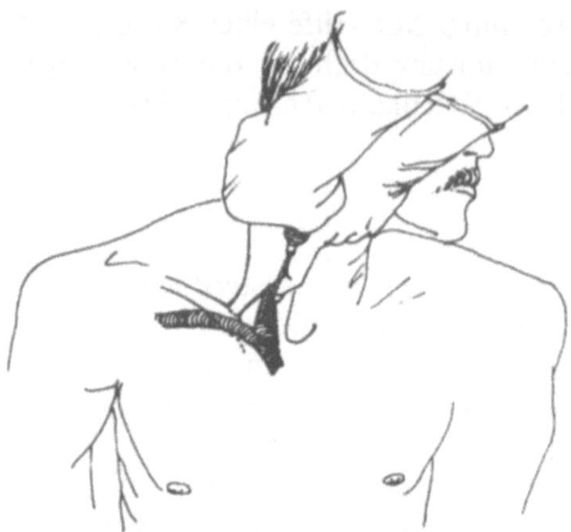

Abb. 5. Punktion der V. jugularis interna

– Die Schultern des Patienten werden (an den Armen) nach unten gezogen.
– Der Hals wird steril abgedeckt.
– Die Haut an der Punktionsstelle wird mit Lidocain infiltriert.
– Für den vorderen Zugang orientiert man sich an der Spitze des Dreiecks, das vom Sternum und den Ansatzstellen des M. sternocleidomastoideus an den Schlüsselbeinen gebildet wird. An der Spitze dieses Dreiecks, etwa in Höhe C6, soll die Punktion vorgenommen werden. Zu bemerken ist, daß die V. jugularis eine oberflächlich liegende Struktur ist. Im Normalfall braucht die Nadel nicht mehr als 2,5–4 cm vorgeschoben zu werden, um die Vene zu treffen. Manchmal läßt sich an dieser Stelle der Karotispuls tasten; die Arterie muß in diesem Fall nach medial weggehalten werden. Die Nadel wird von der Spitze des beschriebenen anatomischen Dreiecks in einem Einstichwinkel von 30° unter ständiger Aspiration 3–5 cm in Richtung auf die ipsilaterale Mamille vorgeschoben. Bei einer Einstichtiefe von mehr als 5 cm steigt das Risiko, einen Pneumothorax zu stechen oder die Karotis oder A. subclavia zu treffen, beträchtlich an.
– Sobald die Vene punktiert ist, kann Blut ganz leicht aspiriert werden. Der Katheter kann über die Kanüle der Punktionsnadel vorgeschoben werden.
– Bei Seldinger-Technik muß der Führungsdraht mit seinem weichen Ende voran unter äußerster Vorsicht vorgeschoben werden. Verschiedene Katheter und Dilatatoren sind verfügbar. Im Einzelfall ist zu entscheiden, welcher Kathetertyp verwendet werden soll (z. B. Pulmonalarterienkatheter, zwei- oder dreilumige Katheter, Katheter zum Herzmonitoring). Jugularvenenkatheter sollten so lange unter Aufsicht gelegt werden, bis der Stations- bzw. Assistenzarzt sicher ist, den Zugang zu beherrschen.
– Der Katheter wird an der Haut festgenäht, anschließend die Wunde steril verbunden.
– Die Technik der Katheterisierung der Pulmonalarterie wird in Kap. 20 beschrieben.

Vena subclavia

Die V. subclavia wird v. a. zur Langzeittherapie bzw. -überwachung als zentralvenöser Zugang bevorzugt; die Bewegung des Halses ist nicht eingeschränkt.

Anatomie

Die V. subclavia ist die Fortsetzung der V. axillaris; sie beginnt im Bereich des lateralen Endes der 1. Rippe und verläuft vor dem M. serratus anterior. Im weiteren Verlauf verschwindet sie hinter der Klavikula. Vor dem M. serratus anterior und hinter dem Sternoklavikulargelenk vereinigt sich die V. subclavia mit der V. jugularis interna zur V. anonyma bzw. V. brachiocephalica. Pleura und A. subclavia liegen hinter der V. subclavia (in der Sagittalebene).

Punktionstechnik (s. Kap. 9)

Elektrische Kardioversion

Der am häufigsten benutzte Defibrillator ist ein Lade-Entlade-Gerät, das einen elektrischen Impuls freisetzt und mit dem Herzrhythmus des Patienten synchronisiert werden kann, so daß eine Entladung während der vulnerablen Phase der Ventrikelaktion ausgeschlossen ist. Die Inzidenz schwerwiegender Komplikationen im Rahmen einer Kardioversion ist gering. In mehr als 90% der Fälle gelingt es, den Sinusrhythmus temporär wiederherzustellen.

Indikationen

Sofort vorgenommen werden sollte die Kardioversion bei Arrhythmien, die mit Angina pectoris, und Blutdruckabfall einhergehen sowie Arrhythmen bei Patienten mit Herzfehlern. Formen der Herzrhythmusstörungen, die durch Kardioversion in der Regel erfolgreich behandelt werden können, sind Vorhofflimmern und -flattern, Reentry- und supraventrikuläre Tachykardien, ventrikuläre Tachykardien und Kammerflimmern.

Kontraindikationen

Digitalisintoxikationen, multifokale Vorhoftachykardien, Arrhythmien mit eigenen Erregungsautomatismen, kompletter AV-Block. Bei älteren Patienten mit KHK und Hinweisen auf Erregungsleitungsblocks sowie Patienten mit Sick-Sinus-Syndrom oder VHF und langsamer Erregungsüberleitung darf eine Kardioversion nur mit äußerster Vorsicht vorgenommen werden.

Procedere

- Zweck und Ablauf der Kardioversion sollten dem Patienten erklärt werden. Der Patient muß sein Einverständnis erteilen. Es empfiehlt sich, den Patienten 6–8 h vor der Kardioversion nüchtern zu belassen.
- Bei Patienten mit Vorhofflimmern oder -flattern sollte 24–48 h vor der Kardioversion eine Prämedikation mit Procainamid oder Chinidin vorgenommen werden.
- Hämodynamik und EKG werden am Monitor on-line verfolgt.
- Ein zuverlässiger venöser Zugang muß zur Verfügung stehen.
- Sauerstoff und Intubationsbesteck sowie ein Set mit Notfallmedikamenten (aufgezogene Spritzen) werden im Zimmer bereitgestellt.
- Ein Herzbrett zur kardiopulmonalen Wiederbelebung sollte vorsichtshalber unter den Patienten gelegt werden.
- Hat der Patient einen temporären Schrittmacher oder epikardiale Stimulationselektroden, sollte er an das Schrittmachersystem angeschlossen und das Pacing mit einer Demandfrequenz von 60/min eingestellt werden.
- Als Prämedikation empfiehlt sich Morphium (6–10 mg i.v.), und zur Narkoseeinleitung Diazepam (2,5–5,0 mg i.v./min; max. 15–20 mg).
- Das Synchronisationsmodul muß kontrolliert werden, die Elektroden werden mit Kontaktgel bestrichen.
- Vor dem 1. Kardioversionsversuch sollte Lidocain (1 mg/kgKG) gespritzt werden.
- Bei Vorhofflattern wird initial mit 20 J, bei VHF, supraventrikulärer und ventrikulärer Tachykardie mit 50 J konvertiert. Bei Bedarf kann die Energie schrittweise auf 100, 200, 300 und 360 J erhöht werden. Stellt sich ein normaler Sinusrhythmus nur für kurze Zeit ein, ist die Wiederholung der Konversion mit höherer Energie nicht erfolgversprechend. Eine Bradykardie kann oft durch Applikation von Atropin (0,5–1,0 mg i.v.) durchbrochen werden.
- Bei Patienten mit Kammerflimmern wird eine nichtsynchronisierte Defibrillation mit 200–300 J empfohlen.

Nebenwirkungen

Nach Kardioversion klagen viele Patienten über Muskelschmerzen; LDH, SGOT und CPK können vorübergehend erhöht sein. Hautrötungen sind ebenfalls häufig. Schwere Herzrhythmusstörungen (ventrikuläre Tachykardie, Kammerflattern) und Herzstillstand sind die Ausnahme, können aber insbesondere bei Patienten mit Digitalisintoxikationen oder akzidentiell auftreten, wenn der Defibrillator nicht einwandfrei synchronisiert ist.

Anhang: Postoperative Hypertonie

Das klinische Bild einer hypertonen Krise wird von der Reaktion der Endorgane des Patienten auf die akute Blutdruckerhöhung bestimmt. Akute Blutdruckerhöhungen sind prinzipiell bedrohlicher als eine chronische Hypertonie. Gefährdet sind insbesondere Patienten mit den folgenden Vorerkrankungen:

Gehirn: Intrazerebrale Hypertonie, intrakranielle Angiodysplasien (z. B. Mikroaneurysmen, Angiome, arteriovenöse Gefäßmißbildungen), intrazerebrale Blutungen.

Herz und Gefäße: KHK, Stauungsinsuffizienz, zurückliegende Gefäßoperationen, Gefäßaneurysmen.

Komplikationen: Eine der Hauptgefahren der postoperativen Hypertonie ist die (Nach-)Blutung. Darüber hinaus zu befürchten sind insbesondere die folgenden Komplikationen:

Gehirn: Zerebrovaskuläre Insulte, unspezifische Enzephalopathien.

Herz und Gefäße: Akuter Myokardinfarkt, linksventrikuläre Insuffizienz, Aortendissektion.

Niere: Akutes Nierenversagen (ANV).

Ätiopathogenese

Die Höhe des Blutdruckes wird durch den Blutfluß und den systemischen Gefäßwiderstand bestimmt (vgl. S. 16). Eine Erhöhung des HZV führt bei gleichbleibendem Gefäßwiderstand zu einer Blutdruckerhöhung, umgekehrt kann eine Zunahme des systemischen Gefäßwiderstandes (u. U. infolge einer Verminderung des HZV) ebenfalls zum Anstieg des Blutdruckes führen. Weitere mögliche Faktoren einer Hypertonie sind die Erhöhung des Preloads, eine Steigerung der myokardialen Kontraktilität oder ein Anstieg der Herzfrequenz. Im einzelnen sind die folgende Punkte abzuklären:

Preloaderhöhung

- Exogene Volumenüberlastung z. B. infolge übermäßiger Flüssigkeitssubstitution nach Blutverlusten.
- Normalisierung des Tonus venöser Kapazitätsgefäße in der postoperativen Aufwachphase (Abklingen der Narkose).
- Endogene Volumensequestration z. B. bei endokrinologischen Störungen einschließlich Hyperaldosteronismus und Morbus Cushing.

Katecholaminerhöhung

- Angst und postoperative Schmerzen (seitens der Operationswunde, endotrachealer Intubation etc.);
- Hypoxämie und Hyperkapnie, insbesondere bei vorbestehenden obstruktiven Lungenerkrankungen und Asthma oder nach Eingriffen an Brust und Hals;
- Phäochromozytom;
- Aufnahme von biogenen Aminen mit der Nahrung (z. B. Tryamin in faulenden Eiweißen);
- Intrakranielle Druckerhöhung.

Erhöhung des systemischen Gefäßwiderstands

- Reninerhöhung infolge Nierenarterienstenose oder Kompressionen von Nierengefäßen durch Tumoren oder Zysten;
- Hyperthyreoidismus;
- Katecholaminerhöhung (s. oben);
- Vasokonstriktion infolge Hypothermie.

Andere Ursachen

- Überhang von Alkohol und Medikamenten (z. B. Narkotika, Clonidin, β-Blocker, Methyldopa);
- Medikamentenüberdosierungen (u. a. unsachgerechte Applikation von Vasopressoren);
- Aortendissektion (Hypertonie infolge Gefäßeinengung, Dissektion oder Schmerzen);
- schwere Verbrennungen;
- neurogene Tumoren (Hypertonie infolge erhöhter sympathischer Aktivität).

Anmerkung: Hinweise auf die Ätiologie der Hypertonie bzw. eine erhöhte Gefährdung des Patienten ergeben sich meist schon aus der Anamnese: Zu eruieren sind neben den präoperativen Blutdruckwerten v. a. vorbestehende Endorganschädigungen (z. B. KHK, Z. n. Myokardinfarkt).

Therapeutische Maßnahmen

Hypertone Krisen sollten so schnell wie möglich (< 1 h) behandelt werden. Zu bedenken ist, daß zum einen infolge der Hypertonie Organschädigungen eintreten, zum anderen, daß es durch eine zu schnelle Blutdrucksenkung (relative arterielle Hypotonie) zu einer Minderversorgung von Gehirn, Herz und Nieren kommen kann. Um eine adäquate Durchblutung dieser Organe zu sichern, sollte der Blutdruck bei hypertonen Krisen am Monitor ständig überwacht werden; zerebrale, kardiale und renale Funktionen müssen darüber hinaus kontrolliert werden. Für das Management hypertonischer Krisen sind im einzelnen folgende Punkte zu beachten:

Monitoring der Hämodynamik

Aufnahme des Patienten auf die Intensivstation, Legen eines zentralvenösen und arteriellen Zugangs, ggf. auch PA-Katheters.

Unterstützung der Atmung

Korrektur einer Hypoxämie oder Hyperkapnie.

Sedierung

Gewöhnlich werden Benzodiazepine verabreicht. Diese können − v. a. in Kombination mit anderen zentral-dämpfenden Pharmaka oder bei vorbestehender chronisch-obstruktiver Lungenerkrankung − zu einer Atemdepression führen. Bei älteren Patienten wird mitunter eine paradoxe Agitation beobachtet.

Analgesie

Gewöhnlich kommen narkotisch wirkende Analgetika zum Einsatz. Zu beachten sind Nebenwirkungen (Übelkeit, Erbrechen, Atemdepression, Histaminfreisetzung, Verzögerung der Magenentleerung, Erhöhung des Tonus von Harn- und Gallenwegen u. a.).

Normalisierung der Körpertemperatur

Die Körpertemperatur sollte durch physikalische und medikamentöse Maßnahmen normalisiert werden (s. S. 17).

Unterstützung der Diurese

Geht die Hypertonie mit einer Erhöhung des Preloads einher, können Schleifendiuretika (Furosemid) eingesetzt werden (Nebenwirkungen: Hypokaliämie, Hyponatriämie, Hypovolämie).

Antihypertensiva (Tabellen 9 und 10)

Nitroprussid

Antihypertonikum der Wahl im Rahmen der Behandlung auf der Intensivstation.

Tabelle 9. Medikamentöse Therapie hypertonischer Krisen

Grunderkrankung	Medikamente der Wahl
Maligne Hypertonie	Nitroprussid, Labetalol, Diazoxid
Dissezierendes Anortenaneurysma	Nitroprussid, β-Blocker (Trimethaphan)[a]
Stauungsinsuffizienz	Nitroprussid, Nitroglycerin, Diuretika
Akuter Myokardinfarkt	Nitroprussid, Nitroglycerin, β-Blocker
Enzephalopathie	Nitroprussid, Phentolamin, Diazoxid
Zerebrovaskulärer Insult	Nitroprussid, Phentolamin, Labetalol

[a] Präparat nicht auf dem deutschen Markt erhältlich.

Vorteile
- Sofortiger Wirkungseintritt, gut steuerbare, dosisabhängige Wirkung (Dosierung: 1 – 10 µg/kgKG/min),
- direkter Effekt auf den Gefäßwiderstand ohne Nebenwirkungen auf die glatte Muskulatur anderer Organe,
- keine Wechselwirkungen mit anderen Mechanismen der Autoregulation des Blutdrucks.

Nebenwirkungen
Da die Mechanismen der Kreislaufautoregulation unbeeinflußt bleiben, kommt es nicht selten zu einer kompensatorischen Tachykardie. Diese kann durch Propranolol (0,25 – 0,5 mg i. v., ggf. in steigender Dosierung) unterdrückt werden.

Eine kontinuierliche Aufzeichnung des EKG sowie des arteriellen Druckes (invasives Monitoring) sind erforderlich.

Messungen des Pulmonalarteriendruckes sollten erfolgen, wenn Nitroprussid über mehrere Stunden verabreicht wird.

Nitroprussid wird rasch zu Cyanid abgebaut, das wiederum in der Leber zu Thiocyanid umgewandelt wird. Die Gefahr einer Akkumulation von Cyanid besteht v. a. bei hoher Dosierung oder längerer Anwendung von Nitroprussid, Leberinsuffizienz sowie generell bei Kindern. Cyanid bindet irreversibel an Zytochromoxidasen, was zu Hypotonie, Azidose und myokardialen Störungen führen kann. Tachyphylaxie oder eine metabolische Azidose unter Nitroprussidtherapie sind suspekt für eine Cyanidintoxikation; das Medikament sollte dann abgesetzt werden.

Der Thiocyanidspiegel im Blut sollte bestimmt werden, wenn Nitroprussid über mehr als 24 h in höherer Dosierung bei Kindern verabreicht wird. Es be-

Tabelle 10. Effekte verschiedener Antihypertonika

Medikament	Haupteffekte	Herzfrequenz	HZV	Systemischer Gefäßwiderstand	Renaler Blutfluß
Nitroprussid	Arterielle und venöse Vasodilatation	(↑)	(↑)	↓	(↑)
Diazoxid	Arterielle Vasodilatation	↑	↑	↓	↑
Phentolamin	α-Blocker	↑	↑	↓	↑
Labetalol	α- und β-Blocker	(↓)	(↓)	↓	(↓)
Propranolol	β-Blocker	↓	↓	↑	↓
Methyldopa	Falscher Transmitter (arterielle Vasodilatation)	(↓)	(↓)	↓	+/−
Clonidin	α-Agonist (zentral)	↓	(↓)	↓	+/−
Prazosin	α-Blocker (arterielle und venöse Vasodilatation)	+/−	+/−	↓	+/−
Hydralazin	Arterielle Vasodilatation	↑	↑	↓	↑
Nifedipin	Kalziumantagonist	↑	(↑)	↓	(↑)
Captopril	Hemmung des Angiotensin-converting-Enzyms (arterielle und venöse Vasodilatation)	(↑)	(↑)	↓	(↑)

steht Akkumulationsgefahr wegen der relativ langsamen renalen Ausscheidung von Thiocyanid. Zeichen einer Thiocyanidintoxikation sind Krampfanfälle, Übelkeit, Bauchschmerzen, Hyperreflexie, Tinnitus, Muskelspasmen, Desorientiertheit und Psychosen. Bei Serumspiegeln $>6\,mg\%$ (Normalwert $0,5-1,0\,mg\%$) sollte die Infusion von Nitroprussid sofort eingestellt werden. Es besteht keine direkte Korrelation zwischen dem Cyanid- und Thiocyanidspiegel, insbesondere nicht bei Leberinsuffizienz.

Maßnahmen bei Nitroprussidintoxikation:

- Absetzen des Medikaments.
- Verabreichung von Reduktasen zur Bildung von Methämoglobin. Diese binden Cyanid; das entstehende Cyanomethämoglobin ist nicht toxisch. Die Sauerstoffbindungskapazität wird dadurch allerdings reduziert. Dosierung: $2,5-5,0\,ml/min$ 3%ige $NaNO_3$-Lösung (max. Dosis $10-15\,ml$ insgesamt). Unter dieser Medikation ist die kontinuierliche Aufzeichnung des Blutdrucks obligatorisch.
- Natriumthiosulfat wird anschließend verabreicht, um Cyanomethämoglobin zu renal ausscheidbarem Thiocyanat zu reduzieren. Dosierung: 12,5 mg Natriumthiosulfat in 50 ml G5 über $10-15\,min$.

Diazoxid

Diazoxid bewirkt eine direkte Dilatation der Arteriolen. Der Effekt auf den venösen Gefäßschenkel ist gering; es hat keinen diuretischen Effekt. Mögliche Nebenwirkungen sind eine Reflextachykardie, Hypotonie, Natriumretention und Hyperglykämie. Die Wirkung tritt $2-4\,min$ nach i.v.-Applikation ein. Die Halbwertszeit beträgt 48 h.

Aufsättigungsdosis: $7,5\,mg/min$ i.v. ($100-150\,mg$ in 10- bis 15minutigen Abständen), Erhaltungsdosis: ($<$) $3,75\,mg/min$.

Labetalol

Labetalol ist ein nichtselektiver α- und β-Agonist, der den systemischen Gefäßwiderstand und das HZV herabsetzt und zu einer verminderten Aktivierung des Renin-Angiotensin-Systems bei unveränderter renaler Perfusion führt. Kontraindikationen für dieses Medikament bestehen bei schwerer Stauungsinsuffizienz und Bronchospasmen. An Nebenwirkungen können Kopfschmerzen, Bewußtseinsbeeinträchtigungen (Somnolenz), Verstopfungen und orthostatische Kreislaufregulationsstörungen auftreten.

- Die Wirkung tritt sofort nach i.v.-Applikation ein.
- Die Halbwertszeit beträgt $3-7\,h$.
- Aufsättigungsdosis: 20 mg i.v. (über 2 min). Alle 10 min kann die Injektion von $40-80\,mg$ wiederholt werden, bis der Blutdruck eingestellt oder die maximale Dosis von 300 mg erreicht ist (Erhaltungsdosis: $0,5-2,0\,mg/min$).

Nifedipin

Dieser Kalziumantagonist greift v. a. an den Arteriolen an. Bei sublingualer Gabe tritt die Wirkung nach ca. 3 min ein. Nebenwirkungen sind vernachlässigbar.
- Die Halbwertszeit beträgt 2−4 h.
- Dosierung: 10−20 mg sublingual oder per os.

Hydralazin

Hydralazin führt zu einer direkten Relaxation der glatten Muskulatur der Arteriolen. Als Nebeneffekt kommt es oft zu einer Erhöhung der Herzfrequenz mit Steigerung des HZV und SV sowie zur Natrium- und Wasserretention. Weitere Nebenwirkungen sind Kopfschmerzen, Tachyarrhythmien, Übelkeit und lupusähnliche Symptome.
- Wirkungseintritt 5−20 min nach i.v.-Applikation.
- Dosierung: 10−20 mg i.v. (ggf. alle 10 min) oder 10−40 mg i.m. alle 1−4 h (bzw. bei Bedarf).

Methyldopa

Methyldopa wird zu α-Methylnorepinephrin verstoffwechselt, das als schwacher Neurotransmitter inhibitorisch an zentralen Rezeptoren angreift und zu einer Reduktion des Sympathotonus führt. Nebeneffekte sind eine Senkung des HZV, der Herzfrequenz und der Reninsekretion. In der Abklingphase kann es zur Hypertonie im Sinne eines „Reboundphänomens" kommen. An Nebenwirkungen werden Müdigkeit (Sedierung), Fieber, Leberfunktionsstörungen und eine Natriumretention beobachtet, der Coombs-Test fällt unter Medikation mit Methyldopa positiv aus.
- Wirkungseintritt nach mehreren Stunden.
- Dosierung: 200−500 mg (alle 6−8 h).

Phentolamin

Phentolamin blockiert kompetitiv α-Rezeptoren und wird v. a. zur Diagnostik und perioperativen Therapie des Phäochromozytoms eingesetzt.
- Dosierung: 5 mg i.v. oder i.m. (alle 1−2 h).
- 5−10 mg Phentolamin gelöst in 10 ml 0,9%iger NaCl können zur Blockierung lokal applizierter α-Agonisten subkutan verabreicht werden.

Clonidin

Clonidin ist ein zentral wirkender α-Agonist, der die Katecholaminausschüttung im Neuroendokrinium blockiert. In der Abklingphase kann es zu einer Reboundhypertonie kommen.
- Dosierung: 0,1−0,8 mg p.o. (alle 8−12 h).

Literatur

Myokardinfarkt
Goldman L (1983) Cardiac risks and complications of noncardiac surgery. Ann Surg 198:780
Salem DN, Isner JM (1980) Management of cardiac disease in the general surgical patient. Curr Probl Cardiol 5:1
Sibbald WJ, Calvin JE, Holliday RL, Driedger AA (1983) Concepts in the pharmacologic and nonpharmacologic support of cardiovascular function in critically ill surgical patients. Surg Clin North Am 63:455

Kongestive Herzfehler
Parmley WW (1985) Pathophysiology of congestive heart failure. Am J Cardiol 55:9A
Smith WM (1985) Epidemiology of congestive heart failure. Am J Cardiol 55:3A

Lungenödem
Staub NC (1974) Pulmonary edema. Physiol Rev 54:678

Arrhythmie
Cain ME, Lindsay BD (1986) Cardiac arrhythmias. In: Orland MJ, Saltman RJ (eds) Manual of medical therapeutics, 25th edn. Little, Brown, Boston
Cox JL (1983) Surgery for cardiac arrhythmias. Curr Probl Cardiol 8:1
Kreeger RW, Hammill SC (1987) New antiarrhythmic drugs: tocainide, mexiletine, flecainide, encainide, and amiodarone. Mayo Clin Proc 62:1033
Singh BN, Mandel WJ (1980) Antiarrhythmic drugs: basic concepts of their actions, pharmacokinetic characteristics, and clinical applications. In: Mandel WJ (ed) Cardiac arrhythmias. Lippincott, Philadelphia
Waldo AL, MacLean WAH (1980) Diagnosis and treatment of cardiac arrhythmias following open heart surgery. Futura, Mt. Kisco, NY

Perioperative Versorgung
Behrendt DM, Austin WG (1985) Patient care in cardiac surgery, 4th edn. Little, Brown, Boston
Borkon AM, Schaff HV, Gardner TJ et al. (1980) Diagnosis and management of postoperative pericardial effusions and late cardiac tamponade following open heart surgery. Ann Thorac Surg 31:512
Davdon P, Corcos T, Gandjbakhch I, Lerasseur JP, Cabrol A, Cabrol C (1986) Prevention of atrial fibrillation or flutter by acebutolol after coronary bypass grafting. Am J Cardiol 58:933
Filston HC (1985) The surgical neonate: Evaluation and care, 2nd edn. Appleton, New York
Gailiunas P jr, Chawlar R, Lazarus JM, Cohn L, Sanders J, Merrill JP (1980) Acute renal failure following cardiac operations. J Thorac Cardiovasc Surg 79:241
Headings DL (1975) The Harriet Lane handbook, 7th edn. Year Book Medical Publishers, Chicago
Hearse DJ, Braimbridge MV, Jynge P (1981) Protection of the ischemic myocardium: Cardioplegia, 1st edn. Raven, New York
Jones M, Stark J (1981) Postoperative cardiac intensive care. Special problems of postoperative care in infancy and childhood, 3rd edn. Blackwell, Boston
Jurkiewicz MJ, Bostwick J, Hester TR, Bishop JB, Craver J (1980) Infected median sternotomy wound: successful treatment by muscle flaps. Ann Surg 191:738
Litwalk RS, Jurado RT (1982) Care of the cardiac surgical patient. Appleton, Norwalk
Mills NL (1982) Postoperative hemorrhage after cardiopulmonary bypass. Ann Thorac Surg 34:607
Poe WE jr, Pierce WS, Pennock JL, Campbell DB, Waldhausen JA (1987) Longterm results of ventricular assist pumping in postcardiotomy cardiogenic shock. J Thorac Cardiovasc Surg 93:434
Sabiston DC (1986) Textbook of surgery, 13th edn. Saunders, Philadelphia
Sade RM, Cosgrove DM, Castaneda AR (1977) Infant and child are in heart surgery, 1st edn. Year Book Publishing, Chicago
Silverman NA, Wright R, Levitsky S (1982) Efficacy of low-dose propranolol in preventing postoperative supraventricular tachycardia. Ann Surg 196:194

Waldo AL, MacLean WAH (1980) Diagnosis and treatment of cardiac arrhythmias following open heart surgery. Futura, Mt. Kisko, NY

Wolfe WW, Moran JF (1981) Dissecting aneurysms. In: Goldsmith HS (ed) Practice of surgery, 1st edn. Harper & Row, Philadelphia

Intraaortale Ballonpumpe

Bolooki H (1984) Clinical application of intraaortic balloon pump, 2nd edn. Future, Mt. Kisko, NY

Chitwood WR (1986) Use of the intraaortic balloon counterpulsation technique. In: Sabiston DC jr (ed) Textbook of surgery, 13th edn. Saunders, Philadelphia

Fuchs RM, Brin KP, Brinker JA, Guzman PA, Heuser RR, Yin FCP (1983) Augmentation of regional coronary blood flow by intraaortic balloon counterpulsation in patients with instable angina. Circulation 68:117

Mundth EE (1983) Assisted circulation. In: Sabiston DC jr, Spencer FC (eds) Surgery of the chest, 4th edn. Saunders, Philadelphia

Tyson GS, Spratt JA, Glower DD, Davis JW, Rankin JS (1983) Improved performance of the intaaortic balloon pump using real-time analysis of electromechanical variables. Surg Forum 34:339

Tyson GS, Davis JW, Rankin JS (1986) Improved performance on the intraaortic balloon pump in man. Surg Forum 37:214

Tyson GS, Rankin JS, Califf RM (1987) Use of the intraaortic balloon pump in unstable angina. In: Califf RM, Wagner GS (eds) Acute coronary care 1987. Nijhoff, Boston

4 Lungenfunktion und respiratorische Störungen

T. B. Ferguson

Pathologische Veränderungen der Lungenfunktion bei Patienten, die chirurgisch behandelt werden sollen, lassen sich nur mit Kenntnis der Normalwerte der Atmung und Ventilation richtig einordnen. Die Daten der präoperativen Lungenfunktionsprüfung ermöglichen Aussagen hinsichtlich der perioperativen Morbidität und Mortalität; die Aussicht zur Wiederherstellung von Atmung und Ventilation nach der Operation läßt sich anhand der präoperativen Werte abschätzen.

In diesem Kapitel werden Aspekte der Lungenphysiologie behandelt, die zur Evaluation, Diagnose und Therapie von perioperativen Störungen des pulmonalen Systems von besonderer Bedeutung sind.

Lungenfunktionstests

Aussagewert der Lungenfunktionstests:

— Erkennen klinisch latenter Lungenerkrankungen
— Charakterisierung subklinischer Lungenfunktionsstörungen (restriktive und/oder obstruktive Störungen)
— Bestimmung des Ausmaßes von Lungenfunktionsstörungen
— Bestimmung der Möglichkeiten einer therapeutischen Beeinflussung der erkannten Störung präoperativ
— Einschätzung des Operationsrisikos

Alle Daten müssen unter Berücksichtigung der Methodik (Referenzwerte) sowie der Körperkonstitution, des Alters und Geschlechts des Patienten individuell interpretiert werden.

Spirometrie

Anhand der Spirometrie läßt sich zum einen die Ventilation, d. h. die Fähigkeit des Patienten, Luft ein- und auszuatmen (sog. dynamische Lungenfunktion),

---

Anmerkungen des Übersetzers sind mit * versehen.

einschätzen, zum anderen können das aktuelle Atemvolumen und die Kapazität der Lunge (sog. statische Lungenfunktion) bestimmt werden.

Statische Lungenfunktionsparameter

Atemvolumen (Abb. 1)

1. Atemzugvolumen (AZV): Volumen, das nach normaler Exspiration bei normaler Inspiration eingeatmet wird.
2. Inspiratorisches Reservevolumen (IRV): Volumen, das nach normaler Inspiration noch zusätzlich eingeatmet werden kann.
3. Exspiratorisches Reservevolumen (ERV): Volumen, das nach normaler Exspiration noch zusätzlich ausgeatmet werden kann.
4. Residualvolumen (RV): Volumen, das nach maximaler Exspiration in der Lunge verbleibt (spirometrisch nicht erfaßbar).

Atemkapazität (Summe von 2 oder mehreren Volumina)

1. Totalkapazität (TK): Volumen, das nach maximaler Inspiration in der Lunge enthalten ist (TK = VK + RV).
2. Vitalkapazität (VK): Volumen, das nach maximaler Inspiration maximal ausgeatmet werden kann (VK = AZV + IRV + ERV).
3. Inspirationskapazität (IK): Volumen, das nach normaler Exspiration maximal eingeatmet werden kann (IK = AZV + IRV).
4. Funktionelle Residualkapazität (FRK): Volumen, das nach normaler Exspiration in der Lunge verbleibt (FRK = RV + ERV).

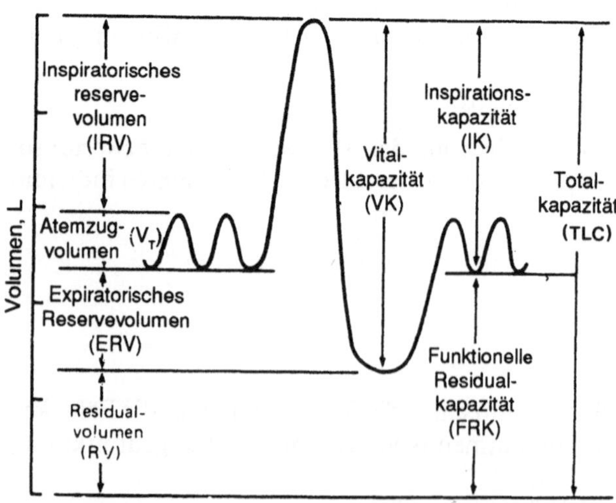

Abb. 1. Lungenvolumina und -kapazitäten (Erläuterung s. Text)

Dynamische Lungenfunktionsparameter

1. *Maximale Atemkapazität (MBC)* = Maximale willkürliche Ventilation = Atemgrenzwert (AGW): Volumen, das in 1 min maximal ein- und ausgeatmet werden kann.
2. Maximales willkürliche Ventilation (MVV) = Atemzeitvolumen bei maximal forcierter willkürlicher Hyperventilation unter Testbedingungen. Durch MBC und MVV läßt sich eine subjektiv empfundene Atemnot verifizieren; die Inanspruchnahme der Atemreserven korreliert mit einer subjektiv empfundenen Atemnot. Insbesondere der Atemgrenzwert ist bei obstruktiven Lungenerkrankungen erheblich vermindert.
3. Atemströmungsindex: Verhältnis zwischen Atemkapazität (MBC [%]) und Vitalkapazität (%). Werte <0,8 sprechen für obstruktive Lungenerkrankungen, Werte >1,0 für restriktive Störungen.

Veränderungen der Atemstromkurve im Spirogramm kommen dadurch zustande, daß z. B. bei obstruktiven Atemwegserkrankungen (z. B. bei Bronchitis oder Emphysem) mehr Zeit und Anstrengung aufgebracht werden muß, um die Luft in die Lunge aufzunehmen (Abb. 2).

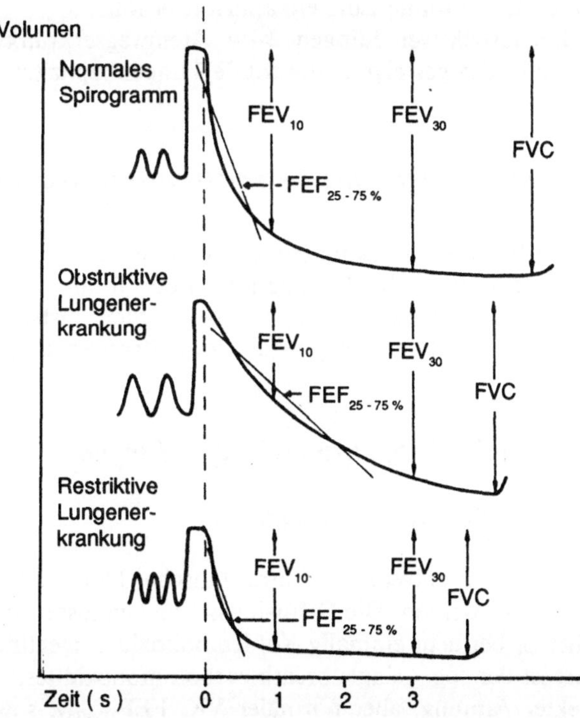

Abb. 2. Die Spirometrie ermöglicht die Unterscheidung obstruktiver und restriktiver Ventilationsstörungen. Die forcierte Vitalkapazität (Erläuterung im Text) ist bei Lungen- bzw. Atemwegserkrankungen generell vermindert. Während die Atemstromkurve bei obstruktiven Störungen einen abgeflachten Verlauf nimmt, ist sie bei restriktiven normal oder steiler als normal (weitere Erläuterungen im Text)

Zusätzliche Lungenfunktionsparameter

1. 1-Sekunden-Ausatmungskapazität (sog. Tiffeneau-Test) [FEV_1 (1)]: Volumen, das bei forcierter Exspiration während der ersten Sekunde ausgeatmet wird. Eine Verminderung der „Sekundenkapazität" spricht für eine obstruktive Lungenerkrankung.
2. Maximale exspiratorische Atemstromstärke in der mittleren Exspirationsphase [$FEF_{25-75\%}$ (l/s)] (VK: 25−75%): Vermindert bei leichten obstruktiven Lungenerkrankungen bzw. Affektionen der peripheren Atemwege (Durchmesser <2 mm).
3. Forcierte Vitalkapazität (FVK): VK während forcierter Exspiration. Vermindert sowohl bei restriktiven als auch obstruktiven Lungen- bzw. Atemwegserkrankungen.
4. Verhältnis zwischen FEV_1 und FVK [FEV_1 : FVK (%)]: Der prozentuale Anteil der VK, der bei forcierter Exspiration während der ersten Sekunde ausgeatmet werden kann, ist ein Parameter für das Ausmaß obstruktiver Lungenfunktionsstörungen.

Bei obstruktiven Lungen- bzw. Atemwegserkrankungen ist der Atemstrom vermindert, die totale Lungenkapazität erhöht.

Bei restriktiven Lungen- bzw. Atemwegserkrankungen ist der Atemstrom normal oder gesteigert, die totale Lungenkapazität vermindert.

Pneumotachographie (Atemstrom-Atemvolumen-Kurve)

Mit Hilfe eines Druckabnehmers wird der Atemstrom während In- und Exspiration dar- und (durch Integration) der Total- und Residualkapazität gegenübergestellt. Pneumotachogramme werden insbesondere zur Veranschaulichung obstruktiver Lungenfunktionsstörungen angefertigt.

Zusätzliche Lungenfunktionsprüfungen

Messung der Diffusionskapazität

Störungen des alveolären Gasaustausches können durch verschiedene Faktoren verursacht werden. Die Diffusionsstörungen lassen sich mit Hilfe eines Testverfahrens, bei dem einmalig Kohlenmonoxid eingeatmet wird, verifizieren. Indiziert ist der sog. „single breath carbon monoxid test" v. a. bei Patienten mit suspekter Atmung, aber normaler VK, $FEF_{25-75\%}$ sowie unauffälligen Blutgaswerten. Eine erniedrigte Diffusionsrate findet man z. B. bei Kollagenosen, Sarkoidose, Asbestose und Lungenemboli; erhöhte Werte lassen sich mitunter bei Linksherzinsuffizienz, Mitralvitien oder Polyzythämie feststellen. Der Test dient insbesondere zur Therapieerfolgskontrolle bei den genannten Erkrankungen.

Messung der Compliance (Volumendehnbarkeit von Thorax bzw. Lunge) und Lungenelastizität (Retraktionskraft)

Zur Bestimmung der dynamischen und statischen Atemwiderstände werden Druck-Volumen-Diagramme aufgenommen, indem man den indirekt im Ösophagus gemessenen intrapulmonalen Druck den spirometrisch gemessenen Atemvolumina gegenüberstellt. Die statische Compliance ergibt sich aus dem Verhältnis der Veränderung des Lungenvolumens und des intrapulmonalen Druckes in Phasen, in denen kein Atemstrom stattfindet. Der während der Bestimmung der Totalkapazität abgeleitete transpulmonale Druck ist ein Maß für die elastischen Lungenelastizität. Die Compliance ist der reziproke Wert dieses Dehnungswiderstands. Bei vergrößerten Atemwiderständen werden (bei gleichzeitig verminderter Compliance) zur Aufrechterhaltung adäquater Lungenvolumina höhere Atmungsdrücke benötigt, wie das bei der Lungenfibrose der Fall ist. Ein Lungenemphysem verursacht eine Verminderung der Lungenelastizität und eine Erhöhung der Compliance; bei obstruktiver Bronchitis ist die Compliance i. allg. normal. *Die dynamische Compliance wird bei ruhiger Spontanatmung ohne willkürliche Atempausen (an den Atemphasenwechselpunkten) bestimmt.

Arterielle Blutgasanalyse

Blutgasanalysen werden zur Bestimmung von Sauerstoff- (p_aO_2) und Kohlendioxidpartialdruck (p_aCO_2), pH, Bikarbonat (HCO_3^-), Basenüberschuß bzw. -defizit (BE), Sauerstoffsättigung (S_aO_2), Karboxy-, Met- und reduziertem Hämoglobin sowie des totalen Sauerstoffgehalts des arteriellen Blutes durchgeführt.

Die arterielle Blutgasanalyse (BGA) bietet die Möglichkeit, die Sauerstoffumsetzung im Körper zu bestimmen. Die entscheidenden Faktoren hierbei sind der O_2- und CO_2-Austausch zwischen Lunge und Blut.

Sauerstofftransport im Blut

Sauerstoffdissoziation

- Sauerstoff (O_2) verbindet sich im Blut reversibel mit Hämoglobin (Hb).
- Die Konfiguration der O_2-Dissoziationskurve gewährleistet, daß der O_2-Gehalt bzw. die O_2-Sättigung des Blutes in einem breiten p_aO_2-Bereich konstant hoch bleiben.
- Da die Bindung zwischen O_2 und Hb reversibel ist, ist in der Peripherie eine schnelle Sauerstoffabgabe an das Gewebe möglich.

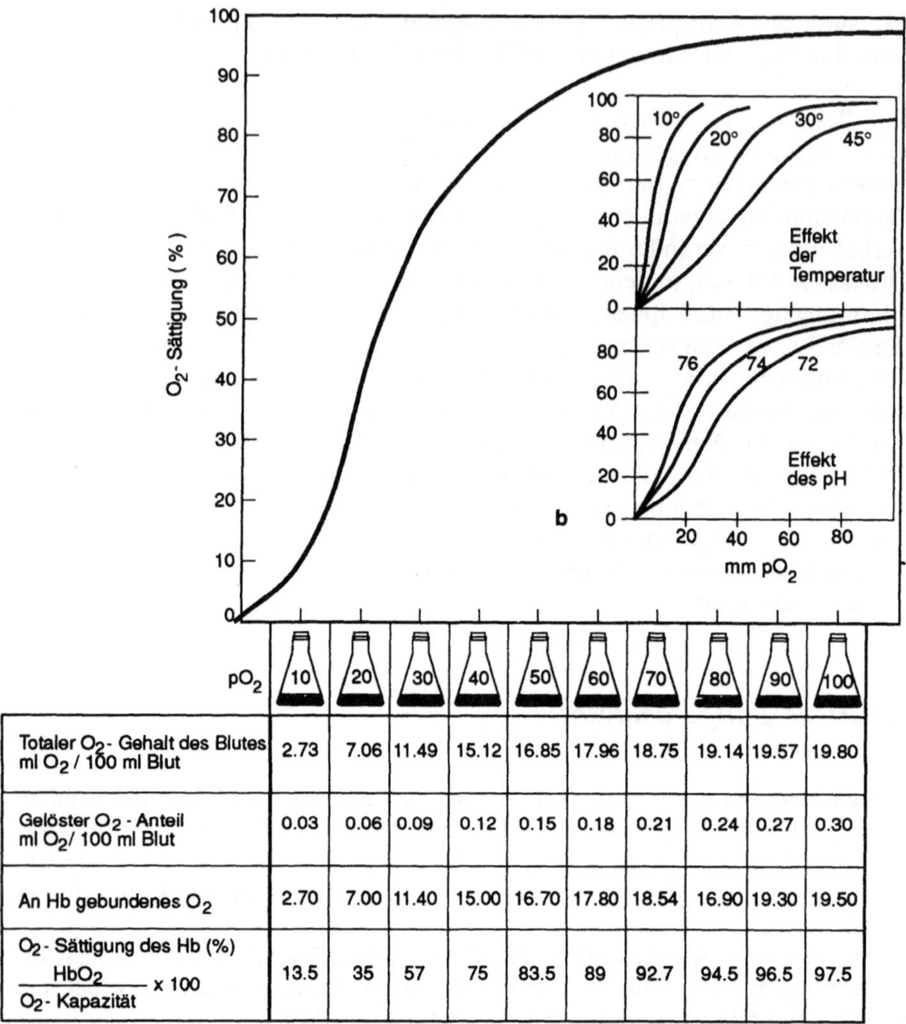

pO₂	10	20	30	40	50	60	70	80	90	100
Totaler O₂- Gehalt des Blutes ml O₂ / 100 ml Blut	2.73	7.06	11.49	15.12	16.85	17.96	18.75	19.14	19.57	19.80
Gelöster O₂ - Anteil ml O₂/ 100 ml Blut	0.03	0.06	0.09	0.12	0.15	0.18	0.21	0.24	0.27	0.30
An Hb gebundenes O₂	2.70	7.00	11.40	15.00	16.70	17.80	18.54	16.90	19.30	19.50
O₂- Sättigung des Hb (%) $\frac{HbO_2}{O_2\text{- Kapazität}} \times 100$	13.5	35	57	75	83.5	89	92.7	94.5	96.5	97.5

a

Abb. 3a, b. Oxyhämoglobindissoziationskurve. **a** O_2-Dissoziationskurve unter Standardbedingungen (pH = 7,40, T = 37,0 °C). **b** O_2-Dissoziationskurve bei Temperatur- (*oben*) und pH-Verschiebungen (*unten*)

– Die Sauerstoffaufnahme und -abgabe wird durch verschiedene Faktoren (z. B. pH, Standardbikarbonat, Temperatur) beeinflußt. So kommen die verschiedenen Punkte und Verläufe der Dissoziationskurve zustande (Abb. 3).
– Zu einer Rechtsverschiebung der O_2-Dissoziationskurve führen pH-Erniedrigung, p_aCO_2-, Temperatur- und 2,3-DPG-Erhöhungen. Folgen einer Rechtsverschiebung der O_2-Dissoziationskurve sind eine verminderte Aufnahme von O_2 im Bereich der Lungenkapillaren mit verminderter Sauerstoffsättigung (bei vorgegebenem p_aO_2), die Sauerstoffabgabe in der Peripherie ist dafür relativ erhöht.

– Zu einer Linksverschiebung der O_2-Dissoziationskurve führen der pH-Anstieg sowie Erniedrigungen von p_aCO_2, 2,3-DPG und Körpertemperatur. Die Sauerstoffaufnahme des Hb im Bereich der Lungenkapillaren ist erhöht, die Sauerstoffsättigung des Blutes steigt, die Sauerstoffabgabe in der Peripherie ist vermindert.

Eine Rechtsverschiebung der O_2-Dissoziationskurve ist in manchen Situationen durchaus positiv. In praxi beeinflussen viele Faktoren die O_2-Dissoziation; die klinisch bedeutsamsten Variablen sind dabei der pH und die Körpertemperatur des Patienten.

Arterieller Sauerstoffgehalt (C_aO_2)

Der Großteil des O_2 wird an Hb gebunden transportiert; der prozentuale Anteil des im Plasma physikalisch gelösten O_2 ist verschwindend gering (s. Kap. 1):

C_aO_2 = Hb-gebundenes O_2 + plasmagelöstes O_2,
$\quad = (S_aO_2 \cdot Hb \cdot 1{,}39) + (0{,}0031 \cdot p_aO_2)$.

Hb = Hämoglobingehalt [g%],
1,39 = O_2-Bindungskapazität des Hb (ml O_2/gHb),
0,0031 = O_2-Anteil (ml) in 100 ml Plasma pro mmHg p_aO_2.

Normalwert: C_aO_2 16–20 ml O_2/100 ml Blut.
Bei Anämie ist der O_2-Gehalt (C_aO_2) des Blutes, nicht die Sauerstoffsättigung (S_aO_2) beeinträchtigt.

Periphere Sauerstoffversorgung (Sauerstoffabgabe)

Die Sauerstoffversorgung des Gewebes hängt vom HZV und C_aO_2 ab: Arterieller Sauerstofftransport = HZV (l/min) $\cdot C_aO_2$ (O_2/ml) $\cdot$ 10.
Eine insuffiziente Sauerstoffversorgung des Gewebes kann (bei inadäquatem HZV) demnach auch bei normalem Sauerstoffgehalt im Blut (C_aO_2) auftreten.

– Normalwert der peripheren Sauerstoffversorgung: 1000 ml O_2/min
– Normalwert der peripheren Sauerstoffaufnahme: 250 ml O_2/min
– Normalwert des venösen Sauerstofftransports: 750 ml O_2/min.

Alveolärer Sauerstoffpartialdruck (p_AO_2)

Der alveoläre Sauerstoffpartialdruck (p_AO_2) dient als Orientierungsgröße für den arteriellen Sauerstoffpartialdruck (p_aO_2); bei normaler Lungenfunktion sollte der p_aO_2 idealerweise dem p_AO_2 entsprechen.

Die eingeatmete atmosphärische Luft hat unter Standardbedingungen (Wasserdampfdruck 47 mmHg, Temperatur 37 °C) einen Sauerstoffpartialdruck (p_aO_2) von 159 mmHg.

Normalwerte von Gaspartialdrücken im menschlichen Organismus:

- Alveolärer Sauerstoffpartialdruck (p_AO_2): 110 mmHg
- Alveolärer Kohlendioxidpartialdruck (p_ACO_2): 40 mmHg
- Arterieller Sauerstoffpartialdruck (p_aO_2): 80 – 100 mmHg
- Mitochondrialer Sauerstoffpartialdruck (p_mO_2): 1 mmHg
- Gemischtvenöser Sauerstoffpartialdruck (p_vO_2): 40 mmHg

$$p_AO_2 = F_IO_2 \cdot (P_B - 47) - 1{,}2 \, (p_aCO_2).$$

P_B atmosphärischer Luftdruck (740 mmHg für Meereshöhe),
47 Wasserdampfdruck,
1,2 $\cdot p_aCO_2 = p_ACO_2$.

(*Die Gleichung wird noch genauer, wenn man F_IO_2 mit dem Faktor 0,21 für Raumluft versieht, im übrigen ist sie altersunabhängig.)

Arterieller Sauerstoffpartialdruck (p_aO_2)

Der arterielle Sauerstoffpartialdruck ist ein Maß für den alveolären Sauerstoffdruck und das Ventilations-Perfusions-Verhältnis zwischen Alveolen und Lungenkapillaren. Der p_aO_2 ist altersabhängig; das Ventilations-Perfusions-Verhältnis verschlechtert sich im Laufe der Jahre; während der Normalwert des p_aO_2 eines 20jährigen (>)100 mmHg beträgt, liegt er bei einem 70jährigen bei 80 mmHg. Näherungsweise gilt: $p_aO_2 = 109 - (0{,}43 \cdot \text{Alter [Jahre]})$.

Alveoloarterielle Sauerstoffdruckdifferenz ($A - aDO_2$)

$A - aDO_2 = p_AO_2$ (kalkuliert) $- p_aO_2$ (gemessen). Der Normalwert des $A - aDO_2$ liegt bei 10 – 20 mmHg. Werte > 25 mmHg sind pathologisch: Erhöhte $A - aDO_2$-Werte zeigen Störungen der Sauerstoffdiffusion in der Lunge oder des Sauerstofftransports im Blut (erniedrigter p_aO_2) an. Ferner kann infolge einer Erhöhung des Sauerstoffgehalts der Atemluft (F_IO_2) der $A - aDO_2$ steigen.

Ursachen respiratorischer Störungen (Atemstörungen): Diffusionsbarrieren, intrapulmonaler Rechts-links-Shunt (vaskulär und/oder parenchymal), Störungen des Ventilations-Perfusions-Verhältnisses.

Ursachen nichtrespiratorischer Störungen: Intrakardialer Rechts-links-Shunt, Hyperthermie. Bei erniedrigtem gemischtvenösem Sauerstoffgehalt (z. B. bei Gewebsischämie, Laktatazidose, Anämie, vermindertem HZV, erhöhtem Sauerstoffverbrauch) verschlechtert sich die Situation (Mißverhältnis zwischen Ventilation und Perfusion oder intrapulmonales Shunting) weiter.

Ursachen eines erniedrigten arteriellen Sauerstoffpartialdrucks (p_aO_2) ohne Erhöhung des $A-aDO_2$: Geringer Sauerstoffgehalt der Atemluft (F_IO_2), Höhe (Erniedrigung des atmosphärischen Luftdruckes P_B), erniedrigter Respirationsquotient R (z. B. Ursache der Hypoxie bei dialysepflichtigen Patienten), zentrale Atemregulationsstörungen (Hypoventilation mit sekundärer Hypoxämie und Hyperkapnie). *Hat ein Patient mit zentraler Hypoventilation eine erhöhte $A-aDO_2$, muß eine zusätzliche respiratorische Störung ausgeschlossen werden.

Kohlendioxidtransport

Vorkommen von Kohlendioxid (CO_2)

Stoffwechselabbauprodukt, Komponente des Bikarbonatpuffersystems, Komponente des alveolären Gasgemisches. Im Blut kommt CO_2 als HCO_3^- an Hb gebunden sowie in gelöster Form vor. Nur der gelöste Anteil kann durch BGA bestimmt werden.

Produktion und Elimination von CO_2

Im Organismus fallen ca. 200 ml CO_2/min an. Die Elimination erfolgt größtenteils pulmonal. Die inspiratorische CO_2-Konzentration ist annähernd Null. Das abgeatmete CO_2 (exspiratorische CO_2-Konzentration) entspricht der im Alveolargasgemisch enthaltenen CO_2-Menge; ferner gilt bei freier Diffusion von CO_2, daß alveolärer und arterieller Kohlendioxidpartialdruck gleich sind ($p_ACO_2 = p_aCO_2$). Dagegen gibt es zwischen venösem Blut ($p_vCO_2 = 46$ mmHg) und Alveolargas (p_ACO_2) einen Diffusionsgradienten.

Bei fallendem p_vCO_2 wird im Körper CO_2 aus H_2CO_3 konvertiert und abgeatmet, bis das gesamte CO_2 eliminiert ist. Die Halbwertszeit der CO_2-Konversion beträgt ca. 0,2 s und ist damit deutlich geringer als die Transitzeit der roten Blutkörperchen durch die Lungenkapillaren (ca. 0,75 s).

Arterieller Kohlendioxidpartialdruck (p_aCO_2) *und alveoläre Ventilation (V_A)*

Der p_aCO_2 ist ein direktes Maß der alveolären Ventilation (V_A). Er spiegelt das Verhältnis zwischen der CO_2-Produktion im Gewebe und der CO_2-Elimination durch die Lunge wider.

Da bei gesteigerter alveolärer Ventilation die CO_2-Elimination erhöht wird, gilt: $p_aCO_2 = p_ACO_2$.

Da elementares CO_2 nur über die Lunge ausgeschieden werden kann, gilt ferner:

$$p_aCO_2 = \dot{V}CO_2 \cdot 0{,}863/V_A\,;$$

p_aCO_2: arterieller Kohlendioxidpartialdruck (mmHg),
$\dot{V}CO_2$: Kohlendioxidproduktion (ml/min) unter STPD-Bedingungen[1],
V_A: alveoläre Ventilation (l/min) unter BTPS-Bedingungen[2],

0,863 Umrechnungsfaktor für STPD bzw. BTPS auf mmHg.

Der Normalwert p_aCO_2 beträgt $38-42\,\text{mmHg}$.

Ein $p_aCO_2 > 45\,\text{mmHg}$ unter Raumluft spricht für eine schwerwiegende Atemstörung.

Diffusion der Atemgase (alveolärer Gasaustausch)

1. Nach dem Fickschen Diffusionsgesetz gilt:
- Die Gasdiffusion durch eine Membran ist mengenmäßig direkt proportional zur Größe der Gasaustauschfläche (Oberfläche der Alveolen, die insgesamt auf $50-100\,\text{m}^2$ geschätzt wird).
- Die Diffusionsrate ist direkt proportional zur Partialdruckdifferenz des betreffenden Gases, die zwischen den beiden durch eine Membran getrennten Räumen (hier: Alveolen und Lungenkapillaren getrennt durch Alveolar- und Kapillarendothel) herrscht (Diffusionsgradient).
- Die Diffusionsrate ist umgekehrt proportional zur Schichtdicke, die das Gas durchdringen muß.

---

[1] *STPD Standard Temperature, Pressure, Dry:* Volumenangaben beziehen sich auf die physikalischen Standardbedingungen: atmosphärischer Luftdruck $P_B = 760\,\text{mmHg}$, $T = 273\,\text{K}$, Wasserdampfdruck $p_{H_2O} = 0\,\text{mmHg}$ (Trockenheit).
[2] *BTPS Body Temperature, Pressure, Saturated:* Volumenangaben unter Berücksichtigung der in der Lunge herrschenden Verhältnisse: Körpertemperatur $= 273 + 37 = 310\,\text{K}$, $P_B =$ Barometerdruck, $P_{H_2O} = 47\,\text{mmHg}$.

2. Die Diffusionsrate hängt ferner vom Löslichkeitskoeffizienten des betreffenden Gases ab. CO_2 z. B. ist sehr viel besser löslich als O_2 und diffundiert daher ca. 20mal schneller.
3. In Anbetracht der beträchtlichen Diffusionskapazität der Lunge besteht unter physiologischen Bedingungen eine enorme Diffusionsreserve. Der große $p_AO_2 - p_aO_2$-Gradient begünstigt die Diffusion von O_2 von der Alveole in die Lungenkapillaren, während die hohe Diffusionsrate von CO_2 (bei niedrigem Diffusionsgradienten) in erster Linie auf die gute Löslichkeit zurückzuführen ist. Die Gasäquilibrierung zwischen Alveole und Lungenkapillare vollzieht sich innerhalb eines Zeitraums, der deutlich unterhalb der kapillären Transitzeit des Blutes von 0,75 s liegt.
4. Die Diffusionszeit ist verlängert, wenn der p_AO_2 erniedrigt (z. B. in großer Höhe), die Membran weniger durchlässig (z. B. bei allergischer Alveolitis oder diffuser Lungenfibrose) oder die Transitzeit bei einer gleichzeitig bestehenden Lungenerkrankung verkürzt ist.

Störungen des Säure-Basen-Haushaltes (s. auch Kap. 6)

Der pH-Wert ist der negative Logarithmus der Wasserstoffionenkonzentration (H^+). Bei einer Veränderung des pH-Wertes um 0,10 fällt bzw. steigt die H^+-Konzentration um jeweils 10 nmol/l, was bei einem Ausgangswert von 40 nmol/l (bei einem pH-Wert von 7,40) eine Veränderung von 25% ausmacht.

Aus diesem Grund muß die arterielle Blutabnahme und -analyse überaus sorgsam erfolgen (keine Luftblasen bei der Abnahme, keine lange Aufbewahrung; s. Kap. 6, S. 209 ff.). In praxi werden pH-Wert und p_aCO_2 direkt bestimmt und das Standardbikarbonat (HCO_3^-) berechnet. Die Höhe des arteriellen Bikarbonats unterscheidet sich von der Höhe des venösen: Das venöse HCO_3^- liegt etwa $2-3$ mmol/l höher als der in einer arteriellen Probe bestimmte Wert. Im venösen Blut ist der Gesamtbestand der nichtflüchtigen Säuren in Form von CO_2 (totaler CO_2-Gehalt) enthalten, wobei ca. 95% im Serum als HCO_3^- vorliegen.

Die Beurteilung einer Störung im Säure-Basen-Haushalt setzt voraus:

1. Kenntnisse über die Art der zugrundeliegenden Störung,
2. Kenntnisse über die Dauer der zugrundeliegenden Störung,
3. Kenntnisse über Art und Grenzen der Kompensationsmechanismen:
   - Bei akuten (nicht kompensierten) Störungen des Säure-Basen-Haushaltes fungieren extrazelluläres HCO_3^- und Hb als primäre Puffer;
   - Ziel der physiologischen Kompensation ist es, bei chronischen Störungen den pH-Wert zu normalisieren;
   - die respiratorische Kompensation (Hyper- bzw. Hypoventilation) tritt in der Regel schneller ein als die metabolische.

Respiratorische Azidose

- Der erhöhte p_aCO_2 führt rasch zu einer pH-Erniedrigung: Bei einem Anstieg des p_aCO_2 um 1 mmHg kommt es zu einem pH-Abfall von jeweils 0,008 (Einheiten).
- Häufige Ursachen einer respiratorischen Azidose:
  - Hypoventilation infolge Depression des Atemzentrums durch einen Tumor, Narkotika oder andere Medikamente,
  - Beeinträchtigung der Beweglichkeit des Brustkorbes (z. B. schmerzbedingt bei Rippenfrakturen),
  - Ventilationsstörungen im Endstadium von Lungen- und/oder Atemwegserkrankungen.
- Kompensationsmechanismen: Renale HCO_3^--Retention und erhöhte Säureexkretion. Der Effekt der renalen Kompensation kommt erst nach einigen Tagen zum Tragen, der pH-Wert erreicht den Normalwert dabei i. allg. annähernd, aber nicht ganz.

Respiratorische Alkalose

- Der erniedrigte p_aCO_2 führt zu einer pH-Erhöhung: Bei einem Abfall des p_aCO_2 um 1 mmHg kommt es zu einem pH-Anstieg von jeweils 0,008 (Einheiten).
- Häufige Ursachen einer respiratorischen Alkalose:
  - Hyperventilation z. B. infolge Störungen des Atemzentrums, bei Erregungszuständen, Sepsis oder falscher Beatmung,
  - Aspirin-Überdosierung,
  - Hypoxämie,
  - akute Lungen- und/oder Atemwegserkrankungen.
- Kompensationsmechanismen: Renale HCO_3^--Exkretion und Säureretention. Die renale Kompensation kommt erst nach einigen Tagen zum Tragen, der pH-Anstieg wird pro 1 mmHg p_aCO_2-Abfall von 0,008 auf 0,003 gebremst.

Metabolische Azidose

- Zugrundeliegende Störung: Renale oder gastrointestinale HCO_3^--Verluste oder Bikarbonatverbrauch im Rahmen einer Pufferung nichtflüchtiger Säuren.
- Aufgrund der pH-abhängigen Dissoziation geht die metabolische Azidose i. allg. mit einer Hyperkaliämie einher.
- Kompensationsmechanismus: Steigerung der pulmonalen CO_2-Elimination. Bei einer elementaren, nicht kompensierten, akuten metabolischen

Azidose fällt der p_aCO_2 entsprechend dem pH-Wert (Beispiel: pH = 7, XX$-p_aCO_2$ = XX-4 mmHg), wobei der p_aCO_2-Abfall den HCO_3^--Abfall im Serum um den Faktor 1,0$-$1,5 übersteigen sollte.
- Infolge der respiratorischen Kompensation kann der p_aCO_2 um maximal 12$-$15 mmHg abfallen. Bei einer gleichzeitig vorliegenden Lungenerkrankung ist eine solche Kompensation allerdings nicht möglich.
- Bei einer Azidose mit pH-Werten $<7,20$ ist eine Verringerung der myokardialen Kontraktilität mit Hypotonie und eine Therapieresistenz gegenüber Vasopressoren zu erwarten.
- Laktatazidose (Serumlaktat >5 mmol/l) (s. Kap. 6).
- Therapie der metabolischen Azidose: HCO_3^--Substitution:
  - Berechnung des Bikarbonatdefizits (s. Kap. 6): HCO_3^--Defizit = (HCO_3^--Soll$-HCO_3^-$-Ist)$\cdot0,4\cdot$kgKG;
  - Substitution: z. B. 2 Amp. $NaHCO_3$ 7,5% (pro Amp. 44,6 mmol/l) in 1000 ml Infusionslösung über 3$-$4 h unter zwischenzeitlicher Kontrolle des Serumkaliums und -bikarbonats;
  - Aufgrund der vermehrten intrazellulären Einschleusung von Kalium muß bei der Korrektur einer Azidose gleichzeitig Kalium substituiert werden, um einer potentiell lebensgefährlichen Hypokaliämie entgegenzuwirken.

Metabolische Alkalose

- Zugrundeliegende Störung: In der Regel liegt dem HCO_3^-- und pH-Anstieg eine Nierenfunktionsstörung mit renaler HCO_3^--Retention zugrunde. Unter Diuretikatherapie kann es infolge Kaliurese mit gleichzeitigem H^+-Ionenverlust im Urin (zur Aufrechterhaltung der Elektroneutralität) zu einer metabolischen Alkalose kommen, was die Entwöhnung eines beatmeten Patienten vom Respirator verzögert. In diesem Fall muß Kalium ersetzt werden, das Serumkalium sollte bei Werten zwischen 4,5 und 5,5 mmol/l eingestellt sein.
- Kompensationsmechanismen: Alveoläre Hypoventilation. Anzumerken ist, daß die alveoläre Hypoventilation der am wenigsten konstante Kompensationsmechanismus von Störungen des Säure-Basen-Haushaltes ist; ein p_aCO_2-Anstieg >45 mmHg wird bei manifester metabolischer Alkalose in allenfalls 25% der Fälle beobachtet.

Kombinierte gleichsinnige Störungen

In praxi liegt der Mehrzahl der schweren Entgleisungen des Säure-Basen-Haushaltes eine kombinierte Störung zugrunde; oft liegt eine metabolische und respiratorische Azidose vor. In diesem Fall ist der Abfall des pH-Wertes größer, als es der p_aCO_2-Wert erwarten läßt.

Bei der Kombination einer metabolischen mit einer respiratorischen Alkalose kommt es zu einem extremen pH-Anstieg, der zu Perfusions- und Herzrhythmusstörungen sowie Anfällen führen kann.

Die Therapie kombinierter Störungen des Säure-Basen-Haushaltes muß sowohl an der respiratorischen wie der metabolischen Seite ansetzen.

Kombinierte gegensinnige Störungen

Insbesondere bei intensivstationspflichtigen Patienten oder solchen mit chronisch obstruktiven Lungenerkrankungen, die unter Diuretika- oder Kortisontherapie stehen, kommt es häufig zu der Kombination einer respiratorischen Azidose mit einer metabolischen Alkalose.

Postoperative Störungen des Säure-Basen-Haushaltes

Häufige Ursachen einer erhöhten CO_2-Produktion bzw. metabolischen Azidose:
- Periphere Minderperfusion infolge eines postoperativ erniedrigten HZV oder peripherer Vasokonstriktion bei Hypothermie,
- Schüttelfrost.

Häufige Ursachen einer metabolischen Alkalose:
- Bluttransfusionen,
- Infusion von Ringer-Laktat,
- Diuretika (s. S. 50–51).

Häufige Ursachen einer respiratorischen Azidose: Hypoventilation infolge Narkotikaüberhang oder Analgetikagabe.

Häufige Ursachen einer respiratorischen Alkalose: Hyperventilation bei falsch eingestelltem Respirator.

Ventilation und Perfusion

Der maßgebende Faktor der Arterialisation des Blutes in der Lunge ist das *Verhältnis* zwischen alveolärer Ventilation (V_A) und der Perfusion (Durchblutung) der Alveolen (Q). Diese beiden Größen können nicht unabhängig voneinander betrachtet werden, weshalb ihre *Absolutwerte* von untergeordneter Bedeutung sind.

Perfusion (Abb. 4)

- Normalverteilung: Die Lungendurchblutung (pro Volumeneinheit) nimmt von der Lungenspitze zur Basis hin kontinuierlich zu.
- Bei körperlicher Anstrengung oder Rückenlage nimmt die apikale Lungendurchblutung zu, ohne daß sich die basale Perfusion verändert; es kommt bei gesteigerter Lungendurchblutung zu einem Perfusionsausgleich, nicht zu einer Perfusionsumverteilung.
- Das Lungenvolumen beeinflußt die Verteilung des Blutstroms in der Lunge (volumenabhängige Distribution der Lungenperfusion):
  - Bei normaler alveolärer Ventilation (Lungenvolumen >FRK) liegt eine Normalverteilung vor (s. oben).
  - Ist das Atemvolumen gesteigert (Lungenvolumen = FRK), kommt es zu einem Perfusionsausgleich zwischen apikalen und basalen Lungenanteilen (s. oben).
  - Nähert sich das Atemvolumen dem Residualvolumen, kommt es zu einer Umverteilung der Durchblutung zugunsten der oberen Lungenpartien (sog. Kranialisation); die apikale Lungendurchblutung übersteigt die basale in diesem Fall geringfügig.
- Eine ausgeglichen verteilte Lungendurchblutung liegt auch im höheren Alter und bei alveolärer Hypoxie vor.
- Ursache der Umverteilung der Lungendurchblutung ist der hydrostatische Druckgradient in den Lungengefäßen; dieser ist bei ausgeglichenem Alveolardruck in allen Lungenpartien annähernd gleich.
- Im wesentlichen beeinflussen 3 Faktoren die Lungendurchblutung. Die Höhe des Alveolardruckes (p_A) sowie des arteriellen (p_a) und venösen

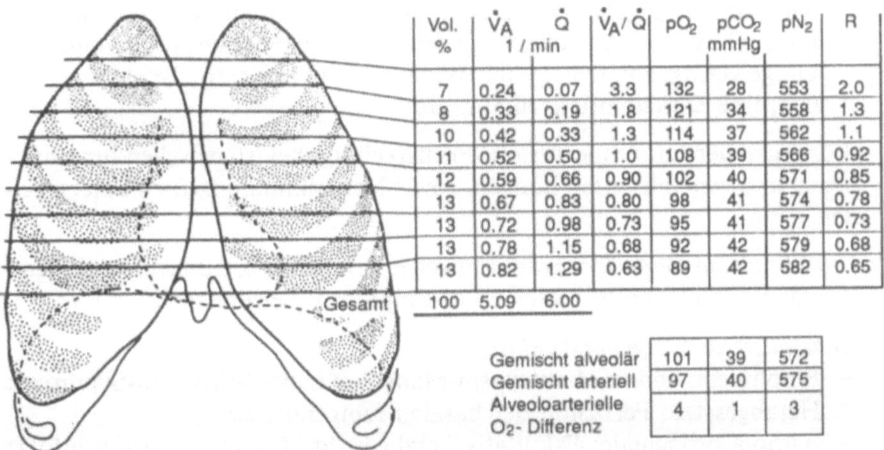

Vol. %	$\dot{V}_A$ 1 / min	$\dot{Q}$	$\dot{V}_A/\dot{Q}$	pO_2	pCO_2 mmHg	pN_2	R
7	0.24	0.07	3.3	132	28	553	2.0
8	0.33	0.19	1.8	121	34	558	1.3
10	0.42	0.33	1.3	114	37	562	1.1
11	0.52	0.50	1.0	108	39	566	0.92
12	0.59	0.66	0.90	102	40	571	0.85
13	0.67	0.83	0.80	98	41	574	0.78
13	0.72	0.98	0.73	95	41	577	0.73
13	0.78	1.15	0.68	92	42	579	0.68
13	0.82	1.29	0.63	89	42	582	0.65
Gesamt 100	5.09	6.00					

	pO_2	pCO_2	pN_2
Gemischt alveolär	101	39	572
Gemischt arteriell	97	40	575
Alveoloarterielle O_2-Differenz	4	1	3

Abb. 4. Verteilung von Ventilation und Lungenperfusion in Abhängigkeit der lokalen Partialdruckverhältnisse. Die Lunge ist schematisch in 9 horizontale Abschnitte unterteilt. Relatives Lungenvolumen (*Vol*), Ventilation (V_A), Perfusion (Q), V/Q, pO_2, pCO_2 und pN_2 sowie der Atemgasaustausch (*R*) sind einander gegenübergestellt

Druckes (p_v) in den Lungengefäßen. In Abhängigkeit dieser Faktoren unterscheidet man 4 Zonen in der Lunge:

Zone 1: $p_A > p_a > p_v$:

- Die Lungenkapillaren sind infolge des alveoloarteriellen Druckgradienten kollabiert: ventilierte, nicht perfundierte Lungenareale.
- Gewöhnlich ist der p_a so hoch, daß die Lungenspitze durchblutet wird. Eine Zone ventilierter, nicht perfundierter Lungenareale kommt somit in aufrechter Körperposition unter normalen Bedingungen nicht vor.

Zone 2: $p_a > p_A > p_v$:

- Ist der arterielle Druck größer als der Alveolardruck, richtet sich die Durchblutung in den einzelnen Lungenarealen nach der arterioalveolären Druckdifferenz. Bei steigendem arteriellem Druck werden (in peripheren Lungenarealen) zusätzliche Kapillaren eröffnet bzw. offene Kapillaren stärker durchblutet.
- Charakteristisch für Zonen mit dem genannten Druckverhältnis ist die in Abhängigkeit vom Atemzyklus intermittierende Durchblutung.

Zone 3: $p_a > p_v > p_A$:

- Die Durchblutung hängt vom arteriovenösen Druckgradienten in den Lungengefäßen ab.
- Die Kapillaren bleiben während des gesamten Atemzyklus durchblutet.

Zone 4:

- Bei Ausschöpfung der FRK oder verminderter Belüftung kommt es infolge des erhöhten Widerstands in den extraalveolären Gefäßen, die unter normalen Bedingungen durch den Zug des umgebenden Lungenparenchyms offengehalten werden, zu einer verminderten Perfusion der Lungenbasis; bei Ausschöpfung der FRK ist die basale Ausdehnung der Lunge gering, somit steigt der Widerstand in den extraalveolären Gefäßen, ihre Durchblutung nimmt ab.

- Störungen der Lungenperfusion: Prinzipiell hierbei ist zwischen umschriebenen und generalisierten Lungen- sowie Herzerkrankungen zu unterscheiden.

  Umschriebene Veränderungen: Lungenemboli, Bullae, Lungenzysten, Karzinom, Bronchiektasen, unilaterales Emphysem, Pleuraerguß.

  Generalisierte Lungenerkrankungen:
  - Emphysem und α_1-Antitrypsin-Mangel (*Laurell-Eriksson-Syndrom): Herabgesetzte Perfusion der basalen Lungenpartien.
  - Asthma bronchiale: Fakultativ herabgesetzte Lungenperfusion infolge hypoxiebedingter Vasokonstriktion.

Bei generalisierten Lungenerkrankungen ist das Verhältnis von Ventilation und Perfusion zumindest in einem Teil der Lunge gestört, die Durchblutung der betreffenden Areale in der Regel inadäquat. Eine präoperative Evaluation solcher Störungen ist von außerordentlicher Bedeutung.

Herzerkrankungen: Bei pulmonaler Hypertonie kommt es i. allg. zu einer Umverteilung der Lungenperfusion zugunsten der oberen Lungenpartien und damit zu einem ausgeglichenen Durchblutungsmuster.

Ventilation

Definitionen

Atemminutenvolumen (V_E): Luftvolumen, das in 1 min (pro Zeiteinheit) ein- und ausgeatmet („ventiliert") werden kann.
V_E = Atemzugvolumen × Atemfrequenz.

Alveoläre Ventilation (V_A): Anteil des Atemminutenvolumens, der 1. die Alveolen erreicht und 2. am Gasaustausch teilnimmt.

Totraumventilation (V_D): Anteil des Atemminutenvolumens, der nicht am Gasaustausch teilnimmt.

Anatomischer Totraum: Luft in den Atemwegen, die nicht in die Alveolen gelangt.

Physiologischer Totraum: Luft, die die Alveolen erreicht, aber nicht am Gasaustausch teilnimmt (*z. B. wegen mangelnder alveolokapillärer Gasdruckdifferenz).

Funktioneller Totraum: anatomischer + physiologischer Totraum.

$$V_E = V_A + V_D$$

oder

$$V_A = V_E - V_D.$$

Normalverteilung (Abb. 4)

Genau wie die Lungendurchblutung nimmt auch der Anteil der Ventilation pro Volumeneinheit von der Lungenspitze bis zur Lungenbasis hin zu, wobei die Unterschiede in der Belüftung allerdings vergleichsweise gering ausfallen.

In Rückenlage ist die Ventilation der einzelnen Lungenanteile weitgehend ausgeglichen; prinzipiell gilt, daß die am tiefsten gelegenen Lungenpartien am besten belüftet werden.

Bei Ventilation eines Volumens, das 20% der Vitalkapazität übersteigt, ist die Luftverteilung normal (s. oben). Zu einer Umkehr dieser Normalverteilung kommt es bei Ausschöpfung des Residualvolumens, das vorwiegend in die Lungenspitze eingeatmet wird, bzw. geringer (RV).

Ursache der beschriebenen Normalverteilung ist die Schwerkraft; durch die unterschiedlich starke Einwirkung von Gewichtskräften auf Lunge und Brustwand kommt es zu regionalen Unterschieden in der Ventilation.

Im Alter vermindert sich die Elastizität des Lungengewebes, was die genannten Einflüsse auf die Normalverteilung der Ventilation begrenzt.

Ventilationsstörungen

Kommt es zum Verschluß von Bronchiolen (i. S. e. Atemwegsobstruktion), bleibt die Luft, die noch in den Alveolen enthalten ist, zurück. Dieser Anteil des Lungenvolumens (RV) nimmt im Alter mit zunehmend verminderter Lungenelastizität zu. Die daraus resultierende Minderbelüftung (intermittierende Ventilation gut perfundierter Lungenareale) führt zu einer zunehmenden arteriellen Hypoxie, wie sie im Alter oder bei Patienten mit chronisch obstruktiver Lungenerkrankung typisch ist.

Lungenerkrankungen, die zu Ventilationsstörungen führen:

Umschriebene Veränderungen: Bullae, Zysten, Bronchiektasen, Fibrosierungen.

Generalisierte Lungenerkrankungen: Chronisch obstruktive Lungenerkrankungen, Emphysem (verminderte Belüftung, v. a. basal), Asthma bronchiale (Störung der Normalverteilung der Ventilation auch bei Remission).

Verhältnis zwischen V_A und p_aCO_2 und respiratorischer Quotients (RQ)

Da der Totraum nicht am Gasaustausch teilnimmt, stammt das ausgeatmete CO_2 aus dem Alveolargas (s. S. 139).

Der respiratorische Quotient (RQ) beschreibt das Verhältnis zwischen CO_2- (ca. 200 ml/min) und O_2-Ventilation (ca. 250 ml/min) bzw. CO_2-Produktion ($\dot{V}_{CO_2}$) und O_2-Verbrauch ($\dot{V}_{O_2}$):

$$RQ = \frac{\dot{V}_{CO_2}}{\dot{V}_{O_2}} = \frac{200\ ml/min}{250\ ml/min} = 0{,}8\ .$$

Faktoren, die die CO_2-Produktion des Organismus (*und damit die Ventilation zwecks „Abatmung" des CO_2) beeinflussen, sind Temperatur, Nahrung, Hormonhaushalt und Körperarbeit. So steigt z. B. der RQ bei kohlenhydratreicher Diät auf 1,0.

Gegenseitige Beeinflussung von Ventilation und Perfusion und Störungen des V/Q-Quotienten

Der Gasaustausch in den einzelnen Lungenpartien hängt vom jeweiligen Verhältnis zwischen Ventilation (V) und Lungenperfusion (Q) ab (sog. V/Q-Quotient) (s. Abb. 4). Bei Normalverteilung bestehen Ventilations- und Perfusionsunterschiede zwischen Lungenspitze und -basis; die basalen Lungenpartien sind im Normalfall besser belüftet und durchblutet als die apikalen (vgl. S. 144 ff.).

Störungen des Ventilations-Perfusions-Verhältnisses (Abb. 5) sind die häufigste Ursache eines herabgesetzten p_aO_2. Veränderungen des physiologischen V/Q-Quotienten zeigen eine Beeinträchtigung des Gasaustausches an. In erster Linie betroffen ist i. allg. die O_2-Aufnahme und Arterialisierung des Blutes, seltener die „Abatmung" von CO_2.

Störungen des V/Q-Quotienten können zu einer Erniedrigung des p_aO_2 führen; charakteristisch ist die Erhöhung der alveoloarteriellen Sauerstoffdifferenz $A-aDO_2$ (je höher $A-aDO_2$, desto gravierender ist die respiratorische Störung). Die Veränderung des V/Q-Quotienten als Kennzeichen einer respiratorischen Ursache der p_aO_2-Erniedrigung kann durch eine insuffiziente Venti-

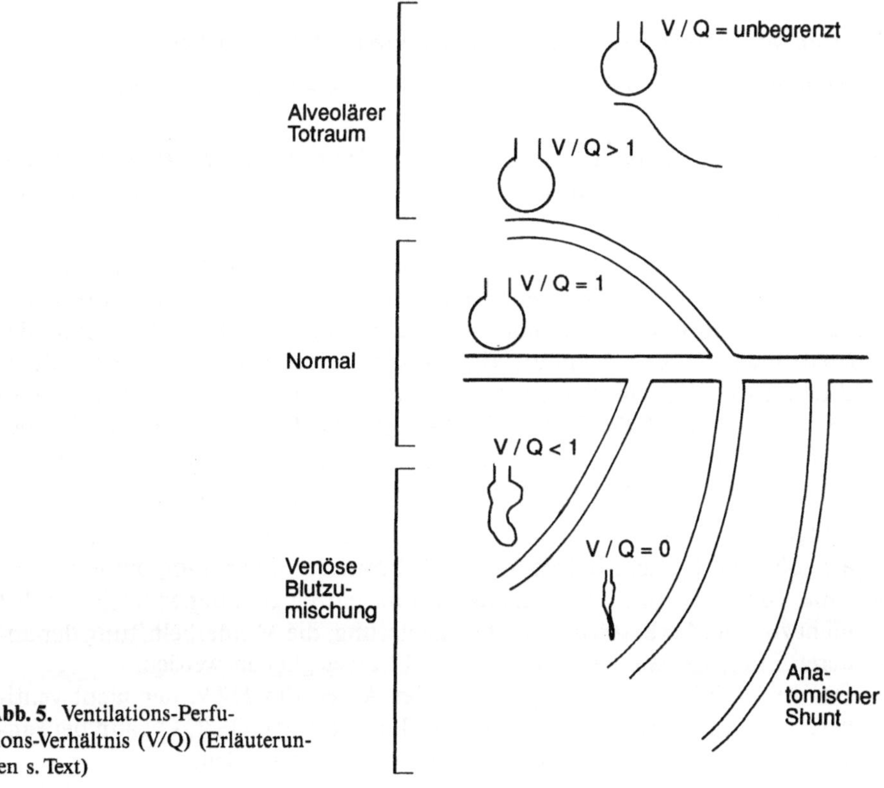

Abb. 5. Ventilations-Perfusions-Verhältnis (V/Q) (Erläuterungen s. Text)

lation, die Zumischung von venösem zu arterialisiertem Blut über Rechts-links-Shunts oder Oxygenationsstörungen im Bereich der Alveolen erklärt werden.

Störungen der CO_2-Elimination

Eine verminderte Abatmung von CO_2 geht entweder mit einer Verminderung von V_E oder einer Erhöhung von V_D einher.

– V_D-Erhöhungen werden in der Regel durch Störungen des V/Q-Verhältnisses verursacht. So steigt der p_aCO_2-Wert z. B. bei Belüftung nicht perfundierter Alveolen (erhöhter V_D, wenn es nicht gleichzeitig zu einer kompensatorischen Erhöhung des V_E kommt; vgl. S. 147 f.).
– Eine erhöhte CO_2-Produktion kann ebenfalls Ursache eines gesteigerten p_aCO_2-Wertes sein. Mögliche Ursachen hierfür sind z. B. Hypothermie oder Schüttelfrost.

Die p_aCO_2-Dissoziationskurve verläuft annähernd linear. Bei einem Anstieg des V_E (z. B. infolge Stimulation des Atemzentrums) wird der p_aCO_2-Wert angeglichen.

Venöse Blutbeimischungen

Zustrom von unoxygeniertem zu oxygeniertem Blut. Ursachen:

Extrapulmonale (sog. anatomische) Shunts: VSD, Anomalien der Pulmonalvenen.

Intrapulmonale (sog. physiologische) Shunts (Blut passiert die Pulmonalkapillaren, ohne mit Alveolarluft in Kontakt zu kommen): Lungenödem, Pneumonie, Atelektasen.

Bei inadäquater Oxygenierung des Blutes während der Kapillarpassage entlang der Alveolen ist der V/Q-Quotient erniedrigt. Es findet eine im Verhältnis zum Blutangebot ungenügende Sauerstoffanreicherung statt. Durch Erhöhung des Sauerstoffgehaltes der Atemluft (F_IO_2) kann die Oxygenierung des Blutes (und damit der V/Q-Quotient) verbessert werden, wobei zu beachten ist, daß eine Beatmung mit 100% O_2 über längere Zeit zur Kollabierung schlecht ventilierter Alveolen führt (s. S. 153). Dies wiederum vergrößert das Shuntvolumen und verschlechtert letztendlich das Verhältnis V/Q. Merke:

– Lungenareale mit niedrigem V/Q-Quotienten enthalten weniger Sauerstoff als solche mit einem hohen V/Q (vgl. Form der Oxyhämoglobinkurve).
– Eine Mehrbelüftung (Hyperventilation) einzelner Lungenpartien führt nicht zu einer Verbesserung der Oxygenierung; die Minderbelüftung der anderen Lungenareale kann dadurch nicht ausgeglichen werden.
– Der Rechts-Links-Shunt (*prozentualer Anteil des HZV, der nicht ventilierte Alveolen bzw. Parenchymanteile durchströmt) (QS/QT) kann bei Einatmung von 100% O_2 näherungsweise bestimmt werden.

Störungen der Ventilation

Unabhängig von den Oxygenierungsstörungen (s. S. 153 ff.) ist die Hyperkapnie das sine qua non einer Ventilationsstörung. Man unterscheidet 3 pathophysiologische Formen von Ventilationsstörungen:

1. Verminderung der Alveolarbelüftung (V_A) infolge des verminderten bzw. inadäquaten Atemminutenvolumens (V_E). Mögliche Ursachen: Depression des Atemzentrums bzw. inadäquate Steigerung des V_E bei p_aCO_2-Anstieg, Brustwand- und/oder Zwerchfellverletzungen.

2. Verminderung der alveolären Ventilation V_A infolge erhöhter Totraumatmung V_D. Eine Vergrößerung des Totraums (Störung des Verhältnisses V_D/V_T) findet man bei den meisten Ventilationsstörungen; sie ist z. B. Ursache der CO_2-Retention bei obstruktiven und restriktiven Lungenerkrankungen.

3. Kombinationen von 1 und 2.

Kennzeichen für Ventilationsstörungen sind: p_aCO_2-Anstieg, pH-Anstieg, normale alveoloarterielle Sauerstoffpartialdruckdifferenz ($p_{(A-a)}O_2$).

Mögliche Ursachen von Ventilationsstörungen sind:

Narkotika

haben eine direkte atemdepressorische Wirkung. Der p_aCO_2-Sollwert, der zur Stimulation des Atemzentrums führt, wird angehoben. Durch Naloxon (Applikation bei schrittweiser Erhöhung der Dosis um jeweils 0,08 – 0,1 mg) kann dieser Effekt antagonisiert werden.

Zentralnervöse Störungen

z. B. durch Hirntumoren, Medikamentenüberdosierungen oder Drogen.

Kompensation einer metabolischen Alkalose (s. S. 143)

Verkleinerung des Lungenvolumens

infolge verminderter Brust- bzw. Zwerchfellatemexkursion (Verminderung der FRK). Bei eingeschränkter funktioneller Residualkapazität hängt die Störung des V/Q direkt vom Lungenvolumen bzw. der sich verändernden Belüftung der Lunge (s. S. 144 ff.) ab. Mögliche Ursachen:

– Postoperative Ventilationsstörungen: Schmerzbedingt kommt es nach thorakalen oder abdominellen Eingriffen (Thorakotomie- oder Laparotomiewunde, evtl. Eröffnung des Zwerchfells) zu einer „Schonatmung". Diese ist zumindest in den ersten 48 h postoperativ nachweisbar und kann durch Analgetika, frühzeitige Mobilisation und Physiotherapie sowie entsprechende Patientenführung durchbrochen werden.

- Muskelrelaxanzien (Zwerchfellparalyse).
- Neuromuskuläre Erkrankungen: Patienten mit neuromuskulären Erkrankungen haben, insbesondere wenn sie schon präoperativ angestrengt atmen, ein erhöhtes Risiko, postoperativ respiratorische Komplikationen zu erleiden. Die präoperativ durchzuführenden Lungenfunktionstests können dabei durchaus normal ausfallen; insbesondere die Oxygenation ist bei diesen Erkrankungen erst im Spätstadium beeinträchtigt.
- Weitere Faktoren, die die Zwerchfellatmung limitieren, sind z. B. Adipositas (Pickwick-Syndrom), Rückenlage oder ein Ileus mit Distension des Abdomens.

Instabiler Thorax (s. S. 155)

Ursache: Rippenserienfraktur (i. allg. müssen 2 oder mehr Rippen an 2 oder mehreren Stellen gebrochen sein), wie sie z. B. bei Autounfällen durch Aufprall des Oberkörpers gegen das Lenkrad entstehen (sog. „steering wheel associated blunt chest injury").

Klinik: Paradoxe Bewegung der betroffenen Brustwandpartie (bedingt durch den negativen Pleuradruck).

Anmerkung: Häufig liegt gleichzeitig eine Kontusion des Lungenparenchyms vor; deshalb ist neben der Ventilationsstörung auch mit einer zusätzlichen Störung der Oxygenation zu rechnen.

Pneumothorax (s. S. 160 ff.)

Pathophysiologie: Verlust des Lungenvolumens bzw. der alveolären Gasaustauschfläche; kombinierte Ventilations- und Oxygenierungsstörung.

Cave: Spannungspneumothorax: Das Pleuraleck verschließt sich bei Exspiration (Ventilmechanismus). Infolge des Überdruckes kommt es zur Mediastinalverdrängung zur Gegenseite, einem verminderten venösen Rückstrom von Blut zum Herzen und damit zu Hypotension, Tachykardie und extremer Steigerung der Atemarbeit. (Notfallsituation!)

Sero- oder Häm(at)othorax und Pleuraerguß

Ursache eines Hämothorax ist in der Mehrzahl der Fälle ein Trauma bzw. eine iatrogene Verletzung; Pleuraergüsse entstehen dagegen meist auf dem Boden eines kongestiven Herzfehlers (Stauungsinsuffizienz) oder als sympathische Reaktion bei krankhaften subdiaphragmalen Prozessen. Andere häufige Ursachen eines Pleuraergusses sind Lymphabflußstörungen bei tumorösem oder fibrotischem Umbau des Lungenparenchyms, Tumorleiden oder Ernährungsstörungen, die mit Veränderungen des hydrostatischen bzw. onkotischen Kapillardruckes einhergehen.

Eine Thorakozentese (Pleurapunktion) kann bei der Diagnose und Therapie eines Pleuraergusses bzw. Serothorax hilfreich sein: Transsudate (LDH

< 200 U/dl,   Pleura-LDH/Serum-LDH < 0,6,   Pleuraproteingehalt < 3 mg/dl, Pleuraproteingehalt/
Serumproteingehalt < 0,5, spezifisches Gewicht < 1,015) sprechen für eine Stauungsinsuffizienz, Leberzirrhose bzw. Aszites; Exsudate (LDH > 200 U/dl, Pleura-LDH/Serum-LDH > 0,6,   Pleuraproteingehalt > 3 mg/dl,   Pleuraproteingehalt/Serumproteingehalt > 0,5, spezifisches Gewicht > 1,015) sprechen eher für eine entzündliche Genese, einen Tumor oder Lungeninfarkt.

Pleuraempyem

Zu einer Infektion eines Pleuraergusses durch pathogene Keime kann es im Rahmen von bakteriellen Pneumonien, Lungenverletzungen, bzw. thoraxchirurgischen Eingriffen sowie bei Lungeninfarzierung kommen. Als mögliche Ursachen eines Pleuraempyems kommen ferner septische Emboli bzw. eine Ausbreitung von Keimen per continuitatem (z. B. bei Mediastinitis oder Leberabszessen) in Betracht.

Der pH-Wert des Sekrets eines Pleuraempyems liegt gewöhnlich unter 7,2, die Glukose unter 40 mg/dl.

Asthma bronchiale (s. S. 158 ff.)

Häufigste Ursache eines Asthma bronchiale sind obstruktive Atemwegserkrankungen.

Faktoren, die einen Asthmaanfall auslösen bzw. zu einer akuten Exazerbation eines bestehenden Asthma bronchiale führen können, sind: physische und/oder psychische Belastungen, Allergien, Infektionen, eine akute Verschlechterung einer bestehenden Herzerkrankung, Neoplasmen, eine Lungenembolie oder Fremdkörperaspiration sowie Medikamente bzw. das Absetzen einer (antiobstruktiven) Medikation (iatrogen oder bei schlechter Compliance des Patienten).

Störungen der Oxygenierung

Eine inadäquate Oxygenierung des arteriellen Blutes trotz suffizienter Ventilation zeigt sich an einem niedrigen p_aO_2 und der erhöhten alveoloarteriellen Sauerstoffdifferenz $(A-aDO_2)$. Pathophysiologisch liegt der Störung des V/Q-Quotienten ein extrapulmonaler Shunt zugrunde (vgl. S. 149 f.). Mögliche Ursachen einer verminderten Arterialisierung des Lungenkapillarblutes sind:

Lungenödem (s. S. 52 ff.)

Atelektasen

Verminderung der alveolären Sauerstoffaustauschfläche mit vermehrter Zumischung venösen Blutes. Häufig sind Atelektasen die Folge einer verminderten Ventilation bei postoperativer Immobilisation oder Schmerzen (*v. a. bei thorax- und großen abdominalchirurgischen Eingriffen); ferner können sie bei reiner Sauerstoffbeatmung (*der verminderte Stickstoffgehalt der Atemluft bei Beatmung mit 100%igem O_2 führt zum Kollaps von Alveolen) oder durch Verlegung von Bronchien mit Schleim (*die Luft distal des Verschlusses wird resorbiert, die Alveolen kollabieren) entstehen.

Lungenembolie (s. S. 162 f.)

- Vergrößerung des Totraums mit Störung des Ventilations-Perfusions-Verhältnisses (nicht perfundierte Lungenareale distal des Gefäßverschlusses).
- Veränderungen des V/Q-Quotienten in Lungenbezirken um den Embolus, verursacht durch eine vermehrte Freisetzung von Peptiden und anderen Metaboliten bzw. Mediatoren aus den ischämischen Arealen. Kompensatorisch kommt es zu einer Steigerung der Atemfrequenz. Die Beatmung mit 100%igem O_2 kann die V/Q-Quotienten verbessern, nicht aber den vergrößerten Totraum ausgleichen.
- Das Ausbleiben einer Verbesserung der respiratorischen Parameter unter Sauerstoffbeatmung ist genau wie die Steigerung der Herz- und Atemfrequenz ein differentialdiagnostisches Kriterium. Zur genauen Abklärung einer Lungenembolie gehören BGA, EKG, Thoraxröntgenaufnahme, eine Ventilations-Perfusions-Szintigraphie und ggf. eine Pulmonalarterienangiographie. Entscheidend für die Diagnose einer Lungenembolie ist oft, daß sie in Betracht gezogen wird.

Pneumonie (s. S. 159 f.)

Aspiration (s. S. 161 f.)

Die Aspiration von erbrochenen Speisen oder Magensaft ist eine häufige Ursache respiratorischer Störungen; ein Aspirat mit einem pH < 2,5 bzw. Speisereste können zu einer unmittelbaren Lungenschädigung führen.

Lungenkontusionen

sind in der Regel Folge eines stumpfen Thoraxtraumas; das Vollbild einer „Kontusionslunge" bildet sich oft erst 3–5 Tage nach dem Unfallereignis aus.

Verbrennungen

Die Inhalation von Gas und/oder Verbrennungsprodukten über die Luftwege führt zu einer chemischen Pneumonitis, die dem Bild eines Zustandes nach schwerer Aspiration ähneln kann (Therapie s. S. 163).

Massive Hämoptysis

(>600 ml/24 h): Besonders gefährlich ist eine Einblutung von Alveolen, zu der es bei Lungenkontusionen oder penetrierenden Lungenverletzungen, parenchymalen Lungenabszessen (z. B. bei Tuberkulose, Pilzbefall oder Tumoren), Lungeninfarkten, Pulmonalarterienembolektomien oder bei der Ruptur eines Swan-Ganz-Katheters in einer Pulmonalarterie kommen kann (Therapie s. S. 163).

Spezifische Atemstörungen und deren Therapie

Postoperative Ventilationsstörungen

Unter Allgemeinnarkose ist der pulmonale Gasaustausch gestört; das Ventilations-Perfusions-Verhältnis ändert sich, die funktionelle Residualkapazität und Compliance sind vermindert, die Atemarbeit steigt. Durch eine Minimierung dieser Veränderungen gelingt es, die respiratorische Situation zu verbessern und damit die Rekonvaleszenz des Patienten zu beschleunigen.

Nach einer Allgemeinnarkose ist der Atemantrieb des Patienten vermindert; ferner leisten Hypothermie, Schüttelfrost und eine Übersättigung mit Narkotika einer CO_2-Retention Vorschub. Durch Sauerstoffgaben in der postoperativen Phase lassen sich diese Störungen in Grenzen halten.

Eine schnelle Wiederaufwärmung des Körpers verbessert die Bindung von Sauerstoff an den roten Blutfarbstoff bzw. die Entkopplung in der Peripherie.

Eine adäquate Schmerzmedikation in den ersten 48–72 h postoperativ ist genauso obligatorisch wie die Physiotherapie, eine schnelle Mobilisierung und entsprechende Patientenführung. Die endotracheale Absaugung von Sekret, die durch Auslösung von Hustenreiz gleichzeitig zur Wiedereröffnung und Belüftung atelektatischer Lungenbezirke führt, ist bei fachgerechter Anwendung überaus hilfreich. Eine therapeutische flexible Bronchoskopie ist bei Lappenatelektasen indiziert.

Instabiler Thorax

Ziel der Therapie ist die Stabilisation. Therapie der Wahl ist die mechanische Ventilation mit PEEP; durch die Überdruckbeatmung wird das Lungensegment im Bereich der instabilen Thoraxwand entfaltet, wodurch gleichzeitig eine Art innerer Schienung erreicht und Ventilation und Perfusion verbessert werden. Bei geringgradiger Instabilität genügt es, den Patienten unter ausreichender Analgesie (und ggf. Sedierung) physiotherapeutisch zu behandeln.

Pneumothorax

Die Behandlung des sog. stabilen Pneumothorax (kollabiertes Volumen unilateral $<15\%$ des Gesamtvolumens), wie er sich z. B. häufig nach der Entfernung von Thorax- oder Mediastinaldrainagen ausbildet, ist konservativ: Der Patient muß unter stationären Bedingungen beobachtet und die Ausdehnung der Lunge röntgenologisch kontrolliert werden. Unter Umständen ist eine Sauerstoffinsufflation angezeigt. Vergrößert sich der Pneumothorax, ist die Einlage einer Bülau-Drainage notwendig.

Bei einem Spontan- und traumatischen Pneumothorax ist die Einlage einer Bülau-Drainage in den Pleuraspalt in der Mehrzahl der Fälle von vornherein

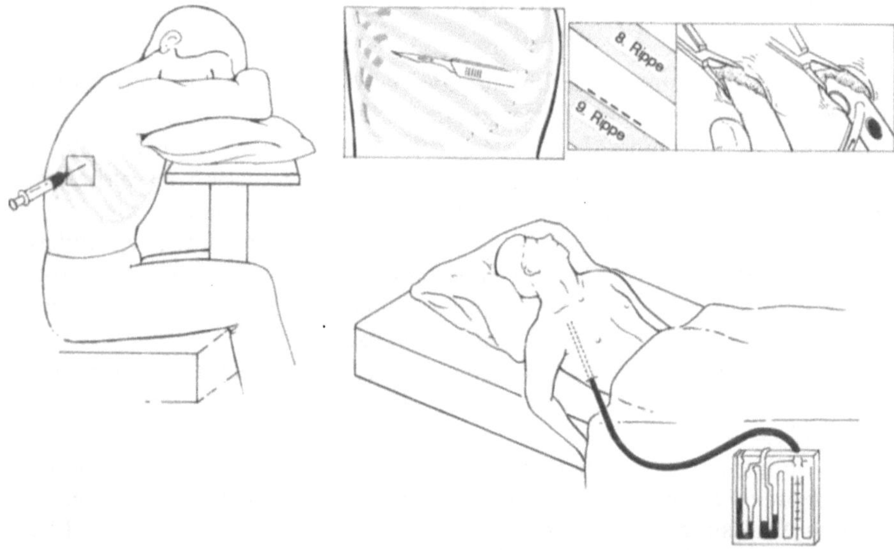

Abb. 6a – c. Punktion und Drainage eines Pleuraergusses. **a** In Abhängigkeit vom Ausmaß des Pleuraergusses (Höhe des Flüssigkeitsspiegels im Thoraxröntgenbild, Perkussion, evtl. sonographische Markierung) wird der Interkostalraum zur Punktion festgelegt. Nach Positionieren des Patienten, Hautdesinfektion und sterilem Abdecken wird die Punktionsstelle mit Lidocain (2%) anästhesiert. Soll eine Drainage eingelegt werden, dient die Punktion zur Verifikation der Einstichhöhe, ferner gibt das Aspirat vorab Aufschluß über die Art der Läsion (blutiger, seröser, putrider Erguß?). **b** Zur Insertion einer großlumigen Drainage wird die Thoraxwand über eine Stichinzision in der Haut mit einer Präparierschere stumpf bis auf die Rippe freigelegt. Mit dem Finger (sterile Handschuhe!) läßt sich der Kanal erweitern, die Muskulatur über der Rippe abheben und der Pleuraraum eröffnen. Beim Austasten der Verwachsungen sollte versucht werden, eventuelle Verwachsungen der Pleura zu lösen. Anschließend kann ein großlumige Katheter (32 – 36 Charr) eingebracht werden. In welche Richtung und wie weit der Tubus vorgeschoben werden sollte, hängt vom Ausmaß und der Lokalisation des Ergusses (im Thoraxröntgenbild) ab. **c** Ob eine einfache Saugdrainage zur Entlastung des Ergusses ausreicht, hängt im wesentlichen davon ab, ob eine bronchopleurale Fistel vorliegt oder nicht; besteht eine intermittierende bzw. persistierende Luftleckage, sollte eine Bülau-Drainage mit einem negativen Druck von -10 bis -25 cm H_2O installiert werden erforderlich, um eine Wiederausdehnung der Lunge bzw. suffiziente Ventilation zu erreichen. Die Durchführung einer Entlastungspunktion bzw. die Installation einer Dauersogdrainage zeigt Abb. 6. Die Technik ist standardisiert und muß in praxi erlernt werden.

Die Thoraxdrainage wird abhängig von den örtlichen Verhältnissen (Lagerung des Patienten, Kammerung des Pneumothorax) bevorzugt über den 4. oder 5. ICR in der vorderen Axillarlinie (apikal) oder lateral über den 5. oder 6. ICR (subpleural) gelegt. Man verwendet großlumige Katheter (28 gg.); zur notfallmäßigen Punktion eines (Spannungs-)Pneumothorax können dünnere Drainagen (20–32 Charr) oder großkalibrige Kanülen verwendet werden.

Das Legen einer Bülau-Drainage erfolgt unter adäquater (Lokal-)Anästhesie und aseptischen Kautelen im Krankenbett.

Zur Lokalisation der Luft im Pleuraraum empfiehlt sich vor der Tubuseinlage eine Probeaspiration mit einer dünnen Punktionskanüle.

Das Durchstoßen der Brustwand sollte, außer bei sehr jungen und kachektischen Patienten, 1–2 Rippenbreiten oberhalb der Einstichstelle in der Haut erfolgen; der schräge Verlauf der Drainage in einem langen subkutanen Tunnel verhindert eine Abknickung des Tubus bei der Fixation.

Das Austasten der Pleura vor dem Vorschieben des Tubus verhindert eine iatrogene Lungenverletzung (z. B. bei Pleuraschwarte); zu beachten ist, daß das letzte Loch der eingebrachten Drainage intrapleural zu liegen kommt.

Nach dem Einlegen der Drainage muß ein Röntgenbild des Thorax angefertigt und vom Operateur begutachtet werden.

Bei der Einlage einer Drainage zur Ableitung eines Pleuraergusses oder Empyems sollten, insbesondere im Hinblick auf die Lokalisation der Drainage, die folgenden Punkte beachtet werden:

1. Die Lokalisation des Tubus richtet sich nach der Lokalisation des Ergusses bzw. der Höhe des Flüssigkeitsspiegels. Die Drainage sollte so tief wie möglich eingebracht werden.
2. Die Größe des Tubus hängt davon ab, ob ein Erguß drainiert (großlumiger Tubus) oder nur Luft (kleinere Drainage) abgelassen werden soll. Bei einem Erguß muß die Flüssigkeit vor Einbringen des Tubus genau lokalisiert und probeweise aspiriert werden, um die richtige Lage der Drainage sicherzustellen. Damit das letzte Loch der Drainage sicher im Pleuraraum zu liegen kommt, kann der Kathether vor dem Einlegen an der Spitze gekürzt werden. Um einer Infektion der Haut vorzubeugen, sollte bei Empyemdrainagen der Tubus nicht subkutan getunnelt verlegt werden.

Spannungspneumothorax

Ein Spannungspneumothorax ist ein Notfall; die Diagnose muß bei klinischem Verdacht durch die körperliche Untersuchung gestellt werden; die Zeit für eine Thoraxröntgenaufnahme fehlt. Typische klinische Zeichen sind eine akute

Tachykardie, Verlagerung der Trachea (weg von der betroffenen Seite) sowie fehlende Atemgeräusche auf der betroffenen Seite.

Maßnahmen

- Ggf. Abschalten des Respirators,
- Dekompression des Spannungspneumothorax durch Pleurapunktion über den 2. ICR 3 cm lateral des Sternums mit einer großkalibrigen Kanüle (z. B. 12 – 14 gg. Intracath),
- Überprüfung und Stabilisation der Vitalfunktionen (ggf. Reanimation),
- Einlage einer Thoraxdrainage (s. Abb. 6).

Asthma bronchiale

Allgemeine therapeutische Maßnahmen

Ausschaltung der auslösenden Noxe

Theophylline

Theophylline bewirken eine Broncho- und Pulmonalarteriendilatation und steigern den Atemantrieb sowie die mukoziliäre Clearance. Ferner hemmen sie die Mediatorenfreisetzung aus den Mastzellen und führen zu verstärkten Zwerchfellkontraktionen. Der genaue Wirkungsmechanismus ist nicht geklärt.

Dosierung: 5 – 8 mg/kgKG alle 6 – 8 h. In Anbetracht der relativ geringen therapeutischen Breite muß ein Serumspiegel von 10 – 20 µg/ml eingestellt werden; bei höheren Dosierungen (ab 15 µg/ml) kann es zu unerwünschten v. a. gastrointestinalen Nebenwirkungen kommen. Kardiale Effekte werden gewöhnlich erst bei toxisch erhöhten Serumspiegeln beobachtet.

β-Sympathikomimetika

β-Sympathikomimetika führen zu einer direkten Bronchodilatation und haben darüber hinaus eine antiinflammatorische Potenz (β_2-Effekt). Bevorzugt verwendet werden Epinephrin, Isoproterenol und β_2-selektive Agenzien, wie z. B. Salbutanol (geringere kardiale β_1-Nebeneffekte) in Form von Aerosolen. Oral oder als intramuskuläre Injektion wird häufig Terbutalin verabreicht.

Kortikosteroide

Die Applikation von Kortikosteroiden sollte als Langzeitmedikation nach Möglichkeit vermieden werden; bei chronischem Asthma bronchiale sind Aerosole (Beclometasondipropionat), die zu keiner nachweislichen Suppression der Nebennierenrindenaktivität führen, hilfreich.

Die akute Exazerbation eines chronischen Asthma bronchiale läßt sich i. allg. durch eine stufenweise gesteigerte medikamentöse Therapie, die bis zur Remission beibehalten werden muß und dann wieder reduziert werden kann, beherrschen.

Maßnahmen bei Status asthmaticus

Sicherstellung von Ventilation, Zirkulation und Oxygenation

Ausschluß eines Pneumothorax, einer Lungenembolie, einer Atemwegsverlegung (z. B. durch einen Schleimpfropf) oder eines primären Herzversagens.

Sauerstoffinsufflation (ggf. Intubation)

Abgestufte (ggf. simultane) Pharmakotherapie

- β_2-selektive Sympathikomimetika (z. B. Metaproterenol per inhalationem),
- Epinephrin (1 : 1000): 0,3 ml s.c.,
- Theophyllin: 5−6 mg/kgKG initial, danach per infusionem (gewöhnlich 500 mg in 500 ml G5 oder einer Halbelektrolytlösung) in individueller Dosierung (Tropfgeschwindigkeit); zu berücksichtigen sind Alter, Nikotinabusus und Begleiterkrankungen des Patienten sowie der Theophyllinserumspiegel,
- Steroide (z. B. 100−200 mg Solu-Decortin i.v.).

Monitoring

(*BGA, weitere Maßnahmen in Abhängigkeit von der Schwere des Krankheitsbildes; die Intubation des Patienten kann erforderlich werden.)

Andere Bronchospasmolytika/Antiasthmatika

Anticholinerge, myotonolytisch wirksame (antimuskarine) Bronchodilatatoren

Durch Dämpfung des Vagotonus wird in den Lungen die Bronchokonstriktion und Schleimproduktion herabgesetzt. Atropin und Ipratropium (z. B. Atrovent) sind mittlerweile als Aerosole auf dem Markt. Bei Inhalation entfalten sie kaum systemische Nebenwirkungen (z. B. Vasodilatation).

Cromoglicinnatrium (z. B. Intal)

Cromoglicin wird bevorzugt bei Kindern zur Prophylaxe von Asthmaanfällen angewandt (Applikation per inhalationem).

Expektoranzien

wie z. B. Robitussin, Acetylcystein (z. B. Fluimucil) oder Bromhexin (z. B. Bisolvon) lösen den Schleim und erleichtern dadurch das Abhusten.

Pneumonie

Infektionen der Lunge gehen mit entzündlichen Infiltrationen und damit einer Verdichtung des Lungenparenchyms einher. Lungenfunktionstests, die im Rahmen der Diagnostik einer Lungenentzündung nur selten durchgeführt werden, zeigen dementsprechend eine restriktive Ventilationsstörung an. Infolge der Hypoxie kommt es zu einer Hyperventilation, einer vermehrten Abatmung von CO_2 und damit (pH-Anstieg) zu einer Linksverschiebung der Sauerstoffdissoziationskurve (bei erhöhter Hämoglobinsauerstoffsättigung). Klinisch kann die Zyanose als Ausdruck der Hypoxämie fehlen.

Eckpfeiler der Behandlung der Pneumonie sind eine subtile mikrobiologische Diagnostik (Erregernachweis), gezielte Antibiotikatherapie (nach Antibiogramm) und gründliche Bronchialtoilette. Zur Gewinnung von Proben zur Erregeraustestung und Wiedereröffnung von Atelektasen ist in schwereren Fällen eine bronchoskopische Absaugung (mittels eines flexiblen Bronchoskops) angezeigt.

Exkurs: Bronchoskopie

Anmerkungen zur Durchführung

Zur Durchführung einer Bronchoskopie müssen ein venöser Zugang gelegt und Intubationsbesteck sowie Notfallmedikamente vorbereitet sein. Patienten mit bekannter Herzerkrankung sollten von vornherein an einen EKG-Monitor angeschlossen und entsprechend überwacht werden. Der bei eingeführtem Bronchoskop zu erwartende p_aO_2-Abfall beträgt 20 mmHg; nach der Untersuchung ist für 3–4 h mit einem erniedrigten Sauerstoffpartialdruck zu rechnen. Des weiteren kann durch die Bronchoskopie die Lungenmechanik (z. B. Ausdehnung) beeinträchtigt werden.

Während der Bronchoskopie sollte zusätzlich Sauerstoff insuffliert werden. Wichtig für einen komplikationsfreien Ablauf der Untersuchung sind des weiteren eine adäquate (lokale) Anästhesie und ein verzögerungsfreies Prozedere.

Bei asthmatischen Patienten sollte nach der Bronchoskopie prophylaktisch ein Bronchodilatator verabreicht werden.

Komplikationen

- Zerebrale Depression durch die zur Durchführung der Bronchoskopie notwendige Sedierung,
- paradoxe Reaktionen auf die zur Durchführung der Bronchoskopie zu verabreichenden Anästhetika,
- Hypoxie (bei Durchführung der Bronchoskopie).

Prämedikation

- z. B. Valium (10 mg p. o. bei Bedarf),
- Atropin (0,4 mg i.m. oder i.v. unmittelbar vor Beginn einer Behandlung).

Aspiration

Die Behandlung nach Aspiration hängt vom Ausmaß der Atemnot ab; es kann eine nur leichte Hypoxie vorliegen oder zum kompletten Atemstillstand kommen.

Bei bewußtlosen Patienten ist nach Freimachen der Atemwege eine sofortige Intubation und Beatmung erforderlich, wache Patienten müssen unter strenger Beobachtung bleiben und sollten von vornherein zusätzlich Sauerstoff erhalten.

Bis zur Ausbildung einer Aspirationspneumonie vergehen gewöhnlich 12–24 h.

Diagnostik

- *Thoraxröntgenaufnahme:* Bis zur Ausbildung einer röntgenologisch sichtbaren Veränderung können bis zu 12 h vergehen.
- *BGA*
- *Routinelaboruntersuchungen und Toxikologie* (bei Patienten, bei denen die Ursache der Aspiration unklar ist).

Therapie

- In leichten Fällen reicht es i. allg. aus, die Atemwege freizumachen, zusätzlich Sauerstoff zu verabreichen und den Patienten für einige Tage zur Beobachtung und röntgenologischen Verlaufskontrolle stationär aufzunehmen.
- Eine routinemäßige prophylaktische Antibiotika- und Steroidgabe ist nicht erforderlich.

Aspirationspneumonie

Symptome und klinische Befunde

- Zunehmende Atemnot und Tachypnoe,
- arterielle Hypoxie, kompensatorische Hyperventilation (Verschlechterung der arteriellen Blutgaswerte),
- röntgenologische Veränderungen: Progrendienz von Atelektasen und lungenödemartigen Verschattungen. Herzsilhouette und kostophrenische Randwinkel bleiben frei.

Therapie

- PEEP-Beatmung (initial + 10 cm H_2O, ggf. schrittweise Erhöhung),
- aggressive Bronchialtoilette/-absaugung, ggf. diagnostische und/oder therapeutische Bronchoskopie.

Ausmaß und Dauer der Therapie richten sich nach dem klinischen Bild. Bis zur vollständigen Rückbildung der oben genannten röntgenologischen Veränderungen vergehen Wochen; dasselbe trifft zu für den Zeitraum bis zur Normalisierung der Ergebnisse von Lungenfunktionstests.

Lungenembolie

Das plötzliche Auftreten einer Dyspnoe (mit und ohne Auftreten von Brustschmerzen und Tachykardie) muß an eine Lungenembolie denken lassen; weniger als 25% der Patienten mit letztlich nachgewiesener Lungenembolie bieten die klinischen Zeichen einer Thrombophlebitis.

Diagnostik

- BGA,
- EKG,
- Thoraxröntgenaufnahme,
- Lungenperfusionsszintigraphie (bei arterieller Hypoxämie und fehlenden Zeichen einer Lungenembolie im Thoraxröntgenbild),
- Pulmonalarterienangiographie (bei nicht eindeutigem Szintigraphiebefund).

Therapie

1. Systemische Heparinisierung:
- Initial 10–20000 I.E. Heparin i.v., anschließend 1000 I.E./h per infusionem bzw. nach PTT-Wert.

- PTT-Kontrolle: Einstellen der PTT auf einen 2- bis 2,5fach über die Norm erhöhten Wert.
- Kontrolle der Thrombozytenzahl: Sowohl Thrombozytopenien als auch Thrombosen sind bekannte Nebenwirkungen der Heparintherapie.
2. Abklärung der Möglichkeit einer enzymatischen Lysetherapie.
3. Abklärung der Notwendigkeit einer Embolektomie (u. U. als Notfallmaß-nahme bei fulminanter Lungenembolie mit kardiogenem Schock; selten!).

Hämoptysis

Die Behandlung massiver Hämoptysen ist zunächst symptomatisch bzw. supportiv. Essentiell ist das kontinuierliche Absaugen des Blutes; die definitive Therapie besteht in der Regel in einer Lungenresektion (ggf. als Notfalloperation). Unter Umständen ist (präoperativ) eine Intubation und Überdruckbeatmung erforderlich. Hierzu empfiehlt sich die Verwendung eines doppellumigen Tubus zur getrennten Beatmung der befallenen und gesunden Lungenseite; der Übertritt von Blut bzw. eine Aspiration kann damit verhindert werden.

Lungenverätzungen oder -verbrennungen

Die Behandlung bei Lungenverätzungen bzw. -verbrennungen entspricht der der Aspirationspneumonie. Bei Nachweis von Ruß oder sonstigen Verbrennungsteilchen im Rachen ist eine flexible Bronchoskopie zum Ausschluß einer Trachealverletzung obligatorisch. Die Frage einer prophylaktischen Antibiotikatherapie wird kontrovers diskutiert.

Adult Respiratory Distress Syndrome (ARDS)

Definition

Beim sog. ARDS handelt es sich um eine akute respiratorische Insuffizienz, wie sie häufig nach Lungenverletzungen (z. B. Kontusionen) oder im Rahmen akuter Lungen- oder Systemerkrankungen auftreten kann. Pathogenetisch liegt dem Syndrom eine erhöhte Durchlässigkeit der pulmonalen Kapillarmembranen bei normalem hydrostatischem Druck zugrunde; röntgenologisch bestehen Zeichen eines interstitiellen (im fortgeschrittenen Stadium auch alveolären) Ödems (bilateral!), klinisch imponiert eine schwere (akute) Hypoxie.

Mögliche Ursachen (bzw. Auslöser)

- Schwere Hypotonie bzw. Schock (Synonym: „Schocklunge")
- Sepsis
- Trauma (auch ohne direktes Thoraxtrauma!)
- Fettembolie
- Transfusionen
- Aspiration
- Infektionen (virale, atypische Pneumonien)
- Pankreatitis
- Medikamentenüberdosierungen (einschließlich Sauerstoffintoxikation)
- Größere chirurgische Eingriffe (v. a. am Herzen und Gallengangsystem).

Pathophysiologische Veränderungen

- Verminderung der funktionellen Residualkapazität und der statischen wie dynamischen Lungencompliance infolge der verfestigten Lungenkonsistenz (sog. „stiff lung"); die Alveolen sind infolge der erhöhten Kapillarpermeabilität flüssigkeitsgefüllt.
- Erhöhung des Shuntvolumens infolge erhöhter venöser Blutzumischung (erhöhte alveoloarterielle Sauerstoffdifferenz $A-aDO_2$) und der anatomischen Totraumvergrößerung (erhöhter V_D/D_T-Quotient) mit fortschreitender Verschlechterung des Ventilations-Perfusions-Verhältnisses.
- Verminderung der Diffusionskapazität.
- Erhöhung des Lungenwassers ohne Erhöhung des hydrostatischen Druckes in den Lungenkapillaren.

Diese Veränderungen führen zu einer Verminderung des Lungenvolumens, bei vermindertem O_2-Transfer muß (bei erhöhtem Atemwegswiderstand und vermehrter Totraumventilation) vermehrt Atemarbeit geleistet werden. Therapeutisch muß der F_IO_2 erhöht werden.

Therapie

Vorrangiges Behandlungsziel ist die Aufrechterhaltung einer ausreichenden Oxygenation mit einem $p_aO_2 > 60$ mmHg bei einer Sauerstoffsättigung $> 90\%$ und einem $F_IO_2 < 0,5$ (wegen der Gefahr der Sauerstoffintoxikation).

Notfallmaßnahmen umfassen Intubation und Beatmung sowie die Aufrechterhaltung bzw. Wiederherstellung suffizienter Kreislaufverhältnisse. Der Hämatokritwert sollte zur Maximierung der Sauerstofftransportkapazität zwischen $35-40\%$ eingestellt werden; zur Aufrechterhaltung der Nierenperfusion und -ausscheidung empfiehlt sich die Infusion kristalloider Lösungen. Zur Überwachung der Hämodynamik ist ein umfassendes Monitoring mittels Pulmonalarterienkatheter und/oder ZVK sowie ein arterieller Gefäßzugang erforderlich; ferner müssen die Flüssigkeitsbilanz, die periphere Perfusion und die Oxygenation (z. B. mittels Pulsoxymeter) sowie die Lungenfunktion permanent überprüft werden.

Hinsichtlich der Beatmung gilt die positive endexspiratorische Ventilation (PEEP) als Methode der Wahl, sie verbessert die funktionelle Residualkapazität, erniedrigt die Totraumventilation und erhöht die Zahl der belüfteten Alveolen (im Verhältnis zur Gasaustauschfläche). Durch Messung von Lungencompliance und HZV läßt sich der optimale PEEP für den jeweiligen Patienten bestimmen.

Nachteil der PEEP-Beatmung ist die Verminderung des venösen Rückstroms zum Herzen mit Herabsetzung des HZV. Komplikationen sind v. a. Barotraumen; die Gefahr der Ausbildung eines Pneumothorax ist im Vergleich zu anderen Beatmungsformen erhöht.

Neben dem Monitoring der kardialen und renalen Funktionen gehören der frühzeitige Aufbau einer adäquaten (vorzugsweise enteralen) Ernährung sowie die schnellstmögliche Entwöhnung des Patienten vom Respirator zu den essentiellen Maßnahmen in der Behandlung eines ARDS.

Die Frage einer begleitenden Steroidtherapie wird kontrovers diskutiert; Antibiotika werden gewöhnlich nur bei spezifischer Indikation (Erregernachweis bzw. Auftreten septischer Komplikationen) gegeben.

Bronchitis

Die Bronchitis ist eine Entzündung der Bronchien, die typischerweise mit einer exzessiven Schleimproduktion einhergeht. Die akute Form wird i. allg. von Fieber und produktivem Husten begleitet. Durch die Einengung der Atemwege (durch Schleim) und peribronchiale Entzündungsreaktionen kommt es zu einer Obstruktion, die sich in erster Linie bei der Exspiration bemerkbar macht. FVK, FEV_1 und MVV sind erniedrigt, TLK und RV erhöht, was sich in einer erheblichen Störung des V/Q niederschlägt. In der Blutgasanalyse zeigt sich eine arterielle Hypoxie (mit oder ohne Hyperkapnie), die durch den erhöhten Anteil nichtoxygenierten Blutes zustandekommt. Therapeutisch kommen bei akuter Exazerbation Antibiotika zum Einsatz; insbesondere wichtig ist die Atemphysiotherapie.

Emphysem

Das Emphysem ist durch eine pathologische Totraumvergrößerung distal der terminalen Bronchien, die mit einer Zerstörung der alveolären Struktur einhergeht, gekennzeichnet. Der Verlust der elastischen Retraktionskräfte der Lunge führt zu einer Erniedrigung von FVK, FEV_1 und MVV; TLK, FRK und RV sind vergrößert. Der venöse Zustrom von Blut in den betroffenen Arealen ist vermindert, da die nicht ventilierten Bezirke (Totraum) nicht adäquat perfundiert werden (alveolokapillärer Euler-Liljestrand-Reflex). Zur Aufrechterhaltung einer adäquaten alveolären Ventilation (V_A) müssen die Patienten das Atemminutenvolumen (V_E) steigern (was eine vermehrte Atemarbeit erfordert). p_aO_2 und p_aCO_2 können dadurch in der Regel im Normbereich gehalten werden.

Chronisch obstruktive Lungenerkrankungen (COPD)

Zu den chronisch obstruktiven Lungenerkrankungen sind in erster Linie die chronische Bronchitis und das Emphysem im Endstadium zu zählen. Die unter chronischer Hypoxämie stehenden Patienten sind „pulmonale Invaliden", bei verlängerter Exspiration atmen sie hochfrequent und flach. Häufig werden sie von viralen Pneumonien heimgesucht, eine „exspektative" Behandlung ist daher angezeigt. Die CO_2-Abatmung ist vermindert (der p_aCO_2 jedoch infolge der sekundären Hyperventilation i. allg. annähernd normal), das HCO_3^- im Serum kompensatorisch erhöht. Die Patienten reagieren überaus empfindlich auf eine Sauerstofferhöhung in der Atemluft; eine therapeutische Erhöhung des F_IO_2 kann den Atemantrieb gefährlich herabsetzen.

Chronisch restriktive Lungenerkrankungen

Lungenerkrankungen mit vorwiegend interstitieller Affektion, wie z. B. die Sarkoidose oder Lungenfibrosen, Neoplasien der Lungen sowie Brustwandveränderungen (z. B. Kyphoskoliose), führen zu chronisch restriktiven Ventilationsstörungen.

Charakteristischerweise sind infolge der verminderten Lungencompliance der FRK sowie TLK und RV erheblich reduziert; FVK, FEV_1 und MVV sind leicht erniedrigt oder liegen noch im Normbereich; das Verhältnis FEV_1/FVK ist typischerweise normal. Die Patienten haben bei leichter Tachypnoe mit erniedrigtem p_aCO_2 einen normalen Atemantrieb und sind gewöhnlich ausreichend oxygeniert. Perioperativ können insofern Schwierigkeiten auftreten, als restriktive Ventilationsstörungen bei geringer Toleranz gegenüber zusätzlichen pulmonalen Belastungen bzw. Affektionen fixiert und daher therapeutisch relativ schlecht zu beeinflussen sind.

Intubation und Beatmung

Indikationen

1. Versagen der Ventilation und Oxygenation infolge Obstruktion der oberen Atemwege (z. B. bei Larynxödem, Tumoren oder massivem Sekretverhalt v. a. bei nicht bewußtseinsklaren Patienten).

2. Extrapulmonales Versagen der Atmung (alveoläre Hypoventilation oder Apnoe, Hypoxämie, Hyperkapnie) z. B. bei zentraler Atemdepression, respiratorischer Azidose oder exzessiver Sekretanschuppung.
3. Atemversagen durch parenchymatöse (intrapulmonale) Läsionen.

Klinische Kennzeichen einer (intubationspflichtigen) Hypoxämie:
- Atemfrequenz > 35,
- p_aO_2 < 70 mmHg (bei Zufuhr reinen Sauerstoffs über Maske),
- p_aCO_2 > 55 mmHg (Patienten, die nach Luft „schnappen", sind respiratorisch gefährdet * und sollten intubiert werden).

Eine elektive Intubation ist einer notfallmäßigen in jedem Fall vorzuziehen. Wenn möglich sollte eine nasotracheale Intubation erfolgen; in Notfallsituationen oder für Operationen wird die orotracheale Intubation bevorzugt.

Die meisten (zuvor nicht längere Zeit beatmeten) Patienten tolerieren eine Intubation von bis zu 3 Wochen ohne größere Probleme. In diesem Zusammenhang ist anzumerken, daß jede Intubation mit dem Risiko einer Aspiration und einer Superinfektion mit nosokomialen Keimen belastet ist.

Kriterien für eine elektive Intubation und Beatmung sind:
- p_aO_2 < 70 mmHg,
- Atemfrequenz > 35 – 40/min,
- Erhöhung des p_aCO_2 bei Azidose,
- Zyanose,
- Gefahr der Ausbildung eines ARDS insbesondere bei Patienten mit Infektionskrankheiten, Massivtransfusionen, Schädelverletzungen, schwerer Pankreatitis, Lungenkontusion, O_2-Intoxikation, Inhalationsschäden der Lungen, extrathorakale (Poly-)Traumen.

Tracheostomie

Ein Tracheostoma soll nach Möglichkeit in Form einer Krikothyreo(tracheo)tomie unter sterilen Kautelen im Operationsraum am intubierten Patienten angelegt werden. Die Krikothyreotomie wird in der postoperativen Phase bei kardiochirurgischen Patienten bevorzugt, weil dabei die Sternotomiewunde nicht tangiert wird. Als Notfallmaßnahme, d. h. wenn eine Intubation nicht möglich ist, wird die einfache Krikotomie der erweiterten Urikothyreotomie vorgezogen, da die Komplikationsrate geringer ist.

Beatmung

Durch eine frühzeitige Unterstützung der Atmung kann die Morbidität der respiratorischen Insuffizienz minimiert werden. Ziel der Beatmungstherapie ist es, eine adäquate O_2-Versorgung des Gewebes und die suffiziente CO_2-Elimination aufrecht und das Atemminutenvolumen und das Verhältnis von Ventilation und Perfusion im normalen Bereich zu halten.

Das Beatmungsmuster einer künstlichen Beatmung unterscheidet sich von dem bei Spontanatmung: Der Druck in den Atemwegen nähert sich bei normaler Ventilation exspiratorisch dem atmosphärischen Druck (0 mmHg); bei maschineller Beatmung wird das angefeuchtete Atemgasgemisch dagegen mit positivem Druck während der Exspirationsphase in der Lunge gehalten. Volumengesteuerte Beatmungsgeräte (z. B. Bennet MA-1, MA-2) liefern in der Inspirationsphase pro Atemzyklus ein bestimmtes zusätzliches Volumen. Bei druckgesteuerten Ventilatoren (z. B. BIRD) stellt der Beatmungsdruck die definierte Größe dar; Flow und Volumen ergeben sich aus dem aktuellen Zustand der Lunge (Atemzugvolumen und Lungen- bzw. Brustwandcompliance) in der Exspirationsphase. Sie eignen sich insbesondere für die Beatmung von Kindern, bei denen Veränderungen der Brustwandcompliance minimal sind.

Klinische Richtlinien

Sauerstoffgehalt der Atemluft ($F_I O_2$)

- Im Hinblick auf die Sauerstofftoxizität sollte der $F_I O_2 < 0{,}5$ gehalten werden (initial können höhere $F_I O_2$-Werte erforderlich sein).
- Die Hämoglobinsauerstoffsättigung sollte bei $> 90\%$ liegen.

Atemzugvolumen (V_T)

- Initial sollte ein V_T von $10 - 15$ ml/kgKG eingestellt werden; bei respiratorischer Azidose sind gewöhnlich höhere Werte erforderlich.
- Das maximal erreichbare V_T wird durch den maximal möglichen Atemwegsdruck (gewöhnlich $50 - 60$ H_2O) limitiert.

Atemfrequenz

- Initial sollte mit einer Frequenz von $8 - 12$/min beatmet werden; bei respiratorischer Azidose ist gewöhnlich eine höhere Beatmungsrate angezeigt.

Positiv-endexspiratorischer Druck (PEEP)

Einstellung des PEEP
- Initial $+5$ cm H_2O (bei Bedarf schrittweise Erhöhung)
- Richtwerte: Pulmonaler Shunt $< 15 - 20\%$, $p_a O_2/F_I O_2 > 250$, Sauerstoffsättigung $> 90\%$ (bei nichttoxischem $F_I O_2$-Level).

Ziel der PEEP-Berechnung
- Kompensation eines Abfalls der funktionellen Residualkapazität,
- eine Reexpansion von (völlig oder teilweise) verschlossenen Alveolen, und dadurch

– Verbesserung des infolge Perfusion von kollabierten Alveolen gestörten V/Q-Quotienten,
– Verbesserung der pulmonalen Compliance und Reduktion der Atemarbeit.

Bei sehr hohen PEEP-Werten ist infolge Überdehnung der Lunge bzw. erhöhtem intrathorakalem Druck (v. a. am Ende der Inspiration) die Durchblutung der Lunge und der venöse Rückstrom zum Herzen kompromittiert und das HZV vermindert. Um auf eine inadäquate Ventrikelfüllung rechtzeitig aufmerksam zu werden, empfiehlt es sich, bei Beatmung mit einem PEEP > 15 cm H_2O einen PA-Katheter zu legen, um das intravasale Volumen kontinuierlich zu messen.

Beatmungsformen

Kontrollierte Beatmung

Anwendung: Vollständige Paralyse bzw. Unfähigkeit des Patienten, den Respirator zu triggern, d. h. die Ventilation auszulösen.

Beatmungsmodus: Mittlerer maschineller Atemwegsdruck > Atemwegsdruck bei Spontanatmung; der endexspiratorische Beatmungsdruck erreicht den atmosphärischen Druck (0 cm H_2O).

Assistierte Beatmung

Anwendung: Wache, kooperative Patienten mit spontanem Atemimpuls; durch den bei der Einatmung entstehenden Unterdruck wird der Respirator getriggert. Dieser unterstützt die Inspiration des Patienten. Der Respirator reagiert auf jeden Atemimpuls; dadurch kann es bei einer Steigerung der Atemfrequenz des Patienten zu einer Hyperventilation bzw. infolge zunehmender Totraumventilation zu einer Hyperkapnie kommen. Die assistierte Beatmung wird heute vornehmlich im postoperativen Weaning angewandt.

Beatmungsmodus: Atemzugvolumen und eine minimale Atemfrequenz (bzw. ein unteres Atemminutenvolumen) können eingestellt werden. Das Atemminutenvolumen wird letztlich durch die spontane Atemfrequenz des Patienten bestimmt; das Gerät garantiert, daß der Patient bei jedem Atemzug ein adäquates Atemzugvolumen erhält. Eine Steigerung der Atemfrequenz sowie die mangelnde muskuläre Atemarbeit des Patienten kompromittieren diese Art der Beatmung.

Intermittierende mandatorische Beatmung (IMV)

Anwendung: Die IMV wurde ursprünglich als Beatmungsform zur Entwöhnung des Patienten vom Respirator (Weaning) entwickelt; sie ist (als nichtsynchronisierte Form) sowohl zur kontrollierten als auch zur assistierten Beatmung (SIMV) geeignet.

Beatmungsmodus:
- Kombination maschineller und spontaner Ventilation: Durch einen spontanen Atemimpuls öffnet der Patient (über ein „Low-resistance-demand-Ventil") einen zusätzlichen Atemkreis, über den er zwischen den maschinellen Atemzügen spontan atmen kann.
- Atemzugvolumen und die Anzahl der maschinellen Atemzüge pro Minute werden am Respirator eingestellt.
- Während der spontanen Atemzüge atmet der Patient Raumluft, die mit Sauerstoff angereichert werden kann, damit keine Abweichungen vom F_IO_2 der maschinellen Beatmung auftreten.
- Die maschinellen Atemhübe können dem Patienten, unbeeinflußt von dessen Spontanatmung, aufgezwungen (nichtsynchronisierte IMV) oder durch die spontane Inspiration des Patienten getriggert werden (synchronisierte IMV = SIMV).

Respiratoreinstellung:
- F_IO_2 (0,21 – 1,00),
- Atemzugvolumen (12 – 15 ml/kgKG),
- (unterer inspiratorischer) Beatmungsdruck (< 80 cm H_2O),
- Atemfrequenz (kontrolliert 8 – 30/min, assistiert < 8/min),
- maximaler inspiratorischer Atemfluß (20 – 100 l/min),
- Triggerung (Sensitivität gegenüber Atemimpuls des Patienten),
- PEEP (1 – 25 cm H_2O).

Alle Geräte verfügen über Alarmeinrichtungen, die auf einen Druckabfall im System, bei Diskonnektion sowie Abfall des inspiratorischen Beatmungsdruckes und exspiratorischen Atemvolumens reagieren. Am wichtigsten bleibt dennoch die Wachsamkeit von Ärzten und Pflegepersonal, die mit der Überwachung der Beatmung des Patienten betraut sind.

Druckunterstützte Beatmung

Anwendung: Technik zur Entwöhnung von Patienten vom Respirator (Voraussetzung: ausreichende Spontanatmung); die inspiratorische Unterstützung wird schrittweise vermindert, der IMV-Modus zunächst beibehalten.

Beatmungsmodus: Zur Unterstützung der Inspiration während IMV wird ein konstanter positiver inspiratorischer Druck aufgebaut.

Hochfrequenzventilation

Anwendung: Beatmung von Patienten mit bronchopleuralen Fisteln und Barotrauma (*geringer Atemwegsdruck reduziert Leckage), Beatmung während Lungenoperationen (Ruhigstellen der Lunge), Laryngoskopien und Bronchoskopien (parallele Spontanatmung möglich).

Die klinische Anwendung der Hochfrequenzbeatmung ist begrenzt; untersucht wird derzeit die Nützlichkeit des Verfahrens u. a. bei der Behandlung des

ARDS (Ruhigstellung der Lunge) sowie zur kontrollierten Langzeitbeatmung und Beatmung von Problempatienten (geringe Atemwegsdrücke, geringe Beeinträchtigung des HZV).

Beatmungsmodus: Man unterscheidet 3 Formen der Hochfrequenzventilation: high frequency positive pressure ventilation (HFPPV), high frequency jet ventilation (HFJV) und high frequency oscillation (HFO).

Die Beatmung wird mit hoher Frequenz (50 – 300 Atemzüge/min) und geringem Atemzugvolumen (3 – 4 ml/kgKG) durchgeführt; bei der sog. Jetventilation werden mittels eines speziellen Ventilator- und Schlauchsystems kleine Gasstöße mit einer Frequenz von bis zu 600/min direkt in die Trachea oder seitlich in den Endotrachealtubus geleitet, wodurch eine signifikante Reduktion des (maximalen) Atemwegsdruckes erzielt werden kann.

Beatmung mit PEEP (positive endexpiratory pressure)

Allgemeines: Die Beatmung mit PEEP ist eine Beatmungsform, die durch ein über dem atmosphärischen Druck liegendes Plateau während des gesamten Atemzyklus charakterisiert ist.

Der PEEP läßt sich an modernen Respiratoren durch ein Zusatzventil einstellen.

Durch die Erhöhung des Beatmungsdruckes wird die Oxygenation verbessert, was in erster Linie darauf zurückzuführen ist, daß das Kollabieren von Bronchiolen und Alveolen in der endexspiratorischen Phase durch den Überdruck verhindert wird.

Der PEEP läßt sich zwischen 5 und 25 cm H_2O einstellen. Drücke < 10 cm H_2O werden gewöhnlich problemlos toleriert, während Werte > 10 cm H_2O zur Ausbildung eines Pneumothorax und zu Barotraumen führen können und den venösen Rückstrom zum Herzen und damit das HZV herabsetzen. Infolge des verminderten HZV kann bei sehr hohem PEEP der Sauerstofftransport trotz Anhebung des p_aO_2 vermindert sein.

Wirkung von PEEP: Verbesserung des Ventilations-Perfusions-Verhältnisses, Verminderung des intrapulmonalen Rechts-links-Shunts, Vergrößerung der funktionellen Residualkapazität und Senkung des Gesamtwiderstands der Atemwege. Durch Erhöhung des Alveolardruckes kommt es zu einer Verkleinerung des alveolokapillären Druckgradienten und damit zur „Entwässerung" der Lunge (Effekt des PEEP bei der Behandlung des Lungenödems).

Beatmung mit CPAP (continous positive airway pressure)

Anwendung: Spontan atmende Patienten, bei denen zur Verbesserung der Oxygenation ein erhöhter Atemwegsdruck erforderlich ist.

Beatmungsmodus: Durch CPAP wird der inspiratorische Gasfluß erleichtert, die Luftzufuhr (Atemzuvolumen, Atemfrequenz) wird allein durch die Atemimpulse bzw. Inspirationskraft des Patienten bestimmt. Insofern handelt es sich nicht um eine spez. Beatmungsform, sondern um ein System zur Unterstützung der Inspiration (positiver inspiratorischer Druck) und damit zur Erleichterung der Atemarbeit. Neben relativ einfachen CPAP-Systemen gibt es auch vollautomatische Demand-flow-Geräte.

Komplikationen unter Beatmung

- Sauerstoffnot bei Gerätestörungen,
- Sauerstoffintoxikation,
- Atrophie der Atemmuskulatur,
- Magenüberblähung (bei schlecht geblocktem Tubus),
- nosokomiale Infektionen,
- Barotraumen.

Entwöhnung vom Respirator (Weaning)

Voraussetzung für eine Entwöhnung des Patienten vom Respirator ist, daß die Störungen, die die Beatmung notwendig machten, beseitigt sind.

Weaningkriterien

Parameter, die eine adäquate Ventilation und Oxygenation anzeigen, sind:
1. Lungenmechanik:
    - $V_T > 4-5$ ml/kgKG
    - $VC > 10-15$ ml/kgKG
    - Inspiratorische Sog-Druck-Spitze (NIFM = negative inspiratory force, maximum) > -25 cm H_2O
    - Atemfrequenz $>8-10$ und <30/min.

2. Oxygenation und Ventilation:
    - $F_IO_2 < 0,4$ bei PEEP <5 cm H_2O
    - $A-aDO_2 < 350$ mmHg bei 100% O_2 ($F_IO_2 = 1,0$)
    - pH and p_aCO_2 im Normbereich.

3. Klinik:
    - Bewußtseinsklarer, ansprechbarer Patient, der seine Zunge herausstrecken, beidseitig die Hände drücken und seinen Kopf hochheben und -halten kann,
    - gute beidseitige Belüftung der Lunge,
    - spürbare Exspiration bei noch liegendem Tubus.

Extubation

- Schrittweise Reduktion der IMV mit oder ohne Druckunterstützung bei konstant adäquaten respiratorischen Parametern (pH = 7,35, p_aO_2 = 100 – 150 mmHg unter F_IO_2 = 0,4, $p_aCO_2 < 50$ mmHg).
- Zur Vermeidung eines Bronchospasmus sollte ca. 20 min vor der geplanten Extubation die Trachea, unmittelbar vor Extubation Mund und Pharynx abgesaugt werden.
- Extubation möglich bei einer IMV von 2 – 4, F_IO_2 von 0,4, evtl. zusätzlich CPAP zur Atemunterstützung (Atrophie der Atemmuskulatur).
- Die Extubation sollte in einem Zug erfolgen und unmittelbar danach noch Sauerstoff insuffliert werden. In jedem Fall muß der Patient nach der Extubation überwacht werden; insbesondere ist auf eine adäquate Bronchialtoilette zu achten. Besteck zur Reintubation muß stets bereitliegen.

Hyperkapnie bei beatmeten Patienten

Bei Hyperkapnie oder laborchemischen Zeichen einer respiratorischen Azidose (Spätzeichen einer respiratorischen Insuffizienz!) ist folgendes Vorgehen angezeigt:

1) Ausschluß mechanischer Probleme

- Systemdefekt: Leckage oder Diskonnektion des Schlauchsystems des Respirators als Ursache dafür, daß das eingestellte Atemhubvolumen nicht geliefert wird.
- Leckage, Dislokation oder Entblockung des Tubus.
- Luftleckage der Lunge oder über eine Thoraxdrainage (Bronchialläsion, bronchopleurale Fistel).

2) Ausschluß eines erhöhten O_2-Verbrauchs bzw. einer erhöhten CO_2-Produktion

- Erhöhter Sauerstoffverbrauch z. B. bei Fieber, Sepsis, Verbrennungen.
- Hypermetabolismus z. B. bei Fieber und Schüttelfrost.

Behandlung: z. B. Sedation, Kühlung, medikamentöse Paralyse.

- Erhöhte Kohlenhydratverbrennung (hoher respiratorischer Quotient).

Behandlung: Erniedrigung des Kohlenhydratanteils der Nahrung; Erhöhung des Lipidanteils als Kalorienlieferant.

3) Ausschluß einer vermehrten Totraumatmung

4) Ausschluß einer Lungenembolie:
- Suche nach möglichen Embolusquellen,
- Gegebenenfalls Heparinisierung.

5) Ausschluß einer Perfusionsstörung:
- Herzinsuffizienz?)
- Hypovolämie?
- Zu hoher PEEP (Reduktion des HZV)?

Maßnahmen bei akuter respiratorischer Dekompensation unter Beatmung

1) Diskonnektion des Patienten vom Respirator und Beatmung mittels Atembeutel mit 100%igem Sauerstoff.
2) BGA, Thoraxröntgenaufnahme, Kontrolle der Hämodynamik (Blutdruck, Herzfrequenz, ZVD etc.).
3) Weiteres Prozedere abhängig von klinischer Situation:
   a) Manuell leicht zu beatmender, hämodynamisch stabiler Patient:
      - Ausschluß eines Systemfehlers
      - Klinische Untersuchung (Sepsis?, Lungenemboli?, respiratorische Erschöpfung bei assistiertbeatmeten Patienten?)
      - Ggf. Erhöhung von Atemhubvolumen und/oder Beatmungsfrequenz;
   b) Manuell leicht zu beatmender, hämodynamisch instabiler Patient:
      - Ausschluß eines Pneumothorax (ggf. Einlage einer Thoraxdrainage)
      - Klinische Untersuchung (Sepsis?, Lungenembolie?, respiratorische Erschöpfung bei assistiertbeatmeten Patienten?)
   c) Manuell schwer zu beatmender (hämodynamisch stabiler oder instabiler) Patient: Einbringen eines Absaugkatheters über den Endotrachealtubus:
      α) Nachweis einer Obstruktion durch einen Schleimpfropf, Absaugung
      β) Nachweis einer Tubusabknickung oder -dislokation; Korrektur bzw. Umintubation
      γ) Fehlender Nachweis einer Obstruktion:
         - Ausschluß eines Pneumothorax,
         - Ausschluß eines Schleimpfropfes distal des Tubus,
         - Ausschluß einer Tubusdislokation,
         - klinische Untersuchung hinsichtlich Lungenembolie, Aspiration, Herzversagen.

Perioperative Versorgung thoraxchirurgischer Patienten

Präoperative Untersuchungen

Anamnese und klinischer Befund

Zur klinischen Evaluation gehören eine vollständige Anamnese und gründliche körperliche Untersuchung.

Die Anamnese gibt Hinweise auf Begleiterkrankungen, eine eventuelle Exposition mit z. B. kanzerogenen Substanzen oder Änderungen von Lebensgewohnheiten, die mit einer Lungenerkrankung in Verbindung gebracht werden können.

Durch die körperliche Untersuchung lassen sich der Habitus und Gesundheitszustand des Patienten ermitteln sowie Auffälligkeiten bei der Atmung und andere pathologische Veränderungen feststellen. Insbesondere vor Eingriffen an der Lunge ist die Bestimmung der Belastungsfähigkeit des Patienten wichtig (z. B. indem man ihn die Stufen von 2 Stockwerken hochlaufen läßt und anschließend Atemfrequenz und -tiefe mißt).

Anhand der Anamnese und der Befunde der körperlichen Untersuchung wird die Indikation zur Durchführung einer umfassenden präoperativen Lungenfunktionsdiagnostik gestellt. Patienten mit langjährigem Nikotinabusus, Husten oder chronisch obstruktiver Lungenerkrankung sowie sehr adipöse und mehr als 70 Jahre alte Patienten sollten in jedem Fall einer Lungenfunktionsprüfung unterzogen werden. Dasselbe trifft im übrigen für Patienten zu, bei denen große abdominelle Operationen (insbesondere im Bereich des oberen Gastrointestinaltraktes) geplant sind.

Laborchemische Untersuchungen

- Großes Blutbild (z. B. zum Ausschluß einer Anämie)
- Elektrolyte und Leberwerte
- Bakteriologie (Sputumprobe zur Untersuchung auf pathogene Keime einschließlich Pilzen und säurefesten Stäbchen) und ggf. Zytologie
- EKG (Arrhythmien, Ischämiezeichen)
- Thoraxröntgenaufnahme (p. a. und seitlich): Insbesondere der Vergleich der aktuellen mit älteren Aufnahmen ist hinsichtlich neu aufgetretener Veränderungen bzw. des Fortschreitens einer bekannten Lungenaffektion von entscheidender Bedeutung.

Lungenfunktionstests

Eine Lungenfunktionsprüfung beinhaltet als Standard eine BGA unter Raumluftbedingungen sowie Messungen der statischen und dynamischen Lungenfunktionsparameter (vgl. S. 132ff.) sowohl vor als auch nach der Applikation von Bronchodilatatoren. Bei pathologischen Befunden können darüber hinaus weitere Tests vorgenommen werden (vgl. S. 134f.).

1) BGA: Eine schwere Hypoxie ($p_aO_2 < 60$ mmHg) oder Hyperkapnie ($p_aCO_2 < 45$ mmHg) unter Raumbedingungen bedeutet ein erheblich erhöhtes Operationsrisiko.
2) Spirometrie: Abklärung einer obstruktiven oder restriktiven Lungenerkrankung und Kalkulation des pulmonalen Risikos.
3) Tiffeneau-Test: Ein $FEV_1 > 21$ spricht für ein allenfalls minimal erhöhtes Operationsrisiko; zwischen 1−21 ist es mäßig, bei 0,8−0,51 stark erhöht (Tabelle 1). Die Fünfjahresüberlebensrate bei Patienten mit einem $FEV_1 < 0,751$ liegt unter 10%. Eine MBK- oder MVV-Erniedrigung von mehr als 50% geht ebenfalls mit einem erhöhten Operationsrisiko einher.

Evaluation vor Lungenresektionen

Eine Hyperkapnie bei Raumluft unter Ruhebedingungen stellt eine Kontraindikation zur Durchführung einer Lungenresektion dar. Präoperative Lungenfunktionstests erlauben Aussagen dahingehend, ob die Restlunge nach der geplanten Lungenresektion in der Lage sein wird, den Ausfall zu kompensieren; Subtrahiert man das Produkt aus zu resezierendem Lungenparenchym (x von insgesamt 19 Lungensegmenten) und präoperativem FEV_1 vom FEV_1, erhält man einen brauchbaren Schätzwert für den postoperativen FEV_1.

Tabelle 1. Kriterien zur Einschätzung der Operabilität bei Lungenresektion

Funktion	Test	Werte bei Patienten mit erhöhtem Operationsrisiko	Kriterien der Inoperabilität[a]
Atemmechanik	FEV_1	$< 1,0$ l/s	$< 0,8$ l/s
	FCK	$< 2,01$	$< 1,51$
	MBK	$< 55\%$	$< 35\%$
Ventilation	pO_2 in Ruhe	$50 - 65$ mmHg	< 50 mmHg
	pCO_2 in Ruhe	$40 - 44$ mmHg	> 45 mmHg
Herzfunktion	Ruhe-EKG	Supraventrikuläre Tachykardien	
	Epinephrin-Toleranztest* in Ruhe/unter Belastung Radionuklidangiographie oder MUGA-Scan	Ejektionsfraktion $< 50\%$ oder Abfall unter Belastung	Akuter Herzinfarkt, ventrikuläre Arrhythmien Ejektionsfraktion $< 30\%$
Hb-Wert	Hämoglobin (Hb)	> 17 g%	> 20 g%
Klinische Untersuchung	Treppensteigen (2 Stockwerke)	Patient kann weniger als 1 Stockwerk steigen Abfall des pO_2, CO_2-Retention	Gehunfähigkeit, pO_2-Abfall auf Werte < 50 mmHg

* In Deutschland nicht üblich.
[a] Relativ (vgl. S. 177).

Operabilität und Resektabilität

Operabilitätskriterien (Minimalanforderungen)

Lobektomie: Aktueller $FEV_1 > 0,81$ und ein (präoperativ) für die postoperative Phase kalkulierter $MVV > 40\%$.

Pneumonektomie: Aktueller $FEV_1 > 0,81$ (Patienten < 60 Jahre) bzw. $> 1,01$ (Patienten > 65 Jahre) und ein für die postoperative Phase kalkulierter $MVV > 55\%$. Die berechnete FVK sollte $> 1,5$ betragen ($45 - 50\%$ Verlust der rechten, $35 - 40\%$ Verlust der linken Lunge) (vgl. Tabelle 1).

Die endgültige Entscheidung hinsichtlich der Operabilität beinhaltet die o. g. Untersuchungen zur Beurteilung der Resektabilität, genauso wie die Abklärung von Begleiterkrankungen und des allgemeinen Operationsrisikos. Eine Gegenüberstellung vom erhofften Effekt der chirurgischen Therapie und dem Risiko des Eingriffs muß dem einzelnen Patienten unter Berücksichtigung der oben genannten Punkte unterbreitet und die Entscheidung zur Operation individuell getroffen werden. Eindeutige und spezifische Kriterien, nach denen sich operable von inoperablen Patienten a priori sicher unterscheiden ließen, gibt es nicht.

Operationsvorbereitung

Nach Festlegung der Operabilität bzw. Resektabilität sollten im Rahmen der präoperativen Vorbereitung folgende Punkte beachtet und eingehalten werden:

1. Einstellen des Rauchens,
2. Atemtherapie, ggf. unter gleichzeitigem Einsatz von Bronchodilatatoren (sofern ein positiver Effekt im Rahmen der Lungenfunktionsprüfung nachgewiesen werden konnte),
3. ggf. Antibiotikatherapie (*präoperative Behandlung pulmonaler Infekte),
4. Anleitung des Patienten bezüglich der postoperativen Atemtherapie und Bronchialtoilette,
5. Behandlung von Begleiterkrankungen bzw. optimale medikamentöse Einstellung des Patienten präoperativ.

Durch die präoperative Behandlung sollen Patienten in schlechtem oder grenzwertigem (kardiorespiratorischem) Ausgangszustand so gut eingestellt werden, daß der geplante operative Eingriff mit einem den Begleitumständen entsprechenden akzeptablen Risiko durchgeführt werden kann. Sofern es von anästhesiologischer Seite vertretbar ist, sollte die Medikation des Patienten perioperativ beibehalten werden. Darüber hinaus ist bei Eingriffen am Thorax eine perioperative Antibiotikaprophylaxe angezeigt.

Postoperative Überwachung

Nach Lungenresektionen:
- Kontinuierliche Überwachung des Patienten mit engmaschiger Kontrolle der Vitalzeichen
- Keine Nahrungszufuhr p. o. für 12–18 h postoperativ
- Flüssigkeitssubstitution per infusionem mit einer Geschwindigkeit von (durchschnittlich) 75 ml/h
- Einstellen eines Soges an der Thoraxdrainage (15–20 cm H_2O)
- Kontroll-EKG (bei Patienten > 50 Jahren)
- O_2-Insufflation
- BGA unmittelbar postoperativ (danach bei Bedarf)
- Thoraxröntgenkontrollen unmittelbar postoperativ (Überprüfung der Lungenentfaltung und der Lage der Thoraxdrainagen) sowie am 1. postoperativen Tag (Lungenausdehnung bzw. -belüftung?, Pleuraerguß?)
- Wiederholte Bronchialtoilette (2stündliche Lagerungsdrainage, Abhusten lassen, Atemübungen; alle 4 h Perkussion und Auskultation)
- Kontrolle von Hb, Hämatokrit und Elektrolyten (in Abhängigkeit vom intra- bzw. postoperativen Blutverlust und perioperativen Flüssigkeitsbedarf)
- Applikation von Bronchodilatatoren bei Patienten mit COPD
- Entfernung der Thoraxdrainagen in Abhängigkeit von den Drainageverlusten und der Reexpansion der Lunge
- Entfernung der Hautfäden am 7.(*–10.) postoperativen Tag (bei Diabetikern am 10. bis 14. postoperativen Tag)

Nach Pneumonektomie:
- Überwachung des Patienten im Aufwachraum über Nacht
- Kontinuierliche Puls- und Blutdruckkontrolle (arterieller Zugang, Herzmonitor); Reaminationen und Defibrillationen müssen vermieden werden (Einreißen der Nähte)
- Keine Nahrungszufuhr p. o. für 24 h
- Lagerung des Patienten mit um 45° angehobenem Oberkörper (Verringerung der Aspirationsgefahr)
- O_2-Insufflation
- Thoraxröntgenkontrolle unmittelbar postoperativ sowie einige Stunden später und am Tag nach der Operation zur Überprüfung der Lage des Mediastinums
- Applikation von Morphinen oder anderen potenten Analgetika (i.m. oder i.v.) und Valium oder anderen Sedativa
- Frühzeitige Mobilisation des Patienten (1. postoperativer Tag)

Anhang: Patienten mit Myasthenia gravis oder Lungentuberkulose

Besondere Ansprüche stellt das perioperative Management von Patienten mit Myasthenia gravis oder Lungentuberkulose. Hier muß den individuellen Erfordernissen des einzelnen Patienten in besonderer Weise Rechnung getragen werden. Bei Auftreten postoperativer Lungenfunktionsstörungen müssen die relevanten klinischen Parameter und laborchemischen Daten unter Berücksichtigung potentiell möglicher Störungen und Läsionen evaluiert werden (s. S. 149 ff.). Die notwendigen therapeutischen Maßnahmen lassen sich dann i. allg. schnell einleiten.

Selbst Patienten mit gravierenden pulmonalen Störungen können unter diesen Voraussetzungen mit minimaler Morbidität und Mortalität größeren thorax- oder allgemeinchirurgischen Eingriffen unterzogen werden.

Literatur

Lungenfunktionstests

American Heart Association Cardiopulmonary Council (1982) Manual for evaluation of lung function by spirometry. Circulation 65:644A

Bates DV, Macklem PT, Christie RV (1971) Respiratory function in disease: An introduction to the integrated study of the lung, 2nd edn. Saunders, Philadelphia

Comroe JH (1984) Physiology of respiration, 2nd edn. Year Book Medical Publishers, Chicago

Craig DB (1981) Postoperative recovery of pulmonary function. Anesth Analg 60:46

Lumb PD (1983) Perioperative pulmonary physiology. In: Sabiston DC, Spencer FC (eds) Gibbon's surgery of the chest, 4th edn. Saunders, Philadelphia

Tisi GM (1979) Preoperative evaluation of pulmonary function: Validity, indications and benefits. Am Rev Respir Dis 119:293

Gastransport und arterielle Blutgasanalyse

Davenport HW (1974) The ABC of acid-base chemistry, 6th edn. University of Chicago Press, Chicago

Martin L (1986) Abbreviating the alveolar gas equation: An argument for simplicity. Respir Care 31:40

Martin L (1987) Pulmonary physiology in clinical practice. Mosby, St. Louis

Masoro EJ, Seigel PD (1971) Acid-base regulation: Its physiology and pathophysiology. Saunders, Philadelphia

McCurdy DK (1972) Mixed metabolic and respiratory acid-base disturbances: Diagnosis and treatment. Chest 63 (Suppl):355

Narins RG, Gardner LB (1981) Simple acid-base disturbances. Med Clin North Am 65/2:321

Pack AI, Fishman AP (1980) Overall gas exchange including venous admixture. In: Fishman AP (ed) Assessment of pulmonary function. McGraw-Hill, New York

Shapiro BA, Harrison RA, Walton JR (1983) Clinical application of blood gases, 3rd edn. Year Book Medical Publishers, Chicago

Tisi GM, Menn SJ (1985) Evaluation of arterial blood gases and acid-base homeostasis. In: Bordow RA, Moser KM (eds) Manual of clinical problems in pulmonary medicine, 2nd edn. Little, Brown, Boston

Ventilation und Perfusion

Maffeo CJ, Hoyt JW, Swain RF (1981) Venous admixture: Errors and clinical decisions. Anesthesiology 55:A80

Moran JF, Robinson LA, Lowe JE, Wolfe WG (1981) Effects of oxygen toxicity on regional ventilation and perfusion in the primate lung. Surgery 89:575

West JB (1962) Regional differences in gas exchange in the lung of erect man. J Appl Physiol 17:893

West JB (1977) Ventilation-perfusion relationship. Am Rev Respir Dis 116:919

West JB (1980) Ventilation/blood flow and gas exchange. Blackwell, Oxford

Wolfe WG (1983) Preoperative assessment of pulmonary function: Quantitative evaluation of ventilation and blood-gas exchange. In: Sabiston DC, Spencer FC (eds) Gibbon's surgery of the chest, 4th edn. Saunders, Philadelphia

Atemstörungen

Boyd AD, Bernhard WN, Spencer FC (1983) Tracheal intubation and assisted ventilation: I. Tracheal intubation and mechanical ventilation. In: Sabiston DC, Spencer FC (eds) Gibbon's surgery of the chest, 4th edn. Saunders, Philadelphia

Boyd AD, Bernhard WN, Spencer FC (1983) Tracheal intubation and assisted ventilation: II. Mechanical ventilation: airway pressure therapy. In: Sabiston DC, Spencer FC (eds) Gibbon's surgery of the chest, 4th edn. Saunders, Philadelphia

Campbell EJ (1967) The management of acute respiratory failure in chronic bronchitis and emphysema. Am Rev Respir Dis 96:626

Carlon CC, Howland WS (1985) High-frequency ventilation in intensive care and during surgery. Dekker, New York

Cherniack RM, Cherniack L, Naimark A (1972) Respiration in health and disease, 2nd edn. Saunders, Philadelphia

Fowler AA, Hamman RF, Zerbe GO et al. (1985) Adult respiratory distress syndrome: Prognosis after onset. Am Rev Respir Dis 132:472

Lewis FR, Schlobohm RM, Thomas AN (1978) Prevention of complication from prolonged intubation. Am J Surg 135:452

Martin L (1977) Respiratory failure. Med Clin North Am 61:1369

Moser KM (1985) Thromboemboli disease: Epidemiology, natural history and diagnosis. In: Borodow RA, Moser KM (eds) Manual of clinical problems in pulmonary medicine. Little, Brown, Boston

Petty TL (1985) Indicators of risk, course, and prognosis in adult respiratory distress syndrome (ARDS). Am Rev Respir Dis 132:471

Tuberkulose und Myasthenia gravis

Harrison LH (1980) Current aspects of the surgical management of tuberculosis. In: Wolfe WG (ed) Symposium on noncardiac thoracic surgery. Surg Clin North Am 60:883

Olanow CW, Wechsler AS (1983) The surgical management of myasthenia gravis. In: Sabiston DC, Spencer FC (eds) Gibbon's surgery of the chest, 4th edn. Saunders, Philadelphia

Wechsler AS, Olanow CW (1980) Myasthenia gravis. In: Wolfe WG (ed) Symposium on noncardiac thoracic surgery. Surg Clin North Am 60:931

Young WG, Moor GF (1983) The surgical treatment of pulmonary tuberculosis. In: Sabiston DC, Spencer FC (eds) Gibbon's surgery of the chest, 4th edn. Saunders, Philadelphia

5 Niere und ableitende Harnwege

H. K. Lyerly

Allgemeine Aspekte

Akutes Nierenversagen (ANV) ist ein perioperativ häufig auftretendes Problem. Wie schwerwiegend die Folgen des ANV sein können, zeigt sich u. a. daran, daß ein hoher Prozentsatz der Patienten, die ein ANV entwickeln, nicht überleben. Die Mortalitätsrate verdoppelt sich, wenn das ANV zusammen mit respiratorischen Störungen auftritt.

Narkose und Operationsstreß bewirken eine Vasokonstriktion im Bereich der Niere, darüber hinaus wird perioperativ vermehrt antidiuretisches Hormon (ADH) freigesetzt. Dies beeinträchtigt die Ausscheidung konzentrierten Harns. Postoperativ persistiert dieser Zustand gewöhnlich für 12–24 h. Sinkt die Urinausscheidung dabei auf Werte < 0,5–1,0 ml/kg/KG/h, ist eine sofortige Intervention erforderlich. Dasselbe gilt bei Entwicklung einer Azotämie.

Auch bei maximaler Urinkonzentration (1200 mmol/l) reicht ein Urinvolumen < 500 ml/Tag (< 30 ml/h) nicht aus, die anfallenden harnpflichtigen Substanzen auszuscheiden. In diesem Fall liegt eine *Oligurie* vor. *Anurie* besteht definitionsgemäß bei einer Ausscheidung < 50 ml/Tag. Als akute *Azotämie* bezeichnet man eine abrupt auftretende Störung der Nierenfunktion, die mit einer Erhöhung des Harn- und Stickstoffs sowie des Kreatinins im Blut einhergeht. Eine Azotämie tritt nicht notwendigerweise zusammen mit einer Oligurie auf.

Differentialdiagnostisch hat sich die Einteilung der verschiedenen ätiologischen Ursachen einer Niereninsuffizienz nach der Lokalisation der Störung bewährt: Danach unterscheidet man *prärenale* (infolge mangelnder Nierendurchblutung), *postrenale* (verursacht durch Obstruktionen der ableitenden Harnwege) und *intrarenale* (bei Nierenparenchymschäden) *Störungen*.

Ursachen prärenaler Nierenfunktionsstörungen (Nierenperfusionsstörungen)

- Volumenmangel (intravasal),
- vermindertes HZV,
- periphere Vasodilatation,
- Nierenarterienembolie.

Anmerkungen des Übersetzers sind mit * versehen.

Ursachen postrenaler Nierenfunktionsstörungen (Harnwegsobstruktionen)

- Blasenhalsobstruktionen,
- Urethraobstruktionen,
- (bilaterale) Ureterobstruktionen,
- Blasenruptur.

Eine schnelle Ursachenforschung ist hinsichtlich der Prognose des Nierenversagens vordringlich. Zuerst sollte man prä- und postrenale Störungen ausschließen; diese sind meist leicht zu beseitigen; eine Verbesserung der Nierenfunktion läßt sich in diesen Fällen durch eine kausale Therapie erzielen.

Nierenparenchymschäden resultieren oft aus denselben pathophysiologischen Vorgängen wie prä- oder postrenale Störungen. Sie entstehen, wenn diese Störungen für längere Zeit fortbestehen.

Ursachen intrarenaler Nierenfunktionsstörungen (Nierenparenchymschäden)

- Renale Ischämie (prärenal)
- Harnwegsobstruktionen (postrenal)
- Nephrotoxine
  - Hämoglobin oder Myoglobin
  - Aminoglykoside
  - Röntgenkontrastmittel
  - Amphotericin B
  - Cisplatin
  - Cyclosporin A
  - Anästhetika (v. a. Methoxyfluran)
- Akute interstitielle Nephritis
  - Urikämische Nephropathie („Gichtniere")
  - Nephrotisches Syndrom
- Sonstige (seltene) Ursachen
  - Multiples Myelom
  - Vaskulitiden
  - Maligne Hypertonie
  - (schwere) Hyperkalzämie
  - Rasch progrediente Glomerulonephritis.

Da es keine spezifische Therapie des ANV gibt, ist der Erhalt der Nierenfunktion vorrangig. Das wiederum setzt grundlegende Kenntnisse der Nierenphysiologie voraus.

Therapiegrundsätze

Aufrechterhaltung des renalen Blutflusses als Voraussetzung zur Aufrechterhaltung der glomerulären Filtrationsrate (GFR)

Die Nierendurchblutung korreliert mit dem HZV; unter Ruhebedingungen erhalten die Nieren 20–25% des HZV. Der renale Blutfluß hängt dabei vom mittleren systemischen Blutdruck (MAP), dem venösen Druck im Gefäßsystem der Niere (engl. „renal venous pressure" = RVP) und dem renalen Gefäßwiderstand (engl. „renal vascular resistance" = RVR) ab. Er kann nach der folgenden Formel berechnet werden:

$$RBF = \frac{MAP - RVP}{RVR} \; . \tag{1}$$

Demnach ist der renale Blutfluß direkt proportional zum renalen Perfusionsdruck (engl. „renal perfusion pressure" = RPP; RPP = MAP–RVP) und umgekehrt proportional zum renalen Gefäßwiderstand (RVR).

Der renale Blutfluß kann gesteigert werden durch:
1. Erhöhung des renalen Perfusionsdruckes durch Erhöhung des MAP
2. Erniedrigung des renalen Gefäßwiderstandes durch
   a) Stimulation von Dopaminrezeptoren
   b) Prostaglandine (Vasodilatation).

Der renale Blutfluß wird vermindert durch:
1. Erniedrigung des renalen Perfusionsdruckes durch
   a) Erniedrigung des MAP,
   b) Erhöhung des venösen Druckes im Gefäßsystem der Niere durch
      – Erhöhung des PEEP,
      – rechtsventrikuläre Insuffizienz,
      – Volumenüberlastung,
      – Erhöhung des (mittleren) intraabdominellen Druckes;
2. Erhöhung des renalen Gefäßwiderstandes durch Vasokonstriktion infolge
   a) Autoregulation,
   b) Stimulation adrenerger Rezeptoren durch
      – α-Rezeptoren-Stimulation
      – β-Rezeptoren-Stimulation (Renin- und Angiotensin-II-Freisetzung)
   c) Prostaglandinsynthesehemmer,
   d) antidiuretisches Hormon (ADH).

Frühzeitige diuretische Therapie zur Aufrechterhaltung der Urinausscheidung

Erfahrungsgemäß führt dieser Therapiegrundsatz in der Praxis nicht immer zum Erfolg. Durch Aufrechterhaltung einer hohen Urinausscheidung läßt sich zwar die Notwendigkeit einer Dialyse zur intravasalen Volumenentlastung herabsetzen, die Langzeitmorbidität und Gesamtmortalität wird aber nicht merklich vermindert.

Vermeidung von Nephrotoxinen

Nephrotoxische Medikamente (s. S. 181) sollten wenn möglich vermieden werden, im anderen Fall ist die Kontrolle des Serumspiegels der betreffenden Substanz erforderlich. Des weiteren ist für eine optimale Nierenperfusion zu sorgen (s. o.).

Bei Hämoglobinurie und Myoglobinurie muß für einen adäquaten Urinfluß gesorgt werden, um ein Ausfällen der Pigmente in den Nierentubuli zu vermeiden. Die Alkalisierung des Urins fördert darüber hinaus ihre Exkretion.

Nach Applikation von Röntgenkontrastmitteln ist ein ausreichender Urinfluß aus demselben Grund erforderlich.

Präoperative Evaluation der Nierenfunktion

Die routinemäßig präoperativ vorgenommenen Messungen zur Bestimmung der Nierenfunktion beinhalten gewöhnlich eine Urinanalyse, Plasmabestimmungen von Elektrolyten, Harn- und Stickstoff und Kreatinin sowie Messungen der Urinmenge. Wichtiger noch ist die Erhebung der Anamnese und die körperliche Untersuchung. Der Volumenstatus und klinische Hinweise für eine Nierenstörung müssen stets beachtet werden. Es genügt nicht, sich ausschließlich auf die Ergebnisse der laborchemischen Untersuchungen zu verlassen. Geschützt wird die Niere am besten, indem man eine Hypotonie und inadäquate Perfusion sowie eine Hypoxämie, d.h. eine Minderversorgung der Niere, vermeidet und die Anwendung nephrotoxischer Substanzen auf das notwendige Minimum beschränkt.

Urinanalyse

Spezifisches Gewicht

Das spezifische Uringewicht ist ein Maß für die Harnkonzentration der Nieren. Unter Diuretikatherapie, bei Glukosurie oder nach i.v.-Applikation von Röntgenkontrastmittel sind Messungen des spezifischen Gewichts nicht verwertbar. Im Harnkonzentrationstest (*Flüssigkeitskarenz über Nacht − ursprünglich nach Volhard: 24stündige Flüssigkeitskarenz) zeigt ein spezifisches Gewicht >1,018 eine ausreichende Funktion der Nierentubuli und einen erhöhten intravasalen Volumenbedarf an.

Proteinurie

Erkrankungen des Nierenparenchyms gehen fast immer mit einer Proteinurie einher. Die Proteinexkretion beträgt normal nicht mehr als 90 mg/Tag. Wird eine Proteinurie präoperativ festgestellt, sollte sie vor elektiven Eingriffen genau quantifiziert werden (24-h-Wert). Eine Proteinurie > 150 mg/Tag weist auf eine Nierenparenchymerkrankung hin und ist abklärungsbedürftig.

Harnsediment

Normalerweise finden sich im Harnsediment weder Zellen noch Harnzylinder (Tubulusausgußformen). Erythrozytenzylinder weisen auf eine akute Glomerulonephritis hin, Leukozytenzylinder auf eine Nephritis oder Pyelonephritis. Fettzylinder kommen zusammen mit einer Proteinurie beim nephrotischen Syndrom vor.

Harnstoff-Stickstoff (engl. „blood urea nitrogen" = BUN)

Die dem Harnstoffgehalt entsprechende Stickstoffmenge im Serum (Normwert: 10–20 mg/100 ml) ist nicht nur von der Nierenfunktion, sondern auch von der Stickstoffmetabolisation der Leber und dem Hydrationszustand des Patienten abhängig.

Der Serumharnstoff gibt das Ausmaß der Nierenschädigung bei chronisch kranken, unterernährten Patienten nicht richtig wieder; die Bestimmung führt in diesen Fällen oft zu falsch-negativen Ergebnissen.

Die Relation von Harnstoff und Nierenfunktion ist eine logarithmische Funktion. Bei einem Harnstoffwert, der im unteren Bereich der Norm liegt, muß sich die GFR um 50% verschlechtern, ehe der Harnstoffwert pathologisch wird.

Kreatinin

Das Plasmakreatinin (Krea) ist ein recht genaues Maß der GFR. Krea wird größtenteils filtriert, zu geringen Anteilen auch im proximalen Tubulus sezerniert. Die Plasmakonzentration hängt von der Kreatininproduktion, die mit der Muskelmasse korreliert, und von der renalen Ausscheidung, die durch die GFR angezeigt wird, ab. Die Kreatininbestimmung verliert mit zunehmender Nierenschädigung an Aussagewert, da die tubuläre Sekretion des Krea mit sinkender GFR steigt. Somit spiegelt das Plasmakreatinin das Ausmaß der Einschränkung der GFR nicht exakt wider. Der graduelle Anstieg des Krea zeigt umgekehrt nicht notwendigerweise die Persistenz einer Nierenschädigung an. Das Krea steigt, bis sich auf einem höheren Niveau ein Steady state eingestellt hat. Dies dauert gewöhnlich mehrere Tage.

Bei Patienten mit verminderter Muskelmasse kann der Kreatinwert trotz einer signifikanten Reduktion der Nierenfunktion innerhalb des Normbereichs bleiben, weil die Menge des auszuscheidenden Krea von vornherein erniedrigt ist.

Urin- und Plasmaosmolarität (U_{Osmol}, P_{Osmol})

Gesunde Nieren scheiden osmolar wirksame Substanzen aus, wobei freies Wasser rückresorbiert wird. Bei tubulären Nierenfunktionsstörungen ist die Ausscheidung hyperosmolaren Urins vermindert, Urin- und Plasmaosmolarität gleichen sich an.

Die maximale Harnkonzentration beträgt bei gesunden Nieren 1200–1300 mmol/l. Da pro Tag ungefähr 910 mmol/l toxische Abbauprodukte anfallen, ist die Ausscheidung harnpflichtiger Substanzen bei vermindertem Urinvolumen (< 30 ml/h oder < 500 ml/Tag) begrenzt.

Die Plasmaosmolarität ist ein Maß für die Menge der im Plasma gelösten Substanzen. Am Glomerulus herrscht eine Osmolarität von 285 ± 15 mmol/l.

Die Urinosmolarität ist ein Maß für die in einem bestimmten Volumen Urin gelösten Substanzen, der Normwert ist 40–700 mmol/l.

Die Harnkonzentrationsfähigkeit der Niere hängt von der Funktion der Nierentubuli ab; sie spiegelt sich im Verhältnis von Plasma- und Urinosmolarität wider. Die renale Clearance für die Osmolarität (C_{Osmol}) kann durch folgende Formel berechnet werden:

$$C_{Osmol} = \frac{U_{Osmol}}{P_{Osmol} \cdot V} \; ; \tag{2}$$

$V = $ Urinfluß (ml/min) .

Anhand C_{Osmol} kann außerdem die Clearance freien Wassers (C_{H_2O}) bestimmt werden:

$$C_{H_2O} = V - C_{Osmol} = V - \frac{U_{Osmol} \cdot V}{P_{Osmol}} \; . \tag{3.}$$

C_{H_2O} ist im Normalfall eine negative Zahl (< -20), die mit steigender renaler Konzentration zunehmend negativ wird. Mit sich verschlechternder tubulärer Funktion sinkt die Konzentrationsfähigkeit der Niere, C_{H_2O} nimmt einen Wert um 0 (± 10) an. Bei Diabetes insipidus und Wasserintoxikation wird C_{H_2O} positiv (> 20).

Bei einem Überschuß an osmolar wirksamen Substanzen (gewöhnlich Glukose, Harnstoff oder Alkohol) nimmt die Plasmaosmolarität falsch-positive (erhöhte) Werte an. Bei Hyperglykämie oder Harnstofferhöhung kann die Plasmaosmolarität anhand von Gl. (4) bestimmt werden:

$$P_{Osmol} = 1,8 \cdot [Na^+] + (\text{Glukose}{:}18) + (\text{Harnstoff}{:}\ 2,8) \; . \tag{4}$$

Urinelektrolyte

Die Zusammensetzung der Elektrolyte im Urin (Tabelle 1) spiegelt Reaktionen der Nieren auf das intravasale Volumenangebot wider. Anhand der Werte kann gleichzeitig das Serumkalium eingestellt werden.

Nach Diuretikatherapie lassen die Urinelektrolyte keine Rückschlüsse auf das intravasale Volumen zu.

Die 24-h-Urinbilanz des Kaliums spiegelt die Stickstoffbilanz und Kalorienutilisation eines Patienten wider. Man geht davon aus, daß eine positive Stickstoffbilanz von 1 mg zu einem Kaliumüberschuß von 3 mmol/l in 24 h führt.

Natriumurinausscheidung: Die tubuläre Funktion der Nieren kann anhand der Bestimmung der fraktionierten Natriumausscheidung im Urin näherungsweise bestimmt werden.

Zur Bestimmung der Ausscheidungsrate werden Messungen der Natriumkonzentration im Urin (U_{Na}) herangezogen. $U_{Na} < 20$ mmol/l ist Hinweis für eine Natriumretention. Bei Vorliegen einer Oligurie deutet dies auf eine prärenale Störung hin, während bei einer $U_{Na} > 20$ mmol/l die Ursache eines Nierenversagens intra- oder postrenal zu suchen ist. Einschränkend ist anzumerken, daß die Natriumkonzentration im Urin nicht nur von der renalen Natrium-, sondern auch von der Wasserausscheidung abhängt.

Eine bessere Methode ist die Bestimmung der prozentualen Natriumausscheidung (engl. „fractional excretion rate of sodium").

Normalerweise wird weniger als 1% des filtrierten Natriums ausgeschieden ($> 99\%$ werden rückresorbiert).

Ursachen einer gesteigerten Natriumausscheidung ($> 2\%$):
- gesteigerte Kochsalzzufuhr,
- Diuretikatherapie,
- tubuläre Funktionsstörungen.

Tabelle 1. Zusammensetzung gelöster Stoffe im 24-h-Urin (mmol)

	Filtrierte Menge	Reabsorbierte Menge	Sezernierte Menge	Endharn	Konzentration (mmol/l)
Na^+	25 200	25 050	–	150	100
K^+	720	720	100	100	67
Cl^-	18 000	17 870	–	130	87
HCO_3	4 000	4 000	–	0	–
Harnstoff	900	500	–	400	267
Kreatinin	15	–	–	15	10
Glukose	900	900	–	0	–
Gelöste Stoffe (mosm) insgesamt	49 735	49 040	140	910	607
Wasser (ml)	180 000	178 500		1 500	

Ursachen einer verminderten Natriumausscheidung ($<1\%$) sind in prärenalen Störungen zu suchen.

Die Natriumausscheidung läßt sich anhand des Clearanceverfahrens mit Gleichung (5) näherungsweise bestimmen:

$$C_{Na} = U_{Na}/P_{Na}:U_{Krea}/P_{Krea} \cdot 100\% \; ; \tag{5}$$

C_{Na} Natriumausscheidung,
U_{Na} Natriumkonzentration im Urin,
P_{Na} Natriumkonzentration im Plasma,
U_{Krea} Kreatininkonzentration im Urin,
P_{Krea} Kreatininkonzentration im Plasma.

Kreatininclearance (C_{Krea}): Kreatinin wird größtenteils filtriert, zu einem geringen Anteil im proximalen Tubulus auch sezerniert. Durch Messung der Kreatininclearance kann die GFR bestimmt werden:

$$\text{Krea} = \frac{(140 - \text{Lebensalter}) \cdot (\text{kg KG})}{72 \cdot P_{Krea}/\text{mg}/100\,\text{ml}} \; . \tag{6}$$

Desgleichen kann C_{Krea} im Sammelurin (von $1-4$ h) anhand der Gleichung (7) errechnet werden:

$$C_{Krea} = \frac{U_{Krea} \cdot V}{P_{Krea}} \cdot \frac{1,73}{\text{BSA}} \; ; \tag{7}$$

V Urinflußrate/ml/min (während der Sammelperiode; s. oben)
BSA Körperoberfläche (engl. „body surface area").

Mit fallender GFR steigt bei erhöhtem Kreatinin die Kreatininsekretion im proximalen Tubulus. Damit nimmt die C_{Krea} einen höheren Wert an, als dies der GFR entspricht. Für eine exaktere Bestimmung muß die Clearance von Stoffen herangezogen werden, die nicht sezerniert werden (z.B. Inulin).

Zusammenfassung

Während die genannten Bestimmungen durchaus gebräuchliche Tests zur präoperativen Evaluation der Nierenfunktion darstellen, gibt es kein Verfahren mit ausreichender Sensitivität und Reproduzierbarkeit, mit dem die Wahrscheinlichkeit einer postoperativen Nierenfunktionsstörung vorhergesagt werden kann.

Indem man Faktoren, die die Wahrscheinlichkeit eines perioperativen Nierenversagens erhöhen, abstellt (bzw. präoperativ therapiert), lassen sich Nierenfunktionsstörungen am ehesten vermeiden. Solche Risikofaktoren sind Hypotonie, Hypoxämie, Erhöhungen von im Urin gelösten Stoffen (z.B. Glukosurie), nephrotoxische Substanzen oder Mangelernährung.

Postoperative Überwachung der Nierenfunktion

Allgemeine Maßnahmen

Da es keine spezifische Therapie von Nierenparenchymschädigungen gibt, zielen die postoperativen Maßnahmen darauf ab, Beeinträchtigungen der Nierenfunktion von vornherein zu vermeiden bzw. so gering wie möglich zu halten.

Eine genaue Beschreibung des intraoperativen Verlaufs, die präoperativen Nierenwerte sowie das weitere Prozedere müssen dem Personal im Aufwachraum mitgeteilt werden. Wichtig sind:

- Die genaue perioperative Flüssigkeitsbilanz einschließlich des (geschätzten) intraoperativen Blutverlustes, Volumenersatzes und der Urinausscheidung.
- Relevante Angaben zur Anamnese (z.B. Vorliegen eines präoperativen Flüssigkeitsdefizits).
- Die intraoperativ applizierten Medikamente (insbesondere vasoaktive und positiv inotrope Substanzen) sowie die Einschätzung des „Narkoseüberhangs."
- Indikation zur Diuretikatherapie, Menge und Effekte bereits applizierter Diurektika.

Postoperativ desweiteren zu beachten sind:

- Abschätzung des Flüssigkeitsbedarfs nach Kalkulation der theoretisch erforderlichen Menge (Tabelle 2). Vergleich des Sollwertes mit der tatsächlich substituierten Flüssigkeitsmenge und ggf. Ausgleich von Defiziten. Abschätzung des zu erwartenden Volumenbedarfs (s. Kap. 7, S. 229 ff.).
- Überwachung der hämodynamischen, respiratorischen, neurologischen und renalen Funktionen (Monitoring). Obligatorisch sind Messungen zur

Tabelle 2. Perioperativer Volumenbedarf

1. Präoperativ (Gewichtsverlust bei präoperativer Nahrungskarenz 4%/24 h) = 500 ml kristalloide oder kolloidale Infusionslösung
2. Intraoperativ: ca. 6 – 10 ml/kgKG/h kristalloide oder kolloidale Lösungen
3. Postoperativ
   - Kristalloide: Substitution entsprechend dem Bedarf an freiem Wasser zur Aufrechterhaltung einer normalen Osmolarität und Urinausscheidung
   - Dextrose: BZ $\leq$ 125 mg/dl
   - Blut: Ausgleich von Verlusten >20% des kalkulierten Blutvolumens (80 ml/kgKG); Stabilisierung des Hkt zwischen 35 und 40%
   - Thrombozyten: Substitution zur Aufrechterhaltung einer Thrombozytenzahl <100000/mm^3
   - FFP (fresh frozen plasma): Substitutionen zur Normalisierung von Gerinnungsstörungen
   - Albumin (oder FFP): Serumeiweiß <1,5 – 2,0 g/100 ml

Bestimmung des intravasalen Volumens (z. B. Blutdruck, Herzfrequenz, ZVD). Des weiteren sollte eine Auskultation der Lunge (feuchte Nebengeräusche) sowie Beurteilung der Halsvenenfüllung und peripheren Perfusion (Palpation der Pulse, Prüfen der Kapillarfüllung und Extremitätentemperatur) erfolgen. Techniken des invasiven Monitorings (z. B. Messung des Preloads) wurden in Kap. 3 beschrieben.

– Dokumentation von Nierenfunktionsstörungen und ggf. frühzeitige therapeutische Intervention. Der Urinfluß per se ist kein Indikator einer adäquaten Nierenfunktion; neben der Quantität (Urinproduktion) muß auch die Qualität (Harnkonzentration) der Urinausscheidung berücksichtigt werden.

Maßnahmen bei postoperativer Oligurie

Die Nierenfunktion muß postoperativ sorgfältig überwacht werden. Obligatorisch ist die genaue Dokumentation der Flüssigkeitseinfuhr und -ausscheidung. Dazu sind Bilanzierungsbögen hilfreich.

Die Urinausscheidung sollte einen Wert von 0,5–1,0 ml/kg KG/h nicht unterschreiten; neben der Quantität muß dabei auch die Urinqualität (Harnkonzentration) berücksichtigt werden.

Der Harn wird auf Glukose untersucht; bei Vorliegen einer Glukosurie sollten zumindest alle 4 h Urinzuckerbestimmungen vorgenommen werden. Der Glukosespiegel im Harn läßt Rückschlüsse auf die Metabolisierung des Blutzuckers zu; infolge des Operationsstresses kommt es bei bis zu 50% der Patienten zu einer passageren Glukosurie. Glukose wirkt osmodiuretisch, die Urinausscheidung kann sich somit trotz unzureichenden Preloads und inadäquater Nierenperfusion erhöhen.

Das spezifische Uringewicht kann infolge Diuretikatherapie, Kontrastmittelapplikationen, Glukosurie oder Proteinurie erhöht sein. Dadurch kann eine ausreichende Konzentrationsfähigkeit der Nierentubuli fälschlicherweise vorgespiegelt werden.

Kommt es postoperativ zur Oligurie, sind folgende Punkte zu beachten:

1. Ausschluß von Harnabflußstörungen (postrenale Nierenfunktionsstörungen):
   – Kontrolle der Ein- und Ausfuhrmengen (Bilanzierungsbögen).
   – Legen eines Blasendauerkatheters (sofern nicht vorhanden).
   – Inspektion des Kathetersystems hinsichtlich mechanischer Verlegungen und Lecks.
   – Spülung des Dauerkatheters (0,9% NaCl). Nach Anfüllen der Blase muß die Spülflüssigkeit abfließen. Sind dabei Blutgerinnsel nachweisbar, sollte eine permanente Blasenspülung erfolgen. In jedem Fall muß die Ursache der Hämaturie abgeklärt werden.
   – Wechsel des Blasenkatheters. Zur kontinuierlichen Blasenspülung empfiehlt sich die Insertion eines 3-Wege-Katheters.

- Legen eines suprapubischen Blasenkatheters oder eines Nephrostomas ist nach Operationen, bei denen die Ureteren bzw. die Urethra nicht tangiert werden, nur in Ausnahmefällen (z.B. bei vorbestehender Harnwegsobstruktion) erforderlich. (*Suprapubische Blasenkatheter werden wegen der geringeren Inzidenz postoperativer Harnwegsinfektionen heute an den meisten chirurgischen Zentren den transurethralen Blasenkathetern vorgezogen.)
- Sonographische Untersuchung zum Ausschluß einer obstruktiven Uropathie ist zu erwägen.

Nach Ausschluß einer postrenalen Abflußstörung sind mögliche prärenale Ursachen der Oligurie abzuklären.

2. Ausschluß prärenaler Nierenfunktionsstörungen:
   - Überprüfung der Flüssigkeitsbilanz der letzten Stunden und Tage. War die Urinausscheidung größer als die Flüssigkeitszufuhr (negative Bilanz), ist eine prärenale Niereninsuffizienz (Hypovolämie) zu vermuten.
   - Kontrolle des Körpergewichts des Patienten: Postoperative Gewichtsverluste in Verbindung mit einer sich entwickelnden Oligurie sind meist auf Flüssigkeitsverluste zurückzuführen.
   - Überprüfung von Flüssigkeitsverlusten infolge Diarrhö, Schwitzen, (Perspiration) oder über die Haut, insbesondere bei großen Wunden und Verbrennungen, oder in Form von Aszites und Pleuraergüssen. Des weiteren zu berücksichtigen sind Flüssigkeitsverschiebungen in den 3. Raum, wie sie z. B. bei Ileus vorkommen. Durch solche Faktoren können erhebliche Mengen an intravasaler Flüssigkeit verlorengehen.
   - Zur Beurteilung der Nierenperfusion kann das Blutvolumen bestimmt und der MAP gemessen werden. Zur vollständigen Erhebung des hämodynamischen Status gehören auch die Bestimmung orthostatischer Puls- und Blutdruckveränderungen sowie (invasive und nichtinvasive) Messungen von Preload und HZV (s. Kap. 3).
   - Überprüfen von Faktoren, die über eine Erhöhung des Venendruckes die Nierenperfusion kompromittieren, wie z. B. Beatmung mit PEEP, Rechtsherzinsuffizienz und Erhöhungen des (mittleren) abdominellen Druckes.
   - Überprüfung von Faktoren, die den Gefäßwiderstand der Nierenvenen beeinflussen, z. B. endogen freigesetzte oder exogen zugeführte α- und β-adrenerge Substanzen, ADH und ANF (artrialer natriuretischer Faktor).
3. Verbesserung der Nierenperfusion
   Bei Dehydratation und Hypovolämie ist die Oligurie in der Regel Folge einer verminderten Nierenperfusion. Die Therapie besteht in der Korrektur folgender Faktoren:
   - Ausgleich von Flüssigkeitsdefiziten: Schnelle Infusion von 7,5 ml/kgKG oder ca. 500 ml 0,9% NaCl o. ä. (ggf. wiederholte Bolusgaben).
   - Führen diese Maßnahmen nicht zu einer ausreichenden Urinproduktion, werden Harnstoff, Kreatinin, Plasma- und Urinosmolarität, die

Tabelle 3. Differentialdiagnose prä- und intrarenaler Nierenfunktionsstörungen

	Prärenal	Intrarenal
Spezifisches Gewicht	> 1,014	1,005 − 1,014
Urinosmolarität (mosm)	> 400	250 − 350
Urinnatrium (mmol/l)	< 20	>20
U_{Krea}/P_{Krea}	> 30	<10
Harnstoff/Kreatinin	> 20	<20
Urinnatriumausscheidung (%)	< 1	> 2
C_{H_2O}	< −15	> −10

Natriumkonzentration im Urin, die prozentuale Natriumausscheidung und die Clearance freien Wassers bestimmt. Werte, die auf eine prä- bzw. postrenale Störung hinweisen, sind in Tabelle 3 aufgelistet.

— Sollten diese Bestimmungen keinen Hinweis auf die Ursache der Oligurie geben, sind invasive Methoden zur Bestimmung von Preload und HZV (s. Kap. 3) in Erwägung zu ziehen.

— Die Nierenperfusion kann auch mittels Nierenperfusionsszintigramm und Arteriographie bestimmt werden. Diese Methoden werden in der Regel von vornherein bei anamnestischen Hinweisen auf eine verminderte Nierendurchblutung bzw. Nierenarterienstenose sowie vor Eingriffen an den Nierenarterien und vor Transplantationen durchgeführt (*und sollen postoperativ ggf. kontrolliert werden).

— Sonographische Untersuchung zum Ausschluß von Obstruktionen der ableitenden Harnwege angezeigt.

— Zur Überprüfung der Effizienz der getroffenen therapeutischen Maßnahmen (*Flüssigkeitssubstitution) müssen die Urinwerte weiter engmaschig kontrolliert werden. Bleibt eine Verbesserung der Ausscheidung aus, muß die Situation neu überdacht, die entsprechenden Messungen müssen wiederholt und die therapeutischen Maßnahmen ggf. geändert werden.

— Bei ausbleibender (adäquater) Urinausscheidung ist die Applikation von Schleifendiuretika indiziert. Vor der ersten Diuretikagabe sollten noch einmal die Elektrolyte und die Osmolarität des Urins bestimmt werden. Mittel der Wahl ist Furosemid (z. B. Lasix), das in steigender Dosierung (40−200 mg i.v.) appliziert werden kann. Ein Therapieversuch mit Mannit (z. B. Mannitol) (12−25 mg i.v.) ist ebenfalls angezeigt.

— Konnten andere Ursachen eines prä- oder postrenalen Nierenversagens ausgeschlossen werden, ist bei persistierender Oligurie von einer weiteren Diuretikagabe kein positiver Effekt mehr zu erwarten. Vielmehr müssen die Folgen einer prolongierten Diuretikatherapie (Hyponatriämie, Hypokaliämie, metabolische Alkalose und (relative) extrazelluläre Hypovolämie) bedacht werden.

— Persistiert das Nierenversagen trotz der genannten therapeutischen Maßnahmen, ist frühzeitige Gabe von Dopamin in Erwägung zu ziehen. Die Stimulation der dopaminergen Rezeptoren führt zu einer Verbesserung des renalen Blutflusses. In einer Dosierung von 5 µg/kg KG/min führt Dopamin zu einer selektiven Stimulation der Dopaminrezeptoren. Ein erwünschter Nebeneffekt ist auch die Verbesserung des HZV, was die Nierendurchblutung weiter fördert.

Maßnahmen bei postoperativer Polyurie

Bei Vorliegen einer Polyurie muß zuerst untersucht werden, ob durch die überschießende Urinproduktion eine Hyperhydratation ausgeglichen wird oder eine inadäquate Ausscheidung intravasaler Flüssigkeit z. B. infolge Diuretikagabe oder Hyperglykämie vorliegt.

Die Flüssigkeitsbilanz muß überprüft und eine eventuelle Flüssigkeitsüberlastung frühzeitig behandelt werden. Tachykardie, Hypertonie und Unruhe eines Patienten können Anzeichen einer Hyperhydratation sein.

Bei Patienten mit chronischen (kompensierten) Nierenfunktionsstörungen, renaler tubulärer Azidose oder z. B. Tubulusnekrose, d. h. Zuständen, die mit einer hohen Urinausscheidung einhergehen, gewährleistet die kompensatorisch erhöhte Urinproduktion die Elimination gelöster harnpflichtiger Substanzen.

Hinsichtlich möglicher Ursachen einer Polyurie muß immer auch an Medikamente mit diuretischem Effekt (z. B. Dextrose, Alkohol, Digitalis, Dopamin, Theophyllin) gedacht werden.

Untersuchungen der Elektrolytzusammensetzung des Urins sind insbesondere dann aufschlußreich, wenn eine Erhöhung der Natriumausscheidung mit einer Volumenüberladung einhergeht. Bei einer absoluten Hyperhydratation nimmt die Clearance für freies Wasser positive Werte an, die prozentuale relative Natriumausscheidung ist erniedrigt.

Kritisch ist die Flüssigkeitssubstitution bei Patienten, die nach Diuretikagabe nicht adäquat ausscheiden. Nach Nierentransplantationen sollte die Urinausscheidung mit Hinblick auf die infundierte Flüssigkeitsmenge gesteuert werden, ein übermäßiger Entzug von intravasaler Flüssigkeit würde die Nierenfunktion kompromittieren. Nach Eingriffen an der Bauchaorta (z. B. Interponat bei Bauchaortenaneurysma) kommt es infolge der temporären suprarenalen Gefäßabklemmung postoperativ nicht selten zu einer Polyurie. Sekundär kann in der Phase der Wiedererwärmung des Patienten durch Volumensequestration in erweiterten Gefäßen ein intravasaler Volumenmangel auftreten und die Nierendurchblutung kompromittieren.

Um eine Beeinträchtigung der Nierendurchblutung zu verhindern, sollte bei Vorliegen einer Polyurie mit inadäquater Hydratation ein Infusionsplan erstellt werden. Dabei kann die wiederholte Kontrolle der Urinelektrolyte zur Beurteilung des Volumenstatus hilfreich sein.

Eine Polyurie nach beseitigter Harnwegsobstruktion (z. B. infolge bilateraler Ureterkompression) limitiert sich selbst. Hier ist therapeutisch auf eine adäquate Einstellung des ZVD zu achten. Es sollte die Hälfte bis ein Drittel der ausgeschiedenen Urinmenge intravenös ersetzt werden.

Zur Behandlung des Diabetes insipidus s. Kap. 14.

Therapie des postoperativen akuten Nierenversagens

Der wichtigste Aspekt in der Behandlung des ANV ist die Prävention. Kommt es trotz prophylaktischer Maßnahmen postoperativ zu einem ANV, sind die folgenden Punkte (Komplikationen) zu beachten:

Infektionen: Häufigste Todesursachen bei Patienten mit ANV sind Pneumonien, Harnwegsinfekte, Niereninfekte, Wundinfekte und Sepsis.

Metabolische Störungen: Erhöht sind K^+, H^+, PO_4^{--}, Mg^{++} und Harnsäure. Erniedrigt sind Na^+ und Ca^{++}.

Kardiovaskuläre Störungen: Volumenüberlastung, Lungenödem, Arrhythmien, Hypertonie und urämische Perikarditis.

Neurologische Störungen: Tremor, neuromuskuläre Übererregbarkeit, Koma und Krampfanfälle.

Hämatologische Störungen: Anämie, Thrombozytenfunktionsstörungen und Störungen immunologischer Funktionen.

Gastrointestinale Störungen: Übelkeit, Erbrechen und gastrointestinale Blutungen.

Maßnahmen in der oligurischen Phase

- Versuch, die Ausscheidung z. B. mittels Furosemid in steigender Dosierung (z. B. Lasix bis 200 mg i.v.) in Gang zu setzen. Gelingt es nicht, den Urinfluß zu stimulieren, muß die weitere Flüssigkeitszufuhr auf ein Minimum der notwendigen intravenös zu verabreichenden Medikamente und Infusionen reduziert werden.
- Entfernen des Blasendauerkatheters (*wegen Infektionsgefahr): Resturin wird zuvor zu bakteriologischen Untersuchungen eingeschickt.
- Tägliche Flüssigkeitsbilanzierung und Gewichtskontrolle.
- Patientenpflege unter strenger Beachtung der Antisepsis.
- Kontrollierte Flüssigkeits- und Elektrolytsubstitution:
  Erhaltungsbedarf:
    - Wasser: 500 – 700 ml/Tag,
    - Natrium: ($NaHCO_3$): 10 – 20 mmol/Tag,
    - Kalium: 10 mmol/Tag (Serumkontrollen!);
  Ersatz von Flüssigkeitsverlusten (Resturin, Magen-Darm-Saft, Perspiration insbesondere bei Fieber).
- Ernährung:
  a) Bei Patienten, die oral nur unzureichend Nahrung zu sich nehmen können, ist eine enterale oder parenterale Substitutionstherapie angezeigt (s. Kap. 8). Eine Hyperazidität des Magensafts sollte mit Antazida und H_2-Blockern behandelt werden.

b) Patienten, bei denen eine ausreichende orale Kalorienzufuhr gewährleistet ist, wird eine proteinarme Diät (30–40 g/Tag) verordnet. Um eine katabole Stoffwechsellage (infolge Muskelabbaus) mit einer Erhöhung des Harnstoffs, K^+ und PO_4^-, zu vermeiden, sollte der Großteil der Kalorien in Form von Kohlenhydraten zugeführt werden.

– Infektionsprophylaxe: Nicht indiziert ist eine prophylaktische Antibiotikagabe. Urin-, Sputum- und Blutkulturen sollten regelmäßig abgenommen werden. Jede Erhöhung der Körpertemperatur muß unbedingt abgeklärt werden.

– Blutersatz: Der Hkt stellt sich oft im Bereich zwischen 25–30% ein. Außer im Schock sollten Erythrozyten erst bei einem Wert von <25% substituiert werden. Gerinnungsstörungen werden mit den entsprechenden Kryopräzipitaten behandelt.

– Medikamente müssen bei Niereninsuffizienz in Abhängigkeit von Kreatininwert dosiert werden (s. Tabelle 4).

Maßnahmen in der polyurischen Phase

In der polyurischen Phase des ANV sollte zunächst über mehrere Tage eine ausgeglichene Bilanzierung erfolgen und die Konzentrationsfähigkeit der Nieren anschließend durch schrittweise negative Bilanzierung überprüft werden.

Dialyse

Prinzipiell sollte die Dialyse rechtzeitig, d.h. noch bevor sich Komplikationen eines ANV manifestieren, durchgeführt werden.

Indikationen

Neurologische Defizite, insbesondere Krampfanfälle,
Hyperkaliämie >7 mmol/l,
Azidose pH<7,15,
Volumenüberlastung (Lungenödem),
Perikarditis.

Hämodialyse

Blut zirkuliert durch ein extrakorporales System. Über eine semipermeable Membran (Austauschfläche $0,8–1,0\,m^2$) findet in Abhängigkeit vom osmoti-

Tabelle 4. Medikamentöse Therapie bei Nierenversagen (*H* nach Hämodialyse; *P* nach Peritonealdialyse; *N* nicht anwenden; (*N*) Anwendung möglichst vermeiden; *?* nicht bekannt). (Nach Bennett et al. 1983)

	Dosierungsintervall (h) bzw. Anteil der üblichen Dosis (%) in Abhängigkeit von der Kreatininclearance (ml/min)			Ergänzungsdosis nach Dialyse	Serumspiegelkontrollen
	> 50	10 – 50	< 10		
Aminoglykoside					
Amikacin	12	12	> 24	H, P	Ja
Gentamicin	8	12	> 24	H, P	Ja
Kanamycin	24	24 – 72	72 – 96	H, P	Ja
Streptomycin	24	24 – 72	72 – 96	H	Ja
Tobramycin	8	12	> 24	H, P	Ja
Netilmicin	8 – 12	12	> 24	H, P	Ja
Cephalosporine					
Cefamandol	4 – 6	6 – 8	8 – 12	H	
Cefazolin	8	12	24 – 48	H	
Cefoperazon	N	N	N	H	
Cefotaxim	6 – 8	8 – 12	12 – 24	H	
Cefoxitin	8	8 – 12	24 – 48	H, P	
Ceftazidim	6 – 8	12 – 24	24 – 36	H	
Ceftizoxim	6 – 8	8 – 12	12 – 24	H	
Cefalotin	6	6	6 – 12	H, P	
Moxalactam	8	12	12 – 24	H	
Penicillin					
Azlocillin	4	4 – 8	8 – 12	H	
Ampicillin	6	6 – 12	12 – 16	H	
Carbenicillin	4 – 6	8 – 12	12 – 24	H, P	
Mezlocillin	4	4 – 8	8 – 12	H	
Methicillin	4	4	8 – 12	H, P	
Penicillin G	4 – 6	6 – 12	12	H	
Piperacillin	4 – 6	6 – 8	8	H	
Ticarcillin	4 – 6	8 – 12	12 – 24	H, P	
Antimikrobiell wirksame Substanzen					
Acyclovir	8	24	48	H	
Amantadin	12 – 24	24 – 72	72 – 168	N	
Amphotericin B	24	24	24 – 36	?	
Chloramphenicol	N	N	N	H	
Clindamycin	N	N	N	N	
Ethambutol	24	24 – 36	48	H, P	
Flucytosin	6	24	24 – 48	H, P	Ja
Imipenem	6 – 8	8 – 12	12	H	
Isoniazid	N	N	75%	H, P	
Ketoconazol	N	N	N	N	Ja
Metronidazol	8	8 – 12	12 – 24	H	
Miconazole	N	N	N	N	
Rifampin	N	N	N	?	
Sulfamethoxazol	12	18	24	H	
Tetracyclin	12	12 – 18	18 – 24	N	
Trimethoprim	12	18	24	H	
Vancomycin	24 – 72	72 – 240	240	N	Ja
Diuretika					
Acetazolamid	6	12	(N)		

Tabelle 4. (Fortsetzung)

	Dosierungsintervall (h) bzw. Anteil der üblichen Dosis (%) in Abhängigkeit von der Kreatininclearance (ml/min)			Ergänzungsdosis nach Dialyse	Serumspiegelkontrollen
	> 50	10 – 50	< 10		
Ethacrynsäure	6	6	(N)		
Furosemid	N	N	N		
Metolazon	N	N	N		
Spironolacton	6 – 12	6 – 24	(N)		
Thiazide	N	N	(N)		
Antihypertensiva					
Captopril	N	N	50%	H	
Clonidin	N	N	N	N	
Hydralazin	8	8	8 – 16	N	
Methyldopa	6	9 – 18	12 – 24	H, P	
Minoxidil	N	N	N	H	
Nitroprussid	N	N	N	H	
Prazosin	N	N	N	N	
Andere Medikamente					
Cimetidin	6	8	12	N	
Metoclopramid	N	75%	50%	?	
Terbutalin	N	50%	(N)	?	
Theophyllin	N	N	N	H, P	
Nicht-narkotisierende Analgetika					
Acetaminophen	4	6	8	H	
Acetylsäure	4	4 – 6	(N)	H	
Narkotika					
Codein	N	N	N	N	
Morphin	N	N	(N)	N	
Antiarrhythmika					
Amiodaron	N	N	N	?	
Bretylium	N	25 – 50%	(N)	?	
Chinidin	N	N	N	H, P	Ja
Disopyramid	75%	25 – 50%	10 – 25%	H	Ja
Flecainid	N	25 – 50%	(N)	?	Ja
Lidocaine	N	N	N	N	Ja
Procainamid	4	6 – 12	12 – 24	H	Ja
Tocainide	N	N	N	H	Ja
Verapamil	N	N	N	?	
Andere herzwirksame Medikamente					
Atenolol	N	50%	25%	H	
Digoxin	24	36	48	N	Ja
Diltiazem	N	N	N	N	
Nifedipin	N	N	N	N	
Nitrate	N	N	N	N	
Metoprolol	N	N	N	H	
Nadolol	N	50%	25%	H	
Pindolol	N	N	N	?	
Propranolol	N	N	N	N	
Timolol	N	N	N	N	
Psychopharmaka					
Amitriptylin	N	N	N	N	
Chlordiazepoxid	N	N	N	N	

Tabelle 4. (Fortsetzung)

	Dosierungsintervall (h) bzw. Anteil der üblichen Dosis (%) in Abhängigkeit von der Kreatininclearance (ml/min)			Ergänzungsdosis nach Dialyse	Serumspiegelkontrollen
	> 50	10 – 50	< 10		
Chlorpromazin	N	N	N	N	
Diazepam	N	N	N	N	
Flurazepam	N	N	N	N	
Haloperidol	N	N	N	N	
Imipramin	N	N	N	N	
Lithium	N	50 – 75%	25 – 50%	H, P	
Antikoagulanzien					
Heparin	4	4	4	H	
Warfarin	24	24	24	?	
Antikonvulsiva					
Carbamazepin	N	N	75%	N	
Phenobarbital	N	N	12 – 16	H, P	Ja
Phenytoin	N	N	N	N	Ja
Kortikosteroide					
Cortison	8	8	8	H	
Dexamethason	6	6	6	?	
Hydrocortison	8	8	8	?	
Methylprednisolon	24	24	24	H	
Prednison	8	8	8	?	
Antidiabetika					
Chlorpropamid	24 – 36	(N)	(N)	P	
Insulin	N	N	N	?	
Tolbutamid	8	8	8	H	

schen Druckgradienten ein Austausch löslicher Stoffe zwischen Blut und dem ebenfalls im System zirkulierenden Dialysat statt.

Soll eine Substanz aus dem Blut eliminiert werden, darf das benutzte Dialysat nur eine entsprechend niedrige Konzentration dieses Stoffes enthalten. Soll dem Blut ein bestimmter Inhaltsstoff zugesetzt werden, muß diese Substanz im Dialysat in einer höheren Konzentration als im Blut enthalten sein.

Die Clearance eines Stoffes durch Dialyse ist umgekehrt proportional zu seinem Molekulargewicht. Kleinmolekulare Blutbestandteile können mittels Dialyse entsprechend schnell herausgefiltert werden.

Die Aktivierung der Gerinnungskaskade infolge Kontakt des Blutes mit körperfremden Oberflächen im Dialysegerät macht eine Antikoagulationsbehandlung erforderlich. Diese kann systemisch oder regional (durch Zusatz von Heparin im arteriellen Schenkel des Systems und Neutralisation des Antikoagulans durch Protamin auf der venösen Seite) vorgenommen werden.

Vorteile der Hämodialyse

- Schnelle Elimination bzw. Filtration einer großen Flüssigkeitsmenge;
- schnelle Korrektur der metabolischen Azidose und Hyperkaliämie;
- Anwendungsmöglichkeit prinzipiell bei allen Patienten.

Nachteile der Hämodialyse

- Gefäßzugang: Die hohe Flußrate erfordert die Insertion großlumiger Katheter in eine zentrale Vene oder die Anlage einer arteriovenösen Fistel (Shunt).
- Hypotonie: Ein Blutdruckabfall ist bei ca. 25% aller durchgeführten Hämodialysen zu beobachten. Ursachen hierfür sind:
  - Reduktion des intravasalen Volumens,
  - niedriger Vasotonus bei Urämie,
  - Vasodilatation durch den Acetatzusatz im Dialysat (Acetat wird anstelle von Bikarbonat zugesetzt, weil es stabiler ist und eine längere Halbwertszeit hat. Es wird in der Leber zu Bikarbonat umgewandelt),
  - paradoxe Azidose bei Einleitung der Hämodialyse wegen des Fehlens von Bikarbonat im Dialysat.

  Behandlung einer Hypotonie unter Hämodialyse:
  - Erniedrigung des transmembranösen Druckes und des Natriumgradienten,
  - Ggf. Bluttransfusionen (Einstellung des Hkt >20%),
  - Nahrungskarenz vor der Dialyse zur Vermeidung einer postprandialen Sequestration von Blut im Splanchnikusgebiet,
  - Schocklage während der Hämodialyse,
  - i.v.-Volumensubstitution,
  - Applikation von Vasokonstriktoren (α-Antagonisten),
  - Zusatz von Bikarbonat anstelle von Acetat im Dialysat,
  - alternative Behandlungsformen (z.B. kontinuierliche Hämofiltration).

- Nebenwirkungen seitens des ZNS:
  a) Sogenanntes Disäquilibriumsyndrom: Hirnsymptome von leichten Kopfschmerzen und Bewußtseinsstörungen bis hin zu Stupor und manifestem Koma. Prädisponierend sind Erhöhungen des Harnstoffs (>150 mg/100 ml), Hypernatriämie, Azidose und vorbestehende neurologische Defizite bzw. organische Gehirnschädigungen. Zurückgeführt werden die nach der Hämodialyse auftretenden Symptome auf die Zunahme des Hirnödems (Anstieg des intrazellulären Volumens) oder auf die paradoxe Azidose (s. oben). Das Hauptproblem ist die Störung des bestehenden osmotischen Gleichgewichts (an der Blut-Gehirn-Schranke) durch die rasche Reduktion der Blutosmolarität, ein zu schnelles Absinken des Blutharnstoffes und Natriums muß daher vermieden werden. Zur Anhebung der Osmolarität kann Mannitol appliziert werden.

b) Demenz: Störungen der geistigen Funktionen können auf eine Aluminiumintoxikation zurückzuführen sein. Die Aufbereitung des Dialysats muß in diesem Fall ohne Aluminium bewerkstelligt werden.

– Hypoxämie: Eine während der Hämodialyse auftretende Hypoxämie (infolge Mangel an Sauerstoffträgern bei EKZ) kann durch Sauerstoffinsufflation bzw. Erhöhung des F_IO_2 kupiert werden.

– Koagulationsstörungen infolge Heparinisierung.

– Muskelkrämpfe infolge der schnellen Absenkung der Serumosmolarität. Therapeutisch kann das Natrium im Dialysat auf 132–140 mmol/l oder die Serumosmolarität durch Mannitol angehoben werden.

Peritonealdialyse

Bei der Peritonealdialyse wird das Peritoneum als semipermeable Membran zwischen kapillärem Blut im Peritoneum und Dialysat verwendet. Das Dialysat wird über einen Katheter in die Bauchhöhle infundiert und anschließend wieder drainiert.

Durch Peritonealdialyse werden niedermolekulare Stoffe wie Harnstoff langsamer als hochmolekulare eliminiert. Die Clearance hängt ab von:

– Dialysevolumen: Gewöhnlich werden 2 l benötigt; bei akuter Dialyse müssen oft zunächst kleinere Volumina (500 ml) infundiert werden, um einen Rücklauf des Dialysats zu verhindern. Mit größeren Spülvolumina kann die Effektivität der Peritonealdialyse erhöht werden. Grenzen sind hier durch die Behinderung der Ventilation infolge des erhöhten intraabdominellen Druckes gesetzt.

– Dialysatzusammensetzung. (*Die Peritonealdialysat wird als Routineverfahren nur in wenigen Zentren mit entsprechender Erfahrung bei Patienten durchgeführt, bei denen eine Kontraindikation zu Hämodialyse besteht. Die Zusammensetzung des Peritonealdialysats hinsichtlich Osmolarität und Konzentration an Dextrose, Laktat, Acetat, Na^+, K^+, Ca^{++}, Mg^{++}, Cl^- ist in den von verschiedenen Herstellern angebotenen Lösungen unterschiedlich. Auf eine Auflistung verschiedener Lösungen, die in der amerikanischen Orginalversion dieses Buches enthalten ist, wird verzichtet, zumal die in den USA verwendeten Präparate nur z. T. auf dem europäischen Markt erhältlich sind.) Im Peritonealdialysat wird anstelle von Bikarbonat bzw. Acetat (vgl. Hämodialyse) Laktat zugesetzt.

– Tonizität des Dialysats: Die Tonizität des Dialysats, von der die Ultrafiltration aus dem Kapillarbett im wesentlichen abhängt, kann durch Erhöhung der Dextrosekonzentration gesteigert werden. Den Filtrationseffekt einer mit 2 l Volumen durchgeführten Peritonealdialyse in Abhängigkeit von der Dextrosekonzentration verdeutlicht das nachfolgende Beispiel:

Dextrosekonzentration	Volumen 1 h nach Installation des Dialysats
1,5%	2050 – 2100 ml
4,25%	2300 – 2400 ml

Konzentrationen von > 4,25% Dextrose im Dialysat führen zu einer Irritation des Peritoneums und werden daher nicht verwendet.

Weitere Faktoren, von denen die Effektivität der Peritonealdialyse abhängt, sind:
- Permeabilität der Kapillaren und Blutfluß im Peritoneum.
- Größe der peritonealen Austauschfläche.
- Zirkulation der Flüssigkeit in der Bauchhöhle.

Kathetereinlage

Das Einbringen des Peritonealdialysenkatheters wird unter Einhaltung antiseptischer Kautelen auf der Intensivstation oder im Operationssaal vorgenommen. Die Bauchhaut wird im Bereich des Zugangs infraumbilikal in der Medianlinie mit einem Lokalanästhetikum infiltriert, das Peritoneum über eine kleine Inzision freigelegt und der Peritonealdialysenkatheter in Tenckhoff-Technik in die Bauchhöhle eingebracht. Anschließend wird das Peritoneum um den Katheter mit einer Tabaksbeutelnaht dicht verschlossen, der Katheter subkutan verlegt („getunnelt") und die Inzision der Bauchhaut primär verschlossen und steril verbunden.

Instillation des Dialysats

Die Dialyseflüssigkeit läuft über den Tenckhoff-Katheter frei in die Bauchhöhle. Nach 15 – 60 min wird das Dialysat durch Absenken des Einlaufreservoirs wieder drainiert. Wie oft dieser Spülvorgang wiederholt werden muß hängt wie die Zusammensetzung des Dialysats von der Menge der infundierbaren Flüssigkeit und dem Elektrolytstatus des Patienten ab. Gewöhnlich beginnt man mit einem Volumen von 500 ml, einer 1,5 %igen Dextrosekonzentration und kurzer Instillationsdauer (15 min).

Vorteile

- Minimale Beeinträchtigung der Hämodynamik des Patienten,
- keine Notwendigkeit eines Gefäßzugangs,
- Möglichkeit der Anwendung bei Kindern,
- Möglichkeit der Korrektur einer Hypothermie durch Verwendung von erwärmtem Dialysat.

Nachteile

- Geschwindigkeit der Elimination toxischer Substanzen bei schwerkranken (katabolischen) Patienten unzureichend,
- Beeinträchtigung der Ventilation durch Erhöhung des intraabdominellen Druckes, insbesondere bei Patienten mit eingeschränkter pulmonaler Reserve.

Kontraindikationen

- Paralytischer Ileus,
- abdominalchirurgische Eingriffe,
- Peritonitis,
- Lungenfunktionsstörungen.

Komplikationen

- Katheterfehllagen,
- Blutungen nach Katheterinsertion,
- Leckage im Bereich der Kathetereintrittsstelle. In diesem Fall muß die Peritonealdialyse mit geringeren Volumina öfter wiederholt werden,
- Peritonitis: Gram-Färbungen und Kulturen der drainierten Spülflüssigkeit sollten regelmäßig angelegt werden. Bei Infektion können dem Dialysat Antibiotika zugesetzt werden, in der Regel ist aber die Entfernung des Peritonealdialysenkatheters erforderlich,
- Verstopfungen des Katheters,
- Störungen des Flüssigkeits- und Elektrolythaushalts des Patienten,
- Proteinverluste bzw. Hypoalbuminämie. Patienten mit Peritonealdialyse sollte täglich 1,5 g Protein substituiert werden,
- Hypovitaminosen,
- Hyperglykämie. Bei hohem Dextrosegehalt des Dialysats kann eine Insulinbehandlung erforderlich werden,
- Beeinträchtigung der Ventilation (s. oben).

Hämo- bzw. Ultrafiltration *

Über einen zwischen einem arteriellen und venösen Zugang geschalteten Hämofilter wird kontinuierlich Serum filtriert. Die Filtrationsrate ist proportio-

---

* Die Ultrafiltration (spontan oder pumpengestützt) ist als reine Druckfiltration ohne Ersatz des abfiltrierten Plasmas in der Behandlung endogener oder exogener Hyperhydratationszustände eine effektive Methode. Bei ANV sind Filtratmengen von ca. 15 l/Tag dagegen nicht ausreichend, die harnpflichtigen Substanzen suffizient zu senken. Daher ist eine intermittierende Dialyse zusätzlich notwendig. Geräte, die das Verfahren der Hämodialyse und der Hämofiltration kombinieren (Hämodiafiltration), werden derzeit erprobt.

nal zum MAP bzw. zum Blutfluß im Filtersystem und umgekehrt proportional zum onkotischen Druck im Serum. Stündlich können 300–1000 ml Serum gefiltert werden.

Die Konzentration der gelösten Stoffe im Serum wird nicht verändert, die abfiltrierte Serummenge kann aber durch Flüssigkeit mit der gewünschten Elektrolytzusammensetzung ersetzt werden. Damit werden im Serum gelöste Stoffe unabhängig von ihrem Molekulargewicht ausgetauscht.

Die Clearance von Stoffen eines mittleren Molekulargewichts ist mit dieser Methode effektiver als bei der Hämodialyse. Die daraus resultierende Elimination von Medikamenten macht eine individuelle Dosierung erforderlich.

Anhang

Hämaturie

Hämaturie ist ein Befund, keine spezifische Diagnose.

Die häufigsten Ursachen einer *Mikrohämaturie* sind: Glomerulonephritiden, Zystennieren, Niereninfarkte, Nierenvenenthrombose, Lupus erythematodes, Tumoren, Nierensteine, Harnwegsinfekte, Koagulopathien, Sichelzellenanämie und Trauma.

Eine *Makrohämaturie* kann durch Trauma, Tumoren, Nierensteine, Sichelzellenanämie und Koagulopathien bedingt sein oder infolge einer Zyklophosphamidtherapie entstehen.

Vorgehen bei Makrohämaturie

- Die Blutung sistiert oft spontan, insbesondere wenn Blutgerinnsel abgehen.
- Blasenspülung mit Kochsalz oder Tranexamsäure (Anvitoff) über einen 3-Wege-Katheter.
- Urologische Abklärung.

Myoglobinurie

Eine Myoglobinurie ist insbesondere bei Patienten mit Quetschungsverletzungen und Verbrennungen zu erwarten.

Die Diagnose wird bei Nachweis von Hämoglobin, aber fehlenden Erythrozyten im Urinsediment, gestellt.

Als therapeutische Maßnahmen kommen eine Steigerung der Diurese sowie die Alkalisierung des Urins durch Applikation von Natriumbikarbonat in Betracht. Der Urin-pH sollte mit einem Wert $>7{,}0$ eingestellt werden.

Urinnachweis in Sekreten

Zum Nachweis von Urin in Körperflüssigkeiten kann der Kreatiningehalt untersucht werden. Das Verhältnis von U_{Krea} zu P_{Krea} ist gewöhnlich $>20{:}1$.

Durch i.v.-Applikation von Methylenblau, das von der Niere sezerniert wird, kann Urin in Sekreten nachgewiesen werden; sie färben sich dann ebenfalls an.

Urinaustritt neben dem Blasendauerkatheter

Häufigste Komplikation von Blasendauerkathetern sind neben Harnwegsinfektionen Spasmen der Blasenmuskulatur. Diese machen sich oft durch den Austritt von Urin neben dem Blasenkatheter und durch (suprapubische) Schmerzen bemerkbar.

Anmerkungen zur Behandlung

Nach radikaler Prostatektomie oder Ureteroplastie sollte der Dauerkatheter *nicht* gewechselt werden.

Eine Blasenspülung sollte bei Patienten nach urologischen Eingriffen nur nach Rücksprache mit dem Operateur erfolgen.

Eine medikamentöse Therapie von Blasenspasmen (z. B. Spasmo-Urgenin) kann versucht werden.

Literatur

Abl AM, Buckley MI, Austen WG (1976) Etiology, incidence and prognosis of renal failure following cardiac operation. J Thorac Cardiovasc Surg 71:323

Anderson RJ, Linus SL, Bernz AS (1977) Nonoliguric renal failure. N Engl J Med 296:1134

Bennett WM, Luft F, Porter GA (1980) Pathogenesis of renal failure due to aminoglycoside and contrast media. Am J Med 69:767

Bennett WM et al. (1983) Drug prescribing in renal failure: Dosing guidelines for adults. Am J Kidney Dis 3:155

Grossman SH, Grinells JC (1981) Recognition and treatment of hypertensive emergencies. In: Rackley C (ed) Critical care cardiology, vol 11/3. Davis, Philadelphia

Kasishe BL, Kjellstrand CM (1983) Perioperative management of patients with chronic renal failure and postoperative renal failure. Urol Clin North Am 10:35

Miller TR et al. (1978) Urinary diagnostic indices in acute renal failure. Ann Intern Med 84:47

Schrier RW (1979) Acute renal failure. Kidney Int 15:205

Swartz RD (1984) Interventive support for acute renal failure in the critically ill patient. In: Bartlett RH, Whitehouse WM, Turcott JG (eds) Life support systems in intensive care. Year Book Medical Publishers, Chicago

Tiller DJ, Mudge GH (1980) Pharmacologic agents used in the management of acute renal failure. Kidney Int 18:700

6 Säure-Basen-Haushalt

D. S. Tyler

Grundbegriffe

Durch verschiedene Kompensationsmechanismen vermag der Organismus den pH-Wert des Blutes zwischen 7,37 und 7,42 einzustellen. Nur in diesem Bereich ist die optimale Funktion von Gerinnungsfaktoren, Enzymen und anderen Proteinen gewährleistet.

Voraussetzung für eine richtige Interpretation und Behandlung von Störungen des Säure-Basen-Haushalts sind Grundkenntnisse über die Physiologie des Säure-Basen-Gleichgewichts des Organismus.

Säureproduktion

Flüchtige Säuren

Täglich fallen im Organismus im Rahmen von Oxidationsprozessen 13000–20000 mmol CO_2 an, das nach Gleichung (1) zu Kohlensäure H_2CO_3 hydriert wird:

$$CO_2 + H_2O \leftrightarrow H_2CO_3 \leftrightarrow H^+ + HCO_3^- . \tag{1}$$

H_2CO_3 dissoziiert als schwache Säure in Bikarbonat- und Wasserstoffionen. Die beiden Reaktionen stehen im Gleichgewicht. CO_2 kann über die Lunge direkt abgeatmet werden.

Nichtflüchtige Säuren

Weitere 50–100 mmol Säure, vornehmlich Schwefel- und Phosphorsäure, fallen bei der Verstoffwechslung von Proteinen, Fetten und Kohlenhydraten an. Sie stehen nicht mit der Kohlensäureumsetzung im Gleichgewicht und werden daher als nichtflüchtige Säuren bezeichnet.

Anmerkungen des Übersetzers sind mit * versehen.

Berechnung des pH-Wertes

Henderson-Hasselbalch-Gleichung: Da der Anteil des Kohlendioxids den der nichtflüchtigen Säuren bei weitem übersteigt, hängt der pH-Wert des Blutes im wesentlichen vom Dissoziationsgleichgewicht zwischen CO_2, HCO_3^- und H^+ ab. Dies verdeutlicht die Gleichung (2):

$$pH = 6{,}1 + \frac{\log\,[HCO_3^-]}{0{,}03 \cdot p_aCO_2}; \tag{2}$$

6,1 = pH-Wert des Bikarbonats,
0,03 = Lösungskonstante des CO_2 in arteriellem Blut.

Veränderungen im Zähler (Gleichung 2) werden gewöhnlich durch metabolische Störungen verursacht, Veränderungen des Nenners durch respiratorische.

In der klinischen Anwendung hilfreicher als die Henderson-Hasselbalch-Gleichung ist die folgende Umformung (sog. Henderson-Gleichung):

$$[H^+]\,\mathrm{mmol/l} = \frac{24 \cdot p_aCO_2}{[HCO_3^-]\,\mathrm{mmol/l}}. \tag{3}$$

In Gleichung 3 kann die Konzentration der Wasserstoffionen (H^+) anhand des arteriellen pH abgeschätzt werden. Bei einem pH-Wert von 7,4 beträgt die Wasserstoffionenkonzentration 40 mmol/l. Änderungen des pH-Wertes um 0,01 führen zu einer inversen Änderung der H^+-Konzentration. Im Vergleich mit direkten Messungen ist eine solche Kalkulation der H^+-Konzentration im pH-Bereich 7,1 – 7,5 hinreichend genau (s. Tabelle 1). Demnach läßt sich die 3. Variable der Henderson-Gleichung errechnen, wenn man eine der beiden anderen kennt. Auf Intensivstationen sind im Rahmen der arteriellen Blutgasanalyse pH-Wert und p_aCO_2 verfügbar; die Bikarbonatkonzentration kann mit Hilfe der Henderson-Hasselbalch-Gleichung bestimmt werden und wird von modernen Analysegeräten automatisch berechnet.

Tabelle 1. Gegenüberstellung der errechneten und gemessenen H^+-Ionenkonzentration bei verschiedenen pH-Werten

pH	H^+ [mmol/l] (errechnet)	H^+ [mmol/l] (gemessen)	
7,00	80	100	
7,10	70	79	
7,20	60	63	
7,30	50	50	pH-Bereich, in dem eine hinreichend genaue Kalkulation
7,35	45	45	der H^+-Ionenkonzentration anhand der Henderson-Has-
7,40	40	40	selbalch-Gleichung möglich ist
7,45	35	35	
7,50	30	32	
7,60	20	25	

Regulationsmechanismen des Säure-Basen-Gleichgewichtes

Der Organismus verfügt über 3 Regulationssysteme, durch die trotz des täglich anfallenden Überangebots an Säuren ein leicht alkalisches Milieu aufrechterhalten wird: intra- und extrazelluläre Puffersysteme, Atmung und renale Ausscheidung.

Puffer

Puffer setzen sich aus einer schwachen Säure mit der dazugehörigen konjugierten Base oder einer schwachen Base und ihrer konjugierten Säure zusammen. Sie kommen intra- und extrazellulär vor. Die Dissoziationskonstante der Puffer (pK; Punkt, an dem der Anteil von Säure und konjugierter Base bzw. Base und konjugierter Säure im Puffersystem gleich sind) liegt i. allg. im physiologischen pH-Bereich. Erhöht man die Konzentration der H^+-Ionen, so steigt die Konzentration des nicht-dissoziierten Säureanteils des Puffers an (*Gleichgewichtsbedingung des Massenwirkungsgesetzes; vgl. Henderson-Hasselbalch-Gleichung). Freie H^+-Ionen werden somit gebunden, die pH-Änderung ist geringer, als es dem H^+-Ionen-Überangebot entspricht. Dasselbe trifft unter umgekehrten Vorzeichen bei einer Überladung mit OH^--Ionen zu. Puffer verhindern die pH-Verschiebungen nicht vollständig, schwächen sie aber wirkungsvoll ab.

Extrazelluläre Puffer

Als extrazellulärer Puffer fungiert in erster Linie Bikarbonat.

Pufferung nichtflüchtiger Säuren
Etwa 45% der nichtflüchtigen Säuren werden durch extrazelluläres Bikarbonat gepuffert. Bei der Umsetzung entsteht CO_2 (Gl. 4 und 5), das über die Lunge abgeatmet wird.

$$H_2SO_4 + 2NaHCO_3 \rightarrow Na_2SO_4 + 2H_2CO_3 \rightarrow 2CO_2 + 2H_2O. \tag{4}$$

$$H_3PO_4 + 2NaHCO_3 \rightarrow Na_2HPO_4 + 2H_2CO_3 \rightarrow 2CO_2 + 2H_2O. \tag{5}$$

Pufferung flüchtiger Säuren
Die im Rahmen von Oxidationsprozessen anfallende Kohlensäure kann nicht durch Bikarbonat gepuffert werden, da – wie aus Gl. 6 hervorgeht – aus H^+ und HCO_3^- wiederum Kohlensäure entsteht.

$$H_2CO_3 + HCO_3^- \rightarrow HCO_3^- + H_2CO_3. \tag{6}$$

Intrazelluläre Puffer

Die intrazellulären Puffer des Organismus sind Hämoglobin, organische Phosphate, Proteine und Knochen.

Pufferung nichtflüchtiger Säuren

50% der in Verbindung mit nichtflüchtigen Säuren anfallenden H^+-Ionen werden nicht durch extrazelluläre Puffer gebunden. Im Verlauf von Minuten bis Stunden treten H^+-Ionen in den Intrazellularraum über. Dort werden sie im Knochen oder durch organische Phosphate und Proteine gepuffert.

Pufferung flüchtiger Säuren

Da Kohlensäure extrazellulär nicht durch das Bikarbonatsystem gepuffert werden kann (s. oben), wird es vorwiegend (97%) intrazellulär gebunden. Der Großteil wird durch desoxygeniertes Hämoglobin in den Erythrozyten gepuffert.

Respiratorische Kompensation

Der Anteil des CO_2, der abgeatmet wird, ist variabel; die Lungen tragen entscheidend zur Regulation des pH-Wertes des Organismus bei. Die Geschwindigkeit (Minuten oder Stunden), mit der die Ventilation zur Kompensation einer Erhöhung der Säuren oder Basen im Blut umgestellt wird, erhöht die Effektivität des Bikarbonatpuffersystems erheblich. Chemorezeptoren im Gehirnstamm, die auf Veränderungen des p_aCO_2 reagieren, sowie die Chemorezeptoren in der Karotis, die direkt auf Änderungen des p_aO_2 ansprechen, übermitteln die pH-Wert-Veränderungen. Hyperkapnie und Hypoxämie führen zu einer Steigerung der Ventilation, bei Hypokapnie wird die Atmung herabgesetzt.

Renale Kompensation

Die Nieren sind die letzte Station der körpereigenen Kompensation einer Verschiebung des Säure-Basen-Status: Filtriertes Bikarbonat wird aktiv wieder reabsorbiert, darüber hinaus können $50-100$ mmol/l der täglich anfallenden H^+-Ionen in Form von nichtflüchtigen Säuren renal ausgeschieden werden.

Reabsorption von Bikarbonat

Bikarbonat (HCO_3^-) ist ein niedermolekularer Stoff, der in den Glomeruli ungehindert filtriert wird. Bei einer Plasmakonzentration <26 mmol/l wird HCO_3^- vollständig reabsorbiert. Die Bikarbonatrückresorption wird durch Karboanhydrase katalysiert. Bei einer Plasmakonzentration >26 mol/l werden zunehmende Mengen HCO_3^- mit dem Urin ausgeschieden. Der Verlust von einem Molekül HCO_3^- wirkt sich im Blut aus wie die Addition von einem Molekül H^+.

Wasserstoffionensekretion

Zusätzlich zur Reabsorption des Bikarbonats scheiden die Nieren die täglich anfallenden nichtflüchtigen Säuren aus. Eine Exkretion von freien Wasserstoffionen im Urin findet nicht statt; der niedrigste Urin-pH des Menschen liegt bei 4,5, einem Wert, bei dem nur 0,04 mmol/l H^+ gelöst werden können. H^+ wird daher in Form von titrierbaren Säuren und Ammoniumionen ausgeschieden.

Ausscheidung titrierbarer Säuren

Ca. $10-40$ mmol H^+/l können als titrierbare Säuren im Urin ausgeschieden werden. Phosphorsäure macht den größten Teil der titrierbaren Säuren im Urin aus. $Na_2(PO_4)_2$ liegt in relativ hoher Konzentration im Urin vor und hat einen für einen Puffer günstigen pK-Wert.

Ausscheidung von Ammoniumionen (NH_4^+)

Die nach Pufferung durch die obigen Mechanismen verbleibenden H^+-Ionen werden von den Tubuluszellen zusammen mit dem im Glutaminstoffwechsel anfallenden Ammoniak NH_3 sezerniert. Da der pK von NH_3/NH_4 bei 9,3 liegt, ist das Dissoziationsgleichgewicht des Systems im sauren Milieu des Urins zur Seite des NH_4 verschoben. NH_4 wird im Lumen der Nierentubuli zurückgehalten und mit dem Urin ausgeschieden. Unter normalen Umständen werden nur $30-50$ mmol H^+/Tag als NH_4^+ ausgeschieden; bei Vorliegen einer metabolischen Azidose kann die Rate aber auf mehr als 250 mmol/Tag gesteigert werden. Die Ausscheidung der titrierbaren Säuren ist dagegen nur geringfügig erhöhbar. Der Mechanismus der vermehrten Generation von NH_3 bei Vorliegen einer metabolischen Azidose durch Steigerung der Verstoffwechslung von Glutamin ist im einzelnen nicht bekannt. Es dauert mehrere Tage, bis dieser Kompensationsmechanismus maximal arbeitet, was die verspätete Reaktion der Nieren auf Störungen des Säure-Basen-Haushalts erklärt.

Störungen des Säure-Basen-Haushaltes

Evaluation

Normwerte

Die genannten Kompensationssysteme gewährleisten unter Normalbedingungen eine Einstellung der Blutgase innerhalb der Grenzen, die in Tabelle 2 aufgeführt sind.

Tabelle 2. Normalwerte der Blutgase im arteriellen und venösen Blut

	pH	H^+ [mmol/l]	pCO_2 [mmHg]	HCO_3^- [mmol/l]
Arteriell	$7,37-7,43$	$37-43$	$36-44$	$22-26$
Venös	$7,32-7,38$	$42-48$	$42-50$	$23-27$

Artefakte bei der Blutgasanalyse

Auf der Intensivstation werden Störungen des Säure-Basen-Haushalts gewöhnlich anhand der routinemäßig abgenommenen arteriellen Blutproben konstatiert. Eine richtige Interpretation der so erhaltenen Werte ist nur unter Berücksichtigung der folgenden Artefakte, durch die die Blutgaswerte verfälscht werden können, möglich:

Temperatur

Reaktionen, die in ungekühlten Blutproben weiterlaufen, führen zu einer Verminderung des p_aO_2 und zur Erhöhung des p_aCO_2 um 3 mmHg/min. Das Blut sollte daher unmittelbar nach der Abnahme eisgekühlt und die Blutgasanalyse innerhalb 1 h vorgenommen werden.

Luft

Es kommt zu einer Äquilibrierung der Blutgase mit Luftblasen in der Spritze. Dadurch nähert sich der p_aO_2 150 mmHg, der p_aCO_2 0 mmHg. Raumluft in der Spritze muß daher unmittelbar nach Abnahme des Blutes abgelassen werden.

Heparin

Der pH-Wert von Heparin liegt im sauren Milieu (pH = 5). Befindet sich zuviel Heparin in der Spritze, kann es zu einer artifiziellen Erniedrigung des pH-Wertes der Probe kommen. Dasselbe trifft zu bei unvollständiger Durchmischung des Blutes mit Heparin. Daher darf nur der Konus der Spritze mit Heparin gefüllt sein; nach der Blutentnahme ist starkes Schütteln der Probe zu vermeiden.

Venöses Blut

In manchen Fällen (schwierige arterielle Blutentnahme, Kinder) werden Säure-Basen-Bestimmungen (*auch irrtümlich) anhand venöser Proben vorgenommen; die arteriellen und venösen Werte für pH, pCO_2 und HCO_3^- unterscheiden sich nicht wesentlich (s. Tabelle 2). Eine wichtige Ausnahme dieser Feststellung besteht allerdings beim Herzversagen. Wie Studien belegen konnten, ist bei kardiozirkulatorischen Störungen der gemischtvenöse pH-Wert trotz annähernd gleicher HCO_3^--Werte im arteriellen und venösen Blut generell niedriger und der gemischtvenöse pCO_2 bis zu 40 mmHg höher als in simultan abgenommenen arteriellen Proben. Die Diskussion bezüglich der daraus abzuleitenden therapeutischen Konsequenzen wird kontrovers geführt: Viele Autoren sind der Ansicht, daß die gemischtvenösen Werte Störungen im Säure-Basen-Haushalt besser widerspiegeln als die arteriellen.

Definitionen

Veränderungen des extrazellulären pH treten zum einen infolge von Nieren- oder Lungenfunktionsstörungen auf, zum anderen dann, wenn die Menge der im Organismus anfallenden Säuren oder Basen die Ausscheidungskapazität des Körpers übersteigt. Eine *Azidämie* liegt definitionsgemäß vor, wenn der pH-Wert des Blutes einen Wert von 7,36 unterschreitet, *Alkalämie* bei einem pH-Wert von über 7,44.

Die Begriffe *Azidose* und *Alkalose* bezeichnen die Stoffwechselsituation, aus der die Veränderung des pH-Wertes resultiert. Man unterscheidet 4 Kategorien von Störungen des Säure-Basen-Haushalts: respiratorische Azidose (primär Anstieg des p_aCO_2), respiratorische Alkalose (primär Abfall des p_aCO_2), metabolische Azidose (primär Abfall des Plasma-HCO_3^-) und metabolische Alkalose (primär Anstieg des HCO_3^-).

Kompensationsmechanismen

Primäre Veränderungen des p_aCO_2 sind respiratorisch bedingt, primäre Veränderungen des Plasma-HCO_3^- sind auf metabolische Störungen zurückzuführen. Lunge und Nieren reagieren auf Störungen des Säure-Basen-Haushalts mit einer kompensatorischen Anpassung an die geänderte Stoffwechsellage; sie versuchen die Änderung der H^+-Konzentration zu minimieren, indem sie Verschiebungen des p_aCO_2/HCO_3^--Verhältnisses entgegenwirken (s. Henderson-Hasselbalch-Gleichung). Respiratorische Störungen werden von den Nieren kompensiert, metabolische von der Lunge. Die kompensatorische Stoffwechselaktivierung wirkt der primären Störung entgegen, dadurch wird die Veränderung des pH in Grenzen gehalten, ohne daß ein normaler pH-Wert erreicht wird. Der Grad der Kompensation bei den einzelnen Störungen des Säure-Basen-Haushalts ist der Tabelle 3 zu entnehmen.

Kombinierte Störungen

Zu kombinierten Störungen des Säure-Basen-Haushalts kommt es, wenn bei einem Patienten mehr als eine Organinsuffizienz besteht. Die Diagnose wird klinisch gestellt. Es liegt eine Diskrepanz zwischen den bei normaler Kompensation zu erwartenden und den tatsächlich gemessenen Werten vor. Da kombinierte Störungen sowohl einen additiven als auch ausgleichenden Effekt haben können, kann die Veränderung der H^+-Konzentration bzw. des pH unterschiedlich stark sein.

Tabelle 3. Störungen des Säure-Basen-Haushalts und deren Kompensation

Art der Störung	pH	H$^+$	Primäre Blutgas-abweichung	Kompensation
Metabolische Azidose	↓	↑	↓ HCO_3^-	p_aCO_2 ↓: $1-1,3$ mmHg/mmol/l HCO_3^- ↓ (selten: $p_aCO_2 < 10$ mmHg)
Metabolische Alkalose	↑	↓	↑ HCO_3^-	p_aCO_2 ↑: $5-7$ mmHg/mmol/l HCO_3^- ↑ (selten: $p_aCO_2 > 55$ mmHg)
Respiratorische Azidose				
Akut	↓	↑	↑ p_aCO_2	HCO_3^- ↑: 1 mmol/l/10 mmHg/p_aCO_2 ↑ (selten: HCO_3^- ↑ >30)
Chronisch	↓	↑	↑ p_aCO_2	HCO_3^- ↑: $3-4$ mmol/l/10 mmHg p_aCO_2 ↑ (selten: HCO_3^- ↑ >45 mmol/l)
Respiratorische Alkalose				
Akut	↑	↓	↓ p_aCO_2	HCO_3^- ↓: 2 mmol/l/10 mmHg p_aCO_2 ↓ (selten: HCO_3^- <18 mmol/l)
Chronisch	↑	↓	↓ p_aCO_2	HCO_3^- ↓: 5 mmol/l/10 mmHg p_aCO_2 ↓ (selten: HCO_3^- <12 mmol/l)

Metabolische Alkalose

Definition und Kompensation

Eine metabolische Alkalose liegt bei einem Anstieg der HCO_3-Konzentration im Plasma >27 mmol/l vor, der pH-Wert nimmt dadurch Werte $>7,44$ an. Die pH-Erhöhung führt zu einer Verminderung der Atmung, infolge der verminderten Ventilation steigt der p_aCO_2. Die Veränderung des pH im Blut wird somit in Grenzen gehalten. Bei adäquater Kompensation steigt der p_aCO_2 bei einer Erhöhung der HCO_3^--Konzentration von 10 mmol/l um jeweils $5-7$ mmHg. Eine Erhöhung des p_aCO_2, die deutlich über diesen Wert hinausgeht, kann auf eine zusätzliche respiratorische Azidose hinweisen. Erhöht sich der p_aCO_2 nicht adäquat, muß von einer gleichzeitig bestehenden respiratorischen Alkalose ausgegangen werden.

Die Niere vermag eine metabolische Alkalose dadurch zu korrigieren, daß sie das in den Primärharn filtrierte HCO_3^- nicht wieder reabsorbiert. Daher liegt bei Entwicklung einer metabolischen Azidose stets der Verdacht nahe, daß die renale HCO_3^--Ausscheidung herabgesetzt ist. Diese Störung kann zum einen auf einer verminderten Filtration von HCO_3^-, zum anderen auf einer erhöhten HCO_3^--Reabsorption beruhen. Eine Erhöhung der HCO_3^--Reabsorption kommt bei Hypovolämie, Hypochlorämie, Azidämie, Hypokaliämie, Hyperkapnie und bei Hyperkortisolismus (s. Tabelle 4) vor. Eine herabgesetzte HCO_3^--Filtration ist in der Regel auf eine Hypovolämie bzw. verminderte renale Durchblutung zurückzuführen. Liegt eine der genannten Störungen vor, muß sie als Voraussetzung für eine wirksame Korrektur der metabolischen Alkalose behoben werden.

Differentialdiagnose

In Abhängigkeit davon, ob die Störung durch Zufuhr von NaCl korrigiert werden kann, werden die Ursachen einer metabolischen Alkalose in 2 ätiologische Gruppen unterteilt: NaCl-responsive und NaCl-refraktäre Störungen (Tabelle 4).

Tabelle 4. Differentialdiagnose der metabolischen Alkalose

NaCl-responsive Störungen ($Cl^-_{Urin} < 10$ mmol/l)	NaCl-refraktäre Störungen ($Cl^-_{Urin} > 10$ mmol/l)
1. Erbrechen	1. Mineralkortikoiderhöhung
2. Drainageverluste (z. B. via Magensonde oder Gastrostomie)	a) Cushing-Syndrom
	b) Hyperaldosteronismus
3. Diuretikatherapie (sog. Kontraktionsalkalose)	c) ACTH-produzierende Tumoren
4. Therapie einer prolongierten Hyperkapnie	d) Übermäßiger Lakritzgenuß
5. Bikarbonattherapie (bei metabolischer Azidose)	e) Nierenarterienstenose
6. Kongenitales Chloriddiarrhösyndrom	f) Steroidtherapie
7. Erhöhte Bikarbonatproduktion infolge Zufuhr von organischen Salzen	2. Bartter-Syndrom
a) Laktat	3. Schwere Hypokaliämie
b) Zitrat (z. B. in Blutkonserven)	4. Schwere Hypomagnesiämie
c) Acetat	
8. Nierenversagen bei gleichzeitiger Zufuhr basischer Substanzen	
9. Milch-Alkali-Syndrom	

Zur Klassifikation von Patienten mit metabolischer Alkalose sind darüber hinaus körperliche Untersuchung, Anamnese und eine Chloridbestimmung im Urin von Bedeutung. Patienten, bei denen sich eine metabolische Alkalose durch Chloridgabe beheben läßt, sind in der Regel hypovolämisch, der Wert ihres Urin-Cl^- liegt < 10 mmol/l. Bei Cl^--refraktären Störungen liegen gewöhnlich ausgeglichene Volumenverhältnisse und ein Urin-$Cl^- > 10$ mmol/l vor.

Symptome

Patienten mit metabolischer Alkalose sind oft asymptomatisch, u. U. lassen sich klinische Zeichen einer Hypovolämie nachweisen. Als Folge der Alkalose kann es zu sekundären Elektrolytstörungen wie Hypokaliämie, Hypokalzämie oder Hypophosphatämie kommen. Darüber hinaus ist die Sauerstoffversorgung des Gewebes herabgesetzt. Die O_2-Bindungskurve ist im alkalischen Milieu nach links verschoben.

Therapie

NaCl-responsive Störungen

Erstes Behandlungsziel ist die Korrektur von Volumendefiziten mit einer NaCl-Lösung. Zusätzlich wird Kalium substituiert, um den Serumkaliumspiegel bei Werten um 4,5 – 5,5 mmol/l einzustellen.

NaCl-refraktäre Störungen

Bei Patienten, bei denen eine metabolische Alkalose durch Gabe von NaCl nicht behoben werden kann, müssen primär Elektrolytstörungen ausgeglichen und Mineralkortikoide eliminiert werden. Ist die Ursache einer erhöhten Mineralkortikoidaktivität nicht zu ermitteln bzw. nicht auszuschalten, kann die Mineralkortikoidwirkung durch Spironolacton oder Amilorid gehemmt werden.

Schwere Alkalose

Ist die pH-Verschiebung so gravierend, daß sich bei den Patienten Symptome einstellen, sollte unabhängig von der Ursache der Störung zusätzlich zu den oben genannten Maßnahmen versucht werden, durch i.v.-Gabe von 250 – 500 mg Acetazolamid die renale Bikarbonatausscheidung zu forcieren.

Unter Umständen (z. B. bei Nierenversagen oder lebensbedrohlicher Alkalose: $pH > 7,6$; $HCO_3^- > 40$ mmol/l) kann auch HCl direkt über einen zentralvenösen Zugang infundiert werden. Die Menge des zu applizierenden HCl läßt sich anhand des Chloriddefizits im Serum nach der Gleichung 7 berechnen:

$$Cl_{Soll}^- = \frac{0,21}{kg} \cdot kgKG \cdot (103 - Cl_{Ist}^-) \ . \tag{7}$$

Substituiert wird mit einer 0,1 N NaCl-Lösung (100 mmol HCl/l) mit einer Infusionsgeschwindigkeit von maximal 125 ml/h (ca. 2 mmol/kgKG/h). Langsamere Infusionen werden besser toleriert (sofern es die Situation erlaubt, sollte dies berücksichtigt werden). Bei HCl-Substitution sind ständige Kontrollen der arteriellen Blutgase obligatorisch.

Metabolische Azidose

Definition und Kompensation

Eine metabolische Azidose ist gekennzeichnet durch einen arteriellen $pH < 7,36$ und eine Erniedrigung des HCO_3^- auf Werte < 22 mmol/l. Die Senkung des pH-Wertes führt zu einer kompensatorischen Hyperventilation, wodurch der p_aCO_2 fällt und der pH-Wert wieder angehoben wird. Bei adäquater

Kompensation fällt der p_aCO_2 bei Erniedrigung des HCO_3^- um 1 mmol/l um jeweils 1,0–1,3 mmHg. Ein Abfall des p_aCO_2 über diesen Wert hinaus ist ein Hinweis für das gleichzeitige Vorliegen einer respiratorischen Alkalose. Bei inadäquatem p_aCO_2-Anstieg ist von einer zusätzlichen respiratorischen Azidose auszugehen.

Die Verminderung des HCO_3^- im Plasma kann zum einen durch den Verlust von Bikarbonationen, zum anderen durch den vermehrten Anfall nichtflüchtiger Säuren im Organismus bedingt sein. Beides führt zu einem Anstieg der H^+-Ionenkonzentration. Die primäre Reaktion des Körpers besteht in der Mobilisation intra- und extrazellulärer Puffer, als zweites folgt die respiratorische Kompensation. Durch diese Mechanismen kann der Anstieg der H^+-Konzentration in der Regel so lange in Grenzen gehalten werden, bis die renale H^+-Ionen-Ausscheidung des H^+-Ionen-Überschusses einsetzt. Dazu müssen zuerst zusätzliche Ammoniumionen und titrierbare Säuren generiert werden (s. S. 209).

Differentialdiagnose

Anionenmangel

Zur Evaluation einer metabolischen Azidose gehören Anamnese und körperliche sowie laborchemische Untersuchungen. Anhand der Serumelektrolytwerte läßt sich der Anionenmangel eines Patienten nach Gleichung 8 bestimmen:

$$\text{Anionenmangel} = Na^+ - (Cl^- + HCO_3^-); \text{ Normalwert: } 8-12 \text{ (mmol/l)*.} \qquad (8)$$

*Bei gemischter Kost und einem Eiweißgehalt von $1-2$ g/kgKG überschreiten die aus den Stoffwechselumsetzungen täglich anfallenden Säuren die verfügbaren Basen (Anionen) um ungefähr den obigen Wert.

Überschüssige Säuren werden im Organismus schnell durch das extrazelluläre Bikarbonat gepuffert. Handelt es sich bei der überschüssigen Säure um HCl, erfolgt der Austausch äquivalent: 1 mmol HCO_3^- gegen 1 mmol Cl^-. Da die Summe der Anionen in diesem Fall gleich bleibt, wird der Anionenmangel nicht größer. Binden dagegen gleichzeitig andere H^+-Ionen weitere HCO_3^--Ionen, muß HCO_3^- extrazellulär durch andere Anionen ersetzt werden. Somit zeigt die sinkende Anzahl freier HCO_3^-- und Cl^--Ionen die Zunahme des Anionenmangels an. Wie Tabelle 5 verdeutlicht, läßt der Anionenmangel Rückschlüsse auf die Ätiologie der Azidose zu. Neben Anamnese, körperlicher Untersuchung und den Ergebnissen der Routinelabordiagnostik führen spezielle Labortests, hinsichtlich der Aufdeckung von Störungen, die eine metabolische Azidose hervorrufen können, weiter. Dazu zählen Bestimmungen des Serumspiegels von Laktat, Ketonen, Methanol, Äthylenglykol sowie die Plasmamolarität.

Tabelle 5. Differentialdiagnose der metabolischen Azidose

Extremer Anionen-mangel und Erhöhung organischer Säuren	Anionenmangel, Erhöhung nichtorganischer Säuren und Hyperchlorämie

1. Nierenversagen
2. Laktatazidose
3. Ketoazidose
   a) Diabetes mellitus
   b) Hungerazidose
4. Vergiftungen
   a) Äthylenglykol
   b) Salizylate
   c) Methanol
   d) Paraldehyd
	1. Verminderte Säureausscheidung
	   a) Renaltubuläre Azidose, distale Form
	   b) Morbus Addison
	   c) Hypoaldosteronismus
	2. Basenverluste
	   a) Gallen- oder Pankreasfisteln
	   b) Diarrhö
	   c) Renaltubuläre Azidose, proximale Form
	   d) Ureterosigmoidostomie
	   e) Nierenversagen
	   f) Karboanhydrasehemmer (Diamox)
	3. Exogene Säurezufuhr
	   a) Bluttransfusionen (Zitratzusatz in Konserven)
	   b) Ammoniumchlorid
	   c) Argininhydrochlorid
	4. Endogene Säurebelastung (z. B. Fettsäuren bei Hyperalimentation)

Laktatazidose

Diese Sonderform der metabolischen Azidose ist auf Intensivstationen relativ häufig anzutreffen.

Pathophysiologie

Laktat fällt im Pyruvatstoffwechsel an (Abb. 1). Durch Metabolisation von Glukose und Alanin produzieren gesunde Personen täglich zwischen 15 und 20 mmol/kgKG Laktat. Als Säure wird Laktat durch extrazelluläres Bikarbonat gepuffert, bis es von Leber oder Nieren zu $CO_2 + H_2O$ (80%) oder Glukose (20%) ab- bzw. umgebaut wird. Wie den Gleichungen 9 und 10 zu entnehmen ist, wird bei beiden Reaktionen HCO_3^- regeneriert:

$$Laktat + 3\,O_2 \rightarrow HCO_3^- + 2\,CO_2 + 2\,H_2O \ , \tag{9}$$

$$2\ Laktat + 2\,H_2O + 2\,CO_2 \rightarrow 2\,HCO_3^- + Glukose. \tag{10}$$

Der Normalwert des Laktats im Serum beträgt 0,5 – 1,5 mmol/l. Zu einer Erhöhung des Laktatserumspiegels kann es infolge einer vermehrten Laktatbildung (bei Sauerstoffmangel im Gewebe) oder gestörter Metabolisation des Laktats (in der Leber) kommen. Mögliche Ursachen hierfür sind im einzelnen in Tabelle 6 aufgelistet. Eine Erhöhung des Laktatspiegels auf Werte >4 mmol/l geht mit einer 60- bis 80%igen Mortalitätsrate einher; bei Werten >15 mmol/l gilt die Prognose als infaust.

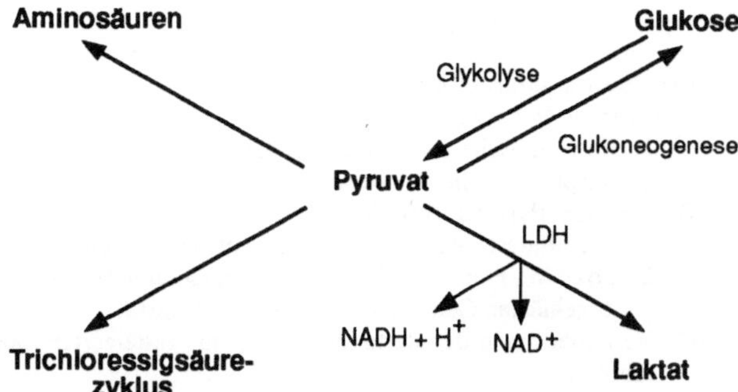

Abb. 1. Pyruvatstoffwechsel

Diagnostik

Eine Laktatazidose kann schon aufgrund der Anamnese, der körperlichen Untersuchung und der Laborkonstellation einer metabolischen Azidose mit Anionenmangel vermutet werden; gesichert wird die Diagnose letztlich durch den laborchemischen Nachweis der Laktaterhöhung im Serum.

Therapie

In Anbetracht der hohen Mortalität (s. oben) müssen die therapeutischen Maßnahmen zur Korrektur einer Laktatazidose von vornherein aggressiv sein. Die Behandlung zielt darauf ab, die Störung, die der Laktatazidose zugrundeliegt (s. Tabelle 6), zu beseitigen. Bei Patienten in intensivmedizinischer Behandlung ist dabei in erster Linie an eine Hypovolämie, Hypoxie, Sepsis, Herzinsuffizienz und sekundäre ischämische Organschädigungen, v. a. aber an eine Ischämie des Darms oder der Extremitäten zu denken. (Der Einsatz von Bikarbonat zur Korrektur einer Laktatazidose wird weiter unten im Text besprochen.)

Symptome

Inwieweit eine metabolische Azidose symptomatisch wird, hängt ab von der Ursache der Störung, der Geschwindigkeit, mit der sich die Azidose entwickelt, und vom Ausmaß der pH-Verschiebung. Als klinische Auswirkungen einer metabolischen Azidose werden beschrieben: Lethargie, Verwirrtheit, verminderte myokardiale Kontraktilität, Herzrhythmusstörungen, Hyperkaliämie, ein erhöhter systemischer Gefäßwiderstand und eine Rechtsverschiebung der O_2-Bindungskurve.

Therapie

Die Behandlung zielt in erster Linie darauf ab, die der metabolischen Azidose zugrundeliegende Störung zu beheben. Der Einsatz von Bikarbonat zur Korrektur der Azidose wird kontrovers diskutiert. Um Herzrhythmusstörungen zu

Tabelle 6. Differentialdiagnose der Laktatazidose

I.   Erhöhte Laktatproduktion
   A. Erhöhte Pyruvatproduktion
      1. Enzymatische Defekte in der Glykogenolyse oder Glukoneogenese
      2. Respiratorische Alkalose
   B. Gestörte Pyruvatutilisation
      1. Verminderte Aktivität der Pyruvatdehydrogenase oder Pyruvatkarboxylase
      2. Toxische Hepatopathien (z.T. vergesellschaftet mit neurologischen Erkrankungen ungeklärter Genese, z.B. Reye-Syndrom)
   C. Veränderungen der Redoxpotentiale mit gesteigerter Laktatbildung aus Pyruvat (vgl. Abb. 1)
      1. Gesteigerter Metabolismus
         a) Grand-mal-Anfälle
         b) Gesteigerte Muskelarbeit
         c) Schüttelfrost bei Hypothermie
      2. Verminderte Sauerstoffversorgung
         a) Schock (kardiogen, septisch, hypovolämisch)
         b) Asphyxie ($p_aO_2 < 30$ mmHg)
         c) Kohlenmonoxidvergiftungen
         d) Kongestiver Herzfehler
         e) Herzversagen
      3. Gestörte Sauerstoffutilisation
         a) Zyanidvergiftung
         b) Phenformin?
      4. Laktatbildung durch pathologische Darmflora
II. Primäre Störungen der Laktatutilisation
   A. Lebererkrankungen
   B. Alkoholismus
   C. Azidose (pH < 7,1)
III. Laktatazidosen ungeklärter Pathogenese
   A. Diabetes mellitus
   B. Malignome
   C. Hypoglykämie
   D. Idiopathisch

---

verhindern und die myokardiale Kontraktilität sowie das Ansprechen des Organismus auf Katecholamine zu verbessern, infundieren die meisten Kliniker $NaHCO_3$ ab einem pH-Wert < 7,2 ein. Bei einem pH-Wert > 7,2 wird die Gabe von $NaHCO_3$ individuell unterschiedlich gehandhabt. Durch die kausale Therapie kann eine zusätzliche Applikation von Bikarbonat entbehrlich werden. Unerwünschte Nebenwirkungen einer Bikarbonatsubstitution sind in Betracht zu ziehen. Die Infusion von $NaHCO_3$ kann zu einer Hyperosmolarität, Hypokaliämie, Hypernatriämie und zu Flüssigkeitsüberlastung führen. Darüber hinaus ist bei inadäquater Ventilation die Gefahr einer paradoxen Azidose gegeben; bei der Pufferung von H^+ fällt CO_2 an (vgl. Gleichung 1). Nicht abgeatmetes CO_2 diffundiert in Myokard- und Hirnzellen und stört deren Funktion. Der Nachweis, daß durch den Einsatz von $NaHCO_3$ die Defibrillation eines Kammerflimmerns erleichtert oder die Überlebensrate bei akutem Herzversagen erhöht wird, konnte tierexperimentell nicht erbracht werden. Vor Therapiebeginn ist zu bedenken, daß unter $NaHCO_3$ eine Verstärkung einer zentralvenösen Azidose eintreten und daß es zu einer Inaktivierung gleichzeitig injizierter Katecholamine kommen kann.

Wird $NaHCO_3^-$ gegeben, sollte zuvor nach Gleichung (11) das Basendefizit bestimmt werden:

$$Basendefizit = (0,4 \cdot kgKG) \cdot (HCO_{3\ Soll}^- - HCO_{3\ Ist}^-) mmol/l. \tag{11}$$

Etwa ein Drittel bis die Hälfte des errechneten Basendefizits sollten in kurzer Folge unter zwischenzeitlich arterieller Blutgas- und Elektrolytkontrolle gegeben werden. Um eine durch $NaHCO_3$ induzierte Hypokaliämie frühzeitig zu erkennen, muß das Serumkalium kontinuierlich überwacht werden.

Respiratorische Alkalose

Definition und Kompensation

Charakteristisch für die respiratorische Alkalose ist der primäre Abfall des p_aCO_2. Dieser ist Folge einer gesteigerten alveolären Ventilation (Hyperventilation); die Abatmung von CO_2 geht über das zur Elimination des täglich im Stoffwechsel anfallenden CO_2 hinaus.

Akute Kompensation

Auf einen Abfall des p_aCO_2 reagiert der Körper durch Mobilisation intra- und extrazellulärer Puffer; das HCO_3^- fällt bei einer Erniedrigung des p_aCO_2 von 10 mmHg um jeweils $1-2$ mmol/l. Ein Abfall des $HCO_3 < 18$ mmol/l wird selten beobachtet, ein niedrigerer Wert ist daher suspekt für eine gleichzeitig vorliegende metabolische Azidose. Ein inadäquater oder ausbleibender kompensatorischer HCO_3-Abfall ist dagegen Hinweis auf eine zusätzliche metabolische Alkalose.

Chronische Kompensation

Bei persistierender Hypokapnie kommt es zu einer zunehmenden Erhöhung der renalen H^+-Ionen-Sekretion. Infolge dieses Kompensationsmechanismus der Nieren sinkt der HCO_3^--Wert bei einer Erniedrigung des p_aCO_2 von 10 mmHg um jeweils $4-5$ mmol/l ab. Fällt der HCO_3-Wert nicht adäquat, ist eine zusätzliche metabolische Alkalose anzunehmen; sinkt er deutlich unter den zu erwartenden Wert ab, muß von einer gleichzeitig bestehenden metabolischen Azidose ausgegangen werden.

Differentialdiagnose

Als Ursache einer respiratorischen Alkalose kommt eine der 3 folgenden Störungen in Frage. Die angeführten Prozesse gehen alle mit einer vermehrten Ventilation einher:

pH-Verminderung im Liquor cerebrospinalis: Die pH-Veränderung wird durch zentrale Chemorezeptoren in der Medulla oblongata weitergeleitet und führt zu einer Sollwertsverstellung der Atmung.

Hypoxämie: Atemsollwertsverstellung via Chemorezeptoren im Karotissinus.

Nichtphysiologische bzw. direkte Affektion von respiratorischen Chemorezeptoren (z. B. bei Sepsis oder durch Medikamente).

Differentialdiagnostisch wichtig ist, ob sich die respiratorische Alkalose akut entwickelt hat oder chronisch besteht. Diese Unterscheidung hilft, die möglichen Ursachen der Störung von vornherein einzugrenzen. Anamnese, körperliche Untersuchung, Thoraxröntgenaufnahmen, Medikamentenanamnese, Blutkulturen und andere Labortests können weitere Hinweise für ein spezifisches Geschehen liefern. Im einzelnen sind die differentialdiagnostisch zu erwägenden Ursachen in Tabelle 7 zusammengestellt.

Symptome

Unter anderem lassen sich mentale Veränderungen feststellen. Diese sind auf eine Verminderung der zerebralen Durchblutung zurückzuführen. Darüber hinaus klagen Patienten z. B. über Verwirrtheit, Krämpfe, ein periorales Taubheitsgefühl und Parästhesien der Extremitäten.

Therapie

Die Behandlung zielt darauf ab, die zugrundeliegende Störung zu beseitigen, v. a. wenn diese per se lebensbedrohlich ist. Bei Patienten in intensivmedizini-

---

Tabelle 7. Differentialdiagnose der respiratorischen Alkalose

I. Akute respiratorische Alkalose
1. Psychogene Hyperventilation
2. Fehlerhafte mechanische Beatmung
3. Akute Hypoxämie (Pneumonie, Lungenembolie, Pneumothorax, Atelektasen, Asthma bronchiale)
4. Medikamente (Salizylate, Progesteron, Katecholamine, Theophyllin)
5. Fieber
6. Zentralnervöse Störungen (Tumoren, Infektionen, Trauma, zerebrovaskulärer Insult)
7. Sepsis

II. Chronische respiratorische Alkalose
1. Prolongierte Hypoxämie (Anämie, kongenitale Herzfehler, Aufenthalt in großer Höhe)
2. Leberzirrhose
3. Prolongierte mechanische Beatmung
4. Sepsis
5. Zentralnervöse Störungen (Tumoren, Infektionen, Trauma, zerebrovaskuläre Insuffizienz)

---

scher Behandlung ist häufig eine Hypoxämie bzw. ein falsch eingestellter Respirator Ursache der respiratorischen Alkalose. Bei Patienten mit psychogener Hyperventilation ist die Rückatmung von Luft in einen Papierbeutel eine erfolgversprechende Maßnahme. Ein medikamentöser Ausgleich einer respiratorischen Alkalose (vgl. Therapie der metabolischen Alkalose) ist in der Regel nicht notwendig.

Respiratorische Azidose

Definition und Kompensation

Eine respiratorische Azidose ist gekennzeichnet durch eine primäre Erhöhung des p_aCO_2. Die alveoläre Ventilation ist zu gering (Hypoventilation), um das im Stoffwechsel anfallende CO_2 zu eliminieren: Die Akkumulation von CO_2 führt zum Abfall des arteriellen pH.

Akute Kompensation

Der pH-Abfall wird primär durch intrazelluläre Pufferung in Grenzen gehalten. Als Folge dieser akuten Kompensation kommt es bei einem Anstieg des p_aCO_2 um 10 mmHg zu einer Erhöhung des HCO_3^- um jeweils 1 mmol/l. Ein HCO_3-Anstieg über 30 mmol/l ist selten, höhere Werte sind daher suspekt für eine zusätzliche metabolische Alkalose. Ein inadäquater HCO_3-Anstieg dagegen spricht für das gleichzeitige Vorliegen einer metabolischen Azidose.

Chronische Kompensation

Mit einer Latenz von 2–3 Tagen erhöhen die Nieren bei persistierender respiratorischer Azidose die H^+-Sekretion. Bei einer Erhöhung des p_aCO_2 um 10 mmHg steigt dadurch der HCO_3-Wert im Serum um jeweils 3–4 mmol/l. Weicht der tatsächlich zu messende HCO_3-Wert deutlich von dem zum Ausgleich der respiratorischen Störung kalkulierten Wert ab, ist von einer kombinierten Störung (s. oben) auszugehen.

Infolge der verminderten Ventilation kommt es zur CO_2-Retention. Die Ursache einer respiratorischen Azidose ist i. allg. in einer der 4 folgenden Störungen zu suchen:
– Hemmung des Atemzentrums in der Medulla oblongata;
– Störungen der Atemmuskulatur;
– Obstruktion der oberen Luftwege;
– Störungen des Gasaustausches im Bereich der Lungenkapillaren.

Differentialdiagnose

Analog zum Vorgehen bei der respiratorischen Alkalose sollte zuerst herausgefunden werden, ob es sich um eine akute oder chronische Störung handelt. Dies erleichtert die Differentialdiagnose entscheidend (s. Tabelle 8). Durch Anamnese, körperliche Untersuchung, Thoraxröntgenaufnahme, Sputumkulturen und laborchemische Tests (einschließlich Blutbild und Elektrolyte) sowie Überprüfung von Funktion und Einstellung des Respirators gelingt es dann meist, die Ursache der Störung herauszufinden. Eine Auflistung der Differentialdiagnosen der respiratorischen Azidose gibt Tabelle 8.

Tabelle 8. Differentialdiagnose der respiratorischen Azidose

I.   Hemmung des Atemzentrums
   A. Akut
      1. Medikamente (Opiate, Narkotika, Sedativa, Alkohol)
      2. Sauerstoffgabe bei chronischer Hyperkapnie
      3. Herzversagen
      4. Schlafapnoe (zentrale Atemdepression)
   B. Chronisch
      1. Obesitas permagna
      2. Zentralnervöse Störungen
II. Störungen der Atemmuskulatur
   A. Akut
      1. Muskelschwäche (Myasthenia gravis pseudoparalytica, Guillain-Barré-Syndrom, Paralysen anderer Genese, schwere Hypokaliämie, Hypophosphatämie, Aminoglykosidintoxikation)
   B. Chronisch
      1. Muskelschwäche (Poliomyelitis, amyotrophe Lateralsklerose, multiple Sklerose, Myxödem)
      2. Kyphoskoliose
      3. Obesitas permagna
III. Obstruktionen der oberen Luftwege
   A. Akut
      1. Aspiration (Fremdkörper, Vomitus)
      2. Schlafapnoe (Zurücksinken der Zunge in den Larynx infolge peripherer Muskelrelaxation)
      3. Laryngospasmus
IV. Störungen des alveolokapillären Gasaustausches
   A. Akut
      1. Exazerbation einer vorbestehenden Lungenerkrankung
      2. ARDS
      3. Akutes kardiogenes Lungenödem
      4. Schweres Asthma bronchiale oder fulminante Pneumonie
      5. Pneumothorax oder Hämatothorax
   B. Chronisch
      1. Chronisch obstruktive Lungenerkrankungen (Emphysem, chronische Bronchitis)
V.   Mechanische Beatmung
   A. Akut
      1. Fehlerhaft eingestellter Respirator
      2. Defektes Beatmungsgerät

Symptome

Die klinischen Auswirkungen einer schweren respiratorischen Azidose entsprechen denen der metabolischen Azidose. Spezifische Symptome stehen meistens im Zusammenhang mit der Grundkrankheit.

Therapie

Die Behandlung der respiratorischen Azidose zielt zunächst darauf ab, die Atmung zu verbessern. Im akuten Stadium kann dazu eine aggressive Bronchialtoilette oder evtl. sogar eine endotracheale Intubation erforderlich sein. Ist eine ausreichende Ventilation gewährleistet, wird die zugrundeliegende Störung angegangen. Bikarbonat sollte bei Patienten mit einer isolierten respiratorischen Azidose nicht verabreicht werden; durch das vermehrt anfallende CO_2 (Gleichung 1) kann die Azidose verstärkt werden. Sauerstoff sollte, insbesondere bei nichtintubierten Patienten mit chronischer respiratorischer Azidose, ebenfalls zurückhaltend eingesetzt werden; diese Patienten sind an ein relativ hohes p_aCO_2 gewöhnt, ihr Atemantrieb wird in erster Linie durch den erniedrigten p_aO_2 stimuliert. Durch Gabe von Sauerstoff wird die Hypoxie und damit der Atemstimulus unterdrückt. Folge ist eine Hypoventilation mit weiterer Verschlechterung der respiratorischen Azidose, es besteht sogar die Gefahr eines Atemstillstands.

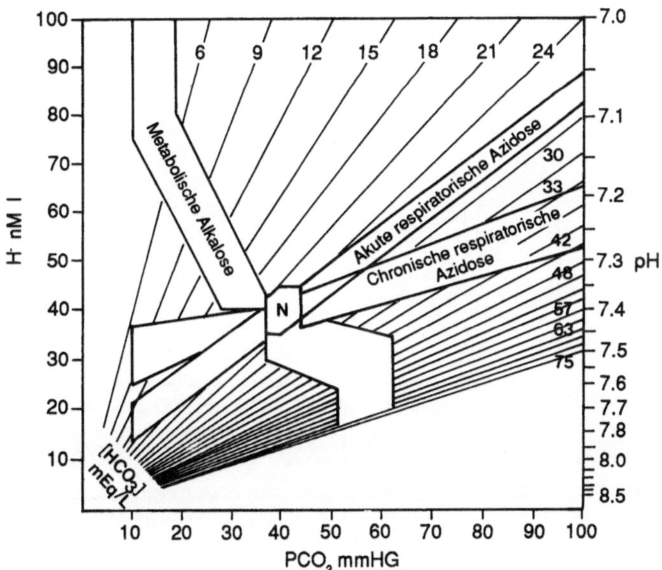

Abb. 2. Diagramm zur Differenzierung von Störungen des Säure-Basen-Haushalts

Anmerkung

Die genannten Störungen des Säure-Basen-Haushalts und ihre Kompensationsmechanismen lassen sich anschaulich in einem Nomogramm (Abb. 2) darstellen. Obwohl der Säure-Basen-Status eines Patienten in Verbindung mit diesem Nomogramm anhand von pH, HCO_3^- und p_aCO_2 bestimmt werden kann, bleiben Anamnese und körperliche Untersuchung essentiell. In Verbindung mit einigen zusätzlichen Labordaten sind sie für die spezifische Diagnose und Therapie entscheidend.

Literatur

Arieff A, Defronzo R (1985) Fluid, electrolyte and acid-base disorders. Churchill Livingston, Edinburgh, vols I, II

Kofke W, Levy J (1986) Postoperative critical care procedures of the Massachusetts General Hospital. Little, Brown, Boston

Medical Clinics of North America Symposium on Acid-Base Disorders (1983) Vol 67, No 4

Rose B (1984) Clinical physiology of acid-base and electrolyte disorders, 2nd edn. McGraw-Hill, New York

Sabiston DC jr (1987) Essentials of surgery. Saunders, Philadelphia

Standards and Guidelines for Cardiopulmonary Resuscitation and Emergency Cardiac Care (1986) J Am Med Assoc 255/21

Valtin H, Gennari J (1987) Basic concepts and clinical management. Little, Brown, Boston

Weil MH et al. (1986) Difference in acid-base state between venous and arterial blood samples during cardiopulmonary resuscitation. N Engl J Med 315/3

7 Wasser- und Elektrolythaushalt

D.S. TYLER

Grundbegriffe und Normalwerte

Gesamtkörperwasser

Zirka 50–70% des menschlichen Körpers bestehen aus Wasser. Da im Fettgewebe weniger Wasser enthalten ist als in der Skelettmuskulatur, ist der prozentuale Anteil des Wassers am Körpergewicht bei Frauen und übergewichtigen Personen relativ gering. Das Gesamtkörperwasser verteilt sich auf 2 Kompartimente, den Intra- und Extrazellulärraum (Abb. 1):

Intrazellulärraum

Das intrazelluläre Körperwasser macht ca. 30–50% des Gesamtkörpergewichts aus.

Extrazellulärraum

Das extrazelluläre Körperwasser verteilt sich auf das Interstitium, den intravasalen Raum (Plasma) und auf transzelluläre Kompartimente (sog. third space). Diese machen 16%, 4% bzw. 2% des Körpergewichts aus.

Elektrolytverteilung in den Körperkompartimenten

Als Barrieren zwischen den einzelnen Kompartimenten fungieren Gefäßendothelien und Zellmembrane. Durch sie wird die unterschiedliche Protein- und Elektrolytzusammensetzung der verschiedenen Körperräume (s. Abb. 2) aufrechterhalten.

Anmerkungen des Übersetzers sind mit * gekennzeichnet

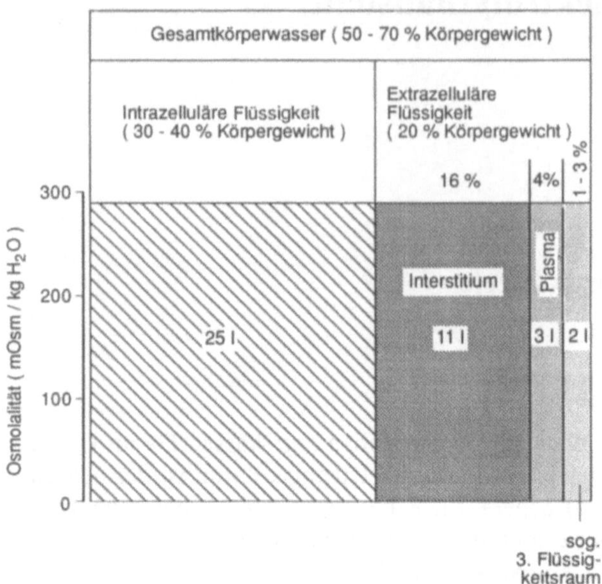

Abb. 1. Flüssigkeitsräume des Körpers

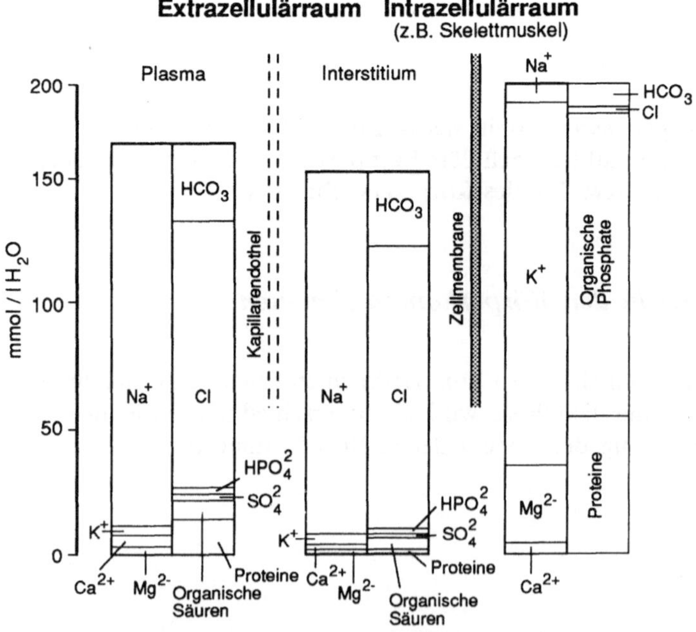

Abb. 2. Elektrolytverteilung in den Flüssigkeitsräumen des Organismus

Osmolalität

Der Wasseranteil in den verschiedenen Kompartimenten hängt von der Anzahl der osmotisch wirksamen Teilchen ab. Da Zellmembrane und Endothelien für Wasser frei permeabel sind, besteht zwischen den einzelnen Kompartimenten gewöhnlich ein osmotisches Gleichgewicht.

Flüssigkeitsverschiebungen zwischen den Körperkompartimenten

Nicht-isoton(isch)e Flüssigkeitsverschiebungen

Verändert sich die Osmolalität des Intra- oder Extrazellulärraums, kommt es zu einer Verschiebung von Wasser entlang des osmotischen Gradienten vom hypotonischen zum hypertonischen Kompartiment, bis sich ein neues osmotisches Gleichgewicht eingestellt hat. Volumen und Osmolalität werden neu äquilibriert, wodurch Störungen des Wasserhaushalts in Grenzen gehalten werden (Tabelle 1).

Isoton(isch)e Flüssigkeitsverschiebungen

Bleibt die Osmolalität unverändert, wird kein Wasser zwischen Intra- und Extrazellulärraum ausgetauscht. Isoosmotische Veränderungen betreffen daher allein den Extrazellulärraum.

Tabelle 1. Klassifikation von Störungen der Flüssigkeitsverteilung im Körper

Störung	Volumenverschiebung			Veränderungen im Extrazellulärraum		
	Extrazellulär-flüssigkeit	Intrazellulär-flüssigkeit	Na$^+$	Proteine	Osmolarität	Hkt
Isoosmotische Dehydratation	↓	0	0	↑	0	↑
Hyperosmotische Dehydratation	↓	↓	↑	↑	↑	0
Hypoosmotische Dehydratation	↓	↑	↓	↑	↓	↑
Isoosmotische Hyperhydratation	↑	0	0	↓	0	↓
Hyperosmotische Hyperdehydratation	↑	↓	↑	↓	↑	0
Hypoosmotische Hyperdehydratation	↑	↑	↓	↓	↓	0

Starling-Kräfte

Aufgrund der Wechselwirkung zwischen dem intrakapillären hydrostatischen Druck und dem interstitiellen onkotischen Druck werden auch zwischen Plasma und Interstitium geringe Flüssigkeitsmengen ausgetauscht. Dies ermöglicht eine Ultrafiltration entgegen dem onkotischen Druckgefälle bzw. eine Reabsorption von Flüssigkeit entgegen dem hydrostatischen Druck.

Berechnung der Osmolalität

Die Plasmaosmolalität kann zum einen direkt gemessen, zum anderen geschätzt werden. Die osmotisch wirksamen Bestandteile der Extrazellularflüssigkeit sind im wesentlichen Na^+ und Cl^-. Glukose und Harnstoff machen im Normalfall lediglich 5 mmol/l aus. Bei Diabetes mellitus oder Niereninsuffizienz kann die Plasmaosmolalität allerdings durch den stark erhöhten Blutzucker- bzw. Harnstoffgehalt deutlich erhöht sein. Aus Gleichung 1 zur Bestimmung der Plasmaosmolalität geht hervor, wie sich Glukose und Harnstoff dabei anteilmäßig auswirken:

$$P_{Osmolalität} = 2\,Na^+ + \frac{Glukose\ (mg/l)}{18} + \frac{Harnstoff}{2,8} \ . \tag{1}$$

Flüssigkeits- und Elektrolytbilanz

Die Flüssigkeits- und Elektrolytzusammensetzung bzw. -verteilung des Intra- und Extrazellulärraums steht unter neuroendokriner Kontrolle. Im Steady state sind Flüssigkeitszufuhr und -ausscheidung ausgeglichen. Flüssigkeit wird bei gesunden Personen exogen in Form von liquider und fester Nahrung zugeführt, darüber hinaus fällt Wasser im Rahmen von Oxidationsprozessen an. Über die direkte Ausscheidung von Urin und Stuhl sowie durch Schwitzen bzw. Perspiration geht dem Organismus umgekehrt Flüssigkeit verloren (Tabelle 2).

Tabelle 2. Wasser-, Natrium- und Kaliumhaushalt gesunder Personen

	H_2O (ml/Tag)	Na^+ (mmol/Tag)	K^+ (mmol/Tag)
Zufuhr			
Flüssige Nahrung	800 – 1500	50 – 150	50 – 80
Feste Nahrung	500 – 1000		
Oxidation	150 – 300		
Ausscheidung			
Urin	800 – 1500	10 – 150	50 – 80
Stuhl	0 – 250	0 – 20	Spuren
Schweiß	0 – 100	10 – 60	0 – 10
Perspiratio			
Lunge	250 – 450		
Haut	250 – 450		

Infusionstherapie

Die intravenöse Zufuhr von Flüssigkeit ist indiziert, wenn Patienten ihre
Flüssigkeits- und Elektrolytbilanz nicht durch perorale Zufuhr aufrechterhalten können. Es werden folgende Kategorien der Flüssigkeits- und Elektrolyt-
therapie unterschieden:
1. Erhaltungstherapie
2. Substitutionstherapie
   - Ersatz von stattgehabten Flüssigkeitsverlusten
   - Ersatz von permanenten Flüssigkeitsverlusten

Erhaltungstherapie

Wasser

Bei der Kalkulation des Flüssigkeitsbedarfs sind folgende Faktoren zu berücksichtigen: Die unmerklichen Flüssigkeitsverluste: Perspiratio ca. 800 ml/Tag,
Fäzes ca. 200 ml/Tag, Schwitzen ca. 100 ml/Tag. Sie belaufen sich bei einem
70 kg schweren Patienten auf ca. 1100 ml/Tag. Dazu kommt die Urinmenge,
die zur Ausscheidung der im Organismus anfallenden gelösten (harnpflichtigen) Substanzen (ca. 600 mmol/l/Tag) nötig wird. Gesunde Personen können
den Harn bis zu einem Wert von 1200 mmol/l konzentrieren. Eine Urinmenge
von 500 ml wäre somit ausreichend. Bei schwer verletzten bzw. erkrankten Patienten auf chirurgischen Intensivstationen ist die Harnkonzentrationsfähigkeit der Nieren gewöhnlich eingeschränkt, so daß von einer minimalen Urinausscheidung von ca. 900 ml/Tag ausgegangen werden muß.

Insgesamt benötigt ein 70 kg schwerer Patient 2000–2500 ml H_2O/Tag,
um seinen Flüssigkeitsbedarf zu decken. Für eine 24-h-Infusion gelten unter
Berücksichtigung des Körpergewichts bei Kindern und Erwachsenen folgende
Richtwerte:

Kinder: 0–10 kgKG = 100 ml/kgKG,
          10–20 kgKG = 1000 ml + 50 ml/kgKG (pro 1 kg > 10 kgKG),
          > 20 kgKG = 1500 ml + 20 ml/kgKG (pro 1 kg > 20 kgKG),

Erwachsene: 30–35 ml/kgKG

Natrium

Die Natriumverluste über Schweiß, Stuhl und (erheblich variierende Mengen)
Urin belaufen sich auf etwa 30 mmol/l/Tag. Bei Dehydratation reabsorbieren
die Nieren infolge der erhöhten Aldosteronfreisetzung den größten Anteil des
filtrierten Natriums zurück. Dabei gehen größere Mengen Kalium verloren.

Durch die Substitution von $1-2$ mmol K^+/kg KG/Tag bei Erwachsenen (Kinder 1 mmol/kg KG/Tag) können zum einen die Verluste ausgeglichen werden, zum anderen wird die Aldosteronsekretion gedrosselt, was einer exzessiven Natriumausscheidung entgegenwirkt. Die Gabe von Natriumchlorid hat den Vorteil, daß gleichzeitig ein Mangel an Chloridionen ausgeglichen werden kann.

Kalium

Die täglichen Kaliumverluste über Schweiß und Urin betragen etwa $40-60$ mmol. Bei Patienten mit normaler Nierenfunktion ist somit eine K^+-Substitution von $0,5-1,0$ mmol/kg KG/Tag ausreichend.

Standardinfusionslösungen

Die Elektrolytzusammensetzung verschiedener Infusionslösungen ist Tabelle 3 zu entnehmen. Der tägliche Grundbedarf kann in der Regel durch Infusion von G 5% oder 0,9%iger Natriumchloridlösung mit 20 mmol K^+/l (Kalium nicht in G 5%; Beispiele für den Ersatz permanenter Flüssigkeitsverluste s. S. 133 f.) gedeckt werden.

Tabelle 3. Elektrolytzusammensetzung verschiedener handelsüblicher Infusionslösungen

	Na^+ (mmol/l)	Cl^{-1} (mmol/l)	K^+ (mmol/l)	HCO_3 (mmol/l)	Ca^{++} (mmol/l)	Osm (mmol/l)	pH	Kalorien/l
Kristalloide Lösungen								
0.9% NaCl	154	154				292	5	
0.9% NaCl	154	154				565	5	200
+5% Glukose								
0.45% NaCl	77	77				146		
0.45% NaCl	77	77				420		200
+5% Glukose								
0.2% NaCl	34	34				330		200
+5% Glukose							274	4	200
5% Glukose							548		400
10% Glukose									
Ringer-Laktat	130	109	4	(28)	3	277	6,5	
3% NaCl	513	513				960		
Kolloidale Lösungen								
25% Albumin	130	130	1					
	160	160						

Volumenersatz nach Flüssigkeitsverlusten (Substitutionstherapie)

Hämodynamisch instabile Patienten

Die initiale Behandlung von Patienten mit Hypovolämie muß darauf abzielen, den Volumenmangel zu beheben bzw. einen Volumenmangelschock zu verhindern. Dies geschieht i. allg. durch Volumenexpansion mittels isotoner kristalloider oder kolloidaler Lösungen. Mit beiden Infusionslösungen kann ein Volumenmangelschock effizient behandelt werden. Die Frage, welche Substanz wann eingesetzt werden sollte, wird kontrovers diskutiert.

Kristalloide

Elektrolytlösungen mit oder ohne Zusatz von Dextrose.

Verteilung: Als Plasmaexpander (Vergrößerung des Intravasalraums) werden isoosmotische Lösungen verwendet. Da Kristalloide vom Intrazellulärraum in den Extrazellulärraum diffundieren, verbleibt nur 1/4 der isotonischen Lösung im Intravasalraum.

Nachteile: Der Volumenersatz mit großen Mengen kristalloider Lösungen ist mit der Gefahr der Ausbildung peripherer Ödeme verbunden, genauso kann es zur Ausbildung eines Lungenödems kommen. Bei Zusatz von Dextrose ist mit einer Hyperglykämie zu rechnen, bei Verwendung von 0,9%igem Kochsalz mit einer hyperchlorämischen metabolischen Azidose. Wird bei Hypovolämie und metabolischer Alkalose (z.B. infolge Erbrechens oder Verlusten über eine Magensonde) Ringer-Laktat infundiert, kann es aufgrund der Metabolisierung von Laktat zu einer Verstärkung der Alkalose kommen.

Indikation: Abgesehen von den unten genannten Ausnahmen, empfiehlt sich zur initialen Volumentherapie der Einsatz kristalloider Lösungen. Bei anhaltendem Schock oder einer neuerlichen hämodynamischen Verschlechterung nach initialer Infusion von 2 l kristalloiden Lösungen sollte die Therapie mit kolloidalen Infusionslösungen fortgesetzt werden.

Kolloide

Kolloidale Lösungen wie *Dextran, Albumin, Erythrozytenkonzentrate und Plasmapräparate steigern den intravasalen onkotischen Druck. Sie werden eingesetzt, um die physiologische Freisetzung von Albumin aus der Leber in den Intravasalraum, die bei entsprechenden Volumenverlusten innerhalb von 3 h einsetzt und bis zu 50 g (40%) der intravasalen Albuminverluste ausgleichen kann, zu unterstützen.

Vorteile:

Sofern die Kapillarmembranen intakt sind, verbleiben Kolloide größtenteils im Intravasalraum. Die ungestörte Permeabilität der Gefäßendothelien ist gleichzeitig Voraussetzung für eine effiziente Therapie mit kolloidalen Lösungen; nur bei intakter Kapillarmembran kann der onkotische Druck adäquat aufgebaut werden.

Nachteile:

Die Inzidenz von Nebenwirkungen einer Volumentherapie mit kolloidalen Lösungen wird kontrovers diskutiert. Einige Autoren führen eine erhöhte Zahl von Lungenödemen und respiratorischen Störungen mit Intubationspflichtigkeit bei Patienten mit Kapillarschädigungen (engl. leaky capillary syndrom) auf den Einsatz von Kolloiden zurück. Davon abgesehen sind Kolloide teurer als Kristalloide.

Indikation:

- Schwere Hypovolämie: Kolloide sollten eingesetzt werden, wenn die klinischen Zeichen einer Hypovolämie nach rascher Infusion von 2 l kristalloider Lösung persistieren.
- Patienten mit geringem intravasalem Volumen und hohem Natrium- und Wassergehalt des Körpers (z.B. Patienten mit Aszites, kongestivem Herzfehler oder nach kardiopulmonalem Bypass). Das exogen zugeführte Kolloid führt zu einer Mobilisation der Flüssigkeitsreserven des Organismus. So wird durch Infusion von 100 ml 25 %igem Humanalbumin das Plasmavolumen um ca. 450−500 ml aufgefüllt. Nach Infusion von 1 l Ringer-Laktat nimmt es dagegen nur um 200±20 ml zu.
- Patienten mit Albuminsynthesestörungen, bei denen die zum Aufbau eines adäquaten onkotischen Druckes notwendigen Proteine nicht aufgebaut werden oder vorhanden sind (z. B. Patienten mit Leberfunktionsstörungen, nach Lebertransplantationen oder infolge Mangelernährung).
- Schwere Hämorrhagie oder Koagulopathien: Bei Blutungen mit entsprechender Symptomatik ist eine Substitutionstherapie mit Erythrozytenkonzentraten oder (fresh frozen) Plasma zur Hebung des Hämatokrits bzw. der Korrektur von Gerinnungsstörungen angezeigt. Gleichzeitig muß die Ursache der Störung angegangen werden.

Hämodynamisch stabile Patienten

Nach initialer Wiederauffüllung des intravasalen zirkulierenden Volumens können weitere Flüssigkeitsdefizite sukzessive ausgeglichen werden. Dasselbe trifft für dehydrierte Patienten ohne manifeste Zeichen eines Volumenmangelschocks zu. Am günstigsten ist es, das Volumendefizit innerhalb von 24−36 h aufzufüllen, wobei die Hälfte der errechneten Flüssigkeitsmenge innerhalb der ersten 8 h ersetzt werden sollte. Die Bestimmung von Flüssigkeitsverlusten setzt eine genaue Erhebung der Anamnese und eine körperliche Untersuchung voraus.

Tabelle 4. Elektrolytzusammensetzung verschiedener Körpersekrete

	Na^+ (mmol/l)	K^+ (mmol/l)	Cl^- (mmol/l)	HCO_3^-	Volumen (l/Tag)
Speichel	30	20	35	15	1 – 1,5
Magensaft p<4	60	10	90	–	2,5
Magensaft p>4	100	10	100	–	2
Galle	145	5	110	40	1,5
Duodenum	140	5	80	50	–
Pankreas	140	5	75	90	0,7 – 1
Ileum	130	10	110	30	3,5
Zäkum	80	20	50	20	–
Kolon	60	30	40	20	–
Schweiß	50	5	55	–	0 – 3
Ileostomie (Neuanlage)	130	20	110	30	0,5 – 2
Ileostomie (adaptiert)	50	5	30	25	0,4
Kolostomie	50	10	40	20	0,3

Neben dem Körpergewicht sind die Ergebnisse der Plasmaelektrolyt- und Osmolalitätsbestimmung zu berücksichtigen. Isotonische Flüssigkeitsverluste können anhand des Ausmaßes der Gewichtsabnahme oder Exsikkose eines Patienten abgeschätzt werden. Der Natriumgehalt des Plasmas und die Osmolalität bleiben gleich. Hyper- oder hypotonische Störungen des Elektrolyt- und Wasserhaushalts müssen dagegen unter Berücksichtigung der aktuellen Natriumwerte und der Plasmaosmolalität mit Hilfe von Formeln errechnet werden (s. S. 238 und 240).

Ersatz permanenter Flüssigkeitsverluste

Um folgenschwere Entgleisungen des Elektrolyt- und Wasserhaushalts zu verhindern, müssen Flüssigkeitsverluste bei schwer erkrankten intensivstationspflichtigen Patienten akribisch bestimmt und Milliliter für Milliliter ersetzt werden.

Die Zusammensetzung der hierzu verwendeten Infusionslösungen ist abhängig davon, welche Körperflüssigkeit verloren geht. Die Zusammensetzung verschiedener Körperflüssigkeiten ist Tabelle 4 zu entnehmen. Wichtige Faktoren, die in diesem Zusammenhang beachtet werden müssen, sind:

Fieber

Ab einer Körpertemperatur von 37 °C geht dem Körper mit jedem weiteren Grad Celsius 2,0 – 2,5 ml/kg KG/Tag Flüssigkeit (Schweiß) verloren. Diese werden am besten durch Viertelelektrolytlösungen und 5 %ige Glukose unter Zusatz von 5 mmol KCl/l ersetzt.

Verlust von Körpersekreten

Magensaft: Flüssigkeitsverluste infolge Erbrechen bzw. über eine Magensonde oder Fisteln werden am besten durch Halbelektrolytlösungen sowie 5 % Glukose und 20 mmol KCl/l ersetzt. Bei Vorliegen einer metabolischen Alkalose kann eine entsprechende Vollelektrolytlösung (ggf. +40 mmol KCl/l) verabreicht werden; zur Korrektur der Alkalose ist auf eine ausreichende Zufuhr an Chlorid zu achten. Ringer-Laktat sollte in diesem Fall nicht eingesetzt werden, da die Alkalose infolge der Metabolisierung des Laktats exazerbieren kann.

Galle und Pankreassekret: Mittel der Wahl zur Korrektur von Galle- und Pankreassekretverlusten ist Ringer-Laktat. Bei exzessiven Pankreassaftverlusten kann eine zusätzliche Applikation von Bikarbonat erforderlich werden.

Dünn- und Dickdarmsekret: Bei Verlusten von Dünndarmsekret wird Ringer-Laktat bevorzugt, bei Flüssigkeitsverlusten aus dem Dickdarm (z. B. infolge Diarrhö) kann Ringer-Laktat oder eine Halbelektrolytlösung unter Zusatz von 20 mmol KCl/l und 25 mmol $NaHCO_3$/l verwendet werden.

Flüssigkeitsverluste in den dritten Raum

Bei den Verlusten in den sog. dritten Raum handelt es sich definitionsgemäß um Flüssigkeitssequestrationen im extravasalen Kompartiment des Extrazellulärraums (vgl. Abb. 1). Die Flüssigkeitszusammensetzung dort entspricht weitgehend der des Interstitiums.

Flüssigkeitsverluste in den dritten Raum sind schwer abzuschätzen. Bei Erwachsenen ist davon auszugehen, daß sich bei Verletzungen, Operationen oder Entzündungen des Abdomens pro Quadrant ca. 1 l Flüssigkeit (durch Transsudation oder Exsudation als freie intraabdominelle oder intraluminale Darmflüssigkeit) in den dritten Raum verlagert. Bei Kindern ist pro Quadrant ungefähr mit einem Verlust von 1/4 des kalkulierten (korrigierten) Basisbedarfs zu rechnen. Als Ersatz für Flüssigkeitsverluste in den dritten Raum ist Ringer-Laktat geeignet.

Verbrennungen

Zur Berechnung des Flüssigkeitsbedarfs bei Verbrennungen gibt es eine Reihe von Formeln (s. Kap. 8).

Osmotische Diurese (z. B. infolge Harnstoff- oder Blutzuckererhöhung oder Mannitoltherapie)

Die Elektrolytzusammensetzung der Infusionslösung, die zur Korrektur renaler Flüssigkeitsverluste erforderlich ist, kann am besten nach dem Ergebnis einer Urinanalyse ausgewählt werden.

Überwachung der Volumensubstitution

Die Infusionstherapie zielt darauf ab, einen adäquaten Hydratationszustand, das Elektrolytgleichgewicht und eine ausreichende Gewebeperfusion aufrecht zu erhalten. Der körperliche Befund und die relevanten Labordaten müssen hierbei engmaschig kontrolliert werden.

Vitalzeichen

Tachykardie, schwacher Puls oder orthostatische Blutdruckschwankungen sind erste Zeichen der Hypovolämie. Zu einer merklichen Erniedrigung des Blutdruckes kommt es erst bei einem Verlust von 20–30% des zirkulierenden Volumens.

Körperliche Untersuchung

Inspektion der Halsvenen: Die Füllung der Halsvenen korreliert mit dem ZVD. Ein niedriger ZVD spricht für eine Hypovolämie.

Auskultation der Lunge: Feuchte Rasselgeräusche sind Anzeichen einer Volumenüberladung oder einer Stauungsinsuffizienz des Herzens (CHF).

Auskultation des Herzens: Der hörbare 3. Herzton (verursacht durch den frühdiastolischen Bluteinstrom bei erhöhtem Ventrikelfüllungsdruck) ist Zeichen einer Volumenüberladung oder CHF.

Palpation der Extremitäten: Periphere Ödeme können Zeichen einer Volumenüberladung oder Herzinsuffizienz sein. Trockene Haut mit geringem Turgor und kühle Extremitäten sprechen für eine Hypovolämie.

Gewichtskontrolle und Flüssigkeitsbilanzierung

Das tägliche Wiegen des Patienten zählt zu den genauesten Methoden zur Bestimmung des Volumenstatus, insbesondere wenn das Körpergewicht über einen längeren Verlauf regelmäßig kontrolliert wird. Veränderungen von einem auf den anderen Tag spiegeln akute Volumenverluste bzw. Flüssigkeitseinlagerungen wieder. Genauso wichtig wie die Kontrolle des Körpergewichts ist die Messung der Flüssigkeitszufuhr und -ausscheidung. Zum einen kann anhand der Bilanzierung die weitere Infusionstherapie geplant werden, zum anderen erhält man einen Überblick über die Urinproduktion.

Urinausscheidung

Die Urinausscheidung beträgt normalerweise 30–125 ml/h. Geringere Ausscheidungsmengen deuten auf ein Nierenversagen, eine unzureichende Vis a tergo oder Hypovolämie hin. Exzessiv hohe Urinvolumina sprechen für eine

Flüssigkeitsüberladung, eine osmotische Diurese oder eine Störung z.B. im Sinne eines Diabetes insipidus. Ferner kommt es nach obstruktiven Nieren- oder Harnwegserkrankungen zu einer vermehrten Urinausscheidung.

Laborparameter

Die Serumelektrolyte sollten bei Patienten auf Intensivstationen in kurzen, regelmäßigen Abständen kontrolliert werden; zum einen muß die Effektivität der durchgeführten Infusionstherapie überprüft werden, zum anderen sollen Störungen des Elektrolythaushalts möglichst früh erkannt werden. Die Elektrolyte spiegeln in vielen Fällen den Volumenstatus eines Patienten wider. Ein weiteres Kriterium zur Beurteilung des Flüssigkeitshaushalts ist das Verhältnis zwischen Harnstoff/Stickstoff und Kreatinin: Zahlenwerte < 15 sprechen für eine adäquate Hydratation, Werte > 20 zeigen ein erniedrigtes intravasales Volumen an. Die Bestimmung der Urinelektrolyte und der Urinosmolalität ist, sofern sie vor oder zumindest 12 h nach der Verabreichung von Diuretika erfolgt, hilfreich bei der Differenzierung zwischen prärenalen Störungen (gewöhnlich vergesellschaftet mit Hypovolämie oder geringer Vis a tergo) und einem akuten Nierenversagen (s. Kap. 5).

Invasives Monitoring

Die meisten intensivstationspflichtigen Patienten leiden an komplexen Krankheitsbildern mit Beteiligung verschiedener Organsysteme. Dies erschwert die klinische Beurteilung des Volumenstatus mitunter erheblich. In unklaren Fällen sollte ein Swan-Ganz-Katheter zur kontinuierlichen Bestimmung von ZVD, PCWP und HZV gelegt werden; die Messungen geben wichtige Informationen bei der Planung der Infusionstherapie.

Diagnose und Therapie von Elektrolytstörungen

Hyponatriämie (Na$^+$ <136 mmol/l)

Evaluation und Differentialdiagnose

Das Ergebnis der Bestimmung des Serumnatriums kann nur unter Berücksichtigung der Plasmamolalität richtig interpretiert werden. In Abhängigkeit von der Osmolalität lassen sich 3 Formen der Hyponatriämie unterscheiden:

1) *Hypertone Hyponatriämie (P$_{Osmol}$ > 280 mmol/l)*

Eine hypertonische Hyponatriämie entsteht gewöhntlich infolge einer Hyperglykämie oder nach Infusion hypertonischer Flüssigkeiten (Glukose, Mannitol,

Glycin). Das Serumnatrium fällt bei einem Glukose- oder Mannitolanstieg von 100 mg/dl um jeweils 1,6 mmol/l.

2) Isotone Hyponatriämie (P_{Osmol} 280–285 mmol/l)

Zu einer isotonen Hyponatriämie kommt es z. B. bei Hyperlipidämie und Hyperproteinämie oder nach Infusion isotoner Glukose-, Mannitol- oder Glycinlösungen.

3) Hypotonische Hyponatriämie (P_{Osmol} < 280 mmol/l)

In Abhängigkeit vom extrazellulären Volumenstatus unterscheidet man eine hypo-, hyper- und isovolämische Form der hypotonischen Hyponatriämie. An-

Tabelle 5. Flüssigkeitsverschiebungen im Extrazellulärraum

Ursachen	Serum	Urin	
	Harnstoff/Kreatinin	Na$^+$	Osmol.
1) *Hypovolämische Hypernatriämie*			
H_2O- und Na-Verlust (H_2O- > Na$^+$-Defizit)			
(extrazelluläres Volumen vermindert)			
Renal			
Diuretika	↑↑/↑	↑	↓
Glukosurie	↑/(↑)	↑	↓
Diurese bei Urämie	↑↑/(↑)	↑	↓
Akutes/chronisches Nierenversagen	↑↑/↑↑	↑	↓
Partielle Harnwegsobstruktion	↑↑/↑↑	↑	↓
Endokrin			
Kongen./erworb. Nebenniereninsuffizienz	↑↑/↑	↑	(↑)
Gastrointestinale Sekretverluste (s. S. 233 f.)	↑↑/↑	↓	↑
Perspiration/Flüssigkeitsverlust über Haut	↑↑/↑	↓	↑
2) *Isovolämische Hypernatriämie*			
H_2O-Verlust			
(extrazelluläres Volumen unverändert)			
Diabetes insipidus			
Zentral	↑/normal	normal	↓
Nephrogen	↑/normal	normal	↓
Postobstruktive Diurese	normal/normal	normal	variabel
Perspiration/Flüssigkeit über Haut	↑/normal	↓	↑
*Verminderte Flüssigkeitszufuhr/ iatrogene H_2O-Verluste	normal/normal	variabel	↑
3) *Vergrößert – Hypervolämische Hypernatriämie*			
H_2O- und Na$^+$-Überschuß (Na$^+$-> H_2O-Überschuß)			
(extrazelluläres Volumen vergrößert)			
Erhöhung der Mineralkortikoide			
Iatrogen	variabel	↑ (variabel)	variabel
Primärer Hyperaldosteronismus	normal	normal	variabel
M. Cushing	normal	normal	variabel
Kongenitale adrenerge Hyperplasie	normal	normal	variabel

amnese, körperliche Untersuchung und die Evaluation von Urinosmolalität, Urinnatrium, Kreatinin, Harnstoff und Stickstoff sowie der Elektrolytzusammensetzung des Serums helfen, die Diagnose einzugrenzen (Differentialdiagnose s. Tabelle 5).

Klinische Befunde und Symptome

Eine Hyponatriämie kann sich in Form von Verwirrtheit, Anorexie, Lethargie, Schwindel, Erbrechen, Koma und zerebralen Anfällen bemerkbar machen. Das Ausmaß dieser Störungen ist sowohl von der Geschwindigkeit des Natriumabfalls als auch vom Grad der Hyponatriämie abhängig. Symptome stellen sich gewöhnlich nicht ein, bevor das Serumnatrium auf einen Wert von 120–125 mmol/l abgefallen ist.

Therapie

Asymptomatische Hyponatriämie

Die Behandlung der asymptomatischen Hyponatriämie ist kausal.
- Hypertonische oder isotone Hyponatriämie: Korrektur der zugrundeliegenden Störung (z. B. bei Hyperglykämie Insulin);
- hypovolämische hypotonische Hyponatriämie: Isotone Kochsalzlösung;
- hypervolämische hypotonische Hyponatriämie: Flüssigkeitsrestriktion, ggf. forcierte Diurese;
- isovolämische hypotonische Hyponatriämie: strikte Flüssigkeitsrestriktion (Zufuhr < 500 ml/Tag).

Symptomatische Hyponatriämie

Die symptomatische Hyponatriämie bedarf einer aggressiveren Behandlung: Unter Einsatz von NaCl sollte das Natriumdefizit direkt ausgeglichen werden, wobei die Anhebung des Natriums bis zu einem Wert von 125 mmol/l nicht schneller als 2 mmol/l/h erfolgen darf. Die dazu notwendige Menge an 3%iger NaCl-Lösung läßt sich anhand von Gleichung 2 berechnen:

$$\frac{(2\,\text{mmol/l}) \cdot (0,6\,\text{kg KG})}{513\,\text{mmol/l}} \cdot 1000 = \text{ml}\ 3\%\ \text{NaCl/h} \ . \tag{2}$$

Parallel muß die der Hyponatriämie zugrundeliegende Störung ermittelt und angegangen werden. Bilden sich die Symptome zurück, was gewöhnlich der Fall ist, wenn das Serumnatrium wieder auf einen Wert von 120–125 mmol/l angestiegen ist, sollte die Zufuhr von 3%igem NaCl gestoppt werden. Parallel zur kausalen Therapie erfolgt die weitere Korrektur der Hyponatriämie sukzessive. Eine überschießende Therapie kann zu Krampfanfällen, Myelolysen des Pons und bleibenden Gehirnschäden führen.

Hypernatriämie (Na⁺ >144 mmol/l)

Evaluation und Differentialdiagnose

Da eine Hypernatriämie immer mit einer Hypertonizität vergesellschaftet ist, ist die Bestimmung der Serumosmolalität entbehrlich. Differentialdiagnostisch richtungweisend ist der Hydratationszustand des Patienten, der zunächst klinisch beurteilt wird. In Abhängigkeit vom extrazellulären Volumenstatus unterscheidet man eine hypo-, hyper- und isovolämische Hypernatriämie. Hinweise zur Differentialdiagnose finden sich in Tabelle 6. Anamnese, körperliche Untersuchung, Elektrolyte, Harnstoff/Stickstoff, Urinnatrium und Urinosmolalität sind auch hier richtungweisend. Unter intensivmedizinischer Behandlung sind die Zufuhr hypertonischer natriumhaltiger Infusionslösungen und Diabetes insipidus die beiden häufigsten Ursachen einer Hypernatriämie.

Klinische Befunde und Symptome

Die Ausbildung von Symptomen bei Hypernatriämie hängt von der Geschwindigkeit des Natriumanstiegs und der Höhe des Serumnatriumspiegels ab; des weiteren spielt der Volumenstatus des Patienten eine Rolle. Am häufigsten treten neurologische Störungen, darunter Ruhelosigkeit, Lethargie, Muskel-

Tabelle 6. Störungen des Wasser- und Elektrolythaushaltes

Ursachen	Serum		Urin	
	Harnstoff/Kreatinin	Harnsäure	Na⁺	Osmol.
1) *Tachykardie, Hypotension, verminderter Hautturgor*				
Gastrointestinale Sekretverluste	↑↑/↑	↑	↑↑	↓↓
Perspiratio				
Haut	↑↑/↑	↑	↑↑	↓↓
Lunge	↑↑/↑	↑	↑↑	↓↓
Renale Verluste				
Diuretika	↑↑/↑	↑	+/−	↑
Nierenparenchymschäden	↑↑/↑↑	↑	+/−	↑
Partielle Harnwegsobstruktion	↑↑/↑	↑	+/− (↓)	↑
Adrenale Insuffizienz	↑↑/↑	↑	↑	↑
2) *Ödeme*				
Kongestiver Herzfehler	↑↑/↑	↑	↑	↓
Leberparenchymschaden	↑↑/↑	↑	↑	↓
Nephropathien	↑↑/↑		+/−	
3) *Normaler Puls, Blutdruck, Hautturgor, keine Ödeme*				
H₂O-Intoxikation	↑/↑	↑	↑	↓
K⁺-Verluste	↑/↑ (↑)	↑	↑	↓
Störungen der ADH-Sekretion	↓/↓	↓↓	↑	↑
Postobstruktive Diurese/ Salzverluste	Normal	Normal	variabel	variabel

zucken und Zittern, Ataxie, Krampfanfälle, Demenz, Delir und Anfälle infolge von subarachnoidalen oder subkortikalen Blutungen auf. Als pathogenetischer Mechanismus hierfür wird die zelluläre Dehydratation und damit verbunden das Schrumpfen der Hirnzellen, das vermutlich zu Einrissen von intrazerebralen Blutgefäßen führt, verantwortlich gemacht.

Therapie

Die Behandlung der Hypernatriämie richtet sich in erster Linie nach dem Volumenstatus und der Geschwindigkeit des Natriumanstiegs.

Korrektur des extrazellulären Volumenstatus

Volumenmangel: Bei hypovolämischer Hypernatriämie ist die Flüssigkeitssubstitution vordringlich. Bis zum Erreichen der Euvolämie sollte hierzu isotone Kochsalzlösung verwendet werden, danach können auch hypotonische Lösungen oder 5%ige Glukose eingesetzt werden. Das Defizit an freiem Wasser läßt sich nach Gleichung 3 bestimmen:

$$(0,6 \cdot \text{kg KG}) \cdot \frac{(\text{Na}^+_{\text{Ist}} - 1)}{(\text{Na}^+_{\text{Soll}})} = \text{H}_2\text{O-Defizit (l)} \ . \tag{3}$$

Bei Diabetes insipidus kann eine Therapie mit z.B. Pitressin (5 E. alle 4−6 h i.v. oder Tropfinfusion, 25 E. in 250 ml NaCl 0,9% mit 1 E./h) zur Reduktion der Urinausscheidung auf 100−200 ml/h versucht werden.

Volumenexpansion: Bei hypervolämischer Hypernatriämie sind Schleifendiuretika wie Furosemid in Verbindung mit der Infusion von G5% oder Viertelelektrolytlösungen Mittel der Wahl. Bei Nierenversagen kann eine Dialyse erforderlich werden, um überschüssiges Volumen zu eliminieren.

Euvolämie: Bei Patienten mit Erhöhung des Serumnatriums und ausgeglichenem Hydratationszustand wird die Hypernatriämie am einfachsten durch Zufuhr von Wasser oral oder G5% i.v. parenteral ausgeglichen.

Korrektur der Hypernatriämie

Akute Hypernatriämie
Bei Vorliegen neurologischer Symptome sollte eine akut entstandene Hypernatriämie innerhalb weniger Stunden ausgeglichen werden. Patienten ohne neurologische Störungen werden behandelt wie Patienten mit chronischer Hypernatriämie (s. unten).

Chronische Hypernatriämie
An eine langsam entstehende Hypernatriämie adaptiert sich das Gehirn, indem es eigene osmotisch wirksame Substanzen rekrutiert, die der Hypertonizi-

tät des Extrazellulärraums entgegenwirken und somit das Schrumpfen der Hirnzellen verhindern. Eine schnelle Korrektur würde daher zu einer Gehirnschwellung mit Ödem führen. Folglich sollte eine chronische Hypernatriämie über eine Dauer von zumindest 48 h mit einer maximalen Korrekturrate von 2 mmol/h angegangen werden.

Hypokaliämie ($K^+ < 3,5$ mmol/l)

Evaluation

Obwohl nur ein geringer Anteil des Körperkaliums im Serum zu finden ist (Serumanteil 65 mmol vs. 4000 mmol intrazellulär), bezieht sich die Definition der Hypokaliämie auf den Serumwert. Wie aus Abb. 3 hervorgeht, besteht zwischen extra- und intrazellulärem Kalium ein empfindliches Gleichgewicht. In Anbetracht der Verteilung des Kaliums im Körper sind folgende Pathomechanismen der Hypokaliämie zu unterscheiden:

– Störungen der transzellulären Kaliumverteilung,
– absoluter Kaliummangel,
– Kombination der beiden Pathomechanismen.

Im EKG macht sich eine Hypokaliämie in Form von mehrphasigen T-Wellen und der sog. U-Welle (Abb. 4) bemerkbar.

Differentialdiagnose

Zur Interpretation einer Hypokaliämie sind Informationen aus der Anamnese und der körperlichen Untersuchung sowie der Säure-Basen-Status und die

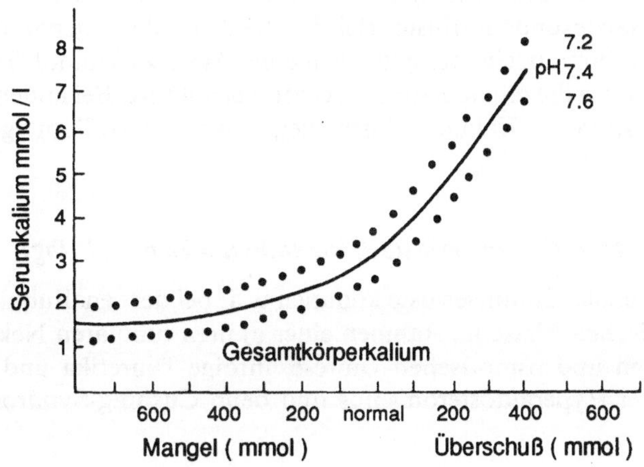

Abb. 3. Verhältnis zwischen extra- und intrazellulärem Kalium

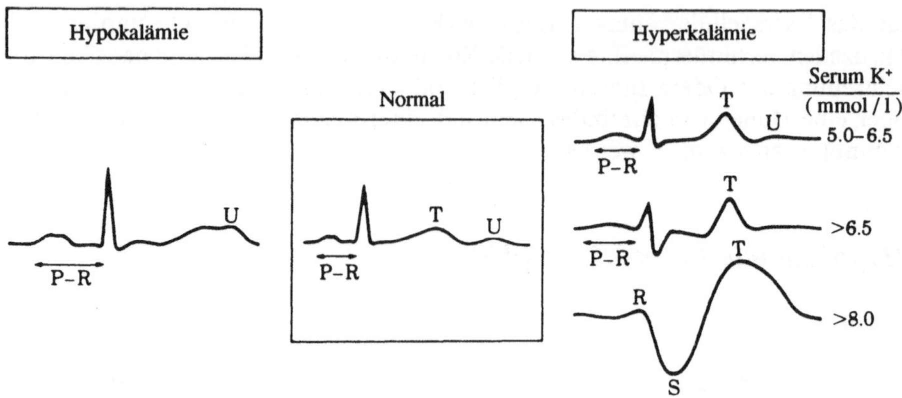

Abb. 4. EKG-Veränderungen bei Hypo- und Hyperkaliämie

Urinelektrolyte des Patienten wichtig. Man unterscheidet 4 Kategorien der Hypokaliämie:

Verteilungsstörungen

Die transzelluläre Verteilung von Kalium wird durch verschiedene Faktoren beeinflußt, z. B. eine respiratorische oder metabolische Alkalose, exogene Bikarbonatzufuhr, Insulin oder Glukose. Die Auswirkung des pH-Wertes auf den Serumkaliumspiegel läßt sich leicht abschätzen: Eine Erhöhung des pH um 0,1 führt zu einer Erniedrigung des Serumkaliums um 0,6 mmol/l.

Gastrointestinale Kaliumverluste

Mögliche Ursachen für gastrointestinale K^+-Verluste sind Diarrhö, intestinale oder biliäre Fisteln, villöse Adenome, Laxanzienmißbrauch, Erbrechen oder Magensondenverluste. Bei den beiden zuletzt genannten Störungen kann die Kaliumausscheidung im Urin einen Wert > 20 mmol/Tag annehmen, da bei Alkalose die renale Kaliumexkretion erhöht ist. Bei anderen Formen des gastrointestinalen Kaliumverlusts liegt das Urinkalium gewöhnlich bei Werten < 20 mmol/Tag.

Renale Kaliumverluste (Urinkalium > 20 mmol/Tag)

Renale Kaliumverluste kommen u. a. bei der renaltubulären Azidose, der diuretischen Phase im Rahmen einer akuten tubulären Nekrose, der postobstruktiven und osmotischen Diurese, infolge Diuretika und Kortikosteroidtherapie, bei Hyperaldosteronismus und beim Cushing-Syndrom vor.

Mangelnde Kaliumzufuhr

Klinische Befunde und Symptome

Kardial: Erhöhte Inzidenz an Herzrhythmusstörungen, insbesondere supra- und ventrikuläre Extrasystolen; des weiteren stellt eine Hypokaliämie eine Prädisposition für eine Digitalisintoxikation dar.

Neuromuskulär: Verstopfungen, Ileus, Muskelschwäche (quergestreifte Muskulatur), Paralysen und Rhabdomyolysen. Bei Kaliumwerten < 2 mmol/l besteht die Gefahr der Atemlähmung.

Renal: Verminderte GFR, erhöhte Ammoniumproduktion, metabolische Alkalose.

Endokrin: Verminderte Aldosteron- und Insulinfreisetzung, erhöhte Reninfreisetzung.

Therapie

Es sollte zunächst der Kaliumserumwert überprüft und auf eine adäquate Urinausscheidung geachtet werden. Bei normaler Magen-Darm-Tätigkeit ist die orale Kaliumzufuhr der intravenösen vorzuziehen. Mit Hilfe eines Nomogramms (Abb. 3) läßt sich das Kaliumdefizit näherungsweise bestimmen, die Substitutionsmenge sollte 80–120 mmol/Tag betragen. Bei Darmparalyse oder schwerer Hypokaliämie sollte KCl gelöst in 0,9% NaCl (nicht G5%) i.v. verabreicht werden. Über einen periphervenösen Zugang können 5–10 mmol KCl/h verdünnt in 100–150 ml Kochsalz verabreicht werden, ohne Schmerzen an der Injektionsstelle bzw. eine Phlebitis zu verursachen. Für eine höhere Infusionsmenge (> 10 mmol/h) benötigt man einen zentralvenösen Zugang, ferner sollte der Patient am EKG-Monitor überwacht und das Serumkalium engmaschig kontrolliert werden. Infusionsmengen > 20 mmol/h sind nur in Ausnahmefällen notwendig, mehr als 40 mmol/h K^+ sollten unter keinen Umständen infundiert werden.

Hyperkaliämie (K$^+$ > 5 mmol/l)

Evaluation

Definitionsgemäß liegt eine Hyperkaliämie bei einem Serumkaliumwert > 5 mmol/l vor. Klinisch manifestiert sich die Hyperkaliämie zuerst im EKG: Mit steigendem Kalium wird die T-Welle höher, der QRS-Komplex weitet sich aus (Abb. 4).

Differentialdiagnose

Wertvolle Hinweise auf mögliche Ursachen der Hyperkaliämie geben Anamnese, körperliche Untersuchung, EKG und laborchemische Blutuntersuchungen (einschließlich Blutgasanalyse). Pathomechanismen, die zu einer Hyperkaliämie führen können, sind:

Verteilungsstörungen

Oft liegt der Hyperkaliämie eine Azidose zugrunde; eine Erniedrigung des pH-Wertes um 0,1 führt zu einer Kaliumerhöhung im Serum von 0,6 mmol/l.

Verminderte renale Kaliumexkretion

Insbesondere bei akutem Nierenversagen und Nebenniereninsuffizienz ist die renale K^+-Ausscheidung vermindert. Bei chronischer Niereninsuffizienz (*Stadium der kompensierten Retention) kommt es meist erst bei erhöhter Kaliumbelastung zu einer Dekompensation des Kaliumhaushalts.

Erhöhte Kaliumzufuhr

Ein vermehrter Anfall von Kalium im Organismus kann endogen bedingt sein: So wird K^+ bei Gewebeschäden z. B. im Rahmen chirurgischer Eingriffe oder schwerer (Weichteil-)Verletzungen, bei massiver Hämolyse oder bei inneren (z. B. gastrointestinalen) Blutungen freigesetzt. Ursachen einer exogenen Kaliumüberladung sind v. a. eine übermäßige Zufuhr per infusionem, Bluttransfusionen (insbesondere bei älteren Konserven) und hochdosierte Penicillingaben.

Pseudohyperkaliämie

Falsch-hohe Kaliumwerte resultieren v. a. aus hämolytischen Blutproben sowie bei Patienten mit Leukozytose ($>5\cdot10^5/mm^3$) oder Thrombozytose ($>7,5\cdot10^5/mm^3$). In den Blutproben dieser Patienten wird infolge interzellulärer Reaktionen vermehrt Kalium freigesetzt. Die Diagnose einer Pseudohyperkaliämie läßt sich anhand des normalen EKG und durch Überprüfung des Kaliumwertes in einer heparinisierten Blutprobe bestimmen.

Klinische Befunde und Symptome

Kardial: Die unter Hyperkaliämie auftretenden Störungen der (atrioventrikulären) Erregungsüberleitung (s. Abb. 4) können bis hin zum Herzstillstand führen. Obwohl die EKG-Veränderungen nicht streng mit der Höhe des Serumkaliums korrelieren, werden Überleitungsstörungen in Verbindung mit spitzen T-Wellen fast ausnahmslos bei Kaliumwerten $>6,5$ mmol/l beobachtet.

Tabelle 7. Behandlung der Hyperkaliämie

Substanz	Wirkungsmechanismus	Dosis	Wirkungseintritt	Wirkungsdauer (h)
Kalziumgluconat[a]	K^+-Antagonist an Zellmembranen	10 ml 10%ige Lösung; per infusionem (2 – 3 min); ggf. einmalige Wiederholung	nach Minuten	1
Glukose und Insulin[a]	Redistribution von K^+ (Intrazellularraum)	10 I.E. Altinsulin auf 50 g Glukose	15 – 30 min	2 – 4
NaHCO$_3$[b]	Redistribution von K^+ (Intrazellularraum)	50 – 100 mmol	15 – 30 min	1 – 2
Kationenaustauscher[c]	Bindung von K^+ im Gastrointestinaltrakt	Einlauf: 50 – 100 g (in Sorbit) über 45 min; ggf. Wiederholung nach 1 h	Einlauf: 1 h/Oral: 2 h	4
Furosemid (z. B. Lasix)[d]	Erhöhung der renalen K^+-Ausscheidung	20 – 40 mg	15 – 30 min	4
Dialyse[e]	Direkte Elimination von K^+; K^+-Redistribution (Extrazellularraum)	Hämodialyse Peritonealdialyse	nach Minuten nach Minuten	

[a] Initiale Maßnahme Cave: Ca^{++}-Gabe bei digitalisierten Patienten (Erhöhung der Digoxintoxizität).

[b] In Abhängigkeit vom pH-Wert.

[c] Cave: Hypernatriämie; K^+-Elimination bei oraler Gabe von 1 mmol/g; bei rektaler Gabe 0,5 mmol/g.

[d] Bei Patienten mit akutem renalem Nierenversagen oft nicht effektiv (u. U. Dosiserhöhung).

[e] In der Regel nur bei Patienten mit akutem Nierenversagen oder massiven Verletzungen indiziert; K^+-Elimination durch Hämodialyse 20 – 30 mmol/h, durch Peritonealdialyse 10 – 15 mmol/h.

Neuromuskulär: Unwohlsein und Unruhe, Parästhesien, Muskelschwäche, Paralysen.

Endokrin: Erhöhte Aldosteron- und Insulinfreisetzung.

Therapie

Das Ausmaß der therapeutischen Maßnahmen ist zum einen abhängig von der Höhe des Kaliumspiegels, zum anderen von den EKG-Veränderungen. Zuerst sollte immer eine Pseudohyperkaliämie ausgeschlossen werden (s. oben).

$K^+ > 6,5$ mmol/l, keine EKG-Veränderungen: Stoppen der exogenen Kaliumzufuhr, Überprüfen des Serumkaliumwertes in einer heparinisierten Blutprobe.

$K^+ > 6,5$ mmol/l, T-Wellenerhöhung im EKG: Stoppen der exogenen Kaliumzufuhr, Applikation eines Kationenaustauschers peroral oder rektal (Tabelle 7). Die der Hyperkaliämie zugrundeliegende Störung muß ermittelt und korrigiert werden.

Hyperkaliämie und EKG-Veränderungen, die über T-Wellenveränderungen hinausgehen: Forcierte Senkung des Kaliumserumspiegels und Kaliumgesamtbestands des Körpers unter Ausnutzung aller in Tabelle 7 angegebenen Maßnahmen. Applikation von Kalziumgluconat, Glukose und Insulin, Natriumbikarbonat, Kationenaustauschern, Induktion einer forcierten Diurese unter Einsatz von Furosemid, ggf. Dialyse.

Hypokalzämie ($Ca^{++} < 2,0$ mmol/l)

Evaluation

50% des Kalziums im Plasma liegen in freier, ionisierter Form vor, 40% sind an Proteine und 10% (-15%) an Ionen wie Citrat oder Phosphat gebunden. Obwohl nur das freie, ionisierte Kalzium stoffwechselaktiv ist, wird in den meisten Labors das gesamte Serumkalzium bestimmt. Der Normwert beträgt $2,1-2,5$ mmol/l für Männer, $2,0-2,4$ mmol/l für Frauen.

Bei der Interpretation des Serumkalziumspiegels ist stets der Serumalbuminwert zu berücksichtigen. Eine Abnahme der Serumalbuminkonzentration um 1 g/100 ml geht mit einer Verminderung des Serumkalziums um ca. 0,2 mmol/l einher. Eine mit einer Hypoalbuminämie einhergehende Hypokalzämie wird als Pseudohypokalzämie bezeichnet; sie ist asymptomatisch, weil das ionisierte Ca^{++} nicht erniedrigt ist. Die Diagnose Hypokalzämie sollte wenn möglich auf dem Wert für das ionisierte Ca^{++} basieren (Normalwert $1,12-1,23$ mmol/l).

Differentialdiagnose

Durch Bestimmung des ionisierten Ca^{++} bzw. der korrigierten totalen Serum-
konzentratiön muß zunächst eine Pseudohypokalzämie ausgeschlossen werden. Die häufigsten Ursachen der Hypokalzämie, die sich durch Anamnese,
körperliche Untersuchung und zusätzliche Laborbestimmungen in der Regel
problemlos differenzieren lassen, sind:

- Hypoparathyreoidismus (postoperativ, neoplastisch, entzündlich, idiopa-
  thisch),
- Pankreatitis,
- Hypomagnesiämie,
- Hyperphosphatämie (Niereninsuffizienz, Rhabdomyolyse),
- Vitamin-D-Mangel (chronische Niereninsuffizienz, Malabsorption),
- Toxine (z. B. Citratblut, Gentamycin, Protamin, Mithramycin, Dilantin,
  Phenobarbital).

Klinische Befunde und Symptome

Zentralnervös: Mentale Veränderungen, Krampfanfälle, Bewegungsstörungen
(infolge extrapyramidaler Funktionsstörungen).

Neuromuskulär: Periorale und akrale Parästhesien, Tetanie, Myopathien.

Kardiovaskulär: Hypotonie, verlängertes Q-T-Intervall, ventrikuläre Arrhythmien.

Therapie

Akute Hypokalzämie

Da bei Patienten mit neuromuskulären Störungen die Gefahr der Entwicklung
von Krampfanfällen und eines Laryngospasmus besteht, sollten 200–300 mg
Kalzium in Form von 10% Kalziumgluconat oder 10% Kalziumchlorid substituiert werden. Die i.v.-Applikation muß langsam über mehrere Minuten erfolgen; Ca^{++} kann eine Hypertonie auslösen, darüber hinaus erhöht es die Digi-
talistoxizität. Da es zur Bildung und Ausfällung von Salzen kommt, darf Kalzium nicht zusammen mit Natriumbikarbonat appliziert werden. Eine mit einer
akuten oder chronischen Hypokalzämie einhergehende Hypomagnesiämie
oder Hyperphosphatämie sollte parallel korrigiert werden (s. S. 250–252).

Chronische Hypokalzämie

Bei asymptomatischen Patienten wird Kalzium entweder oral
(1500–3000 mg/Tag) oder als Infusionszusatz substituiert. Gleichzeitig kann
Vitamin D verabreicht werden.

Hyperkalzämie (Ca^{++} > 2,6 mmol/l)

Evaluation

Eine Hyperkalzämie besteht ab einem Wert > 2,6 mmol/l bei Männern, > 2,5 mmol/l bei Frauen. Für das ionisierte Ca^{++} beträgt der obere Grenzwert 1,23 mmol/l. Bei Hyperalbuminämie oder anderen Störungen, die mit einer Erhöhung des Gesamteiweißes einhergehen, wie z. B. beim multiplen Myelom, erhöht sich der Wert für das Gesamtkalzium im Serum; eine Erhöhung des Serumproteins um 1 g/100 ml führt zu einer Erhöhung des Gesamtkalziums um jeweils 0,4 mmol/l.

Differentialdiagnose

Malignome, Hyperparathyreoidismus und granulomatöse Erkrankungen verursachen annähernd 90% aller (manifesten) Hyperkalzämien. Bei mehr als 2/3 der in chirurgischen Intensivstationen behandelten Patienten liegt der Hyperkalzämie ein Malignom zugrunde. Wenn kein Tumor nachgewiesen ist, sollte in jedem Fall das Parathormon im Serum bestimmt werden. Ist es erhöht, liegt meist ein Hyperparathyreoidismus vor; ist es im Normbereich oder erniedrigt, sollte die Tumorsuche fortgesetzt werden. Kann der Nachweis einer malignen Grunderkrankung oder eines Hyperparathyreoidismus nicht erbracht werden, sind die im folgenden aufgelisteten Störungen als Ursache der Hyperkalzämie auszuschließen:
- Thyreotoxikose,
- Morbus Paget,
  Sarkoidose,
- Tuberkulose,
- Morbus Addison,
- Immobilisation,
- Thiazide,
- Milch-Alkali-Syndrom,
- Vitamin-D-Intoxikation,
- Vitamin-A-Intoxikation,
- Hypophosphatämie.

Klinische Befunde und Symptome

Allgemeinsymptome: Unwohlsein, Müdigkeit, allgemeine Schwäche.

Neurologisch bzw. psychiatrisch: Lethargie, Verwirrtheit, Polydipsie, Kopfweh, verminderte Konzentrationsfähigkeit, verminderte Gedächtnisleistung.

Gastrointestinal: Anorexie, Übelkeit, Erbrechen, Verstopfungen, Gastritiden.

Renal: Polyurie, Nephrokalzinose, Nephrolithiasis, akute und chronische Niereninsuffizienz.

Kardiovaskulär: Bradykardie, Herzstillstand.

Therapie (s. Kap. 14)

Hypophosphatämie (PO$_4^{--}$ <0,8 mmol/l)

Evaluation

Die normale Phosphatkonzentration im Serum beträgt 0,8–1,6 mmol/l. Der Hauptanteil des Gesamtphosphats des Organismus befindet sich intrazellulär (3000 mg/100 ml). Zu einer Hypophosphatämie kommt es bei exzessiven externen PO$_4^{--}$-Verlusten oder infolge von Verteilungsstörungen zwischen Extra- und Intrazellulärraum.

Differentialdiagnose

Wichtige differentialdiagnostische Informationen liefern Anamnese und körperliche Untersuchung sowie die Bestimmung der PO$_4^{--}$-Urinausscheidung: Ein PO$_4^{--}$-Urinwert > 100 mg/Tag spricht für einen erhöhten renalen PO$_4^{--}$-Verlust. Bei Werten < 100 mg/Tag müssen primär gastrointestinale Verluste und Verteilungsstörungen ausgeschlossen werden. Als Ursachen einer Hypophosphatämie kommen in Frage:
— Ungenügende Phosphatzufuhr.
— Gastrointestinale Phosphatverluste: Malabsorption, Alkoholismus, Einnahme aluminiumhaltiger Antazida, chronische Diarrhö.
— Primäre renale Phosphatverluste: Primärer Hyperparathyreoidismus, Diuretika, Verbrennungen, Alkoholismus.
— Intrazelluläre Rückverteilungsstörungen: Die häufigste Ursache der Hypophosphatämie bei hospitalisierten Patienten ist ein vermehrter Übertritt von extrazellulärem Phosphat in den Intrazellularraum zusammen mit Kalium und Glukose nach Glukoseinfusion, Insulingabe, parenteraler Ernährung oder oraler Nahrungszufuhr nach längerer Nahrungskarenz sowie bei Malnutrition.
   Verteilungsstörungen werden ferner beobachtet bei respiratorischer Alkalose und nach Katecholamingabe.

Klinische Befunde und Symptome

ZNS: Stumpfsinnigkeit, Koma, zerebrale Anfälle.

Muskulatur: Rhabdomyolyse, unspezifische Myopathien und Muskelschwäche, Kardiomyopathie und Atemstillstand.

Hämatopoetisches System: Anämie.

Knochen: Osteomalazie.

Allgemeinbefinden: Müdigkeit, Abgeschlagenheit bzw. Schwäche.

Therapie

Anmerkung: 1 mmol PO_4^{--} ≙ 31 mg elementares PO_4^{--}.

Schwere lebensbedrohliche Hypophosphatämie (PO_4^{--} <0,3 mmol/l): Applikation von 0,16 mmol/kgKG (= 5 mg/kgKG) elementares PO_4^{--} über 6 h.

Mittelschwere Hypophosphatämie (PO_4^{--} 0,3 – 0,6 mmol/l): Applikation von 0,08 mmol/kgKG (= 2,5 mg/kgKG) elementares PO_4^{--} über 6 h.

Symptomatische Patienten ohne Hyperkalzämie: In Abhängigkeit vom Serumphosphatwert (s. oben) Erhöhung der oben genannten Dosierungen um 25 – 50%.

Symptomatische Patienten mit Hyperkalzämie: In Abhängigkeit vom Serumphosphatwert (s. oben) Verminderung der oben genannten Dosierungen um 25 – 50%.
Zu empfehlen sind zwischenzeitliche Kontrollen des Serumphosphats; die weitere Therapie kann nach den Ergebnissen der Laborbestimmungen eingestellt werden.

Leichte Hypophosphatämie (PO_4^{--} 0,6 – 0,8 mmol/l): Perorale Phosphatzufuhr (z. B. Phosphosoda 5 ml 2mal täglich; Nebenwirkung: gelegentlich Diarrhö).

Hypophosphatämie und Hypokalzämie: Gleichzeitige Korrektur der Hypokalzämie (s. S. 247).

Hyperphosphatämie (PO_4^{--} >1,6 mmol/l)

Evaluation und Differentialdiagnose

Bei Patienten mit normaler Nierenfunktion sind Hyperphosphatämien höchst selten anzutreffen. Unter folgenden Umständen reicht die renale Exkretion nicht aus, eine Hyperphosphatämie zu verhindern bzw. auszugleichen:

1. Massive Phosphatzufuhr bzw. -freisetzung
   - Endogen: Zytostatikatherapie, Rhabdomyolyse;
   - Exogen: Einläufe mit phosphathaltigen Spüllösungen, Abusus phosphathaltiger Laxanzien.
2. Verminderte GFR
   - ANV,
   - chronische Niereninsuffizienz.
3. Erhöhte tubuläre Reabsorption
   - Hypoparathyreoidismus,
   - Thyreotoxikose,
   - Hypovolämie,
   - erhöhte STH-Freisetzung,
   - tumorinduzierte Kalzinose.

Klinische Befunde und Symptome

PO_4^{--} bindet Ca^{++}. Bei hohem PO_4^{--} im Serum kommt es zur Ausfällung unlöslicher Kalziumphosphatkomplexe. Der Anteil des frei ionisierten Ca^{++} im Serum nimmt ab. Klinisch manifestieren sich die Symptome der mit der Hyperphosphatämie vergesellschafteten Hypokalzämie.

Therapie

Akute Hyperphosphatämie: Bei normaler Nierenfunktion kommt es innerhalb von 12 h zu einer Normalisierung der Serumwerte, wenn die Zufuhr von PO_4^{--} gestoppt bzw. unter Kontrolle ist. Bei symptomatischen Patienten kann versucht werden, die renale Exkretion mit Acetazolamid (15 mg/kgKG alle 3–4 h) zu steigern. Bilden sich die Symptome nicht zurück, ist eine Dialyse erforderlich.

Leichte oder chronische Hyperphosphatämie: Leichte, chronische Hyperphosphatämien werden meistens bei chronischer Niereninsuffizienz oder neoplastischer Kalzinose beobachtet und mit einer phosphatarmen Diät sowie aluminiumhaltigen Antazida (z. B. $Al(OH)_3$) therapiert.

Hypomagnesiämie (Mg^{++} < 0,7 mmol/l)

Evaluation

Mg^{++} wird für die ungestörte Funktion der ATPase-abhängigen Natrium-Kalium-Pumpe der Zellmembranen sowie die PTH-Sekretion benötigt. Magnesiummangel tritt daher häufig zusammen mit Störungen des Kalzium- und Kaliumhaushalts auf. Folgerichtig sollte der Magnesiumspiegel bei Patienten mit Hypokaliämie, Hyperkalzämie, Alkoholismus, nach Chemotherapie, bei therapierefraktären ventrikulären Arrhythmien sowie bei chronisch kranken und unterernährten Patienten kontrolliert werden.

Differentialdiagnose

Differentialdiagnostisch wichtig sind eine genaue Anamnese und körperliche Untersuchung sowie die entsprechenden laborchemischen Daten. Häufig resultiert der Magnesiummangel aus Verlusten über die Niere oder den Gastrointestinaltrakt. Mögliche Ursachen einer Hypomagnesiämie sind:
1. Verminderte Magnesiumzufuhr:
   - Malnutrition (z. B. bei prolongierter Infusionstherapie),
   - Malabsorption.
2. Erhöhte Magnesiumverluste
   - Chronische Diarrhö (z. B. bei entzündlichen Darmerkrankungen, Laxanzienabusus und intestinalen Infektionen);
   - Gastrointestinale Flüssigkeitsverluste infolge Erbrechen, via Magensonde oder über Fisteln;
   - Erhöhte renale Mg^{++}-Ausscheidung bei forcierter Diurese (Diuretikatherapie) oder Nierenschädigungen (z. B. infolge Therapie mit Cisplatin, Aminoglykosiden, Amphotericin B, Digoxin).
3. Alkoholismus (Malnutrition und alkoholbedingte sekundäre Nierenfunktionsstörungen mit erhöhter Mg^{++}-Ausscheidung).

Klinische Befunde und Symptome

Neuromuskulär: Parästhesien, Tremor, Muskelschwäche, Schwindel, Ataxie, Nystagmus, zerebrale Krampfanfälle, Koma.

Psychiatrisch: Veränderungen des Gemütszustands, Psychosen.

Kardiovaskulär: Ventrikuläre Arrhythmien, die gegenüber Antiarrhythmika refraktär sind, erhöhte Digoxintoxizität.

Gastrointestinal: Anorexie, Erbrechen, Dysphagie.

Hämatopoese: Anämie.

Therapie

Akute Hypomagnesiämie: Bei symptomatischen Patienten i. v.-Zufuhr von 2 g Magnesiumsulfat (4 mmol) in einer 20%igen Lösung über 2–5 min. Bei normaler Nierenfunktion können in den folgenden 24 h weitere 10 g dieser Lösung und später 4–6 g/Tag zur Auffüllung des Magnesiumbestandes des Organismus verabreicht werden.

Bei gestörter Nierenfunktion muß die Magnesiumgabe langsam und unter ständiger Kontrolle des Mg^{++}-Serumspiegels erfolgen. Die intravenöse Mg^{++}-Gabe kann eine Hypotension verursachen, weshalb der Blutdruck engmaschig kontrolliert werden muß.

Chronische Hypomagnesiämie: Bei symptomatischen Patienten kann der Magnesiummangel gewöhnlich durch die Gabe von 3–6 g $MgSO_4$ über 3 Tage ausgeglichen werden. Zur oralen Einnahme sind Magnesiumsalzpräparate im Handel. Bei einer Dosierung von 5–80 mmol/l werden diese i. allg. gut vertragen, bei höherer Dosierung wirken sie abführend.

(Anmerkung: 10 ml Magnesiummilch enthalten 14 mmol Mg^{++}; 600 mg Magnesiumoxid enthalten 14 mmol Mg^{++}.)

Prophylaxe

Bei hospitalisierten Patienten mit normaler Nierenfunktion können 1–2 g $MgSO_4$ als Infusionszusatz eine Hypomagnesiämie verhindern.

Hypermagnesiämie (Mg^{++} >1,2 mmol/l)

Evaluation und Differentialdiagnose

Leichte Erhöhungen des Magnesiums (i. allg. <2 mmol/l) kommen vor unter Lithiumtherapie, bei Knochenmetastasen, Hypothyreose, viraler Hepatitis und akuter Azidose. In der Klinik am häufigsten ist die Hypermagnesiämie bei Patienten mit Nierenfunktionsstörungen, die gleichzeitig magnesiumhaltige Medikamente (in der Regel Antazida) erhalten.

Klinische Befunde und Symptome

Symptome einer Hypermagnesiämie stellen sich gewöhnlich erst ein, wenn der Serumspiegel 2 mmol/l überschreitet. Eines der ersten Zeichen einer Magnesiumintoxikation ist der Verlust der tiefen Sehnenreflexe. Diese fallen ab einem Serumwert >3 mmol/l aus. Andere Symptome sind Hypotonie, Übelkeit, Erbrechen, Hautrötungen und Bradykardie. Muskelparalysen können ab einem Serumspiegel >5 mmol/l auftreten, eine Atemdepression ab 6–7 mmol/l und eine Asystolie bei Werten, die 7,5 mmol/l überschreiten.

Therapie

Stoppen der Magnesiumzufuhr.

Kalziumgabe: Kalziumgluconat oder -chlorid (100–200 mg i.v. über 5–10 min) heben die toxischen Effekte einer Hypermagnesiämie sofort auf, wirken aber nur vorübergehend.

Dialyse. Bei eingeschränkter renaler Funktion kann eine Hämo- oder Peritonealdialyse erforderlich werden.

Prävention: Vermeiden magnesiumhaltiger Substanzen bei Patienten mit eingeschränkter Nierenfunktion.

Literatur

Askanazi J, Starker P, Weissman C (1986) Fluid and electrolyte management in critical care. Butterworths, London
Campbell J, Frisse M (1983) Manual of medical therapeutics, 24th edn. Little, Brown, Boston
Harrington J, Cohen J (1975) Measurement of urinary electrolytes, indications and limitations. NEJM 293:1241
Medical Clinics of North America (1978) Symposium of Renal Therapeutics 62:6
Narins R (1986) Therapy of hyponatremia: Does haste make waste? NEJM 314:1573
Narins R et al. (1982) Diagnostic strategies in disorders of fluid, electrolyte and acid-base homeostasis. Am J Med 72:496
Oh M, Carroll H (1977) The anion gap. NEJM 297:814
Sabiston DC jr (1987) Essentials of surgery. Saunders, Philadelphia
Schrier R (1981) Manual of nephrology: Diagnosis and treatment. Little, Brown, Boston
Stoff J (1982) Phosphate homeostasis and hypophosphatemia. Am J Med 72:489
Valtin H (1983) Renal function: Mechanisms preserving fluid and solute balance in health. Little, Brown, Boston

8 Gastrointestinaltrakt

F. S. ROTOLO

Gastrointestinale Blutungen

Gastrointestinale Blutungen können lebensbedrohliche Ausmaße annehmen.
Die Patienten leiden Todesangst. Die Behandlung einer massiven gastrointestinalen Blutung muß daher sofort eingeleitet werden. Sie verläuft in 3 sich mitunter überschneidenden Phasen: Kreislaufstabilisierung, Lokalisation der Blutung und Stillen der Blutung.

Kreislaufstabilisierung

Die Dringlichkeit, mit der diagnostische und therapeutische Maßnahmen vorangetrieben werden müssen, hängt vom Ausmaß der Blutung ab. Eine massive
Hämorrhagie besteht definitionsgemäß ab einem Blutverlust von 30% des geschätzten totalen Blutvolumens bzw. bei Blutverlusten, die eine Transfusion
von 6 oder mehr Konserven in 24 h erforderlich machen. Auch bei weniger
massiven Blutungen kann, insbesondere bei älteren Patienten mit Zerebral-
und Koronarsklerose, eine sofortige Intervention notwendig werden. In jedem
Fall sollte bei suspekten Blutungen die Überwachung des Patienten auf der
Intensivstation mit dem entsprechenden Monitoring erfolgen. Primär sind folgende Maßnahmen wichtig:

1. Legen von 2 peripheren großlumigen Zugängen (14–16 gg.). Ein zentralvenöser Zugang kann erforderlich werden; die Folgen möglicher Komplikationen
bei der Punktion (z. B. Pneumothorax) sind aber gerade bei hämodynamisch
instabilen Patienten gegenüber den Vorteilen (z. B. Notwendigkeit einer ZVD-
gesteuerten Volumensubstitution?) abzuwägen.

2. Erheben der Anamnese und körperliche Untersuchung. Insbesondere wichtig zu ermitteln sind: stattgehabte gastrointestinale Blutungen, Ulkusanamnese, bekannte Divertikulose, Medikamenteneinnahmen und Alkoholkonsum
(insbesondere Einnahme von Salicylaten), Voroperationen (z. B. Zustand nach
Operation eines Bauchaortenaneurysmas). Die körperliche Untersuchung muß
Blutdruck- und Pulsmessungen sowohl in liegender als auch in sitzender Posi-

---

Anmerkungen des Übersetzers sind mit * versehen.

tion umfassen. Insbesondere im Hinblick auf die Lokalisation der Blutung (z. B. tastbarer Rektumtumor) ist die rektale Untersuchung obligatorisch. Zu Melaena (Teerstuhl) kann es schon bei einer oberen gastrointestinalen Blutung von 50 ml kommen. Der Guajak-Test (Hämoccult) bleibt danach bis zu 3 Wochen positiv. Blutige Stühle sprechen für eine Blutung im unteren Gastrointestinaltrakt, können aber auch bei massiven oberen gastrointestinalen Blutungen auftreten.

3. Blutentnahme zur Bestimmung von Hämoglobin, Hämatokrit, Quick, PTT, Elektrolyten, Blutgruppe sowie zum Kreuzen von 6 Blutkonserven. Bis zur Stabilisation sollte der Hämatokrit 4stündlich kontrolliert werden. Dabei ist zu beachten, daß der Hämatokritwert oft erst 12−36 h nach Blutungsbeginn abfällt. Somit kann ein normaler Hämatokritwert über erhebliche Blutverluste hinwegtäuschen. Suspekt für eine obere gastrointestinale Blutung sind auch Erhöhungen des Harn- und Stickstoffs ohne Nachweis einer assoziierten Nephropathie.

4. Kontinuierliche Kontrolle der Vitalzeichen:
Blasenkatheter zur Messung der Urinausscheidung,
arterieller Weg zur kontinuierlichen Blutdruckableitung und Blutentnahme und
ZVK oder Pulmonalarterienkatheter (sofern aufgrund der individuellen Kreislaufsituation bzw. kardialer Risikofaktoren erforderlich).

5. Abschätzen des Blutverlustes: Dies kann anhand einer Analyse der Magensondenverluste bzw. durch eine Stuhlblutuntersuchung erfolgen. Eine einfachere Methode ist die Beurteilung des Blutungsausmaßes anhand der Kreislaufreaktion des Patienten auf Volumengabe (2 l). Folgende Korrelationen dienen dabei als Orientierungshilfe:
− Normalisierung und Stabilisierung des Blutdruckes: 15−30% Blutverlust;
− kurzzeitiger Blutdruckanstieg: 30−40% Blutverlust;
− trotz Volumensubstitution weiter abfallender Blutdruck: Blutverlust >40%.

6. Optimalisierung der Sauerstoffversorgung des Gewebes (s. Kap. 1). Hierzu gehört neben der Volumentherapie bzw. Bluttransfusion eine entsprechende medikamentöse Einstellung von Pre- und Afterload sowie der Herzfrequenz.

7. Frühzeitige Bluttransfusionen: Bei großen Blutverlusten sollte hämodynamisch instabilen Patienten sofort Blut verabreicht werden. Das Risiko eines Transfusionszwischenfalls ist gering (<1%). Nach Transfusion von 6 Blutkonserven (6 Erythrozytenkonzentrate) oder Thrombozytenkonzentraten (10 TK), ist eine Substitution von FFP zu erwägen. Durch Vorwärmen des zu transfundierenden Blutes läßt sich eine Hypothermie (einschließlich sekundärer Komplikationen) verhindern.

Hinsichtlich der Applikation von Ca^{++} bei gastrointestinalen Blutungen gehen die Meinungen auseinander. Indiziert ist die Gabe, wenn es nach adäquater Bluttransfusion (Infusionsgeschwindigkeit 50 ml/h) zu keiner Stabilisierung der Kreislaufsituation kommt.

Blutungslokalisation

Magensonde

„Kaffesatzartiges" Erbrechen oder die Aspiration von tiefrotem Blut aus dem Magen sprechen für eine Blutungsquelle proximal des Pylorus.

Alle Patienten mit einer oberen gastrointestinalen Blutung benötigen eine Magensonde. Kann kein Blut aspiriert werden, empfiehlt sich eine Spülung des Magens. Ist die Spülflüssigkeit klar, muß von einer Blutung distal des Pylorus ausgegangen werden. Eine andere Möglichkeit ist, daß eine stattgehabte Magenblutung (temporär) zum Stillstand gekommen und das Blut über den Pylorus abgelaufen ist. Im anderen Fall sollte versucht werden, den Magen von Gerinnseln freizuspülen. Auch bei einer fraglichen oberen gastrointestinalen Blutung empfiehlt sich das Legen einer großlumigen Magensonde (sog. Ewald-Tubus).

Endoskopie

Gastroduodenoskopie

Eine notfallmäßige Endoskopie ist indiziert, wenn das Ausmaß der Blutung eine chirurgische Intervention notwendig erscheinen läßt. In erster Linie soll die Lokalisation der Blutung festgestellt werden. Mortalität und Morbidität der oberen gastrointestinalen Blutung konnten durch die frühzeitige Endoskopie nicht nachweislich gesenkt werden. Da der diagnostische Wert der Untersuchung im Vordergrund steht, wird sie erst nach Stabilisierung des Patienten durchgeführt. Von zunehmender Bedeutung ist der therapeutische Einsatz der Endoskopie. Ein entscheidender Vorteil der Endoskopie ist, daß sie direkt am Patientenbett durchgeführt werden kann, das Monitoring braucht nicht unterbrochen zu werden. Untersucht werden Ösophagus, Magen und Duodenum. Um optimale Sichtbedingungen zu schaffen, werden Blutgerinnsel durch Magenspülung entfernt. Durch die Endoskopie lassen sich obere gastrointestinale Blutungen in 90% der Fälle lokalisieren; die Komplikationsrate der Methode liegt bei unter 1%. Bei 2/3 der Patienten finden sich 2 Läsionen, die als Blutungsquelle in Frage kommen.

Proktosigmoidoskopie

Nach Inspektion und digitaler rektaler Untersuchung sollte zum Ausschluß einer (*tiefen) Blutungsquelle eine starre Proktosigmoidoskopie vorgenommen werden. Damit können nicht nur Blutungen im Bereich des Rektums und distalen Sigmoids, sondern auch z. B. ischämische oder entzündliche Schleimhautveränderungen festgestellt werden.

Koloskopie

Eine Koloskopie dient in erster Linie dazu, die Ursache einer Blutung im unteren Gastrointestinaltrakt einzugrenzen (z. B. Hinweis für Kolontumor oder

Angiodysplasie); die exakte Lokalisation der Blutungsquelle gelingt nur selten, was auch dadurch bedingt ist, daß die Blutung zum Zeitpunkt der Koloskopie oft nicht aktiv ist.

Röntgendiagnostik

Oberer Gastrointestinaltrakt: In der Diagnostik der oberen gastrointestinalen Blutung wurde die Röntgenuntersuchung nach einem Bariumschluck weitgehend durch die Endoskopie (s. oben) ersetzt.

Unterer Gastrointestinaltrakt: Obwohl der Kontrasteinlauf in der Diagnostik der unteren gastrointestinalen Blutung wichtige Informationen, insbesondere über das Ausmaß und die Lokalisation von pathologischen Prozessen (z. B. Tumoren, Divertikel) liefern kann, ist auch hier die Koloskopie Methode der Wahl, bei der genauso Divertikel und vaskuläre Malformationen identifiziert und darüber hinaus gleichzeitig Biopsien aus tumorverdächtigen Arealen entnommen werden können.

Radionuklidszintigraphie

Verwendet werden mit ^{99m}Technetium markierte Schwefelkolloide oder (gebräuchlicher) mit ^{99m}Technetium markierte autologe Erythrozyten. Indiziert ist eine Szintigraphie v. a. bei Patienten mit geringgradigen oder intermittierenden Blutungen. Nach initialer Injektion der markierten Zellen werden in bestimmten Zeitabständen Aufnahmen angefertigt. Im Bereich der Blutungsquelle kommt es im Verlauf der Zeit zu einer Aktivitätsanreicherung, durch die auch das Ausmaß der Blutung abgeschätzt werden kann. Szintigraphisch lassen sich gewöhnlich selbst Blutungen von nur 0,1 ml/min identifizieren. Mit Hilfe der Szintigraphie kann eine konventionelle Angiographie (die im Stadium der aktiven Blutung durchgeführt werden sollte) zeitlich besser geplant werden. Ein Nachteil ist, daß sich die markierten roten Blutzellen sich nicht notwendigerweise im Bereich der Blutung ansammeln; sie können zunächst in intestinalen Kapazitätsgefäßen gepoolt sein, weshalb oft angiographische Follow-up-Untersuchungen notwendig sind.

Angiographie

Angiographisch können kontinuierliche Blutungen von 1−2 ml/min dargestellt werden. Die Identifizierung der Blutung ist insofern problematisch, als auch massive Blutungen intermittierend auftreten können. Obwohl die Angiographie die Blutungsstelle genau zu lokalisieren vermag und auch therapeutisch eingesetzt werden kann (Gefäßembolisation), bleibt die Endoskopie bei Blutungen im oberen Gastrointestinaltrakt die Methode der Wahl. Bei Blutun-

ʿgen im unteren Gastrointestinaltrakt können die A. mesenterica inferior und superior zur Blutungslokalisation selektiv dargestellt werden. Es besteht die Möglichkeit, den Angiographiekatheter vor Ort zu belassen und zur gezielten Applikation von Vasopressin zu benutzen.

Blutstillung

Über 75% aller gastrointestinalen Blutungen kommen spontan zum Stillstand. Nur bei einem kleinen Prozentsatz der Patienten ist die Blutung so massiv, daß sich ein hämorrhagischer Schock entwickelt und eine notfallmäßige Intervention erforderlich wird. Art und Ausmaß der Therapie hängen nicht zuletzt von der Blutungsursache ab. Oft können die zur Lokalisation der Blutungsquelle angewandten diagnostischen Maßnahmen gleichzeitig therapeutisch genutzt werden (s. oben).

Häufige Ursachen einer oberen gastrointestinalen Blutung sind: Mallory-Weiss-Syndrom, Ösophagusvarizen, Magen- oder Duodenalgeschwüre und erosive Gastritiden. Im unteren Gastrointestinaltrakt liegen häufig Divertikel oder Angiodysplasien als Blutungsursache vor; seltener sind Tumoren, entzündliche Darmerkrankungen, Hämorrhoiden, blutende Meckel-Divertikel oder aortoenterische Fisteln.

Mallory-Weiss-Syndrom

Beim Mallory-Weiss-Syndrom handelt es sich um längsverlaufende blutende Schleimhautrisse im Bereich des ösophagogastralen Übergangs, die im Zusammenhang mit einer plötzlichen Druckerhöhung im Magen, z. B. bei Erbrechen, auftreten. Gehäuft wird das Syndrom bei Alkoholikern beobachtet. In der Mehrzahl der Fälle sistieren die Blutungen spontan. Bei persistierenden Blutungen kommt die selektive intraarterielle Infusion von Vasopressin, eine endoskopische Sklerosierungsbehandlung oder das Legen einer Sengstaken-Blakemore-Sonde in Frage. Bleiben diese Methoden ohne Erfolg, muß die Läsion über eine hohe longitudinale Gastrotomie dargestellt und übernäht werden.

Ulcus duodeni

Ein blutendes Ulcus duodeni ist die häufigste Ursache der oberen gastrointestinalen Blutung. Parallel zur initialen Kreislaufstabilisation werden H_2-Blocker oder Antazida verabreicht. Es folgt der Versuch der endoskopischen Blutstillung mittels Elektro- bzw. Laserkoagulation oder Sklerosierung. Des weiteren kommt eine angiographische Embolisation des blutenden Gefäßes in Frage.

Eine sofortige Operation sollte bei massiv blutenden Ulzerationen erfolgen, insbesondere wenn endoskopisch ein spritzender Gefäßstumpf zu sehen ist.

Das blutende Ulkus wird übernäht und der Eingriff mit dem Ziel erweitert, die Säureproduktion des Magens zu vermindern. Bei kreislaufinstabilen Patienten geschieht das durch Vagotomie und Pylorotomie, bei stabilen Patienten wird eine Antrektomie oder selektive, proximale Vagotomie vorgenommen. Die Mortalität dieser Verfahren liegt bei 5–10%. Prognostisch wichtige Faktoren sind das Alter des Patienten und die Anzahl der perioperativ notwendigen Bluttransfusionen.

Ulcus ventriculi

Bei der notfallmäßigen Operation sollte das blutende Ulkus reseziert werden, eine Vagotomie ist nicht obligatorisch. Wird das Ulkus nur übernäht, ist die Gefahr einer Rezidivblutung selbst nach Vagotomie und Pylorotomie erhöht. Bei einem Ulcus ad pylorum bzw. der Kombination eines Ulcus ventriculi mit einem Ulcus duodeni empfiehlt sich zusätzlich zur Resektion die Vagotomie.

Erosive Gastritis (s. S. 262 ff.)

Ösophagusvarizenblutungen

90–95% der Ösophagusvarizen in den USA entstehen auf dem Boden einer portalen Hypertension bei alkoholbedingter Leberzirrhose. Bei ca. 1/3 der Patienten mit Ösophagusvarizen kommt es zu einer oberen gastrointestinalen Blutung. Diese rührt neueren Untersuchungen zufolge in der Mehrzahl der Fälle von den Varizen her. Nach den Ergebnissen länger zurückliegender Studien waren die Varizen in bis zu 50% der Fälle nicht die Blutungsursache. Die Rezidivrate bei Ösophagusvarizenblutung beträgt mehr als 70%, wobei das zweite Blutungsereignis gewöhnlich innerhalb der ersten 6 Wochen nach dem ersten auftritt. Die Mortalität der Ösophagusvarizenblutung beträgt 30–40%. Eine Operation als Notfallmaßnahme ist nur in Ausnahmefällen angezeigt.

Kreislaufstabilisation

Zunächst im Vordergrund stehen die Volumensubstitution und ggf. die Korrektur einer Koagulopathie mit FFP und Thrombozytenkonzentrate. Eine metabolische Alkalose kann durch i.v.-Applikation von Kalium ausgeglichen werden.

Obligatorisch ist ein lückenloses Monitoring des Patienten auf der Intensivstation. Blut sollte durch Magenspülung und abführende Maßnahmen aus dem Gastrointestinaltrakt entfernt werden, um einer Enzephalopathie vorzubeugen. Bei drohender Enzephalopathie sollten Laktulose und Neomycin zur Darmsterilisation eingesetzt werden.

Vasopressin (z. B. Pitressin)

Die intraarterielle Infusion von Vasopressin stellt bei Ösophagusvarizenblutung eine wirksame therapeutische Maßnahme dar. Man beginnt mit einer Dosis von 0,2−0,4 E./min peripher venös. Bei Sistieren der Blutung wird die Dosis in den nächsten 12 h auf 0,1 E./min reduziert. Dieses Vorgehen ist in 50% der Fälle wirksam. Bei Patienten mit KHK ist Vasopressin wegen seines gefäßverengenden Effekts auf die Koronarien kontraindiziert. Die Wirksamkeit von Somatostatin, das weniger Nebenwirkungen hat, wird derzeit in klinischen Studien geprüft.

Ballontamponade mittels Sengstaken-Blakemore-Sonde

Mit der Ballonsonde können 50−80% der Ösophagusvarizenblutungen temporär gestoppt werden. Der im Magen liegende Ballon wird mit 100 ml Luft im Bereich des ösophagokardialen Übergangs entfaltet. Die Lage der Sonde wird im Röntgenbild überprüft und der Ballon anschließend mit 150−200 ml Luft zusätzlich aufgefüllt. Der im Ösophagus liegende Ballon muß mit einem Druck von 24−45 mmHg aufgeblasen werden; er wird nur benutzt, wenn die Blutung durch den Ballon, der am Mageneingang liegt, nicht gestoppt werden kann. Um eine Aspiration von Blut zu verhindern, kann eine zusätzliche Magensonde oberhalb des Ösophagusballons plaziert werden. Die Sonde wird unter Zug gehalten, indem man sie z. B. am Mundschutz eines Footballhelms, der dem Patienten aufgesetzt wird, befestigt. (*In Deutschland wird der Zug üblicherweise durch entsprechende Gewichte, die über ein am Krankenbett installiertes Extensionsgestell geleitet werden, aufgebracht.)
  Normalerweise wird die Tamponade 24 h belassen. Bei längerer Verweildauer muß mit Drucknekrosen gerechnet werden.

Sklerosierung

In vielen chirurgischen Zentren hat die endoskopische Sklerosierung der Varizen die akute Blutstillung mittels der oben beschriebenen Methoden abgelöst. Die Morbidität der Sklerosierungsbehandlung beträgt 2−10%, die Mortalität 1−3%. Die Rezidivrate ist vergleichsweise hoch (ca. 50%), weshalb sekundär die Anlage eines distalen splenorenalen Shunts zur Verhinderung einer Rezidivblutung zu erwägen ist.
  Nachuntersuchungen zeigen, daß die Überlebensrate von Patienten, die vor dem operativen Eingriff sklerosiert worden waren, höher ist als die derjenigen, die ohne vorherige Sklerosierungsbehandlung operiert wurden.

Notfalloperationen

Eine notfallmäßige chirurgische Intervention kommt nur bei den Patienten in Betracht, bei denen alle oben genannten konservativen Maßnahmen zur Blu-

tungsstillung fehlschlagen. Portokavale Shuntoperationen oder eine Ösopha-
gusteilresektion mit Reanastomosierung unter Benutzung eines Staplers sind
die am häufigsten durchgeführten Notfalloperationen. Unter elektiven Bedingungen ist die (distale) splenorenale Shuntoperation, bei der die portale Perfusion der Leber erhalten bleibt, vielerorts das favorisierte Verfahren.

Propranolol

Eine Senkung der Herzfrequenz um 25% durch Propranolol kann zur Verhinderung von Rezidivblutungen beitragen. Bei akuten Blutungen ist diese Behandlung nicht indiziert.

Aortoenterische Fisteln

Bis zum Ausschluß des Gegenteils sind gastrointestinale Blutungen bei Patienten mit einer Gefäßprothese der Bauchaorta ein Hinweis für eine aortoenterische Fistel. Die massive Hämorrhagie folgt in diesem Fall meist einem kleineren Blutungsereignis. Zur Sicherung der Diagnose müssen notfallmäßig Endoskopie, CT und Angiographie durchgeführt werden. Die Behandlung besteht
in der Entfernung der Gefäßprothese, der Ligatur der Aorta, Naht von Duodenum bzw. Jejunum und Anlage eines extraanatomischen Bypass. Die Mortalität dieses Eingriffs beträgt 50%.

Untere gastrointestinale Blutungen

Häufigste Ursachen akuter unterer gastrointestinaler Blutungen sind nach un-
seren Erkenntnissen Divertikel und Angiodysplasien. Obwohl bekannt ist, daß
Divertikelblutungen meist im Colon ascendens lokalisiert sind, ist eine subto-
tale Kolektomie erforderlich, wenn die Blutungsquelle präoperativ nicht sicher
dargestellt werden konnte. Zur präoperativen Diagnostik gehören Radio-
nuklidszintigraphie und Angiographie. In 80% der Fälle führt die intraarterielle Applikation von Vasopressin bei Blutungen im Kolon zu einem temporären
Sistieren der Blutung. Die Hälfte dieser Patienten bluten nach Absetzen der
Vasopressininfusion weiter. Bei Patienten mit geringer Gefährdung kann eine
angiographische Embolisation versucht werden.

Erosive Gastritis

80−100% der (endoskopisch untersuchten) Patienten auf Intensivstationen
haben Schleimhautläsionen im Sinne einer erosiven Gastritis (synonym Streßgastritis, Streßulkus, hämorrhagische Gastritis). Okkulte obere gastrointestina-

le Blutungen sind demnach häufig, führen aber nur in seltenen Fällen zu massiven Blutverlusten. Der Grund hierfür ist in erster Linie in der Tatsache zu sehen, daß man sich in den letzten Jahren mit der Pathophysiologie dieser Erkrankung eingehend beschäftigt und effektive prophylaktische Maßnahmen zur Verhinderung von Blutungen eingeführt hat.

Definition

Multiple Erosionen in der Magenschleimhaut, die die Muscularis mucosae nicht tangieren. Die Läsionen treten meist zuerst im säureproduzierenden Teil des Magens auf.

Pathophysiologie

Die Genese der Magenerosionen ist multifaktoriell, es besteht letztlich ein verminderter Schleimhautschutz gegen die vom Magen selbst produzierte Säure. Insbesondere bei Sepsis, Schock und Verbrennungen werden Schleimhauterosionen häufig beschrieben.

Klinische Manifestation

Die Blutungen aus Schleimhauterosionen sind nur selten massiv. Meistens handelt es sich um leichte Sickerblutungen, die sich nur langsam hämodynamisch bemerkbar machen. Symptome manifestieren sich in der Regel erst 3 – 10 Tage nach Auftreten der Erosion. Da es sich primär nicht um Geschwüre handelt, sind Magenperforationen selten.

Sonderformen

Curling-Ulkus: Vorwiegend im Duodenum lokalisierte Erosionen oder Ulzerationen, die häufig bei Patienten mit Verbrennungen von mehr als 1/3 der Körperoberfläche in der Rekonvaleszenzphase auftreten.

Cushing-Ulkus: Ulzerationen im Ösophagus, Magen oder Duodenum, die gehäuft bei neurochirurgischen Patienten mit Schädel-Hirn-Trauma auftreten. Es handelt sich um echte Geschwüre (Perforationsgefahr!).

Therapie

Vorrangig ist die Prophylaxe. Kommt es zu massiven Blutungen, lassen sich diese meist konservativ beherrschen.

Prophylaxe

Die Prophylaxe beinhaltet die kausale Therapie des Grundleidens (z. B. Behandlung einer Sepsis, Atemhilfe etc.), genauso wie eine Korrektur von Faktoren, die Erosionen Vorschub leisten können, wie z. B. Verschiebungen des Magensaftmilieus.

Medikamente, die zur Prävention und Behandlung von erosiven Gastritiden zum Einsatz kommen, sind in Tabelle 1 zusammengestellt. Die Empfehlung, Antazida den Vorzug vor H_2-Blockern zu geben, beruht sowohl auf klinischen Erfahrungen als auch auf theoretischen Überlegungen. Unter Sucralfaten, die genauso effektiv wie Antazida zu sein scheinen, ist die Inzidenz nosokomialer Pneumonien geringer.

Konservative und interventionelle Maßnahmen

Als erstes sollte die Antazidatherapie erhöht und endoskopisch eine andere Blutungsursache ausgeschlossen werden. Gleichzeitig kann die Endoskopie (Laser- oder Elektrokoagulation) als therapeutische Maßnahme dienen. Alternativ kommt eine Angiographie in Frage. Dabei kann die A. gastrica sinistra selektiv dargestellt und mit Vasopressin perfundiert werden. Eine andere Möglichkeit der interventionellen radiologischen Therapie ist die Embolisation des blutenden Gefäßes z. B. mit Gelfoam.

Tabelle 1. Medikamente zur Prophylaxe und Behandlung von oberen gastrointestinalen Blutungen

Präparat	Dosis	Wirkungsmechanismus
Antazida	30 – 60 ml via Magensonde stündlich (bis zur Einstellung des Magensaftes auf einen pH > 4,0)	Säureneutralisation
Cimetidin (z. B. Tagamet)	300 mg i.v., alle 6 h	H_2-Rezeptorenblockade
Ranitidin (z. B. Zantic)	50 mg i.v., alle 8 h	
Sucralfat (z. B. Ulcogant)	1 g in 10 ml NaCl (0,9%) via Magensonde alle 4 h	Zytoprotektiver Effekt (Schleimhautschutz)

Operative Therapie

Verschiedene Operationsverfahren vom Übernähen der Erosion bis hin zur totalen Gastrektomie sind praktiziert worden. Am weitesten verbreitet ist das Übernähen der Erosion, kombiniert mit einer Vagotomie und Pyloroplastik.

Akute Pankreatitis

Die akute Pankreatitis kommt in verschiedenen ätiologischen Formen vor; die Symptome reichen von einer leichten epigastrischen Abwehrspannung über schwere Schmerzzustände bis hin zum Kreislaufschock. Die postoperative Pankreatitis verläuft nicht selten letal, wenn sie bei den vorerkrankten und gesundheitlich angeschlagenen Patienten nicht rechtzeitig erkannt wird.

Pathophysiologie

Bezüglich der Pathogenese der akuten Pankreatitis gibt es mehrere Theorien; als Ursachen werden v. a. ein „common channel" (*gemeinsame Einmündung von Ductus choledochus und Ductus pancreaticus; Gallereflux?), Pankreasgangverlegung (*Gallensteine), Durchblutungsstörungen und Hyperlipidämie genannt. Durch die Entzündung der Bauchspeicheldrüse werden Pankreasenzyme aktiviert; es kommt zur Autodigestion mit Ausbildung von Pankreasnekrosen. Die morphologischen Veränderungen reichen vom leichten Ödem bis hin zur hämorrhagischen Nekrose.

Ätiologie

Pankreatitiden kommen v. a. in Verbindung mit Gallenerkrankungen (Cholezystolithiasis), Alkoholismus, Traumen, Hyperkalzämie und Medikamentenabusus (z. B. Hydrochlorothiazide, Kortikosteroide) vor.

Klinische Manifestation

Typische Symptome einer Pankreatitis sind epigastrische, in den Rücken ausstrahlende Schmerzen, Übelkeit, Erbrechen, Fieber, eine tastbare Oberbauchschwellung, Hypotonie, Ikterus, abdominelle Abwehrspannung, das Grey-Turner-Zeichen (purpurfarbene Verfärbung der linken Flanke) sowie das Cullen-Zeichen (bläuliche Hautverfärbung periumbilikal).

Differentialdiagnose

Ulcus pepticum, intestinale Obstruktionen, Mesenterialinfarkt und Gallenwegserkrankungen können sowohl das klinische Bild einer Pankreatitis annehmen als auch zu einer Amylaseerhöhung führen.

*Laborbefunde (*unspezifisch)*

- Hyperamylasämie. Der Serumamylaseanstieg ist am höchsten bei biliärer Pankreatitis. Der Test ist unspezifisch, aber sensibel; bei 95% der Patienten mit Pankreatitis ist eine Hyperamylasämie nachweisbar.
- Urinamylase bzw. Amylaseclearance (siehe Gleichung 1).

$$\frac{\text{Amylaseclearance}}{\text{Kreatininclearance}} = \frac{\text{Urinamylase}}{\text{Serumamylse}} \cdot \frac{\text{Serumamylase}}{\text{Urinkreatinin}} \, . \tag{1}$$

Ein Wert von 1–4% in Gleichung 1 ist normal, ein Verhältnis > 4% ist typisch für eine Pankreatitis. Mit Hilfe von Gleichung 1 läßt sich auch eine renal bedingte Amylaseerhöhung (herabgesetzte Amylaseclearance) von anderen Hyperamylasämien abgrenzen.
- Hyperlipasämie
- Hypokalzämie
- Hyperglykämie

* Parameter zur Differenzierung einer leichten (ödematösen) von einer schweren (nekrotisierenden) Pankreatitis sind z.B. C-reaktives Protein, Antiproteasen und Komplementfaktoren.

Röntgenbefunde

Folgende Befunde können bei akuter Pankreatitis in den Röntgenaufnahmen des Abdomens und Thorax zu erheben sein (nach der Häufigkeit der Befunde): Zeichen eines segmentalen Ileus, segmentale Kolondilatation, verwaschener Psoasschatten, vermehrte Dichte der epigastrischen Weichteile, dilatierte Duodenalschleife, linksseitiger Pleuraerguß, Kalzifikationen im Pankreas. Sonographie und CT (mit Kontrastmittel i.v.) sind weiterführende diagnostische Maßnahmen. Sie geben oft Aufschluß hinsichtlich der Ätiologie (z.B. Cholezystolithiasis) und liefern wertvolle Informationen über morphologische Veränderungen im Pankreas und Retroperitoneum im akuten Stadium (Perfusion des Pankreas, Lokalisation und Ausmaß peripankreatischer Flüssigkeitsansammlungen) wie auch in der Spätphase der Erkrankung (z.B. Pseudozysten, Abszesse).

Konservative Therapie

Nahrungskarenz und Magensonde: Die Absaugung des Magensafts vermindert den Brechreiz; nicht bewiesen ist, daß damit Schwere und Verlauf der Erkrankung positiv beeinflußt werden können. Nach Rückbildung der Symptome und Normalisierung der Amylasewerte empfiehlt es sich, die Ernährung mit einer fettarmen Diät aufzubauen. Bei schweren Formen der Pankreatitis ist eine parenterale Infusionstherapie angezeigt. Auf Fette sollte verzichtet werden, wenn eine Hyperlipidämie als potentieller pathogenetischer Faktor der Entzündung im Raum steht.

Substitution von Flüssigkeit und Elektrolyten: *Prinzipiell werden Flüssigkeitsverluste in den 3. Raum mit kristalloiden Lösungen ersetzt. Die Gabe von Blut und FFP kann bei entsprechenden laborchemischen Veränderungen indiziert sein.

Atemtherapie: Auch bei fehlenden klinischen und radiologischen Hinweisen für eine Atemstörung kann sich sehr rasch eine Hypoxämie entwickeln. Daher sollten die arteriellen Blutgase engmaschig kontrolliert werden.

Analgesie: Hinsichtlich des Effektes auf die Papilla vateri sollten Analgetika ohne Morphinwirkung bevorzugt eingesetzt werden.

Antibiotika: Insbesondere bei der alkoholbedingten Pankreatitis sind Antibiotika nicht von vornherein indiziert. Gewöhnlich werden sie bei biliärer Pankreatitis (z. T. auch prophylaktisch) eingesetzt; notwendig sind sie in jedem Fall bei Hinweisen für eine Abszedierung.

Operative Therapie

Unter konservativer Therapie bilden sich die Beschwerden in über 80% der Fälle rasch zurück. Eine operative Intervention bei schweren Formen (nekrotisierende bzw. hämorrhagische Pankreatitis) ist angezeigt bei peritonitischem Abdomen oder wenn sich das Krankheitsbild trotz maximaler Intensivtherapie nicht beherrschen läßt, d. h. sich ein progredientes (septisches) Multiorganversagen entwickelt. Dasselbe gilt für Komplikationen wie z. B. akute Blutungen oder Abszedierungen. Ziel der chirurgischen Therapie ist, Nekrosen auszuräumen (i. S. eines Debridements) und das Abdomen zu lavagieren (Elimination von Toxinen). Bei leichten und mittelschweren Formen der biliären Pankreatitis besteht die kausale Therapie in der Cholezystektomie und ggf. Choledochusrevision (bzw. ERCP mit Papillotomie). Dies sollte als definitive Maßnahme frühzeitig, d. h. nach Abklingen der akuten Beschwerden und Stabilisation des Patienten noch während desselben Krankenhausaufenthaltes erfolgen.

Prognose

8–15% der Patienten mit akuter Pankreatitis nehmen einen schweren Verlauf. Die Letalität der akut nekrotisierenden Pankreatitis liegt bei 10%. Die höchste Mortalität besteht bei der postoperativen Form (bis 40%). Ranson [15] definierte 1974 11 objektive klinische Zeichen, mit denen sich Patienten mit einem hohen Risiko quoad vitam identifizieren lassen (Tabelle 2). Bei Patienten mit weniger als 3 positiven Ranson-Kriterien lag die Mortalität bei 1%, bei 3–4 positiven Zeichen betrug sie 16%, bei 5–6 Punkten 40%. Waren mehr als 7 Kriterien erfüllt, war die Prognose infaust (Mortalität 100%). In neueren Untersuchungen sind die Mortalitätsraten deutlich niedriger.

Tabelle 2. Prognostisch ungünstige Zeichen bei akuter Pankreatitis (Ranson-Kriterien)

Bei stationärer Aufnahme	Innerhalb der ersten 48 h nach der stationären Aufnahme
Alter >55 Jahre	Hkt-Abfall $>10\%$
Leukozyten $>16000/mm^3$	Calcium $<2\,mol/l$
Glukose $>200\,mg/dl$	Arterieller pO_2 $<60\,mmHg$
LDH $>350\,U/l$	BE $>4\,mmol/l$
SGOT $>250\,U/l$	Harnstoffanstieg $>5\,mg/dl$
	Flüssigkeitssequestration $>6\,l$

Komplikationen

Komplikationen einer akuten Pankreatitis sind Pseudozysten, Abszesse, Fisteln, eine Milzvenenthrombose mit Ausbildung von Magenfundusvarizen, Strikturen der abführenden Gallenwege, Darmnekrosen und chronische Abdominalschmerzen.

Biliäre Sepsis und Cholangitis

Bakterien in den Gallenwegen (Bakteriobilie) können verschiedene Krankheitsbilder verursachen aber auch asymptomatisch sein. Die Charcot-Trias (Fieber, Ikterus, Schmerz im oberen rechten Quadranten) ist ein Hinweis für eine akute Cholangitis.

Bei Vorliegen der Reynold-Pentade (Fieber, Ikterus, Schmerz im rechten oberen Quadranten, Veränderungen des mentalen Zustands, Hypotension) muß mit einer eitrigen (suppurativen) Cholangitis, die mit einer hohen Mortalität einhergeht, gerechnet werden.

Bei Verdacht auf Pus in den Gallengängen ist eine sofortige chirurgische Intervention notwendig.

Tabelle 3. Ursachen der Cholangitis

Choledocholithiasis
Stenosen und Strikturen: postoperativ, tumorös, entzündlich (z. B. chronische Pankreatitis, sklerosierende Cholangitis)
Tumorobstruktionen (cholangioläres Karzinom, Pankreaskarzinom, Metastasen im Bereich der Leberpforte)
Biliodigestive Anastomosen
Iatrogen (ERCP, PTC)
Fremdkörper (T-Drains, biliärer Stent)

Pathophysiologie

Die bakterielle Besiedlung des obturierten oder partiell verschlossenen Ductus hepatocholedochus führt in der Regel über bilovenösen oder bilolymphatischen Reflux zur Sepsis.

Ätiologie

Gehäuft treten Cholangitiden v. a. bei den in Tabelle 3 genannten Krankheiten auf. Bei Cholezystolithiasis werden häufig positive Bakterienkulturen aus der Galle gewonnen, bei malignen obstruktiven Gallenwegserkrankungen fallen dagegen weniger als die Hälfte der Kulturen positiv aus.

Differentialdiagnose

Bei akuter Cholangitis müssen neben der akuten Cholezystitis differentialdiagnostisch Hepatitiden, Leberabszesse, eine Pankreatitis, ein Ulcus perforans oder penetrans sowie eine bakterielle Endokarditis in Erwägung gezogen werden.

Klinische Manifestation

Häufige Symptome bei Cholangitis sind: Fieber und Schüttelfrost, Abdominalschmerz mit Abwehrspannung, Übelkeit, Erbrechen, Ikterus, Veränderungen des mentalen Zustands des Patienten sowie eine beginnende Schocksymptomatik.

Tabelle 4. Keimbesiedelung des Gastrointestinaltraktes (häufigste Erreger)

Aerobier	Anaerobier
Escherichia coli	Bacterioides
Klebsiellen	Anaerobe Kokken
Enterobacter	Clostritiden
Proteus	
Pseudomonas	
Streptococcus fecalis (enterococcus)	

Laborbefunde

Leukozytose, Hyperbilirubinämie (> 3 mg/dl), Anstieg der alkalischen Phosphatase, transiente Erhöhung der Transaminasen, Hyperamylasämie.

Bakteriologie

Keime, die sowohl im Blut als auch in der Galle nachgewiesen werden können, sind i. allg. Absiedlungen aus dem Gastrointestinaltrakt (Tabelle 4). Am häufigsten kommen Escherichia coli, Klebsiellen und Enterokokken vor. Der Nachweis von Anaerobiern gelingt meistens nur bei älteren oder septischen Patienten.

Prophylaxe

Patienten mit Bakteriobilie oder Cholestase sollten nicht zuletzt wegen der anstehenden invasiven diagnostischen Maßnahmen (z.B. PTC, ERCP, T-Drain-Darstellung) prophylaktisch Antibiotika erhalten. Gewöhnlich reicht es aus, eine Dosis präoperativ zu spritzen und die Therapie postoperativ für einige Tage weiterzuführen.

Präoperative Maßnahmen

Die Behandlung einer Cholangitis ist abhängig von der Schwere der Erkrankung und dem Alter des Patienten.

Kreislaufstabilisation

Bei der Mehrzahl der Patienten mit akuter Cholangitis kommt es unter Infusion von kristalloiden Lösungen und Antibiotika zur Rückbildung der Beschwerdesymptomatik. Nach 24–48 h sollte mit der Diagnostik begonnen werden. Bei Patienten mit eitriger Cholangitis empfiehlt sich die Aufnahme auf die Intensivstation, das Legen eines PA-Katheters und arteriellen Zugangs (zur kontinuierlichen Blutdruckmessung) sowie eines Blasenkatheters. Nach erfolgter Kreislaufstabilisierung steht die operative Sanierung der Gallenwege an.

Antibiotika

Die Meinungen bezüglich der Antibiotikatherapie bei Cholangitis gehen auseinander. Prinzipiell sollten Antibiotika zur Prophylaxe und Therapie einer Bakteriämie eingesetzt werden. Die tierexperimentell gut untersuchte biliäre Verfügbarkeit von verschiedenen Antibiotika konnte in der klinischen Anwendung nicht in gleicher Weise nachgewiesen werden. Insbesondere bei Obstruktionen der Gallenwege ist die Effizienz der Antibiotika umstritten. Bei akuter (biliärer) Septikämie müssen Antibiotika mit breitem Spektrum gegen gramnegative Aerobier, Enterokokken und Anaerobier eingesetzt werden. Die klassische Dreierkombinationstherapie besteht aus einem Aminoglykosid, Ampicillin und Metronidazol oder Clindamycin. Abhängig von besonderen klinischen Erfordernissen (z. B. Niereninsuffizienz) kommen auch Penicilline und Cephalosporine der 3. Generation in Frage. Häufig angewandte Antibiotika und deren Dosierung sind in Kap. 18 zusammengestellt.

Diagnostik

Die Sonographie des Abdomens dient zur Verifikation des klinischen Befundes einer Cholestase und gibt Aufschlüsse über mögliche Ursachen der Beschwerden (z. B. Cholezystocholedocholithiasis).

Therapie

Bei akuter eitriger Cholangitis besteht die Indikation zur sofortigen Drainage der Gallenwege. Dazu was bisher eine chirurgische Intervention notwendig, wobei anzumerken ist, daß zur Drainage eines verlegten Ductus choledochus die Cholezystostomie allein nicht ausreichend ist. Die perkutane transhepatische Cholangiographie (PTC) und endoskopische retrograde Cholangiopankreatographie (ERCP) sind nicht nur von diagnostischem Wert; erste klinische Erfahrungen mit der interventionellen (radiologischen) Therapie von Gallenwegserkrankungen (z. B. Einbringen eines Katheters oder Stents in einen stenosierten Ductus choledochus oder Entfernen von Konkrementen mittels Dormia-Körbchen) sind vielversprechend. Nach Dekompression des Ductus choledochus kann die definitive chirurgische Behandlung nach Darstellung der Gallenwege und ggf. einer weiterführenden Abklärung der Cholestase elektiv erfolgen.

Prognose

Die Mortalität der unbehandelten eitrigen Cholangitis beträgt 100%. Der operative Eingriff in der Akutphase ist mit einer Mortalität von ca. 30% behaftet (ohne Sepsis 15%). Verlaufsberichte nach perkutaner oder endoskopischer Drainage einer eitrigen Cholangitis liegen nur vereinzelt vor, die Mortalität unter interventioneller radiologischer Therapie und chirurgischer Intervention dürfte vergleichbar sein.

Steinlose Cholezystitis

Die akute steinlose Cholezystitis ist selten, muß aber als typische Komplikation bei intensivstationspflichtigen Patienten (v. a. nach Polytrauma und Verbrennungen oder unter vollständiger parenteraler Ernährung) angesehen werden.

Pathophysiologie

Ähnlich wie bei einer Cholezystolithiasis kann es auch ohne Steine zu „funktionellen" Verschlüssen des Ductus cysticus mit einer Entzündung der Gallenblasenschleimhaut kommen. Als Ursache hierfür kommt z. B. eine durch Narkotika bedingte postoperative Stase des Galleflusses, eine Verminderung des Galleflusses bei Dehydratation oder eine erhöhte Viskosität der Galle, z. B. wenn der Pigmentanteil nach Bluttransfusionen steigt, in Frage. Genauso kann eine Hypotonie mit Minderperfusion der Gallenblasenmukosa ein Prädispositionsfaktor hinsichtlich einer Gallenblasenaffektion sein.

Klinische Manifestation

Die Beschwerden bei steinloser Cholezystitis sind mit den Symptomen einer akuten Cholezystolithiasis vergleichbar. Häufig wird die steinlose Cholezystitis durch die Grundkrankheit der auf der Intensivstation behandelten Patienten überlagert. Eine Sepsis ungeklärter Genese ist in vielen Fällen das einzige klinische Zeichen der Gallenblasenentzündung. Diagnostisch richtungsweisend ist die Abwehrspannung im Epigastrium.

Diagnose

Erkannt wird eine steinlose Cholezystitis i. allg. nur, wenn man sie von vornherein in die differentialdiagnostischen Überlegungen einbezieht. Bei der Abklärung ist die Ultraschalluntersuchung hilfreich. Als Zeichen einer Cholezystitis stellt sich die Gallenblasenwand verdickt dar, oft läßt sich darüber hinaus eine Flüssigkeitsansammlung um die Gallenblase herum nachweisen. Nicht indiziert sind eine orale Cholezystographie oder hepatobiliäre Szintigraphie. Eine CT-Untersuchung des Abdomens kann die Diagnose erhärten und dient insbesondere dazu, andere Ursachen einer Sepsis (z. B. einen intraabdominellen Abszeß) auszuschließen.

Therapie

Die chirurgische Therapie besteht in der Cholezystektomie bzw. Cholezystostomie bei klinisch instabilen Patienten. Mit Erfolg wurden in jüngster Zeit die ultraschallgesteuerte perkutane transhepatische Cholangiographie und Cholezystostomie zur Gallenblasen- bzw. -wegsdekompression durchgeführt.

Postoperativer Ikterus

Patienten, denen im Rahmen von großen Operationen eine Vielzahl von Blutkonserven transfundiert werden, entwickeln in der postoperativen Phase nicht selten einen Ikterus. Die zugrundeliegende Hyperbilirubinämie ist in der Mehrzahl der Fälle transient; die Rückbildung des Ikterus kann abgewartet werden,

Tabelle 5. Klassifikation des postoperativen Ikterus und häufigste Ursachen

Prähepatisch	Intrahepatisch	Posthepatisch
Hämolyse	Hepatitis	Verletzung der Gallengänge
Transfusion hämolytischen Blutes	Medikamente	Choledocholithiasis
Resorption von Hämatomen	Parenterale Ernährung	Pankreatitis
Sichelzellanämie	Schock	Cholezystitis
Operationen mit Herz-Lungen-Maschine	Sepsis	

wobei laborchemische Kontrolluntersuchungen keinesfalls unterbleiben dürfen. Weiterführende diagnostische Maßnahmen sind erforderlich, wenn der Ikterus unerwartet zunimmt, sich zusätzliche Zeichen einer Leberinsuffizienz zeigen und sich der Patient nicht erholt. Eine Leberinsuffizienz mit nachfolgendem Multiorganversagen (MOF) verläuft nicht selten letal. Entsprechend der Lokalisation der zugrundeliegenden Störung unterscheidet man 3 Formen des Ikterus: prähepatisch, intrahepatisch und posthepatisch (Tabelle 5).

Ursachen

Prähepatischer (hämolytischer) Ikterus

Hämolyse nach Bluttransfusionen: 10% einer 14 Tage alten Blutkonserve werden innerhalb von 24 h nach der Transfusion hämolytisch. Bei einer 21 Tage alten Konserve zerfallen in dieser Zeit ca. 20% der Erythrozyten. Demnach fallen bei einer Transfusion von 500 ml Blut 250 mg (bzw. 500 mg) Bilirubin an. Die Metabolisierungskapazität der Leber für Bilirubin beträgt normalerweise 250 mg/Tag. Durch Bluttransfusionen wird sie rasch ausgelastet bzw. überschritten.

Transfusionszwischenfälle: Eine Transfusion von inkompatiblem Blut führt zu allergischen Reaktionen mit Fieber, hämodynamischer Instabilität und Hämolyse mit nachfolgender Hämoglobinämie, Hämoglobinurie, vermindertem Haptoglobin und Hyperbilirubinämie.

Resorption von Hämatomen: Die Resorption von Hämatomen kann insbesondere nach großen Eingriffen am Knochen oder bei Unfallverletzten mit großen retroperitonealen Blutungen zu einer vorübergehenden Hyperbilirubinämie führen, die bis zu 1 Woche postoperativ persistieren kann.

Sichelzellenanämie: Bei hämolytischen Syndromen, wie z. B. der Sichelzellenanämie, ist in Streßsituatinen wie Operationen mit einer gesteigerten Hämolyse zu rechnen. Erschwerend kommt hinzu, daß bei diesen Patienten von vornherein eine Prädisposition zur Gallensteinbildung und Sequestration von Bilirubin in der Leber vorliegt.

Kardiopulmonaler Bypass: Bei 20% der Patienten, die sich einer Operation am offenen Herzen unterziehen, kommt es postoperativ zu einer transienten Erhöhung des Bilirubins. Auch wenn die Inzidenz der Hyperbilirubinämie bei Patienten mit mechanischen Herzklappen besonders hoch ist (*was für eine mechanische Schädigung der Erythrozyten spricht), ist hier von einer multifaktoriellen Pathogenese auszugehen.

Intrahepatischer (hepatozellulärer) Ikterus (intrahepatische Cholestase)

Hepatitis: Bei einer während eines längeren Krankenhausaufenthalts bzw. in der Rekonvaleszenzphase auftretenden Hyperbilirubinämie muß an eine Hepatitis als Ursache des Ikterus gedacht werden. Die Erhöhung der Transaminasen erhärtet die Verdachtsdiagnose.

Medikamente: Eine Vielzahl von Medikamenten, darunter Antibiotika (z. B. Sulfonamide, Isoniazid), Zytostatika (z. B. Methotrexat) und Analgetika (z. B. Acetaminophen), können zu hepatozellulären Funktionsstörungen oder einem cholestatischen Ikterus in der Leber führen. Halothan und andere Anästhetika werden ebenfalls als Ursachen eines postoperativen Ikterus angeführt. Die Daten hierzu sind allerdings widersprüchlich, der Halothan-induzierte Ikterus gilt insgesamt als Rarität.

Parenterale Ernährung: Unter längerer, vollständiger parenteraler Ernährung kann es zu einem transienten Ikterus wie auch Veränderungen anderer Leberenzyme kommen. Alle Komponenten der Ernährungstherapie kommen hierfür ursächlich in Frage. In diesem Zusammenhang sollte nicht vergessen werden, daß eine Leberfunktionsstörung mit Hyperbilirubinämie auch Folge einer Kathetersepsis sein kann.

Schock: Im Gegensatz zu einer gesunden Leber, die auch eine länger andauernde Perfusionsminderung erstaunlich gut toleriert, kommt es bei vorbestehenden Leberaffektionen im Schock sehr schnell zur Ausbildung hepatozellulärer Nekrosen. Genauso wird eine vorgeschädigte Leber intraoperative Manipulationen wie das Pringle-Manöver (*Kompression der Leberpforte zwischen Daumen und Zeigefinger) zur Blutungskontrolle, die Ligatur der A. hepatica oder größere Leberresektionen nicht ohne metabolische Konsequenzen tolerieren.

Sepsis: Eine leichte Hyperbilirubinämie wird auch i. R. von Infektionen, insbesondere wenn diese vom Bauch ausgehen, beobachtet. Die Pathogenese ist multifaktoriell.

Posthepatischer (obstruktiver) Ikterus (extrahepatische Cholestase)

Gallengangsverletzungen

Cholezystitis bzw. Cholangitis. Bei akuter Cholezystitis wird auch bei freiem Ductus choledochus mitunter eine leichte Hyperbilirubinämie beobachtet. Bei Verschluß des Ductus cysticus verursacht der Hydrops der Gallenblase in seltenen Fällen eine Kompression des Ductus hepaticus (Mirizzi-Syndrom).

Choledocholithiasis
Pankreatitis: Entzündungen der Bauchspeicheldrüse können zur partiellen Obstruktion des distalen Ductus choledochus führen.

Evaluation

Anamnese

Hinsichtlich der Evaluation eines postoperativ auftretenden Ikterus sind folgende Punkte aus der Anamnese besonders relevant: vorbestehende Lebererkrankungen, stattgehabte Hepatitis, bekannte Cholezystitis, Medikamentenanamnese, verwendete Narkosemittel, Hämodynamik und Komplikationen während der Operation, perioperative (Blut-)Transfusionen.

Körperliche Untersuchung

Bei ikterischen Patienten richtet sich das Hauptaugenmerk auf das rechte Epigastrium (rechter oberer Quadrant). Die Leber wird auf Größe und Druckschmerzhaftigkeit untersucht. Während lokalisierte Schmerzen z. B. von einer Cholezystitis herrühren können, ist eine generalisierte Abwehrspannung eher Zeichen einer Lebernekrose. Bei epigastrischem Schmerz muß auch an eine Pankreatitis gedacht werden. Insbesondere wichtig sind Anzeichen einer Sepsis. Galle in der Magensonde, lehmfarbener Stuhl, braunschwarzer Urin oder Galleaustritt aus der Operationswunde sind für die weitere Diagnostik richtungsweisend.

Laboruntersuchungen

Direktes und indirektes Bilirubin, SGOT, SGPT (hepatozelluläre Schädigung), AP, 5-Nukleotidase (erhöht bei Gallengangobstruktionen; Verifikation des Ursprungs der AP-Erhöhung), PTT (erhöht als Zeichen einer Koagulopathie infolge eines Mangels an Gerinnungsfaktoren bei Leberparenchymschaden), Blutbild, Haptoglobin (vermindert bei Hämolyse), Coombs-Test (Hämolyse).

Weiterführende Diagnostik

Bei extrahepatischer Cholestase stellen sich die Gallengänge im Oberbauch Sonogramm erweitert dar. PTC oder ERCP geben nähere Informationen bezüglich der Beschaffenheit der Gallengänge (z. B. bei Cholangitis). Ein CT dient zur genauen Lokalisation von Hämatomen oder Abszessen. Leberbiopsien sind im Regelfall entbehrlich.

Postoperatives Leberversagen

Einem postoperativen Leberversagen liegt meist eine chronische Leberinsuffizienz (in der Mehrzahl der Fälle auf dem Boden einer Zirrhose) zugrunde.

Operationen bei Patienten mit Leberzirrhose sind mit einer erhöhten Inzidenz hepatischer Enzephalopathien vergesellschaftet, die eine hohe Mortalität haben.

Klinische Manifestation

Mentale Veränderungen, Verwirrtheit, Agitation, Flattertremor, Schläfrigkeit, Somnolenz, Koma.

Laborbefunde

Erhöhte Leberenzyme, erhöhtes Serum-Ammoniak.

EEG

Unspezifische Verlangsamung.

Therapie

- Kontrolle gastrointestinaler Blutungen.
- Korrektur einer metabolischen Alkalose (Linksverschiebung der Oxyhämoglobinkurve, vermehrte Durchlässigkeit der Blut-Gehirn-Schranke für Ammoniak), ggf. unter Einsatz von Kaliumchlorid oder Salzsäure intravenös.
- Reduktion der Proteinzufuhr mit der Nahrung auf 20 g/Tag bei akutem Leberversagen, auf 40−60 g/Tag bei chronischer Leberinsuffizienz (s. Kap. 9).
- Verminderung der intestinalen Produktion und Resorption von Ammoniak durch Gabe von Laktulose (wirkt abführend und vermindert den pH-Wert des Stuhls), Neomycin (Keimreduktion), Einläufe oder anterograde Spülung (Säuberung des Kolons von Stuhl und Blut). Dosierungen:
  a) Lactulose: 30−45 ml per os stündlich bis Einsetzen einer Diarrhö, dann 3- bis 4mal täglich zur Produktion dünnflüssigen Stuhls mit 2−3 Entleerungen pro Tag oder 300 ml Lactulose+700 ml NaCl 0,9% als Einlauf über 40−60 min, alle 4−6 h;
  b) Neomycin: 1 g per os 4mal/Tag oder 1−2 g in 100−200 ml NaCl 0,9% als Einlauf 4mal/Tag;
  c) Spüllösung: 50 g Sorbit in 200 ml Wasser oder 200−300 ml Magnesiumcitrat per os.

Prophylaxe

Zu vermeiden sind gastrointestinale Blutungen (prophylaktische H_2-Blocker-gabe), Infektionen, übermäßige Proteinzufuhr, eine metabolische Alkalose und hepatotoxische Medikamente.

Prognose

Eine Leberinsuffizienz mit nachfolgendem MOF verläuft in annähernd 100% der Fälle letal. Abdominelle Eingriffe bei Patienten mit schweren vorbestehen-den Leberparenchymschäden sind mit einer Mortalität von 20–60% belastet. Präoperative Variablen, die Rückschlüsse auf die Überlebensrate zulassen, sind die Höhe des Bilirubins, Quick und PTT, Serum-Albumin, die Menge des Aszi-tes sowie der Ernährungs- und Immunstatus.

Ileus

Es ist schwierig, einen mechanischen Dünndarmileus von einem postoperati-ven paralytischen Ileus zu unterscheiden; Symptome und klinische Befunde werden durch den vorangegangenen abdominalchirurgischen Eingriff über-deckt. Erschwerend kommt hinzu, daß die Patienten auf der Intensivstation oftmals beatmet sind, unter Sedation stehen und multimorbid sind.

Mechanischer Ileus

Dünndarmobstruktionen

Pathophysiologie

Durch intraluminale Luft- und Flüssigkeitsansammlung kommt es zur Disten-sion des prästenotischen Darmabschnitts. 75% der Luft werden geschluckt. Mit zunehmender Distension des Darms sinkt die Flüssigkeitsabsorption; die Sekretion ins Darmlumen dagegen nimmt zu, was zu erheblichen Flüssigkeits-verlusten in den 3. Raum führt. Bei einem Strangulationsileus kommt die Min-derdurchblutung des Darmabschnitts hinzu; es resultiert eine Darmwandne-krose mit nachfolgender bakterieller Überwucherung und Durchwanderung.

Ätiologie

50% der mechanischen Dünndarmverschlüsse sind durch Verwachsungen (Ad-häsionen bzw. Briden) bedingt, Tumoren und Hernien (äußere und innere) die nächst häufigsten Ursachen. Besonders hoch ist die Inzidenz des Adhäsionsileus nach kolorektalen Eingriffen (insbesondere abdominoperinealen Resektionen), Operationen im Bereich des Beckens und Appendektomien (bei akuter oder perforierter Appendizitis).

Klinische Manifestation

Intermittierende, kolikartige Schmerzen, Obstipation, fäkulentes Erbrechen (Miserere), Distension des Abdomens, Fieber, Tachykardie, Hypotonie. Bei postoperativ auftretenden Dünndarmverschlüssen kann zunächst eine normale Darmfunktion vorliegen, auch der Abgang von Flatus oder kleinen Mengen Stuhl darf nicht über einen Verschluß hinwegtäuschen, wenn andere Ileuszeichen vorliegen.

Laborbefunde

Eine leichte Leukozytose, Hyperamylasämie und Elektrolytverschiebungen, wie sie typisch für einen Dünndarmileus sind, kommen bei einer Vielzahl von postoperativen Störungen vor. Eine metabolische Azidose ist Hinweis für eine Strangulation.

Röntgenbefund

In der Nativaufnahme des Abdomens im Stehen oder in Linksseitenlage bei bettlägrigen Patienten zeigen sich die typischen Flüssigkeitsluftspiegel in oft leiterartiger Anordnung. Dünndarmschlingen liegen vornehmlich in der Mitte des Abdomens, ihre Fiederung durchzieht die gesamte Darmbreite.

Während die Dünndarmschlingen erweitert sind (< 3 cm), erscheint das Kolon luftleer. Beim hohen (proximalen) Dünndarmileus können distendierte Schlingen mit Flüssigkeitsspiegeln fehlen. Verdickte Darmwände (> 3 mm), fingerabdruckartige Einziehungen, intramurale Lufteinschlüsse, freie Luft oder Luft im Bereich des portalen Venensystems sind Hinweise für eine Strangulation. Durch einen Bariumeinlauf kann man einen Verschluß im Bereich des Kolons ausschließen, der Reflux von Kontrastmittel in das kollabierte terminale Ileum erhärtet die Diagnose eines hohen Dünndarmverschlusses. Durch einen Bariumschluck kann die Röntgendiagnostik vervollständigt und das Passagehindernis lokalisiert werden. Sowohl bei Obstruktionen als auch beim paralytischen Ileus ist die Passage verlangsamt.

Therapie

Flüssigkeitssubstitution: Zum Ersatz von Flüssigkeitsverlusten in den 3. Raum werden isotonische Lösungen verwendet. Zur Steuerung und Bilanzierung der Volumensubstitution empfiehlt sich das Legen eines Blasenkatheters und zentralvenösen Zugangs bzw. PA-Katheters.

Korrektur von Elektrolytstörungen: Zur Verhinderung einer hypochlorämischen bzw. hypokaliämischen metabolischen Alkalose müssen Magensondenverluste z. B. durch Halbelektrolytlösungen unter Zusatz von KCl ausgeglichen werden.

Dekompression des Darms: Zur Entlastung des Darms wird eine Magensonde gelegt und ggf. an eine Saugung angeschlossen. Die Verwendung längerer Sonden (z. B. einer Duodenalsonde) ist umstritten; die Absaugung des Darminhalts führt mitunter dazu, daß der chirurgische Eingriff hinausgeschoben wird, was mit einer erhöhten Morbidität verbunden ist. Indiziert sind lange Sonden v. a. bei postoperativen Obstruktionen (* wegen Anastomosenschwellung), rezidivierenden subtotalen Darmverschlüssen oder bei Peritonealkarzinose.

Operation: Nach Rehydrierung des Patienten steht in den meisten Fällen eine explorative Laparotomie an. Gesucht wird hierbei der Übergang zwischen dem dilatierten, proximal der Obstruktion gelegenen Darmabschnitt und dem distalen kollabierten Anteil. Obstruktionen bei Morbus Crohn, Malignomen oder nach erst kurzer Zeit zurückliegenden Operationen sind oft konservativ beherrschbar. Obwohl eine Reexploration insbesondere in der frühen postoperativen Phase problematisch ist, darf die neuerliche Operation nicht aufgeschoben werden, wenn sich die Symptomatik unter konservativer Therapie nicht zurückbildet. Bei protrahiertem Verlauf muß der Patient parenteral ernährt werden.

Prognose

Die Mortalität der Dünndarmobstruktion ohne weitere Komplikationen liegt bei 0–6%, bei postoperativen Obstruktionen beträgt sie ca. 15%, bei Strangulationsileus 15–30%.

Dickdarmobstruktionen

Ätiologie

Die häufigsten Ursachen eines Dickdarmverschlusses sind kolorektale Tumoren (80%), gefolgt von Volvulus, Divertikulitis und Koprostase.

Klinische Manifestation

Die Symptome sind ähnlich denen des Dünndarmileus. Typischerweise treten im Vorfeld der Obstruktion Diarrhöen auf. Oft läßt sich schon bei der körperlichen Untersuchung ein Tumor tasten.

Röntgenbefund

Die Kombination einer dilatierten proximalen Dickdarmschlinge mit einem nachgeschalteten luftleeren Dickdarmsegment ist diagnostisch richtungsweisend (*vorausgesetzt, im Vorfeld der Untersuchung wurde kein Einlauf gemacht). In der Nativaufnahme des Abdomens (im Stehen oder in Linksseitenlage) lassen sich in Abgrenzung zum Dünndarm die Haustren erkennen. Mittels eines Bariumeinlaufs kann ein Volvulus, der sich typischerweise in Form eines „Vogelschnabels" darstellt, ausgeschlossen werden. Durch die abführende Wirkung des Kontrastmittels werden Darmverschlingungen mitunter gelöst. Der Röntgenuntersuchung kommt somit ein therapeutischer Aspekt zu.

Therapie

Ein Dickdarmverschluß ist ein chirurgischer Notfall. In der Regel muß ein doppelläufiges Kolostoma angelegt werden, auch wenn keine Darmresektion notwendig ist. Bei rechtsseitig gelgenen Läsionen kann eine primäre Anastomosierung erfolgen, wenn die Verschmutzung des Darms minimal und der Zustand des Patienten stabil ist.

Paralytischer Ileus

Nach abdominalchirurgischen Eingriffen ist mit einer Darmparalyse von 3–5 Tagen zu rechnen. Die Dauer bis zu einer völligen Wiederherstellung der gastrointestinalen Darmtätigkeit ist insgesamt variabel und individuell verschieden. Zuerst kehrt die Funktion des Magens, zuletzt die des Kolons wieder. Primär sind eine Magensonde (ggf. mit Saugung) und die rasche Rehydratation des Patienten angezeigt. Bei prolongiertem Verlauf empfiehlt sich die Durchführung einer Röntgendurchleuchtung nach orthograder Kontrastmittelgabe; damit läßt sich i. allg. ein paralytischer Ileus von einem mechanischen unterscheiden.

Eine rezidivierend auftretende Ileussymptomatik (i. S. eines „chronischen" Ileus) muß an eine Pseudoobstruktion wie beim Ogilvie-Syndrom bzw. an nichtmechanische Ursachen des Ileus denken lassen.

Klinische Manifestation

Noch ehe sich eine manifeste Darmdistension ausbildet, treten Beschwerden auf, die mit den Symptomen einer mechanischen Dickdarmobstruktion identisch sein können.

Röntgenbefund

Darmdistension (* der normale Durchmesser des Zäkums in der Nativröntgen-
aufnahme des Kolons beträgt bis zu 9 cm), evtl. Flüssigkeitsspiegel.

Therapie

Früher wurde zunächst ein Darmrohr gelegt, heute wird die Dekompression
des Darms vielerorts mittels endoskopischer Absaugung vorgenommen. Zur
kontinuierlichen Entlastung kann man vorübergehend einen kleinlumigen
(6 Charr) Katheter im Bereich des Zäkums belassen. Die Koloskopie führt in
ca. 85% der Fälle zu einer effektiven Dekompression des Darms, ihre Mortali-
täts- und Morbiditätsrate ist dabei niedriger als die einer primären chirurgischen Intervention.

Intraabdominelle Abszesse

Ein Abszeß ist eine lokale, bakteriell kontaminierte Flüssigkeitsansammlung
mit nekrotischem oder entzündlich verändertem Zellmaterial in einer präfor-
mierten Höhle. Mit Hinblick auf die therapeutischen Konsequenzen ist die Unterscheidung eines Abszesses von einer generalisierten Entzündung (z. B. infolge Ulkusperforation) entscheidend. Schwierigkeiten kann die Lokalisation der
Schmerzes insbesondere bei debilen oder sedierten Patienten sowie nach stattgehabten abdominellen Eingriffen machen.

Ätiologie

Abszesse werden überdurchschnittlich häufig nach Bauchtrauma oder großen
Eingriffen am Magen, Pankreas oder an der Leber beobachtet. Nach Splenektomie kommen linksseitige subphrenische Abszesse vor.

Lokalisation

Abszesse formieren sich bevorzugt im kleinen Becken, retroperitoneal, sub-
phrenisch (rechts und links), subhepatisch, perikolisch (rechts und links) sowie
im Bereich der Bursa omentalis. Darüber hinaus können sich Abszesse zwischen Darmschlingen bilden (interenterische Abszesse) und infolge hämatogener Absiedlungen in vielen parenchymatösen Organen (z. B. Leber, Milz, Nieren) entstehen. Abszesse im Bereich des Pankreas resultieren meist aus einer
Pankreatitis.

Klinische Manifestation

Die Symptome eines Abszesses sind unspezifisch, typischerweise treten Fieber, Tachykardie und eine Leukozytose auf, mitunter läßt sich eine lokalisierte abdominelle Abwehrspannung oder gar ein druckschmerzhafter Tumor palpieren. Abszesse im Bereich des kleinen Beckens (Douglas-Raum) sind der digitalen rektalen Untersuchung zugänglich.

Röntgenbefunde

In ca. 50% der Fälle lassen sich röntgenologisch (Nativaufnahme des Abdomens im Stehen) extraluminale Gaseinschlüsse oder Weichteilschwellungen nachweisen.

Weiterführende Diagnostik

Sonographie

Hinsichtlich des Nachweises von Abszessen ist die sonographische Untersuchung von hoher Sensitivität und Spezifität. Eingeschränkt ist die Beurteilung mittels Ultraschall allerdings bei aufgeblähten Abdomen, offenen Wunden oder bei Verbänden. Eine distendierte Gallenblase oder starke Luftfüllung einzelner Darmabschnitte können zu Fehleinschätzungen führen.

Szintigraphie

Der Nutzen der szintigraphischen Identifikation eines Abszesses mit Indium-markierten Leukozyten wird durch die zeitliche Verzögerung (Wiederholung der Aufnahme nach 48 h) und die im Vergleich zur computertomographischen Untersuchung geringere Sensitivität der Methode kompromittiert.

Computertomographie

Das CT hat – was die Identifikation von Abszessen betrifft – im Vergleich zu den zuvor genannten Untersuchungsmethoden die höchste Sensitivität und Spezifität; anhand der Dichtewerte (Haunsfield-Einheiten) lassen sich Abszesse von Hämatomen und Phlegmonen unterscheiden.

Therapie

Wird ein Abszeß nicht rechtzeitig diagnostiziert, steigt die Gefahr der Ausbildung einer Sepsis bzw. eines MOF und damit die Morbidität und Mortalität.

Antibiotika

Keime des Gastrointestinaltraktes machen die Mehrzahl der aus intraabdominellen Abszessen kultivierten Mikroorganismen aus (Tabelle 4). Bis die Ergebnisse der Austestung von Blutkulturen oder Abstrichen vorliegen, sollten Breitbandantibiotika eingesetzt werden. Mit einer Kombination aus einem Aminoglykosid, Ampicillin und Clindamycin oder Metronidazol wird erfahrungsgemäß die Mehrzahl der Bakterien abgedeckt. Genauso geeignet sind nach neueren Untersuchungen synthetische Penicilline und Cephalosporine der 3. Generation.

Perkutane Drainage

Eine CT- oder ultraschallgesteuerte perkutane Abszeßdrainage sollte prinzipiell in Erwägung gezogen werden. Bei entsprechender Lage (keine Lagebeziehung zu Darmschlingen) können Abszesse auch ohne diese Hilfsmittel punktiert werden. Interenterische Abszesse, multiple bzw. multilokuläre Abszesse oder Abszesse, die hinter parenchymatösen Organen oder dem Darm liegen, sind einer perkutanen Drainage mitunter nicht zugänglich.

Fisteln sind keine Kontraindikation zur Drainage, auch wenn hier eine langdauernde Ableitung erfolgen muß.

Operative Revision

Eine operative Revision ist erforderlich bei unzugänglichen Abszessen, Eiterverhaltungen, die nach perkutaner Drainage nicht abfließen, und bei Patienten, bei denen zwar klinisch der Verdacht auf Vorliegen eines Abszesses besteht, dieser radiologisch aber nicht nachzuweisen ist. Prinzipiell spielt es keine Rolle, ob ein Abszeß perkutan oder chirurgisch drainiert wird. Anzumerken ist, daß die Morbidität nach chirurgischer Reexploration höher als die nach perkutaner Drainage ist.

Prognose

Die Mortalität chirurgisch wie perkutan drainierter intraabdomineller Abszesse liegt bei 10–15%. Durch frühzeitige Diagnosestellung (vor Entwicklung eines MOF) kann die Mortalität entscheidend gesenkt werden.

Spezielle Aspekte des perioperativen Managements bei abdominalchirurgischen Eingriffen

Hiatushernienoperation

Präoperative Maßnahmen

- Nahrungs- und Flüssigkeitskarenz > 6 h.
- H₂-Blocker oder Antazida.
- Keine prophylaktische Antibiotikagabe.

Postoperative Maßnahmen

- Intravenöse Volumensubstitution zur Deckung des Flüssigkeits- und Elektrolytbedarfs (Erhaltungsbedarf + Ausgleich von Verlusten über die Magensonde und in den 3. Raum).
- Belassen der Magensonde bis zum Einsetzen der Darmfunktion. Entgegen dieser allgemeinen Empfehlung wird die Sonde von einigen Operateuren schon früher gezogen.
- Kostaufbau nach Entfernung der Magensonde bzw. Einsetzen der Darmfunktion unter Vermeidung kohlensäurehaltiger Getränke.
- Fortsetzen der H₂-Blocker- bzw. Antazidatherapie.

Komplikationen

Postoperative Lungenatelektasen (insbesondere bei transthorakalem Zugang).

Blutungen: Blutungen nach Zwerchfellhernienoperationen sind selten und in der Mehrzahl der Fälle auf eine unbemerkte Verletzung der Milz oder insuffiziente Gefäßligatur (Aa. gastricae breves) bei der Mobilisation des Magenfundus zurückzuführen.

Das sog. Gasblasensyndrom: Epigastrischer oder in den Rücken ausstrahlender Schmerz vergesellschaftet mit der Unfähigkeit, aufzustoßen. Es handelt sich i. allg. um leichte Beschwerden, die mitunter nach einer Fundoplicatio (nach Nissen) auftreten und sich im Verlauf weniger Wochen spontan zurückbilden. Bei Beschwerdepersistenz sollte von neuem eine Magensonde gelegt und zur diagnostischen Abklärung ein Bariumbreischluck durchgeführt werden.

Ösophagusresektion

Nach Resektionen des Ösophagus kommen verschiedene Methoden zur Kontinuitätswiederherstellung (z. B. Hochzug des Magens, Dünn- oder Dickdarminterponat) in Betracht.

Präoperative Maßnahmen

- Mehrwöchige Hyperalimentation unterernährter, kachektischer Patienten. Neben einer totalen parenteralen Ernährung besteht die Möglichkeit, über eine distal der Obstruktion in den Magen eingebrachte Sonde (z. B. Witzel-Fistel oder perkutane endoskopische Gastrostomie = PEG) enteral Kalorien zuzuführen.
- Nahrungs- und Flüssigkeitskarenz > 6 h.
- Perioperative Antibiotikaprophylaxe.
- Darmspülung bei Verwendung eines Koloninterponats.

Postoperative Maßnahmen

- Intravenöse Volumensubstitution zur Deckung des Flüssigkeits- und Elektrolytbedarfs (Erhaltungsbedarf + Ausgleich von Verlusten über die Magensonde und in den 3. Raum).
- Fixieren der Magensonde. Die Gefahren, die mit einer Dislokation der Magensonde verbunden sind, müssen sowohl den behandelnden Ärzten als auch dem Pflegepersonal klar sein.
- Streßulkusprophylaxe (s. oben).
- Gastrografinschluck 5 – 7 Tage postoperativ zum Ausschluß einer Anastomoseninsuffizienz. Die dorsal gelegene Zieldrainage wird bis zum Ausschluß einer Leckage belassen. Bei regelrechtem Röntgenbefund (Gastrografinschluck) kann mit dem Kostaufbau begonnen werden.

Komplikationen

Atelektasen und Pneumonien: Zur Prävention der postoperativ häufig auftretenden Atelektasen und Pneumonien ist eine intensive Physiotherapie von besonderer Bedeutung. Eine endotracheale Absaugung ist bei Anastomosen im Halsbereich kontraindiziert.

Blutungen: Hämatome im Halsbereich sollten operativ ausgeräumt werden, um einer Einengung der Atemwege zuvorzukommen.

Nekrotisierung des Interponats: Es handelt sich um eine potentiell lebensgefährliche Situation (Mediastinitis), die oft erst nach Durchführung der Röntgenkontrastuntersuchung (Gastrografinschluck) erkannt wird. Fieber, Leukozytose, Schmerz, ein Wundinfekt oder eine Zellulitis sind unspezifische Nekrosezeichen.

Anastomoseninsuffizienz: Bei Nahtbrüchen ist eine langdauernde Drainage und parenterale Ernährung erforderlich. Zur Dokumentation des Verschlusses der Leckage wird die Gastrografinschluckuntersuchung bei rückläufiger Drainagemenge wiederholt.

Sonstige Komplikationen: Reflux von Magensaft mit Aspirationsgefahr, Pneumothorax, Darmverschlüsse, Magenausgangsstenose, prolongierter paralytischer Ileus, Dick- oder Dünndarmobstruktionen (mechanischer Ileus), Anastomosenstrikturen.

Eingriffe am Magen

Präoperative Maßnahmen

- Volumensubstitution bzw. Transfusion von Erythrozytenkonzentraten bei blutenden, kreislaufinstabilen Patienten. Zur Aufrechterhaltung ausgeglichener Flüssigkeits- und Elektrolytverhältnisse muß die Infusionstherapie insbesondere bei Patienten mit Magenperforation bzw. Peritonitis individuell eingestellt werden.
- Magensonde: Eine Absaugung des Magens ist erforderlich bei Blutungen, Perforationen und Obstruktionen im Magen-Darm-Trakt. Zur Dekompression eines stark dilatierten Magens (z. B. infolge Magenausgangsstenose) empfiehlt es sich, die Sonde einige Tage zu belassen.
- Patienten, bei denen infolge Tumorleiden oder Magen-Darm-Obstruktionen größere Gewichtsverluste zu verzeichnen sind, müssen perioperativ parenteral ernährt werden. Prinzipiell ist eine parenterale Infusionstherapie so lange erforderlich, bis eine Ernährungssonde über die Enge im Gastrointestinaltrakt vorgeschoben werden kann.
- Wird aufgrund einer Obstruktion, Blutung oder Perforation die Indikation zur Operation gestellt, sollten schon präoperativ Antibiotika verabreicht werden. Unter normalen Umständen sind im Magen nur wenige Keime nachzuweisen, erst bei Obstruktionen kommt es zu einer bakteriellen Übersiedlung. Bei Perforationen wird die Antibiotikatherapie postoperativ 7–10 Tage fortgesetzt.

Postoperative Maßnahmen

- Volumensubstitution abhängig vom Ausmaß der perioperativen Blut- und Flüssigkeitsverluste. Die Verluste über die Magensonde müssen mit geeigneten Elektrolytlösungen (ggf. nach Sekretanalyse) ersetzt werden.
- Fixieren der Magensonde. Entfernen der Magensonde nach Einsetzen der Peristaltik.
- Gastrografinschluck zum Ausschluß einer Anastomoseninsuffizienz nach technisch schwierigen Operationen oder wenn die Magensondenverluste nach einigen Tagen unverändert hoch bleiben.
- Verordnung von Tee und Wasser nach Entfernen der Magensonde bzw. Einsetzen der Peristaltik und langsamer Kostaufbau. Nach totaler oder subtotaler Gastrektomie ist eine Diätkost, bestehend aus 6 kleinen Mahlzeiten pro Tag, angebracht.
- H_2-Blocker oder Antazida sind nach Eingriffen, bei denen eine Resektion des säuresezernierenden Magenanteils bzw. Vagotomie vorgenommen wurde, prinzipiell nicht notwendig. Einige Operateure führen die präoperative Medikation jedoch für 6 Wochen bzw. so lange fort, bis das Ergebnis der histologischen Untersuchung des Operationspräparats vorliegt.

Komplikationen

Atelektasen: Zur Verhinderung pulmonaler Komplikationen ist postoperativ eine intensive Atemtherapie unbedingt erforderlich.

Blutungen: Die Hauptursachen postoperativer Nachblutungen sind Gefäßverletzungen im Bereich der Anastomose, Verletzungen der Milz, Rezidivulzera und insuffiziente Gefäßligaturen. Postoperativ sind Kontrollen des Hämatokrits, der Hämodynamik und der Drainageverluste (insbesondere blutiger Magensondenverluste) erforderlich. Anastomosenblutungen sind zwar besorgniserregend, sie kommen in der Regel aber spontan zum Stillstand.

Pankreatitis: Ein leichter postoperativer Amylaseanstieg ist als Zeichen einer Pankreatitis zu werten. Sie bildet sich bei parenteraler Ernährung in der Mehrzahl der Fälle spontan zurück.

Postoperativer Ikterus: Verletzungen des Ductus choledochus kommen insbesondere durch Ligaturen blutender Duodenalulzera zustande.

Magenentleerungsstörungen sind auszuschließen, wenn die postoperativen Magensondenverluste über mehrere Tage unverändert hoch bleiben bzw. wenn ein Patient beim Kostaufbau wiederholt erbricht. Die Diagnose wird durch einen Gastrografin- oder Bariumbreischluck verifiziert. Mögliche Ursachen einer Magenentleerungsstörung sind Anastomosenschwellungen, Hämatome im Bereich der Anastomose, Motilitätsstörungen, technische Unzulänglichkeiten bei der Kontinuitätswiederherstellung, eine Pankreatitis, innere Hernien oder Adhäsionen, neurogene Störungen mit Engstellung der zu- oder abführenden Darmschlinge, Obstruktionen im Bereich der Mesenterialwurzel oder im Retroperitoneum (z. B. durch Hämatome), gastrointestinale Entzündungen und Ulzerationen. In der Mehrzahl der Fälle kommt es langsam zur spontanen Rückbildung der Entleerungsstörung. In der Zwischenzeit (4–6 Wochen) ist die Dekompression des Magen-Darm-Traktes und eine zusätzliche parenterale Ernährung erforderlich. Zur Unterscheidung zwischen mechanischen Passagehindernissen und funktionellen Störungen ist eine endoskopische Untersuchung hilfreich. Diese sollte allerdings nicht vor der 4. bis 6. Woche postoperativ durchgeführt werden.

Spätkomplikationen nach Magenoperationen: Dumping, persistierende Diarrhöen, Obstruktionen der zuführenden Schlinge, Syndrom der blinden Schlinge, Gallerefluxgastritis, marginale bzw. Anastomosenulzerationen.

Gastrostomie

Das Legen einer Magenfistel ist indiziert bei Patienten mit Gesichts- und Halstumoren oder zerebralen Störungen (z. B. bei Demenz, Tumoren oder nach apoplektischen Insulten); es erleichtert die Ernährung und vermindert die Gefahr einer Aspiration. Die Sonden können unter Sicht nach Laparotomie oder perkutan (endoskopisch bzw. mit Hilfe der Transilluminationsdiaphanoskopie des Magens) gelegt werden. Wegen der Vermeidung der Narkose und des niedrigeren Infektionsrisikos (Inzidenz von Wundinfektionen bei debilen Patienten ca. 10%) ist die perkutane Technik heute Methode der Wahl. Als Kontraindikationen gelten Aszites und die Unmöglichkeit, ein Endoskop (zum Legen einer perkutanen endoskopischen Gastrostomie) bzw. eine Magensonde (zur Transilluminationsdiaphanoskopie) vorzuschieben. Relative Kontraindikationen sind Adipositos (permagna) und vorausgegangene Operationen im Bereich des Magens.

Präoperative Maßnahmen

- Nahrungs- und Flüssigkeitskarenz > 6 h.
- Antibiotikaprophylaxe.

Postoperative Maßnahmen

Plazierung der Ernährungssonde in einer Position, die das freie Abfließen des Magensaftes gewährleistet. Bei komplikationsfreiem Einlegen der Sonde kann bereits am 1. postoperativen Tag mit der Ernährung über das perkutane Gastrostoma begonnen werden. Es sollen keine passierten Speisen, sondern vielmehr eine spezielle Sondenkost verabreicht werden (ggf. unter Hinzuziehen eines Ökotrophologen).

Komplikationen

- Erbrechen infolge Einengung des Pylorus durch die Sonde. Abhilfe schafft das vorsichtige Zurückziehen des Tubus.
- Bei Legen einer perkutanen endoskopischen Gastrostomie tritt mitunter ein leichter peritonitischer Reizzustand auf. Magen und Sonde sollen der vorderen Bauchwand anliegen. Die Röntgenaufnahme des Abdomens ist wenig aussagekräftig, da nach perkutanem Einbringen der Sonde bei den meisten Patienten freie Luft nachzuweisen ist. Die Symptome bilden sich unter i.v.-Antibiotikatherapie in der Mehrzahl der Fälle innerhalb weniger Tage spontan zurück, wenn die Sonde als Drainage unterhalb des Körperniveaus des Patienten belassen wird.
- Lageveränderungen der Sonde. Eine Dislokation innerhalb der ersten 4 Tage nach Laparatomie macht i. allg. eine operative Revision erforderlich. Tritt die Lageveränderung nach dem 7. Tag auf, kann versucht werden, über die Ernährungssonde eine zweite (z. B. Foley-Katheter) in den Magen zu schieben. Bei Problemen, die (mehrere) Wochen nach Einlegen der perkutanen endoskopischen Gastrostomie auftreten, sollte zunächst eine Röntgenkontrastuntersuchung zur genauen Lokalisation des Tubus erfolgen.

Wird die Sonde nach Verbesserung des Zustands des Patienten entbehrlich, kann sie entfernt werden. Der Kanal zur Bauchwand verschließt sich in der Regel spontan. Perkutan gelegte Sonden sollten endoskopisch entfernt werden.

Dünndarmresektionen und Adhäsiolysen

Diagnostik und Therapie der obstruktiven Darmerkrankungen wurden bereits angesprochen (s. S. 278 ff.). Im folgenden Abschnitt wird die Verwendung von Darmsonden zur Überwindung von Obstruktionen behandelt. Darüber hinaus werden Komplikationen beschrieben, die durch solche Tuben verursacht werden bzw. im Rahmen von Darmoperationen auftreten können.

Prä- und postoperative Maßnahmen

- Volumensubstitution unter Berücksichtigung der Verluste in den 3. Raum.
- Legen einer Magen- bzw. Duodenalsonde zur Dekompression bzw. Absaugung von Luft und Flüssigkeit aus dem Darm. Die meisten Autoren halten eine Magensonde für ausreichend, in einigen chirurgischen Zentren werden

sowohl prä- als auch postoperativ längere Sonden (z. B. Duodenalsonden) verwendet. Die Sonden sollten zweilumig sein, so daß gleichzeitig Flüssigkeit abgesaugt und Luft installiert werden kann. Letzteres verhindert ein Anhaften der Sonde an der Magenwand und gewährleistet eine kontinuierliche Absaugung. Einlumige Sonden sollen nur intermittierend unter Sog gehalten werden. Das Legen einer Magensonde geht am einfachsten beim sitzenden Patienten. Gibt man dem Patienten unmittelbar vor dem Vorschieben der Sonde durch den Pharynx einen Schluck Wasser zu trinken, kann die Sonde i. allg. problemlos mit dem Schluckakt vorgeschoben werden. Die Lage der Sonde wird überprüft, indem man Luft insuffliert und die dabei im Magen bzw. Darm auszukultierenden Geräusche kontrolliert. Ist die Lokalisation fraglich, empfiehlt sich zum Ausschluß einer nasobronchialen Intubation eine röntgenologische Kontrolle. Der Magen-Darm-Inhalt sollte nicht aus dem zur Luftinsufflation vorgesehenen Lumen kommen. Obgleich raffinierte Techniken ausgearbeitet wurden, um den Reflux von Ingesta in das Einlaßlumen zu verhindern (z. B. durch Verschluß der Öffnung mit einem Wasserschloß oder Gummihandschuh), sind Abflußstörungen alltäglich. Abhilfe kann man in der Regel schaffen, indem man über die Drainageöffnung spült und über das Einlaßlumen Luft einbläst. Funktioniert das nicht, muß die Sonde entweder weiter vorgeschoben oder etwas zurückgezogen werden. Lange Sonden (z. B. eine doppelläufige Miller-Abbott-Ballonsonde) können ebenfalls über die Nase vorgeschoben werden. An der Spitze der Sonde ist Quecksilber instilliert. Der Tubus wird zunächst bis in den Magen vorgeschoben und der Patient für 45–60 min in Rechtsseitenlage plaziert. Durch diese Lage hofft man, daß die unbefestigte Sonde ins Duodenum befördert wird. Die Passage kann durch eine i.v.-Gabe von 10 mg Reglan (*nicht auf dem deutschen Markt erhältlich) beschleunigt werden. Scheitert dieser Versuch, wird die Sonde endo- bzw. fluoroskopisch (*unter Röntgendurchleuchtung) plaziert. Duodenal- und lange Darmsonden müssen intermittierend abgesaugt werden; ein Lumen zur Luftinsufflation fehlt. Um Magensaft zu aspirieren, wird gelegentlich eine zusätzliche Sonde benötigt. Befürworter von Darmsonden behaupten, daß die Sonden selbst bei insuffizienter Dekompression insofern von Nutzen sind, als sie als Schiene („Stent") in der postoperativen Periode Obstruktionen verhindern.

– Bei Patienten mit ausgedehnten Darmresektionen ist die Phase bis zum Kostaufbau verlängert. Erwachsene benötigen zumindest 40 cm vitalen Dünndarm, um enteral ernährt werden zu können. Eine Überproduktion von Magensäure und intestinaler Flüssigkeit nach Darmresektionen kann mit Hilfe von H_2-Blockern begrenzt werden.

Komplikationen

Patienten, bei denen eine Magensonde über längere Zeit liegt, klagen vermehrt über Halsschmerzen und Mundtrockenheit. Linderung verschaffen kleine Schlucke Wasser, Eiswürfel oder Lokalanästhetika (z. B. Xylocain-viskös). Andere durch Tubuseinlage verursachte Komplikationen sind Drucknekrosen an den Nasenmuscheln sowie Mittelohrentzündungen.

Flüssigkeits- und Elektrolytverschiebungen können durch eine entsprechende Substitutionstherapie vermieden werden (s. Kap. 7). In Zweifelsfällen sollte das Aspirat laborchemisch analysiert werden.

Hohe Sondenverluste sind oft darauf zurückzuführen, daß der Tubus über den Pylorus hinaus ins Duodenum vorgerutscht ist. Die Lage der Sonde sollte in diesem Fall röntgenologisch überprüft werden. Größere Sondenverluste bei korrekter Sondenlage sind ein Hinweis für einen Ileus oder eine neuerliche Obstruktion.

Eine enterokutane Fistel manifestiert sich klinisch oft zuerst durch Absonderungen aus der Operationswunde oder dem Drainagekanal bzw. als intraabdomineller Abszeß. Zunächst sollte die Menge der Fistelverluste quantifiziert werden, indem man einen Auffangbeutel über die Fistelöffnung klebt oder die Menge der nötigen Verbandswechsel bzw. Mullkompressen registriert. Zur genauen Lokalisation des Gangsystems empfiehlt sich eine Fisteldarstellung. Nach dem Fistulogramm steht die Kontrastdarstellung des Darms (Magen-Darm-Passage) an. Abhängig von Lage und Sekretion der enterokutanen Fistel kann versucht werden, die Fistel unter parenteraler Ernährung oder einer speziellen Diät ausheilen zu lassen. Nicht verschließen wird sich die Fistel bei einer distalen Obstruktion. Die Fistelverluste müssen bei der Kalkulation der intravenösen Volumensubstitution berücksichtigt werden.

Eingriffe am Kolon und Rektum

Die präoperative Vorbereitung nicht notfallmäßig durchgeführter Eingriffe am Kolon zielt darauf ab, die Mikroflora des Darms zu reduzieren und somit die Inzidenz septischer Komplikationen, intraabdomineller Abszesse und postoperativer Wundheilungsstörungen zu senken. Die Diskussion über die hierfür geeignetsten Maßnahmen ist kontrovers. Prinzipiell besteht Übereinstimmung darüber, daß eine mechanische Reinigung des Darms vorgenommen und propylaktisch Antibiotika (oral oder intravenös) appliziert werden sollten.

Präoperative Maßnahmen

Welches Präparat zur mechanischen Darmreinigung über welchen Zeitraum angewandt wird, hängt vom Ausmaß der Darmobstruktion, vom Zustand des Patienten sowie den Gepflogenheiten der jeweiligen Abteilung ab. Es kann schon Tage vor der Operation eine schlackenreiche Diät verordnet oder der Patient ganz auf flüssige Kost umgestellt werden. Eine andere Methode besteht darin, 2 Tage vor der Operation Abführmittel und Einläufe zu verabreichen. Alternativ kann der Gastrointestinaltrakt am Tag vor der Operation mit Kochsalzlösung über eine Magensonde so lange gespült werden, bis die rektal abgesetzte Flüssigkeit klar erscheint, was i. allg. nach 4–6 h der Fall ist. Die zuletzt genannte Methode ist aufgrund der intestinalen Flüssigkeitsresorption bei Patienten mit Nieren- und Herzinsuffizienz kontraindiziert. Durch Anwendung von osmotisch wirkenden Abführmitteln, die Polyethylenglykol enthalten (z. B. Golytelly), erreicht man eine besonders rasche Darmsäuberung und vermeidet gleichzeitig eine Flüssigkeitsabsorption. Während der Darmspülung muß der Wasser- und Elektrolythaushalt des Patienten im Auge behalten werden (cave: Dehydratation, Flüssigkeitsüberladung, Hypokaliämie).

Selektive Darmdekontamination
- Neomycin (auf Erythromycinbasis): 3 mal/1 g per os am Tag vor der Operation (z. B. 13^{00}, 14^{00}, und 23^{00}).
- Kanamycin: 1 g per os stündlich für eine Dauer von 4 h, dann 6stündlich über eine Dauer von 72 h präoperativ.
- Metronidazol: 750 mg per os 8stündlich über eine Dauer von 72 h präoperativ.

Die Diskussion über die prophylaktische Anwendung von Antibiotika in der Kolonchirurgie bzw. das geeignete Präparat ist kontrovers. Da Escherichia coli und Bacteroides fragilis die am häufigsten vorkommenden Aerobier bzw. Anaerobier sind, erscheint es sinnvoll, Antibiotika zu benutzen, die von vornherein gegen diese Spezies sensitiv sind. Studien belegen, daß sich die prophylaktische präoperative Antibiotikatherapie auf den postoperativen Heilungsverlauf günstig auswirkt, wobei es keine Rolle zu spielen scheint, welches Präparat benutzt wird.

Postoperative Maßnahmen

1. Intravenöse Volumensubstitution zur Deckung des Grundbedarfs sowie Ausgleich von Sondenverlusten und Sequestrationen in den 3. Raum.
2. Fixieren der Magensonde: Prinzipiell soll die Magensonde bis zum Einsetzen der Darmtätigkeit belassen werden, vielerorts wird die Sonde schon vorher gezogen. Einige Operateure verzichten bei Eingriffen am Kolon ganz auf den nasogastralen Tubus.
3. Nach abdominoperinealer Rektumexstirpation sollte ein Urinkatheter für 5–7 Tage belassen und erst entfernt werden, wenn die Flüssigkeitsbilanz ausgeglichen ist und der Patient spontan Wasser lassen kann.

Komplikationen

Die Inzidenz des Dünndarmileus in der frühen postoperativen Phase ist bei entzündlichen Prozessen erhöht.

Bei einer tiefen anterioren Resektion ist das Risiko einer Anastomoseninsuffizienz erhöht. Obwohl davon auszugehen ist, daß insbesondere die tiefen

Anastomosen relativ häufig kleine Lecks aufweisen, kommt es nur selten zu Symptomen bzw. Komplikationen. Als Symptome treten Fieber, eine Leukozytose und ein persistierender Ileus auf. In diesem Fall ist u. U. die Anlage eines proximalen doppelläufigen Kolostomas erforderlich.

Cholezystektomie, Choledochusrevision und biliodigestive Bypassoperationen

Präoperative Maßnahmen

Außer bei Patienten, die wegen einer chronischen bzw. mit rezidivierenden Koliken einhergehenden Cholezystitis bzw. Cholezystolithiasis elektiv operiert werden, ist eine prophylaktische parenteraler Antibiotikagabe prinzipiell indiziert. Obligatorisch ist die Antibiotikatherapie bei akuter Cholezystitis oder Cholangitis.

Bei Patienten mit länger bestehender Choledochusobstruktion sollte am Tag vor der Operation Vitamin K (10 mg i.m.) gegeben werden.

Wie verschiedene kontrollierte Studien gezeigt haben, bringt eine präoperative Drainage des Ductus choledochus bei Patienten mit einem Serumbilirubinwert > 10 mg/dl hinsichtlich der Mortalität und Morbidität keinen Vorteil gegenüber der Operation ohne vorherige Dekompression. Sind Schwierigkeiten in der Darstellung bzw. Intubation des Ductus choledochus von vornherein zu erwarten, erweist sich ein präoperativ eingebrachter Stent als vorteilhaft.

Postoperative Maßnahmen

- Die Volumentherapie muß unter Berücksichtigung des Ausmaßes des Eingriffs individuell eingestellt werden. T-Drainverluste werden am besten durch Ringer-Laktat ersetzt.
- Als postoperative Schmerzmedikation können Morphine oder Demerol (nicht auf dem deutschen Markt erhältlich) eingesetzt werden. Da Morphine eine Tonuserhöhung des Sphincter Oddi hervorrufen, wird Demerol in jüngster Zeit bevorzugt.
- Bei infektiösen Prozessen sollte die präoperativ begonnene Antibiotikatherapie postoperativ für 5–10 Tage fortgesetzt werden.
- Nach unkomplizierter Cholezystektomie kann bereits am 1. postoperativen Tag mit dem Kostaufbau begonnen werden. Bei Patienten mit akuter Cholezystitis oder nach Anlage einer biliodigestiven Anastomose sollte das Einsetzen der Darmtätigkeit abgewartet werden.
- Eine Drainage des Gallenblasenbettes ist erforderlich, wenn damit zu rechnen ist, daß sich nach der Entfernung der Gallenblase noch größere Flüssigkeitsmengen ansammeln (z. B. bei gangränöser Cholezystitis). Es werden

sowohl offene als auch geschlossene Drainagen benutzt. Geschlossene Drainagen (z. B. Hemovac-System) werden i. allg. bevorzugt; sie können bei versiegender Sekretion am 2. oder 3. postoperativen Tag entfernt werden. Offene Systeme (z. B. Penrose), die ab dem 3. postoperativen Tag gekürzt werden, müssen (z. B. durch eine Sicherheitsnadel) fixiert werden, damit der Drain nicht in die Bauchhöhle disloziert.

- Ein T-Drain wird gewöhnlich nach Revisionen des Ductus choledochus eingebracht. Zwischen dem 7. und 9. postoperativen Tag erfolgt über den T-Drain ein Kontrollcholangiogramm. Zeigt die Röntgenaufnahme einen freien Abfluß des Kontrastmittels in das Duodenum, kann der Tubus am Folgetag entfernt oder der Patient mit Tubus in die ambulante Behandlung entlassen werden (*in Deutschland nicht üblich). Verbliebene Steine können 4 – 6 Wochen nach dem Primäreingriff, wenn sich um die Sonde ein Gang gebildet hat, mittels Dormia-Körbchen entfernt werden (*bereits 1 Woche nach der Primäroperation kann versucht werden, den T-Drain durch einen großlumigeren Tubus zu ersetzen und zurückgelassene Steine zu extrahieren).

  Vor der T-Draindarstellung wird in vielen Kliniken ein Antibiotikum verabreicht.

Komplikationen

- Blutungen infolge einer Verletzung der A. cystica sind selten.
- Größere Mengen Galleabfluß über oder neben der T-Drainage sind ein Hinweis auf die Ausbildung von *Gallenfisteln*. Diese gehen nicht selten von kleinen Gallengängen aus, die im Bereich des Leberbettes der Gallenblase verletzt wurden. Meist kommen sie spontan zum Stehen. Andere Ursachen eines Gallestaus sind verbliebene Steine im Ductus choledochus, Verletzungen des Ductus hepatocholedochus oder eine Dislokation des Tubus. In solchen Fällen ist eine vorzeitige Cholangiographie angezeigt.
- Die Dislokation des T-Drains kann, insbesondere wenn sie innerhalb der ersten Tage nach der Operation auftritt, eine operative Revision erforderlich machen; es droht eine gallige Peritonitis. Wird der Tubus zu einem späteren Zeitpunkt (z. B. aus Unachtsamkeit) entfernt, kann unter endoskopischer oder röntgenologischer Kontrolle eine Neueinlage versucht werden, sofern eine Drainage weiterhin erforderlich ist.
- Ein verbliebener Stein kann 4 – 6 Wochen nach der Operation mit Hilfe eines Dormia-Körbchens entfernt werden, sofern primär ein ausreichend dicker Tubus eingelegt worden ist. Durch Anspülen mit Chenodesoxycholsäure über das T-Drain ist mitunter eine Steinauflösung zu erreichen.
- Nach Eingriffen am Gallengangsystem kommen als Ursachen eines postoperativen Ikterus verbliebene Steine, eine Pankreatitis, die versehentliche Ligatur der A. hepatica, übersehene oder zurückgelassene Tumoren oder eine Verletzung des Ductus hepatocholedochus in Frage.

Operationen bei biliärer Pankreatitis

Die kausale chirurgische Therapie einer biliären Pankreatitis ist die Cholezyst-
ektomie und (nach vorangegangener intraoperativer Cholangiographie) ggf.
Choledochusrevision. Bei älteren Personen bzw. Patienten mit erheblichen
Risikofaktoren ist u.U. eine ERCP mit Sphinkterotomie angezeigt.

Präoperative Maßnahmen

- Kontrolle der Serumamylase: Die Operation sollte durchgeführt werden,
  wenn der Amylasewert wieder annähernd auf Normalwerte abgesunken ist
  und sich die Symptome zurückgebildet haben. Meistens steigt die Amylase
  bei der akuten biliären Pankreatitis auf Werte von mehreren Tausend U/l
  an, um sich anschließend rasch wieder zu normalisieren. Bei persistierender
  Hyperamylasämie und Verschlechterung des klinischen Zustands des Patienten ist eine notfallmäßige explorative Laparotomie oder ERCP mit Papillotomie angezeigt. Patienten, die sich unter konservativer Therapie vollständig erholen, können entlassen und zu einem späteren Zeitpunkt elektiv
  cholezystektomiert werden. In diesem Zusammenhang ist anzumerken, daß
  die Inzidenz eines neuerlichen Schubes einer akuten Pankreatitis innerhalb
  von 6 Wochen hoch ist.
- Antibiotika werden zur Behandlung einer akuten biliären Pankreatitis prinzipiell empfohlen. Bei der alkoholinduzierten Pankreatitis sind sie umstritten.
- Die Volumensubstitution muß nach Maßgabe des Schweregrades der Pankreatitis individuell gesteuert werden.

Postoperative Maßnahmen

Die Volumensubstitution muß nach Maßgabe des Schweregrades der Pankreatitis individuell gesteuert werden.
  Nach einer Cholezystektomie, die wegen einer Pankreatitis durchgeführt
wurde, ist mit einem vergleichsweise (z.B. Cholezystektomie bei Cholezystolithiasis) verspäteten Einsetzen der normalen Darmfunktion zu rechnen.

Komplikationen

Die am meisten gefürchtete Komplikation ist die Verschlechterung der Pankreatitis (Behandlung der akuten Pankreatitis s. auch S. 267 f.).

Operation nach Whipple (radikale Pankreatikoduodenotomie)

Bei der Behandlung eines Patienten nach Whipple-Operation sind die Punkte
zu beachten, die nach Vagotomie, Gastroenterostomie sowie biliären Bypass-
und Drainageoperationen des Pankreas wichtig sind. Infolge der ausgedehnten
Dissektion ist mit einem prolongierten Ileus und erheblichen Flüssigkeitsverlusten in den 3. Raum zu rechnen. Gewöhnlich ist perioperativ eine parenterale
Kaloriensubstitution erforderlich. Blutungen, Infektionen und die Ausbildung
von Pankreasfisteln sind die häufigsten postoperativen intraabdominellen
Komplikationen. Pankreasfisteln verschließen sich meist ohne operative Revision. Bei infolge Pankreassekretverlusten auftretender Maldigestion ist eine entsprechende parenterale Ernährung erforderlich. Eine Hautexkoriation durch
das Pankreassekret tritt gewöhnlich nicht ein, *da die Enzyme nicht mit intestinaler Mukosa in Kontakt kommen und daher nicht aktiviert werden.

Leberresektionen

Hypoglykämie und Hypalbuminämie sind zwei der wichtigsten Gesichtspunkte nach ausgedehnten Leberresektionen. Postoperativ ist die Leber oft über
Wochen nicht in der Lage, den Organismus mit ausreichenden Mengen Zucker
und Albumin zu versorgen. Zur Vermeidung einer Hypoglykämie kann die Infusionstherapie postoperativ für mehrere Tage von 5%igen auf 10%ige Gluko-
selösungen umgestellt werden. Danach sollte im Infusionsprogramm für zumindest eine weitere Woche G10% enthalten sein. Bei Hypalbuminämie ist die
Substitution von Humanalbumin angezeigt. Die häufig nach Leberresektionen
zu beobachtende Hyperbilirubinämie ist Folge der nach Blut(massen)transfusi-
on auftretenden Hämolyse und/oder einer transienten Leberdysfunktion. Ein
über Wochen persistierender Ikterus ist ein Hinweis auf eine Gallenwegsverlet-
zung oder eine globale Leberinsuffizienz.

Splenektomie

Präoperative Maßnahmen

- Flüssigkeits- und Nahrungskarenz >6 h.
- Bereitstellung von Erythrozyten- und Thrombozytenkonzentraten. Eine
  präoperative Gabe von Thrombozyten ist bei ausgeprägter Thrombozytopenie in Ausnahmefällen angezeigt.
- Prophylaktische Antibiotikagabe (z. B. Cephalosporin).
- Perioperative Erhöhung der Steroiddosis bei Patienten, die wegen einer
  idiopathischen Thrombozytopenie oder anderen Autoimmunprozessen unter Kortisondauertherapie stehen.

Postoperative Maßnahmen

Belassen der Magensonde zur Verhinderung einer Magendistension und zum Schutz der unter Spannung stehenden Gefäßligaturen an den durchtrennten Aa. gastricae breves. Die Sonde kann meist am Tag nach der Operation entfernt werden.

Bei Patienten mit idiopathischer Thrombozytopenie wird die Steroidtherapie postoperativ rasch reduziert und dann über einen Zeitraum von 4–6 Wochen ganz ausgeschlichen.

Offene Drainagesysteme im Bereich des linken oberen Quadranten sollte wegen des hohen Risikos der Ausbildung eines subphrenischen Abszesses vermieden werden. Bei Sickerblutungen im Bereich der Milzloge oder des Pankreasschwanzes empfiehlt sich eine geschlossene Drainage, die bei rückläufiger Fördermenge bald entfernt werden sollte.

Vor ihrer Entlassung aus der stationären Behandlung sollten splenektomierte Patienten (wegen der erhöhten Inzidenz septischer Komplikationen) mit polyvalenter Pneumokokkenvakzine (Pneumovax) geimpft werden.

Komplikationen

Die häufigste Komplikation nach Splenektomie ist die Atelektase des linken Lungenunterlappens. Seltener treten postoperativ Blutungen aus den Gastrica-brevis-Gefäßen, Magenwandnekrosen, eine Pankreatitis oder subphrenische Abszesse auf.

Die Thrombozytose ist eine Folgeerscheinung der Splenektomie, Thrombozytenzahlen > 1 Mio. sind wegen der erhöhten Embolisationsgefahr, insbesondere bei Patienten mit myeloproliferativen Prozessen, besorgniserregend. Als Thrombozytenaggregationshemmer kommen z. B. Aspirin, Heparin oder Persantin in Frage, in Extremfällen ist eine Thrombozytophorese angezeigt.

Das Auftreten einer Sepsis nach Splenektomie (sog. Postsplenektomiesepsis, auch OPSI = overwhelming postsplenectomy infection) ist im Vergleich zu septischen Komplikationen nach anderen Baucheingriffen um den Faktor 60 erhöht. Die Inzidenz der Postsplenektomiesepsis beträgt 0,5–1,0%.

Portosystemische Shuntoperationen

Hauptaspekt der postoperativen Therapie ist der Ausgleich des Flüssigkeits- und Elektrolythaushalts. Mit der Ausbildung eines Aszites muß postoperativ gerechnet werden, auch wenn präoperativ kein Aszites vorgelegen hat. Zur Aufrechterhaltung eines ausreichenden intravasalen Volumens sollten initial entsprechende Mengen Albumin und Kochsalzlösungen infundiert werden.

Nach 2–3 Tagen kann die Flüssigkeitszufuhr reduziert werden. Zu diesem Zeitpunkt sprechen die Patienten auch auf Diuretika adäquat an.

Zur Behandlung einer wegen Leberinsuffizienz vorbestehenden Koagulopathie werden FFP und Thrombozytenkonzentrate eingesetzt. Wurde die Shuntoperation – was in Ausnahmefällen vorkommt – notfallmäßig durchgeführt, sollte eine präoperativ eingelegte Senstaken-Blakemore-Sonde postoperativ für 24 h mit aufgeblasenem Magenballon belassen werden.

H_2-Blocker oder Antazida sind in der postoperativen Phase indiziert. Nach Einsetzen der Magen-Darm-Funktionen sollte eine proteinarme Diät verabreicht werden, um einer hepatischen Enzephalopathie vorzubeugen. Laktulose oder Antibiotika (oral) bleiben der Behandlung einer manifesten Enzephalopathie vorbehalten. Besonders häufig entwickelt sich eine Enzephalopathie bei persistierenden gastrointestinalen Blutungen.

Literatur

Beger HG (1989) Surgical management of necrotizing pancreatitis. Surg Clin N Am 69:529

Brolin RE, Krasna MJ, Mast BA (1987) Use of tubes and radiographs in the management of small bowel obstruction. Ann Surg 206:126

Browder W, Cerise EJ, Litwin MS (1986) Impact of emergency angiography in massive lower gastrointestinal bleeding. Ann Surg 204:530

Buchman TG, Bulkley GB (1987) Current management of patients with lower gastrointestinal bleeding. Surg Clin North Am 67:651

Eggermont AM, Lameris JS, Jeekel J (1985) Ultrasound-guided percutaneous transhepatic cholezystostomy for acute acalculous cholecystitis. Arch Surg 120:1354

Garrison RN, Cryer HM, Howard DA, Polk HA (1984) Clarification of risk factors for abdominal operations in patients with hepatic cirrhosis. Ann Surg 199:648

Ihse I, Evander A, Holmberg JT, Gustafson I (1986) Influence of peritoneal lavage on objective prognostic signs in acute pancreatitis. Ann Surg 204:122

Larson DE, Farnell MB (1983) Upper gastrointestinal hemorrhage. Mayo Clin Proc 58:371

Leese T, Neoptolemos JP, Baker AR, Carr-Locke DL (1986) Management of acute cholangitis and the impact of endoscopic sphincterotomy. Br J Surg 73:788

Lurie K, Plzak L, Deveney CW (1987) Intra-abdominal abscess in the 1980s. Surg Clin North Am 67:621

Moody FG, Thompson DA (1987) Postoperative jaundice. In: Schiff L (ed) Diseases of the liver, 6th edn. Lippincott, Philadelphia

Mucha P (1987) Small intestinal obstruction. Surg Clin North Am 67:597

Nunez D, Guerra JJ, Al-Sheikh WA et al. (1986) Percutaneous biliary drainage in acute suppurative cholangitis. Gastrointest Radiol 11:85

Olak J, Christon NV, Stein LA, Casola G, Meakins JL (1986) Operative vs. percutaneous drainage of intra-abdominal abscesses. Arch Surg 121:141

Pessa ME, Hawkins IF, Vogel SB (1987) The treatment of acute cholangitis: percutaneous transhepatic biliary drainage before definitive therapy. Ann Surg 205:389

Ranson JHC (1979) The timing of biliary surgery in acute pancreatitis. Ann Surg 189:654

Ranson JHC (1982) Etiological and prognostic factors in human acute pancreatitis: a review. Am J Gastroenterol 77:633

Tryba M (1987) Risk of acute stress bleeding and nosocomial pneumonia in ventilated intensive care unit patients: Sucralfate versus antacids. Am J Med 83 (Suppl 38):117

Wilson C, Heads A, Shenkin A, Imrie CW (1989) C-reactive Protein, antiproteases and complement factors as objective markers of severity in acute pancreatitis. Br J Surg 76:177

Weiterführende Literatur

Moody FG et al. (1986) Surgical treatment of digestive disease. Year Book Medical, Chicago

9 Ernährung

C. R. WATTERS

Obgleich der Eindruck entstehen kann, daß bei vielen der Patienten auf allgemeinchirurgischen Stationen ein leichter bis schwerer Protein- und Kalorienmangel vorliegt, werden in den USA nur wenige Patienten primär wegen Unterernährung stationär aufgenommen. Eine Kachexie entsteht in den meisten Fällen sekundär auf dem Boden der Grunderkrankung, z. B. bei Alkoholismus, obstruktiven Lungenerkrankungen, gastrointestinalen Störungen oder Tumorleiden. Bei chirurgischen Patienten führen Streß, inadäquate Nahrungsaufnahme oder eine gestörte Nährstoffutilisation mit entsprechend kataboler Stoffwechsellage postoperativ nicht selten zu einer rasch progredienten Malnutrition. Eine Minderernährung chirurgischer Patienten geht mit einer deutlich erhöhten Morbidität und Mortalität einher.

Erste Versuche einer enteralen Sondenernährung mit flüssiger oder homogenisierter Nahrung wurden bereits im 15. Jahrhundert unternommen. Den 1896 eingeführten i.v.-Dextroseinfusionen wurden nach dem 1. Weltkrieg Fette zugesetzt, 1937 kamen Kaseinhydrolysate hinzu, 1940 Aminosäuren. Lipidemulsionen gibt es in der klinischen Anwendung seit 1961, hypertone Dextroselösungen seit 1968. Die totale parenterale Ernährung wird seit den frühen 60er Jahren erfolgreich praktiziert.

Ernährungszustand und Nahrungsbedarf

Bei der Zusammenstellung eines Ernährungsplans ist in erster Linie der individuelle Bedarf des Patienten zu berücksichtigen. Obgleich es nicht notwendig ist, für jeden einzelnen Patienten einen Bedarfsplan zu errechnen, müssen die Faktoren, die bei chirurgischen Patienten typischerweise zu einer Malnutrition führen, ständig kontrolliert werden. Nur so lassen sich Mangelzustände, die sich oft unbemerkt entwickeln (und dann nicht adäquat behandelt werden), vermeiden. Diesbezüglich sind die folgenden Punkte (Risikofaktoren) zu beachten:
- Schlechter Ernährungszustand/geringe Energiereserve bei Krankenhausaufnahme
- Extensive präoperative Diagnostik mit wiederholten Darmspülungen und Nüchternphasen vor den Untersuchungen

---

Anmerkungen des Übersetzers sind mit * versehen.

– Längere Phasen mit (krankheitsbedingter) eingeschränkter oraler Nahrungszufuhr (z. B. bei obstruktiven oder entzündlichen Darmerkrankungen, Pankreatitis etc.)
– Extreme Streßsituationen (z. B. Verbrennungen bzw. große Wundflächen, mehrfache chirurgische Eingriffe, Kopfverletzungen, Sepsis etc.).

Screeningtests

– Gewichtsverlauf: Während (unbeabsichtigte) Gewichtsverluste > 30% des Ausgangskörpergewichts mit einer bis zu 95% erhöhten postoperativen Morbidität und Mortalität einhergehen, scheint sich eine Gewichtsreduktion von weniger als 10% nicht merklich auf das Risiko postoperativer Komplikationen auszuwirken, sofern sie nicht perakut auftritt.
– Serumalbumin: Die Mortalität unbehandelter Patienten mit Hypoalbuminämie (< 3,4 g/dl) steigt um jeweils 37%/g Albumindefizit.
– Allergentestung: Ungünstig ist eine Anergie auf 4 von 5 Hautantigenen.
– Leukozytenzahl: Der kausale Zusammenhang zwischen Leukozytenzahl und Malnutrition ist strittig. Beschrieben wird, daß eine mäßige Minderernährung überdurchschnittlich oft mit einer Leukopenie von $1200-2000/mm^3$ einhergeht, bei schweren Mangelzuständen wurden (gehäuft) weniger als 800 Zellen/mm^3 ausgezählt.
– Körperliche Untersuchung: Befunde im Zusammenhang mit einer Malnutrition sind u. a. Fett- und Muskelschwund (z. B. Messen Trizeptshautfalte; vgl. Tabelle 1), Hautausschläge, Blässe, schmerzhafte Rötung und Schwellung der Lippen und Zunge (Cheilosis, Glossitis), Zahnfleischentzündungen, Hepatomegalie, Ödeme, Neuropathien, Demenz.
– *Bioelektrische Impendanz Analyse (s. S. 304).

Mangelzustände

Patienten mit Minderernährungserscheinungen werden klassischerweise 3 Krankheitsbildern zugeordnet: Kwaschiorkor, Marasmus und einem kombinierten Bild der Minderernährung.

Tabelle 1. Evaluation des Ernährungszustands (Messungen)

Anamnese:	Gewichtsverlust
Anthropometrie:	Trizepshautfalte, Oberarmumfang
Labor:	Serumalbumin/Gesamteiweiß, Serumtransferrin, Präalbumin, retinolbindendes Protein, Vitaminspiegel, Kreatinin (Koeffizient), Urin-3-Methylhistidin
Immunologische Tests:	Hauttestung auf sog. Recallantigene, Dinitrochlorbenzolsensibilisierung, Gesamtlymphozytenzahl, Lymphoblastenanteil

Kwaschiorkor: Dieser zuerst bei Kleinkindern in Entwicklungsländern beschriebene Eiweiß- und Vitaminmangelzustand ist typisch für Patienten mit einer akuten schweren Katabolie. Das Krankheitsbild ist charakterisiert durch eine Hypalbuminämie, Ödeme und eine geschwächte zelluläre Immunfunktion. Die anthropometrischen Parameter (s. Tabelle 1) bleiben in der Regel im Normbereich, während der körperliche Verfall sehr schnell fortschreitet.

Marasmus: Unter Marasmus oder „Verhungern" versteht man einen über längere Zeit bestehenden Auszehrungszustand. Chronischer Nahrungsmangel führt zum Schwund von subkutanem Fett und Muskulatur, was sich in den anthropometrischen Parametern niederschlägt, biochemische Alterationen werden zunächst nicht beobachtet.

Evaluation des Ernährungszustandes

Die in Tabelle 1 angeführten Messungen geben nicht nur Aufschluß über den aktuellen Ernährungszustand und die Energiereserve eines Patienten, sie dienen auch dazu, den Nahrungs- bzw. Kalorienbedarf zu kalkulieren:

1. Anthropometrie: Die anthropometrischen Meßgrößen (Oberarmumfang und Trizepshautfalte) werden in erster Linie durch den Hydratationszustand des Patienten bestimmt.
2. Labormessungen
   - Serumalbumin: Veränderungen des Serumalbuminwertes treten u. a. auf bei Lebererkrankungen, intravasalen Volumenschwankungen, Nephropathien, akutem Trauma bzw. postoperativ sowie im Rahmen von exsudativen Enteropathien.
   - Serumtransferrin: Aus der totalen Eisenbindungskapazität (engl. total iron binding capacity) läßt sich das spezifische eisenbindende Protein (Transferrin) bestimmen: Transferrin = (0,8·totale Eisenbindungskapazität) − 43. Veränderungen des Transferrinwertes werden v. a. bei Eisenmangelanämie und Nierenfunktionsstörungen beobachtet.
   - Präalbumin: Bei der Eiweißelektrophorese vor Albumin wandernde Serumfraktion (beinhaltet v. a. das thyroxinbindende Protein).
   - Retinolbindendes Protein: Veränderungen werden im Zusammenhang mit Traumatisierungen bzw. chirurgischen Eingriffen beschrieben.
   - Kreatininkoeffizient: Diejenige Menge Kreatinin, die in 24 h/ kg Körpermasse im Urin ausgeschieden wird (Männer 20−26, Frauen 14−22).

   Der Kreatininkoeffizient wird durch exzessive Muskelarbeit, Diätfehler, Trauma, Infektionen und Nierenfunktionsstörungen beeinflußt. Er nimmt im Laufe des Lebens ab.

- Vitaminspiegel
- Urin-3-Methylhistidin (Aminosäureabbauprodukt).
3. Immunologische Tests:
   - Verspätete allergische Reaktion der Haut auf bestimmte Allergene: Ausbleibende oder verzögerte Reaktionen werden unter immunsuppressiver Therapie, bei Tumorleiden, unter Streß oder nach chirurgischen Eingriffen beobachtet.
   - Dinitrochlorbenzolsensibilisation.
   - Gesamtlymphozytenzahl.
   - Lymphoblastenreaktion (sehr kosten- und zeitintensiv).
4. Bioelektrische Impendanz-Analyse (BIA): Nicht invasive Methode zur Bestimmung der Zusammensetzung des Gewebes (Körperwasser, fettfreies Gewebe)*.

Berechnung des Kalorienbedarfs

Einfache Schätzung

$28-30$ kcal/kgKG/Tag.

Basaler Energieverbrauch (engl.: basal energy expenditure: BEE)

Der BEE läßt sich anhand der Harris-Benedict-Gleichung bestimmen:

BEE (Frauen) $= 665 + 9,6(W) + 1,7(H) - 4,7(A)$

BEE (Männer) $= 66 + 13,7(W) + 5(H) - 6,8(A),$

W Körpergewicht (kg),
H Körpergröße (cm),
A Alter (Jahre).

Aktueller Energieverbrauch (engl.: actual energy expenditure: AEE)

AEE $=$ BEE $\times$ MAF,
MAF $= 1 + AF + SF + FF + GF.$

Der metabolische Aktivitätsfaktor (metabolic activity factor: MAF) berücksichtigt Aktivität, Streß, Fieber und Körpergewicht.

Aktivitätsfaktoren (AF):
   - 0,2: sitzende Tätigkeiten
   - 0,35: leichte körperliche Tätigkeiten
   - 0,5: schwere körperliche Tätigkeiten.

Streßfaktoren (SF):
- 0,1 – 0,15: elektive chirurgische Eingriffe
- 0,2 – 0,4: Muskelverletzungen
- 0,5 – 1,0: schwere Verbrennungen (in Abhängigkeit vom Ausmaß [%] der verbrannten Körperoberfläche).

Fieberfaktor (FF):
0,13/1 °C Temperaturerhöhung.

Wachstumsfaktoren (GF):
- 0,05: leichte Gewichtsverluste
- 0,1 – 0,15: schwere Gewichtsverluste.

Kalorimetrie

Die Messung der Wärmeabgabe des Organismus in einem Kalorimeter (direkte Kalorimetrie) ist die exakteste Methode zur Bestimmung des Nahrungsbedarfs.

Anmerkungen zur Therapieplanung

Nichtproteingebundene Kalorien und Stickstoffbilanz: Die Stickstoffbilanz hängt nicht allein von der Menge des verstoffwechselnden Stickstoffs ab, sondern auch davon, ob ausreichend Kalium, Magnesium, Phosphat, Vitamine und v. a. Kalorien, die nicht aus dem Proteinanteil der Nahrung hervorgehen, verfügbar sind. Ein wünschenswertes Kalorien-Stickstoff-Verhältnis beträgt 135 – 200 : 1 (kcal : g).

$$\left(\text{Stickstoff} = \frac{\text{Proteinzufuhr [g]}}{6{,}25} \right).$$

Proteinbedarf: Ca. 1,5 – 2,0 g/kgKG/Tag.

Kalorienressourcen: Obwohl bei vielen Patienten im postoperativen Streß eine relative Glukoseintoleranz besteht, sollte das Verhältnis von Kohlenhydraten und Fetten bei parenteraler Ernährung anfangs 4 : 1 betragen. Eine übermäßige Glukosezufuhr geht mit der Gefahr der Entwicklung von Leberfunktionsstörungen und einer Fettleber einher. Nachteilige Effekte einer i.v.-Lipidzufuhr sind in erster Linie bei schlechter Verstoffwechslung zu befürchten; die Kapazität, mit der Fette aus der Blutbahn aufgenommen werden (sog. „Fettclearance"), ist individuell unterschiedlich.

Respiratorischer Quotient: Bei übermäßiger Kohlenhydratzufuhr steigt die CO_2-Produktion (VCO_2), der respiratorische Quotient ($RQ = VCO_2/VO_2$ = Gesamtsauerstoffverbrauch) erhöht sich. Dies kann sich in der Phase der Entwöhnung des Patienten vom Respirator, in der eine Verminderung des RQ angestrebt wird, nachteilig auswirken.

RQ-Werte für die Verstoffwechselung der verschiedenen Nährstoffe:
- 0,7 = Fettoxidation,
- 0,8 = Eiweißoxidation,
- 1,0 = Kohlenhydratoxidation,
- 1,3 = Fettsynthese.

Glukose: Um den Blutzuckerspiegel bei Werten < 150 mg/dl einzustellen und die Glukosurie in Grenzen zu halten, empfiehlt es sich, zur parenteralen Substitutionstherapie nach Bedarf Insulin (anaboles Hormon) zuzusetzen.

Enterale Ernährung

Neben der totalen Sondenernährung ist die diätetische Einstellung von Patienten, die nicht in der Lage sind, den postoperativ erhöhten Kalorienbedarf mit der normalen Nahrung zu sich zu nehmen, ein wichtiger Aspekt der Ernährungstherapie. In solchen Fällen ist die Ernährung mittels Zusatz- bzw. Sondenkost essentiell. Bei adäquater Nahrungsaufnahme und fehlenden Kontraindikationen zur peroralen Ernährung ist die enterale der parenteralen Ernährung vorzuziehen.

Indikationen

Für Patienten mit intaktem Gastrointestinaltrakt ist die enterale Ernährung Mittel der Wahl. Das trifft auch für Patienten mit Fisteln im oberen Gastrointestinaltrakt zu, sofern es gelingt, eine Ernährungssonde über die Fistel hinaus vorzuschieben. Bei Fisteln im unteren Darmtrakt ist eine Ernährung mit Astronautenkost (engl. elemental and low residue formulas) zu empfehlen.

Kontraindikationen

Absolute Kontraindikationen: Wiederholtes Erbrechen, intestinale Obstruktionen, profuse gastrointestinale Blutungen.

Relative Kontraindikationen: Diarrhö, Aszites, abdominelle Infektionen, primäre Magen-Darm-Erkrankungen (einschließlich Malabsorptionssyndrome).

Vorteile

- Aufrechterhaltung der intestinalen Schleimhautstruktur und -funktion (trophischer Effekt der enteral zugeführten Nahrung),

- Aufrechterhaltung der physiologischen hormonellen Wechselwirkungen (Biofeedback),
- Aufrechterhaltung der physiologischen Stoffwechselwege (intestinale und hepatische Metabolisation der Nährstoffe vor deren Zuführung in das arterielle Gefäßsystem),
- physiologische Insulinfreisetzung,
- niedrige Kosten (im Vergleich zur totalen parenteralen Ernährung 1:20),
- einfache Applikation: Es entfällt das Legen eines zentralen Venenkatheters genauso wie die damit verbundene Gefahr einer Kathetersepsis. Zur Zusammenstellung des Ernährungsplans bedarf es keiner speziell ausgebildeten Ökotrophologen.

Bestandteile

Schlackstoffe: Patienten mit Fisteln und chronisch-obstruktiven Darmerkrankungen sollten schlackenarm ernährt werden.

Laktose: Bei einem großen Prozentsatz der älteren Bevölkerung und insbesondere bei Farbigen ist die Laktaseenzymaktivität im Bürstensaum der Darmschleimhaut vermindert. Ein sekundärer Laktasemangel entsteht nicht selten in Streßsituationen, bei akuter Enteritis und entzündlichen Darmerkrankungen, Erkrankungen des Zäkums sowie bei Kurzdarmsyndromen.

Proteine: Aminosäuren können als komplexe Proteine in Form von passiertem Fleisch, Milch- bzw. Kaseinprodukten, Sojabohnen oder Eiern (Eiweiß) zugeführt werden. Als Nahrungszusätze werden hydrolysierte Proteine, Oligopeptide und gereinigte Aminosäuren verwendet.

Kohlenhydrate: In komplexer Form kommen Kohlenhydrate in Früchten, Gemüse oder elementar als Zucker (Saccharose, Glukose, Oligosaccharide) vor.

Lipide: Milchfette, Getreide- und Sonnenblumenöl sowie mittelkettige Triglyceride können von der Darmmukosa direkt, d. h. ohne vorherige Aufspaltung in freie Fettsäuren, resorbiert werden.

Vitamine und Mineralien: Spezielle Nährlösungen, wie z. B. die zur Therapie leberinsuffizienter Patienten eingesetzten Präparate, sind arm an Vitaminen und Mineralien, weshalb auf eine entsprechende Substitution geachtet werden muß.

Osmolarität: Hyperosmolare Nährlösungen können Dumpingbeschwerden (Darmkrämpfe, Übelkeit, Diarrhö) verursachen. Die Osmolarität der handelsüblichen Präparate beträgt zwischen 300 und 900 mosm/l.

Geschmack: Die meisten Fett-, einfachen Zucker- und komplexen Proteinlösungen sind geschmacklich akzeptabel.

Diätformen

Nährstoffdefinierte (polymere) Diäten

Eine nährstoffdefinierte Diät kann aus selbsthergestellter Kost oder durch Kombination intakten (Makro-)Nährstoffen (Proteine, Fette und Kohlenhydrate in hochmolekularer Form) zusammengestellt werden. Durch Zusatz von Fetten wird der Geschmack verbessert. Bei Zusatz von Milchprodukten ist auf eine mögliche Laktoseintoleranz zu achten.

Vorteile:
- Niedrige Osmolarität,
- ausreichender Vitamin- und Mineralgehalt,
- niedrige Kosten.

Nachteile: Nur bedingte Eignung für Patienten mit Nieren-, Leber- und Herzerkrankungen.

Chemisch definierte Diäten

Chemisch definierte Diäten setzen sich im wesentlichen aus monomeren oder kurzkettigen Proteinhydrolysaten und hochmolekularen Kohlenhydraten (Polysaccharide) zusammen. Durch diese wird der Großteil des Kalorienbedarfs gedeckt.

Vorteile:
- Keine Laktose,
- komplettes Nährstoffangebot,
- wenig Ballaststoffe,
- Gehalt an essentiellen Fettsäuren.

Nachteile:
- Geschmack,
- Hyperosmolarität,
- hohe Kosten,
- schlechte Verträglichkeit bei Patienten mit Glukoseintoleranz.

Indikationen zur Ernährung mit einer chemisch definierten Diät:
- Entzündliche Darmerkrankungen,
- leichte Verlaufsformen einer Pankreatitis,
- Zustand nach Darmresektionen, Kurzdarmsyndrom,
- Strahlenenteritis,
- Fisteln im unteren Intestinum,
- schwere Verbrennungen.

Modifizierte Diäten

Modifizierte Ernährungsformen kommen bei Patienten zur Anwendung, denen bestimmte Makro-Nährstoffe zugeführt werden sollen. Verfügbar sind spezielle Protein-, Kohlenhydrat- und Fettpräparate.

Vorteile: Zusammenstellung einer Kost, die unter Berücksichtigung des zugrundeliegenden Krankheitsbildes (z. B. Leber-, Nieren- oder Herzerkrankungen) den individuellen Anforderungen des Patienten angepaßt werden kann.

Nachteile: Keine komplette Deckung des Nährstoff-, Vitamin- und Mineralstoffbedarfs.

Spezielle Diäten

Aminosäurelösungen bei Nierenerkrankungen: Spezielle Präparate sind zur Ernährung von Patienten mit akuter oder chronischer Niereninsuffizienz (Blutharnstoff > 80 mg/dl) angezeigt. Sie enthalten essentielle Aminosäuren und Histidin.

Aminosäurelösungen bei Lebererkrankungen: Die Spezialpräparate zur Ernährung von Patienten mit akuter oder chronischer Leberinsuffizienz oder drohender hepatischer Enzephalopathie enthalten einen relativ hohen Anteil mehrkettiger Aminosäuren; der Anteil aromatischer Aminosäuren ist vergleichsweise gering.

Nachteile der Spezialpräparate sind die unvollständige Abdeckung des Elektrolyt-, Vitamin-, Mineralien- und Kalorienbedarfs und die hohe Osmolarität.

Praxis der Sondenernährung

Ernährungssonden

Magensonden

Vorteile

Erhalt des Magens als Speisereservoir: Möglichkeit der Bolusgabe und Verträglichkeit auch hochosmolarer Kost.

Nachteile

Aspirationsgefahr: Der Schluckreflex muß erhalten sein, es darf keine Magenatonie vorliegen. Bei debilen, lethargischen oder stuporösen Patienten ist eine gastrale Ernährung u. U. kontraindiziert. Regelmäßige Messungen der Speiserestmenge im Magen sind erforderlich.

Sondentypen

Nasogastrale und perkutane Ernährungssonden (perkutane endoskopische oder chirurgische Gastrostomie, s. S. 289 f.).

Handelsübliche (großlumige) Magensonden (7,3 oder 9,6 Charr)

Vorteile:
- Einfaches Legen/Auswechseln der Sonde,
- großes Lumen (geeignet zur Applikation auch visköser Kost).

Nachteile:
- Schlechte Akzeptanz aufgrund von Mißempfindungen (*Schmerzen, Beklemmungsgefühle, Beeinträchtigung der Atmung, Schluckstörungen, gastroösophagealer Reflux),
- Erosionen der Nasenschleimhaut, Knorpelläsionen.

Spezielle (kleinlumige) Silikon- und Polyurethansonden
(mit Führungsdraht und beschwerten Spitzen)

Vorteile:
- Gute Akzeptanz/Verträglichkeit,
- geringes Aspirationsrisiko.

Nachteile:
- Dislokationsgefahr,
- kleines Lumen (ungeeignet zur Applikation hochvisköser Präparate oder passierter Kost).

Dünndarmsonden

Vorteile:

- Geringe Aspirationsgefahr,
- Möglichkeit, Nahrung distal von Fisteln oder Stenosen einzuleiten,
- Umgehung des Magens bei Atonie.

Nachteile:

- Schlechte Verträglichkeit hochosmolarer Kost,
- Notwendigkeit der kontinuierlichen Nahrungsapplikation (Bolusgaben werden nicht vertragen),
- Verwendung nur dünnflüssiger Kost,
- Sondenpflege (häufiges Spülen).

Duodenalsonden

Nachteile:

Legen und Positionieren der Sonde: Das Legen muß oft unter Röntgendurchleuchtung erfolgen. Vor dem Benutzen der Sonde ist eine röntgenologische Lagekontrolle erforderlich.

Durchgängigkeit: Duodenalsonden müssen alle 8 h gespült werden. Sie verstopfen leicht. Läßt man z. B. Preiselbeersaft einlaufen, kommt es zur Koagulation von Proteinen im Schlauch.

Jejunostomie

Nachteile:

Lage und Position der Sonde: Wenn die Sonde gezogen wird oder disloziert, kann sie nicht wieder in Position gebracht werden. Bei Dislokation besteht die Gefahr der unbemerkten intraabdominellen Applikation der Sondenkost.

Durchgängigkeit: Eine Jejunostomie muß in 4- bis 8stündigen Abständen gespült werden.

Applikation der Sondenkost

Via Magensonde bzw. Gastrostoma

Intermittierende Nahrungszufuhr

Die erste Nahrungsapplikation sollte nicht innerhalb der ersten 24 h nach Legen des Gastrostomas erfolgen. Es empfiehlt sich, am Anfang alle 2 h 100 ml einer zu 50% verdünnten Sondenkost zu geben und vor einer erneuten Applikation den Nahrungsrest im Magen (<100 ml) zu messen. Bei guter Verträglichkeit kann die Konzentration der Kost nach 8 h gesteigert (75%) und das Präparat nach weiteren 8 h unverdünnt gegeben werden. Nach 24 h wird die Zufuhr auf 200 ml alle 2 h und danach schrittweise (innerhalb der nächsten 4 Tage) auf bis zu 400 ml in 2 h, bzw. die Menge, die zur Deckung des Nahrungsbedarfs des Patienten nötig ist, gesteigert. Nach erfolgreichem Kostaufbau kann der Ernährungsplan im Hinblick auf die Fortführung der Sondenernährung zu Hause bzw. in einem Pflegeheim so geändert werden, daß Schlafpausen eingehalten werden.

Kontinuierliche Nahrungszufuhr

24 h nach Legen der Sonde beginnt man mit der Applikation der zu 50% verdünnten Kost mit einer Geschwindigkeit von 50 ml/h und erhöht die Tropfgeschwindigkeit alle 8 h um 25 ml, bis eine Infusion von 100 ml/h erreicht ist.

Danach wird die Konzentration der zugeführten Kost (wie oben angegeben) erhöht. Die Nahrungsrestmenge im Magen sollte anfangs zumindest alle 4 h kontrolliert werden. Bei einem Nahrungsrest > 150 ml empfiehlt es sich (nach Verwerfen des Aspirates), eine Menge von 150 ml nachzugeben.

Via Dünndarmsonden bzw. Jejunostoma

Die Ernährung über den Dünndarm muß kontinuierlich erfolgen, der Kostaufbau erfolgt, wie zuvor beschrieben. Bei Patienten mit eingeschränkter Flüssigkeitszufuhr wird zuerst die Konzentration der Kost, danach die Menge erhöht. Wichtig ist, die Sonde alle 8 h (mit Wasser) zu spülen.

Überwachung der Sondenernährung

1. Körperliche Untersuchung: Auskultation der Lunge, Erheben des Abdominalbefundes
2. Bilanzierung von Ein- und Ausfuhr: Insbesondere zu beachten ist die abgesetzte Stuhlmenge (oft Diarrhö)
3. Gewichtskontrolle
4. Laborkontrollen: Serumnatrium, -kalium, -phosphat, -magnesium, -glukose, -kreatinin; Urinstickstoff und -glukose.

Störungen

Hohe Nahrungsrestmengen

Kann der Großteil der über eine Duodenalsonde applizierten Nahrung noch nach Stunden aspiriert werden, sollte zuerst die Lage des Tubus durch eine Röntgenübersichtsaufnahme des Abdomens verifiziert werden. Liegt die Sonde im Magen, muß die Einflußrate vermindert werden und der Kostaufbau entsprechend langsamer erfolgen. Bei persistierend hohen Restmengen wird versucht, die Peristaltik z. B. mit Metoclopramid (10 mg i.v. alle 6 h) anzuregen.

Diarrhö

Durchfälle entstehen meist bei zu rascher Nahrungsapplikation oder zu hoher Osmolarität der zugeführten Kost. Eine hyperosmolare Diät führt insbesondere im Jejunum zu Dumpingbeschwerden. Diarrhöen können längere Zeit persistieren. Dies bedeutet nicht, daß der betreffende Patient nicht enteral ernährt werden kann; auch bei Durchfall werden Nährstoffe resorbiert.

Bei persistierender Diarrhoe sind die folgenden Maßnahmen angezeigt:

- Röntgenologische Überprüfung der Sondenlage,
- Reduktion der Kostzufuhr (Geschwindigkeit und Konzentration, Wiederholung des Kostaufbaus in kleineren Schritten),
- Wechsel des Präparates (keine Laktose),
- Applikation von Antidiarrhoika (z. B. Diphenoxylat 10 ml 4mal täglich am ersten Tag, danach 5 ml 3mal täglich),
- Ausschluß anderer Ursachen der Diarrhö.

Totale parenterale Ernährung (TPN)

Indikationen

Prinzipiell ist eine parenterale Ernährung dann indiziert, wenn eine Nährstoffzufuhr erforderlich, der Gastrointestinaltrakt aber nicht intakt oder ruhigzustellen ist.

1. Minderernährung
   - Prolongierter Ileus, lange bestehende gastrointestinale Obstruktionen,
   - chronisches Erbrechen,
   - chronische Diarrhö,
   - Malabsorptionssyndrome.
2. Kurzdarmsyndrome
3. Akute Pankreatitis, Pankreasfisteln
4. Entzündliche Darmerkrankungen
5. Enterokutane Fisteln
6. Hyperkatabolie
   - Verbrennungen,
   - schwere Verletzungen,
   - große chirurgische Eingriffe,
   - Tumorleiden.
7. Nierenerkrankungen
8. Lebererkrankungen.

Kontraindikationen

1. Mangel an ausreichend geschultem Personal (Legen zentraler Venenkatheter, Katheterpflege, Verordnung und Durchführung der Infusionstherapie).
2. Extreme Flüssigkeitsrestriktion (eine ausreichende parenterale Kalorienzufuhr ist an eine Mindestflüssigkeitsmenge gebunden; ggf. muß mittels Dialyse Flüssigkeit entzogen werden).

3. Schwere Glukoseintoleranz (relative Kontraindikation).
4. Schwere Leberinsuffizienz mit Enzephalopathie.

Vorteile

1. Exakte, von der Verdauung unabhängige Kontrolle der täglichen Zufuhr an Kalorien, Kohlenhydraten, Fetten, Proteinen, Vitaminen und Mineralien
2. Möglichkeit, durch Infusion hochosmolarer Lösungen ein Maximum an Kalorien mit minimalem Volumen zu applizieren
3. Möglichkeit, eine anabole Stoffwechselsituation zu schaffen.

Nachteile

1. Notwendigkeit eines zentralvenösen Zugangs zur Infusion hochosmolarer Lösungen.
2. Hohe Material- und Personalkosten.
3. Unphysiologische Nährstoffzufuhr unter Umgehung der intestinalen und hepatischen Metabolisation.
4. Schleimhautatrophie im Bereich des Magen-Darm-Traktes bei Verwendung von Präparaten mit inadäquatem Glutamingehalt.
5. Leberschädigung (prolongierte parenterale Ernährung).
6. Erhöhtes Sepsisrisiko (ca. 4–5%).
7. Gefahr der Entwicklung eines nichtketotischen, hyperosmolaren Komas.
8. Hormonelle Störungen.

Bestandteile

- Aminosäuren: 33,5- bis 10%ige Lösungen (5–15 g Stickstoff/l),
- Kohlenhydrate: 50–70% Dextrose,
- Lipide: Der Bedarf an essentiellen Fettsäuren wird durch Infusion von 500 ml einer entsprechenden 10%igen Lipidlösung 2mal wöchentlich gedeckt. Alternativ können verdünnte Lösungen verwendet werden,
- fett- und wasserlösliche Vitamine,
- Mineralien: Kalzium, Phosphat und Magnesium,
- Spurenelemente: Zn, Cu, Mn, Cr, I, Se, Mb.

Handelsübliche Präparate

(s. Rote Liste, Abschn. 51).

Gefäßzugang (V. subclavia)

Voraussetzung für die TPN ist ein zentraler Venenkatheter. Der bevorzugte Gefäßzugang ist die V. subclavia.

Vorbereitung

Aufklärung des Patienten über Größe und Prozedere der Katheterinsertion.

Lagerung des Patienten

- Unterlegen einer Rolle zwischen die Schulterblätter;
- Wegdrehen des Kopfes des Patienten von der Punktionsseite;
- Zug am gestreckten, dem Körper anliegenden Arm (zehenwärts), um das Schlüsselbein in eine horizontale Lage zu bringen;
- Lagern des Patienten in Trendelenburg-Position.

Hautdesinfektion

- Rasur des Hautareals im Bereich der beabsichtigten Punktionsstelle,
- Säuberung und Entfettung des Hautareals (z. B. mit Kodan und Tupfer),
- Hautdesinfektion mit Jodlösung (3mal).

Vorbereitung der Katheterinsertion

- Bereitlegen von Mundschutz, Kopfhaube, sterilen Handschuhen, steriler Abdeckung,
- Assistenz (wichtig),
- Abdecken des Punktionsfeldes: Nur die medialen 2/3 der Klavikula, der obere Sternalrand und wenige Zentimeter Haut ober- und unterhalb der Klavikula werden exponiert.

Punktion

1. Anatomische Orientierung: Die V. subclavia verläßt die Brusthöhle zwischen M. sternocleidomastoideus, M. scalenus anterior und Caput claviculae. Oft kann im hinteren Bereich dieses Dreiecks die A. subclavia palpiert

werden. Die Punktionsstelle liegt unmittelbar unterhalb der 1. Rippe, direkt hinter der Insertionsstelle des M. scalenus. Als vordere Begrenzung dient die Klavikula, als untere die Fingerspitze auf der A. subclavia. Kann diese nicht getastet werden, orientiert man sich am Unterrand des Schlüsselbeins.

2. Wahl der Punktionsstelle: Die Punktionsstelle liegt 1–2 Querfinger unterhalb der Mitte des Schlüsselbeins, die Punktion wird in kranialer Richtung durchgeführt. Unter Vergegenwärtigung der oben beschriebenen Orientierungspunkte dringt man zentripetal in das Zielgebiet vor.

3. *Setzen einer Hautquaddel* mit 1%igem Xylocain (ohne Epinephrinzusatz).

4. Gefäßpunktion: Nachdem der Patient in Trendelenburg-Position gelagert ist, wird die Punktionsnadel in horizontaler Richtung durch die Haut gestochen, wobei gerade so viel Druck aufzubringen ist, daß die Spitze der Nadel bis unter die Klavikula vordringt. Man sollte nicht schrittweise vorgehen; dies verursacht unnötig Schmerzen. Nach Aspiration von Blut wird die Nadel noch ca. 0,5 cm vorgeschoben, um sicherzustellen, daß die Spitze im Gefäßlumen liegt. Durch Drehen der Kanüle um 90° erreicht man, daß sich der Nadelschliff nach kaudal öffnet.

5. Katheterinsertion: Während der Patient preßt (Valsalva-Manöver), wird die Kochsalzspritze abgenommen, wobei zur Vermeidung einer Luftembolie der Nadelkonus sofort mit dem Finger abzudichten ist. Anschließend wird der Führungsdraht eingeführt. Ein Hinweis für die korrekte Lage des Katheters ist es, wenn er sich leicht vorschieben läßt oder wenn Rhythmusstörungen am Herzmonitor auftreten. Über den Draht läßt sich der Katheter vorschieben; danach können Punktionskanüle und Draht entfernt werden. Der Rückstrom von Blut bei Druck auf die Jugularvene spricht für die richtige Lage des ZVK.

6. Anschluß des Katheters an das Infusionssystem und Spülen mit heparinisierter Kochsalzlösung.

7. Steriler Verband: Der Verband sollte so angelegt werden, daß der Katheter leicht zugänglich und das Hautareal um die Punktionsstelle einfach einzusehen ist.

8. Röntgenologische Kontrolle der Katheterposition und Ausschluß eines Pneumothorax.

Alternative Lokalisationen und Techniken

– Punktion des V. jugularis interna (Kap. 3)
– Punktion der V. jugularis externa (Kap. 3)
– Supraklavikuläre Punktion der V. subclavia
– Insertion eines Hickmann-, Broviac-, Porta-Cath- oder ähnlichen Verweilkatheters.

Infusionsregime

1. Bestimmung des täglichen Flüssigkeitsbedarfs: Errechnet man das zu substituierende Flüssigkeitsvolumen anhand von Körpergewicht bzw. Körperoberfläche, bleibt man 800−1000 ml unter der tatsächlich benötigten Menge pro Tag, da die endogene Wasserproduktion bei totaler parenteraler Ernährung geringer ist als bei oraler Ernährung.
2. Bestimmung des Kalorienbedarfs (s. S. 304 f.).
3. Proteinzufuhr: Normalerweise 1,5−2,0 g/kgKG/Tag; das Verhältnis von Kalorien und Stickstoffressourcen sollte 135:1 bis 200:1 betragen.
4. Wahl einer geeigneten Kombination einer Aminosäure- und Zuckerlösung unter Berücksichtigung der erforderlichen Volumen- sowie Protein- und Kalorienzufuhr.
5. Festlegen der zusätzlichen Elektrolytsubstitution (Tabelle 2).
6. Zusatz von Kalzium und Magnesium.
7. Zusatz von Vitaminen, Spurenelementen, Heparin (1000 U/l) und ggf. benötigten Medikamenten (z. B. Insulin, Cimetidin, Albumin etc.) (Tabelle 3).

Komplikationen

Katheterkomplikationen

− Pneumothorax,
− Katheterfehllage,
− Arterienverletzung,
− Plexusverletzung,
− Hydro-/Chylothorax,
− Kathetersepsis (s. S. 319),
− Thrombose der V. subclavia.

Metabolische Komplikationen

− Mangel an Vitaminen, Mineralien und Spurenelementen, Elektrolyten und essentiellen Fettsäuren,

Tabelle 2. Elektrolyt- und Mineralbedarf bei totaler parenteraler Ernährung

Natrium	1−2 mol/kgKG/Tag
Kalium	1−2 mol/kgKG/Tag
Chlorid	wie Na^+
Kalzium	0,2−0,3 mol/kgKG/Tag
Magnesium	0,35−0,45 mol/kgKG/Tag
Phosphor	individuell unterschiedlich, initial 10 mmol/100 kcal

Tabelle 3. Zusätze bei totaler parenteraler Ernährung

Zusatz	Maximale Konzentration
Albumin	25 g/l
Insulin	350 U/Tag
Heparin	20000 U/l
Cimetidin	300 mg/l
Aminophyllin	1500 mg/l
Dextran	100 mg/l
Antibiotika	Variabel
HCl	100 mol/l
Metoclopramid	20 mg/l

- hyperosmolares, nichtketotisches Koma,
- Hyperglykämie,
- Leberdysfunktionen (Entwicklung einer Fettleber).

Überwachung der parenteralen Ernährung

1. Tägliche Gewichtskontrolle (angestrebt wird eine Gewichtszunahme von 400 g/Tag),
2. Bilanzierung (Ein- vs. Ausfuhr),
3. Urinanalyse auf Ketone und Zucker,
4. Laborkontrollen
   - *täglich:* Elektrolyte,
   - *wöchentlich:* Ca, P, Mg, Leberwerte, Albumin,
5. Stickstoffbilanz (wöchentlich),
6. Bestimmung des aktuellen Nährstoffbedarfs (vgl. S. 304 f.; 2mal wöchentlich).

Störungen und „Troubleshooting"

Flüssigkeitsüberladung (Gewichtszunahme $>0,5$ kg/Tag)

- Tägliche Kontrolle der Flüssigkeitsein- und ausfuhr
- Kontrolle der Meßgenauigkeit der Waage. Des weiteren muß überprüft werden, ob unter gleichen Bedingungen (Tageszeit, Anzahl der getragenen Kleidungsstücke) gewogen wurde
- Wechsel der verwendeten Präparate (Verwendung höherosmolarer Aminosäure- und Zuckerlösungen).

Hyperosmolare, nichtketotische Dehydratation

- Permanente Blutzuckerkontrollen, Überprüfung der Meßgenauigkeit des verwendeten Analysegerätes
- Kontrolle von Ein- und Ausfuhr und Ausschluß einer osmotischen Diurese
- Korrektur einer Hyperglykämie mit Insulin, ggf. Zufuhr von freier Flüssigkeit.

Hypoglykämie

- Insulinreduktion
- Überprüfung des Infusionsleitungssystems (Unterbrechung der Kohlenhydratezufuhr?).

Anstieg von Harn- und Stickstoff

- Überprüfung der Nierenfunktion und Flüssigkeitsbilanz
- Reduktion der Aminosäurezufuhr
- Erhöhung des Kalorien-Harnstoff-Verhältnisses.

Kathetersepsis

An eine Kathetersepsis muß bei Auftreten von remittierend erhöhten Temperaturen und plötzlichen Blutzuckerentgleisungen gedacht werden.
- Ausschluß anderer Ursachen einer Sepsis: Anlage von Bakterienkulturen aus zentralem und peripherem Venenblut, Sputum, Urin, Wundsekret.
- Röntgenübersichtsaufnahme des Thorax.
- Inspektion der Punktionsstelle (entzündet?); die Mehrzahl der Katheterinfektionen geht von der Haut aus.
- Ist das Vorliegen einer Kathetersepsis wahrscheinlich, muß der ZVK unter aseptischen Bedingungen entfernt und die Spitze sowie der subkutan gelegene Anteil des Katheters getrennt zur bakteriologischen Untersuchung (einschließlich Anlage von Pilzkulturen) eingesandt werden. Ein neuer zentraler Weg sollte frühestens nach Ablauf von 24 h gelegt werden. Zwischenzeitlich wird zur Vermeidung einer Hypoglykämie Glukose über einen peripheren Weg infundiert.

Maßnahmen bei Undurchgängigkeit des ZVK

- Erneuern des Verbands unter sterilen Kautelen; Ausschluß von Knickbildungen im extrakorporalen Verlauf des Katheters.
- Spülen des ZVK mit 0,9%iger NaCl-Lösung (5 ml) unter sterilen Kautelen.

- Gegebenenfalls Katheterwechsel (Seldinger-Technik; über den einliegenden Katheter kann ein neuer Führungsdraht vorgeschoben werden).

Entfernen des ZVK

- Abklemmen des Katheters zur Verhinderung eines Blutaustritts bzw. einer Luftembolie. Bei V. a. Lufteintritt sollte der Kopf des Patienten vorsorglich tief und zur linken Seite hin gelagert werden.
- Ziehen des Katheters unter sterilen Kautelen und Verwerfen bereits gerichteter Infusionslösungen.

Absetzen der parenteralen Ernährung

Temporär: Verminderung der Infusionsrate um 50%. Nach 2 h wird die Therapie unterbrochen und stattdessen 5%ige Glukose mit der zuletzt eingestellten Tropfgeschwindigkeit infundiert.

Permanent: Nach Einstellen der Therapie wird 5%ige Glukose mit einer Infusionsgeschwindigkeit von 100 ml/h appliziert. Der ZVK kann nach 12 h entfernt werden.

Parenterale periphervenöse Ernährungstherapie

Ziel der peripheren parenteralen Ernährung ist es, Stickstoffverluste, die z. B. infolge der postoperativen Katabolie (somatische und viszerale Proteine) entstehen, in Grenzen zu halten. (*Eine parenterale periphere Ernährung über längere Zeit (Wochen) ist nicht üblich. Patienten in schlechtem Ernährungszustand, bei denen nicht zu erwarten ist, daß sie sich postoperativ innerhalb weniger Tage vollständig enteral ernähren können, erhalten einen ZVK; die erforderliche hochkalorische Ernährung kann nicht über einen peripheren Zugang appliziert werden.) Durch Infusion von Aminosäuren kann die Stickstoffbilanz auf Werte von $1,3-3,0\,\text{g/m}^2/\text{Tag}$ reduziert werden.

Indikationen

- Mangelernährung und postoperativer Streß geringeren Grades
- Unzureichende enterale Ernährung
- Ermangelung eines zentralen Zugangs (z. B. nach Thrombose)
- Nährstoffsubstitution, z. B. bei Kathetersepsis, wenn nach Entfernen des alten ZVK ein neuer nicht sofort wieder eingelegt werden kann

– Nährstoffsubstitution bei Patienten, bei denen innerhalb von 10 Tagen mit dem Beginn des oralen Kostaufbaus zu rechnen ist
– Nährstoffsubstitution bei Patienten mit protrahiertem Kostaufbau

Kontraindikationen

– Hochgradige Streßsituationen
– Hochgradige Malnutrition
– Intakter Magen-Darm-Trakt
– Fehlender periphervenöser Zugang (periphere Venenthrombose)
– Längerfristige Ernährungstherapie.

Vorteile

– Möglichkeit der temporären Nährstoffsubstitution bei verminderter oder fehlender enteraler Nahrungsaufnahme
– Unkomplizierte Applikation
– Unkomplizierter Zugang (vgl. mögliche Komplikationen bei Legen eines ZVK).

Nachteile

– Keine vollständige Ernährung
– Persistierende Katabolie
– Keine Infusion hochosmolarer, hochkalorischer Lösungen
– Häufiger Wechsel der peripheren Zugänge
– Hohes Thromboserisiko (hohe Inzidenz postoperativer Thrombophlebitiden)
– Hohes Risiko einer Dislokation des Zugangs mit Paravasation der Nährstofflösung ins Subkutangewebe
– Gefahr eines Vitamin-, Mineral- und Spurenelementdefizits.

Infusionsregime

Proteinarme Therapie: Periphervenös appliziert werden kann 4,25%ige Aminosäurelösung ohne Dextrosezusatz. Sie gewährleistet eine Proteinzufuhr von

1 – 2 g/kgKG/Tag. Bei dieser Menge kann das Gesamtkörpereiweiß nur auf Kosten der Fettreserve aufrecht erhalten werden; folglich besteht die Gefahr einer Ketoazidose.

Komplettlösungen: Komplettlösungen zur peripheren parenteralen Ernährung enthalten einen 4,5%igen Anteil an Aminosäuren, 2,5 – 10,0% Dextrose sowie Fettemulsionen (10- bis 20%ige Lösung, 500 – 1000 ml/Tag), wodurch zusätzliche Kalorien bereitgestellt werden. Mit einem solchen Infusionsregime kann ein Kalorienbedarf von 550 – 2200 kcal/Tag gedeckt und der Körperproteingehalt trotz kataboler Stoffwechsellage aufrechterhalten werden.

Ernährung von Problempatienten

Herzkranke Patienten

Faktoren, die im Zusammenhang mit einer Minderernährung herzkranker Patienten stehen, sind Anorexie, die wenig schmackhafte (da salzarme) Kost, kardiale Kachexie und begleitende Nierenerkrankungen.

Probleme bei der Ernährung herzkranker Patienten entstehen größtenteils durch die oft notwendige strikte Restriktion der Flüssigkeitszufuhr.

Enterale Ernährung: Um die Flüssigkeitszufuhr einzuschränken, wird primär die Konzentration der Nahrung erhöht, sekundär die Menge.

Parenterale Ernährung:
– Applikation via ZVK zur Minimierung der Flüssigkeitszufuhr,
– Erhöhung des Dextroseanteils auf 70%,
– Erhöhung des Aminosäureanteils auf 10%.

Nierenkranke Patienten

Zur optimalen Einstellung der Ernährungstherapie niereninsuffizienter Patienten gehört die Anwendung einer standardisierten Kost. Die Dialysehäufigkeit wird von klinischen Erfordernissen abhängig gemacht. Restriktiv muß insbesondere die Zufuhr von Kalium, Natrium und Proteinen (20 – 40 g/Tag) gehandhabt werden.

Zur Ernährung von Patienten, die nicht dialysiert werden, werden im Hinblick auf eine möglichst geringe Volumenzufuhr spezielle Lösungen mit biologisch hochwertigen Proteinen (essentielle Aminosäuren und Histidin) sowie hypertonische Dextroselösungen angeboten. Die Produkte (z. B. EAS pfrimmer) sind kalorienarm und enthalten keine Elektrolyte, Vitamine und Mineralien. Ein besonders restriktives Infusionsregime ist indiziert, wenn Stickstoff und Harnstoff im Serum Werte von 80 mg/dl überschreiten und das Kreatinin höher als 3 mg/dl liegt.

Dialyseeffekte (Verlust an Nährstoffen)

Aminosäuren
- Hämodialyse: 6–9 g pro Behandlung
- Peritonealdialyse: 0,3–0,5 g.

Proteine
- Hämodialyse: kein Proteinverlust
- Peritonealdialyse: ca. 0,6 g/h.

Glukose
- Hämodialyse: ca. 5,0 g/h (bei Verwendung eines glukosefreien Dialysats)
- Peritonealdialyse: In Abhängigkeit von der Menge und der Glukosekonzentration der Spüllösung werden täglich 150–200 g Glukose resorbiert. Dies kann eine Substitution von Insulin erforderlich machen.

Leberkranke Patienten

Wichtig bei der Ernährung leberinsuffizienter Patienten ist die Reduktion des Anteils aromatischer und geradkettiger Aminosäuren. Der Gehalt verzweigtkettiger Baustoffe wird erhöht.

Spezielle Produkte (z. B. Aminofusion Hepar) sind indiziert bei klinisch evidenter Enzephalopathie, Ammoniakerhöhung (>100 µg/dl) oder abnormen Veränderungen des Aminosäureprofils im Serum.

Patienten mit Glukoseintoleranz

- Ausschluß einer Sepsis und anderer Ursachen einer Glukosetoleranz
- Insulinbehandlung mit rekombinantem Humaninsulin zur Vermeidung immunologischer Resistenzen
- Verminderung der Karboanhydrasezufuhr (bei enteraler Ernährung Verwendung von Produkten mit komplex gebundener Karboanhydrase)
- Stufenweiser Zusatz von Fett als Energielieferant
- Gegebenenfalls Absetzen der Glukosezufuhr (temporär, z. B. bis die Sepsis unter Kontrolle ist).

Literatur

Deitel J (1980) Nutrition in clinical surgery, 1st edn. Williams & Wilkins, Baltimore

Grant JP (1980) Handbook of total parenteral nutrition, 1st edn. Saunders, Philadelphia

Rombeau JL, Caldwell MD (1984) Clinical nutrition, vol 1: Enteral and tube feeding. Saunders, Philadelphia

Rombeau JL, Caldwell MD (1986) Clinical nutrition, vol 2: Parenteral nutrition. Saunders, Philadelphia

Segal KR, Gutin B, Presta E, Wang J, Van Itallie T (1985) Estimation of body composition by electrical impedance methods: a comparative study. J Appl Physiol 58:1565–1571

Wilmore DW (1977) The metabolic management of the critically ill, 1st edn. Plenum Medical Book Company, New York

10 Intensivmedizinische Versorgung neurochirurgischer Patienten

H. E. FUCHS

Bei der Versorgung kritisch kranker neurochirurgischer Patienten besteht unter den nicht spezialisierten Ärzten ein hohes Maß an Unsicherheit. Dies ist insofern unbegründet, als die Grundlagen der allgemeinen Intensivmedizin auch für neurochirurgische Patienten gelten. Die allgemeinen Maßnahmen zur Aufrechterhaltung des Flüssigkeits- und Elektrolythaushalts, der Atmung und des Blutkreislaufs sowie der Ernährung wurden in den vorangegangenen Kapiteln besprochen; in diesem Kapitel sollen spezielle Aspekte und Modifikationen der Intensivpflege im Fachbereich Neurochirurgie behandelt werden. Des weiteren wird näher auf neurologische Untersuchungen und moderne neuroradiologische Techniken eingegangen, die bei der Versorgung neurochirurgischer Patienten von Bedeutung sind.

Neurologische Untersuchungen

Ziel einer neurologischen Untersuchung ist es, krankhafte Veränderungen des Nervensystems zu diagnostizieren. Die Untersuchung wird systematisch durchgeführt: Zuerst sollten die übergeordneten kortikalen Funktionen überprüft werden, anschließend die Hirnnerven sowie die Motorik und Sensibilität und zuletzt die Reflexe und Funktionen des Kleinhirns. Werden pathologische Befunde erhoben, müssen weitere spezielle Untersuchungen angeschlossen werden, um den Fokus genauer zu lokalisieren.

Beurteilung des Bewußtseins

1) Reaktion auf externe Stimuli (Ansprache und Schmerzreize)

Ist der Patient wach, ansprechbar und orientiert? Öffnet er spontan die Augen?[1] *Der Nachweiszustand kann (grob) wie folgt beschrieben werden:

---

[1] Dieser Test kann auch bei komatösen bzw. nicht adäquat reagierenden oder nicht kooperativen Patienten angewendet werden.

Das gesamte Kapitel wurde vom Übersetzer überarbeitet. Anmerkungen und Ergänzungen sind nur z. T. mit * versehen.

Tabelle 1. Verschiedene Formen der Aphasie

Aphasieform	Sprechen	Verstehen	Wiederholen	Benennen	Lokalisation der Schädigung
Motorische ("Broca")	Stockend	Gut	Schlecht	Schlecht	Sog. Broca-Sprachenzentrum, Lobus frontalis inferior (dominante Hemisphäre)
Sensorische ("Wernicke")	Fließend	Schlecht	Schlecht	Schlecht	Lobus temporalis (dominante Hemisphäre)
Konduktive	Fließend	Gut	Schlecht	Schlecht	Fasciculus arcuatus
Globale	Stockend	Schlecht	Schlecht	Schlecht	Kortex der dominanten Hemisphäre, periduktulär (Aquaeductus cerebri)
Amnestische	Fließend	Gut	Gut	Schlecht	(Lobus parietalis)

a) Der Patient öffnet die Augen, deutet mit den Fingern, antwortet auf Fragen.
b) Der Patient reagiert nicht auf Ansprache, kann aber Schmerzreize lokalisieren, versucht sich diesen zu entziehen (gezielte Reaktion) oder verändert zumindest seine Lage (ungezielte Reaktion).
c) Der Patient reagiert weder auf Ansprache noch auf Schmerzreize.

2) Orientiertheit (betrifft wache bzw. ansprechbare Patienten)

a) Der Patient ist (über Person, Ort und Zeit) orientiert.
b) Der Patient ist nicht orientiert oder hat Sprachstörungen (s. Tabelle 1). In diesem Fall sind folgende Funktionen zu überprüfen:
1. Sprechen (Verbalisation, Sprachproduktion): Der Patient redet störungsfrei (flüssig), nur stockend oder sinnentfremdet oder gar nicht (Differentialdiagnose der Aphasien s. Tabelle 1)
2. Verstehen: Der Patient kann einfachen Aufforderungen nachkommen oder begreift diese nicht (V. a. sensorische bzw. globale Aphasie)[2]
3. Wiederholen
4. Benennen

3) Gedächtnis und intellektuelle Fähigkeiten

Anmerkung: Bei der Überprüfung des Gedächtnisses und allgemeiner intellektueller Fähigkeiten, müssen Bildung und soziales Umfeld des Patienten berücksichtigt werden. Geprüft wird:
– Rechnen,
– Aufsagen von Wortreihen,
– Wiedererkennen von (3) Gegenständen (nach 5 min),
– Wiedergabe bekannter Lerninhalte (z. B. Aufzählen der amerikanischen Präsidenten).

---

[2] Diese Funktionsprüfung zählt nicht zur Routineuntersuchung.

Prüfung der Hirnnerven- und Hirnstammfunktionen

N. olfactorius (I. Hirnnerv)

Funktion: Geruchssinn.

Untersuchung: Prüfen, ob der Patient Kaffee und andere Aromastoffe riechen/identifizieren/differenzieren kann.

N. opticus (II. Hirnnerv)

Funktion: Sehen.

Untersuchung:
- Sehschärfe: Visusbestimmung mittels Sehtafeln (orientierend: Fingerzählen oder aus der Entfernung eine Zeitung lesen lassen).
- Gesichtsfeld: Gesichtsfeldprüfung (Erkennen von Gegenständen neben dem Kopf) (Abb. 1, Tabelle 2).
- Retina: Spiegeln des Augenhintergrunds (Papillenödem? Blutungen?).

N. oculomotorius[3] (III. Hirnnerv)

Funktion: Augenbewegung, Pupillenverengung und Lidschluß.

Innervation: M. levator palpebrae superioris, M. sphincter pupillae, M. ciliaris und alle äußeren Augenmuskeln außer M. obliquus superior und M. rectur lateralis.

Untersuchung:
- Äußere Augenmuskeln: Beobachtung der Okulomotorik beim Fingerfolgeversuch (es wird überprüft, ob der Patient seine Augen gleichsinnig nach oben, unten und zur Seite bewegen kann; pathologische Befunde (s. S. 332 ff.).[4]
- M. sphincter pupillae: Untersuchung der Pupillengröße und -symmetrie, der Akkomodationsfähigkeit sowie der Pupillenreaktion auf Licht (Pupillenverengung).[5]
- M. levator palpebrae: Prüfen, ob das Augenlid gehoben werden kann.

N. trochlearis (IV. Hirnnerv)[6]

Innervation: M. obliquus superior

[3-6] Siehe Fußnote 1, S. 325.

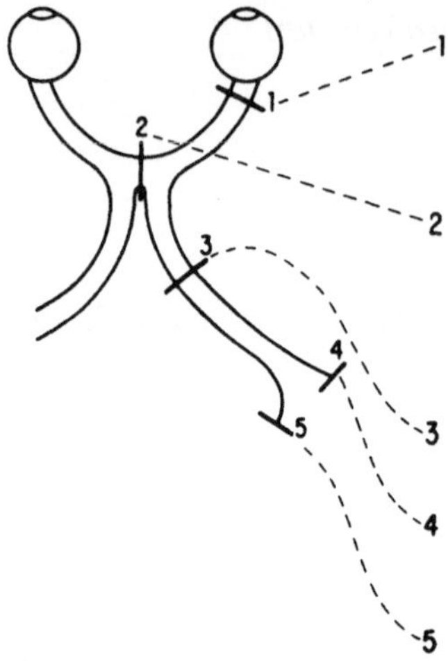

Abb. 1. Lokalisation typischer Gesichtsfeldausfälle und deren Ursache. (Modifiziert nach Friedman u. Wilkins 1984)

Tabelle 2. Synopsis typischer Gesichtsfeldausfälle und deren Ursache

Bezeichnung der Gesichts-feldstörung	Lokalisation der Läsion	Mögliche Ursache
1. Amaurose	N. opticus	Aneurysma der A. ophthalmica Meningeom Optikusgliom Retrobulbärneuritis
2. Bitemporale Hemianopsie	Chiasma	Hypophysentumor Aneurysmen Kraniopharyngeom Chordom Meningeom
3. Homonyme Hemianopsie (der Gegenseite)	Tractus opticus	Hypophysentumor Aneurysmen Kraniopharyngeom Chordom Meningeom
4. Obere Quadrantenanopsie (der Gegenseite)	Vorderer Temporallappen	Tumoren Infarzierung
5. Untere Quadrantenanopsie	Parietellappen	Tumoren Infarzierung

Untersuchung: Prüfen, ob der Blick nach innen (nasal) unten gerichtet werden kann. Eine isolierte Trochlearisparese führt beim Blick nach unten (und innen; z. B. beim Treppenabsteigen) zu Doppelbildern, der Patient neigt den Kopf von der betroffenen Seite weg (s. Abb. 2, S. 332).

N. trigeminus (V. Hirnnerv)[7]

---

[7] Siehe Fußnote 1, S. 325.

Funktion: Sensible Innervation des Großteils des Gesichts, der Mund- und Nasenschleimhaut, der Zähne, Dura mater sowie der Hornhaut. Motorische Innervation der Kaumuskulatur.

Untersuchung:
- Sensibilität des Gesichts: Überprüfung der Sensibilität in den 3 Versorgungsarealen des N. trigeminus (V_{1-3}) durch Bestreichen der Haut und Berühren mit einer Nadelspitze.
- Hornhautsensibilität: Prüfen, ob der Patient bei leichter Berührung der Hornhaut, z. B. mit einem Wattestäbchen, blinzelt. Der Kornealreflex setzt einen intakten N. facialis voraus (Lidschluß). Die einseitige Provokation führt zum beidseitigen reflektorischen Lidschluß.
- Kaumuskulatur: Palpation des M. masseter und M. temporalis beim Zubeißen. Inbesondere ist auf eine Deviation des Kiefers beim Öffnen des Mundes zu achten. Bei einseitiger Lähmung weicht der Unterkiefer zur paretischen Seite ab.

N. abducens (VI. Hirnnerv)[8]

Innervation: M. rectus lateralis.

Untersuchung: Prüfen, ob der Blick nach außen gerichtet werden kann. Bei einer kompletten Abduzensparese besteht ein Einwärtsschielen (durch den intakten M. rectus internus) und die Unfähigkeit, den Blick nach außen zu wenden (s. S. 332).

N. facialis (VII. Hirnnerv)

Funktion: Innervation der Gesichtsmuskulatur (Mimik), Geschmackssinn, Speichel- und Tränenfluß, Sensibilität im Bereich des Innenohrs und der Tonsillen, motorische Innervation des M. stapedius.

Untersuchung:
- Gesichtsmuskulatur: Der Patient wird aufgefordert, die Stirn zu runzeln, die Augen zu schließen und zu lächeln. Insbesondere ist dabei auf die Symmetrie der Nasolabialfalte zu achten. Bei einer Parese des N. facialis, die auf die untere Gesichtshälfte beschränkt ist, liegt die Läsion zentral oder supranukleär in der kontralateralen Hemisphäre; die Stirnmuskeln werden supranukleär von beiden Hemisphären versorgt.
  Ist sowohl die untere wie auch die obere Gesichtshälfte betroffen, liegt die Läsion im ipsilateralen Nucleus nervi facialis bzw. im Bereich des peripheren Nervenverlaufs.

Anmerkung: Bei einer direkten traumatischen Schädigung peripherer Anteile des N. facialis sind Paresen bzw. Asymmetrien oft nur schwer objektivierbar.

---

[8] Siehe Fußnote 1, S. 325.

- Geschmackssinn[9] und Speichelsekretion (Chorda tympani): Geschmacksprüfung in den vorderen 2/3 der Zunge.
- Tränenproduktion[10] (N. petrosus superficialis): Nachweis einer verminderten Tränenproduktion mittels Schirmer-Test.

Anmerkung: Die Geschmacksempfindung ist sowohl bei peripheren als auch zentralen Läsionen aufgehoben, die Tränenproduktion bleibt bei distalen Läsionen erhalten.
- Sensibilität des Gehörgangs, Trommelfells und der Tonsillen[11] durch Berühren mit einem Watteträger oder ähnlichem.
- Hyperakusie (M. stapedius): audiologische Austestung[12]

N. vestibulocochlearis (VIII. Hirnnerv; Synonym: N. statoacusticus)

Funktion: Gehör und Gleichgewicht.

Innervation: M. cochlearis, M. vestibularis.

Untersuchung:

Gehör:
- Anamnese: Akuter Hörverlust? Störung der Sprachdiskrimination? Tinnitus?
- Überprüfen des groben Hörvermögens durch Fingerschnippen vor dem Ohr oder Prüfen, ob das Ticken einer Uhr gehört wird.
- Weber-Test zur Differenzierung einer einseitigen Schalleitungs- oder Schallempfindungsschwerhörigkeit: Nach Aufsetzen einer schwingenden Stimmgabel (512 Hz) auf den Scheitel des Probanden wird bei Schalleitungsstörungen (z. B. infolge Mittelohr- oder Gehörgangserkrankungen) der Ton auf der kranken Seite lauter empfunden, bei einer Innenohrschwerhörigkeit auf der gesunden Seite.
- Rinne-Test zur weiteren Differenzierung von Schalleitungs- und Schallempfindungsstörungen durch Bestimmen des Hörens bei Knochen- und Luftleitung: Die Stimmgabel wird so lange an das Mastoid gehalten, bis der Ton nicht mehr gehört wird. Dann hält man sie sofort vor die Ohrmuschel. Bei Innenohrschwerhörigkeit wird der Ton wieder vernommen („Rinne-positiv"; die Luftleitung ist bei fehlender Gehörgang- bzw. Mittelohraffektion trotz insgesamt für beide Schalleitungsarten verminderter akustischer Wahrnehmung empfindlicher und anhaltender als die Knochenleitung), bei Mittelohrschwerhörigkeit („Rinne-negativ"; Knochenleitung länger als Luftleitung) wird der Ton vor dem Ohr nicht wieder gehört.
- Audiometrie zur genaueren Differenzierung des Hörverlustes.

[9-12] Siehe Fußnote 2, S. 326.

Gleichgewichtsfunktion:
- Wache Patienten: Nystagmusprüfung z. B. durch Drehen des Patienten mit verbundenen Augen oder Spülen des Ohrs mit Eiswasser (Kalorimetrie).
- Unfallverletzte und bewußtseinsgetrübte Patienten: Kalorische Prüfung oder Versuch, das sog. Puppenaugenphänomen auszulösen[13].

Anmerkung: Vor der Untersuchung müssen Frakturen der HWS (röntgenologisch) bzw. eine Verletzung des Trommelfells (Spiegeln) ausgeschlossen werden.

N. glossopharyngeus (IX. Hirnnerv)[14]

Funktion: Geschmackssinn (hinteres Drittel der Zunge), Speichelproduktion, sensible Innervation von Zunge (hintere Anteile) und Pharynx, motorische Innervation der Schlundmuskulatur.

Untersuchung:
- Sensibilität von Zunge und Rachen: Auslösen des Würgereflexes.
- Geschmackssinn:[15] Geschmacksprüfung im hinteren Drittel der Zunge.
- Speichelproduktion (betrifft v.a. Glandula parotis): Provokationstest[16]
- Motorische Funktion (M. stylopharyngeus): Überprüfen der Schluckfunktion[17].

N. vagus[18] (X. Hirnnerv)

Funktion: Sensible und viszerale Versorgung des Ohrs[19], motorische Innervation der Muskulatur des weichen Gaumens und Pharynx sowie der Kehlkopfmuskeln, viszerale parasympathische Innervation des Brust- und Bauchraums[20].

Untersuchung: Als klinische Funktionsprüfung wird in erster Linie die Berührungsempfindung des Rachens (Auslösen des Würgereflexes) durch Spatelreiz sowie motorisch das Heben des Gaumens überprüft. Bei einseitiger Parese hängt das Gaumensegel auf der kranken Seite herab, die Uvula zeigt zur gesunden Seite hin (sog. Kulissenphänomen). Bei doppelseitiger Lähmung ist das Zäpfchen unbeweglich[21].

N. accessorius (XI. Hirnnerv)

Innervation: M. sternocleidomastoideus, M. trapezius.

[13,14,18,21] Siehe Fußnote 1, S. 325.
[15-17,19,20] Siehe Fußnote 2, S. 326.

Untersuchung:
- M. sternocleidomastoideus: Der Patient wird aufgefordert, den Kopf gegen Widerstand zu drehen.
- M. trapezius: Der Patient wird aufgefordert, die Schulter zu heben.

N. hypoglossus (XII. Hirnnerv)

Innervation: Zungenmuskulatur.

Untersuchung: Inspektion der Zunge (einseitig Atrophie?). Prüfen, ob die Zunge beim Herausstrecken zu einer der (kranken) Seiten hin abweicht.

Prüfung der Okulomotorik (Funktion der äußeren Augenmuskeln)[22]

Die Funktion bzw. Bewegungsrichtung der einzelnen äußeren Augenmuskeln ist Abb. 2 zu entnehmen. Die Kontrolle über die Augenbewegung unterliegt verschiedenen, komplex verschalteten Zentren. Beteiligt sind die Hemisphären des Cortex cerebri, verschiedene Hirnnerven und Stammhirnbereiche (Abb. 3). Die gleichsinnige Blickwendung der Augen in der Horizontalen wird über die paramediane pontine retikuläre Formation vermittelt; sie steuert den ipsilateralen Nukleus des N. abducens und den kontralateralen Nukleus des N. oculomotorius. Darüber hinaus bestehen Verbindungen zwischen den frontalen Augenfeldern der Großhirnrinde (Area 8) und der paramedianen pontinen retikulären Formation, wodurch kontralaterale Augenbewegungen (Ab- und Zuwendung) koordiniert werden. Bei Krampfanfällen, bei denen der Fokus im Lobus frontalis liegt, ist die Blickrichtung vom Herd weg; nach dem Anfall oder bei einer manifesten Läsion des Lobus frontalis blicken die Patienten zur Herdseite.

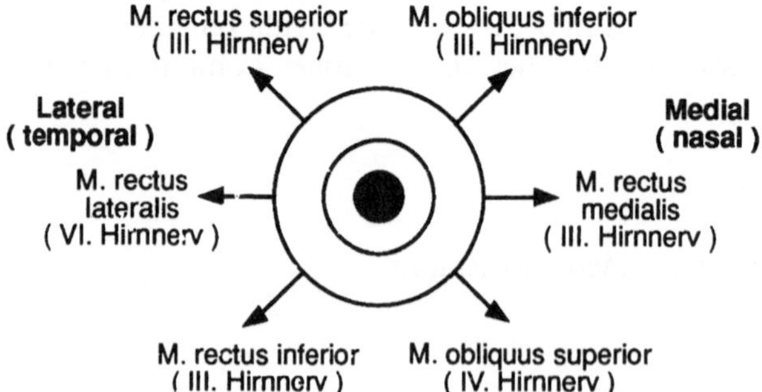

Abb. 2. Bewegungsrichtungen der äußeren Augenmuskeln (Okulomotorik)

---

[22] Siehe Fußnote 1, S. 325.

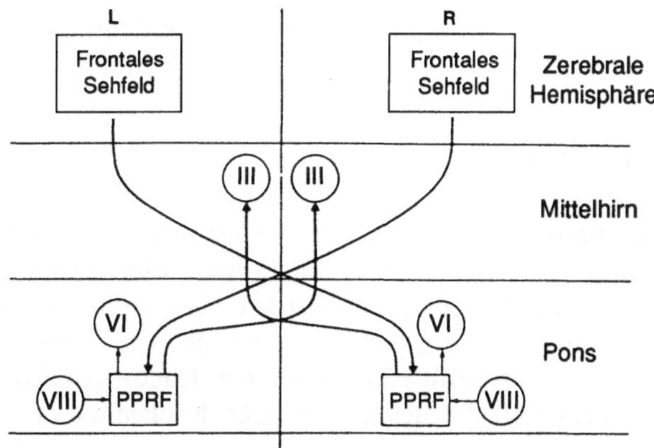

Abb. 3. Steuerung der Augenbewegungen. *PPRF*, paramediane pontine retikuläre Formationen; *III*, *VI*, *VIII* Hirnnervenkerne

Beurteilung der Okulomotorik beim wachen Patienten

Zur Überprüfung der Okulomotorik läßt man den Patienten in die 6 Hauptrichtungen blicken (Abb. 2). Paresen einzelner Augenmuskeln zeigen sich in einer Asymmetrie der Augenstellung oder in Form eines Nystagmus.

Beurteilung der Okulomotorik bei Patienten mit Bewußtseinsstörungen

Zur Beurteilung der Okulomotorik ist es notwendig, den „input" des Vestibularsystems zur paramedianen pontinen retikulären Formation zu kennen. Rückschlüsse diesbezüglich erlaubt das sog. Puppenaugenphänomen (Zurückbleiben der Bulbi bei passiver Kopfbewegung) und die Eiswasserkalorimetrie. Vor Durchführung dieser Untersuchungen muß eine HWS-Fraktur bzw. Trommelfellperforation ausgeschlossen werden. Bei gesunden Patienten (Voraussetzung: Bogengänge, Hirnstamm und Nn. craniales II, IV, VI und VIII intakt) ist das Puppenaugenphänomen nicht auslösbar, es kommt vielmehr zu einem Nystagmus, bei dem die langsame Bewegungskomponente in Richtung des gesetzten Reizes (z. B. zum gespülten Ohr hin) geht. Bei Patienten mit fehlender Großhirnsteuerung bleiben die Bulbi bei passiver Kopfbewegung zurück (Puppenaugenphänomen positiv), bei der kalorischen Reizung beobachtet man eine Blickdeviation zur Seite der Irritation hin (die Augen werden nicht zur Mittellinie zurückgeführt, da das frontale Sehfeld gestört ist). Bei Patienten mit erloschener Großhirn- und Hirnstammfunktion kommt es bei keinem der beiden Tests zu einer Augenbewegung.

Prüfung der Motorik

Bei der Untersuchung der motorischen Funktionen sind zu beachten: Muskelmasse (Muskelatrophien?) und Muskeltonus (ein gesteigerter Tonus oder z. B. eine Spastik sind Zeichen einer zentralen Läsion des motorischen Neurons),

Asymmetrien und pathologische Muskelkontraktionen (z. B. Faszikulieren als Hinweis auf eine periphere Läsion des motorischen Neurons).

Obere Extremität

Armhalteversuch: Arme werden gestreckt in der Horizontalen vom Körper gehalten, die Handflächen zeigen nach oben (Supination), die Augen sind geschlossen. Bei zentralen Paresen (inkomplette Lähmung, Muskelschwäche) sinkt der Arm langsam ab, es besteht eine Pronationsneigung. Ein positiver Test ist Hinweis für eine Läsion des Tractus corticospinalis der kontralateralen Hemisphäre oder des ipsilateralen Rückenmarks.

Greiftest: Überprüfung der Kraftentfaltung im Seitenvergleich. Eine distal betonte Muskelschwäche ist Hinweis für eine (Poly-)Neuropathie; proximale Lähmungstypen deuten eher auf eine Myopathie hin.

Untersuchung einzelner Muskelgruppen:

Anmerkung: Besteht der Verdacht auf eine periphere Nervenlähmung, muß eine detaillierte Austestung der vermeintlich betroffenen Muskelgruppe erfolgen. In Abhängigkeit von der verbliebenen muskulären Kraftentfaltung können Paresen nach folgender Bewertungsskala quantifiziert werden:

0 : Völlige Lähmung (keinerlei Bewegung oder Kraftentfaltung)
1 : Sichtbare Kontraktionen ohne motorischen Effekt
2 : Bewegung bei Ausschaltung der Schwerkraft möglich
3 : Bewegung gegen die Schwerkraft möglich
4 : Bewegung gegen Widerstand möglich, jedoch Kraftminderung (im Seitenvergleich)
5 : Normale kraftvolle Bewegung.

Untere Extremität

Motorische Funktionsausfälle im Bereich der unteren Extremität lassen sich zuerst durch Beobachtung des Gangbildes, des Gehens auf Zehenspitzen und des Fersengangs feststellen.

Wie bei der oberen Extremität ist auch bei der Untersuchung der Beine auf Muskelasymmetrien bzw. -atrophien, Hyperkinesien, Kloni und Veränderungen des Muskeltonus (Spastik, Rigor) zu achten. Bei Verdacht auf Vorliegen peripherer Nervenläsionen wird die Funktion der betroffenen Muskeln nach dem oben genannten Schema bewertet.

Pathologische Gangbilder

Gangbild bei Hemiparese: Eine Läsion im Bereich des kontralateralen zentralen motorischen Neurons manifestiert sich in einer Außenrotationsfehlstellung des Beins und einer typischen Zirkumduktion der betroffenen Extremität beim Gehen.

Scherengang: Eine Gangstörung mit starker Adduktion und Überkreuzen beider Beine (durch Drehung des Körpers um das Standbein) findet man bei einer beidseitigen Spastik (Diplegie mit Adduktorenspasmus), wie sie z. B. bei Rückenmarkschädigungen oder Little-Syndrom vorkommt.

Trendelenburg-(Duchenne-) Hinken: Sogenanntes Hüfthinken bei Paresen der Oberschenkeladduktoren oder Beckengürtelmuskulatur (v. a. M. glutaeus maximus und M. tensor fasciae latae). Auf der Standbeinseite steht das Becken hoch, zur Schwungbeinseite hin sinkt es ab.

Sensibilitätsprüfung (Abb. 4)

Durch Sensibilitätsprüfungen[23] wird die Funktion der folgenden beiden afferenten Leitungsbahnen überprüft:

Tractus spinothalamicus lateralis

Funktion: Schmerz- und Temperaturempfindung.

Untersuchung: Überprüfung der Schmerzempfindung mit spitzer Nadel, der Temperaturempfindung z. B. durch Berührung der Haut mit 2 Reagenzgläsern, die mit kaltem und warmem Wasser gefüllt sind.

Anmerkung: Die Afferenzen der Temperatur- und Schmerzempfindung kreuzen nach ihrem Eintritt in das Rückenmark innerhalb von 3 Segmenten zur kontralateralen Seite, dort bilden sie den Tractus spinothalamicus lateralis. Bei einer Querschnittsverletzung des Rückenmarks ist die Temperatur- und Schmerzempfindung daher unterhalb der Läsion auf der kontralateralen Seite herabgesetzt.

Hinterstränge

Funktion: Berührungsempfindung, Druck- und Vibrationsempfindung (Tiefensensibilität), Lagesinn, Zweipunktediskriminierung, Kontrolle des Bewegungs- und Halteapparats (z. B. Gelenkstellung).

Durchführung: Überprüfen der Berührungsempfindung, der Tiefensensibilität und propriozeptiven Qualitäten mit Watteträger, Stimmgabel und passiv geführten Bewegungen.

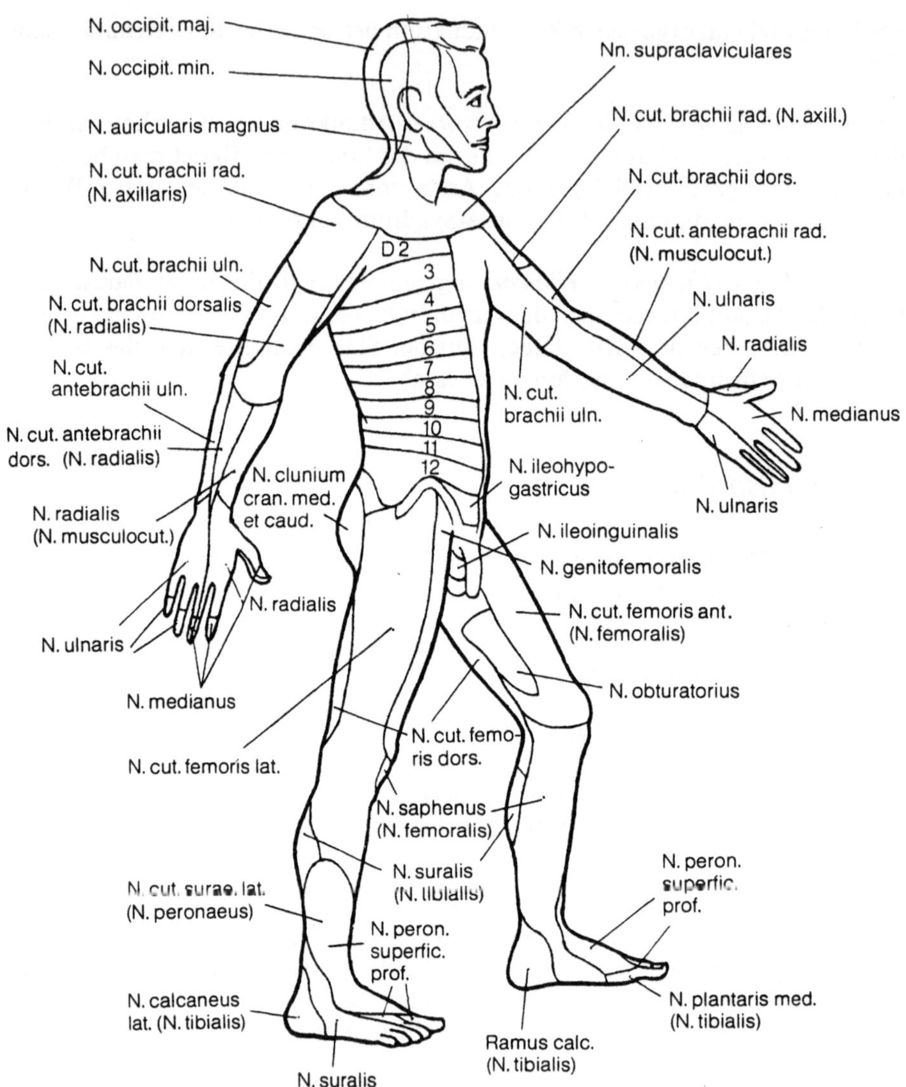

Abb. 4. Hautsensibilität (nach Foerster 1945)

Anmerkung: Die Fasern, die Berührungs-, Vibrations- und Lageempfinden vermitteln, kreuzen *nicht* im Rückenmark zur gegenüberliegenden Seite, sondern erst im Bereich der Medulla oblongata (bis dorthin laufen die Hinterstränge ipsilateral). Verletzungen des Rückenmarks verursachen daher ipsilaterale Funktionsausfälle unterhalb der Läsion.

Bei einer Schädigung oberhalb des Thalamus sind die oben beschriebenen sensorischen Verluste oft nicht verifizierbar, vielmehr kommt es zu einer verminderten Graphästhesie (Fähigkeit, auf die Haut gezeichnete Zahlen bzw. Buchstaben ohne Beteiligung des Gesichtssinns zu erkennen), Stereognosie oder zu disseminierten, diffusen, seltener vollständigen Sensibilitätsausfällen.

Reflexe

Die Überprüfung der Sehnenreflexe (Eigenreflexe) und Oberflächenreflexe (Fremdreflexe) ist standardisiert[24]. Die Bewertung der Reflexantwort erfolgt nach der nachfolgend angeführten Punkteskala von 0−4. Das besondere Augenmerk gilt pathologischen Reflexen.

0 : Reflex nicht auslösbar
1 : Im Seitenvergleich verminderter („hypoaktiver") Reflex
2 : Normaler bzw. seitengleicher Reflex
3 : Im Seitenvergleich überschießender („hyperaktiver") Reflex
4 : Auffallende Hyperreflexie.

Anmerkung: Hyperaktive Reflexe (Grad 3 und 4) gehen nicht selten mit Kloni (erschöpfbar oder nicht erschöpfbar) einher.

Eigenreflexe (Tabelle 3)

Fremdreflexe (Tabelle 3)

Tabelle 3. Eigen- und Fremdreflexe

Bezeichnung	Rückenmarksegment (Hauptsegment unterstrichen)	Peripherer Nerv
Eigenreflexe		
Masseter-Reflex	V3	N. mandibularis
Pektoralisreflex		
Bizepssehnenreflex	C5, $\underline{6}$	N. musculocutaneus
Radiusperisostreflex (Synonym: Brachioradialisreflex)	C5, $\underline{6}$	N. radialis
Trizepssehnenreflex	C$\underline{7}$, 8	N. radialis
Patellarsehnenreflex (Synonym: Quadrizeps-femoris-Reflex)	L$\underline{3}$, 4	N. femoralis
Achillessehnenreflex (Synonym: Trizeps-surae-Reflex)	L5, $\underline{S1}$	N. tibialis
Fremdreflexe		
Bauchhautreflex	TH6, L1	Nn. intercostales
Kremasterreflex	L1, 2	N. ilioinguinalis, N. genitofemoralis
Analreflex	S3−5	Nn. anococcygei, N. pudendus
Bulbokavernosusreflex	S3−5	N. pudendus
Plantarreflex	L5−S2	N. tibialis

---

[24] Siehe Fußnote 1, S. 325.

Pathologische Reflexe
- Babinski-Reflex: Dorsalextension der Großzehe und Spreizen der Fußzehen bei Bestreichen der lateralen Fußsohle als Zeichen einer extrapyramidalen Läsion. Die normale Reaktion wäre eine Plantarflexion von Fuß und Zehen.
- Glabella-Reflex (Glabella: Raum zwischen Augenbrauen), Schnutenreflex, Saug- und Greifreflexe u. a. als Zeichen meist diffuser Hirnschädigungen bei Erwachsenen.

Beurteilung der Kleinhirnfunktion

Die Läsion einer Kleinhirnhemisphäre ruft Störungen der Bewegungskoordination und Gleichgewichtsregulation sowie eine Asthenie oder einen Intensionstremor auf der ipsilateralen Körperseite hervor. Kleinhirnausfälle im Bereich der Mittellinie (Vermis cerebelli) verursachen neben einer skandierten Sprache (stockende ungleiche Silbenbetonung) in erster Linie Rumpfataxien mit Fallneigung nach hinten (Störungen der Stellreflexe).

Defizite im Bereich der oberen Extremitäten lassen sich durch Überprüfung des Ablaufs von zielgerichteten Bewegungen (Finger-Nase-Versuch, Finger-Nase-Finger-Versuch) aufdecken. Ferner ist das rasche Zusammenspiel von antagonistischen Muskeln (Diadochokinese; hier: A- bzw. Dysdiadochokinese) gestört. Defizite im Bereich der unteren Extremität machen sich im Gangbild (ataktisch, breitbeinig) bzw. im unsicheren Stand (Knie-Hacken-Versuch) bemerkbar.
- Störungen der vorderen Kleinhirnregion (sog. Hemisphärenläsion): Gangataxie (Gangabweichung zur Herdseite), Beeinträchtigung der Lage- und Stellreflexe (Fallneigung zur Herdseite), Hypotonie der ipsilateralen Gliedmaßen.
- Kleinhirnwurmläsion: Sprachataxie, Rumpfataxie mit Fallneigung nach hinten und Muskelhypotonie.

Spezifische Störungen und Krankheitsbilder

Bewußtseinsstörungen

Initiale Beurteilung

Die Untersuchung eines Patienten mit herabgesetztem Bewußtsein beginnt mit der Überprüfung der Vitalzeichen (ABC-Regel; s. Kap. 2, S. 26 ff.). Vor einer (orotrachealen) Intubation sollte, wenn möglich, eine Röntgenaufnahme der HWS zum Ausschluß einer Fraktur angefertigt werden. Ist die Atmung bzw.

Beatmung sichergestellt, wird die kardiovaskuläre Funktion überprüft. Typische, mit einem Kreislaufschock einhergehende Verletzungen im Bereich des Kopfes bzw. Gehirns sind: intrakranielle Blutungen (v. a. bei Kindern), Läsionen im Bereich des oberen Rückenmarks oder Hirnstamms sowie stark blutende Skalpierungsverletzungen oder offene Schädelfrakturen. In der Mehrzahl der Fälle liegt einem Kreislaufversagen bei Patienten mit Kopfverletzungen *keine* zerebrale Läsion zugrunde, folglich müssen zunächst andere Verletzungen als Ursache des Schocks ausgeschlossen werden. Patienten mit zervikalen Rückenmarkläsionen (Unterbrechung des Grenzstranges) sind aufgrund des verminderten Sympathotonus hypotensiv und bedürfen einer enormen Volumenexpansion zur Aufrechterhaltung adäquater Blutdruckverhältnisse. Eine persistierende Blutung aus einer Kopfplatzwunde oder knöchernen Schädelverletzung muß gestillt werden. Zur Volumensubstitution sind kolloidale Infusionslösungen Kristalloiden vorzuziehen. Bei stabilen Kreislaufverhältnissen sollte versucht werden, die Anamnese zu erheben, wobei neben dem Unfallmechanismus (bzw. der auslösenden Ursache) v. a. die Geschwindigkeit, mit der der Bewußtseinsverlust eingetreten ist, sowie die Dauer der Bewußtlosigkeit und der Grad der Amnesie von Interesse sind. Obwohl eine Bewußtlosigkeit in Verbindung mit einer Kopfverletzung am wahrscheinlichsten auf eine Gehirnkontusion zurückzuführen ist, müssen auch andere mögliche Ursachen, wie z. B. Medikamenten- oder Alkoholintoxikationen, eine Hypoglykämie, Hypotension, Hypoxämie, ein Anfallsleiden oder eine vorausgegangene Schädelverletzung mit zweizeitiger intrakranieller Blutung bzw. Ausbildung eines subduralen Hämatoms durch entsprechende (z. B. laborchemische) Untersuchungen ausgeschlossen werden. Es ist insbesondere wichtig, vorbestehende Erkrankungen und die aktuelle Medikation in Erfahrung zu bringen. Bei der orientierenden körperlichen Untersuchung muß v. a. auf äußere Verletzungszeichen einer Schädel(basis)fraktur (z. B. Brillenhämatom, Blutung aus dem Ohr, Ekchymosen im Gesicht; engl.: Battle's sign) sowie die typischen Zeichen der oben genannten anderen Ursachen eines Bewußtseinsverlustes (z. B. Kaltschweißigkeit bei Hypoglykämie oder Zungenbißverletzung und Einnässen bei zerebralen Anfallsleiden) geachtet werden. Gleichzeitig kann der aktuelle Bewußtseinszustand bzw. Wachheitsgrad beurteilt werden: Es wird überprüft, ob der Patient auf verbale Anforderungen reagiert, d. h. wach und ansprechbar oder schläfrig, aber erweckbar (somnolent) ist oder nur auf Schmerzreize (gezielt oder ungezielt) oder gar nicht reagiert (vgl. Beurteilung des Wachheitszustandes, S. 325 f.).

Glasgow Coma Scale (Tabelle 4)

Mit dem Ziel, den Bewußtseinszustand eines komatösen Patienten zu objektivieren (d. h. Unterschiede bei der Bewertung des Bewußtseinszustands desselben Patienten durch verschiedene Untersucher zu limitieren), wurde 1974 die Glasgow Coma Scale eingeführt. Die Glasgow Coma Scale ist ein standardisiertes einfaches Klassifizierungsschema, das 3 verschiedene Reaktionen des Patienten (Augenöffnen, verbale und motorische Reaktion) überprüft und mit

Tabelle 4. Glasgow Coma Scale

		Punkte
Augen öffnen	Spontan	4
	Auf Aufforderung	3
	Auf Schmerzreiz	2
	Patient öffnet Augen nicht	1
Motorische Reaktion	Auf Aufforderung	6
	Gezielte Reaktion auf Schmerzreiz	5
	Ungezielte Reaktion auf Schmerzreiz (normale Beugemechanismen)	4
	Atypische Beugereaktionen (Dekortikationshaltung)	3
	Streckmechanismen (Dezerebrationshaltung)	2
	Keine	1
Verbale Reaktion	Orientiert	5
	Konfuse Antworten	4
	Inadäquate Worte	3
	Unverständliche Laute	2
	Keine	1

Punkten bewertet. Die Summe (3 – 15 Punkte) ist der Gradmesser der Bewußtseinslage, bei einer Punktzahl ≤ 7 spricht man (per definitionem) von einem Koma. Zu beachten ist, daß die zu beurteilenden Befunde nicht in allen Fällen eindeutig zu erheben sind. So kann z. B. das Öffnen der Augen durch massive periorbitale Hämatome oder Rißverletzungen beeinträchtigt sein. Bei Intubation oder Gesichts- und Kieferfrakturen wird der Patient auch bei klarem Bewußtsein keine klaren Antworten geben können. Ferner werden die Stammhirnfunktionen durch die Glasgow Coma Scale nicht vollständig erfaßt. Tabelle 5 verdeutlicht, daß gerade die an eine intakte Stammhirnfunktion gebundene Integrität der Reflexe und motorischen Antworten auf Schmerzreize wesentliche Rückschlüsse auf Ursache und Lokalisation neurologischer Störungen zulassen. Im Hinblick auf die Überprüfung der Lichtreaktion der Pupillen, die zur Beurteilung des Bewußtseinszustands des Patienten wichtig ist, sollten vor der neurologischen Untersuchung weder Morphine und Narkotika, die zu einer Miosis führen, noch pupillenerweiternde Agenzien (z. B. Mydriatika zum Spiegeln des Augenhintergrunds) verabreicht werden.

Weiterführende Untersuchungen

Nach der initialen Beurteilung des Zustands des Patienten und Einleitung erster (notfallmäßig erforderlicher) therapeutischer Maßnahmen folgt eine detaillierte neurologische Untersuchung. Ziel ist es, den Neurostatus genau zu erfassen. Im Hinblick darauf, daß eine Bewußtseinstrübung oft das erste Anzeichen einer progressiven neurologischen Verschlechterung ist, muß der Bewußtseinszustand des Patienten so differenziert wie möglich erhoben und schriftlich

Tabelle 5. Evaluation und Differentialdiagnose von Stammhirnläsionen

Höhe der Läsion	Pupillenweite und Lichtreaktion	Kaltwasser-kalorimetrie	Atmung	Reaktion auf Schmerzreiz
Normalbefund	Mittelweit, reaktiv	Nystagmus	Rhythmisch	Gezielt
Zwischenhirn	Eng, reaktiv	Tonisch, konjugierte Blickdevia-tion	Cheyne-Stokes-Atmung	Gezielte oder ungezielte Reflexsynergien (Dekortikation)
Mittelhirn	Mittelweit, nicht reaktiv	Diskonju-gierte Blick-deviation	Zentrale neurogene Hyperventi-lation	Unkoordinierte Reflexsynergien (Dezerebration)
Brücke	Stecknadelkopf groß, reaktiv	Keine	Apnoe	Ungezielt, schlaff oder keine

dokumentiert werden. Ist der Patient in der Lage, einfachen Aufforderungen nachzukommen, läßt sich eine eingehende neurologische Untersuchung durchführen, bei bewußtlosen Patienten geht es in erster Linie darum, den Grad der Dysfunktion des Stammhirns festzustellen. Dazu sollten die in den folgenden Abschnitten sowie in Tabelle 5 aufgeführten Beurteilungskriterien herangezogen werden. Insbesondere wichtig ist die Überprüfung des Korneal-, Husten- und Schluckreflexes.

Laboruntersuchungen

Als Teil der Aufnahmeuntersuchung sind umfangreiche laborchemische Bestimmungen (einschließlich Blutbild, Gerinnung, Blutgruppe/Kreuzblut, arterielle Blutgase, Blutzucker- und Blutalkoholspiegel sowie weitere toxikologische Untersuchungen von Blut und Urin) zu veranlassen. Bei Verdacht auf Hypoglykämie (semiquant. Bestimmung mittels „Stick") sollte noch vor Vorliegen des Blutzuckerwertes (ex juvantibus) 1 Amp. G 40% i.v. injiziert, bei Verdacht auf Medikamentenintoxikation kann 1 Amp. (0,4 mg) Naloxon-HCl (z. B. Narcanti) i.v. verabreicht werden.

Kraniale Computertomographie

Die Indikation zur Durchführung einer kranialen CT läßt sich in der Regel aus der Anamnese ableiten:

Vorgehen bei Schädel-Hirn-Trauma: Häufige Ursachen einer Bewußtseinsstörung im Zusammenhang mit einem Trauma sind Gehirnerschütterungen bzw. Kontusionen mit Scherkraftverletzungen des Gehirns, intrakraniellen Blutungen oder einer zerebralen Hypoxie. Besonders wichtig ist es, Blutungen auszuschließen. Trübt ein zunächst wacher, ansprechbarer Patient sekundär ein (rasche zunehmende Bewußtseinsstörung), ist bei gleichzeitiger Ausbildung einer Hemiparese oder Dezerebrationshaltung eine sofortige Trepanation erforderlich. Bei primär bewußtlosen Patienten kann dagegen der Befund des (notfallmäßig durchzuführenden) kranialen CT abgewartet werden.

Vorgehen bei perakut auftretenden starken Kopfschmerzen: Hier muß in erster Linie an ein vaskuläres Geschehen, v. a. an eine Subarachnoidalblutung oder andere intrakranielle Blutungen, gedacht und sofort ein kraniales CT veranlaßt werden.

Intrakranielle Druckerhöhung

Bei Erwachsenen beträgt der intrakranielle Druck 6–16 mmHg (Normwert). Da die Schädelhöhle knöchern begrenzt ist, führt eine Volumenzunahme im Schädel unweigerlich zu einer Verdrängung einer (oder mehrerer) der 3 intrakraniellen Kompartimente (Liquorraum, Gefäßraum, Hirnsubstanz). Physiologischerweise werden z. B. respiratorische und pulsatorische Volumenveränderungen durch eine Umverteilung von Liquor dies- und jenseits des Foramen magnum, Kompression venöser Hirngefäße oder Dehnung der Hirnhäute kompensiert. Eine geringgradige intrakranielle Volumenzunahme führt somit initial nur zu einer geringen Erhöhung des intrakraniellen Druckes. Sind die oben genannten Kompensationsmechanismen ausgeschöpft, führt jede weitere Volumenzunahme zu einer exponentiellen Erhöhung des intrakraniellen Druckes (s. Abb. 5).

Mit steigendem intrakraniellem Druck (ICP) nimmt der zerebrale Blutfluß bei gleichzeitig vermindertem zerebralem Perfusionsdruck (CPP) ab. Es gilt: CPP = MAP−ICP.

Als Folge des verminderten zerebralen Blutflusses kommt es zu einer zerebralen Vasodilatation und damit zu einer weiteren Erhöhung des intrakraniellen Druckes.

Ursachen

Lokalisierte Läsionen: Tumoren, Hämatome, Abszesse (sog. Massenläsionen).

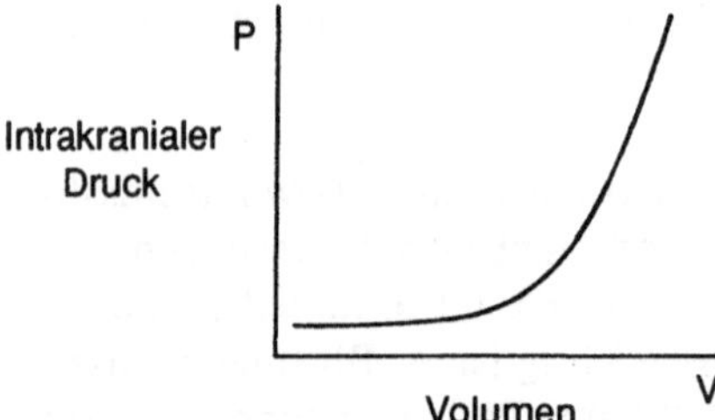

Abb. 5. Intrakranielles Druck-Volumen-Verhältnis

Anmerkung: Massenläsionen führen i. allg. nicht nur zu einer Erhöhung des intrakraniellen Druckes, sondern auch zu Verschiebungen der Gehirnsubstanz (sog. Massenverschiebungen), die mit entsprechenden neurologischen Störungen und Defiziten einhergehen.

Diffuse Prozesse: v. a. Hirnödeme

Zytoxisches Hirnödem: Intrazelluläre Flüssigkeitsansammlung überwiegend in der grauen Hirnsubstanz (Vorkommen: z. B. nach zerebralen Insulten).

Vasogenes Hirnödem: Extrazelluläre Flüssigkeitsansammlung, vorwiegend in der weißen Gehirnsubstanz (Vorkommen: z. B. Abszesse oder Tumoren (perifokal)).

Anmerkung: Gutes Ansprechen auf Steroide

Symptome und klinische Befunde

Kopfschmerzen: Hauptsymptom der intrakraniellen Druckerhöhung. Gewöhnlich sind die Kopfschmerzen morgens am heftigsten (die Patienten erwachen vor Schmerzen). Übelkeit und Erbrechen sind häufige Begleitsymptome.

Kardiorespiratorische Störungen: Patienten mit rasch zunehmendem Hirndruck entwickeln oft eine systemische Hypertonie, Bradykardie und Atemstörungen (z. B. Cheyne-Stokes-Atmung) als Zeichen des sog. Kleinhirn-Brücken-winkel-Syndroms (bzw. Cushing-Syndrom II). Bei Patienten mit länger bestehender intrakranieller Druckerhöhung bildet sich ein Papillenödem aus.

Opisthotonus: Bei einer Hernierung der Kleinhirntonsillen in das Foramen magnum bildet sich Nackensteife aus.

Hydrozephalus: Bei Kindern führt die intrakranielle Druckerhöhung zu einer Zunahme des Kopfumfangs. Der Verschluß der Fontanellen bleibt aus; auf der Röntgenaufnahme des Schädels sieht man die offenen Schädelnähte. Des weiteren kann es infolge einer Druckschädigung des Mittelhirns (im Bereich des Tentoriums) zu Augenmuskelstörungen kommen, wie das z. B. beim sog. Sonnenuntergangsphänomen (Kornea verschwindet hinter dem Unterlid, Blick kann nicht nach oben gewendet werden) der Fall ist.

Monitoring

Zeigen sich bei der neurologischen Untersuchung Anzeichen einer intrakraniellen Druckerhöhung, ist eine intensive Überwachung des Patienten mit Monitoring des intrakraniellen Druckes notwendig. Die intrakranielle Druckmessung erfolgt entweder mit Hilfe eines Katheters im Ventrikelsystem oder einer Drucksonde im Subarachnoidalraum. Bevorzugt wird die Kathetertechnik, die neben der Druckmessung auch eine Ableitung von Zerebrospinalflüssigkeit zur Verminderung des intrakraniellen Druckes ermöglicht.

Welche klinischen Parameter überwacht werden sollen, ist strittig. Häufigkeit und Ausmaß intrakranieller Druckerhöhungen nach schweren Schädelverletzungen (Nachweis hypo- oder hyperdenser Areale im kranialen CT) hängen von verschiedenen Faktoren ab. Insbesondere sind dies:
- Alter (>40 Jahre),
- systolischer Blutdruck (<90 mmHg),
- motorische Unruhe (uni- oder bilateral).

Neueren Untersuchungen zufolge entwickeln 60% der Patienten, die 2 oder 3 der genannten Punkte erfüllen, eine intrakranielle Hypertension; ist keiner der genannten Risikofaktoren gegeben, bleibt eine intrakranielle Drucksteigerung in der Regel aus (Inzidenz $<50\%$).

Bei Patienten mit motorischer Unruhe ist die Überwachung des intrakraniellen Druckes besonders wichtig, da die Durchführung bzw. Beurteilung der neurologischen Untersuchung eingeschränkt ist.

Therapie

Anmerkung: Therapiebedürftig ist ein persistierender intrakranieller Druck >20 mmHg.

Hochlagern des Kopfes: Das Kopfende des Bettes sollte hochgestellt werden, um den Abstrom venösen Blutes aus dem Gehirn zu erleichtern.

Hyperventilation: Das Absenken des p_aCO_2 bewirkt eine zerebrale Vasokonstriktion und damit Verminderung des intrakraniellen Volumens und Druckes. Atmet der Patient gegen den Respirator, sollte er mit Pancuronium (0,04 mg/kgKG i.v.) relaxiert werden. Bei zerebralen Durchblutungsstörungen ist eine Hyperventilation wegen Ischämiegefahr kontraindiziert.

Kortikosteroide: Steroide stabilisieren die Blut-Hirn-Schranke; sie sind insbesondere effektiv in der Behandlung vasogener postoperativer oder posttraumatischer Gehirnödeme sowie Ödemen in Verbindung mit Tumoren.

Dosierung: z. B. Dexamethason-21-Dihydrogenphosphat/Dinatriumsalz (z. B. Decadron oder Fortecortin) initial 10 – 100 mg i.v. und 1 – 4 mg i.v. oder p.o. alle 6 h oder Methylprednisolon (z. B. Urbason) initial 1 g i.v. und 40 mg i.v. alle 6 h.

Anmerkung: Patienten unter Steroidmedikation sollten zur Ulkusprophylaxe H_2-Blocker erhalten, z. B. Cimetidin 300 mg i.v. oder p.o. alle 6 h, oder Ranitidin 50 mg i.v. alle 8 h oder 150 mg p.o. alle 12 h.

Diuretika:
- Mannit: Osmodiuretikum, das dem Gehirn Flüssigkeit über die intakte Blut-Hirn-Schranke entzieht. Es besteht die Gefahr einer zu starken Dehydratation des Organismus. Serumosmolarität und Urinausscheidung müssen daher engmaschig kontrolliert werden.

  Dosierung: Maximal 1 mg/kgKG i.v. alle 3 h; Absetzen der Therapie sobald Serumosmolarität > 305.
- Furosemid: Schleifendiuretikum, in der Therapie des Hirnödems weniger potent als Mannit (Mittel 2. Wahl).

Liquordrainage: Durch Ablassen von Zerebrospinalflüssigkeit über einen korrekt im Ventrikelsystem einliegenden Katheter kann der intrakranielle Druck erheblich gesenkt werden.

Lidocain: Der Mechanismus der intrakraniellen Drucksenkung durch i.v. appliziertes Lidocain ist nicht bekannt. Gegeben werden in der Regel 100 mg im Bolus.

Barbituratnarkose: Barbiturate führen zu einer Verminderung der zerebralen Durchblutung. Da außer dem Pupillen-Licht-Reflex alle anderen Hirnstammreflexe erlöschen, muß der intrakranielle Druck während des Barbituratkomas ständig kontrolliert werden.

Dosierung: Thiopental 3 – 5 mg/kgKG i.v. initial und 1 – 2 mg/kgKG/h (Dosierung gemäß Effekt; hier: Hirndrucksenkung bzw. Unterdrückung von Krampfpotentialen im EEG; cave: systemische Hypotension).

Chirurgische Therapie:
- Tumorresektion, Hämatomausräumung, Abszeßdrainage.
- Resektion nichtessentieller Gehirnanteile (z. B. Lobus temporalis anterior dexter, Lobus frontalis dexter) zur Dekompression des Gehirns bei Herniation (Extremfall!).

Einklemmungssyndrome

Infolge einer Hirnschwellung können Gehirnteile in Foramen magnum, im Tentoriumschlitz und unter der Falx cerebri eingeklemmt werden. Eine kaudale transtentorielle Herniation von Gehirnanteilen kann sich in unterschiedlicher Weise bemerkbar machen: Als Frühsymptome treten i. allg. motorische Ausfälle auf, die prinzipiell reversibel sind. Bei weiter steigendem Hirndruck entwickelt sich eine mesenzephale Einklemmungssymptomatik mit bilateraler Pupillenstarre, Entkoppelung der kalorischen Reaktionen, zunehmender Enthirnungsstarre und sekundärer Mittelhirneinblutung mit irreversiblen neurologischen Defiziten

Uncinatussyndrom

Verdrängung des Uncus (vorderes Ende des Gyrus parahippocampalis) des Temporallappens von lateral (z. B. durch einen Tumor) nach medial über die Tentoriumkante.

Frühsymptome: Ipsilaterale Pupillendilatation infolge Kompression des N. oculomotorius (III. Hirnnerv). Fakultativ: Veränderungen des geistigen Zustands bzw. psychische Alterationen.

Manifeste Einklemmungszeichen: Ipsilaterale komplette Paralyse des N. oculomotorius. Bewußtseinstrübung und progredientes Mittelhirnsyndrom (zuerst Streckspasmen der Extremitäten). Eventuell kontralaterale Hemiplegie infolge Kompression des ipsilateralen Pedunculus cerebri. Zur Ausbildung einer ipsilateralen Halbseitensymptomatik kommt es, wenn der kontralaterale Pedunculus gegen die Tentoriumkante gedrückt wird.

Vollbild: Bilaterale Enthirnungsstarre und Dysfunktion der Stammhirnzentren mit Atemstörungen (z. B. Cheyne-Stokes-Atmung) bzw. zunehmender Atemlähmung.

Zentrale Herniationen

Bei einer diffusen Erhöhung des intrakraniellen Druckes oder durch zentral gelegene Massenläsionen kann es zu den nachfolgend aufgeführten zentralen Einklemmungserscheinungen kommen. Meist liegt eine axiale Kompression von Stammhirnanteilen vor.

Frühsymptome: Progressive Verschlechterung des geistigen Zustands bzw. psychische Alterationen, Cheyne-Stokes-Atmung, enge, auf Licht reagierende Pupillen (Kompression des Dienzephalons), positiver Babinski-Reflex und zunehmende Dezerebrationssymptomatik.

Anmerkung: Im Anfangsstadium sind die genannten Veränderungen prinzipiell reversibel.

Manifeste Mittelhirnausfälle: Hyperventilation, Dezerebrationsstarre und mittelweite, lichtstarre Pupillen.

Finalstadium (persistierende Herniation): Zunehmende Atemstörungen, allgemeine Hypotonie, Exitus letalis.

Anmerkung: Weite, lichtstarre Pupillen können bis zum Eintritt des Todes fehlen.

Transtentorielle und tonsilläre Einklemmungssyndrome

Massenläsionen im Bereich der hinteren Schädelgrube können zu einem der beiden nachfolgend genannten Syndrome führen:

Transtentorielle Herniation (nach kaudal)

Typische Symptome: Blicklähmung nach oben, rasch progredienter Bewußt-seinsverlust.

Einklemmung der Kleinhirntonsillen: Die Kleinhirntonsillen prolabieren bei steigendem Hirndruck durch das Foramen magnum.

Typische Symptome: Opisthotonus, zunehmende bulbäre Einklemmungs-symptomatik z. T. mit frühzeitigem Atemstillstand (infolge Kompression der Medulla oblongata).

Subfalxiale Herniation

Pathomechanismus: Verdrängung des Gyrus anguli unter die Falx cerebri. Da der Abfluß von Liquor über das Foramen unterbunden ist, entwickelt sich eine zunehmende Erweiterung des kontralateralen Seitenventrikels. Zusätzlich kann die ipsilaterale A. cerebri anterior komprimiert werden.

Anmerkung zur Therapie: Einklemmungssyndrome stellen Notfälle dar. Die Behandlung erfolgt nach den im vorangegangenen Abschnitt dargelegten Prin-zipien der intrakranialen Drucksenkung.

Krampfanfälle

Krampfanfälle sind in erster Linie als Symptom eines vorbestehenden zerebra-len Prozesses anzusehen, nicht als eigenständiges Krankheitsbild. Es gilt, die Ursache des Anfallsleidens herauszufinden.

Ätiologie

Die nachfolgend aufgeführten möglichen Ursachen eines Krampfanfalls kom-men in den unterschiedlichen Altersklassen mit unterschiedlicher Häufigkeit vor.

Säuglinge und Kleinkinder:
- Perinatale Verletzungen,
- angeborene Stoffwechselkrankheiten, kongenitale Defekte (frühe Manife-station),
- Infektionen.

Schulkinder:
- Infektionen,
- Erbkrankheiten (späte Manifestation),
- Schädel-Hirn-Traumen.

Erwachsene:
- Schädel-Hirn-Traumen,
- Tumoren,
- Medikamente (v. a. Alkohol- und Barbituratentzug).

Geriatrische Patienten:
- Tumoren,
- Gefäßkrankheiten.

Anfallstypen

Fokale Anfälle

Schweregrade: Man unterscheidet verschiedene Formen (Schweregrade) von Anfällen:
- Einfache Krampfanfälle ohne Bewußtseinsverlust,
- komplexe Krampfanfälle mit temporärer Bewußtseinstrübung,
- fokale Krampfanfälle mit sekundärer Generalisation.

Lokalisation des Fokus: Fokale Anfälle werden durch umschriebene kortikale Läsionen hervorgerufen.

Die Lokalisation des Fokus bestimmt die Symptomatologie des initialen Anfalls. Es ist daher von entscheidender Bedeutung, eine möglichst genaue Beschreibung des Ablaufs des Krampfanfalls entweder vom Patienten selbst oder (für den Fall, daß dieser die initialen Anzeichen nicht wiedergeben kann), von Dritten zu erhalten.

Hinweise auf die Lokalisation der Gehirnschädigung geben auch die nach den Anfällen auftretenden (postiktalen) temporären neurologischen Ausfälle (z. B. Todd-Paralyse).

Symptomatologie (typische Herdbefunde):
- Lobus frontalis anterior: Deviation des Kopfes und der Augen zur kontralateralen Seite
- Motorischer Kortex: tonisch-klonische Krämpfe der kontralateralen Gesichts- und Körperhälfte
- Sensorischer Kortex: fokale Parästhesien im Bereich der kontralateralen Gesichts- und Körperhälfte
- Okzipitale Rindenregion: Augenflimmern oder transiente kontralaterale Gesichtsfeldausfälle
- Temporale Rindenregion: akustische, geruchs- oder viszerale Halluzinationen.

Komplexe Anfälle

Typische Konstellation: Initiale Temporallappenaura, Bewußtseinsveränderungen mit komplexen Halluzinationen bzw. verändertem Wahrnehmungsvermögen.

Typische Erscheinungsbilder:
- Déja-vu-Illusionen: Gedächtnistäuschung, bei der eine neue Situation als bereits bekannt erlebt wird
- Automatismen: nicht reflektorisch ausgelöste, unbewußt ausgeführte stereotype Handlungen
- Veränderungen der Stimmungslage
- Halluzinationen: veränderte bzw. verfälschte Wahrnehmung der Umgebung.

Generalisierte Krampfanfälle

Tonisch-klonische Krämpfe

Typische Konstellation: Uncharakteristische Prodrome (fakultativ), Bewußtseinsverlust, Strecktonus der Muskulatur (tonische Phase), synchrone/rhythmische Spasmen des gesamten Körpers (klonische Phase). Postiktal sind die Patienten für eine nicht vorhersagbare Zeit schläfrig und verwirrt.

Petit-mal-Absencen

Typische Konstellation: Kurzzeitige Bewußtseinsstörung. Bei den myotonisch-astatischen Anfällen (Vorkommen v. a. bei Schulkindern) z. B. erstarrt der Betroffene plötzlich inmitten einer Handlung, hört auf zu reden und versteht kurzzeitig nichts mehr. Im EEG zeigen sich (auch im Intervall) oft typische Phänomene (hier: Spikes und Waves im 3- bis 4-s-Rhythmus).

Akinetische Anfälle

Typisches Erscheinungsbild: Der Patient sinkt plötzlich in sich zusammen oder stürzt zu Boden.

Diagnose

Analyse des Anfallstypus und des Manifestationszeitpunktes: Manifestationsalter und Anfallstyp können wesentliche Hinweise auf die Ätiologie des Anfallsleidens und die Lokalisation des Fokus geben. So sind z. B. Impulsiv-petit-mal-Anfälle als Prototyp der genetisch bedingten, generalisierten primären Epilepsie anzusehen. Sie treten typischerweise in den späteren Jugendjahren auf. Beim erstmaligen Auftreten von Anfällen im Erwachsenenalter (> 20 Jahre) ist von einem symptomatischen Anfallsgeschehen auszugehen. Tonisch-klonische Verkrampfungen der Muskulatur bei klarem Bewußtsein sind typisch für eine Herdläsion. Der Fokus des Anfalls (hier: motorischer Jackson-Anfall) läßt sich mit Hilfe des Penfield-Schemas der somatotropen Gliederung der primären Rindenfelder einem (hier: kontralateralen motorischen) Rindenfeld zuordnen.

Laborchemische Untersuchungen: Kontrolle von Serumelektrolyten, Glukose, Kalzium, Phosphat und arteriellen Blutgasen zum Ausschluß einer Stoffwechselstörung oder Hypoxie sowie Bestimmung des Serumspiegels von Antikonvulsiva (bei Patienten mit bekanntem Anfallsleiden).

Kraniales CT: Ausschluß von Massenläsionen, insbesondere bei Anfällen nach neurochirurgischen Eingriffen.

Liquorpunktion: Da auch entzündliche ZNS-Prozesse Ursache eines zerebralen Anfalls sein können, sollte nach Ausschluß einer Massenläsion mittels kranialem CT eine Liquoruntersuchung erfolgen.

EEG: Der EEG-Befund kann wesentliche Aufschlüsse über die Ätiologie des Anfallsleidens sowie die Lokalisation eines Fokus liefern. So können primär generalisierte Spike-wave-Komplexe als Hinweis auf eine genetische Disposition gewertet werden, während bei Herdbefunden stets der Verdacht auf eine symptomatische Anfallsform vorliegt.

Therapie

Prophylaxe: 50% der Patienten mit offenen penetrierenden Schädelverletzungen entwickeln Krampfanfälle. Bei einer entsprechenden Kopfverletzung sollte daher eine prophylaktische Behandlung erfolgen. Die Inzidenz von Anfällen bei Personen mit nichtperforierenden Kopfverletzungen ist deutlich niedriger: 5% erleiden einen einzigen Anfall (gewöhnlich innerhalb der 1. Woche nach dem Unfallereignis), 20% bekommen später epileptische Anfälle.

Medikament (Antikonvulsiva): Bei fokalen oder generalisierten Anfällen beginnt man die antikonvulsive Therapie mit einem der nachfolgend aufgeführten Medikamente. Die Dosis wird gesteigert, bis keine Anfälle mehr auftreten bzw. bevor ein toxischer Medikamentenserumspiegel erreicht wird. Ist das der Fall, muß ggf. zusätzlich ein 2. Präparat gegeben werden.

Phenytoin (z. B. Epanutin, Phenhydan, Zentropil):
- Dosierung: 3–5 mg/kgKG/Tag
- Angestrebter Serumspiegel: 10–20 µg/ml
- Indikation: fokale und generalisierte Anfälle
- Nebenwirkungen bzw. toxische Effekte: Nystagmus, Ataxie, Zahnfleischhyperplasie, fehlerhafte Blutzusammensetzung (Dyskrasie).

Phenobarbital (z. B. Luminal):
- Dosierung: 2–4 mg/kgKG/Tag
- Angestrebter Serumspiegel: 15–30 µg/ml
- Indikation: fokale und generalisierte Anfälle
- Nebenwirkungen bzw. toxische Effekte: Ataxie, Schläfrigkeit (Sedierung) oder Hyperaktivität.

Carbamazepin (z. B. Tegretal):
- Dosierung: 60 – 120 mg/kgKG/Tag
- Angestrebter Serumspiegel: 4 – 8 µg/ml (Applikation ausschließlich per os)
- Indikation: fokale und generalisierte Anfälle
- Nebenwirkungen bzw. toxische Effekte: Doppeltsehen (Diplopie), Schläfrigkeit und Blutdyskrasie.

Vorgehen bei Status epilepticus:
- Sicherstellen von Atmung und Zirkulation (ABC-Regel)
- Diazepam (z. B. Valium) 10 mg i. v. im Bolus (kurze Wirkungsdauer)
- Phenytoin 50 mg i.v. im Bolus und weitere Gaben bis zur maximalen Aufsättigungsdosis von 1 g (Erwachsene) unter gleichzeitiger Kontrolle des Blutdruckes (cave: Hypotension) und des EKG (Überleitungsstörungen: Verlängerung des P-R-Intervalls)
- Laborchemische Untersuchungen zum Ausschluß von Stoffwechselentgleisungen (s. oben)
- bei persistierenden Krämpfen Phenobarbital 120 mg i.v. im Bolus (25 mg/min), ggf. weitere Gaben alle 15 min bis zur Tagesmaximaldosis von 600 mg/Tag unter gleichzeitiger Kontrolle von Blutdruck und Atmung
- Bei weiter persistierendem Anfall, Anlegen eines Chloralhydrat-/Paraldehydtropfes (4%ige Kochsalzlösung). Titration in Abhängigkeit des Effekts (Unterbrechen des Anfalls) und der Atmung (Kontrolle der Ventilation). Cave: Gewebenekrosen durch Paravasate
- Narkotisierung des Patienten zur Unterbrechung des Anfalls (Ultima ratio).

Ausschleichen der antikonvulsiven Therapie: Nach einem 1- bis 2jährigen anfallsfreien Intervall und fehlendem Nachweis epileptiformer Potentiale im EEG, sollte versucht werden, die antikonvulsive Dauermedikation langsam (über mehrere Wochen) zu reduzieren und auszuschleichen.

Rückenmarkverletzungen

Infolge einer akuten Traumatisierung des Rückenmarks kann ein spinaler, über Wochen persistierender, Schock eintreten. Dieser geht mit folgenden Erscheinungen unterhalb der Läsion einher:
- Komplette schlaffe Lähmung mit Verlust aller segmentalen Reflexe
- Ausfall der Sensibilität
- Lähmungen von Blase (sog. atone Überlauf- oder Schockblase) und Mastdarm sowie Potenzverlust.

Querschnittsyndrome im einzelnen (Abb. 6)

Zentrales Querschnittssyndrom: Traumatische Schädigungen der grauen Rückenmarksubstanz werden hauptsächlich bei Patienten mit vorbestehenden

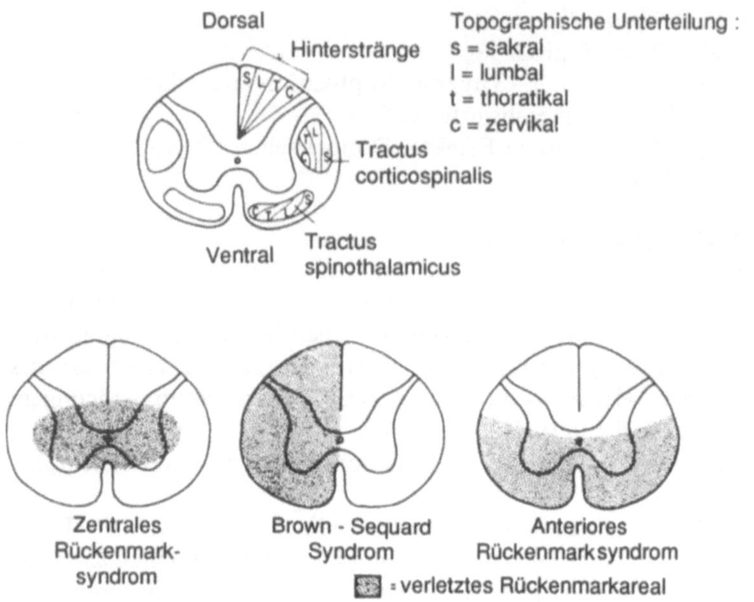

Abb. 6. Schematischer Rückenmarkquerschnitt und Topographie der Rückenmarksyndrome

Stenosen im Bereich des zervikalen Spinalkanals beobachtet. Typischerweise sind die motorischen Ausfälle (spastische beidseitige Paresen bei zervikalen Prozessen mit Schädigung der Pyramidenseitenstränge, schlaffe Lähmung mit Myatrophien im Herdbereich bei Befall der Vorderhörner) in den oberen Extremitäten stärker ausgeprägt als in den unteren. Die Sensibilitätsausfälle variieren, meist kommt es zu beidseitigen dissoziierten Empfindungsstörungen im erkrankten Bereich, z. T. auch zu segmentalen bandförmigen Ausfällen. In der Regel bilden sich die Ausfallerscheinungen von unten nach oben zurück.

Halbseitensyndrom (Brown-Séquard): Bei einer halbseitigen Schädigung des Rückenmarks kommt es unterhalb der Läsion *ipsilateral* typischerweise zu einer spastischen Parese sowie zur Aufhebung der Lage- und Vibrationsempfindung und der taktilen Diskrimination. Der Verlust der Schmerz- und Temperaturempfindung *auf der kontralateralen Seite* beginnt gewöhnlich 1 − 2 Dermatome unterhalb der Läsion. (* In praxi ist die beschriebene klassische Halbseitensymptomatik allerdings die Ausnahme.)

Anteriores Querschnittssyndrom. Ursache des anterioren Rückenmarksyndroms ist meist eine Durchblutungsstörung infolge Kompression oder Verschluß der A. spinalis anterior oder A. radicularis z. B. bei einer traumatischen Dissektion der Aorta oder auf dem Boden einer Arteriosklerose. Es findet sich eine komplette Paralyse, eine Hypalgesie und Hypästhesie unterhalb der Läsion. Die Funktion der Hinterstränge bleibt erhalten, Lage- und Vibrationssinn sind also intakt.

Diagnose und Therapie von Rückenmarkverletzungen

Sicherstellen von Atmung und Zirkulation (ABC-Regel): Bei Verdacht auf Vorliegen einer Wirbelsäulenfraktur darf insbesondere der Hals des Patienten nicht bewegt werden. Im Notfall (zentrale Atemstörung) muß nasotracheal intubiert oder tracheotomiert werden.

Vermeiden von Bewegungen: Bei Verdacht auf Vorliegen einer Wirbelsäulen- oder Rückenmarkverletzung darf die Wirbelsäule allenfalls en bloc, ohne daß es zu Rotationen, einer Flexion oder Extension kommt, bewegt werden.

Röntgendiagnostik (Nativaufnahmen, Schichtaufnahmen, CT): Die gesamte Wirbelsäule sollte auf Frakturen untersucht werden; bei Patienten mit hohen Läsionen sind tieferliegende Verletzungen klinisch nicht auffällig.

Myelographie: Eine Myelographie zum Ausschluß einer Rückenmarkkompression (z. B. eine rupturierte Bandscheibe oder ein Hämatom) ist indiziert, wenn die neurologischen Erscheinungen nicht mit der dokumentierten Fraktur übereinstimmen.

Frakturbehandlung
Zur Immobilisation der HWS bei zervikalen Wirbelfrakturen verwendet man Halsmanschetten, einen Fixateur externe (z. B. einen in eine Weste integrierten Halo) oder Extensionen mit zervikaler Traktion. Für den Bereich der Brustwirbelsäule gibt es spezielle Gipsverbände oder Korsetts. Die Reposition einer zervikalen Wirbelfraktur durch Traktion mittels Halo- oder Schraubzwingenextension sollte unter Röntgendurchleuchtung erfolgen.

Eine innere Fixation kann durch verschiedene operative Techniken, z. B. Harrington-Stäbe erreicht werden.

Bei Patienten mit partiellen Rückenmarkläsionen und progredienter neurologischer Symptomatik kann eine chirurgische Dekompression erforderlich werden, um Knochenfragmente, Bandscheibenvorfälle oder Hämatome, die auf das Rückenmark drücken, zu entfernen.

Operationen zur Stabilisierung der Wirbelsäule sollten nach Möglichkeit erst nach Stabilisierung des Allgemeinzustands des Patienten erfolgen; verfrühte Eingriffe können zu einer Progredienz der neurologischen Ausfälle führen; das Rückenmark ist unmittelbar nach der Traumatisierung besonders vulnerabel.

Überwachung und Pflege

Kontrolle der Atmung: Die Atmung von Patienten mit zervikalen und hohen thorakalen Rückenmarkverletzungen kann z. B. infolge einer Läsion des N. phrenicus ($C_{3,4,5}$) oder des Ausfalls der Interkostalmuskulatur beeinträchtigt sein.

Kontrolle des Blutdruckes: Ein Blutdruckabfall als Folge des Verlustes des Sympathotonus kann durch Volumengabe kupiert werden. Nach Beendigung des spinalen Schocks scheiden die Patienten die überschüssige Flüssigkeit wieder aus.

Blasenpflege: Initial (wegen Blasenlähmung) gelegte Dauerkatheter sollten so bald wie möglich entfernt und die Patienten ggf. intermittierend katheterisiert werden.

Bei einem Conus- oder Cauda-equina-Syndrom bleibt die Blase oft hypoton, eine Therapie mit Cholinergika kann in diesem Fall hilfreich sein. (*Das im Originaltext angeführte Präparat ist hier nicht im Handel, die Therapie mit Cholinergika nicht unumstritten bzw. nicht etabliert.) Zumindest solange katheterisiert wird, sollten wegen der Gefahr von Harnwegsinfekten prophylaktisch Antibiotika gegeben werden (z. B. Bactrim, Omsat, Co-Trimoxazol = Trimethoprim + Sulfamethoxazol; 2mal 2 Tbl./Tag).

Abführende Maßnahmen: Rückenmarkverletzungen gehen nicht selten in einem über Monate bestehenden (paralytischen bzw. adynamischen) Ileus einher. Zur Dekompression des Magens wird eine Magensonde gelegt, zur Vermeidung von Ulzera werden prophylaktisch H_2-Blocker (z. B. Cimetidin 300 mg i.v. alle 6 h) oder Antazida gegeben. Laxanzien (z. B. Bisocodyl; Supp. 4mal täglich) helfen, die Stuhlentleerung in Gang zu setzen.

Hautpflege: Zur Dekubitusprophylaxe müssen die Patienten alle 2 h umgelagert werden. Neben Schaffellen und Schaumstoffen als Unterlagen stehen heute Betten mit speziellen Matratzen und Luftkammersystemen zur Verhütung bzw. Pflege von Dekubitalgeschwüren zur Verfügung.

Physikalische Therapie: Zur Vermeidung von Gelenkkontrakturen bedarf es intensiver krankengymnastischer Übungen.

Kortikosteroide: Die antiphlogistische Wirkung von Steroiden kann sich bei Verletzungen des Rückenmarks positiv auf den Krankheitsverlauf auswirken, wenn die Medikamentenapplikation bald nach Eintritt des Traumas erfolgt.

Infektionen des zentralen Nervensystems (ZNS)

Meningitiden

Im Rahmen eines Traumas entstehen bakterielle Meningitiden i. allg. durch Kontamination des Subarachnoidalraums z. B. bei komplizierten offenen Schädelfrakturen bzw. Kraniotomien oder traumatischer bzw. operativer Eröffnung der paranasalen Sinus oder der pneumatisierten Zellen im Bereich des Mastoids.

Typische Erreger

- Meningitiden nach Kraniotomien oder offener Schädelverletzung: Staphylococcus aureus
- Meningitiden bei posttraumatischen oder postoperativen Liquorfisteln im Bereich der Nasennebenhöhlen: gramnegative Stäbchen, Escherichia coli, Pseudomonaden
- Meningitiden bei anderen posttraumatischen Liquorfisteln: Streptococcus pneumoniae
- spontane Meningitiden: varia.

Anmerkung: Es handelt sich in der Regel um hämatogen fortgeleitete Meningitiden. Hinsichtlich des Erregerspektrums sind altersspezifische Unterschiede festzustellen:
- 0–1 Monat: Escherichia coli, Klebsiellen, Streptokokken (Gruppe B)
- 1 Monat–4 Jahre: Haemophilus influenzae, Neisseria meningitidis
- 4–30 Jahre: Neisseria meningitidis, Streptococcus pneumoniae
- 30–80 Jahre: Streptococcus pneumoniae.

Diagnostik

- Symptome und klinische Befunde: Fieber, Veränderungen des mentalen Status (Benommenheit), Nackensteife und andere meningeale Reizerscheinungen
- Liquoruntersuchung (Tabelle 6).

Anmerkung: Ergeben sich bei der neurologischen Untersuchung Hinweise für eine fokale Läsion (hier: lokalisierte Infektion; z. B. Konvexitätsmeningitis mit kortikalen Symptomen, wie sie typischerweise bei Pneumokokkeninfekten beobachtet werden), sollte zur genauen Lokalisationsdiagnostik neben der Lumbalpunktion ein kraniales CT durchgeführt werden.

Komplikationen

Hirnödem, Krampfanfälle, kortikale Venenthrombose, subdurales Empyem, Hydrozephalus.

Therapie

Zur Behandlung einer Meningitis sind nur Antibiotika geeignet, die die Blut-Hirn-Schranke passieren und therapeutische Liquorkonzentrationen erreichen. Anzustreben ist eine spezifische Therapie, d. h. pathogene Erreger müssen gegenüber dem applizierten Präparat sensibel sein (Austestung mit Antibiogramm).

Penicillin ist Mittel der Wahl bei Erwachsenen mit einer Meningitis ungeklärter Ätiologie sowie bei Pneumokokken- und Meningokokkenmeningitiden. Zur Therapie von Meningitiden bei Säuglingen (>2 Monate), die in der Mehrzahl der Fälle durch Haemophilus influenzae verursacht werden, sind Ampicillin und Chloramphenicol geeignet. Nach Vorliegen der bakteriologischen

Austestung muß das Antibiotikum ggf. umgestellt werden. Bei Klein- und Schulkindern hat sich die Kombination Ampicillin und Gentamicin bewährt. Damit werden Streptokokken der Gruppe B und gramnegative Stäbchen, die Meningitiden in dieser Altersgruppe (<4 Jahre) am häufigsten verursachen, i. allg. abgedeckt. Darüber hinaus sind Cephalosporine der 3. Generation zur Behandlung von Meningitiden universell einsetzbar; sie haben ein breites antibakterielles Spektrum und passieren die Blut-Liquor-Schranke. Insbesondere zur Therapie einer durch gramnegative Erreger hervorgerufenen Meningitis eignen sich z. B. Moxalactam (maximal 8 – 12 g/Tag) und Claforan (maximal 12 g/Tag). Aminoglykoside passieren die Blut-Liquor-Schranke nur teilweise; um therapeutische Liquorspiegel zu erreichen, sind ggf. intraventrikuläre Injektionen (via Ommaya- oder Rickham-Reservoir) erforderlich.

Shuntinfektionen (ventrikuloperitoneale Shunts)

Inzidenz

Die Infektionsrate ventrikuloperitonealer Shunts beträgt 5 – 10%.

Ätiogenese

Als Erreger lassen sich meist Keime der Hautflora einschließlich Staphylococcus epidermidis sowie Staphylococcus aureus, Diphtheriebakterien und gramnegative Stäbchen nachweisen. Die Keime wachsen direkt auf bzw. im Shunt und breiten sich von dort über den Liquorraum aus, was zur Infektion der Ventrikel bzw. einer Meningitis führen kann. Haben die Erreger eine geringe Pathogenität, verlaufen die Infektionen meist blande: Die Patienten haben leichtes Fieber, oft kommt es zu Zeichen einer Shuntdysfunktion, seltener zu einer akuten Sepsis.

Diagnostik

Da die Organismen auf dem Shunt wachsen, bleiben die aus der Liquorflüssigkeit angelegten Bakterienkulturen in rund 1/3 der Fälle negativ, eine höhere Zahl positiver Untersuchungsergebnisse bekommt man, wenn man direkt aus dem Shuntreservoir Flüssigkeit gewinnt.

Therapie

Durch eine Kombination systemisch und intraventrikulär verabreichter Antibiotika gelingt es bei einer Reihe von Patienten, die Infektion einzudämmen. In der Mehrzahl der Fälle muß der Shunt jedoch entfernt werden, um die Infektion auszukurieren. Nach 1- bis 2wöchiger antibiotischer Vorbehandlung bei liegendem Shunt sollte dieser gezogen und an anderer Stelle ein neuer gelegt werden, um die Antibiotikatherapie (gemäß Antibiogramm) über den neuen Weg für weitere 1 – 2 Wochen fortzuführen.

Wundinfektionen nach Kraniotomie

Von einer Wundinfektion nach Kraniotomie können Kopfhaut, Knochen, Subdural- und Subarachnoidalraum betroffen sein. Die Wunde ist in der Regel schmerzhaft, induriert und gerötet. Die Behandlung erfordert ein chirurgisches Wunddebridement (einschließlich Entfernung avitaler Knochenanteile) und eine systemische Antibiotikatherapie. Eine kranioplastische Deckung des Defektes nach Entfernung infizierter Knochenanteile sollte frühestens nach Ablauf 1 Jahres erfolgen, um die Gefahr einer Infektion der Plastik zu vermindern.

Subdurales Empyem

Ätiogenese

Infektionen des Subduralraums können von Sinusitiden, Osteomyelitiden, Meningitiden oder von der Infektion einer vorbestehenden subduralen Flüssigkeitsansammlung (z. B. eines Hämatoms) ihren Ursprung nehmen. Die häufigsten Erreger sind Streptokokken, Staphylokokken, Spirochaetae und gramnegative Stäbchen.

Symptome und Befunde

Fieber, Kopfweh, veränderter mentaler Status (Schläfrigkeit, Benommenheit, Somnolenz), Krampfanfälle, fokale neurologische Defizite.

Diagnostik

- Röntgenaufnahme des Schädels (nativ): Zeichen einer Sinusitis oder Osteomyelitis?
- Kraniales CT: Hypodenses Areal (extrazerebral) umgeben von einer schmalen Zone vermehrter Dichte (sog. Enhancement; hier bedingt durch Abkapselung des Prozesses).

Therapie (neurochirurgischer Notfall!)

- Kraniotomie oder Trepanation: Ausräumen des purulenten Materials ohne Verletzung der weichen Hirnhäute (Arachnoidalmembrane) und Drainage der Infekthöhle (Einlage eines Schlauchs oder eines Gazestreifens als Docht). Bei Kleinkindern kann anstelle einer Kraniotomie eine Punktion durch die große Fontanelle versucht werden.
- Revision des Infektionsherdes (Fokus), wie z. B. Exenteration des infizierten Sinus oder Entfernung infizierter Knochenanteile.

– Gabe eines Breitbandantibiotikums (kalkulierte Antibiotikatherapie bis zum Vorliegen der bakteriologischen Untersuchungsergebnisse, dann ggf. Umsetzen der Therapie).

Hirnabszeß

Ätiogenese

Häufigste Infektionsquellen, Infektionswege und Erreger parameningealer Abszesse sind:

1. Fortgeleitete Infektionen:
   – Entzündungen der Nasennebenhöhlen (Ausbreitung v. a. in Richtung Lobus frontalis);
   – Mastoiditiden (Ausbreitung v. a. in Richtung Lobus temporalis und Kleinhirn); die häufigsten Erreger sind Streptokokken und Staphylokokken.
2. Hämatogene Infektionen: Eine hämatogene Erregeraussaat (verschiedene Keime) kommt v. a. bei Patienten mit kardialen Rechts-links-Shunts vor.
3. Direkte Infektionen: Eine direkte Kontamination ist möglich bei offenen Schädel-Hirn-Verletzungen bzw. Kraniotomien, insbesondere wenn Fremdkörper oder avitale bzw. infizierte Knochenanteile zurückbleiben. Als Erreger lassen sich am häufigsten Staphylokokken nachweisen.

Symptome und Befunde

Kopfweh, veränderter mentaler Status (Somnolenz), Krampfanfälle, fokale neurologische Defizite, Papillenödem; Fieber kann fehlen.

Diagnostik

– Laborchemische Untersuchungen: evtl. leichte Leukozytose.
– Röntgenaufnahmen des Schädels: evtl. leichte Zeichen einer Sinusitis.
– Kraniales CT: evtl. hypodenses Areal (Massenläsion) umgeben von einer Zone vermehrter Dichte (Enhancement; hier abhängig vom Ausmaß des perifokalen Ödems).
– Lumbalpunktion: Cave: Gefahr der Einklemmung von Gehirnanteilen bei hohem intrakraniellem Druck bzw. Vorliegen einer Massenläsion. Eine negative Punktionszytologie schließt einen Hirnabszeß nicht aus.

Therapie

Konservativ: In der Frühphase des Hirnabszesses (klinisch: Zeichen einer diffusen Enzephalitis; bildgebende Verfahren: keine Abszeßformation nachweisbar) ist ein operatives Vorgehen nicht indiziert, die Infektion kann allein durch antibiotische Therapie beherrscht werden. Initial (d. h. vor dem Vorliegen der bakteriologischen Untersuchungsergebnisse = kalkulierte Antibiotikatherapie) gibt man Penicillin (mindestens 20 Mio. I. E./Tag) oder Nafcillin (12 g/Tag) (*nicht auf dem deutschen Markt erhältlich), Chloramphenicol (3 – 4 g/Tag) und evtl. Metronidazol (1200 – 1800 mg/Tag). Fortgeführt wird die Antibiotikatherapie für insgesamt 4 – 6 Wochen.

Operativ: Bei Nachweis eines Abszesses im kranialen CT gibt es verschiedene Vorgehensweisen:
- Trepanation mit ein- oder zweimaliger Punktion des Abszesses (mit oder ohne Einsatz spezieller Zielgeräte = stereotaktisches Vorgehen). Nachteil: Gekammerte Abszesse oder Satellitenabszesse werden nicht drainiert.
- Kraniotomie und Abszeßdrainage ohne Kapselresektion. Nachteil: Rezidivgefahr.
- Kraniotomie mit Exzision des Abszesses in toto, ohne die Abszeßhöhle zu eröffnen. Nachteil: Verlust größerer Gehirnanteile mit entsprechenden neurologischen Defiziten.

Verlaufsbeobachtung: CT-Kontrolluntersuchungen; in den meisten Fällen reicht es aus, den Abszeß einmal zu drainieren und über 4 – 6 Wochen antibiotisch zu behandeln. 30 – 70% der Patienten erleiden in späteren Jahren Krampfanfälle.

Spinales epidurales Empyem

Ätiogenese

Spinale epidurale Hämatome entstehen meist auf hämatogenem Weg; besonders oft werden sie bei Drogenabhängigen (häufige, nicht sterile i.v.-Injektionen) beobachtet. Des weiteren kommen sie postoperativ vor. Häufigster Erreger ist in beiden Fällen Staphylococcus aureus.

Symptome und Befunde

Rücken- und Kopfschmerzen mit Punctum maximum über den Dornfortsätzen im entzündeten Bereich. Es kann leichtes Fieber auftreten. Bei fortgeschrittenen Infekten können Ausfallserscheinungen einer Rückenmark- bzw. Caudaequina-Kompression entstehen.

Diagnostik

- Lumbalpunktion: Zeichen einer parameningealen Infektion (s. Tabelle 5),
- Röntgennativaufnahmen: evtl. Zeichen einer Osteomyelitis,
- Myelographie: Nachweis eines Kontrastmittelstopps im Sinne eines partiellen oder totalen epiduralen Blocks,
- CT (mit oder ohne intrathekale Kontrastmittelapplikation): Nachweis einer der entsprechenden Raumforderung typischen Formation,
- Kernspintomographie (ähnlich CT).

Therapie

Laminektomie zur Dekompression und Abszeßdrainage (der Drain sollte für einige Zeit in der Abszeßhöhle liegen bleiben) sowie systemische Antibiotikatherapie für 4–6 Wochen.

Spezielle Aspekte des perioperativen Managements bei neurochirurgischen Eingriffen

Eingriffe bei Schädel-Hirn-Verletzungen (allg.)

Hinsichtlich der Versorgung von Patienten mit schwerem Schädel-Hirn-Trauma gelten die allgemeinen Regeln der chirurgischen Intensivpflege und -überwachung, insbesondere wichtig sind die ausreichende Flüssigkeits- und Kalorienzufuhr sowie gute Oxygenation. In Ergänzung der üblichen Versorgung bzw. als Ausnahmen sind folgende Punkte zu beachten:

- Anheben des Kopfteils des Krankenbettes um 30 Grad zur Reduktion des intrakraniellen Druckes. Ausnahme: Wirbelsäulenverletzungen.
- Restriktion der Zufuhr freier Flüssigkeit und Kontrolle der Serumelektrolyte und Osmolarität sowie des spezifischen Uringewichtes.
- Leitlinien zur Infusionstherapie (Erwachsene): Initial Infusion einer Halbelektrolytlösung (+20 mmol KCl/l) mit einer Tropfgeschwindigkeit von 75 ml/h (1800 ml/Tag). Bei Vorliegen einer relativen Hyponatriämie sollte die Flüssigkeitszufuhr auf 500–1000 ml/Tag reduziert werden. Fällt das Serumnatrium auf Werte < 120 mmol/l, wird mit einer niedrig dosierten Diuretikatherapie (Furosemid) begonnen oder über einen zentralvenösen Zugang NaCl (3%ig, 200 ml alle 4 h) substituiert, bis das Natrium wieder über 130 mmol/l angestiegen ist.
- Adäquate Kalorienzufuhr und frühzeitige enterale Ernährung: Es sollte eine Ernährungssonde gelegt und so früh wie möglich Sondenkost appliziert werden. Initial am besten verträglich ist eine hypoosmolare Kost; im weiteren Krankheitsverlauf werden je nach Verträglichkeit zunehmend hyperosmolare Nahrungsbestandteile zugeführt.

- Ulkusprophylaxe: z. B. Cimetidin.
- Therapie eines Diabetes insipidus (s. S. 459 f.).
- Beatmung: Im Hinblick auf den intrakraniellen Druck sollten hohe Beatmungsdrücke (PEEP > 12 H_2O) nach Möglichkeit vermieden werden.
- Lagerung und Hautpflege zur Dekubitusprophylaxe.
- Kontrolle des intrakraniellen Druckes (s. S. 343 ff.).
- Regelmäßige Untersuchung des Patienten auf Liquorfisteln (z. B. Oto- oder Rhinorrhö v. a. bei Schädelbasisfrakturen). Ein Liquoraustritt kann in den meisten Fällen durch Hochlagern des Kopfes um 30° zum Stehen gebracht werden. Andernfalls muß ein Hydrozephalus bzw. eine Hirndrucksteigerung ausgeschlossen und in der Folgezeit auf die Entwicklung einer Meningitis geachtet werden. Nach Einlage eines unter leichtem Sog stehenden Drains in den Lumbalkanal, verschließt sich das Leck im Fistelsystem oft spontan. Bleiben die genannten Maßnahmen zur Beseitigung der Liquorrhö erfolglos, kann eine operative Exploration mit Duraplastik erforderlich werden.

Kraniotomie

Bei der Versorgung und Überwachung von Patienten nach einer Kraniotomie sind (in Abhängigkeit vom durchgeführten Eingriff) neben den bereits geschilderten Punkten die folgenden spezifischen Details zu beachten:

Präoperative Maßnahmen

- Nüchternlassen des Patienten ab Mitternacht
- Waschen des Patienten (antibakterielles Dusch- oder Wannenbad und Schamponieren)
- Applikation von Dexamethason (z. B. Decadron 10 mg p. o.) um Mitternacht und 6 Uhr
- Anlegen von Stützstrümpfen zur Thromboseprophylaxe (bei Abruf zur Operation)
- Entleeren der Blase bei Abruf zur Operation
- Applikation z. B. von Valium 5–10 mg i.v. oder i.m. bei Abruf zur Operation
- Antibiotikaprophylaxe (z. B. bei ventrikuloperitonealen Shunts): Applikation im Vorbereitungsraum (z. B. 1 g Vancomycin i.v.; langsam über 1 h).

Postoperative Maßnahmen (allgemeine Anordnungen)

- Kontrolle der Vitalzeichen und Überprüfung des Neurostatus (Bewußtseinslage, Pupillenreaktion, grobe Kraft) bei Übernahme des Patienten vom Operationssaal in den Aufwachraum und danach stündlich

- Anheben des Kopfteils des Bettes um ca. 30°
- Nüchternlassen des Patienten (wache, bewußtseinsklare Patienten können in den ersten 12 h postoperativ schluckweise trinken)
- Infusion einer Halbelektrolytlösung + 20 mmol KCl/l (Tropfgeschwindigkeit 75 ml/h)
- Überprüfen der Durchgängigkeit des Blasenkatheters und stündliche Bilanzierung der Flüssigkeitsein- und -ausfuhr.

Medikamente:
- Dexamethason (z. B. Decadron) 4 mg alle 5 h i.v. oder p.o für 5 Tage, ab dem 4. postoperativen Tag 6-Methylprednisolon (z. B. Urbason) 40 mg i.m.
- Cimetidin 300 mg i.v. oder p.o. alle 6 h für 5 Tage
- Analgetika bzw. Antiphlogistika bzw. Antipyretika (z. B. Tylenol 650 mg p.o.) bei Bedarf (Schmerzen oder Temperaturerhöhung > 38,5 °C)
- Codein 30 mg i.m. oder p.o. alle 4 h bei Bedarf (Schmerzen).
  Anmerkung: Nach Gabe von Morphinderivaten ist eine Beurteilung des Neurostatus des Patienten nur mit Einschränkungen möglich.
- Antiemetika bzw. Antivertinosa z. B. Psyquil oder Vomex bei Schwindel oder Erbrechen
- Antikonvulsiva (s. S. 350 f.)
- Herzwirksame Medikamente, Antihypertonika, Bronchospasmolytika u. a. (sog. Eigenmedikation) sollten perioperativ weiter gegeben werden.

Laborchemische Untersuchungen: Elektrolyte, Blutbild, Serumenzyme und arterielle Blutgaswerte sollten nach Übernahme des Patienten in den Aufwachraum sowie am Abend des Operationstages und am darauffolgenden Morgen bestimmt werden.

Röntgenaufnahmen zur postoperativen Dokumentation der Lage von Implantaten (z. B. Katheter, Shunts, Osteosynthesematerial).

Benachrichtigung des diensthabenden Arztes bei Temperaturerhöhungen > 38,5 °C, Urinausscheidung < 30 ml/h über 2 h oder Verschlechterungen des Neurostatus.

Operationen intrakranieller Aneurysmen

Intrakranielle Aneurysmen können Subarachnoidalblutungen oder Ausfallserscheinungen infolge Massenverschiebungen hervorrufen. Ein Aneurysma der A. communicans posterior kann z. B. den III. Hirnnerven komprimieren oder ein Aneurysma der A. communicans anterior kann ein Chiasmasyndrom verursachen.

Präoperative Maßnahmen:
- Maßnahmen zur Verhinderung einer Rezidivblutung (z. B. Blutdrucksenkung). Jedes Blutungsrezidiv geht mit einer Mortalität von 45% einher. Die meisten Rezidivblutungen ereignen sich innerhalb der ersten 4 Wochen nach der ersten Aneurysmablutung.

– Aufrechterhaltung der zerebralen Durchblutung. Nach Aneurysmablutungen sind Spasmen der Zerebralgefäße ein häufiges Phänomen. Die Inzidenz von Vasospasmen korreliert mit der Blutfüllung der Gefäße des Circulus Willisii im Bereich des Subarachnoidalraums. Der Vasospasmus bildet sich etwa am 4. Tag nach dem Blutungsereignis aus, um den 7. Tag ist er am ausgeprägtesten, nach 3 Wochen sind meist keine Gefäßspasmen mehr nachweisbar.

Anmerkung: Die therapeutischen Ziele sind z. T. konträr: Eine Erniedrigung des Blutdruckes zur Vermeidung einer Rezidivblutung kann zu einer Ischämie führen, eine Erhöhung des zerebralen Blutflusses zur Aufrechterhaltung der Perfusion kann eine Reruptur des Aneurysmas begünstigen.

Operative Revision einer Subarachnoidalblutung (SAB)

Präoperative Maßnahmen:

– Erhöhung des Kopfteils des Bettes um $10-15\,°$ zur Verbesserung des venösen Rückstroms und Liquorabflusses (10% der Patienten entwickeln einen Hydrocephalus communicans). Eine zu rasche Absenkung des intrakraniellen Druckes begünstigt Rupturen intrakranieller Aneurysmen und muß daher vermieden werden.
– Patienten mit Subarachnoidalblutungen sollten in einem ruhigen, abgedunkelten Raum untergebracht werden und nur vereinzelt Besucher empfangen; jegliche Aufregung muß ihnen erspart bleiben. Laxanzien und der Verzicht auf Suppositorien helfen, durch intraabdominelle Druckerhöhungen verursachte Drucksteigerungen im Liquorraum zu vermeiden.
– Infusion von ε-Aminokapronsäure (in NaCl) über 24 h zur Verhinderung einer frühzeitigen Lyse von Gerinnseln (zur Verhinderung von Rezidivblutungen; betr. SAB infolge Aneurysmaruptur), wenn keine primäre (frühzeitige) Operation geplant ist.
– Blutdruckkontrolle: Antihypertensiva müssen mit Vorsicht eingesetzt werden; sie können Vasospasmen und damit eine zerebrale Ischämie hervorrufen. Eine akute Hypertonie ist oft eine Begleiterscheinung (nicht die Ursache) der Subarachnoidalblutungen. Eine Senkung des Blutdruckes (mit konsekutiver Ischämie) kann in solchen Fällen die neurologischen Ausfälle aggravieren.
– Infusion von Plasmaexpandern (auch zur Therapie von Vasospasmen). Proteinlösungen, Humanalbumin und Blut sollten im Hinblick auf eine mögliche Rezidivblutung mit Zurückhaltung verwendet werden.

Chirurgische Therapie: Bei Patienten mit geringen neurologischen Ausfällen kann ein nachgewiesenes Aneurysma innerhalb der ersten 4 Tage nach Eintritt des Blutungsereignisses operativ angegangen werden, wenn es angiographisch keinen Hinweis für Vasospasmen gibt. Intraoperativ wird das Aneurysma mit einem Clip ligiert und gleichzeitig Blut aus dem Subarachnoidalraum entfernt.

Durch die frühelektive Operation wird die Gefahr einer Rezidivblutung ausgeschaltet und die weitere Therapie vereinfacht. Die Patienten haben eine höhere Überlebenschance. Operationen, die zu einem Zeitpunkt durchgeführt werden, zu dem ausgeprägte Vasospasmen vorliegen, gehen mit einer signifikant erhöhten Morbidität und Mortalität einher. Bei nachgewiesenem Vasospasmus muß die Operation um 2 Wochen verschoben, d. h. die Normalisierung des Kontraktionszustands der Gefäße abgewartet werden.

Postoperative Maßnahmen: Nach Operationen intrakranieller Aneurysmen gilt es, die zerebrale Perfusion zu optimieren. Folgende Punkte sind zu beachten:

- Volumensubstitution: Infusionsrate 100 – 150 ml/h, Urinausscheidung (>) 50 ml/h.
- Einstellung des Blutdruckes auf Normalwerte bzw. präoperative Werte.
- Plasmaproteinlösungen (z. B. 5% Humanalbumin) 250 ml/h alle 6 h für 48 h (danach Ausschleichen der Plasmaproteingabe).
- Legen eines Pulmonalarterienkatheters zur Überwachung des Flüssigkeitsstatus (insbesondere bei nachgewiesenem Vasospasmus und Patienten mit kongestiven Herzfehlern). Bei Patienten mit gesundem Herzen sollte der pulmonalkapilläre Wedge-Druck zwischen 15 und 29 mmHg eingestellt werden; zur Volumensubstitution verwendet man i. allg. Plasmaproteinlösungen.
- Die Gabe von ε-Aminokapronsäure sollte postoperativ eingestellt werden (vgl. präoperative Maßnahmen).
- Postoperative Kontrollangiographie zur Dokumentation der Clipligatur des Aneurysmas.

Operationen arteriovenöser Mißbildungen

Komplikationen: Wie bei einem Aneurysma kann auch eine arteriovenöse Mißbildung Ursache einer Subarachnoidalblutung oder einer intraparenchymalen Hämorrhagie sein.

Präoperative Maßnahmen (vgl. S. 363):
- Nicht eingesetzt wird ε-Aminokapronsäure.
- Im Rahmen der Arteriographie kann versucht werden, die arteriovenöse Mißbildung zu embolisieren. Selbst wenn die Blutung nicht gestoppt werden kann, wird die Blutversorgung im Gebiet der Leckage vermindert und die Operation dadurch erleichtert.

Postoperative Maßnahmen (vgl. oben):
- Zu vermeiden sind insbesondere Blutdruckschwankungen (Hypotension) und eine Hypovolämie.
- Das Resektionsausmaß sollte postoperativ angiographisch dokumentiert werden.

Operationen intrakranieller Tumoren (allg.)

Die präoperative Diagnostik umfaßt kraniales CT, Kernspintomographie und Angiographie (unterschiedliche Indikationen). Die präoperativ zur Verminderung eines Hirnödems verabreichten hohen Steroiddosen sollten postoperativ langsam reduziert und ausgeschlichen werden.

Transsphenoidale Hypophysenadenektomie

Präoperative Evaluation:
- Bestimmung der Hormonwerte (v. a. T_3, T_4, TSH, TRH),
- Prüfung des Gesichtsfeldes,
- kraniales CT: Darstellung des Sinus spenoidalis durch koronar geschnittene „Knochenfenster",
- Angiographie: Darstellung der Lagebeziehung von A. carotis zur Sella turcica.
- Kernspintomographie.

Anmerkung: Aufgrund der guten Auflösung der Kernspintomographie kann heute auf die Angiographie weitgehend verzichtet werden.

Präoperative Maßnahmen:
- Kortisonacetat 200 mg 2mal täglich, 48 h präoperativ.

Anmerkung: Bei Patienten mit Tumoren oder Verletzungen der Hypophyse muß von einem Panhypopituitarismus ausgegangen werden.

Postoperative Maßnahmen:
- Anheben des Kopfteils des Bettes um 30° (Verminderung einer Liquorleckage).
- Ausschleichen der Steroidtherapie über 5–7 Tage bis auf eine Erhaltungsdosis von 25 mg Kortisonacetat morgens und 12,5 mg abends.
- Bilanzierung von Flüssigkeitsein- und -ausfuhr.
- Kontrolle von Elektrolyten, Serumenzymen, Urinosmolarität (Diabetes insipidus?).
- Bei einer Urinausscheidung >200 ml über eine Dauer von mehr als 2 h, einem spezifischen Uringewicht <1,005 und Serumnatriumwerten >150 mmol/l Applikation von 5 I. E. Vasopressin i. v. Wache Patienten, die trinken dürfen, können die Urinverluste meist durch eine hohe Flüssigkeitsaufnahme per os ausgleichen. Bei Patienten, die nicht trinken können, muß die i.v.-Flüssigkeitszufuhr (z. B. mit G 5%) vom intravasalen Flüssigkeitsdefizit abhängig gemacht werden (ZVD-Kontrolle). In vielen Fällen ist die Störung der Hypophyse transient; bei persistierendem Diabetes insipidus kann eine dauerhafte Gabe von synthetischem ADH (d-Desmoarginin-Vasopressin: DDAVP, z. B. Minirin nasal) erforderlich sein.

- Antibiotika, z. B. Cefazolin 1 g i.v. alle 8 h (solange eine Nasentamponade liegt).
- Kontrolle der Schilddrüsenhormone im Serum; ggf. Hormonsubstitution.

Operative Versorgung von Rückenmarkverletzungen

Extradurale Eingriffe

(z. B. anteriore zervikale Diskektomie und Halswirbelfusion, zervikale oder thorakale Laminektomien mit oder ohne Wirbelkörperfusion.)

Präoperative Maßnahmen: Steroidgabe: z. B. Decadron 10 mg p.o. um Mitternacht und am Morgen vor der Operation (anteriore zervikale Diskektomie und Halswirbelfusion oder zervikale Laminektomie bei Spondylose) zur Rückenmarkprotektion (Verringerung postoperativer entzündlicher Reaktionen bzw. Schwellungen). Anmerkung: Postoperativ braucht die Steroidmedikation nicht fortgeführt werden.

Postoperative Maßnahmen: Engmaschige Kontrollen des Neurostatus. Zu achten ist besonders auf Zeichen einer Rückenmarkkompression oder eines epiduralen Hämatoms sowie auf Liquoraustritte. Nach ausgedehnter zervikaler Laminektomie bei Spondylose darf das Kopfteil des Bettes, insbesondere bei älteren Patienten, nur langsam (über mehrere Tage) hochgestellt werden, um orthostatische Störungen (lagebedingte Hypotonie) zu vermeiden.

Intradurale Eingriffe

Präoperative Maßnahmen: Steroidgabe (vgl. Kraniotomie, S. 361 f.).

Postoperative Maßnahmen (therapeutisches Ziel ist es, den Liquordruck auf die Duranaht zu minimieren und Liquoraustritte zu vermeiden):
- Anheben des Kopfteils des Bettes um 30° nach Eingriffen im Bereich des zervikalen und oberen thorakalen Rückenmarks. Nach Eingriffen im Bereich der unteren Brust- und Lendenwirbelsäule müssen die Patienten 5 Tage lang flach liegen.
- Engmaschige Kontrollen des Neurostatus (Zeichen einer Rückenmarkkompression oder eines epiduralen Hämatoms).

Anhang: Invasive diagnostische Maßnahmen (Tabelle 6)

Lumbalpunktion

- Position des Patienten: Flache Seitenlage (am Bettrand) mit angewinkelten Beinen oder an der Bettkante sitzend, Arme über den Nachttisch gebeugt. Anmerkung: In sitzender Position kann der Druck im Liquorraum nicht akkurat gemessen werden.
- Aufsuchen der Punktionsstelle: Palpation des Darmbeinkammes. In derselben Höhe liegt der Dornfortsatz des 4. Lendenwirbelkörpers (LWK). Die Lumbalpunktion kann zwischen dem 3. und 4. LWK, dem 4. und 5. oder dem 5. LWK und dem 1. Sakralwirbel durchgeführt werden.
- Hautdesinfektion (z. B. mit Jodlösung) und steriles Abdecken mit Tüchern.
- Lokalanästhesie mit 1%igem Xylocain: Inmitten der ausgewählten Punktionsstelle zwischen den Dornfortsätzen wird mit einer relativ großlumigen Nadel (27 gg.) eine Hautquaddel gesetzt. Zur Infiltration des tiefer liegenden Gewebes (einschließlich lumbodorsale Faszie) verwendet man eine dünnere Nadel (22 gg.).
- Punktion: Damit das Loch in der Dura so klein wie möglich bleibt, versucht man, eine möglichst dünne Punktionsnadel (20 gg.) in der Mittellinie nach Penetration der Haut (möglichst senkrecht) so vorzuschieben, daß die Nadelspitze mit der abgeschrägten Seite die Dura annähernd parallel zur Längsachse des Rückenmarks durchstößt. Ist der Patient nicht genügend gebeugt, muß dazu die Nadel kopfwärts geneigt werden. Bei der Penetration der Dura spürt man die Überwindung eines Widerstands.

  Nach Eingehen in den Spinalkanal und Entfernen des Mandrins tritt bei korrekter Punktion Liquor aus.

Tabelle 6. Liquorbefunde

	Aussehen	Blutzellen		Glukose	Proteine
		Erythrozyten	Leukozyten		
Normal	Klar	0	0–5 Lymphozyten	50–80 mg%	20–50 mg%
SAB	Blutig, xanthochrom	>100	ca. 2 Leukos/ 1000 Erythrozyten		Erhöht (1 mg/ 1000 Erythrozyten
Virale Meningitis	Xanthochrom	Wenige	Erhöht	Normal	Leicht erhöht
Bakterielle Meningitis	Wolkig	Wenige, hauptsächlich polymorphkernige	Erhöht	Erniedrigt	Erhöht

- Bei einer Punctio sicca (kein Liquoraustritt; Knochen getroffen?) zieht man die Nadel heraus, überprüft die Position und markiert eine neue Punktionsstelle.
- Bei gutem Liquorfluß kann der (mit angezogenen Beinen auf der Seite liegende) Patient die Beine ausstrecken.
- Anbringen eines Manometers zur Druckmessung.
- Abnahme von Liquorproben zur Bestimmung von Zellzahlen, Glukose und Proteinen sowie zur Gram-Färbung, Anlage von Bakterien- und Pilzkulturen (einschließlich Tbc) sowie für zytologische Untersuchungen.
- Wiedereinführen des Mandrins und Entfernen der Punktionsnadel.
- Steriler Verband.
- Bettruhe (flache Lagerung) für ca. 6 h zur Vermeidung eines Liquoraustritts.

Intrakranielle Druckmessung

Im Hinblick auf die verheerenden Folgen einer möglichen Infektion muß bei der Insertion von Meßsonden und während der Durchführung der intrakraniellen Druckmessung strikt auf Sterilität geachtet werden. Zudem sollten die Patienten prophylaktisch mit einem v. a. gegen Staphylokokken wirksamen Antibiotikum (z. B. Vancomycin, 500 mg/Tag) abgedeckt werden.

a) Ventrikulostomie

- Lokalisation (s. Abb. 7): Normalerweise wird als Zugang die rechte Seite (nicht dominante Hemisphäre) gewählt.
- Lagerung des Patienten: Rückenlage, Kopf leicht erhöht. Fixation des Kopfes (z. B. mit Sandsäcken und Klebebändern).
- Rasur der Kopfhaut im Bereich der Satura coronaris: Man beginnt ca. 1 cm neben der Mittellinie, geht ca. 8 cm nach lateral und rasiert nach hinten und vorne jeweils 3 cm.
- Hautdesinfektion und steriles Abdecken: Nach Anziehen von Mundschutz und sterilen Handschuhen wird das rasierte Hautareal (z. B. mit Jodlösung)

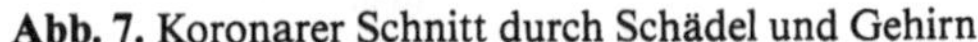

Abb. 7. Koronarer Schnitt durch Schädel und Gehirn

desinfiziert und mit sterilen Tüchern abgedeckt. Nasenrücken und äußerer Gehörgang müssen als Orientierungspunkte durch die Tücher hindurch zu tasten sein.

- Lokalanästhesie: Nach Handschuhwechsel Setzen von 2 Hautquaddeln mit 1%igem Xylocain und Epinephrin. Die erste Quaddel wird 3 cm von der Mittellinie entfernt ca. 1 cm vor die Satura coronaris gesetzt, die zweite 5 cm lateral davon (spätere Katheteraustrittsstelle).
- Hautinzision mit einem Skalpell (Nr. 15) von ca. 5 cm Länge im Bereich der Hautquaddeln.
- Tunnelierung der Subkutis zwischen beiden Inzisionen: Man geht mit einer gebogenen Gefäßklemme in die laterale Hautöffnung ein. Die Spitze der Klemme muß in der medialen Inzision zum Vorschein kommen und die Klemme geöffnet werden können.
- Anbringen eines Bohrlochs in der Kalotte über die mediale Inzision. Man zielt auf den nasalen ipsilateralen Augenwinkel und benutzt einen Spiralbohrer, der mit Erreichen der Tabula interna des Schädelknochens hängenbleibt und anschließend unter langsamen Drehungen in Bohrrichtung zurückgezogen wird. Dadurch vermeidet man zum einen ein Anschlagen des Bohrers, zum anderen werden Knochenspäne entfernt.
- Durchstechen der Dura mit einer Punktionsnadel (20 gg.) und schrittweise Vergrößerung der Duraöffnung mit Kanülen größeren Kalibers.
- Einbringen des (mit einem Mandrin armierten) Ventrikelkatheters über das Bohrloch: Der Katheter wird in Richtung auf den nasalen ipsilateralen Augenwinkel ca. 6 cm vorgeschoben. Die Strecke muß zuvor abgemessen und (z. B. mit dem Daumen) markiert werden. Nach 4 – 5 cm sollte die Katheterspitze im Vorderhorn zu liegen kommen. Spürt man ein Nachlassen des Widerstands, wird der Mandrin zurückgezogen und der Katheter einen weiteren 1 cm vorgeschoben. Läßt sich bei 6 cm keine Flüssigkeit aspirieren, sollte der Katheter entfernt werden. Nach Überprüfung der Markierungen und nochmaliger Vergegenwärtigung der Orientierungspunkte wird ein 2. Insertionsversuch in Angriff genommen (maximal 3 Versuche).
- Ausleiten des Katheters: Fließt Liquor ab, klemmt man den Katheter manuell ab. Das distale Ende wird zwischen den Branchen der Gefäßklemme in der medialen Hautöffnung arretiert und vorsichtig über den Hautkanal durch die laterale Inzision ausgeleitet.
- Verschluß der Hautinzisionen: Bei spontanem Liquorfluß wird die mediale und die laterale Inzision (um den Katheter herum) mit einem monofilen Faden zugenäht, wobei darauf zu achten ist, daß der Katheter nicht angestochen wird. Zusätzlich zur Hautnaht sollte der Katheter mit einer Naht an der Kopfhaut fixiert werden.
- Steriler Verband.
- Anschließen des Leitungs- und Spülsystems des Druckabnehmers an den Katheter.
- Einstellen des Monitors: Es muß ein wellenförmiges Signal zu sehen sein.

Anmerkung: Bei Patienten mit Kopfverletzungen können intrakranielle Massenverschiebungen vorliegen, durch die die Lage des Ventrikelsystems verändert wird. Aus diesem Grund sollte im Notfall (kein kraniales CT zur Verifikation der Lage des Ventrikels vorhanden) nach einem ersten erfolglosen Insertionsversuch (unter Zuhilfenahme der oben genannten Orientierungspunkte) beim 2. Versuch der temporale ipsilaterale Augenwinkel und beim 3. Versuch der nasale Augenwinkel der kontralateralen Seite anvisiert werden.

b) Subarachnoidalbohrung

- Rasur, Desinfektion und Abdecken des Kopfes (vgl. Ventrikulostomie)
- Inzision (ca. 3 cm lang) der Kopfhaut im Bereich des Frontalschädels vorzugsweise auf der nichtdominanten Seite
- Eröffnung der Schädeldecke mittels Spiralbohrer (Durchmesser des Bohrlochs ca. 0,5 cm)
- kreuzförmige Inzision der Dura
- Ausmessen der Tiefe des durchbohrten Knochens
- Insertion einer Metallfassung mit selbstschneidendem Gewinde, die genau mit dem Unterrand der Schädeldecke abschließen soll
- Freispülen der Verbindung zum Subarachnoidalraum (z. B. von Blutresten) mit Kochsalzlösung. Es sollte das Pulsieren des Liquors in der Metallfassung sichtbar sein
- Anschluß eines Zweiwegehahns (mit Anschluß für das Druckabnehmersystem) an die Metallfassung
- Verschluß der Hautinzision mit einer Naht und einem sterilen Verband.

Anmerkung: Diese Methode der intrakraniellen Druckmessung eignet sich nicht zur Liquordrainage.

Shuntpunktion

Anmerkung: Für diagnostische Zwecke kann aus dem Reservoir eines ventrikuloperitonealen oder ventrikuloatrialen Shunts Zerebrospinalflüssigkeit abgeleitet werden.
- Röntgenaufnahme des Schädels (nativ) zur Darstellung des Shuntreservoirs, das punktiert werden soll, zur Lokalisation intrakranieller Katheter und ihrer Verbindungen und Dokumentation von Osteosynthesematerial und anderen metallischen Gegenständen.
- Palpation des Reservoirs, das punktiert werden soll.
- Vorbereitung der Punktion: Rasur eines ca. 4×4 cm großen Areals im Bereich des Reservoirs, mehrmalige Hautdesinfektion (z. B. mit Jodlösung) und steriles Abdecken.
- Einstechen einer Butterfly-Kanüle (23 gg.) ins Zentrum des Reservoirs. Bei einer erfolgreichen Punktion fließt spontan Liquor, im anderen Fall wird ein neuerlicher Punktionsversuch unternommen.
- Abnehmen von Liquor für die gewünschten Untersuchungen.
- Herausziehen der Nadel und steriler Verband.

Anmerkung: Eine Aspiration von Liquor mit Hilfe einer Spritze sollte unterbleiben; ein Ansaugen des Plexus chorioideus könnte zu Blutungen oder einer Verlegung des Shunts führen.

Literatur

Allgemeines
Friedman AH, Wilkins RH (1984) Neurosurgical management for the house officer. Williams & Wilkins, Baltimore
Wilkins RH, Regachery SS (1985) Neurosurgery. McGraw Hill, New York
Youmans JR (1985) Neurological surgery. Saunders, Philadelphia

Neurologische Untersuchungen
DeJong RN (1979) The neurological examination. Incorporating the fundamentals of neuroanatomy and neurophysiology, 4th edn. Harper & Row, Hagerstown
Fisher CM (1969) The neurological examination of the comatose patient. Acta Neurol Scand 45:1
Patten J (1977) Neurological differential diagnosis. Starke, London
Plum F, Posner JB (1980) The diagnosis of stupor and coma, 3rd edn. Davis, Philadelphia

Erhöhung des intrakraniellen Druckes
Bedford RF, Persing JA et al. (1980) Lidocaine or thiopental for rapid control of intracranial hypertension? Anesth Analg 59:435
Cottrell JE, Robustelli A, Post K et al. (1977) Furosemide and mannitol-induced changes in ICP and serum osmolality and electrolytes. Anesthesiology 47:28
Kosteljanetz M (1986) Acute head injury: pressure-volume relations and cerebrospinal fluid dynamics. Neurosurgery 18:17
McGraw CP (1976) Continuous intracranial pressure monitoring: a review of techniques and presentation of methods. Surg Neurol 6:149
Narayan RK, Kishore PRS et al. (1982) Intracranial pressure: to monitor or not to monitor? A review of our experience with severe head injury. J Neurosurg 56:650

Krampfanfälle
Degado-Escueta AV, Wasterlain C et al. (1982) Current concepts in neurology: management of status epilepticus. New Engl J Med 306:1337
Millichap JG (1972) Drug therapy: Drug treatment of convulsive disorders. New Engl J Med 286:464
Sutherland JM, Eadie MJ (1980) The epilepsies: modern diagnosis and treatment. Churchill Livingston, Edinburgh

Rückenmarkverletzungen
Feuer J (1976) Management of acute spine and spinal cord injuries, old and new concepts. Arch Surg 111:638
Gehweiler JA, Osborne RL, Becker RF (1980) The radiology of vertebral trauma. Saunders, Philadelphia
Wagner FC (1977) Management of acute spinal cord injury. Surg Neurol 7:346

Infektionen des ZNS
Everett ED, Strausbach LJ (1970) Antimicrobial agents and the central nervous system. Neurosurgery 6:691
Samson DS, Clark K (1973) A current review of brain abscess. Am J Med 54:201
Wilson N (1979) Infections of the nervous system. Davis, Philadelphia

Perioperatives Management
Drake CG (1981) Management of cerebral aneurysms. Stroke 12:273
Horwitz NH, Rizzoli HV (1982) Postoperative complications of intracranial neurological surgery. Williams & Williams, Baltimore
Peerless SJ (1979) Pre- and postoperative management of cerebral aneurysms. Clin Neurosurg 26:209

11 Delirium

R. C. HARLAND

Als Delirium bezeichnet man eine vorübergehende Störung des Wahrnehmungsvermögens. Es handelt sich um ein akutes psychotisches Zustandsbild — typischerweise mit (vorübergehender) örtlicher und zeitlicher Desorientiertheit, illusionärer oder wahnhafter Verkennung der Umgebung (Halluzinationen).

Schätzungsweise 10–15% aller allgemeinchirurgischen Patienten durchlaufen während ihres Krankenhausaufenthalts eine delirante Phase. Noch höher ist die Inzidenz des Deliriums auf Intensivstationen; bei kritisch kranken Patienten gibt es eine Reihe zusätzlicher Risikofaktoren (s. S. 374). Nicht selten ziehen sich agitierte, nicht orientierte Patienten unbeabsichtigt Gefäßzugänge, Katheter und Drainagen oder reißen sich Verbände herunter, was z. B. die Gefahr von Wundheilungsstörungen vergrößert. Müssen delirante Patienten fixiert werden, wird zum einen die Mobilisation und Entlassung des Patienten aus der stationären Behandlung verzögert, zum anderen geht die verlängerte Bettruhe mit einer erhöhten Inzidenz von tiefen Venenthrombosen und Lungenembolien einher. Die verlängerte Hospitalisation erhöht zudem die Gefahr nosokomialer Infektionen und anderer Komplikationen. Besonders problematisch ist die Beatmung eines nicht kooperativen, gegen den Respirator atmenden Patienten. Dasselbe trifft für die Entwöhnung vom Beatmungsgerät zu; der Aufforderung abzuhusten, wird ein deliranter Patient kaum nachkommen. Eine weitere Belastung stellen die zur Sedation deliranter Patienten zusätzlich erforderlichen Medikamente dar. Klinische Studien belegen, daß die Mortalität deliranter Patienten doppelt so hoch ist wie die einer vergleichbaren Patientengruppe ohne Delirium. Das rasche Erkennen bzw. die frühzeitige Behandlung des Krankheitsbildes ist Voraussetzung dafür, Morbidität und Mortalität in Grenzen zu halten.

Prädispositionsfaktoren

Bei Patienten mit den nachfolgend aufgeführten Prädispositionsfaktoren sind postoperativ auftretende Durchgangssyndrome häufiger als bei Patienten, die diese Risikofaktoren nicht aufweisen:

Anmerkungen des Übersetzers sind mit * versehen.

- Hohes Lebensalter: Das Alter gilt als wichtigster Risikofaktor. Mit Über-
  schreiten des 50. Lebensjahres steigt die Häufigkeit postoperativer Delirien
  sprunghaft an. Bei 50–75% aller Patienten über 70 Jahren ist während ei-
  nes längeren Krankenhausaufenthalts mit deliranten Verwirrtheitszustän-
  den zu rechnen.
- Bereits bestehende Beeinträchtigungen des Wahrnehmungsvermögens bzw.
  Geisteszustands: Patienten mit zerebrovaskulärer Insuffizienz, kognitiven
  Einschränkungen z. B. infolge chronischen Alkoholabusus oder manifester
  Demenz aus anderer Ursache.
- Sensorische Beeinträchtigungen (z. B. Blindheit, Taubheit).
- Traumen, insbesondere Verletzungen des ZNS, die zu Beeinträchtigungen
  des Wahrnehmungsvermögens führen können.
- Erkrankungen lebenswichtiger Organe: Mit metabolischen Störungen ein-
  hergehende Organinsuffizienzen können zum einen zentralnervöse Funk-
  tionen beeinträchtigen, zum anderen ist damit zu rechnen, daß die Verstoffwechselung und Ausscheidung von Medikamenten verzögert ist, was das
  Auftreten medikamenteninduzierter Delirien begünstigt.
- Perioperative Störungen der Hämostase, v. a. Zirkulationsstörungen mit zerebraler Minderperfusion bzw. Hypoxie.
  Anmerkung: Eine prolongierte Bypassphase an der Herz-Lungen-Maschine
  als Ursache des „Postkardiotomiedelirs" konnte in neueren Studien (als un-
  abhängiger Prädispositionsfaktor) nicht bestätigt werden.

Ätiologie

Medikamente: Bei den meisten Patienten spielen Pharmaka als Ursache bzw.
Auslöser deliranter Verwirrtheitszustände eine Rolle. Intensivstationspflichtige
Patienten erhalten meist eine Vielzahl von Medikamenten, von denen jedes
einzelne (mehr oder weniger gravierende) Nebenwirkungen hat. Beeinträchtigungen des Wahrnehmungsvermögens bzw. Veränderungen des mentalen Status sind z. B. bei Lidocain, Digoxin, Cimetidin und Aminophyllinen, um einige
der auf Intensivstationen am häufigsten verabreichten Präparate zu nennen, zu
befürchten. Prinzipiell können alle Medikamente die Ausbildung eines Delirs
begünstigen bzw. mitverursachen. Einige Substanzen, insbesondere solche mit
anticholinergen Nebeneffekten, wirken sich in synergistischer Weise ungünstig
auf kognitive Funktionen aus. Bei Verabreichung verschiedener Präparate ist
aufgrund oft nicht näher bekannter Medikamenteninteraktionen mit Metabo-
lisationsstörungen zu rechnen. Dabei können erhöhte Medikamentenspiegel
und/oder toxische Abbauprodukte entstehen.

Medikamenten- oder Alkoholentzug: Der Entzug von Alkohol, Sedativa oder
Hypnotika ist eine der Hauptursachen des Delirs. Gewöhnlich setzt die Entzugssymptomatik 24–72 h nach der letzten Alkoholzufuhr bzw. Medikamen-

teneinnahme ein und fällt nicht selten mit der postoperativen Phase zusammen.

Elektrolytstörungen: Starke Schwankungen der Natrium-, Kalium-, Kalzium- oder Magnesiumkonzentration im Serum können delirante Zustandsbilder hervorrufen.

Endokrinologische Störungen: Störungen des Hormonhaushalts, die Veränderungen des mentalen Status verursachen können, sind z. B. Unter- oder Überfunktionen der Nebenniere oder Schilddrüse oder Störungen des Glukosestoffwechsels.

Kofaktorenmangel: Der Mangel an Vitaminen und anderen Kofaktoren enzymatischer Stoffwechselreaktionen, wie z. B. Thiamin- (insbesondere bei Alkoholikern), Nikotinsäure- oder Vitamin-B_{12}-Mangel kann sich in Form eines Delirs bemerkbar machen.

Störungen des Gasaustausches und des Säure-Basen-Haushalts: Eine Hypoxämie oder Hyperkapnie sowie Azidosen können delirante Zustandsbilder hervorrufen und sind daher als Ursache einer akuten Verschlechterung des mentalen Status stets auszuschließen.

Störung der peripheren Sauerstoffversorgung: Neben Störungen der Ventilation kann z. B. auch eine Verminderung der Sauerstofftransportkapazität des Blutes (z. B. bei Anämie) oder eine Verminderung des HZV (z. B. im Schock) die zerebrale Sauerstoffversorgung beeinträchtigen und zu deliranten Verwirrtheitszuständen führen.

Toxine: Toxische Abbauprodukte, wie sie z. B. bei Niereninsuffizienz oder Störungen der Leberfunktion anfallen, kommen ebenfalls als Auslöser einer akuten zerebralen Deterioration in Betracht.

Fieber und Sepsis: Ein Delirium ist oft das erste Zeichen einer Septikämie, eine Erhöhung der Körpertemperatur kann fehlen.

Externe Faktoren: Die Umgebung der Intensivstation per se spielt eine bedeutende Rolle als Auslöser postoperativer Verwirrtheitszustände und Delirien. Die Patienten finden sich in einer fremden, mit Maschinen überladenen Umgebung wieder. Sie sind an Monitore und Infusionssysteme angeschlossen, z. T. auch intubiert und können sich kaum bewegen oder verständlich machen. Alarmsignale der Überwachungsgeräte, die das Personal auf den Plan rufen und mitunter hektische Aktivitäten oder Manipulationen in Gang setzen, die den Patienten (oder andere Patienten im selben Zimmer) betreffen, bereiten dem Patienten Angst. Der normale Schlaf-Wach-Rhythmus wird gestört, da auch während der Nacht fast immer Licht brennt und die Patienten bei der Kontrolle der Vitalzeichen, beim Blutabnehmen oder zur Applikation von Medikamenten geweckt bzw. wach werden. Sie haben nach kurzer Zeit ein erhebliches Schlafdefizit. Als noch erheblichere Störung wird die Tatsache erachtet, daß sie die Kontrolle über bestimmte Körperfunktionen (z. B. Urinieren) bzw. ihre Pflege verlieren.

Bei den meisten deliranten Patienten lassen sich mehrere der genannten Prädispositions- bzw. Risikofaktoren ermitteln. Insgesamt ist von einer multifaktoriellen Genese des Deliriums auszugehen.

Pathogenese

Versuche, die Sequenz der neurologischen Ereignisse, die zu einem Delir führen, zu identifizieren und zu analysieren, werden durch die multifaktorielle Genese des Krankheitsbildes erschwert. Hinweis für eine Verminderung der zerebralen Sauerstoffversorgung bzw. -utilisation, die allgemein als Ursache der kognitiven Veränderungen beim Delir angesehen werden, ist die Verlangsamung der Hirnströme im EEG. Letztlich muß davon ausgegangen werden, daß das Delir von einem oder mehreren Faktoren, die zu einer Verminderung der zerebralen Versorgung bzw. einer mangelnden Aufnahme und Utilisation von Substraten des Hirnstoffwechsels führen, verursacht wird. In neueren Untersuchungen konnte z. B. nachgewiesen werden, daß es infolge einer verminderten zerebralen Stoffwechselrate zu einer Reduktion der Acetylcholinsynthese kommt. Der daraus resultierende Acetylcholinmangel ist demnach der gemeinsame Nenner aller deliranten Erscheinungsbilder. Akute Verwirrtheitszustände werden z. T. auch auf die Hyperkortisolämie zurückgeführt, die bei akutem Streß entsteht und nachteilige Auswirkungen auf die morphologischen Substrate der Aufmerksamkeit und Informationsverarbeitung im ZNS hat. Zusammenfassend gibt es für das postoperative Delirium unterschiedliche pathophysiologische Erklärungen. Einigkeit besteht in der Auffassung, daß eine Überbeanspruchung des ZNS vorliegt. Die Homöostase ist gestört, die normalen kognitiven Funktionen können nicht aufrecht erhalten werden.

Diagnose

Voraussetzung dafür, das Krankheitsbild rasch zu erkennen und richtig einzuordnen, ist, daß man an die Möglichkeit der Ausbildung eines Deliriums denkt und die charakteristischen klinischen Zeichen kennt.

Klinische Zeichen

- Konfusion, Desorientiertheit, Gedächtnisverlust
- Agitation, ängstliche Verstimmung, Streitsüchtigkeit
- Halluzinationen (visuell/akustisch/taktil)
- Verfolgungswahn, Wahnvorstellungen
- Irritabilität, Stimmungslabilität
- Motorische Unruhe oder verminderte motorische Aktivität
- Zusammenhangloses Reden
- Schlaflosigkeit
- Verminderter Wachheitszustand, Unaufmerksamkeit, Zerfahrenheit
- Übererregbarkeit
- Seltsames, inadäquates Verhalten.

Störungen des Wahrnehmungsvermögens manifestieren sich in visuellen, akustischen oder taktilen Halluzinationen, einer allgemeinen Konfusion, ungeordnetem Denken, Erinnerungsstörungen und insbesondere zeitlicher Desorientiertheit.

Aufmerksamkeitsstörungen sind generell vorhanden: Die Patienten lassen sich leicht ablenken und sind unfähig, komplexere Anordnungen auszuführen.

Der Schlaf-Wach-Rhythmus ist gestört. In schweren Fällen machen die Patienten die Nacht zum Tag.

Es werden sowohl Zustände verminderter als auch vermehrter motorischer Aktivität beobachtet. Ruhige, in sich gekehrte oder an Wahnvorstellungen leidende Patienten sind genauso gefährdet wie die agitierten, oft schreienden Kranken, die die Aufmerksamkeit des Pflegepersonals auf sich ziehen.

Zeichen eines gesteigerten Sympathotonus (Tachykardie, Hypertonie, Schwitzen) sind insbesondere bei Patienten mit einem Alkohol- oder Medikamentenentzugsdelir zu beobachten.

Ein weiteres Charakteristikum des Delirs ist der schnelle Wechsel bzw. das Zu- und Abnehmen der geschilderten Symptome bzw. klinischen Befunde. Zeitweise erscheinen viele delirante Patienten vollkommen normal, Phasen der Agitation können übergangslos mit Augenblicken wechseln, in denen sie vollkommen in sich gekehrt sind. Meist ist die Symptomatik nachts stärker ausgeprägt als tagsüber, ein Phänomen, das im englischen Sprachgebrauch als „sundowning" bezeichnet wird.

Aufgrund der Wechselhaftigkeit des Krankheitsbildes läßt sich ein Delir in der Frühphase nur identifizieren, wenn zwischen allen Personen, die mit der Betreuung des Patienten betraut sind, ein entsprechender Informationsaustausch stattfindet. Sowohl Ärzte als auch das Pflegepersonal sollten in regelmäßigen Abständen den mentalen Status des Patienten anhand der folgenden Checkliste überprüfen:

**Evaluation des Geisteszustandes
(mentaler Status; Zeitaufwand ca. 5 min)**

Ist der Patient über die eigene Person sowie zeitlich und örtlich orientiert?
- Weiß er seinen eigenen Namen?
- Weiß er sein Geburtsdatum und den Geburtsort?
- Weiß er die Namen von Familienangehörigen (Ehepartner, Kinder, Eltern)?
- Weiß er seine Anschrift und Telefonnummer?
- Weiß er das Datum und seinen Aufenthaltsort?

Sind Gedächtnisfunktionen bzw. Denk- und Konzentrationsvermögen beeinträchtigt?
- Kann der Patient (bis zu 6) vorgesagte Ziffern wiederholen und auch in umgekehrter Reihenfolge aufsagen?
- Kann der Patient einfache Rechenaufgaben lösen?
- Kann der Patient z. B. die letzten 5 Bundeskanzler nennen?
- Erinnert sich der Patient an die ihm genannten Namen von 3 (zuvor unbekannten) Objekten (z. B. Braunüle, Stethoskop, Computertomogramm) nach 5 min?

Wie verhält sich der Patient (vgl. S. 377)?

Anmerkung: Die Beeinträchtigungen, die mit den zuerst genannten Fragen ermittelt werden sollen, treten i. allg. zuletzt auf. Zuerst kommt es zu Störungen der Konzentrationsfähigkeit und des Kurzzeitgedächtnisses, zuletzt sind die Patienten auch über ihre Person nicht mehr orientiert.

Weiterführende Untersuchungen

Die Diagnostik bei einem akut deliranten Patienten sollte sich darauf konzentrieren, therapiebedürftige physiologische Störungen, die als Ursache einer zerebralen Dysfunktion in Betracht kommen bzw. diese begünstigen können, aufzudecken. Von „funktionellen Störungen" sollte erst nach Abschluß der Diagnostik, d. h. Ausschluß möglicher metabolischer Komplikationen bzw. morphologischer Korrelate, gesprochen werden.

- Suche nach Risiko- bzw. Prädispositionsfaktoren im perioperativen Vorfeld des Deliriums (s. S. 374); besonders wichtig sind präoperative Alkohol- oder Medikamenteneinnahmen und intraoperative zerebrale Zwischenfälle (Durchsicht des Anästhesieprotokolls).
- Körperliche Untersuchung der wichtigen Organsysteme, z. B. im Hinblick auf kongestive Herzfehler, Leberfunktionsstörungen (mit Flattertremor) oder Zeichen einer Sepsis.
- Neurologische Untersuchung (Fokussuche).
- Gegebenenfalls kraniales CCT und andere weiterführende Untersuchungen (s. Kap. 10, S. 340 ff.).

- Laborchemische Untersuchungen: Serumelektrolyte (Na^+, K^+, Ca^{++}, Mg^{++}), Glukose, Kreatinin, Harnstoff, arterielle Blutgasanalyse; evtl. Leberenzyme, Bilirubin, Ammoniak (arteriell), Gerinnung, Schilddrüsen- und Nebennierenhormone.
- EKG.
- Durchsicht aller verabreichten Pharmaka, insbesondere im Hinblick auf eine mögliche Medikamentenkumulation (Kalkulation der Kumulationsdosis). Auch lokal applizierte Pharmaka (z. B. Augentropfen) müssen berücksichtigt werden, da sie absorbiert und systemisch wirksam werden können. Bei älteren Patienten zeigen Narkotika, Sedativa und Hypnotika oft schon bei relativ geringer Dosierung erhebliche (Neben-)Wirkungen oder paradoxe Effekte.

Therapie

Allgemeine therapeutische Maßnahmen

Korrektur bzw. optimale Einstellung vorbestehender bzw. diagnostizierter Stoffwechselanomalien.

Überprüfen der aktuellen Medikation: Absetzen aller verzichtbaren Pharmaka und Dosisreduktion essentieller Medikamente, die Störungen der zerebralen Funktion verursachen bzw. unterhalten können.

Applikation von Thiamin (initial 100 mg i.v. oder i.m., danach 100 mg p.o./Tag für 3 Tage); ggf. Substitution auch anderer Vitamine und Hormone.

Pflegerische Maßnahmen:
- Vermeiden unnötiger Manipulationen am Patienten, Minimierung der nächtlichen Kontrolluntersuchungen und Medikamentenapplikationen, um den Schlaf des Patienten nicht unnötig zu unterbrechen. Der normale Tag-Nacht-Rhythmus spielt sich am besten ein, wenn der Patient in einem Raum mit Fenstern liegt.
- Versuch, mit Hilfe eines Kalenders, einer Uhr und entsprechend terminierten Krankenbesuchen, den Tagesablauf zu gestalten. Persönliche Gegenstände wie Familienfotos helfen dem Patienten, sich zu orientieren.
- Abbau aller verzichtbaren Infusionssysteme und Monitorkabel sowie Entfernen nicht benötigter Geräte aus dem Patientenzimmer.
- Mobilisation des Patienten. Entfernungsmesser, die mitgeführt werden können, motivieren viele Patienten, mehr umherzugehen.

Psychologische Betreuung:
- Aufklärung des Patienten: Man sollte dem Patienten die Art und Schwere seiner Erkrankung darlegen. Um Ängste, Mißverständnisse bzw. Fehlein-

schätzungen seitens des Patienten auszuräumen, ist es wichtig, auf seine Fragen einzugehen und ihn über alle bevorstehenden Maßnahmen zu unterrichten.
- Verstärkung der Selbstkontrolle: Das Gefühl der Selbständigkeit und Selbstkontrolle kann man vermitteln, indem man den Patienten z. B. den Speiseplan zusammenstellen, das Fernsehprogramm auswählen oder die Lagerung im Bett bestimmen läßt (soweit dies möglich ist).
- Kontinuität der Bezugspersonen: Zum Aufbau einer gewissen Vertrautheit und Familiarität ist es günstig, den Kreis der mit der Pflege des Patienten betrauten Personen zu begrenzen.

Psychopharmaka: Bleiben die aufgeführten Maßnahmen insuffizient, ist der Einsatz von Medikamenten zur Kupierung eines Delirs indiziert. Patienten mit geringer Symptomatik benötigen oft nur nachts eine Sedierung z. B. mit Chloralhydrat oder Benzodiazepinen, um ein- bzw. durchschlafen zu können. Vorsicht ist insofern geboten, als diese Medikamente auch zu paradoxen Reaktionen, d. h. Agitation und einer Verstärkung des Delirs, führen können.

Mittel der Wahl in der Behandlung deliranter Zustandsbilder sind Neuroleptika (Ausnahme: Alkohol- oder Medikamentenentzugsdelir; s. S. 382 ff.).

Neuroleptika

Phenothiazinderivate

Wie Chlorpromazin (z. B. Megaphen) und andere Präparate mit relativ niedriger Potenz haben einen zentralen anticholinergen Effekt und blockieren α-Rezeptoren. Als Nebenwirkungen kann es neben allergischen Reaktionen zu orthostatischen Kreislaufstörungen (Hypotension), Miktionsstörungen (Harnverhalt) und einer Erhöhung des Augeninnendruckes (Abflußbehinderung des Kammerwassers im Schlemm-Kanal durch Einengung des Kammerwinkels infolge Mydriasis) kommen. Ein Glaukom (genauer: Engwinkelglaukom) oder eine Prostatahypertrophie (*sowie Herz- und Leberinsuffizienz) gelten als Kontraindikationen für eine Therapie mit Chlorpromazin bzw. Neuroleptika allgemein.

Butyrophenone

Haloperidol (z. B. Haldol) und andere Präparate mit relativ hoher antipsychotischer Potenz haben kaum hämodynamische Effekte. Haloperidol gilt daher bei intensivstationspflichtigen Patienten mit deliranten Zustandsbildern als Mittel der Wahl. Bei kurzfristiger Therapie sind Nebenwirkungen insgesamt selten, vereinzelt beobachtet werden v. a. extrapyramidale Störungen, wie z. B. Dystonien (*Störungen des Muskeltonus, z. B. Rigor), Parkinsonismus und

Akathisie (*Unfähigkeit, ruhig sitzen zu bleiben) sowie (Spät-)Dyskinesien (*Störungen des Bewegungsablaufs, z. B. unwillkürliche stereotype Bewegungen der Gesichtsmuskulatur).

Nach Gabe hoher Haloperidoldosen können Akinesien der Skelettmuskulatur bei Patienten mit eingeschränkter Lungenfunktion zur respiratorischen Dekompensation führen. Intoxikationszeichen sind Blutdruckabfall, Krämpfe und Bewußtlosigkeit; als paradoxe Reaktionen können Neuroleptika (produktiv-) delirante Symptome verstärken bzw. schwere Durchgangssyndrome mit Desorientiertheit, Dysphorie (z. B. schwere depressive Verstimmtheit) und intellektuellen Einschränkungen verursachen.

Dosierung (Haloperidol)

- Initial 0,5 – 5,0 mg i.m. oder p.o.
- Maximale Wirkung bei i.m.-Injektion nach 30 min, bei p.o.-Applikation nach 3 h.
- Reagiert der Patient nicht, kann die Gabe wiederholt werden. Mehr als 20 mg (i.m.) werden in den ersten 24 h selten benötigt.
- Erhaltungsdosis (bei ruhiggestellten Patienten): 2 – 5 mg i.m. oder p.o. alle 4 – 6 h. Bei Agitation ggf. zusätzliche i.m.-Injektionen.

Anmerkung: Der Effekt nach i.m.-Injektion tritt rascher ein als nach p.o.-Verabreichung; der erreichte Haloperidol-Plasma-Spiegel ist 2- bis 3mal höher. Für die Dauertherapie bietet die i.m.-Applikation gegenüber der Einnahme per os keine Vorteile.

Therapie von Nebenwirkungen

Dystonien: Störungen des Muskeltonus (z. B. Rigor) stellen sich gewöhnlich innerhalb der ersten 5 Tage nach dem Therapiebeginn ein und können medikamentös kupiert werden, z. B. mit Diphenhydramin: 50 mg i.m. oder i.v., zunächst als Einzeldosis; ggf. wird die Diphenhydramingabe wiederholt bzw. die Therapie (mit 50 mg p.o. alle 8 h) über einige (3 – 5) Tage fortgeführt.

Parkinsonismus und Akathisie: Benzatropinmesilat (z. B. Cogenitol) 1 – 2 mg p.o. alle 6 h oder Trihexyphenidyl-HCl (z. B. Artane) 2 – 5 mg p.o. alle 8 h.

Akinesien und paradoxe Reaktionen: Absetzen der Medikation. Bei depressiver Verstimmtheit ggf. Antidepressiva (Suizidgefahr!).

Absetzen der Therapie

Nach Wiederherstellung der normaler kognitiven Funktionen können Neuroleptika innerhalb von 2 – 3 Tagen ausgeschlichen werden. Wurde die Therapie wegen eines schweren Delirs über 1 Woche oder länger fortgeführt, empfiehlt es sich, die Medikation langsamer zu reduzieren.

Therapie des Alkohol- und Medikamentenentzugsdelirs

Delirien, die als Folge des Entzugs von Alkohol oder Sedativa bzw. Hypnotika auftreten, können fatale Auswirkungen haben. Die Mortalität des Vollbildes des Delirium tremens beträgt selbst unter Einsatz aller verfügbaren intensivmedizinischen Maßnahmen 15%. Ziel ist es, die Ausbildung eines Entzugsdelirs von vornherein zu verhindern bzw. es frühzeitig zu therapieren. Mittel der Wahl sind Benzodiazepine; als zentral dämpfende Agenzien können sie die Symptome eines Delirs kupieren und die Krampfbereitschaft und andere Komplikationsgefahren vermindern. Antipsychotika (Neuroleptika) haben keine antiepileptische Potenz und sollten daher in der initialen Behandlung des Delirs nicht eingesetzt werden. Die in der Therapie des manifesten Alkoholentzugsdelirs früher gebräuchlichen Alkoholdauertropfinfusionen oder die Verabreichung von Paraldehyd gelten heute als obsolet. (* Zur Prophylaxe eines Alkoholentzugsdelirs sind niedrig dosierte Alkoholdauertropfinfusionen durchaus gebräuchlich und wirksam.)

Allgemeine Maßnahmen

- Thiamin: Vitamin B$_1$ sollte bei allen Patienten, bei denen ein Entzugsdelir zu befürchten ist, substituiert werden
- Ausreichende Flüssigkeitszufuhr
- Korrektur von Elektrolyt- und anderen metabolischen Störungen.

Pharmakotherapie

Leichte Entzugssymptomatik (Agitation, Angstzustände, Verwirrtheit, Tremor):
- Initial Chlordiazepoxid (z. B. Librium) 25–100 mg oder Diazepam (z. B. Valium) 5–10 mg p.o., danach alle 2 h, bis Erregungszustand und vegetative Symptomatik unter Kontrolle sind.
  Anmerkung: Von i.m.-Injektionen sollte Abstand genommen werden, da sich die Absorptionsrate und -geschwindigkeit nicht vorhersehen läßt.
- Nach Abklingen der Symptomatik Fortführen der Therapie für weitere 24 h mit Chlordiazepoxid (z. B. Librium) 50–100 mg oder Diazepam (z. B. Valium) 5–10 mg p.o. alle 6 h. Danach Ausschleichen der Tranquilizer durch Reduktion der zuletzt verabreichten Dosis um täglich 25%.
  Anmerkung: Es kommt zu einer Akkumulation von aktiven Abbauprodukten und den weiter verabreichten Medikamenten (daher niedrigere Dosierung). Der Patient muß sowohl hinsichtlich einer Medikamentenüberdosierung (zu starke Sedation) als auch des Wiederauftretens deliranter Erscheinungen (Agitation) beobachtet und entsprechend eingestellt werden (individuelle Medikamentendosierung).

Schwere Entzugssymptomatik (extreme Agitation):
- Initial Chlordiazepoxid (z. B. Librium) oder Diazepam (z. B. Valium) langsam i.v. (Dauertropfinfusion mit 12,5 mg bzw. 2,5 mg/min).
- Nach Zurückbildung des Erregungszustandes Umsetzen der Therapie auf orale Medikation (s. oben).
- Bei Nichtansprechen auf Benzodiazepine Haloperidol (z. B. Haldol) 2 mg alle 4–6 h, bis Agitation und Halluzinationen unter Kontrolle sind.
  Anmerkung: Patienten, die auf eine Aufsättigung mit Benzodiazepinen (1000 mg Chlordiazepoxid oder 100 mg Diazepam) nicht ansprechen, bilden die Ausnahme. Die hohe Dosis der initial verabreichten Benzodiazepine bzw. die Medikamentenkumulation schützt den Patienten theoretisch vor Krampfanfällen. Haloperidol per se wirkt nicht antiepileptisch.

**Anmerkungen:*
- In Deutschland werden die nicht durch Alkohol- oder Medikamentenentzug bedingten Delirien i. allg. als Durchgangssyndrom bezeichnet. Es handelt sich – wie beim Delirium – um symptomatische Psychosen in Form eines affektiven, amnestischen halluzinatorischen oder paranoiden Syndroms, das sich in der Regel innerhalb weniger Tage zurückbildet.
- In der Therapie des Entzugsdelirs (z. T. auch postoperativer zerebralsklerotischer Durchgangssyndrome) gilt Clomethiazol (z. B. Distraneurin) vielerorts als Mittel der Wahl.
- Aus der Sicht des Chirurgen entscheidend ist die Prophylaxe eines Delirs (z. B. durch niedrig dosierte Alkoholdauertropfinfusion).

Literatur

Lipowski ZJ (1972) Transient cognitive disorders (delirium, acute confusional states) in the elderly. Am J Psychiatry 140:1426–1436

Lipowski ZJ (1987) Delirium (acute confusional states). JAMA 258:1789–1792

Sellers EM, Kalant H (1976) Alcohol intoxication and withdrawal. NEJM 294:757–762

Way WL, Way EL (1987) Opioid analgesis and antagonists. In: Katzung BG (ed) Basic and clinical pharmacology, 3rd edn. Appleton & Lange, Norwalk, pp 336–349

12 Intensivmedizinische Versorgung gefäßchirurgischer Patienten

S. J. KNECHTLE

Der überwiegenden Zahl der Gefäßerkrankungen in den USA liegt eine Atherosklerose zugrunde. In der Regel ist kein einzelnes Organ, sondern das gesamte Gefäßsystem betroffen. Bei Patienten, die an supraaortalen, koronaren oder peripheren Gefäßen operiert werden, muß perioperativ stets eine (u. U. klinisch latente) generalisierte Herz- bzw. Gefäßerkrankung in Betracht gezogen werden. Neben der klinischen Evaluation präoperativ ist eine lückenlose postoperative Überwachung des Patienten im Aufwachraum bzw. auf der Intensivstation erforderlich. Dort steht eine Vielzahl von invasiven und nichtinvasiven Methoden zur frühzeitigen Erkennung und Behandlung von hämodynamischen Störungen, Ischämien, Herzrhythmusstörungen oder Stauungsinsuffizienzen zur Verfügung. Des weiteren muß berücksichtigt werden, daß viele Gefäßpatienten nicht nur wegen ihrer kardiovaskulären Risikofaktoren gefährdet sind, sondern zusätzlich an einer chronisch obstruktiven Lungenerkrankung nach jahrelangem Nikotinabusus leiden. Ein gutes perioperatives Management auf der Intensivstation setzt voraus, daß all diese Begleitumstände berücksichtigt werden.

Infektionen nach Gefäßoperationen

Infektionen nach Gefäßoperationen führen zu schweren, nicht selten fatalen Komplikationen. Sekundär kann sich z. B. eine generalisierte Sepsis, ein Anastomosenaneurysma (sog. mykotisches Aneurysma) oder ein Gefäßprotheseninfekt entwickeln. Infizierte Prothesen müssen in der Regel explantiert werden, was in vielen Fällen die Anlage eines extraanatomischen Gefäßbypasses notwendig macht. Die Infektion eines peripheren Gefäßimplantates hat nicht selten die Amputation der betroffenen Extremität zur Folge.

Bei Gefäßeingriffen ist daher eine prophylaktische Antibiotikagabe indiziert. Prospektive, randomisierte Studien belegen, daß die Inzidenz von Wund- und Protheseninfekten nach rekonstruktiven Gefäßoperationen durch eine Cephalosporine gesenkt werden kann. Bewährt hat sich, die Antibiotikatherapie länger als 24–48 h fortzusetzen. Insbesondere bei Patienten, bei denen das Risiko einer Bakteriämie aufgrund von Drainagen, Verweilkathetern oder

---

Anmerkungen des Übersetzers sind mit * versehen.

zentralen Zugängen erhöht ist, sollte die Antibiotikaprophylaxe länger beibehalten werden. Im allgemeinen werden die Antibiotika nach Entfernen der Katheter (in der Regel am 3. bis 5. postoperativen Tag) abgesetzt.

Operationswunden können bis zum 3. oder 4. postoperativen Tag durch exogene Keime infiziert werden. So lange werden sie steril verbunden. Drainageflüssigkeiten sollten routinemäßig bakteriologisch untersucht werden, dasselbe gilt für entfernte Katheterspitzen.

Aus Wunden gefäßchirurgischer Eingriffe werden am häufigsten Staphylokokken isoliert. Sie stammen i. allg. von der Haut. Infektionen im Bereich von Inzisionen in der Axilla und Leistenbeuge sind besonders gefährlich; hier laufen die Gefäße in nächster Nähe zur Hautoberfläche.

Die Behandlung einer infizierten Wunde umfaßt im allgemeinen ein chirurgisches Débridement, die Entfernung der Gefäßprothese und eine spezifische Antibiotikatherapie.

Zerebrovaskuläre Gefäßerkrankungen

Präoperative Untersuchungen

Die häufigste Operation am supraaortalen Gefäßsystem ist die Endarteriektomie der A. carotis. Sie wird (in den USA) i. allg. zur Vermeidung einer Apoplexie als Präventivoperation durchgeführt. Die nachfolgend aufgeführten Anmerkungen gelten auch für Rekonstruktionen an den Vertebralarterien und Bypassoperationen im Bereich der A. carotis.

Die Voruntersuchungen von Patienten mit supraaortalen Gefäßverschlüssen bzw. Stenosen werden meist ambulant durchgeführt (auf die Diagnostik wird hier nicht näher eingegangen). Insbesondere ist zu beachten, daß der neurologische Status präoperativ dokumentiert wird; nur dann besteht die Möglichkeit eines Vergleichs mit dem postoperativen Zustand.

Operationsindikationen

- Transitorische ischämische Attacken (TIA)
- Reversible ischämische neurologische Defizite
- Kompletter Schlaganfall (persistierendes neurologisches Defizit)
- Hämodynamisch relevante, asymptomatische Karotisstenosen; Karotisstenosen, die aufgrund des Befundes einer Ultraschall-Doppler-Untersuchung oder Angiographie von grenzwertiger hämodynamischer Relevanz (50−75%) sind, werden in vielen chirurgischen Zentren so lange exspektativ (z. B. mit Aspirin) behandelt bis erste neurologische Symptome auftreten.

Postoperative Maßnahmen

Nach Karotisendarteriektomie bleiben die Patienten zur Beobachtung über
Nacht im Aufwachraum bzw. auf der Intensivstation; Neurostatus und Hämodynamik müssen lückenlos überwacht werden (kontinuierliches Monitoring).
Im Hinblick darauf, daß eine Reoperation jederzeit notwendig werden kann,
sollten die Patienten in den ersten 24 h nach der Operation nüchtern belassen
werden.

Postoperativer Check-up

Neurologische Untersuchung: Die postoperative Untersuchung durch den
diensthabenden Arzt ist obligatorisch und darf nicht delegiert werden. Eine
umfassende Untersuchung umfaßt die Erhebung des Bewußtseinszustandes, eine Hirnnervenfunktionsprüfung sowie eine Überprüfung der Sensibilität und
Motorik aller 4 Extremitäten einschließlich der Reflexe (vgl. Kap. 10). Jede Veränderung im Vergleich zum präoperativen neurologischen Untersuchungsbefund muß dem Operateur unverzüglich mitgeteilt werden (postoperative Insulte und Hirnnervenausfälle s. S. 388).

Wundverband: Zur Vermeidung einer Kompression werden Verbände am Hals
longitudinal und nicht zirkulär angelegt. Die Wunde muß in regelmäßigen Abständen inspiziert werden; zu achten ist insbesondere auf Drainageverluste
bzw. Hämatoınbildungen. Ein Set zur Entfernung der Hautfäden und für eine
(notfallmäßige) Tracheotomie sollte stets griffbereit sein (zum Vorgehen bei
Blutungen s. S. 388).

Blutdruckkontrollen. Patienten mit medikamentös eingestellter Hypertonie
sollten ihre gewohnten Medikamente postoperativ so früh wie möglich wieder
zu sich nehmen. Die Gefahr einer Nahtblutung ist unter Normotonie geringer
als bei Hypertonie.

Thrombozytenaggregationshemmer

- Die Thrombozytenaggregation ist ein Hauptfaktor der multifaktoriellen
  Genese der zerebralen Ischämie. Acetylsalicylsäure (Aspirin) senkt nachweislich die Inzidenz von transitorischen ischämischen Attacken bei Patienten mit bekannter zerebrovaskulärer Insuffizienz.
- Die Bedeutung von Dipyridamol ist umstritten; eine Senkung der Inzidenz
  von transitorischen ischämischen Attacken unter Dipyridamolmonothera-
  pie ist nicht belegt.
- Da im Rahmen der Endarteriektomie das Endothel mitentfernt wird, sollte
  zur Vermeidung von Thrombozytenaggregationen an der lädierten Gefäß-

wand unmittelbar postoperativ mit der Aspirin-Therapie (evtl. plus Dipyridamol) begonnen werden.

Komplikationen

Zerebrovaskuläre Insulte

In den meisten Untersuchungen wird die Zahl der Schlaganfälle in der frühen postoperativen Phase mit ca. 1% angegeben. Der manifeste zerebrovaskuläre Insult ist die bei weitem schwerste Komplikation nach Eingriffen am supraaortalen Gefäßsystem; die Mortalität beträgt ca. 30%.

Der plötzliche thrombotische Verschluß der A. carotis führt in der Regel zu einem gravierenden neurologischen Ausfall mit Halbseitensymptomatik (ipsilateral) und einer Veränderung der Bewußtseinslage bis hin zum Koma. Die Spätergebnisse nach Apoplex hängen ganz entscheidend davon ab, wie schnell der Zustand erkannt und operativ revidiert wird. Der Patient sollte innerhalb 1 h nach dem Schlaganfall im Operationsraum sein.

Postoperative Thrombosen sind i. allg. auf technische Fehler zurückzuführen, z. B. belassene Intimalefzen, übersehbare Plaques sowie Vorwölbungen der Gefäßhinterwand, bedingt durch falsch gesetzte Gefäßnähte oder Thromben, die sich intraoperativ vor der Gefäßklemme gebildet haben und nicht ausgespült wurden. Zum Teil bilden sich die neurologischen Ausfälle nach der operativen Beseitigung der Flußhindernisse zurück.

Im Unterschied zur ausgeprägten Symptomatik eines Verschlusses der A. carotis bilden sich fokale neurologische Ausfälle, die i. allg. in den ersten 3 postoperativen Tagen auftreten und auf periphere Gefäßembolisationen durch kleine Plaques oder weiße Thromben zurückzuführen sind, in der Mehrzahl der Fälle spontan zurück. Sofern klinisch nicht der Verdacht auf eine Karotisthrombose vorliegt, sollte in diesen Fällen zur diagnostischen Abklärung eine Angiographie durchgeführt werden. Des weiteren ist zum Ausschluß von Gefäßverschlüssen im Bereich der Netzhaut eine Spiegelung des Augenfundus zu empfehlen. Therapeutisch wird bei Mikroembolien eine Heparinisierung durchgeführt.

Blutungen

Hämatome im Bereich der Halsinzision können zu einer Trachealkompression und damit zu einer Beeinträchtigung der Atmung führen. Eine Reintubation ist in diesem Fall schwierig, wenn nicht unmöglich. Die angemessene Therapie bei postoperativen Blutungen besteht daher in der frühzeitigen Hämatomentlastung durch Eröffnen der Wunde. Dies sollte unverzüglich, d. h. direkt am Krankenbett (unter sterilen Kautelen), geschehen. Anschließend wird der Patient in den Operationsraum gebracht, dort kann die Blutungsquelle unter optimalen Bedingungen lokalisiert, unterbunden und die Wunde wieder verschlossen werden. Wird die Atmung durch die Blutung nicht beeinträchtigt, sollte die Eröffnung und Revision von vornherein im Operationsraum durchgeführt werden.

Hirnnervenausfälle

Die Nerven, die im Rahmen einer Endarteriektomie der A. carotis am häufigsten verletzt werden, sind der N. laryngeus recurrens, N. laryngeus superior und N. hypoglossus sowie der R. mandibularis des N. facialis. Gewöhnlich werden die Ausfälle durch direkte Kompression oder Zug verursacht und bilden sich spontan zurück.

Eine Parese des N. laryngeus recurrens zeigt sich durch Heiserkeit und Schwierigkeiten beim Husten. Die Diagnose wird durch eine direkte Laryngoskopie verifiziert. Steht eine Endarteriektomie auch auf der kontralateralen Seite an, sollte diese, wenn möglich, so lange aufgeschoben werden, bis sich die Rekurrensparese auf der operierten Seite zurückgebildet hat.

Schädigungen des N. laryngeus superior und N. hypoglossus machen sich durch Zungendeviation und Schwierigkeiten beim Kauen bemerkbar.

Bei Verletzungen des R. mandibularis des N. facialis hängt die Unterlippe auf der operierten Gesichtsseite herab.

Aortenaneurysma

Aneurysma dissecans der Aorta thoracica

Definition

Das dissezierende Aortenaneurysma entsteht infolge Intimazerreißung. Die Blutsäule dringt in die Aortenwand ein, zerstört die Media und separiert die Adventitia von der übrigen Aortenwand, wodurch ein falsches Lumen entsteht. Nach DeBakey unterscheidet man nach Lokalisation und Ausdehnung der Dissektion, die erheblich variieren kann, 3 Typen thorakaler Aortenaneurysmen (Abb. 1). Mögliche Komplikationen dissezierender thorakaler Aortenaneurysmen sind eine Perikardtamponade, die Aneurysmaruptur sowie Kompressionen der aus der Aorta entspringenden Arterien mit Beeinträchtigung der Organfunktion infolge Hypoperfusion oder Infarkt bei Gefäßverschluß (betrifft z. B. Aa. spinales).

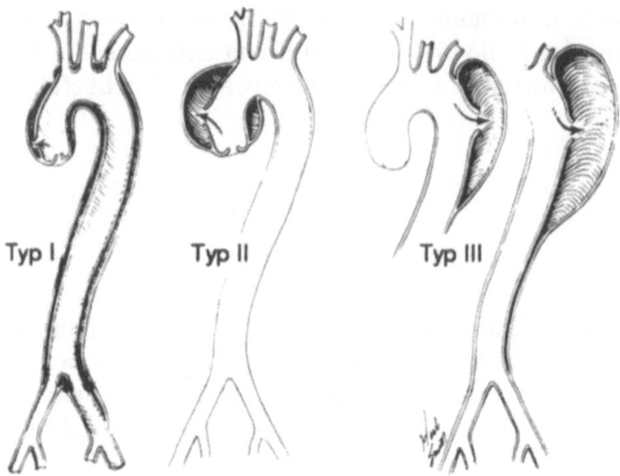

Abb. 1. Einteilung der dissezierenden thorakalen Aortenaneurysmen nach DeBakey

Typ I : Dissektion reicht von der Aorta ascendens bis zur Aorta descendens und darüber hinaus
         (Länge der Dissektion und Ausmaß der Dissektion in der Zirkumferenz variieren; häufig
         Aortenklappeninsuffizienz)
Typ II : Dissektion auf die Aorta ascendens beschränkt
Typ III: Dissektion auf die Aorta descendens beschränkt (a) oder von der Aorta descendens weiter
         nach distal reichend (b)

Symptome und Differentialdiagnose

Die Aortendissektion geht gewöhnlich mit perakut einsetzenden, vernichten-
den *Brustschmerzen*, die in Rücken oder Bauch ausstrahlen, einher. Differentialdiagnostisch kommen die folgenden Erkrankungen in Betracht:

– Akuter Herzinfarkt,
– Ruptur des Sinus aortae,
– Magenperforation und andere Ursachen eines akuten Abdomens,
– Lungenembolie,
– akuter Beckenarterienverschluß (Embolie, Thrombose),
– zerebrovaskuläre Verletzungen.

Klinische Befunde

Folgende *Befunde* können bei einer Dissektion der Aorta thoracica zu erheben
sein: Hypotonie, Lungenödem, gedämpfte Herztöne, Geräusche wie bei einer
Aortenklappeninsuffizienz, neurologische Ausfälle (infolge zerebraler Minderperfusion), Puls- und Blutdruckdifferenzen zwischen oberer und unterer Extremität.

Ein EKG ist zur Abgrenzung zwischen Aortendissektion und Herzinfarkt essentiell. In der Röntgenaufnahme des Thorax zeigt sich mitunter eine Verbreiterung des Mediastinums, eine Kardiomegalie, ein Lungenödem oder ein Pleuraerguß. Deuten Anamnese, der Befund der körperlichen Untersuchung, EKG und die Röntgenaufnahme des Thorax auf eine Aortendissektion hin, sollte zur Verifikation der Diagnose eine Aortographie veranlaßt werden.

Therapie

- Zur Gewährleistung einer kontinuierlichen Überwachung der Vitalzeichen empfiehlt sich das Legen eines arteriellen und zentralvenösen Zugangs, ggf. auch eines Swan-Ganz-Katheters. Zur Messung der Urinproduktion wird ein Blasenkatheter benötigt.
- Bei einer Blutdruckdifferenz zwischen oberer und unterer Extremität sollte der arterielle Zugang in der A. radialis liegen; die Druckspitzen sind in diesem Fall am Arm zu erwarten.
- Ziel der initialen Behandlung einer Aortendissektion ist die Schmerzlinderung und Blutdruckkontrolle: Der Blutdruck kann mit intravenös appliziertem Nitroprussid-Natrium unter Kontrolle gehalten werden, zur Analgesie empfehlen sich Infusionsnarkotika. Ist die Nitroprussid-Natrium-Therapie ineffizient bzw. nur in einer so hohen Dosierung wirksam, daß eine Thiacyanidtoxizität zu befürchten ist, kann alternativ Trimethaphan verabreicht werden (0,5 – 2,0 g in 500 ml NaCl 0,9% i.v.).
- Nach Stabilisierung des Blutdrucks sollte ohne weitere Verzögerungen die Aortographie durchgeführt werden.
- Dissektionen der Aorta thoracica werden in den meisten Zentren operativ behandelt. Bei der postoperativen Betreuung dieser Patienten sind das kardiovaskuläre Monitoring und engmaschige neurologische Befundkontrollen von entscheidender Bedeutung. Das Ausschleichen der Nitroprussidtherapie wird durch Gabe von Propranolol oder Methyldopa erleichtert.
- Das konservative Therapiekonzept, das in vielen Kliniken in Anbetracht der relativ hohen Letalität des operativen Eingriffes bei Aortendissektionen vertreten wird, ist, den Blutdruck auf Dauer medikamentös zu senken und somit die Ruptur des Aneurysmas bzw. eine (lebensbedrohliche) Befundprogression mit Kompression der Arterienabgänge zu den lebenswichtigen Organen (z. B. Nieren) zu vermeiden. Treten die genannten Komplikationen auf, ist eine (notfallmäßige) Operation (mit höherer perioperativer Letalität) unausweislich. Die Indikation zur Operation stellt sich auch, wenn der Blutdruck bzw. Schmerzen medikamentös nicht einzustellen sind.

Bauchaortenaneurysma

Ruptur und Notfalloperation

Die Ruptur ist die häufigste und zugleich lebensbedrohlichste Komplikation des Bauchaortenaneurysmas. Die Mortalität beträgt 50–80%.

Patienten mit bekanntem Bauchaortenaneurysma sollten bei akut auftretenden Bauch- oder Rückenschmerzen und Schocksymptomatik ohne jede Verzögerung, d. h. ohne weitere Diagnostik, laparotomiert werden. Bei hämodynamisch stabilen Patienten, bei denen klinisch der Verdacht auf Vorliegen eines Bauchaortenaneurysmas besteht, ist dagegen die Verifikation der Diagnose durch ein notfallmäßig durchzuführendes CT angezeigt.

Der behandelnde Arzt muß in diesem Fall den Patienten kontinuierlich überwachen, das Operationsteam sollte vorsorglich benachrichtigt und der Operationsraum gerichtet werden. Das weitere Vorgehen ist abhängig vom CT-Befund:

- Nachweis von Blutaustritt aus der Aorta: Sofortige Laparotomie.
- Aneurysma ohne Nachweis einer Ruptur (sog. symptomatisches Bauchaortenaneurysma): Aufnahme und Beobachtung des Patienten auf der Intensivstation, ggf. weitere Diagnostik (Angiographie) und Vorbereitung zur frühelektiven Operation.

Präoperative Maßnahmen bei elektiver Operation

Operationen an der Bauchaorta gehen mit einem signifikant erhöhten Risiko kardiovaskulärer Komplikationen einher. Patienten, die elektiv zur Operation eines Bauchaortenaneurysmas anstehen, werden in vielen Zentren streng selektioniert; oft empfiehlt es sich, vor dem Eingriff an der Bauchaorta eine prophylaktische Karotisendarteriektomie oder koronare Bypassoperation durchzuführen. Patienten mit eingeschränkter kardiopulmonaler Reserve profitieren vom präoperativen Monitoring und der medikamentösen Einstellung auf der Intensivstation am meisten.

Am Tag vor der Operation sollten die Patienten auf der Intensivstation aufgenommen werden und einen arteriellen Zugang und Swan-Ganz-Katheter erhalten, damit die Ausgangswerte für die Blutgase im arteriellen und gemischtvenösen Blut bestimmt und das pulmonale Shuntvolumen errechnet werden können.

Ferner können die hämodynamischen Reaktionen in und nach Kopftieflage (Trendelenburg-Position) sowie auf eine Volumenbelastung (200–500 ml i.v.-Bolusinfusion) getestet und der diastolische Pulmonalarteriendruck, Wedgedruck (PCWP), arteriovenöse Sauerstoffdifferenz ($DAVO_2$) sowie der arterielle Blutdruck (vor und nach Trendlenburgmanöver) gemessen werden. Aus diesen Werten läßt sich für den einzelnen Patienten eine Starling-Kurve konstruieren, mit deren Hilfe das optimale Preload individuell bestimmt werden kann.

Bei deutlich eingeschränkter pulmonaler Reserve empfiehlt sich als Ergänzung zur Blutgasanalyse eine präoperative Lungenfunktionsprüfung (Spirometrie, Bodyplethysmographie).

Bei Patienten mit einer Erhöhung des Serumkreatinins sollte präoperativ die Nierenfunktion abgeklärt werden; muß die Aorta während der Operation suprarenal abgeklemmt werden, ist infolge der Verminderung der Nierendurchblutung mit einer Infarzierung von Nierenparenchym zu rechnen.

Der periphere Pulsstatus wird präoperativ dokumentiert und postoperativ kontrolliert.

Zur Operation werden 4 Erythrozytenkonzentrate gekreuzt.

Postoperative Überwachung

Nach der Operation muß das invasive Monitoring (kontinuierliche Messungen von arteriellem Blutdruck etc.) fortgesetzt werden. Um die Gefäßnaht keiner unnötigen Belastung auszusetzen, wird der systolische Blutdruck auf Werte < 170 mmHg eingestellt; damit lassen sich Nahtblutungen vermeiden.

Zur antihypertonischen Therapie eignen sich in der frühen postoperativen Phase insbesondere Nitroprussid-Natrium- und Nitroglycerin; bei i.v.-Applikationen läßt sich der Blutdruck i. allg. problemlos titrieren.

Zur Aufrechterhaltung einer adäquaten Nierenfunktion muß die Urinausscheidung postoperativ > 30 ml/h sein (*ggf. Dopaminperfuser).

Bei Aufnahme auf die Intensivstation werden die Extremitäten des Patienten hinsichtlich Hautfarbe und „capillary refill", Motorik und Sensibilität überprüft. Jegliche Abweichungen im Vergleich zum präoperativen Befund müssen dokumentiert und ggf. behandelt werden (Komplikationen, s. unten).

Unmittelbar postoperativ werden Blutbild, Elektrolyte und Gerinnungswerte bestimmt. Bei Vorliegen einer Koagulopathie oder eines Blutungsverdachts sollte frühzeitig mit der Substitution von FFP und Thrombozyten begonnen werden. Eine Erhöhung der PTT steht oft im Zusammenhang mit der Heparinisierung der Patienten. Bevor hier Korrekturen vorgenommen werden, sollte zusätzlich die ACT (engl. activated clotting time; s. Kap. 13) bestimmt werden. Bei Verdacht auf Vorliegen einer Blutung ist ferner der Bauchumfang zu kontrollieren.

Bronchialtoilette und eine frühe Mobilisation nach Eingriffen an der Aorta sind insbesondere bei übergewichtigen Patienten und Patienten mit vorbestehender Lungenerkrankung wichtig.

Komplikationen

Blutungen

Vor Verschluß des Abdomens muß der Operateur die Gefäßanastomosen, abgesetzte Lumbalarterienstümpfe und andere Gefäßligaturen auf Bluttrockenheit überprüfen. Obgleich größere Blutungen nach Resektion eines Bauchaortenaneurysmas und Gefäßinterposition selten sind, liegt der Verdacht einer Blutung nahe, wenn es in der frühen postoperativen Phase zu einem Hämatokritabfall, einer Distension des Abdomens oder einer (unklaren) Kreislaufdekompensation kommt.

Gerinnungsfaktoren müssen notfallmäßig bestimmt und Blut frühzeitig substituiert werden. Thrombozytopenien und Koagulopathien können damit in vielen Fällen korrigiert werden. Bei größeren (chirurgischen) Blutungen ist eine operative Revision angezeigt.

Hypotonie

Neben Blutungen bzw. der unzureichenden perioperativen Substition von Blutverlusten ist die prolongierte, intraoperative Aortenabklemmung als mögliche Ursache eines postoperativen Blutdruckabfalls in Betracht zu ziehen. Pathogenetisch bedeutsame Faktoren in diesem Zusammenhang sind eine inadäquate prä- oder perioperative Volumensubstitution, die ischämisch bedingte periphere Vasodilatation während der Aortenabklemmung und/oder die Einschwemmung von Laktat und anderen toxischen Metaboliten aus den unteren Extremitäten nach Wiedereröffnen der Strombahn („declamping"). Durch eine ausreichende Volumensubstitution lassen sich die bei ausgereifter Operationstechnik ohnehin selten zu beobachtenden hypotonischen Krisen nach Aortenabklemmung in der Regel vermeiden. Die Behandlung der Hypotonie beinhaltet Korrekturen des Flüssigkeitshaushalts, einer Azidose und ggf. Hyperkaliämie. Hauptgefahr der Hypotonie ist die Entwicklung eines Herzinfarktes.

Nierenversagen

Eine häufige Komplikation nach Eingriffen an der Bauchaorta ist die Niereninsuffizienz. Dies ist insofern nicht verwunderlich, als die Inzidenz von Diabetikern, Hypertonikern und Patienten mit Nierenarterienverkalkungen im Kollektiv der Patienten mit Bauchaortenaneurysma hoch ist. Essentiel sind Maßnahmen zur Verminderung eines postoperativen Nierenversagens. Diesbezüglich sind vor allem die folgenden Punkte zu beachten:

1. Gezielte, durch hämodynamische Messungen gesteuerte Flüssigkeitssubstitution (u. a. Verhinderung einer prärenalen Azidose).
2. Elimination prädisponierender Faktoren (* z. B. präoperative Einstellung eines Diabetes mellitus, Vermeidung einer Stickstoffüberlagerung, Vermeidung nephrotoxischer Medikamente).
3. Verabreichung von Mannitol (25 g i.v.) und Bikarbonat bei Patienten mit prolongierter Aortenabklemmzeit, Transfusionszwischenfällen oder Muskelfaszienspaltung (z. B. am Unterschenkel zur Vermeidung eines Kompartmentsyndroms nach Reperfusion); die Alkalisierung des Urins verhindert die Präzipitationen von Myoglobinpigmenten.

Periphere Embolien und Thrombosen

Arterielle Gefäßverschlüsse (*thrombotisch nach Abklemmen der Aorta oder embolisch nach „declamping") sind in vielen Fällen bereits intraoperativ zu erkennen. Wird das Fehlen eines präoperativ vorhandenen peripheren Pulses palpatorisch oder mit Hilfe der Doppler-Sonographie erst postoperativ auf der Intensivstation festgestellt, gilt es, den Gefäßverschluß schnellstmöglich operativ zu revidieren; es muß versucht werden, die Durchblutung durch Thrombektomie bzw. Embolektomie unter Verwendung eines Fogarty-Katheters, Gefäßfreilegung (z. B. zur Beseitigung einer Intimalefze) oder Bypassoperation wiederherzustellen (s. S. 396ff.). Verzögerungen der Diagnose und Behandlung gehen mit einer erhöhten Inzidenz an Muskelnekrosen, Amputationen und Nierenversagen einher.

Unter der Bezeichnung „trash-foot" versteht man einen trotz palpabler Pulse im Bereich des Knöchels ischämischen Fuß mit weißen, schmerzenden Zehen. Zurückzuführen ist diese periphere Minderdurchblutung vermutlich auf Embolisationen kleinster Gefäße durch intraoperativ abgelöstes, atheromatöses Material. Die initiale Behandlung erfolgt konservativ (Heparinisierung). Bevor der Entschluß zur Amputation gefaßt wird, sollte der Fuß mehrere Wochen beobachtet werden; in dieser Zeit kann es zur Revaskularisation bzw. Kollateralisierung und Regeneration kommen.

Mesenterialischämie

Ischämien des Kolons treten nach elektiven Eingriffen an der Bauchaorta seltener auf als nach Notfalloperationen (wegen eines rupturierten Bauchaortenaneurysmas). Dies deutet auf eine nicht ausreichende Kollateralversorgung des Colon descendens und Sigmas über die A. mesenterica superior bzw. Hämorrhoidalarterien nach Opferung der A. mesenterica inferior (beim Notfalleingriff) hin.

Bei blutigen Diarrhöen, einer Distension des Abdomens bzw. peritonitischer Abwehrspannung oder Zeichen einer Sepsis mit erhöhten Temperaturen und Leukozytose sollte zur diagnostischen Abklärung eine Sigmoidoskopie vorgenommen werden. Bei Mesenterialischämie fangen die Schleimhautveränderungen gewöhnlich 10–20 cm proximal der Anokutanlinie an.

Zeigt sich bei blutiger Diarrhö die Mukosa endoskopisch lediglich stellenweise degeneriert, kann zunächst abgewartet werden. Der Patient bleibt nüchtern, bekommt Antibiotika und eine entsprechende Infusionstherapie.

Bei zunehmender abdomineller Abwehrspannung und Leukozytose oder Sepsis muß sofort operiert werden: Das ischämische Kolon wird reseziert und ein Kolostoma angelegt. Ist die Aortenprothese kontaminiert, muß sie entfernt und ein extraanatomischer Bypass implantiert werden.

Arterielle Gefäßverschlüsse im Bereich der unteren Extremität

Evaluation und präoperative Maßnahmen

Akuter Gefäßverschluß

Der akute arterielle Gefäßverschluß muß schnellstmöglich diagnostiziert und behandelt werden, um den Verlust der Extremität zu verhindern und den systemischen Komplikationen der Gewebeischämie zuvorzukommen.

Ursachen der akuten arteriellen Insuffizienz sind in der Mehrzahl der Fälle Embolisationen, seltener arterielle Thrombosen.

Ursprungsort der Emboli ist gewöhnlich das Herz, prädisponiert sind Patienten mit Vorhofflimmern, erst kurze Zeit zurückliegendem Myokardinfarkt, kongestiven Herzfehlern, Kardiomyopathie, Herzklappenfehlern oder Myxomen im linken Vorhof. Seltener sind paradoxe Embolisationen. Im Vergleich zu den Blutgerinnseln, die auf dem Boden einer Endokarditis entstehen, sind Emboli kardialen Ursprungs gewöhnlich groß (> 5 mm). Sie verlegen daher relativ weitlumige Gefäße, bevorzugt im Bereich von Gefäßbifurkationen.

Cholesterinpartikel, die sich von Gefäßwänden (z. B. eines Bauchaortenaneurysmas) ablösen, sind typischerweise klein (< 5 mm); sie verlegen eher Gefäße distal der Unterschenkelarterien (im Bereich des Fußes oder der Zehen).

Thromben entstehen gewöhnlich auf dem Boden einer Atherosklerose. Prädilektionsstellen sind vorbestehende Gefäßstenosen oder physiologische Engpässe. Faktoren, die eine Thrombosierung begünstigen, sind eine geringe Perfusion (sog. low flow, z. B. bei Dehydratation, kongestivem Herzfehler oder Schock), Intimaläsionen (z. B. infolge einer direkten Gefäßtraumatisierung oder degenerativ) oder Hyperkoagulopathien (z. B. bei Polyzythämie). Die Thromben breiten sich nach proximal und distal aus und können auch Kollateralgefäße verlegen.

Initiale Symptome der Ischämie sind Schmerz und Sensibilitätsstörungen, im fortgeschrittenen Stadium Gefühllosigkeit und Paralyse. Eine akute Ischämie verursacht Gefäßspasmen distal des Verschlusses, die bis zu 8 h anhalten und sich dann spontan lösen. Ischämisch geschädigte Haut kann sich auch nach einer Ischämiezeit von bis zu 24 h regenerieren. Nerven und Muskeln tolerieren die Minderdurchblutung weniger gut; nach einer 8stündigen Ischämiezeit ist hier mit bleibenden Schädigungen zu rechnen.

Erscheint die Haut wachsartig weiß, sind die Arteriolen offen; eine fleckige, livide Haut spricht für einen Verschluß der Widerstandsgefäße. In diesem Fall ist mit der Ausbildung von Nekrosen zu rechnen.

Die Reperfusion einer ischämischen Extremität geht mit einem Anstieg an Kalium, Myoglobin, Laktat und anderen Zellabbauprodukten bzw. Metaboliten, die aus den ischämisch geschädigten Zellen freigesetzt werden, einher. Die Substanzen werden z. T. in toxischen Mengen in den Kreislauf eingeschwemmt und können respiratorische, kardiale, renale und zerebrale Funktionen erheblich beeinträchtigen.

Die Therapie dieser Patienten auf der Intensivstation beinhaltet daher die Korrektur einer Hyperkaliämie, Azidose und Hypoxie, die Behandlung von Herzrhythmusstörungen und (bei Myoglobinurie) Alkalisierung des Urins bei forcierter Diurese.

Die Aufnahme eines Patienten mit einer minderdurchbluteten Extremität beginnt mit der Anamnese, wobei vorbestehende Herz- und Gefäßerkrankungen (einschließlich Aneurysmen) und Beschwerden, wie z. B. Claudicatio intermittens, von besonderem Interesse sind. Des weiteren ist die Frage nach Nikotinabusus wichtig. Bei Nichtrauchern sind aortoiliakale Gefäßverschlüsse extrem selten.

Kernpunkt der körperlichen Untersuchung ist die Erhebung des Pulsstatus einschließlich der Auskultation der großen Gefäße hinsichtlich Stenosegeräuschen. Ferner wird nach Aneurysmen getastet und die Haut an den Extremitäten auf Farb- und Temperaturunterschiede sowie Veränderungen einer chronischen Ischämie hin untersucht.

Als weiterführende Untersuchungen (bzw. OP-Vorbereitung) schließen sich an: Thoraxröntgenaufnahme (Herzgröße), EKG (Rhythmus, Ischämiezeichen), laborchemische Untersuchungen (Elektrolyte, Harnstoff, Kreatinin, Blutbild, Quick, PTT) einschließlich Urinanalyse (Myoglobin).

Die Doppler-Sonographie zur Flußbestimmung und Doppler-Verschlußdruckmessungen erlauben quantitative Aussagen bezüglich des Ausmaßes einer Gefäßstenose.

Sprechen alle Untersuchungsergebnisse für einen akuten Gefäßverschluß, stellt sich die Frage der Notwendigkeit einer Angiographie. In manchen Situationen wird man darauf verzichten, um die Operation nicht weiter aufzuschieben. Ist die klinische Situation nicht eindeutig, sollte in jedem Fall eine Gefäßdarstellung zur Verifikation des Ausmaßes und der Lokalisation von Stenosen durchgeführt werden.

Als konservative Maßnahmen kommen die Heparinisierung, die medikamentöse Thrombolyse und eine (adjuvante) Therapie mit vasoaktiven Präparaten in Frage.

(Das operative Vorgehen bei akuten Gefäßverschlüssen (Thrombektomie bzw. Embolektomie, Bypassoperationen evtl. mit Fasziotomie bzw. die Indikationen zur Amputation der betroffenen Extremität) ist nicht Gegenstand dieser Abhandlung.)

Chronische arterielle Verschlußkrankheit (AVK)

Patienten mit chronischen Durchblutungsstörungen werden i. allg. ambulant oder auf peripheren Stationen betreut (die Diagnostik und Behandlung der chronischen arteriellen Insuffizienz ist daher nicht Gegenstand dieses Kapitels). Methoden zur Evaluation der Perfusion der unteren Extremität sind allerdings auch für die Arbeit auf der Intensivstation wichtig, besonders nützlich ist die Doppler-Sonographie: Die Form der Doppler-Kurve läßt Rückschlüsse auf die periphere Durchblutung zu. Bei normalen Verhältnissen ist die Strommessungslinie triphasisch („forward, reverse und second forward flow"), wogegen eine monophasische Welle suspekt für eine distale Gefäßstenose ist.

Der Schweregrad der Gefäßinsuffizienz kann anhand des Verhältnisses zwischen dem systolischen Blutdruck an Knöchel und Oberarm näherungsweise bestimmt werden. Es hat sich gezeigt, daß dieser Druckindex sowohl mit den klinischen als auch angiographischen Befunden korreliert. So geht eine Claudicatio intermittens (*AVK-Stadium II nach Fontaine) gewöhnlich mit einem Index von < 0,6 einher, Ruheschmerzen in der betroffenen Extremität (Stadium III) mit einem Wert von < 0,26, bei Gangrän (Stadium IV) liegt der Wert nahe Null.

Ein systolischer Blutdruck am Fußknöchel von < 40 mmHg spricht per se für eine bedrohliche Ischämie, ohne operatives Revaskularisationsverfahren ist in diesem Fall die Chance einer Abheilung gering.

Nichtinvasive Methoden zur Bestimmung der Durchblutung der unteren Extremität sind als orientierende Untersuchung in der Regel ausreichend, vor Bypassoperationen wird i. allg. eine Angiographie verlangt. Patienten auf Intensivstation, bei denen eine Angiographie durchgeführt werden soll, müssen präoperativ ausreichend hydriert sein, um die nephrotoxische Wirkung des Kontrastmittels abzuschwächen. Zur genauen Flüssigkeitsbilanzierung empfiehlt es sich, schon präoperativ einen Urinkatheter zu legen und die Urinausscheidung zwischen 50 und 100 ml/h einzustellen.

Postoperative Maßnahmen

Nach einer Gefäßbypassoperation bleiben die Patienten über Nacht im Aufwachraum; häufig werden sie postoperativ für 1 – 2 Tage auf der Intensivstation beobachtet. Hauptgrund dafür ist, daß der Erfolg einer evtl. notwendigen operativen Revision entscheidend davon abhängt, ob der Bypassverschluß (oder jede andere Komplikation) frühzeitig erkannt und behandelt wird.

Die periphere Perfusion sollte stündlich überprüft werden. Gesucht wird nach den 5 „P": puls (Puls), pain (Schmerz), paresthesia (Sensibilitätsstörungen), pallor (Blässe) und paralysis (motorische Ausfälle). Wichtig sind Befundänderungen im Vergleich zur präoperativen Voruntersuchung bzw. bei unilateraler Bypassoperation der Seitenvergleich.

Sind die peripheren Pulse nicht palpabel, wird der Blutfluß dopplersonographisch überprüft. Verschwindet ein zuvor tastbarer Puls, ist auch bei Nachweis eines Pulssignals in der Doppler-Sonographie von einer distalen Gefäßobstruktion auszugehen. Dasselbe gilt, wenn eine zuvor triphasische Doppler-Welle einen monophasischen Verlauf annimmt.

Als Thrombozytenaggregationshemmer wird nach arteriellen Gefäßrekonstruktionen Acetylsalicylsäure empfohlen. Zum Teil wird auch Persantin eingesetzt, obgleich der Nachweis der Wirksamkeit dieses Präparats in vivo letztlich nicht erbracht werden konnte.

Eine (Voll-)Heparinisierung wird gewöhnlich nur nach Reeingriffen vorgenommen oder wenn der arterielle Abstrom extrem schlecht ist.

Niedermolekulares Dextran wird v. a. zur Hämodilution eingesetzt, es soll darüber hinaus die Erythrozytenaggregationen verhindern.

Komplikationen

Bypassverschluß

Für Reoperationen nach rekonstruktiven Gefäßeingriffen gelten 2 Faustregeln: 1. Je schwerer die Revaskularisation beim Primäreingriff war, desto schwerer ist die Revision im Falle eines Bypassverschlusses. 2. Je früher die Revision erfolgt, desto größer sind die Erfolgschancen.

Ein Bypassverschluß läßt sich mittels der schon besprochenen postoperativen Untersuchungen feststellen, erstes Anzeichen ist oft der weder durch Analgetika noch durch Narkotika adäquat zu beeinflussende (Ischämie-)Schmerz.

Kompartmentsyndrom

Nach erfolgreicher Revaskularisation einer zuvor über längere Zeit minderdurchbluteten Extremität kommt es infolge der postoperativen reaktiven Hyperämie bei erhöhter Kapillarpermeabilität (ischämische Membranschädigung) nicht selten zur Ausbildung von Ödemen. Exsudat sammelt sich innerhalb der durch Knochen, Muskelfaszien und Haut voneinander abgeschotteten 4 Kompartmente der unteren Extremität an und führt zur Kompression von Gefäßen, Nerven und Muskulatur. In Anbetracht der geringen Ischämietoleranz des Nervengewebes macht sich das Kompartmentsyndrom zuerst in Form von Schmerzen bemerkbar, später kommt es zu sensorischen und motorischen Ausfällen. Mit fortschreitender Gewebeschädigung bei Zunahme des Ödems wird die Gewebeperfusion weiter beeinträchtigt, was zur Ausbildung von Muskelnekrosen führt.

Frühe Zeichen des Kompartmentsyndroms sind ein Spannungsgefühl und die Muskelschwäche im betroffenen Kompartment, Schmerzen, die durch passive Dehnung verstärkt werden, und Sensibilitätsstörungen im Bereich des betroffenen Hautnervs.

Die Diagnose kann durch Messungen des Drucks im Kompartment verifiziert werden. Hierzu gibt es spezielle Meßsonden. Aushelfen kann man sich aber auch mit einem aus einem Infusionsbesteck zusammengestellten Kathetersystem, steriler Kochsalzlösung und einem Manometer. Bei einem Kompartmentdruck von > 30−55 mmHg ist eine ausreichende Perfusion nicht mehr gewährleistet und eine Fasziotomie indiziert.

Patienten mit einem Kompartmentsyndrom entwickeln häufig eine Azidose, Hyperkaliämie und Myoglobinämie und bedürfen auch dahingehend einer genauen Überwachung und adäquaten Therapie.

Blutungen

Hämatome im Bereich der Inzisionen in der Leiste oder am Bein, wie sie nach der arteriellen Rekonstruktionen im Bereich der A. femoralis zu beobachten sind, können zu einer Kompression der Gefäßprothese führen und gehen mit einem erhöhten Bypassverschluß- und Infektrisiko einher. Der Verband darf das Gefäß daher nicht komprimieren.

Die Flüssigkeit in den Blutungsdrainagen sollte bakteriologisch untersucht werden.

Blutungen zwischen den Gefäßnähten sind ein Prädilektionsfaktor für Anastomosenaneurysmen. Es muß individuell entschieden werden, wann eine operative Revision zur Übernähung eines Anastomosenlecks bzw. Entlastung eines Hämatoms notwendig ist.

Medikamentöse Thrombolyse

Die medikamentöse Lysetherapie mittels Streptokinase, Urokinase und neuerdings Gewebeplasminogenaktivatoren (s. S. 443 f.) stellt eine wertvolle Ergänzung zur chirurgischen Behandlung peripherer arterieller Thromboembolie (wie auch tiefer venöser Thrombosen) dar. Patienten, die sich einer solchen Therapie unterziehen, müssen in Anbetracht der möglichen Komplikationen (v. a. Blutungen und allergische Reaktionen) auf der Intensivstation überwacht werden.

Kontraindikationen

- Operationen in den zurückliegenden 10 Tagen,
- offene Wunden,
- zerebrovaskuläre Insulte in den zurückliegenden 2 Monaten,
- Schwangerschaft bzw. Niederkunft in den zurückliegenden 4 Wochen,
- aktive gastrointestinale Blutungen,
- schwere arterielle Hypertonie,
- Koagulopathien.

Bei Patienten mit erst kurze Zeit zurückliegendem Herzklappenersatz besteht die Gefahr einer Blutung im Bereich der Naht bzw. des Prothesenrings.

Komplikationen

Komplikationen können entweder direkt durch die Katheterinsertion hervorgerufen werden oder sekundär als Folge der thrombolytischen Therapie entstehen. Am häufigsten treten Blutungen bzw. Hämatome im Bereich der Leiste infolge Katheterinsertion auf. Sie können erhebliche Ausmaße annehmen und zur vorzeitigen Beendigung der Lysetherapie zwingen.

Folgende Punkte sind zu beachten:
- Der Katheter sollte über die Leiste der nicht betroffenen Seite vorgeschoben werden, damit zwischen dem Ort der Katheterinsertion und Thrombolyse ein ausreichender Abstand bleibt.
- Die Inzidenz von Leistenhämatomen sinkt, wenn Heparin aus dem Behandlungsschema eliminiert wird.
- Zerebrale Blutungen gehören zu den schwerwiegendsten Komplikationen der Lysetherapie. Eine Präventivmaßnahme von besonderer Bedeutung ist hier die Blutdruckkontrolle bzw. medikamentöse Blutdruckeinstellung. Die thrombolytische Therapie sollte sofort abgebrochen werden, wenn unter der Therapie neurologische Ausfälle auftreten.
- Bei der Katheterinsertion kann es zu einer Dissektion des Gefäßes kommen. Auch in diesem Fall muß die Lysetherapie abgebrochen werden.
- Während der Lysetherapie sollten keine i.m.-Injektionen gegeben oder Arterien punktiert werden.
- Besonders gefährdet sind Patienten mit Gefäßprothesen. Gerade bei AVK müssen Nutzen und Risiken einer Lysetherapie genau gegeneinander abgewogen werden.

Replantationen im Bereich der oberen Extremität

Das Replantationsteam der Duke-University hat bei über 1000 Replantationen im Bereich der oberen Extremität bei Erwachsenen eine Erfolgsquote von 80%. Die Chance, die Zirkulation wiederherzustellen, ist per se keine absolute Operationsindikation. Die Entscheidung zur Operation muß letztlich für jeden einzelnen Patienten getroffen werden, wobei die Chance, die betroffene Extremität nach der Replantation wieder funktionstüchtig einsetzen zu können, das primäre Ziel der Behandlung sein muß. Alter und Beruf des Patienten und der gesundheitliche Ausgangsstatus sind weitere Faktoren, die bei der Entscheidung, eine Replantation im Bereich der oberen Extremität vorzunehmen, berücksichtigt werden müssen.

Evaluation und präoperative Maßnahmen

Indikationen zur Replantation (Prioritätsliste)

Amputationen des Daumens, des Mittelfingers, der Hand in Höhe des Handballens, Handgelenkes oder Unterarms, isolierte Amputationen einzelner Finger (Verletzung proximal der Insertion der oberflächlichen Strecksehne am Mittelgelenk) und Amputationen bei Kindern (generell).

Kontraindikationen (relative)

- Ausgerissene, gequetschte oder zerstümmelte Körperteile,
- Mehretagenamputationen,
- Amputationen von Fingerspitzen (Verletzung distal der Insertion der oberflächlichen Strecksehne am Mittelgelenk),
- Amputationen bei schwerer Arteriosklerose bzw. Nikotinabusus,
- Amputationen bei Patienten mit geistigen Störungen oder schweren Systemerkrankungen wie Diabetes mellitus oder koronarer Herzerkrankung.

Es handelt sich hierbei nicht um absolute Kontraindikationen. Verschiedene Punkte müssen bei der Untersuchung amputierter Körperteile bzw. bei der Frage, ob der Replantationsversuch sinnvoll ist, berücksichtigt werden. Die letzte Entscheidung wird in vielen Fällen erst zu treffen sein, wenn das Ausmaß der Verletzung der zu anastomosierenden Gefäße unter dem Mikroskop beurteilt werden kann. Der Patient muß präoperativ über die Erfolgsaussichten aufgeklärt werden, damit keine überzogenen Erwartungen aufkommen. Bei Kindern muß eine entsprechende schriftliche Erklärung und Einwilligung der Eltern vorliegen.

Anamnestische Aspekte

- Alter, Geschlecht und Beruf des Patienten?
- Ist der Patient Rechts- oder Linkshänder?
- Mechanismus der Verletzung und Ausmaß der körperlichen Beeinträchtigung: Liegen noch andere Verletzungen vor? Handelt es sich um eine Riß- bzw. Quetschverletzung oder um eine glatte (guillotineartige) Amputation? (Bei Verletzungen durch Maschinen am Arbeitsplatz Angabe der Krafteinwirkung in kp/m^2.)
- Höhe der Amputation?
- Ischämiezeit (Zeit von der Abtrennung eines Körperteils bis zum Eintreffen im Krankenhaus)? Irreversible Schädigungen der Muskulatur abgetrennter Körperteile treten ohne Kühlung nach 4 h auf, bei adäquater Konservierung kann diese Zeit merklich verlängert werden. Finger (keine wesentlichen Muskelanteile) sind bei entsprechender Kühlung bis zu 24 h nach Amputation replantierbar.
- Begleitverletzungen?
- Vorerkrankungen, Alkohol- und Nikotinabusus?
- Psychische Verfassung?.

Untersuchung

1. Allgemeine körperliche Untersuchung
2. Untersuchung des abgetrennten Körperteils:
   - Knochenverletzung?

- Hautverletzung?
- Sehnenverletzung?
- Hinweise für Weichteilquetschungen bzw. Ausrißverletzung eines Nervs oder arteriellen Gefäßes?
3. Untersuchung der betroffenen Extremität (Schulter, Ellenbogen, Handgelenk)
   a) Bei inkompletten Amputationen Überprüfung des „capillary refill", des Hautturgors, der Hautfarbe und Zweipunkte-Diskriminationsfähigkeit
   b) Überprüfung des Sehnenapparates
4. Laboruntersuchungen: Blutbild, Elektrolyte, Quick, PTT
5. EKG und Thoraxröntgenbild (präoperativ)
6. Röntgenaufnahme des betroffenen Extremitätenstumpfes sowie des Amputates
7. Bakteriologische Untersuchung (Kultur) der Amputationsfläche bei Verletzungen im Bereich des Unterarms bzw. oberhalb des Ellenbogens

Operationsvorbereitung

- Notfallmaßnahmen (z. B. bei Patienten im hypovolämischen Schock)
- Antibiotikaprophylaxe (Cephalosporine der 1. Generation und/oder Aminoglykoside) bei verschmutzten Wundflächen
- Tetanusprophylaxe
- Volumensubstitution
- Allopurinol (300 mg) zur Elimination freier Radikale (bei Abruf zur Operation).

Konservierung und Transport amputierter Körperteile

Das abgetrennte Körperteil sollte in einem sterilen, mit Ringer-Laktat oder 0,9%iger Kochsalzlösung gefüllten Plastikbehälter oder -sack aufbewahrt werden. Zum Transport wird dieser Behälter eisgekühlt, wobei das Amputat nicht gefrieren oder direkten Kontakt zum Eis(wasser) haben darf, um Frostschäden zu vermeiden. Die Blutungen an der rumpfnahen Abtrennungsstelle werden durch Druckverbände und Anheben der betroffenen Extremität kontrolliert. In Ausnahmefällen kann ein pneumatischer Tourniquet (z.B. Blutdruckmanschette) angelegt werden. Ein Abklemmen freiliegender Gefäße ist zu unterlassen. Sofern keine Anzeichen für eine schwere Kopf-, Brust- oder Bauchverletzung bestehen und die Vitalzeichen stabil sind, sollten Patient und Amputat unverzüglich ins nächste Transplantationszentrum gebracht werden.

Operationstechnische Aspekte

Eine besonders geeignete Anästhesieform zur Replantation einer Hand oder eines Fingers ist die Arm-Plexus-Infiltration mit einem lang wirksamen, analgetisch potenten Anästhetikum, wie z. B. Bupivacain. In Anbetracht der langen Operationsdauer sollte ein Blasenkatheter gelegt werden.

Müssen mehrere Finger und/oder eine Hand oder ein Arm versorgt werden, empfiehlt es sich, den Eingriff in Intubationsnarkose durchzuführen.

Bei Ausrißverletzungen, bei denen u. U. eine autologe Venen- oder Nerventransplantation aus der unteren Extremität vorgenommen werden muß, sollte von vornherein ein Bein mit abgedeckt werden.

Als Vorbereitung zur Operation in Blutleere wird an der betroffenen Extremität ein pneumatischer Tourniquet angelegt.

Während ein Team am abgetrennten Körperteil Arterien, Venen, Nerven und Sehnen freipräpariert, operiert ein 2. Team an der rumpfnahen Verletzung. Ein Operationsmikroskop mit bis zu 20facher Vergrößerung, mikrochirurgisches Instrumentarium, 100-Nylonfäden mit einer 75-µm-Nadel (für Gefäßnähte an den Fingern) bzw. 80- oder 90-Fäden mit einer 135-µm-Nadel (für Nervennähte) gehören zur Standardausrüstung.

Ablauf der Replantation (Abb. 2)

- Fixation und Stabilisation des Knochens durch axial eingebrachte Pins, Kirschner-Drähte oder Cerclagen,
- Refixation von Streck- und Beugesehnen,
- Arteriennaht,
- Nervennaht,
- Venennaht (gewöhnlich 2 Venen pro Arterie),
- Hautdeckung: Adaptierte Hautteile dürfen nicht unter zu hoher Spannung stehen, ggf. kann zur Hautdeckung Spalthaut verwendet werden.

Postoperative Maßnahmen

Transplantatpflege und Überwachung

Noch im Operationsraum wird ein lockerer Verband angelegt; eine Beeinträchtigung des venösen Rückflusses durch Kompression von außen muß vermieden werden.

Der Patient sollte nach Replantation für einige Tage in ruhiger Umgebung überwacht werden, um durch exogene Faktoren bedingte Schwankungen des Vasotonus auszuschalten.

Für den Fall, daß eine operative Revision erforderlich werden sollte, bleiben die Patienten in den ersten 24 h postoperativ nüchtern.

In einem Überwachungsbogen werden Hautfarbe, „capillary refill" und Hautturgor des Replantates fortlaufend festgehalten. Termini zur Beschreibung der Hautfarbe sind rosig, blaß, zyanotisch oder blau (als Ausdruck einer venösen Stauung). Das Wiederauffüllen der Kapillaren kann rasch oder langsam erfolgen; hier werden die Sekunden bis zur Wiederauffüllung der Kapillaren (normalerweise < 3 s) registriert. Als Kriterium zur Beurteilung der Hydratation des Patienten dient der Hautturgor. Neben dem intravasalen Volumen muß auch der Hämatokrit des Patienten adäquat eingestellt sein.

Die Temperatur des replantierten Körperteils kann fortlaufend mittels Oberflächensensoren oder Lasertechnik kontrolliert werden. Eine postoperativ persistierende Temperatur von < 30 °C an der Fingerbeere eines replantierten Fingers zeigt eine Minderperfusion an. Erfolgt keine Revision, ist mit dem Verlust des Fingers zu rechnen. Fällt die Temperatur im postoperativen Verlauf plötzlich ab, kann durch die nachfolgend angeführten Maßnahmen versucht werden, die Blutversorgung zu verbessern:
- Aufwickeln bzw. Abnehmen des Verbands,
- Anheben (venöse Stauung) oder Absenken (arterielle Minderdurchblutung) der betroffenen Extremität,
- Erhöhung der Raumtemperatur,
- Applikation von Analgetika oder Sedativa (Kupierung von Angstzuständen/*Senkung des Sympathotonus),
- Applikation von Heparin (5000 I.E. im Bolus),
- Setzen eines axillären oder Stellatumblocks mit einem geeigneten Leitungsanästhetikum zur Unterbrechung von Vasospasmen.

In jedem Fall ist der Operateur zu verständigen; bleiben die oben genannten Maßnahmen ohne Erfolg, muß ggf. eine operative Revision der Gefäßanastomosen in Angriff genommen werden.

Postoperative Medikation

(*Dosisangaben für Erwachsene, bei Kindern gewichtsabhängige Dosisreduktion)
- z. B. Aspirin (325 mg per os 2mal täglich), Persantin (25 mg per os 3mal täglich)
- Antibiotika (24-h-Prophylaxe),
- Dextran 40 (25 – 30 ml/h i.v.),
- Heparin (1000 I.E./h i.v.) bei schweren Gefäßverletzungen oder schwierigen Gefäßanastomosen,
- Chlorpromazin (25 mg per os 3mal täglich) zur Sedierung und peripheren Vasodilatation,
- Rauchen und der Genuß von Schokolade oder koffeinhaltigen Produkten muß eingestellt werden, da hierdurch eine periphere Vasokonstriktion herbeigeführt wird.

Weiterbehandlung

Die Raumtemperatur sollte > 22 °C betragen, ggf. Einsatz von Wärmelampen.
  Die Patienten können abhängig vom Ausmaß ihrer Verletzung zwischen
dem 3. und 10. Tag nach der Replantation aus dem Krankenhaus entlassen
werden. Als Entlassungsmedikation werden Aspirin und Persantin für mehrere
Wochen verordnet. Die Patienten müssen dahingehend instruiert werden, die
operierte Extremität warmzuhalten und das Rauchen unter allen Umständen
zu unterlassen. Der unmittelbar nach der Operation angelegte Polsterverband
soll so lange wie möglich belassen werden; bei Verschmutzung oder Kompres-
sionserscheinungen (z. B. wegen Blutverkrustung) wird er unter sterilen Kautelen erneuert. Nach 3 Wochen wird die physikalische Therapie eingeleitet und
eine Schiene angelegt. So lange ist jegliche Bewegung der operierten Extremität
strengstens verboten.

Reparative plastische Operationen
(heterotope Gewebetransplantationen; engl. composite tissue
transfer)

Faktoren, die eine Gewebetransplantation von einem zu einem anderen Ort
desselben Organismus notwendig machen können, sind das Verletzungsmaß
(z. B. Größe des Weichteildefektes), das Alter bzw. der allgemeine Gesundheitszustand des Patienten sowie technische Aspekte bzw. der Umstand, daß zur
Rekonstruktion ein bestimmter Gewebetyp erforderlich ist. Für gestielte bzw.
freie Transplantate mit mikrochirurgischem Gefäßanschluß werden u.a.
Gesichtshautlappen (z. B. von der Skapula), myokutane Lappen (z. B.
Haut + M. latissimus dorsi) oder reine Muskellappen (z. B. M. rectus abdomi-
nis) verwendet.

Präoperative Maßnahmen

Zum präoperativen Check-up gehört eine genaue Anamnese und körperliche
Untersuchung sowie die detaillierte Untersuchung der Wunde mit Anlage von
Bakterienkulturen. Wichtig für die Selektion von Patienten zur Gewebetrans-

Abb. 2. Fließschema zur Therapie bei Replantation von Gliedmaßen (*vereinfacht)

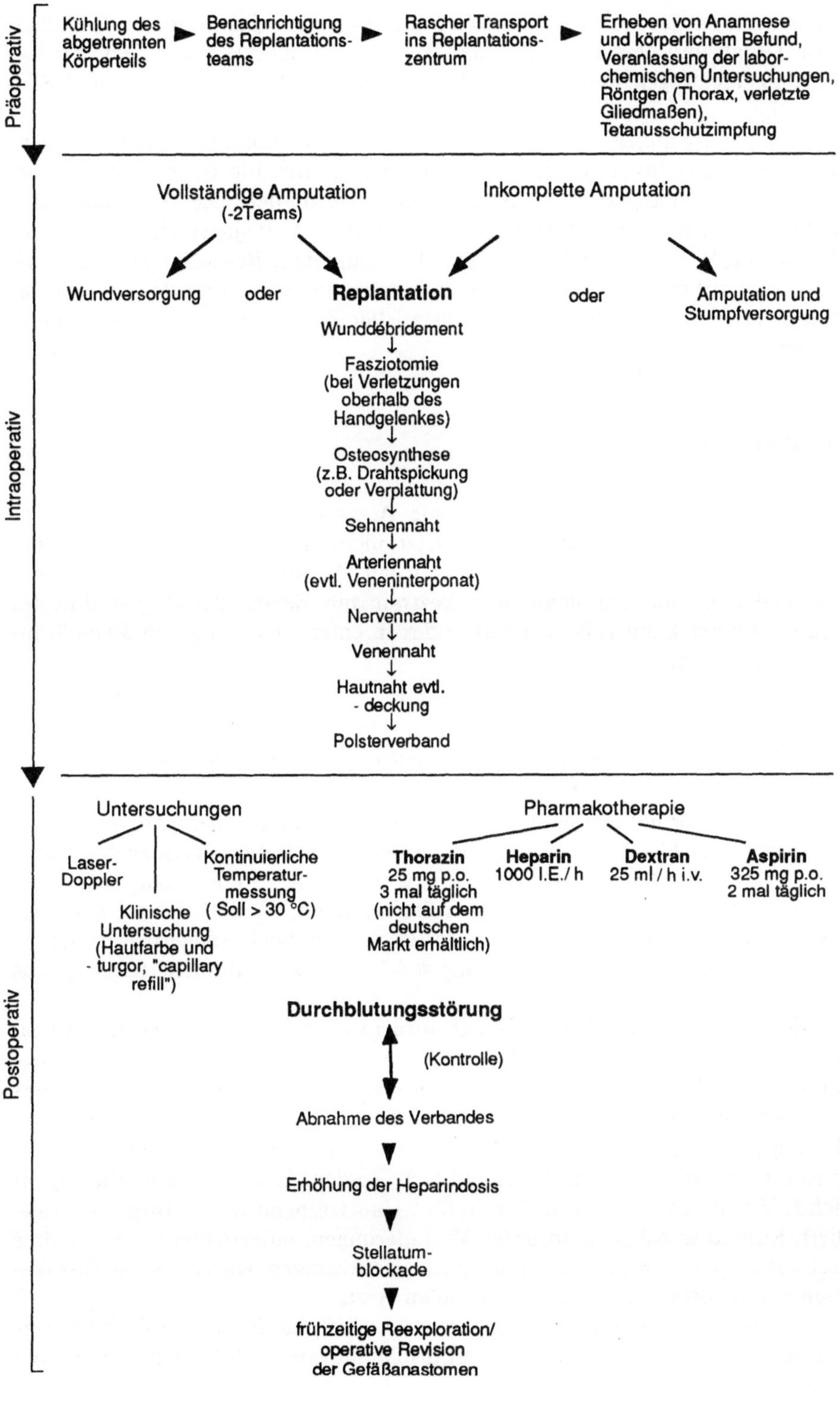

Präoperativ

Kühlung des abgetrennten Körperteils ► Benachrichtigung des Replantationsteams ► Rascher Transport ins Replantationszentrum ► Erheben von Anamnese und körperlichem Befund, Veranlassung der laborchemischen Untersuchungen, Röntgen (Thorax, verletzte Gliedmaßen), Tetanusschutzimpfung

Intraoperativ

Vollständige Amputation (-2Teams)

Inkomplette Amputation

Wundversorgung   oder   **Replantation**   oder   Amputation und Stumpfversorgung

Wunddébridement
↓
Fasziotomie (bei Verletzungen oberhalb des Handgelenkes)
↓
Osteosynthese (z.B. Drahtspickung oder Verplattung)
↓
Sehnennaht
↓
Arteriennaht (evtl. Veneninterponat)
↓
Nervennaht
↓
Venennaht
↓
Hautnaht evtl. - deckung
↓
Polsterverband

Postoperativ

Untersuchungen

Laser-Doppler

Klinische Untersuchung (Hautfarbe und - turgor, "capillary refill")

Kontinuierliche Temperaturmessung (Soll > 30 °C)

Pharmakotherapie

Thorazin 25 mg p.o. 3 mal täglich (nicht auf dem deutschen Markt erhältlich)

Heparin 1000 I.E./ h

Dextran 25 ml / h i.v.

Aspirin 325 mg p.o. 2 mal täglich

Durchblutungsstörung

↕ (Kontrolle)

Abnahme des Verbandes
▼
Erhöhung der Heparindosis
▼
Stellatumblockade
▼
frühzeitige Reexploration/ operative Revision der Gefäßanastomen

plantation ist des weiteren die Lokalisation und der Zeitraum, der zwischen dem Unfall und dem Eintreffen des Patienten im Krankenhaus liegt. An Laboruntersuchungen werden i. allg. Blutbild, Elektrolyte, Quick-Wert und PTT benötigt.

Präoperativ müssen darüber hinaus Thoraxröntgenbild und EKG vorliegen. Bei Rekonstruktionen im Bereich der unteren Extremität ist insbesondere bei schwerer Traumatisierung ein Angiogramm erforderlich. Die Transplantatentnahmestellen müssen auf kongenitale Defekte bzw. Begleitverletzungen oder Narben (z. B. Cholezystektomienarbe bei geplantem Rektuslappen), die sich nachteilig auf das Einheilen auswirken können, untersucht werden. Für das intraoperative Monitoring werden ein arterieller Zugang und ein Blasenkatheter gelegt.

Medikamente

Thrombozytenaggregationshemmer wie Acetylsalicylsäure werden mitunter schon am Tag vor der Operation angesetzt, nicht üblich ist dagegen die präoperative Applikation anderer Antikoagulanzien. Bewährt hat sich die intraoperative Gabe von niedermolekularem Dextran; mit Beginn der Präparation des Transplantates kann z. B. Rheomacrodex in einer Dosierung von 30 ml/h infundiert werden.

Postoperative Überwachung der Transplantatdurchblutung

Postoperativ fortgeführt wird die Gabe von z. B. Dextran 40 (30 ml/h), Aspirin und Persantin. Urinausscheidung, Vitalzeichen sowie das Aussehen des Transplantates werden fortlaufend kontrolliert. Abhängig von der Lokalisation des Transplantates muß der Patient Bettruhe einhalten; die betroffene Extremität wird in der Regel in einer gut gepolsterten Schiene hoch gelagert. Rauchen ist wegen der gefäßverengenden Wirkung von Nikotin auch Besuchern strengstens untersagt.

Zur Kontrolle des Transplantates wird (an der Duke University, Medical Center) bevorzugt die Laser-Doppler-Technik verwendet. Damit können Alterationen des Blutflusses im Transplantat relativ genau erfaßt werden, was das postoperative Monitoring erheblich erleichtert. Die Meßsonde wird bei Muskellappen in den Muskel eingestochen, bei myokutanen Lappen auf der Haut plaziert. Bei myokutanen Transplantaten werden darüber hinaus die klassischen Vitalitätszeichen, „capillary refill", Hauttemperatur und Turgor kontrolliert. Kommt es dabei zu abrupten Veränderungen, unterrichtet die zuständige Schwester (nach Ausschluß von technischen Störungen, wie z. B. einer Dislokation der Meßsonde) den diensthabenden Arzt.

Bei engmaschiger Überwachung (einschließlich Laser-Doppler-Technik) verlaufen rd. 90% der freien Gewebetransplantationen erfolgreich, wenn auch

mitunter eine operative Reexploration bzw. Revision erforderlich ist. Der Laser-Doppler vermag Perfusionsstörungen anzuzeigen, noch bevor klinische
Zeichen einer Minderdurchblutung am Transplantat auffallen.

Bei komplikationsfreiem Verlauf reicht es aus, den Patienten postoperativ
für eine Nacht auf der Intensivstation zu überwachen. Der Laser-Doppler sollte auf der peripheren Station für weitere 3–5 Tage eingesetzt werden.

Komplikationen

Die häufigste schwere Komplikation nach Gewebetransplantationen ist die
Thrombose der anastomosierten Gefäße. In diesem Fall ist eine operative Revision in den meisten Fällen unvermeidlich.

Klinische Zeichen der arteriellen Thrombose: Abblassen der Haut des transplantierten Lappens, verzögertes „capillary refill", verminderter Hautturgor,
verminderte Hauttemperatur, Ausbleiben einer Blutung bei Hautstichelung.

Klinische Zeichen einer venösen Thrombose: Schwellung und livide Hautverfärbung. Verstärktes „capillary refill". Bei Hautstichelung kommt es gewöhnlich zur Entlastung dunklen, gestauten Blutes. Der Laser-Doppler vermag die
Durchblutungsstörung anzuzeigen, bevor sie sich klinisch manifestiert.

Eine partielle Nekrose eines Haut- und/oder Muskellappens (bei offener Gefäßanastomose) ist nicht ungewöhnlich. Ursachen sind entweder technische
Probleme (z. B. Spannung an einer Nahtreihe) oder die Gefäßdistribution im
transplantierten Lappen (die eine suffiziente Perfusion aller Anteile des
Transplantates nicht gewährleistet). Nach chirurgischem Débridement bleiben
i. allg. kleine Wunden zurück, die ohne größere Probleme (sekundär) verhei-
len.

Heparinisierung

Bei problematischen Anastomosen oder intraoperativer Hyperkoagulopathie
wird von einigen Operateuren von vornherein Heparin gegeben. Nachteil der
Heparinisierung ist die erhöhte Gefahr der Einblutung des Transplantates oder
eine Hämatombildung an der Entnahmestelle. Dadurch werden Durchblutungsstörungen maskiert, die auch mittels Laser-Doppler-Technik oft nicht
mehr rechtzeitig zu erkennen sind.

Drainagen

Transplantate werden i. allg. mit Saugdrainagen versorgt, die trotz des erhöhten Infektionsrisikos so lange belassen werden, bis das Transplantat eingeheilt ist; die Drainagen verhindern größere Serom- und Hämatombildungen.

Anhang: Epistaxis

Abschätzung des Blutverlustes und Schockprophylaxe

Nasenbluten geht gewöhnlich mit geringen Blutverlusten einher, selten nimmt es so bedrohliche Ausmaße an, daß ein hämorrhagisch-hypovolämischer Schock zu befürchten ist. Die Menge des Blutverlustes kann abgeschätzt und die Kreislaufsituation des Patienten durch Puls- und Blutdruckmessung (in horizontaler und vertikaler Lage) kontrolliert werden. Bei orthostatischen Kreislaufstörungen oder länger anhaltenden, profusen Blutungen wird über einen großlumigen peripheren Gefäßzugang Volumen (z. B. Ringer-Laktat) substituiert. Zur Bereitstellung von Blutkonserven wird vorsorglich Kreuzblut abgenommen.

Abklärung der Blutungsursache

Nasenbluten kann unterschiedliche Ursachen haben. Die zugrundeliegende Störung muß erkannt und behoben werden, um die Blutung auf Dauer zu unterbinden. So ist es z. B. schwierig, eine mit einer schweren Hypertonie einhergehende Epistaxis zu kontrollieren, wenn es nicht gelingt, den Blutdruck (medikamentös) zu senken.

Zum Ausschluß einer hämatologischen Blutungsursache, wie z. B. einer Polycythaemia rubra vera, Thrombozytopenie oder Koagulopathie, müssen Blutbild sowie Quick-Wert und PTT bestimmt werden. Anamnestisch zu ermitteln ist, ob der Patient Antikoagulanzien einnimmt. Bei der körperlichen Untersuchung ist insbesondere auf andere Blutungszeichen (z. B. petechiale Hautblutungen) zu achten.

Blutungslokalisation

Durch eine systematische Untersuchung gelingt es meist, die Blutungsquelle zu lokalisieren. Unverzichtbar ist in diesem Zusammenhang die genaue körperliche Untersuchung; Patienten mit Hämoptysen oder Hämatemesis können gelegentlich Nasenbluten haben und Blut schlucken oder aspirieren; umgekehrt kann es bei Patienten mit Nasenbluten zum Bluterbrechen kommen, nachdem größere Mengen Blut über den Rachen in den Magen gelaufen sind. Bei guten Untersuchungsbedingungen (wichtig ist die Lichtquelle) gelingt es in der Regel, die Blutungsquelle mit den Nasenspekulum einzustellen.

Bei Kindern geht die Blutung am häufigsten vom Locus Kiesselbachi aus, der entlang des Vorderrandes des Nasenseptums verläuft.

Blutstillung

Der Patient sollte in einem Stuhl Platz nehmen und dabei den Kopf gestreckt halten. Mitunter läßt sich die Blutung stillen, indem man z. B. mit einer Kompresse direkt auf den Blutungspunkt drückt.

Steht die Blutung nach 15minütiger Kompression nicht, kann versucht werden, die Blutungsstelle mit Silbernitrat zu verätzen. Silbernitrat darf nicht großflächig angewandt werden, die beidseitige Applikation ist wegen der Gefahr einer Septumperforation obsolet.

Bleibt der Verödungsversuch erfolglos, muß eine vordere Nasentamponade installiert werden (s. unten).

Bei Erwachsenen liegt die Blutungsquelle in den meisten Fällen hinter dem Locus Kiesselbachi am Hinterrand des Nasenseptums. Die Blutung läßt sich oft durch einen mit 5%igem Kokain getränkten Gazestreifen, der über die Nasenöffnung vorgeschoben und für ca. 5 min belassen wird, stillen. Keinesfalls sollten mehr als 200 mg Kokain appliziert werden.

Persistiert die Blutung, wird zur Erzeugung von Gegendruck auch in die nicht blutende Nasenseite ein Gazestreifen eingelegt. Führt auch dies nicht zum Erfolg, wird eine vordere Tamponade vorgenommen.

Läßt sich keine Blutungsquelle in den vorderen Nasenpartien einstellen, liegt der Verdacht einer Blutung im hinteren Nasen- bzw. Rachenraum nahe. In diesem Fall muß eine hintere Nasentamponade installiert werden (s. unten).

Vordere Nasentamponade

Der Patient sitzt, wobei der Kopf in gestreckter Position gehalten wird. Das Nasenloch wird mit einem Spekulum aufgehalten und Blut mit einem Sauger entfernt.

Blutungen im Bereich des vorderen Nasenseptums können mit einem in 5%igem Kokain getränkten Stoffstreifen, Silbernitrattupfern oder durch Elektrokoagulation gestillt werden.

Führen diese lokalen Maßnahmen nicht zum Erfolg, wird ein mit Vaseline (z. B. Borsalbe) imprägnierter Gazestreifen in die Nase vorgeschoben, wobei die Nasenhaupthöhle schichtweise von hinten nach vorne ausgestopft wird.

Nach Einlegen der vorderen Tamponade empfiehlt sich eine Untersuchung des Oropharynx; auch von dort kann es in die Nase bluten. Die vordere Tamponade sollte 1–2 Tage belassen und von einem Hals-Nasen-Ohren-Arzt kontrolliert bzw. entfernt werden.

Bei persistierender Blutung muß die vordere Tamponade vorzeitig entfernt und ggf. eine hintere Nasentamponade eingebracht werden.

Hintere Nasentamponade

Patienten, bei denen das Nasenbluten durch die angeführten lokalen Maßnahmen bzw. eine vordere Tamponade nicht gestillt werden kann, wird unter stationären Bedingungen und ggf. unter Sedierung eine hintere Nasentamponade eingelegt.

Vor Einlegen einer solchen Bellocq-Tamponade sollten die Nasenlöcher durch Betupfen mit 4%igem Kokain anästhesiert werden.

Im Fachhandel sind spezielle Ballonkatheter erhältlich, die über das Nasenloch in den hinteren Nasopharynx vorgeschoben und dort mit Luft entfaltet werden (Volumen bzw. Höhe des Drucks wie vom Hersteller angegeben). Durch Zug wird der Ballon gegen die Hinterwand der Nasenhaupthöhle gedrückt und die Blutungsquelle komprimiert. Zur Fixierung kann der Katheter vor dem Nasenloch mit Hilfe einer Stoffkompresse festgeknüpft werden (vgl. Abb. 3d).

Steht kein Ballonkatheter zur Verfügung, erfolgt die hintere Nasentamponade mittels Stoffgaze, die mit Seidenfäden (Größe 0) zu einem Bausch zusammengesteppt wird. Dazu werden insgesamt 3 Seidenfäden an dem Stoffbausch befestigt, 2 werden durch die Nase ausgeleitet, der 3. hängt im Oropharynx (s. Abb. 3b). Zur Plazierung des Bausches muß zuerst ein Robinson-Katheter (12 oder 14 Charr) über die Nase in den Rachen eingeführt werden. Dort wird die Spitze des Schlauches mit einer Kelly-Klemme gefaßt und durch den Mund ausgeleitet. Nachdem 2 der 3 Fixationsfäden am Katheter befestigt sind, wird dieser durch die Nase wieder herausgezogen; der Stoffbausch kommt so im hinteren Oropharynx zu liegen (Abb. 3a). Die Tamponade wird fixiert, indem an die beiden Seidenfäden vor dem Nasenloch ein weiterer Stofftupfer festgeknüpft wird (Abb. 3c). Der 3. Faden liegt frei im Oropharynx und wird zur Entfernung der Tamponade benutzt. Um einen ausreichenden Druck zu erzeugen, kann die andere Nasenseite in gleicher Weise tamponiert werden. Nach Einlegen der hinteren Tamponade wird zusätzlich eine vordere Tamponade in beide Nasenlöcher eingebracht (Abb. 3c). Die abschließende Spiegelung des Oropharynx zeigt, ob die Blutung unter Kontrolle ist. Alle Patienten mit hinterer Nasentamponade müssen zur Beobachtung stationär aufgenommen werden. Da die Atemwege durch die hintere Tamponade partiell verlegt werden, sollten bei Patienten mit bekannter Herz- oder Lungenerkrankung die arteriellen Blutgase kontrolliert werden. Zur Vermeidung einer Sinusitis empfiehlt sich eine Antibiotikaprophylaxe (z. B. Ampicillin i.v.).

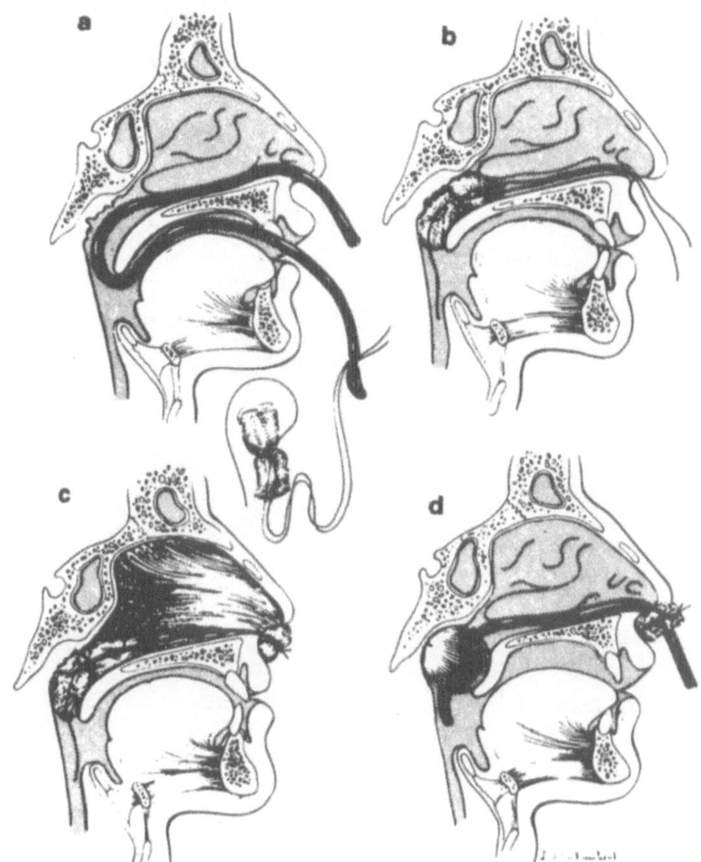

Abb. 3a–d. Nasentamponade

Literatur

Bernhard VM, Towne JB (eds) (1980) Complications in vascular surgery. Grune and Stratton, New York

Comerota AJ, Rubin RN, Tyson RR et al. (1988) Intra-arterial thrombolytic therapy in peripheral vascular disease. Surg Gynecol Obstet 165:1

Crawford ES, Saleh SA, Babb JW III et al. (1981) Infrarenal abdominal aortic aneurysm. Factors influencing survival after operations performed over a 25 year period. Ann Surg 193:689

DeBakey ME, Lawrie GM, Glaeser DH (1985) Patterns of atherosclerosis and their surgical significance. Ann Surg 201:115

Rutherford RB (ed) (1984) Vascular surgery. Saunders, Philadelphia

Sabiston DC jr (ed) (1986) Textbook of surgery, chapt 40, 44, 53, 13th edn. Saunders, Philadelphia

Serafin D, Buncke HJ (eds) (1979) Microsurgical composite tissue transplantation. Mosby, St. Louis

Urbaniak JR (1982) Replantation. In: Green DP (ed) Operative hand surgery. Churchill Livingston, New York
Wilson SE, Verth FJ, Hobson RW, Williams RW (eds) (1987) Vascular surgery: Principles and practice. McGraw-Hill, New York

13 Hämatologie

R. G. MAKHOUL

Hämoglobinopathien

Hämoglobinopathien lassen sich verschiedenen Gruppen hämatologischer Störungen zuordnen. So kann zum einen die Produktion des roten Blutfarbstoffs quantitativ vermindert, zum anderen die Struktur des synthetisierten Hämoglobins qualitativ verändert sein. Strukturelle Störungen liegen z. B. der klassischen Sichelzellanämie und weiteren Formen von Sichelzellenhämoglobinopathien (*z. B. Sichelzellen-Hämoglobin-C-Krankheit) sowie verschiedenen anderen Störungen der Globinsynthese (die z. B. zur Bildung von M-Hämoglobin, instabilem Hämoglobin oder Hämoglobin mit erhöhter Sauerstoffaffinität führen) zugrunde. Die Thalassämie beruht auf einer verminderten oder fehlenden Produktion normaler Globinketten.

Sichelzellanämie

Die Sichelzellenanämie ist eine erbliche Form der chronisch-hämolytischen Anämie. In den USA tritt sie bei einem von 500 farbigen Kindern auf. Bei Homozygotie (Hb-SS) besteht typischerweise eine klinisch manifeste Anämie mit Hb-Werten von 8 – 10 g/dl in den ersten Lebensjahren, 6 – 9 g/dl in der späteren Kindheit. Der Anteil heterozygoter Sichelzellenträger (Hb-SA), bei denen Symptome nur unter extremer Hypoxie auftreten, beträgt unter der farbigen Bevölkerung der USA 8 – 11%.

Zur Identifikation spezieller (Sichelzell-)Hämoglobinopathien eignet sich insbesondere die Hämoglobinelektrophorese. Eine andere Methode (sog. „sickle prep") besteht darin, mittels Natriumhyposulfit eine Sichelzellenbildung auszulösen.

Anmerkungen des Übersetzers sind mit * versehen.

Komplikationen

Akute Komplikationen

Infektionen: Die Inzidenz schwerer Infektionen ist bei Patienten mit Sichelzellenanämie erhöht. Insbesondere für Kleinkinder gefährlich sind die z. T. foudroyant verlaufenden bakteriellen Infektionen v. a. mit Streptococcus pneumoniae oder Haemophilus influenzae. Zur Behandlung einer Pneumonie oder Sepsis eignet sich Ampicillin (200 mg/kgKG/Tag). Darüber hinaus sollten erkrankte Personen eine Impfung mit polyvalenter Pneumokokkenvakzine (z. B. Pneumovax) erhalten.

Aplastische Krisen: Bei vorbestehender verkürzter Überlebenszeit der roten Blutkörperchen kann eine zusätzlich auftretende Verminderung der Erythrozytenproduktion, wie sie z. B. im Rahmen von viralen oder bakteriellen Infekten vorkommt, zu einer signifikanten Verminderung der Erythrozytenzahl führen. Symptome einer klinisch manifesten Anämie sind u. a. Blässe, Müdigkeit und Tachykardie. Die Behandlung besteht in der Transfusion von Erythrozytenkonzentraten.

Milzsequestration: Eine Sequestration von roten Blutkörperchen in der Milz beruht auf der (plötzlichen) Ansammlung großer Blutmengen in den Sinusoiden der Milz. Als Folge kann sich ein hypovolämischer Schock entwickeln. Am häufigsten betroffen sind Kinder unter 5 Jahren, die typischerweise blaß sind und über Abgeschlagenheit, Völlegefühl im Oberbauch und allgemeines Unwohlsein klagen. Bei der körperlichen Untersuchung findet man eine druckschmerzhafte, vergrößerte, palpable Milz. Therapeutisch gilt es, ausreichend Volumen zu substituieren und Blut (bis zu 15 ml/kgKG) zu transfundieren. Da Rezidive häufig sind, empfiehlt es sich, nach der 2. Sequestrationskrise eine Splenektomie durchzuführen.

Schmerzen: Sichelzellen verursachen in den verschiedensten Organen Kapillarverschlüsse mit entsprechenden Durchblutungsstörungen. Kleinkinder mit Sichelzellanämie klagen häufig über Schmerzen in Händen und Füßen, die mit Fieber einhergehen. Ältere Kinder präsentieren nicht selten ein Krankheitsbild mit Bauchschmerz, Distension und Abwehrspannung des Abdomens, das äußerst schwer von einem akuten Abdomen zu unterscheiden ist. Nach Ausschluß anderer Ursachen der akuten abdominellen Beschwerden besteht auch hier die Therapie in der Rehydratation. Symptomatisch werden Analgetika verabreicht.

Chronische Komplikationen

Chronische Komplikationen der Sichelzellanämie resultieren aus rezidierenden Gefäßverschlüssen mit konsekutiver Gewebeinfarzierung. Im einzelnen können auftreten:

- Zerebrale Insulte und intrazerebrale Blutungen,
- Retinopathien,
- aseptische Knochennekrosen,
- Ulcera crures,
- Sichelzellnephropathien,
- Gallensteine (Pigmentsteine infolge vermehrter Hämolyse).

Perioperatives Management

Patienten mit Sichelzellanämie, bei denen Operationen anstehen, müssen äußerst sorgsam vorbereitet werden. Präoperativ notwendig sind in der Regel Bluttransfusionen, durch die der Anteil des Hb-A auf über 70% und der Hämatokrit auf einen Wert von > 30% eingestellt werden soll.

Perioperativ muß für eine ausreichende Flüssigkeitszufuhr gesorgt werden; eine Dehydratation begünstigt die Erythrozytenaggregation (Sludge).

Postoperativ wichtig ist v. a. die Insufflation von Sauerstoff und die frühzeitige Mobilisierung des Patienten.

Thalassämie

Die Thalassämie ist eine erbliche Störung der Hämoglobinbildung; es liegt eine verminderte Synthese zumindest einer der Polypeptidketten des Hämoglobins vor. Bei der heterozygoten Thalassaemia minor (leichte β-Thalassämie) kommt es typischerweise zu einer leichten hypochromen mikrozytären Anämie, die in der Regel nicht behandlungsbedürftig ist. Bei homozygoter Thalassaemia major (schwere β-Thalassämie) sind in vielen Fällen permanent Bluttransfusionen erforderlich. Bei Patienten, die das Erwachsenenalter erreichen, sollten Transfusionen im Hinblick auf die Eisenüberladung des Organismus (Hämosiderose) auf ein Minimum eingeschränkt werden. Die Splenektomie ist indiziert, wenn es durch die Milzvergrößerung zu Verdrängungserscheinungen im Oberbauch kommt oder wenn sich ein Hyperspleniesyndrom mit Erythrozytensequestration entwickelt.

Angeborene (Minus-)Koagulopathien

Hämophilie A

Der Hämophilie A liegt eine Synthesestörung des Gerinnungsfaktors VIII (s. Abb. 1) zugrunde. Sie wird geschlechtsgebunden rezessiv vererbt. Bei ca. 20% der Patienten liegt eine Spontanmutation vor. Die Inzidenz der Hämophilie beträgt 1 : 10000 Geburten.

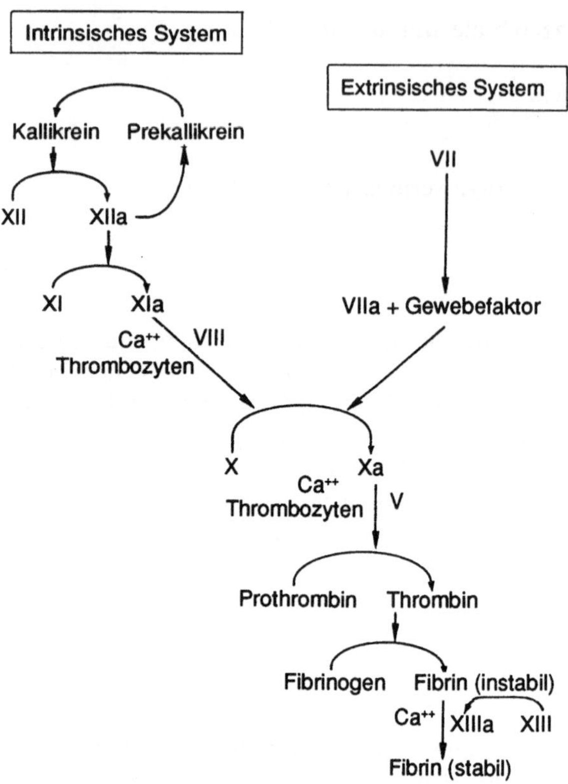

Abb. 1. Gerinnungskaskade

Abhängig von der Höhe des Faktors VIII im Serum kommt es zu spontanen Blutungen. Diese treten bei Hämophilie A typischerweise intraartikulär, intramuskulär, im Harntrakt und intrakraniell auf.

Klinische Manifestation

- Schwere Form (Faktor-VIII-Defizit $\geq 95\%$): häufig Spontanblutungen,
- mittelschwere Form (Faktor-VIII-Defizit $90-95\%$): gelegentlich Spontanblutungen,
- leichte Form (Faktor-VIII-Defizit $60-90\%$): selten Spontanblutungen.

Diagnose

Schwere Formen der Hämophilie manifestieren sich bereits in der Kindheit. Gewöhnlich besteht eine längere Blutungsanamnese oder es ist ein Bluter unter den männlichen Familienangehörigen bekannt. Bei erheblichem Faktor-VIII-Mangel ist die PTT i. allg. erhöht, der Quick-Wert normal. Zur Verifikation der Diagnose wird der Faktor VIII direkt bestimmt.

Therapie und perioperatives Management

Die grundlegende Behandlung einer Blutung bei Hämophilie A besteht in der Faktorengabe (Faktor-VIII-Konzentrate).

Die biologische Halbwertszeit des Faktors beträgt 8–12 h. Zur Induktion der Hämostase bei Gelenk-, Muskel- oder anderen Blutungen wird ein Faktorspiegel von mindestens 50% des Normalwertes benötigt.

Vor Operationen sollte prophylaktisch ein Faktorgehalt von 80–100% erreicht werden. Dies kann durch Gabe von 40–50 I. E./kgKG Faktor VIII vor der Operation erreicht werden. Pro Einheit und Kilogramm wird der Spiegel des Faktors VIII um 25% angehoben.

Postoperativ sollte über einen Zeitraum von 10–14 Tagen ein Serumspiegel von >30% aufrechterhalten werden.

Hämophilie B (Christmas-Krankheit)

Der Hämophilie B liegt ein Mangel an Faktor IX zugrunde. Der Erbgang ist ebenfalls X-chromosomal-rezessiv. Die klinischen Symptome der Hämophilie B entsprechen denen der Hämophilie A, wobei der Manifestationsgrad wiederum mit der Höhe des Faktorenmangels korreliert.

Diagnose

Meist liegt eine hinsichtlich der Blutererkrankung positive Familienanamnese vor. Bei schwerem Faktor-IX-Mangel ist die PTT verlängert, der Quick-Wert normal. Die Bestimmung von Faktor VIII(C) ergibt Normalwerte, Faktor IX ist erniedrigt.

Therapie und perioperatives Management

Bei schweren Blutungen oder zur Operationsvorbereitung wird PPSB [gefriergetrocknetes Prothrombinkomplexkonzentrat *: Prothrombin (Faktor II)+Proconvertin (Faktor VII)+Stuart-Faktor (Faktor X)+antihämophiler Faktor B (Faktor IX)] gegeben. Die Halbwertszeit dieser Faktoren beträgt 24 h, so daß nur eine Dosis pro Tag verabreicht werden muß.

Vor Operationen wird ein Faktor-IX-Spiegel von 60% angestrebt. Die präoperative Aufsättigungsdosis beträgt 60 I. E./kgKG i.v. Postoperativ sollte der Faktor-IX-Wert nicht unter 20% absinken.

Der Serumspiegel kann durch einen Test direkt bestimmt und überwacht werden.

---

* 1990 zeitweise aus dem Handel genommen.

v. Willebrand-Jürgens-Syndrom (Synonym: v. Willebrand-Hämophilie vaskuläre Pseudohämophilie)

Bei der v. Willebrand-Krankheit liegt eine Synthesestörung des sog. v. Willebrand-Faktors vor. Dabei handelt es sich um einen immunologisch eng mit dem Faktor VIII(C) verwandten plasmatischen Kofaktor (VIII-A) der Blutplättchenaggregation. Bei v. Willebrand-Faktor-Mangel ist die Thrombozytenadhäsion an der Gefäßoberfläche gestört. Die Inzidenz der Willebrand-Krankheit ist ähnlich der der Hämophilie, der Erbgang autosomal-dominant.

Klinische Manifestation

Das klinische Bild der v. Willebrand-Krankheit entspricht dem einer vaskulären Thrombozytenfunktionsstörung; häufig werden petechiale oder purpuraartige Haut- und Schleimhautblutungen beobachtet. Postpartal entwickeln sich nicht selten gefährliche Menorrhagien. Nach zahnärztlichen oder chirurgischen Eingriffen kann es zu ausgedehnten Blutungen kommen.

Diagnose

Die Blutungszeit ist bei normaler Thrombozytenzahl verlängert. Als sensitivster und zugleich spezifischster Test dient die direkte Bestimmung des Willebrand-Faktors.

Therapie

Die Therapie der Wahl bei Blutungen bei Willebrand-Faktor-Mangel besteht in der Gabe von Kryopräzipitaten (z. B. Haemate HS). Stehen diese nicht zur Verfügung, wird FFP verwendet.

Als Richtlinie hinsichtlich der Dosierung gilt: 1–3 I.E. Kryopräzipitat/10 kgKG/Tag. Präoperativ sollten 3 I.E./10 kgKG gegeben werden.

Erworbene (Minus-)Koagulopathien

Im Gegensatz zu den angeborenen Gerinnungsstörungen sind bei den erworbenen Koagulopathien i. allg. mehrere Gerinnungsfaktoren betroffen. Meist läßt sich die Diagnose anhand des klinischen Bildes stellen. Die Diagnosesicherung erfolgt durch laborchemische Untersuchungen: Bestimmung von Prothrombinzeit (= Thromboplastinzeit = Quick-Wert), Thrombinzeit, partieller (aktivierter) Thromboplastinzeit [= (A)PTT] und Thrombozytenzahl.

Vitamin-K-Mangel

Vitamin K wird als Koenzym für die Synthese der Gerinnungsfaktoren II, VII, IX und X in der Leber benötigt.

Ursachen

- Mangelnde Vitaminzufuhr (z. B. diätische Fehler oder totale parenterale Ernährung),
- Malabsorption (z. B. bei zystischer Fibrose, Sprue, Colitis ulcerosa, Ileitis regionalis Crohn, Kurzdarmsyndrom oder Obstruktion der Gallenwege),
- Leberparenchymschäden,
- Breitbandantibiotika (z. B. Moxalactam),
- Antikoagulanzien (z. B. Marcumar).

Therapie

- Beseitigung der zugrundeliegenden Störung (kausale Therapie),
- Vitamin-K-Substitution (10–20 mg/Tag i. m.; vor Notfalloperationen 20 mg i.v. und 10–15 ml FFP/kgKG).

Lebererkrankungen

Lebererkrankungen gehen oft mit Störungen der Blutgerinnung einher. Es besteht eine erhöhte Blutungsgefahr bei Verletzungen oder aus Läsionen, wie z. B. Ösophagusvarizen oder peptischen Ulzera. Eine andere typische Komplikation bei hepatischen Gerinnungsstörungen sind Blutungen nach Anlage von portosystemischen Shunts.

Ursachen

- Synthesestörungen der Vitamin-K-abhängigen Gerinnungsfaktoren (II, VII, IX, X). Dies ist die häufigste Ursache von Gerinnungsstörungen bei Lebererkrankungen. Der Quick-Wert ist typischerweise erniedrigt,
- verminderte Fibrinogensynthese in der Leber,
- Thrombozytopenie (*z. B. infolge Hepatosplenomegalie),
- gesteigerte fibrinolytische Aktivität (*z. B. infolge einer Synthesestörung der natürlichen Plasmininhibitoren, wie z. B. des α_2-Makroglobulins).

Therapie

- Substitution von Gerinnungsfaktoren in Form von FFP,
- bei gesteigerter Fibrinolyse ist die Gabe von ε-Aminokapronsäure angezeigt (initial 5 – 10 g per infusionem, danach über 24 h, bzw. bis Eintritt der Hämostase, 1 – 2 g/h i.v.),
- Vitamin-K-Substitution (s. oben).

Massentransfusionssyndrom

Gerinnungsstörungen im Rahmen von Massivtransfusionen (>10 Erythrozytenkonzentrate) sind auf eine Verbrauchsthrombozytopenie bzw. den Mangel an Gerinnungsfaktoren (v. a. Faktor V und VIII) zurückzuführen. Es empfiehlt sich daher parallel zur Gabe von 5 Blutkonserven je 1 Konserve FFP zu transfundieren. Die Thrombozytenzahl sollte kontrolliert und ggf. durch Gabe von Thrombozytenkonzentraten auf Werten von $>75\,000 - 100\,000/mm^3$ gehalten werden.

Disseminierte intravasale Gerinnung

Bei der disseminierten intravasalen Gerinnung (DIC) kommt es durch Bildung von Mikrothromben zu einer diffusen intravasalen Blutgerinnung mit sekundärem Verbrauch von Gerinnungsfaktoren und Thrombozyten.

Ursachen

- Geburtshilfliche Eingriffe (DIC z. B. infolge Fruchtwasserembolie, Plazentaruptur oder Eklampsie),
- intravasale Hämolyse (Transfusionszwischenfälle, Massivtransfusionen),
- Bakteriämie (gramnegative oder -positive Erreger) oder Virämie,
- Malignome (v. a. Prostata- und Lungenkarzinome sowie akute Leukämie),
- Verbrennungen, traumatische Weichteilverletzungen und Gewebenekrosen,
- Aortenaneurysmen,
- Vaskulitiden,
- chirurgische Eingriffe (v. a. an der Prostata und Operationen mit Herz-Lungen-Maschine).

Symptome

Bei DIC zu beobachtende allgemeine Krankheitszeichen sind Fieber, Hypotonie, Proteinurie und Azidose. Spezifischer sind petechiale und purpuraartige

Hautblutungen sowie diffuse Blutungen bei Verletzungen bzw. aus Operationswunden, Nachblutungen nach Venenpunktionen oder im Bereich der Einstichkanäle arterieller Gefäßzugänge. Ferner kommt es häufig zu gastrointestinalen Blutungen und Hämoptysen.

Diagnose (pathologische laborchemische Befunde)

Thrombozytopenie ($<50000/mm^3$ bei 50% der Patienten), Hyperfibrinogenämie, Erhöhung der Fibrinabbauprodukte, Erniedrigung des Quick-Wertes, abnormer Blutausstrich.

Therapie

Vorrangig ist die Behandlung der zugrundeliegenden Störung. An 2. Stelle steht die Substitution von Gerinnungsfaktoren in Form von FFP und Thrombozyten. Bei unter Substitutionstherapie persistierenden Blutungen ist eine Heparinisierung in Betracht zu ziehen (initial 10000–20000 I.E./Tag). In jedem Fall sollte ein Hämatologe hinzugezogen werden.

Thrombozytopathien

Thrombozytopenie

Eine Verminderung der Thrombozytenzahl ist bei chirurgischen Patienten die häufigste Thrombozytopathie und zugleich häufigste Ursache einer allgemein erhöhten Blutungsneigung.

Zu Spontanblutungen kommt es bei einer Thrombozytenzahl von $<20000/mm^3$. Ein unterer Grenzwert der Thrombozytenzahl im Hinblick auf die Operabilität ist nicht definiert; prinzipiell wird eine Blutplättchenzahl von zumindest $100000/mm^3$ präoperativ angestrebt. Als Ursache einer Thrombozytopenie kommt prinzipiell eine verminderte Produktion oder ein erhöhter Verbrauch von Blutplättchen in Betracht.

Fällt die Thrombozytenzahl bei fehlendem Blutungsnachweis innerhalb von 24 h um mehr als 25%, ist nicht eine verminderte Knochenmarkproduktion, sondern vielmehr eine Thrombozytendestruktion als Ursache der Thrombozytopenie anzunehmen.

Knochenmarkpunktion und -biopsie geben Aufschluß über die Blutplättchenbildung. Eine verminderte Anzahl von Megakaryozyten ist Hinweis für eine verminderte Thrombozytenproduktion. Normale oder erhöhte Megakaryozytenzahlen sprechen für eine Zerstörung von Blutplättchen in der Peripherie.

Idiopathische thrombozytopenische Purpura

Therapeutisch wird initial Prednison (1–3 mg/kgKG/Tag) gegeben; fortgeführt wird die Kortisontherapie, bis die Thrombozytenzahl auf über 100000/mm^3 angestiegen ist. Führt der Versuch nach Ausschleichen der Prednisongaben zu einem raschen Abfall der Thrombozyten, können zusätzlich Immunsuppressiva (z. B. Imurek) eingesetzt werden.

Bei Patienten, die auf die medikamentöse Therapie nicht ansprechen, muß die Splenektomie erwogen werden.

2–3 Tage vor Operationen empfiehlt es sich, Patienten mit idiopathischer thrombozytogenischer Purpura Thrombozytenkonzentrate zu transfundieren. Perioperativ kann durch Gabe von Prednison versucht werden, die Thrombozytenzahl bei Werten von > 50000/mm^3 zu halten.

Immunthrombozytopenien

Ähnlich wie die idiopathische thrombozytopenische Purpura werden Immunthrombozytopenien, wie sie z. B. bei Lupus erythematodes visceralis, chronischlymphatischer Leukämie oder Lymphomen vorkommen, i. allg. mit Kortikosteroiden und Immunsuppressiva behandelt.

Eine Splenektomie ist indiziert bei Hypersplenismus (Sequestration von Thrombozyten) bzw. medikamentös nicht beherrschbaren Blutungen.

Postoperative Thrombozytopenie

Nach Massentransfusionen oder Operationen mit der Herz-Lungen-Maschine kommt es gelegentlich zu einem Thrombozytenabfall, der typischerweise 3–5 Tage persistiert, und durch Gabe von Thrombozytenkonzentraten ausgeglichen werden kann.

Die sog. Posttransfusionspurpura ist eine seltene Erkrankung, die meist bei Frauen etwa 1 Woche nach Bluttransfusionen auftritt. Die Remission ist meist spontan; sofern eine Behandlung erforderlich wird, sind der partielle Blutaustausch mit Vollblut oder eine Plasmaphorese die therapeutischen Maßnahmen der Wahl.

Bei chirurgischen Patienten ist eine postoperative Thrombozytopenie häufig Folge einer medikamenteninduzierten vermehrten Thrombozytendestruktion, der gewöhnlich eine Immunreaktion zugrundeliegt.

Medikamente, die in Zusammenhang mit einer solchen Immunthrombozytopenie gebracht werden, sind z. B. Chinidin, Sulfonamide, Indometacin, Thiazide, Diuretika und Cimetidin.

Therapeutisch reicht es in den meisten Fällen medikamentös induzierter Thrombozytopenien aus, das Präparat abzusetzen.

Heparinassoziierte Thrombozytopenie

Hierbei handelt es sich um eine seltene, ebenfalls medikamentös induzierte Thrombozytopenie. Pathophysiologisch liegt eine Antikörperreaktion auf den Heparin-Thrombozytenmembran-Komplex vor, infolgedessen es zur Blutplättchenaggregation (trotz Heparin) kommt. Die so entstandenen Thrombozytenaggregationen können zu ausgedehnten Gefäßthrombosierungen und einer sekundären Verbrauchsthrombozytopenie führen.

Bei heparinisierten Patienten sollten die Thrombozyten daher in 2tägigen Abständen kontrolliert werden. Bei Verdacht auf Vorliegen einer heparinassoziierten Thrombozytopenie oder Thrombose kann die Diagnose mittels eines In-vitro-Thrombozytenaggregationstests verifiziert werden.

Entwickelt sich unter Heparin eine Thrombozytopenie, sollte Heparin abgesetzt und eine andere Form der Antikoagulation (z. B. Marcumar) gewählt werden. Bei klinischen Zeichen einer (venösen) Thrombose wird eine Behandlung mit anderen Thrombozytenaggregationshemmern (z. B. Aspirin oder Dipyridamol) eingeleitet.

Thrombozytenfunktionsstörungen

Bei Patienten mit auffälligen Haut- oder Schleimhautblutungen, bei denen die Blutungszeit trotz normaler Thrombozytenzahl verlängert ist, müssen Störungen der Thrombozytenadhäsion und -aggregation ausgeschlossen werden.

Störungen der Plättchenadhäsion liegen z. B. beim Bernard-Soulier- oder dem v. Willebrand-Jürgens-Syndrom sowie bei Hypergammaglobulinämie vor.

Eine häufige Ursache einer abnormen Thrombozytenaggregation bei chirurgischen Patienten ist die Einnahme von Aspirin. Schon nach einer einmaligen Dosis von 650 mg Acetylsalicylsäure ist die Plättchenaggregation für 1 Woche gestört. Kommt es in der postoperativen Phase zu Blutungen, kann eine Transfusion von Thrombozyten notwendig werden.

Hyperkoagulopathien

Antithrombin-III-Mangel

Antithrombin III ist ein Plasmaprotein, das (zusammen mit Heparin) Thrombin und andere Gerinnungsfaktoren inaktiviert.

Ein Antithrombin-III-Mangel kann kongenital oder erworben sein: Patienten mit kongenitalem Antithrombin-III-Mangel haben ein deutlich erhöhtes Thrombose- bzw. Lungenembolierisiko. Die Prävalenz von Patienten mit Antithrombin-III-Mangel im Gesamtkollektiv der Thrombosepatienten beträgt 3−4%.

Erworbene Antithrombin-III-Mangelzustände werden beobachtet bei massiven Thrombosen, disseminierter intravasaler Gerinnung, Heparintherapie, Lebererkrankung oder chronischen Proteinverlusten über die Niere oder den Gastrointestinaltrakt.

Laborchemisch auffallend ist die Erniedrigung des Antithrombin-III bei sonst normalen Gerinnungswerten.

Neben der Substitution von Antithrombin-III (z. B. Kybernin) kommen therapeutisch orale Antikoagulanzien bzw. Thrombozytenaggregationshemmer (z. B. Aspirin+Dipyridamol) in Betracht.

Protein-C-Mangel

Protein C ist ein in seiner Synthese Vitamin-K-abhängiges Protein, das als Inhibitor der Vorstufen bestimmter Gerinnungsfaktoren (z. B. Va, VIIIa) fungiert.

Fälle von vererbtem Protein-C-Mangel sind beschrieben. Klinisch charakteristisch für einen Protein-C-Mangel sind rezidivierend auftretende, tiefe Beinvenenthrombosen und Lungenembolien, die schon im Teenageralter auftreten können. Der kongenitale Protein-C-Mangel wird heute für bis zu 10% aller venösen Thrombosen und Lungenembolien verantwortlich gemacht. Die Diagnose wird durch direkte Bestimmung des Proteins gesichert.

Protein-S-Mangel

Protein S ist ein ebenfalls Vitamin-K-abhängiges Protein, das Kofaktor der Protein-C-Aktivierung ist. Patienten mit angeborenem Protein-S-Mangel entwickeln wie Patienten mit Protein-C-Mangel gehäuft Thrombosen.

Bluttransfusion und Blutersatz (Blutkomponentensubstitution)

Die 3 wichtigsten Indikationen zur Transfusion von Blut bzw. Gerinnungsfaktoren sind:
1. Optimierung des Blutvolumens/Schockprophylaxe *bzw. Ersatz akuter Blutverluste (hämorrhagischer bzw. hypovolämischer Schock),
2. Steigerung der Sauerstofftransportkapazität,

3. Substitution von Thrombozyten und Gerinnungsfaktoren zur Wiederherstellung oder Aufrechterhaltung der Hämostase.

Anmerkung: Transfundiert werden können verschiedene Gerinnungsfaktoren bzw. Blutkomponenten. Die gebräuchlichsten Präparate zum Ersatz von Gerinnungsfaktoren sind in Tabelle 1 zusammengestellt.

Vollblut

Die am häufigsten verwendete Lösung zur Blutkonservierung ist CPDA-1 (Zitrat, Phosphat, Dextrose, Adenin). Bei einer Lagerungstemperatur von 4 °C kann die Konserve noch 35 Tage nach ihrer Herstellung transfundiert werden; zu diesem Zeitpunkt sind noch 70% der roten Blutkörperchen intakt. Vollblutkonserven, die älter sind als 24 h, enthalten nur wenig funktionstüchtige Thrombozyten. Der Gerinnungsfaktor V bleibt in der Blutkonserve nicht stabil, die Aktivität des Faktors VIII vermindert sich ebenfalls rasch.
*Im Gegensatz zu aufbereitetem Vollblut enthält Frischblut alle Blutbestandteile einschließlich der Grinnungsfaktoren in aktiver Form. Es kann allerdings max. 72 h gelagert werden.

Tabelle 1. Gerinnungsfaktoren

Faktor (Eigenname)	Präoperativ angestrebter Blutwert	Plasmahalbwertzeit	Substitution
I Fibrinogen	>200 mg/100 ml	120 Tage	Vollblut, FFP, Kryopräzipitate, Fibrinogen
II Prothrombin	>50%	80 – 120 h	Vollblut, FFP, Prothrombinkomplex
V Pro-Accelerin	>50%	15 – 24 h	FFP
VII Pro-Convertin	>50%	4 – 8 h	Vollblut, Prothrombinkomplex
VIII Antihämophiles Globulin A	80 – 100%	8 – 12 h	FFP, Kryopräzipitate, Faktor-VIII-Konzentrat
X Christmas Faktor	>50%	45 – 60 h	FFP, Prothrombinkomplex
XI Plasmathromboplastinantecedant	>50%	60 h	FFP
Thrombozyten	>100000/mm^3	6 Tage	Thrombozytenkonzentrat

Nicht aufgeführte Faktoren:
III Thrombokinase
IV Calcium
VI Accelerin
IX Antihämophiles Globulin B
XII Hageman-Faktor
XIII Fibrinstabilisierender Faktor

Die einzige unumstrittene Indikation zur Transfusion von Vollblut sind akute Blutverluste größeren Ausmaßes (50–60% Volumenverlust). Bei bekannter Blutgruppe wird spezifisches Vollblut transfundiert; ist die Blutgruppe nicht bekannt, sollten im Notfall Erythrozytenkonzentrate der Blutgruppe 0 rh-negativ gegeben werden.

Anmerkung: Wenn ungekreuztes Blut der Gruppe Orh⁻ verwendet wird und bereits mehr als 3 Konserven transfundiert wurden, soll weiterhin Blut der Gruppe Orh⁻ verwendet werden, auch wenn nun gekreuztes Blut zur Verfügung steht, da Anti-A (bzw. Anti-B) Isoagglutine in dem transfundierten Orh⁻-Blut zu einer Hämolyse der spezifischen gekreuzten Konserven führen können. Wenn nach Gabe (von weniger als 3) Orh⁻-Konserven auf eine andere Blutgruppe übergewechselt wird, muß in jedem Fall das Transfusionsbesteck gewechselt werden.

Erythrozytenkonzentrat (EK)

Konzentrierte Erythrozytensuspensionen werden nach Sedimentation der roten Blutkörperchen bzw. Zentrifugation von Vollblut durch Abschöpfen des überstehenden Plasmas gewonnen. Der Hämatokrit von Erythrozytenkonzentraten beträgt ungefähr 70%.

Bei erwachsenen, gesunden Patienten sollte die Transfusion von 1 Erythrozytenkonzentrat zu einer Hämoglobinerhöhung von ungefähr 1 g/dl und einem Hämatokritanstieg von ca. 3% führen.

Erythrozytenkonzentrate sind in besonderem Maße geeignet, die Sauerstofftransportkapazität von Patienten wiederherzustellen, die (*z. B. wegen eingeschränkter Herzfunktion) nicht mit zu viel Volumen belastet werden dürfen.

Während die Inzidenz der Posttransfusionshepatitis und Inkompatibilitätsreaktionen nach Gabe von Erythrozytenkonzentraten genauso hoch ist wie nach Vollbluttransfusionen, sind einige andere Transfusionsrisiken (z. B. allergische Reaktionen auf die mit Spenderplasma zugeführten Fremdeiweiße oder Temperaturerhöhungen durch Leukoagglutinine) bei Verwendung von Erythrozytenkonzentraten vergleichsweise gering.

Tiefgefrorene Erythrozytenkonzentrate

Heute ist es möglich, Erythrozyten in Glycerolsuspensionen tiefzugefrieren. Vor der Transfusion müssen die aufgetauten Erythrozytenkonzentrate von Glycerol freigewaschen werden.

In tiefgefrorener Form können insbesondere Erythrozytenkonzentrate seltener Blutzellentypen bereitgehalten werden; weitere Vorteile sind neben der nahezu unbegrenzten Haltbarkeit bzw. Vitalität der tiefgefrorenen roten Blutkörperchen mit entsprechend hoher ATP- und 2,3-DPG-Konzentration, der geringe Anteil von Leukozyten und Spenderplasma in diesen Konserven.

Nachteile der tiefgefrorenen Erythrozytenkonzentrate sind deren hohe Herstellungskosten (2- bis 3mal teurer als normale Erythrozytenkonzentrate) sowie die Notwendigkeit, die Konserve innerhalb von 24 h nach Durchbrechen der Kühlkette aufzubrauchen.

Thrombozytenkonzentrat (TK)

Thrombozytenkonzentrate lassen sich innerhalb von 6 h nach der Blutentnahme durch spezielle Zentrifugationsverfahren aus Vollblut herstellen. Thrombozytenkonzentrate können bei Raumtemperatur (22–24 °C) 3–5 Tage (bei 4 °C nur 48 h) gelagert werden, wobei sie ständig bewegt werden sollten.

1 Thrombozytenkonzentrat enthält ca. $7 \cdot 10^{10}$ Blutplättchen. Eine Einheit eines aus dem Blut eines Spenders hergestellten Thrombozytenkonzentrates erhöht den Thrombozytengehalt des Empfängers um ca. $10000/mm^3$.

Thrombozytenkonzentrate können ohne Rücksicht auf die AB0-Antigenität von Spender und Empfänger transfundiert werden. (*Außer in besonderen Notfällen werden die Thrombozyten in den meisten Zentren hinsichtlich der AB0- und Resusantigene typisiert und nur kompatible Thrombozytenkonzentrate transfundiert. Insbesondere Patienten, die mehrfach Transfusionen erhalten, haben ein erhöhtes Risiko, Alloantikörper zu entwickeln. Von einigen Autoren wird daher die Bestimmung der HLA-Oberflächenantigene der Thrombozyten als Voraussetzung für eine Thrombozyteninfusion gefordert). Die Halbwertszeit der Blutplättchen in der Zirkulation des Empfängers beträgt ca. 6 Tage.

Frisch gefrorenes Plasma (FFP)

Nach der Herstellung von Erythrozytenkonzentraten läßt sich durch Abzentrifugieren der Thrombozyten aus dem Plasmaüberstand reines Plasma gewinnen. Um die Aktivität der Gerinnungsfaktoren V und VIII zu erhalten, muß FFP bei −20 °C gelagert werden, der Auftauvorgang nimmt 20–30 min in Anspruch.

FFP wird zur Soforttherapie von Blutungen bei Patienten mit Gerinnungsstörungen (z. B. im Rahmen von Massivtransfusionen oder auf dem Boden einer Lebererkrankung, Markumarisierung oder eines DIC-Syndroms) sowie ferner bei kongenitalen Gerinnungsstörungen (Faktor-II-, -V-, -IX- oder -XI-Mangel) eingesetzt. Darüber hinaus dient es als Plasmaexpander. Nicht indiziert ist der Einsatz von FFP zur primären Volumentherapie.

Kryopräzipitate

Kryopräzipitate werden aus tiefgefrorenem (−90 °C) Plasma durch langsames Erwärmen auf 4 °C hergestellt; beim Auftauvorgang werden die nacheinander ausfallenden Proteinfraktionen separiert. Jede Einheit eines auf diese Weise hergestellten Kryopräzipitats hat ein Volumen von ca. 15–25 ml und enthält ca. 200 mg Fibrinogen, 150 Einheiten Willebrand-Faktoren (Faktor VIII-A) und 100 Einheiten Faktor VIII(C).

Trotz des geringen Volumens wirken Kryopräzipitate als Plasmaexpander.

Kryopräzipitate sind zum einen indiziert zur Substitution von Fibrinogen bei Patienten mit Dys- und Hypofibrinogenämien sowie Verbrauchskoagulopathien, zum anderen zur Substitution der Gerinnungsfaktoren bei Hämophilie A und Willebrand-Jürgens-Syndrom.

Faktor-VIII-Konzentrat

Faktor-VIII-Konzentrate enthalten eine hohe Konzentration an gerinnungsaktivem humanem Faktor VIII, der aus einem großen Pool von Spenderplasma gewonnen wird. Das Risiko einer Krankheitsübertragung, insbesondere einer Hepatitis *und/oder HIV-Infektion, ist daher hoch.

Außer zur Behandlung von Blutungen einer mittelschweren bis schweren Hämophilie A werden Faktor-VIII-Konzentrate auch zur Therapie erworbener Faktor-VIII-Mangelzustände bzw. bei Patienten mit Faktor-VIII-Inhibitoren eingesetzt.

*Prothrombinkomplexkonzentrat (PPSB) **

Der Prothrombinkomplex enthält hohe Konzentrationen an Faktor II (Prothrombin), VII (Proconvertin), IX (antihämophiler Faktor B) und X (Stuart Faktor) in lyophilisierter (gefriergetrockneter, pulverisierter) Form.

Er wird v. a. zur Behandlung des angeborenen Faktor-IX-Mangels sowie ferner bei angeborenen oder erworbenen Faktor-II-, -VII- oder -X-Mangelzuständen eingesetzt.

Als Nebenwirkungen einer Prothrombinkomplexgabe sind Thrombosen und die Übertragung einer Hepatitis *und/oder HIV-Infektion zu befürchten.

Blutautotransfusionen

Zur Blutautotransfusion stehen 4 Verfahren zur Verfügung: 1. Die präoperative Eigenblutspende des Patienten zur Herstellung von Blutkonserven, 2. die Blutentnahme und Hämodilution, die unmittelbar präoperativ durchgeführt werden kann, 3. die intraoperative und 4. eine postoperative Blutautotransfusion.

Durch Verwendung von autologen Blutkonserven werden Transfusionszwischenfälle sowie die Gefahr der Übertragung von Infektionskrankheiten praktisch ausgeschaltet.

---

* 1990 zeitweise aus dem Handel genommen.

Präoperative Eigenblutspende

Vor der Operation wird dem Patienten Blut entnommen. Es wird konserviert und während der Operation für denselben Patienten bereitgehalten.

Wird die Eigenblutkonserve in flüssiger Form aufbewahrt, muß sie innerhalb von 35 Tagen verbraucht werden, gefroren kann sie bis zu 2 Jahre gelagert werden.

Die Eigenblutspende bietet sich insbesondere für Patienten mit seltener Blutgruppe oder einer Vielzahl nachweisbarer Antikörper an.

Empfehlungen zur Eigenblutspende: Hämatokrit > 35%; Entnahme von nicht mehr als 10% des Blutvolumens in einer Sitzung; zeitlicher Abstand von *3 − 4 Tagen zwischen mehreren Eigenblutspenden bzw. Blutspende und Operation.

Präoperative Hämodilution

Die Technik der präoperativen Hämodilution wird v. a. in der Kardiochirurgie vor Eingriffen am offenen Herzen angewandt, gewinnt aber auch in der Gefäß- und Allgemeinchirurgie zunehmend an Bedeutung. Zur Hämodilution werden kristalloide oder kolloidale Lösungen intravenös infundiert, während gleichzeitig über eine andere Vene Blut entnommen wird. Es resultiert eine normovolämische Anämie. Das entnommene Blut kann später retransfundiert werden.

Ziel der präoperativen Hämodilution ist es, frisches autologes Blut herzustellen, insbesondere wenn intraoperativ z. B. bei Eingriffen mit einer Herz-Lungen-Maschine mit einer Alteration des Blutes zu rechnen ist. Ein weiteres Argument für die präoperative Hämodilution ist, daß der Erythrozytenverlust bei intraoperativen Blutungen wegen des niedrigeren Ausgangshämatokrits gering gehalten wird.

Intraoperative Autotransfusion

Es stehen 2 Formen der intraoperativen Transfusion autologen Blutes zur Verfügung: Das Blut kann entweder aufgefangen, gefiltert und als Vollblut retransfundiert oder zu gewaschenen Erythrozytenkonzentraten aufbereitet werden.

Vorteil der Vollblutretransfusion ist, daß die Methode einfach, schnell und wenig kostenintensiv ist und alle Blutbestandteile (einschl. Thrombozyten und Plasmaproteinen) enthalten sind. Ein Nachteil ist in der möglichen Einschwemmung von zerfallenen Zellanteilen, Spüllösung, aktivierten Gerinnungsfaktoren, Antikoagulanzien und freien Hämoglobins zu sehen.

Einige Systeme zur Blutautotransfusion erfordern eine systemische Heparinisierung, bei anderen wird im Saugeransatz das aufgenommene Blut mit CPD (Citriciumphosphatdextrose vgl. S. 427) versetzt. Bei den Verfahren zur intraoperativen Herstellung von autologen Erythrozytenkonzentraten wird bei der Aufsaugung des Blutes Heparin zugesetzt.

Postoperative Autotransfusion

Zur postoperativen Blutautotransfusion wird Blut, das bei Eingriffen am Herz aus dem Mediastinum austritt, aufgesaugt, filtriert und retransfundiert. Eine Heparinisierung ist nicht notwendig, da das Blut kein Fibrinogen enthält und somit nicht gerinnt.

Komplikationen nach (Fremd-)Bluttransfusionen

Leukoagglutininreaktion

Agglutinierende Antikörper gegen Leukozyten sind mit einer Häufigkeit von 1:40 Transfusionen nachzuweisen.

Die Reaktion in Form von Fieber und Schüttelfrost tritt gewöhnlich am Ende der Bluttransfusion auf.

Die Transfusion kann fortgeführt werden, wenn bei einer nur leichten Reaktion am Ende der Blutgabe der Blutdruck konstant bleibt, in Blut und Urin keine Zeichen einer Hämolyse nachzuweisen sind oder der Patient schon früher eine ähnliche Transfusionsreaktion ohne Komplikationen durchgemacht hat.

Hämolyse

Ursache der Posttransfusionshämolyse ist eine Inkompatibilitätsreaktion zwischen Spendererythrozyten und Antikörpern im Empfängerplasma.

Symptome in Form von Ruhelosigkeit, Kopfweh, Brust-, Flanken- und Rückenschmerzen, Dyspnoe, Fieber und Schüttelfrost stellen sich i. allg. unmittelbar nach Anhängen der Transfusion (Blutgabe < 50 ml) ein.

Als Folge der durch die intravasale Hämolyse entstehenden Hämoglobinämie und -urie kann es zu einer disseminierten intravasalen Gerinnung oder einem akuten Nierenversagen kommen.

Folgende Maßnahmen sind bei Verdacht auf Entwicklung einer hämolytischen Transfusionsreaktion sofort zu treffen:
1. Abstellen der Transfusion (Offenhalten des venösen Zugangs),
2. nochmaliges Überprüfen der Übereinstimmung der Patientendaten mit den Angaben auf der Blutkonserve,
3. Sicherstellung von Spenderblut zur Analyse,
4. Blutabnahme beim Patienten und Wiederholung der Kreuzprobe, Versuch des Nachweises von Hämolyseantikörpern durch direkten und indirekten Coombs-Test,
5. Urinuntersuchung auf freies Hämoglobin,
6. Untersuchung von Patientenblut der zur Infusionsstelle kontralateralen Körperseite auf Zeichen einer akuten Hämolyse.

Die Behandlung einer hämolytischen Transfusionsreaktion muß ebenfalls ohne zeitliche Verzögerung einsetzen und sollte folgende Maßnahmen umfassen:

1. Abstellen der Transfusion,
2. Infusion kristalloider Lösungen zur Aufrechterhaltung der Diurese (>100 ml/h),
3. ggf. Verabreichung von Mannitol (25 g) zur Induktion der Diurese,
4. bei Blutdruckabfall trotz ausreichender Volumengabe ggf. Verabreichung von Vasopressoren.

Allergische Reaktionen

An allergischen Begleitreaktionen bei Bluttransfusionen werden relativ häufig Urtikaria beobachtet, seltener kommt es zu Asthmaanfällen und Kreislaufregulationsstörungen. Diese Symptome lassen sich i. allg. mit Diphenhydramin (50 mg i.m. oder per os) kupieren.

Flüssigkeitsüberladung

Bei Patienten mit grenzwertig kompensierter Herzinsuffizienz ist Blut nur unter größter Vorsicht zu transfundieren. Bei ersten Anzeichen eines Herzversagens muß mit Diuretika einer Volumenüberlastung begegnet werden.

Infektionen

Eines der Hauptrisiken von Bluttransfusionen ist die Übertragung infektiöser Krankheiten. So werden 2 Formen der Virushepatitis (Hepatitis B und Non-A-Non-B) durch Blut bzw. Blutbestandteile übertragen. 78–100% der Transfusionshepatitiden sind Non-A-Non-B-Hepatitiden.

Die Inzidenz der Posttransfusionshepatitis beträgt ca. 10%. Bei 1/3 der Infizierten entwickelt sich eine chronische Hepatitis.

Das Infektionsrisiko bei Transfusion von Vollblut, Erythrozytenkonzentraten, FFP und Thrombozytenkonzentraten ist in etwa gleich; erhöht ist es bei Gabe von Kryopräzipitate, Faktor-VIII-Konzentraten und Prothrombinkomplexpräparaten. Keine Infektionsgefahr besteht bei Albumin und Plasmaproteinfraktionen.

Eine besonders besorgniserregende Gefahr von Bluttransfusionen ist die mögliche Übertragung von AIDS; ca. 2% aller AIDS-Fälle sind auf kontaminierte Bluttransfusionen zurückzuführen.

Das Risiko einer HIV-Infektion besteht bei Transfusion von Erythrozytenkonzentraten, Vollblut, Thrombozytenkonzentraten und FFP sowie bei Gabe von Prothrombinkomplex-, Faktor-VIII- und -IX-Konzentraten, obwohl der Virus bei den Gerinnungsfaktoren durch Hitzebehandlung inaktiviert werden kann.

Spenderblut wird heute mittels ELISA-Test auf Antikörper gegen das HIV-Virus untersucht.

Komplikationen bei Massentransfusionen

Definitionsgemäß wird eine fortlaufende Blutgabe von mehr als 2500 ml bzw. von mehr als 5000 ml in 24 h als Massiv- oder Massentransfusion bezeichnet.

Koagulopathien

Gerinnungsstörungen im Rahmen einer Massivtransfusion sind auf eine relative, durch Verdünnung bedingte Thrombozytopenie, eingeschränkte Thrombozytenfunktion oder einen Faktor-V-, -VIII- oder -XI-Mangel zurückzuführen. Zur Korrektur dieser Störungen empfiehlt es sich, pro 5 E. Blut 1 E. FFP zu transfundieren.

Zitratintoxikation

Selten treten im Rahmen einer Massivtransfusion Zeichen einer Hypokalzämie, die durch Bindung von Kalzium an das als Blutkonservierungsstoff verwendete Zitrat verursacht wird, auf. Therapeutisch kann in diesen Fällen Kalzium substituiert werden.

Hyperkaliämie

Vollblutkonserven haben einen relativ hohen Kaliumgehalt (7 Tage nach Herstellung der Konserve 12 mmol/l). Bei Patienten mit adäquater Nierenfunktion wird das überschüssige Kalium mit dem Urin ausgeschieden; Patienten mit eingeschränkter Nierenfunktion sollten zur Vermeidung einer Kaliumüberladung bevorzugt Frischblut, Erythrozytenkonzentrate oder FFP erhalten.

2,3-Diphosphoglycerat-Abfall

Blutkonserven haben im Vergleich zu Frischblut einen verminderten 2,3-DPG-Gehalt, wodurch die Sauerstoffbindungskurve des Hämoglobins verschoben und die Sauerstoffabgabe in der Peripherie vermindert wird. Bei Patienten, für die eine optimale Sauerstofftransportkapazität essentiell ist, sollte man daher auf gefrorene Erythrozytenkonzentrate zurückgreifen bzw. nur Blutkonserven verwenden, die weniger als 1 Woche alt sind.

Azidose

Blut, das 2 Tage gelagert wird, hat einen pH-Wert von 6,9. Durch eine sehr schnell einlaufende Transfusion kann daher eine metabolische Azidose entstehen. Allerdings kommt es infolge der schnellen Verstoffwechslung des als Blutkonservierungsstoff verwendeten Zitrats zu einer vermehrten Freisetzung von Bikarbonationen mit (in diesem Fall kompensatorischer) metabolischer Alkalose. Bei Bedarf kann Bikarbonat i.v. verabreicht werden.

Hypothermie

Eine Auskühlung des Patienten durch Transfusion von kaltem Blut kann durch das Aufwärmen der Konserven verhindert werden. Die Transfusion von körperwarmem Blut ist darüber hinaus im Hinblick auf die bessere Blutviskosität und Vasodilatation zu empfehlen. Die beiden zuletzt genannten Faktoren begünstigen auch die Transfusionsgeschwindigkeit.

Diagnose von Blutgerinnungsstörungen

Präoperative Evaluation (Tabelle 2)

Bei allen Patienten sollte die Anamnese die Frage nach einer erhöhten Blutungsneigung beinhalten.

Fragenkatalog

- Haben Sie jemals länger geblutet oder nach einem versehentlichen Biß auf Zunge, Wangen oder Lippen eine geschwollene Zunge bekommen?
- Hatten Sie jemals blaue Flecken, die größer als ein Fünfmarkstück waren, ohne sich vorher gestoßen zu haben?
- Wie lange haben Sie nach Ziehen eines Zahnes längstens geblutet?
- Sind Sie schon einmal operiert worden (dazu zählen auch kleinere Eingriffe wie Hautbiopsien), und wenn ja, gab es nach der Operation Probleme, eine Blutung zu stoppen?
- Welche Medikamente (einschließlich Aspirin) haben Sie in den vergangenen 7–10 Tagen eingenommen?

Tabelle 2. Evaluation der hämorrhagischen Diathese

	Quick und PTT: normal	Quick: erniedrigt PTT: normal	Quick: normal PTT: verlängert	Quick: erniedrigt PTT: verlängert
Blutungszeit normal	Faktor-XIII-Mangel	Faktor-VII-Mangel	Heparin, Faktor-XI-, -IX- oder -VIII-Mangel	Malnutrition, Heparin, Marcumar, Faktor-I-, -II-, -V- oder -X-Mangel
Blutungszeit verlängert	Thrombozytopathie		Willebrand-Krankheit	(Hyper-)Fibrinolyse, Afibrinogenämie
Thrombozytenzahl pathologisch	Thrombozytopenie			Disseminierte intravasale Gerinnung

Tabelle 3. Evaluation postoperativer Gerinnungsstörungen

Ätiologie	Thrombozyten-zahl	Quick	PTT	Thrombinzeit	Fibrinogen	Fibrinogenspalt-produkte
Dilutionseffekt	Erniedrigt	Normal oder erniedrigt	Normal	Normal	Normal oder erniedrigt	Nicht vorhanden
Verbrauchskoagulopathie	Erniedrigt	Erniedrigt	Verlängert	Verlängert	Erniedrigt	Vorhanden oder nicht vorhanden
(Hyper-)Fibrinolyse	Normal	Normal oder erniedrigt	Normal oder verlängert	Normal oder verlängert	Normal oder erniedrigt	Vorhanden
Heparin(-überdosierung)	Normal	Normal oder erniedrigt	Verlängert	Verlängert	Normal	Nicht vorhanden

- Haben Sie einen nahen Verwandten, bei dem häufig größere blaue Flecken auftreten oder bei dem es nach einer Operation zù Blutungsproblemen gekommen ist, und wenn ja, mußten Transfusionen zum Ausgleich des Blutverlustes gegeben werden?

Risikogruppen

Nach Beantwortung dieser Fragen kann eine Zuordnung der Patienten in die nachfolgend aufgeführten Risikogruppen vorgenommen und der Umfang der präoperativ notwendigen Suchtests festgelegt werden.

Stufe I: Anamnestisch kein erhöhtes Blutungsrisiko, geplanter Eingriff klein (z. B. Zahnextraktion oder Exzisionsbiopsie): Keine präoperative Blutuntersuchung notwendig.

Stufe II: Anamnestisch kein erhöhtes Blutungsrisiko, geplanter Eingriff groß (z. B. Cholezystektomie, Darmresektion): Präoperative Bestimmung von PTT und Thrombozyten.

Stufe III: Hinweise für Störungen der Blutgerinnung in der Anamnese oder Patienten mit familiärer Belastung oder Operationen, bei denen die Hämostase direkt beeinträchtigt wird (z. B. Eingriffe am offenen Herzen, extrakorporaler Kreislauf): Präoperative Bestimmung von Quick-Wert, PTT, Thrombozyten und Blutungszeit.

Stufe IV: Anamnestisch erhöhtes Blutungsrisiko (großer oder kleiner Eingriff): Präoperative Bestimmung von Quick-Wert, PTT, Thrombozyten und Blutungszeit. Bei pathologischen Gerinnungswerten empfiehlt es sich, die folgenden zusätzlichen Untersuchungen durchzuführen:
- Kontrolle der Blutungszeit nach Gabe von 650 mg Aspirin (*nach Durchführung des Tests elektive Eingriffe wegen erhöhter Blutungsgefahr erst nach 7–10 Tagen, s. S. 445), ggf. Durchführung spezieller Thrombozytenaggregationstests,
- Messung der Faktor-VIII- und -IX-Aktivität,
- Messung der Thrombinzeit bei einer Thrombinkonzentration, bei der unter Normalbedingungen eine Thrombinzeit von 15–20 s zu erwarten ist.

Postoperative Evaluation (Tabelle 3)

Bei Patienten mit postoperativen Blutungen unklarer Ursache bzw. hämorrhagischer Diathese ist eine Abklärung aller 3 Komponenten der Hämostase erforderlich.

Gefäße

- Ausschluß einer chirurgischen Blutung,
- Suche nach oberflächlichen Suffusionen,

- Suche nach inneren Blutungen (Endoskopie, Angiographie),
- Behandlung einer arteriellen Hypertonie, die die bestehende Blutung begünstigt.

Thrombozyten

- Bestimmung der Thrombozytenzahl. Bei einer Thrombozytenzahl $<20000/\text{mm}^3$ ist mit Spontanblutungen zu rechnen.
- Gabe von Thrombozytenkonzentraten bei einer Thrombozytenzahl $<40000-60000/\text{mm}^3$.
- Kontrolle der Blutungszeit für den Fall, daß Thrombozytenzahl, Quick-Wert und PTT im Normbereich liegen und eine chirurgische Blutung ausgeschlossen werden konnte; eine verlängerte Blutungszeit ist Hinweis für eine Thrombozytenfunktionsstörung. Gegebenenfalls müssen Thrombozyten substituiert werden.

Koagulation

1. Quick-Wert und PTT im Normbereich: keine Therapie.

2. Quick-Wert erniedrigt, PTT im Normbereich: Frage nach einer Marcumar-Behandlung, Ausschluß eines Vitamin-K-Mangels und einer Leberinsuffizienz? Gegebenenfalls weitere Diagnostik (s. S. 421 ff.). Therapie: FFP.

3. PTT verlängert, Quick-Wert im Normbereich: Ausschluß eines Faktor-VIII-, -IX- oder -XI-Mangels bzw. einer Überheparinisierung. Therapie: Faktorenersatz bzw. FFP.

4. Quick-Wert erniedrigt, PTT verlängert: Bestimmung der Thrombinzeit.

Thrombinzeit im Normbereich: Diagnostik (s. S. 421 f.). Therapie: FFP,

Thrombinzeit verlängert: Bestimmung des Fibrinogens,

Fibrinogen im Normbereich: Bestimmung der Fibrinogenspaltprodukte
- Fibrinogenspaltprodukte im Normbereich: Ausschluß einer Überheparinisierung (s. S. 441 f.). Therapie: Protamin,
- Fibrinogenspaltprodukte erhöht: Ausschluß eines DIC-Syndroms (s. S. 422 f.).

Fibrinogen erniedrigt: Ausschluß eines DIC-Syndroms oder einer Massentransfusionsblutung. Therapie: FFP oder Kryopräzipitate.

Laborchemische Untersuchungen

Prothrombinzeit (= Thromboplastinzeit = Quick-Wert)

Die Prothrombinzeit ist der empfindlichste Test zur Messung von Störungen der extrinsischen Gerinnung (vgl. Abb. 1, S. 418) und wird zur Kontrolle z. B. einer Marcumar- oder Warfarintherapie angewandt.

Methode: Bestimmung der Gerinnungszeit nach Zusatz von Gewebethromboplastin (Aktivator des Faktors VII) und Kalzium zum Plasma. Determinanten: Faktor II, V, VII, X und Fibrinogen.

Häufigste Ursachen eines erniedrigten Quick-Wertes: Lebererkrankungen und Vitamin-K-Mangel (s. S. 420 ff.).

Partielle Thromboplastinzeit (PTT)

Die PTT wird als Screeningtest zur Messung von Störungen der intrinsischen Gerinnung (vgl. Abb. 1, S. 418) durchgeführt und dient v. a. zur Kontrolle einer Heparintherapie.

Methode: Bestimmung der Rekalzifizierungszeit nach Zusatz eines Phospholipids (als Thrombozytenmembranersatz) und Faktor-XII-Aktivators zu thrombozytenarmem Plasma. Determinanten: Alle Faktoren außer Faktor VII und XIII.

Thrombinzeit

Die Thrombinzeit dient als Kontrollparameter einer Thrombolysetherapie.

Methode: Bestimmung der Gerinnungszeit nach Zusatz einer genormten Menge Thrombin zu Plasma.

Ursachen einer verlängerten Thrombinzeit: Fibrinogenmangel bzw. Dysfibrinogenämien, Heparin oder Fibrin(ogen)abbauprodukte.

Fibrinogen

Methode: Durch Modifizierung der Testverfahren zur Bestimmung der Thrombinzeit läßt sich die Fibrinogenkonzentration im Plasma bestimmen.

Fibrin- und Fibrinogenspaltprodukte

Methode: Plasma wird mit Latexpartikeln, die mit einem Antikörper gegen das Fibrinmonomer behaftet sind, versetzt.
Das Assay ist ein hochspezifischer Test zur Bestimmung von Fibrinabbauprodukten und wird v. a. zur Evaluation einer DIC angewandt. Zu pathologisch erhöhten Werten kommt es auch im Rahmen einer Lysetherapie.

Bestimmung von Gerinnungsfaktoren

Methode: Patientenplasma wird mit normiertem Testplasma, das arm an dem zu bestimmenden Faktor ist, versetzt. Die Abweichung der Gerinnungszeit von der Norm ist proportional zur Menge des Faktors im Patientenplasma. Verfügbar sind spezifische Assays zur Bestimmung der Faktoren II, VII, VIII, IX, X, XI, XII und XIII.

Faktor-VIII-Bestimmung (sog. Ristocetin Kofaktor Assay)

Methode: Plasma wird mit fixierten Thrombozyten und Ristocetin (zur Auslösung der Thrombozytenaggregation) versetzt, anschließend kann die Thrombozytenagglutination gemessen werden; die Zeit, die bis zur Agglutination vergeht, ist ein Maß für den Ristocetin-Kofaktor [* = v. Willebrand-Faktor = Faktor-VIII-A, ein eng mit dem Faktor VIII(C) verwandter plasmatischer Kofaktor der Blutplättchenaggregation].

Der Test ist äußerst sensitiv und spezifisch für die v. Willebrand-Hämophilie (s. S. 420).

Blutungszeit

Methode: Standardisierte, reproduzierbare Testverfahren (* Messung der Dauer einer künstlich gesetzten Blutung) zur Bestimmung der Gefäßintegrität (* Kontraktion, Retraktion) und Thrombozytenfunktion.

Ursachen einer verlängerten Blutungszeit: Thrombozytopenie (Thrombozytenzahl < 50 000). Eine Blutungszeit von mehr als 10 min bei normaler Thrombozytenzahl spricht für eine qualitative Thrombozytenfunktionsstörung oder ein Willebrand-Jürgens-Syndrom.

Aktivierte Gerinnungszeit (ACT; engl. activated clotting time)

In Anbetracht der großen individuellen Unterschiede in der Wirkung von Heparin muß insbesondere während Herzoperationen mit extrakorporalem Kreislauf die Heparindosierung minutiös kontrolliert und entsprechend titriert werden. Dazu wird heute in den meisten Kliniken mittels computergestützter Geräte eine automatische Bestimmung der sog. aktivierten Gerinnungszeit (ACT) vorgenommen. Die Messung der ACT ermöglicht das Erstellen einer Dosis-Wirkungskurve für Heparin (s. S. 441), von der sich ableiten läßt, wieviel Heparin jeweils appliziert werden muß, um die erwünschte Verlängerung der Gerinnungszeit zu erzielen. Ist die ACT (Normalwert 90–120 s) bekannt, kann außer der Höhe des Heparinspiegels im Blut auch die Protamindosis, die (am Ende der OP) zur Neutralisierung des zirkulierenden Heparins benötigt wird, bestimmt werden (sog. „Heparinumkehrung").

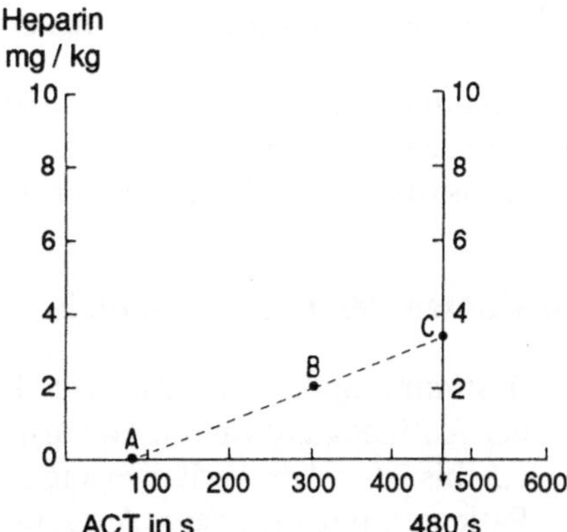

Abb. 2. Heparin-Dosis-Wirkungskurve (Erläuterung s. Text)

Erstellen und Benutzen einer Heparin-Dosis-Wirkungskurve

- Bestimmung des ACT-Ausgangswertes (Abb. 2, Punkt A) und Applikation von 2 mg/kgKG Heparin,
- Kontrolle der ACT (Abb. 2, Punkt B),
- Verbinden der Punkte A und B (Abb. 2),
- Verlängern der Gerade zwischen A und B zur Bestimmung der Heparindosis, bei der ein ACT-Wert > 480 s zu erwarten ist (Abb. 2, Punkt C).

Anhand von Abb. 2 läßt sich auch die Protamindosis bestimmen, die zur Neutralisation des Heparins notwendig ist. Sie liegt um den Faktor 1,3 höher als der Heparinwert, der auf der Kurve mit dem gemessenen ACT-Wert korreliert. Da es nach Protamingabe mitunter zu einem Blutdruckabfall kommt, muß der Blutdruck engmaschig kontrolliert werden.

Euglobinlysezeit

Methode: Bestimmung der fibrinolytischen Aktivität des Plasmas (nach Ausfällen bzw. Abtrennen der Euglobine* und Antiplasmine).

Das Zeitintervall zwischen der durch Thrombinzusatz induzierten Gerinnung von Vollblut und seiner vollständigen Lyse im Euglobinlysetest beträgt unter Normalbedingungen über 24 h.

Antikoagulanzien

Heparin

Heparin gehört zu den am häufigsten verwendeten Medikamenten in der Chirurgie.

---

* Euglobine = die in Wasser unlöslichen Globuline.

Initiale Therapie („Vollheparinisierung")

- Bestimmung von Hkt und Thrombozytenzahl,
- Bolusgabe von 5000 I.E. Heparin i.v.,
- Infusion von 1000 I.E. Heparin/h.

Fortführen der Heparintherapie

- Bestimmung der PTT 8 h nach Therapiebeginn. Der therapeutische Effekt der Antikoagulation mit Heparin ist bei einer PTT von 50–80 s, d. h. einer 1,5- bis 2,0fachen Verlängerung der partiellen Prothrombinzeit zu erwarten. Patienten mit niedrigen Ausgangswerten erreichen diese Werte oft nicht.
- Einstellen der Infusionsgeschwindigkeit in Abhängigkeit vom PTT-Wert: Bei einer PTT < 50 s wird die Heparindosis zunächst auf 1200 I.E./h gesteigert, bei Werten > 80 s auf 800 I.E. zurückgenommen. Die weitere Einstellung erfolgt schrittweise (Änderungen um jeweils 100–200 I.E./h). Bei einer PTT < 40 s kann eine weitere Bolusgabe von 2000 I.E. indiziert sein.
- PTT-Kontrollen: Nach jeder Änderung der Infusionsrate sollte die PTT innerhalb von 4–6 h erneut kontrolliert werden.

Überwachung der Heparintherapie (laborchemische Untersuchungen)

- PTT (täglich),
- Hkt und Thrombozyten (in 2tägigen Abständen),
- Plasmaheparinspiegel (fakultativ bei schwer einzustellenden Patienten mit einem Heparinbedarf > 2000 I.E./h).

Nebenwirkungen: Als Nebenwirkungen einer Heparintherapie können Blutungen, ein Abfall der Thrombozytenzahl, arterielle Thromboembolien, Fieber, Urtikaria, Hautnekrosen und langfristig eine Osteoporose auftreten.

Cumarinderivate
(z. B. Warfarin/Coumadin, Phenprocoumon/Marcumar)

Initiale Therapie („Marcumarisierung")

- Bestimmung von Quick-Wert, PTT, Hkt und Thrombozytenzahl,
- Beginn der „Marcumarisierung" mit 10 mg für 2–3 Tage. Die weitere Einstellung erfolgt nach dem Quick-Wert.

Fortführen der Cumarintherapie

Bis der erwünschte Quick-Wert erreicht ist, sind tägliche Laborkontrollen erforderlich. Bei tiefer Beinvenenthrombose oder Lungenembolie werden Quick-

Werte angestrebt, die um den Faktor 1,4−1,8, bei arteriellen thromboembolischen Verschlüssen um den Faktor 1,6−2,1 unter der Norm liegen. Noch niedrigere Werte sind bei Patienten nach prothetischem Herzklappenersatz oder kruralen Bypassoperationen erforderlich.

Überwachung

Quick-Kontrollen nach Erreichen des therapeutischen Wertes sollten alle 2−3 Tage erfolgen. Ebenso kontrollbedürftig ist der Hkt.

Nebenwirkungen

Blutungen, Hautnekrosen, teratogene Effekte.

Maßnahmen bei Cumarinüberdosierung

Vitamin K und Blut bzw. Blutfaktoren (z.B. FFP).

Wechselwirkungen

Mit einer gesteigerten Antikoagulation ist bei einer Vielzahl von Medikamenten (z.B. Marcumar + Allopurinol, Schilddrüsenhormonen oder verschiedenen Antibiotika), Patienten mit Lebererkrankungen, Hyperthyreoidismus oder Vitamin-K-Mangel zu rechnen.

Streptokinase

Initiale Therapie (systemische Lyse)

- Bestimmung der Ausgangswerte von Quick, PTT, Fibrinspaltprodukten, Fibrinogen, Antithrombin III („große Gerinnung") sowie Hkt und Thrombozytenzahl,
- Applikation von z.B. Benadryl (500 mg i.v.) oder Hydrocortison (100 mg i.v.) zur Vermeidung einer Überempfindlichkeitsreaktion vor Therapiebeginn und danach alle 12−24 h,
- Infusion von 250 000 I.E. Streptokinase i.v. über 30 min,
- Fortführen der Infusionstherapie mit 100 000 I.E./h.

Fortführung und Überwachung der Streptokinasetherapie

- Bestimmung der Thrombinzeit 2−4 h nach Therapiebeginn, danach zumindest einmal täglich. Der therapeutische Wert liegt um den Faktor 2−5 über dem Normalwert.

- Kontrolle von Quick-Wert, PTT, Fibrinspaltprodukten und Fibrinogen.
- Bleiben Thrombinzeit und Fibrinogenspiegel unverändert, ist eine Beendigung der Streptokinasetherapie und der Versuch einer Urokinasetherapie zu erwägen.

Nebenwirkungen

Übelkeit, Erbrechen, Kopfweh, Muskelschmerzen, Fieber, Urtikaria und andere allergische Reaktionen bis hin zum anaphylaktischen Schock sowie Blutungen. Bei schwereren Blutungen muß die Streptokinasetherapie abgebrochen werden, eine Transfusion von Erythrozytenkonzentraten und Gabe von Kryopräzipitaten (5 E.) und ε-Aminokapronsäure (initial 4 g i.v., anschließend 1 g/h per infusionem bis zur Hämostase) ist u. U. erforderlich.

Urokinase

Dosierung bei systemischer Lyse

Initial 4400 I.E./kgKG über 10 min, anschließend 4400 I.E./kgKG/h für 12–24 h.

Dosierung bei lokaler Lysetherapie

Initial 50000 I.E. Bolus in das okkludierte Gefäß, anschließend 50000 I.E./h per infusionem.

Nebenwirkungen

Blutungen, Fieber, allergische Reaktionen.

Gewebeplasminogenaktivator

Ein Gewebeplasminogenaktivator ist ein Glykoprotein, das mit Plasminogen und Fibrin eine komplexe Bindung eingeht, wobei Plasminogen aktiviert und Fibrin vor Ort lysiert wird.

Zur Zeit wird der Gewebeplasminogenaktivator in der Behandlung des akuten Myokardinfarkts erprobt. Die Applikation erfolgt per infusionem.

Kontraindikationen für eine Lysetherapie mit einem Gewebeplasminogenaktivator sind kurz zurückliegende zerebrovaskuläre Läsionen, chirurgische Eingriffe, aktive Blutungen oder eine bekannte hämorrhagische Diathese.

Acetylsalicylsäure

Acetylsalicylsäure inaktiviert Zyklooxygenase, wodurch die Thromboxanproduktion der Thrombozyten blockiert, d. h. ein wichtiger Faktor der Plättchenaggregation eliminiert wird.

Die Enzymblockade ist irreversibel; der therapeutische Effekt bleibt somit (entsprechend der durchschnittlichen Thrombozytenlebensdauer) für 7 – 10 Tage nach Einnahne bestehen. Folglich muß Acetylsalicylsäure (z. B. Aspirin) 10 Tage vor einem geplanten chirurgischen Eingriff abgesetzt werden; erst dann kann wieder von einer normalen Thrombozytenfunktion ausgegangen werden.

Literatur

Bloom AL, Thomas DP (1981) Haemostasis and thrombosis. Churchill Livingstone, Edinburgh

Bull BS, Huse WM, Brauer FS, Karpman BA (1975) Heparin therapy during extracorporeal circulation. J Thorac Cardiac Surg 69:685

Colman RW, Hirsch J, Marder VJ, Salzman EW (1982) Hemostasis and thrombosis. Lippincott, Philadelphia

Comp PC, Esmon CT (1985) Recurrent venous thromboembolism in patients with a partial deficiency of proteins. N Engl J Med 311:1525

Crabbe SJ, Clopinger CC (1987) Tissue plasminogen activator: A new thrombolytic agent. Clin Pharmacol 6:373

Esmon CT (1983) Protein C: Biochemistry, physiology and clinical implications. Blood 62:1155

Glover JL, Bradie TA (1987) Intraoperative autotransfusion. World J Surg 11:60

Lewes JL, Salzman EW (1984) Antithrombotic therapy. In: Rutherford RW (ed) Vascular surgery. Saunders, Philadelphia

Makhoul RG, Greenberg CS, McCann RL (1986) Heparin-associated thrombocytopenia and thrombosis: a serious clinical problem and potential solution. J Vasc Surg 4:522

Peterman TA (1987) Transfusion-associated acquired immunodeficiency syndrome. World J Surg 11:36

*Preiss DU, Zobeley R (1983) Individuelle Heparin- und Protamindosierung in der Herzchirurgie. Klin Wochenschr 61:1141

Rappaport SI (1983) Preoperative hemostatic evaluation: Which tests, if any? Blood 61:229

Salzman EW (1983) Hemorrhagic disorders. In: Dudrick SJ (ed) Manual of preoperative and postoperative care. Saunders, Philadelphia

Towne JB, Bandyk DF (1987) Application of thrombotic therapy in vascular occlusive disease: a surgical review. Am J Surg 154:548

14 Endokrinologie

D. M. MAHVI

Hormonelle Regulationsmechanismen sorgen für die Homöostase des Organismus in Streßsituationen. Störungen endokriner Funktionen treten gewöhnlich nur bei extremen Belastungen oder einer Vorschädigung des Endokrinums auf. Streßsituationen, wie sie bei einer akuten Erkrankung bzw. Operation vorkommen, führen zu einer Aktivierung der Hypothalamus-Hypophysen-Nebennieren-Achse und in Folge dessen zu einer vermehrten Glukokortikoid- und Katecholaminausschüttung. Das Renin-Angiotensin-System ist ein wichtiger Regulationsmechanismus des Flüssigkeits- und Elektrolythaushalts. Akute Störungen des Enokrinums werden entweder durch die Unterbrechung des Feedbacks zwischen den oben genannten Stationen oder durch die Unfähigkeit des Endorgans, adäquat auf die hormonelle Stimulation zu reagieren, verursacht. Wird die Störung nicht rechtzeitig erkannt und behandelt, kann sie einen fatalen Verlauf nehmen. Grundlagen der Diagnostik und Therapie endokriner Notfälle sind Gegenstand des folgenden Kapitels.

Diabetes mellitus

Diabetiker müssen sich im Durchschnitt häufiger als das Gesamtkollektiv unserer Bevölkerung großen chirurgischen Eingriffen unterziehen, ihre Morbidität und Mortalität ist im Vergleich zu Nichtdiabetikern erhöht. Patienten mit Diabetes mellitus bedürfen perioperativ einer individuellen Überwachung mit engmaschigen Kontrollen des Blutzuckerspiegels. Hinsichtlich der postoperativen Insulindosierung sind der präoperative Insulinbedarf sowie die Schwere des chirurgischen Eingriffs zu berücksichtigen.

Bei Patienten mit einem nicht-insulinabhängigen Diabetes mellitus (engl. non-insulin dependent diabetes mellitus = NIDDM) ist nach Routineeingriffen (z. B. Leistenhernienoperation) nur in Ausnahmefällen eine Insulinsubstitution erforderlich. Die Mehrzahl der mit oralen Antidiabetika oder Insulin eingestellten Patienten ist dagegen zumindest nach größeren Eingriffen auf eine exogene Insulinzufuhr angewiesen.

Anmerkungen des Übersetzers sind mit * versehen.

Perioperative Blutzuckereinstellung

Nicht-insulinabhängiger Diabetes mellitus

Patienten mit einem diätetisch oder mittels oraler Antidiabetika eingestellten
Diabetes mellitus benötigen im Rahmen größerer chirurgischer Eingriffe (z. B.
Operationen an den großen Gefäßen, Herzoperationen oder Laparotomien)
i. allg. Insulin. Langwirksame Präparate sind dabei intra- und postoperativ nur
in Ausnahmefällen indiziert.

Präoperative Anordnungen
- Nahrungskarenz nach Mitternacht,
- Infusion einer Halbelektrolytlösung (+20 mmol/l KCl; 100 ml/h) ab 6
  Uhr,
- 5 I.E. Altinsulin s.c. um 6 Uhr.

Postoperative Anordnungen
(* Zur Vermeidung einer Ketoazidose sollte der Blutzuckerspiegel postoperativ
bei Serumwerten <250 mg/dl eingestellt werden.):
- Blutzuckerkontrolle im Aufwachraum,
- Infusion einer Halbelektrolytlösung (+20 mmol/l KCl; 75 – 100 ml/h),
- 5 I.E. Altinsulin s.c. alle 6 h,
- Blutzuckerkontrollen alle 6 h (Stick oder laborchemische Bestimmung),
- Festlegen des individuellen Insulindosierungsplans (vgl. Tabelle 1).

Postoperativer Kostaufbau entsprechend Diätplan
(betr. Patienten mit oral eingestelltem Diabetes mellitus).

Anmerkung
Als Richtlinie zur Therapie von Patienten mit postoperativ anhaltend hohen
Blutzuckerwerten kann die 24-h-Gesamtdosis der zusätzlichen Insulingaben
(Tabelle 1) durch 4 geteilt und der resultierende Wert alle 6 h der Normaldosis

Tabelle 1. Individueller Insulindosierungsplan

Serumglukosewert (mg/dl) unter 5 I.E. Altinsulin alle 6 h	Maßnahmen bzw. *zusätzliche* Insulindosis s.c.
<100	Verständigen des Dienstarztes
100 – 250	Keine Insulingabe
250 – 299	+2 I.E.
300 – 399	+4 I.E.
>400	+6 I.E. und Verständigen des Arztes

von 5 I.E. hinzugefügt werden (Beispiel: Erhält ein Patient in 24 h gemäß Dosierungsplan 4, 2, 0 und 2 I.E. Insulin zusätzlich, so erhöht sich die routinemäßige 6stündliche Insulingabe in den folgenden 24 h von 5 I.E. Altinsulin s.c. auf (4+2+0+2 = 8; 8:4 = 2; 5+2 =)7 Einheiten. Dazu kommt u. U. wiederum eine Dosiserhöhung nach dem oben genannten Schema gemäß den aktuellen Blutzuckerwerten.

Insulinabhängiger Diabetes mellitus

Kleine chirurgische Eingriffe

Vor Eingriffen, bei denen kein größerer operative Streß zu erwarten ist, sollte morgens die Hälfte der normalen individuellen Tagesdosis an Insulin subkutan injiziert werden. Postoperativ wird bis zum Abschluß des Kostaufbaus (gemäß der American Dietic Association) die Hälfte der üblichen Tagesdosis verabreicht, danach kann zum gewohnten Insulinregime übergegangen werden.

Präoperative Anordnungen:
- Nahrungskarenz nach Mitternacht,
- Applikation von je der Hälfte der üblichen Tagesdosis Isophan-Insulin (NPH-Insulin) und Altinsulin s.c. um 6 Uhr,
- Infusion einer Halbelektrolytlösung (+ KCl 20 mmol/l 100 ml/h) ab 6 Uhr.

Postoperative Maßnahmen:
- Wiederholte Blutzuckerbestimmung,
- Fortsetzen der Infusionstherapie (s. oben),
- Insulingaben nach Plan (ggf. zusätzliche Applikationen gemäß Dosierungsschema Tabelle 1).

Große chirurgische Eingriffe

Insulinabhängige Patienten erhalten perioperativ alle 6 h eine Basisapplikation von 6 I.E. Altinsulin; zusätzliche Insulingaben werden gemäß Dosierungsplan (Tabelle 1) verabreicht. Alternativ kann eine (mittels wiederholter Blutzuckerkontrollen gesteuerte) permanente Insulingabe mit Perfusor erfolgen. Vorteil der kontinuierlichen Insulingabe ist die Möglichkeit einer exakten Blutzuckereinstellung; das Risiko einer Hypoglykämie ist vergleichsweise gering. Mit der Infusion kann bereits intraoperativ oder unmittelbar postoperativ begonnen werden. Gleichzeitig zur i.v.-Insulingabe muß den Patienten über einen 2. i.v.-Zugang Dextrose (Glukose 5%, 100 ml/h) zugeführt werden.

Postoperative Anordnungen (beispielsweise):
- 25 I.E. Altinsulin in 250 ml 0,9 %iger NaCl-Lösung (Infusionsgeschwindigkeit 10 ml/h ≙ 1 I.E. Altinsulin/h),

- Halbelektrolytlösung (+ KCl 20 mmol/l) bzw. Glukose 5% über einen separaten Gefäßzugang (Infusionsgeschwindigkeit 100 ml/h),
- Blutzuckerkontrolle 1 h postoperativ, dann alle 2 h (nach Stabilisation des Blutzuckers alle 4 h).

Gegebenenfalls sukzessive Erhöhung der Insulingaben (Steigerung jeweils 2 I.E./h bis zu einer Infusionsgeschwindigkeit von 20 ml/h).

Nach 24–48 h sollte die kontinuierliche Insulingabe beendet und der Patient wieder auf 6stündliche subkutane Injektionen (ggf. zusätzliche Applikationen bzw. Dosiserhöhung gemäß Tabelle 1) umgestellt werden. Patienten, die sich oral ernähren, bekommen zunächst die Hälfte ihrer üblichen Tagesdosis.

Therapeutische Maßnahmen bei diabetischer Ketoazidose und hyperosmolarer nichtketotischer Hyperglykämie

Bei Diabetikern ist die perioperative Flüssigkeits- und Elektrolytsubstitution von größter Wichtigkeit. Patienten mit diabetischer Ketoazidose oder hyperosmolarer nichtketotischer Hyperglykämie sind immer dehydriert; zur Korrektur ihres Flüssigkeitsdefizits sind initial erhebliche Infusionsmengen (NaCl 0,9 %) erforderlich.

Der Flüssigkeitsbedarf bei hyperosmolarer nichtketotischer Hyperglykämie ist größer als bei diabetischer Ketoazidose; zur Wiederherstellung der Isovolämie müssen mitunter bis zu 10 l infundiert werden.

Insbesondere bei kardialen Vorerkrankungen sollte die Infusionstherapie unter ZVD-Kontrolle erfolgen, wobei initial auch bei hohen Ausgangswerten aggressiv Flüssigkeit zugeführt werden muß.

Bei Blutzuckerwerten < 300 mg/dl wird die Infusionstherapie von 0,9 %iger NaCl auf Halbelektrolytlösungen umgestellt.

Des weiteren essentiell ist eine adäquate Kaliumsubstitution; das Gesamtkalium ist in der Regel erniedrigt, falsch-hohe Werte bei der Serumbestimmung sind oft Folge der Azidose.

Die Ergebnisse neuerer Untersuchungen deuten darauf hin, daß die Gabe geringer Mengen Insulin (2–5 I.E./h; sog. low-dose-insulin) sowohl bei diabetischer Ketoazidose als auch bei hyperosmolarer nichtketotischer Hyperglykämie die Therapie der Wahl darstellt.

Wegen der Gefahr der Entwicklung eines Gehirnödems sollte der Blutzucker um nicht mehr als 100 mg/dl/h gesenkt werden.

Monitoring

- Kontinuierliche Messung von Blutdruck, Herzfrequenz und ZVD (Hämodynamik),

– Bestimmung der arteriellen Blutgase, der Blutzucker- und Elektrolytwerte (einschließlich PO_4 und Mg). Blutgase, Blutzucker und K^+ sollten in den ersten 4 h nach der Operation stündlich, danach alle 2 h kontrolliert werden.

Volumensubstitution (geschätztes Volumendefizit 5–10 l)

– 500 ml/h NaCl 0,9% + KCl 10 mmol/l (bei zentralvenösem Zugang ggf. +20 mmol KCl),
– bei Blutzuckerwerten <300 mg/dl Infusion von dextrosehaltigen Lösungen (z. B. G 5%),
– bei Serumnatriumwerten >150–155 mmol/l Infusion von hypotonischen Lösungen.

Insulingabe

Initial 10 I.E. Altinsulin i.v., dann 50 I.E. in 500 ml NaCl (0,9%) per infusionem (50 ml/h; Verminderung der Infusionsgeschwindigkeit bei Blutzuckerwerten <300 mg/dl).

Elektrolytsubstitution (angestrebte Werte)

– K^+ >5,0 mmol/l,
– PO_4 >2,0 mg/dl,
– Mg >1,5 mg/dl.

Korrektur des Säure-Basen-Haushalts

– pH <7,1 oder $NaHCO_3$ <5 mmol/l: 2 Amp. $NaHCO_3$ (44–88 mmol),
– pH <7,0:   3 Amp. $NaHCO_3$.

Nebennereninsuffizienz

Bei Nebennereninsuffizienz ist die Freisetzung von Adrenalin bzw. Noradrenalin aus dem Nebennierenmark und Kortikosteroiden aus der Nebennierenrinde herabgesetzt. Als mögliche Ursachen der Nebennereninsuffizienz kommen prinzipiell Parenchymschäden der Nebennieren oder eine inadäquate ACTH-Sekretion in Frage. Die Patienten bleiben oft lange asymptomatisch; nicht selten kommt es erst im Rahmen einer Operation zur Dekompensation;

unter dem Operationsstreß benötigt der Organismus ein erhöhtes Quantum an Kortikosteroiden, die von der insuffizienten Drüse nicht produziert werden können. Der relative Mangel an Kortikosteroiden gipfelt in der sog. Addison-Krise, die einen fatalen Verlauf nehmen kann, wenn sie nicht rechtzeitig erkannt und behandelt wird. Am häufigsten zu beobachten ist die Nebenniereninsuffizienz in perioperativen Streßsituationen bei Patienten, die unter Kortikosteroiddauermedikation (* z. B. wegen M. Crohn oder Colitis ulcerosa) stehen.

Klinische Befunde

- Anorexie
- Übelkeit und Erbrechen
- Hypotension
- Bauchschmerz
- Allgemeines Schwächegefühl
- Fieber

Laborbefunde

- Serum-Na$^+$ erniedrigt
- Serum-K$^+$ erhöht
- Serumglukose erniedrigt
- Azidose
- Serumkortisol erniedrigt.

Therapie

Die Behandlung der Nebenniereninsuffizienz umfaßt eine Flüssigkeits-, Elektrolyt- und Hormonsubstitution. Als Kortikosteroid sollte initial ein Präparat mit gluko- und mineralokortikoider Potenz gegeben werden (z. B. Hydrocortison). Methylprednisolon (z. B. Urbason) oder Dexamethason (z. B. Fortecortin) sind weniger geeignet.

Initiale Maßnahmen

Die Behandlung muß rechtzeitig, wenn möglich vor der laborchemischen Diagnosesicherung (Erniedrigung des Kortisols im Serum) bzw. der klinischen Manifestation, einsetzen. Schon bei Verdacht auf Vorliegen einer Nebenniereninsuffizienz sollten die folgenden Maßnahmen getroffen werden:

- Applikation von Hydrokortison 200 mg i.v. initial und 100 mg i.v. alle 6 h,
- Infusion einer Vollelektrolytlösung (z. B. 1000 ml Sterofundin über 1 h, danach 250 ml/h evtl. Zusatz von 20 mmol/l KCl) bis zur vollständigen Rehydratation,
- engmaschige Na^+- und K^+-Serumkontrollen.

Dauermedikation

- Prednison per os 5 mg morgens, 2,5 mg abends,
- Fludrocortisonazetat (z. B. Astonin) 0,1 – 0,2 mg p.o. morgens.

Perioperatives Management von Patienten mit Kortikosteroiddauermedikation

Patienten, die z. B. wegen entzündlicher Darm- oder rheumatoider Erkrankungen ständig Kortikosteroide einnehmen, müssen prä- und postoperativ mit Steroiden therapiert werden; infolge der Belastungen, die ein größerer chirurgischer Eingriff mit sich bringt, ist der Kortikosteroidbedarf des Organismus erhöht. Ohne eine entsprechende Substitution besteht die Gefahr der Entwicklung einer Nebenniereninsuffizienz bzw. akuten Addison-Krise.

Jeder Patient, der in den letzten 3 Monaten vor der stationären Aufnahme Kortikosteroide als Dauermedikation (per os) eingenommen hat, sollte schon präoperativ eine entsprechende intravenöse Steroidtherapie erhalten. Die Infusion von Kortikosteroiden kann kontinuierlich oder intermittierend erfolgen. Postoperativ empfiehlt es sich, die i.v.-Steroidgabe so lange fortzusetzen, bis der Patient wieder auf die orale Medikation umgestellt werden kann.

Intermittierende Kortikosteroidgabe

- Am Operationstag: Hydrocortison 100 mg i.v. um 6 Uhr morgens, danach alle 6 h bis zur Verlegung von der Intensivstation.
- Nach Rückverlegung von der Intensivstation bzw. Überwindung des sog. Postaggressionssyndroms: 50 mg Hydrocortison i.v. alle 6 h und Umstellung auf perorale Prednisongaben (zunächst 50 mg morgens, danach rasche Dosisreduktion bis zur präoperativ eingenommenen Menge).

Kontinuierliche Kortikosteroidgabe

Hydrocortison 100 mg in 250 ml G 5% (Infusionsgeschwindigkeit 10 ml/h) bis zur Oralisierung des Patienten. Danach Umstellung auf perorale Prednisongaben und Dosisreduktion.

Hyperkalzämie

Die symptomatische Hyperkalzämie (s. Kap. 6) ist ein lebensbedrohlicher Zustand; die initiale Therapie zielt darauf ab, das Serum-Ca^{++} rasch zu senken und Störungen des Elektrolyt- und Flüssigkeitshaushalts zu korrigieren. Erst danach folgt die kausale Therapie, d.h. die Identifikation und Beseitigung der zugrundeliegenden Störung.

Ursachen (vgl. Kap. 6)

Die häufigsten Ursachen einer Hyperkalzämie sind der primäre Hyperparathyreoidismus und Neoplasien (kalziumproduzierende Tumoren).

Symptome und klinische Befunde

- Anorexie,
- mentale Veränderungen,
- Erbrechen,
- Polyurie,
- Hypovolämie,
- Hyperreflexie,
- EKG-Veränderungen (ST-Strecken-Verkürzung),
- Nierenversagen.

Therapie

Indikationen

- Mäßige bzw. asymptomatische Hyperkalzämie (Serum-Ca^{++} 2,8 – 3,2 mmol/l): Beobachtung und Serumkontrollen.
- Mäßige symptomatische Hyperkalzämie (Serum-Ca^{++} 2,8 – 3,2 mmol/l): aggressive Therapie (s. unten).
- Gravierende (symptomatische oder asymptomatische) Hyperkalzämie (Serum-Ca^{++} > 3,2 mmol/l): aggressive Therapie (s. unten).

Rehydrierung und forcierte Diurese

Rehydrierung und forcierte Diurese (renale Kalziumausscheidung bis 2 g/Tag) sind die effektivsten Akutmaßnahmen zur Senkung des Kalziumserumspiegels:

– Infusion von 0,9 %iger NaCl, initial 1000 ml in 1 h, danach 200–400 ml/h
bis zur Rehydrierung (gemäß ZVD-Werten). Nach Erreichen der Euvolämie
Fortsetzen der Infusionstherapie mit einer Halbelektrolytlösung unter Zusatz von 20 mmol/l KCl und Magnesium (Infusionsgeschwindigkeit
200 ml/h; engmaschige Serumkontrollen von Ca^{++}, K^+, Na^+ und
Mg^{++}).
Applikation von Furosemid (z. B. Lasix) 50–100 mg alle 1–2 h zur Induktion einer forcierten Diurese (Urinausscheidung > 500 ml/h – Senkung
des Serum-Ca^{++} 1–3 mg/dl).

Hämo- oder Peritonealdialyse (s. S. 195 ff.)

Die Durchführung einer Dialyse ist bei Patienten mit Nierenversagen oder
lebensedrohlicher Hyperkalzämie indiziert.

Mithramycin

Das als Chemotherapeutikum eingesetzte Präparat induziert die Resorption
von Kalzium aus der Blutbahn in den Knochen (Mittel 2. Wahl nach Rehydratation und forcierter Diurese; Wirkungseintritt ca. 24 h nach Applikation). Es
wirkt zytotoxisch, einer wiederholten Anwendung sind daher Grenzen gesetzt
(cave: Thrombozytopenie und Thrombozytenfunktionsstörungen sowie Leber-
und Nierenversagen).

Kortikosteroide

Kortikosteroide finden insbesondere bei der Behandlung der malignombeding-
ten Hyperkalzämie Verwendung.

Dosierung: Hydrocortison 100 mg i.v. alle 6 h für 24 h, danach Prednison
60 mg/Tag p.o.
Kortikoide wirken sich nicht unmittelbar auf den Serumkalziumspiegel aus;
Wirksamkeit und Dauer bis zum Wirkungseintritt sind individuell unter-
schiedlich. Stellt sich innerhalb 1 Woche nach Therapiebeginn kein positiver
Effekt ein, kann die Dosis rasch reduziert und langsam ausgeschlichen werden.

Phosphat

Die Anwendung von Phosphaten wird nur bei lebensbedrohlichen, gegenüber
den angeführten Maßnahmen (Rehydrierung, forcierte Diurese, Mithramycin)
therapieresistenten Formen der Hyperkalzämie empfohlen. Vor Phosphatgabe
in jedem Fall auszuschließen sind erhöhter Serumphosphatspiegel (> 5 mg/dl)

und eine Niereninsuffizienz. Von manchen Autoren wird die Phosphatgabe ganz abgelehnt; es gibt mehrere Fallberichte letal verlaufender Kalziumphosphatausfällungen in der Lunge mit irreversiblem ARDS.

Lebensbedrohliche Hyperkalzämie (Ca^{++} >15 mg/dl): 1,5 mg Phosphat i.v. (über 6−8 h; engmaschige Kontrolle des Serumphosphatspiegels, zuerst 2 h nach Phosphatgabe; angestrebt wird ein PO_4-Wert von 5−6 mg/dl.

Nicht lebensbedrohliche Hyperkalzämie (Ca^{++} <15 mg/dl) und PO$_4$ <3 mg/dl: 1−2 g elementares Phosphat pro Tag per os (z. B. in Form von Phosphat-Soda-Kapseln; engmaschige Kontrolle des Serumphosphatspiegels, zuerst 1−2 Tage nach der ersten Applikation).

Calcitonin

Dosierung: Initial 4 I.E./kgKG i.v., danach 4 kg/KG p.o. alle 12 h. In der angegebenen Dosierung hemmt Calcitonin die Kalziumfreisetzung aus dem Knochen. Bei 25% der Patienten mit Hyperkalzämie bleibt der Einsatz von Calcitonin allerdings ohne jede Wirkung.

Phäochromozytom

Hauptproblem der prä- und postoperativen Versorgung von Patienten mit Phäochromozytom ist die Blutdruckkontrolle. Die Therapie besteht in der direkten Blockade der Katecholaminrezeptoren am Endorgan.

Präoperative Maßnahmen

α-Blockade

Mittel der Wahl in der präoperativen Phase ist der α-Rezeptorenblocker Phenoxybenzamin (z. B. Dibenzyran), dessen Wirkmechanismus in einer kumulativen, nichtkompetitiven Katecholaminhemmung besteht.

Dosierung: 10 mg p.o. alle 12 h (sukzessive Dosiserhöhung um jeweils 10 mg zur Einstellung adäquater Blutdruckwerte möglich). Die Patienten sollten präoperativ (bzw. bevor invasive diagnostische Maßnahmen durchgeführt werden) mit der verabreichten Tagesdosis normale Blutdruckwerte aufweisen. Nebenwirkung: Unter hohen Dosen Phenoxybenzamin kommt es nicht selten zu orthostatischen Kreislaufregulationsstörungen infolge Blutdruckabfalls.

β-Blockade

β-Blocker (Propranolol 10 mg/8 h) sind indiziert bei Patienten, bei denen sich unter α-Blockade mit Phenoxybenzamin Tachykardiearrhythmien einstellen.

Postoperative Therapie

Infolge der Blockade der α-rezeptorenvermittelten Vasokonstriktion wird postoperativ zur Aufrechterhaltung der peripheren Perfusion vermehrt Volumen benötigt. Bei Patienten, deren Blutdruck präoperativ adäquat eingestellt war, ist dieser Effekt der verminderten peripheren Katecholaminwirkung weniger stark ausgeprägt.

Nach vollständiger Entfernung des Phäochromozytoms bleiben manche Patienten vorübergehend hyperton, was auf eine Katecholaminanreicherung in den sympathischen Nervenendigungen zurückzuführen ist. Therapeutisch läßt sich eine postoperativ persistierende Hypertonie am besten mit Nitroprussid-Natrium eindämmen.

Thyreotoxische Krise

Definition

Die thyreotoxische Krise unterscheidet sich klinisch von unproblematischen Formen der Hyperthyreose. Einfach zu diagnostizieren ist die Stoffwechseldekompensation bei Patienten mit einer Struma oder bekanntem M. Basedow, wenn sich die im folgenden aufgeführten typischen Zeichen einer Thyreotoxikose zeigen. Die Behandlung muß sofort einsetzen, eine Verifikation der Diagnose durch Schilddrüsenfunktionstests kann nicht abgewartet werden.

Inzidenz und Risikofaktoren

Die Inzidenz des thyreotoxischen Komas als schwerster Form der Thyreotoxikose (Mortalität 10–20%) hat in den letzten Jahren aufgrund der verbesserten Behandlungsmöglichkeiten von Schilddrüsenerkrankungen deutlich abgenommen. Am meisten gefährdet sind Patienten mit M. Basedow (engl. Graves disease; typischerweise mit Merseburger Trias: Struma diffusa, Exophthalmus und Tachykardie als Zeichen der Hyperthyreose), bei denen es im Rahmen von akuten Erkrankungen oder größeren chirurgischen Eingriffen zur Stoffwechseldekompensation kommt.

Symptome und klinische Befunde

- Fieber (um 39 °C),
- profuses Schwitzen,
- Übelkeit, Erbrechen, Bauchschmerzen,
- Delir, Apathie, Stupor, Koma,
- Dehydratation,
- Tachykardie,
- Zeichen einer kardialen Stauung,
- Hypotonie (präterminal).

Therapie

Die Maßnahmen zur Behandlung der Thyreotoxikose haben zum Ziel, die Hormonsynthese zu hemmen und die Hormoneffekte am Endorgan zu antagonisieren. Folgende Präparate kommen dabei zum Einsatz:
- Propylthiouracil (z. B. Thyreostat II) hemmt die Hormonsynthese und Konversion von T_3 zu T_4 (Dosierung: 200 mg p.o. alle 4 h).
- Jodid: Kaliumjodid in gesättigter Form hemmt die Hormonfreisetzung aus der Schilddrüse (Dosierung: 5 Tropfen p.o. alle 6 h oder 1 g i.v. über 30 min bei Patienten, bei denen eine perorale Medikamentenzufuhr nicht möglich ist).
- Hydrocortison: Kortikosteroide hemmen zum einen die Hromonfreisetzung aus der Schilddrüse, zum anderen beugen sie einer Nebenniereninsuffizienz vor (Dosierung: 200 mg i.v. initial, danach 100 mg alle 6 h).
- Propranolol: β-Blocker antagonisieren Hormoneffekte am Endorgan. Sie werden zur symptomatischen Behandlung der Tachykardie eingesetzt. Eine gleichzeitige kardiale Stauungsinsuffizienz stellt bei Thyreotoxikose keine Kontraindikation für die Gabe von β-Blockern dar (Dosierung: 40−80 mg p.o. alle 6 h bzw. wirkungsabhängig oder 1 mg i.v. alle 10 min; maximal 10 mg).
- Volumensubstitution (bei der Mehrzahl der Fälle liegt eine Dehydratation vor).
- Fiebersenkende Maßnahmen: externe Kühlung, z.B. Tylenol (cave: Aspirin wegen Freisetzung von Schilddrüsenhormonen von den Transportproteinen).
- Behandlung einer kardialen Stauungsinsuffizienz mit Diuretika und evtl. Digitalis.

Diabetes insipidus

Diabetes insipidus ist eine Störung des Wasserhaushalts. Bei Diabetes insipidus centralis unterbleibt eine adäquate Ausschüttung von Vasopressin (Synonym: antidiuretisches Hormon = ADH) bei Steigerung der Serumosmolarität. In 70% der Fälle liegt dem gestörten Biofeedback ein intrakranieller Tumor oder eine traumatische Schädigung der Hypophyse nach einem Unfall oder chirurgischen Eingriff zugrunde. Der Diabetes insipidus kann transient sein, d.h. sich im Laufe der Rekonvaleszenz nach dem akuten Krankheits- bzw. Unfallereignis zurückbilden oder unverändert persistieren.

Diagnose

Klinisch

- Polyurie,
- Durst,
- Polydipsie,
- Wasserintoxikation infolge von unstillbrem Durst. Die Patienten sind nicht in der Lage, so viel Wasser aufzunehmen, daß es zur Hyponatriämie kommt. Bei mangelnder Konzentrationsfähigkeit der Niere führt der Mangel an freiem Körperwasser zur hypertonen Dehydratation.

Laborchemisch

- Hypernatriämie,
- spezifisches Uringewicht < 1,005,
- Urinosmolarität < 200 mosm/kg H$_2$O,
- Serumosmolarität > 290 mosm/kg H$_2$O,
- glomeruläre Filtrationsrate im Normbereich,
- Erhöhung der Urinosmolarität um mindestens 10% durch Gabe von 5 I.E. Vasopressin s.c. nach nächtlicher Flüssigkeitskarenz.

Therapie

Bei Patienten mit ausreichender Flüssigkeitszufuhr kommt es nicht zur klinischen Manifestation des Volumenmangels. In vielen Fällen genügt eine adäquate Flüssigkeitssubstitution zur Behandlung des ADH-Mangels völlig. Patienten mit komplettem Hormonausfall benötigen bis zu 10 l Wasser am Tag; wegen Poly- und Nykturie ist eine Hormonsubstitutionstherapie angezeigt.

Behandlungsziel ist es, das Urinvolumen zu senken und die Nykturie zu verhindern. In der frühen postoperativen Phase ist Vasopressin (5 I.E. alle 4 h) Mittel der Wahl. Desmopressin (5–10 mg intranasal, 2mal täglich) wird bevorzugt zur Langzeittherapie eingesetzt. Prinzipiell wird die Dosierung nach der Wirkung (hier: Verhinderung der Nykturie) titriert, wobei eine einmalige Tabletteneinnahme am Tag anzustreben ist.

Literatur

Cobb WE, Spare J, Reichboin S (1978) Neurogenic diabetes insipidus: management with DDAVP. Ann Intern Med 88:183

Croxson MS, Hall TD, Nicoloff JT (1977) Combination drug therapy for treatment of hyperthyreoid Graves disease. J Clin Endocrinol Metab 45:623

Engelman K (1977) Pleochromocytoma. Clin Endocrinol Metab 6:769

Podolsky S (1982) Management of diabetes in the surgical patient. Med Clin North Am 66:1361

Rush DR, Hamburger SC (1984) Endocrine metabolic emergencies. South Med J 77:220

Wilson JD, Foster DW (eds) (1985) William's Textbook of endocrinology. Saunders, Philadelphia

15 Körpertemperatur

M. A. SKINNER

Thermoregulation

Da viele Stoffwechselfunktionen temperaturabhängig sind, muß die Körpertemperatur von Säugetieren konstant gehalten werden. Temperaturschwankungen werden nur innerhalb enger Grenzen toleriert. Eine Hypothermie kann bei Warmblütern (auch wenn die Temperatur nicht bis auf den Gefrierpunkt absinkt) zu erheblichen metabolischen Störungen, Zellnekrosen und Parenchymschäden führen. Ein Beispiel dafür, daß der Stoffwechsel entscheidend von der Außentemperatur abhängt, ist die Atmung: Die Rate pulmonaler intrazellulärer chemischer Reaktionen sinkt bei einer Erniedrigung der Körpertemperatur um 10 °C um den Faktor 2,5. Dies läßt sich bei chirurgischen Eingriffen nutzen; durch Hypothermie kann die Ischämiezeit erheblich verlängert werden.

Die Pathomechanismen von Gewebeschäden, die bei einer Erhöhung der Körpertemperatur auftreten, haben verschiedene Komponenten: Bei zu hoher Temperatur verlieren die Körpereiweiße infolge Denaturierung ihre Funktionsfähigkeit. Die Enzymaktivität sinkt bei einem Temperaturanstieg von 10 °C um den Faktor 200. Gewebeschäden werden manifest, wenn die Inaktivierung essentieller Enzyme nicht mehr durch Reparaturmechanismen, bzw. Ersatz denaturierter durch neu gebildete, funktionstüchtige Enzyme, kompensiert werden kann.

Die normale Körperkerntemperatur des Menschen beträgt 37 °C (physiologische Variationsbreite 36,0 – 37,5 °C). Zirkadiane Temperaturschwankungen sind normal; die tiefsten Temperaturen werden gewöhnlich in den frühen Morgenstunden gemessen, die höchsten am Abend. Peripher an der Körperoberfläche (Haut), im Subkutangewebe oder in der Muskulatur ist die Temperatur niedriger und größeren Schwankungen unterworfen als in den Körperhöhlen. So werden von der Haut Temperaturen zwischen 10 und 40 °C toleriert, ohne daß es zu stärkeren Mißempfindungen oder Gewebeschäden kommt.

Die Körperkerntemperatur wird zentralnervös reguliert. Das Temperaturzentrum liegt im Hypothalamus. Bei Erhöhung der Körpertemperatur werden über die Regio hypothalamica anterior die Systeme zur Kühlung des Körperkerns aktiviert, während bei einem Temperaturabfall durch Stimulation der Regio hypothalamica posterior die Wärmeproduktion des Organismus gesteigert werden kann. Die übergeordneten Temperaturzentren im ZNS erhalten ihre Information über verschiedene Thermorezeptoren, die im Hypothalamus selbst, im Rückenmark, in der Bauchhöhle und in der Haut lokalisiert sind. Die afferenten Signale der Thermorezeptoren werden im Hypothalamus integriert und verarbeitet. Bei Abweichungen vom Sollwert werden über entsprechende Efferenzen Signale zur Regulation des Wärmehaushalts ausgesandt, damit die Temperatur wieder auf dem gewohnten Level eingestellt wird.

Bei normaler Körpertemperatur wird durch diese Regulationsmechanismen ein Gleichgewicht zwischen Temperaturabgabe und -produktion erreicht; die Körpertemperatur bleibt (mit geringen Schwankungen) konstant. Bei einer Erniedrigung der Körperkerntemperatur kann der Nettowert der Wärmeenergiegewinnung durch eine Verminderung der Wärmeabgabe oder eine Erhöhung der Wärmeproduktion erhöht werden. Bei Fieber wird umgekehrt vermehrt Wärme an die Umgebung abgegeben.

Die Steigerung der Wärmeabgabe wird in erster Linie durch periphere Vasodilatation erreicht, wodurch sich die Wärmeleitung (Konvektion) und Wärmestrahlung (Radiation) erhöht. Ferner kann durch vermehrtes Schwitzen, d. h. Verdunstung (Transpiration) zusätzlich Wärme abgegeben werden. Zur Steigerung der Wärmeproduktion kommt es z. B. beim Schüttelfrost, d. h. alternierende Kontraktionen antagonisierender Muskelgruppen (Flexoren/Extensoren).

Wieviel Wärme unter experimentellen Bedingungen durch die verschiedenen Mechanismen zur Wärmeregulation zusätzlich produziert bzw. abgegeben werden kann, ist Tabelle 1 zu entnehmen. Die genaueste Methode zur Evaluation des Wärmehaushaltes ist die kontinuierliche Messung der Körperkerntemperatur. Die Normalwerte der Körpertemperatur sind für verschiedene Körperregionen in Tabelle 2 zusammengestellt.

Fieber

Fieber ist definiert als eine Erhöhung der Körpertemperatur über den Normalwert bei einer Sollwertverstellung im Wärmeregulationszentrum (Hypothalamus). Die häufigste Ursache von Fieber sind Infektionen. Mediator der Temperaturerhöhung ist das Lymphokinin-Interleukin-1 (IL-1), ein von aktivierten Phagozyten produziertes Protein mit einem Molekulargewicht von 15 Kilodalton, das als Stimulator des Immunsystems fungiert. Signalstoffe wie die Interleukine wurden früher als Lymphozytenpyrogene bezeichnet. Die Lymphokinine wirken am ZNS wie Hormone; sie führen zu einer Erhöhung der Solltemperatur. Bei diesem Prozeß ebenfalls als Mediatoren beteiligt sind im ZNS produzierte Prostaglandine. Zur Elimination der genannten Mediatoren können therapeutisch Zyklooxygenasehemmer und Kortikosteroide eingesetzt werden.

Die Rolle der von gramnegativen Keimen produzierten Endotoxine als Pyrogene ist umstritten. Bekannt ist, daß sie eine nur geringe intrinsische pyrogene Potenz haben; als Fiebermediatoren bei Patienten mit Infektionen kommt ihnen somit keine wesentliche Bedeutung zu. Fieber im Rahmen einer gramnegativen Sepsis wird vielmehr durch IL-1 verursacht, das aus Zellen des retiku-

Tabelle 1. Mechanismen der Regulation des Wärmehaushalts

Mechanismus	Maximale Wärmeabgabe ($-$) bzw. -produktion ($+$) [kcal/m^2/h]
Vasodilatation	-40
Schwitzen	-50
Schüttelfrost	$+260$

Tabelle 2. Normaltemperatur in verschiedenen Körperregionen

Ort	Temperatur [°C]
Rektal	36,0 – 37,8
Oral	35,8 – 37,5
Axillar	35,3 – 36,7
Ösophageal	36,9 – 37,7
Atrial	36,9 – 37,7
Trommelfell	36,9 – 37,7

loendothelialen Systems freigesetzt wird, wenn diese durch Endotoxinwirkung geschädigt sind.

Der protektive Effekt des Fiebers für den Organismus ist ebenfalls nicht hinreichend geklärt. Tierexperimentelle Untersuchungen zeigen, daß die Überlebensrate von Tieren, die im Rahmen einer durch gramnegative Bakterien ausgelösten Sepsis leicht erhöhte Temperaturen entwickelten, größer ist als die von Tieren, die kein Fieber haben. Offensichtlich ist die fieberinduzierende Funktion des IL-1 mit anderen immunologischen Aktivitäten vergesellschaftet. So ist bekannt, daß IL-1 die T- und B-Zellen-vermittelte Immunantwort auf zirkulierende Antigene verstärkt, die Granulozytopoese im Knochenmark induziert und die Synthese und Produktion immunkompetenter Zellen in der Leber stimuliert. Den Lymphokininen kommt nachweislich eine wichtige Mediatorfunktion bei der Immunantwort des Organismus zu.

Differentialdiagnostisch wichtig ist, ob eine Temperaturerhöhung bei Patienten auf chirurgischen Intensivstationen innerhalb der ersten oder erst nach mehr als 48 h auftritt.

Fieber innerhalb der ersten 48 h postoperativ

Temperaturerhöhungen, die unmittelbar postoperativ auftreten, sind in der Mehrzahl der Fälle auf eine pulmonale Ursache, Atelektasen oder eine beginnende Pneumonie zurückzuführen. Andere Infektionsquellen, v. a. Harnwegsinfekte, infizierte Venenkatheter, Thrombophlebitiden oder akute Wundinfektionen durch Streptokokken oder Clostridien (selten), müssen selbstverständlich ausgeschlossen werden.

Als diagnostische Maßnahmen sind neben der eingehenden körperlichen Untersuchung zunächst eine Röntgenaufnahme des Thorax sowie eine Urinanalyse angezeigt.

Bei klinischen Zeichen einer Katheterinfektion (Rötung der Einstichstelle, Phlebitis) muß der Zugang unverzüglich entfernt werden. Oberflächliche Wundinfekte lassen sich gewöhnlich durch lokale Maßnahmen (z. B. Alkoholumschläge) beherrschen. Bei einer schweren Infektion (mit systemischen Entzündungszeichen) sollten Antibiotika verabreicht werden.

Ist die Infektionsquelle nicht lokalisierbar, wird unter der Verdachtsdiagnose Atelektase als der häufigsten Ursache des frühen postoperativen Fiebers mit einer entsprechenden Physiotherapie und ggf. Bronchialtoilette begonnen.

Fieber nach mehr als 48 h postoperativ

Zur Abklärung von Fieberzuständen, die mehr als 48 h nach einer Operation auftreten, sind die folgenden Untersuchungen erforderlich:
- Eingehende körperliche Untersuchung mit Evaluation auch seltener Infektionen (z. B. Otitis, Prostatitis),
- Laborchemische Untersuchungen einschließlich Urinanalyse (Anlage von Bakterienkulturen), Sputumuntersuchung (Gram-Färbung, Kultur), Anlage von Blutkulturen,
- Thoraxröntgenaufnahme,
- CT-Abdomen nach abdominellen Eingriffen (Abszeß) bzw. bei suspektem körperlichem Untersuchungsbefund,
- ggf. Lumbalpunktion, Röntgenaufnahmen der Nasennebenhöhlen und Ventilations-Perfusions-Szintigraphie.

Eine Zusammenstellung der häufigsten Ursachen des postoperativen Fiebers bei Patienten auf chirurgischen Intensivstationen zeigt Tabelle 3.

Tabelle 3. Fieber bei Patienten auf chirurgischen Intensivstationen − Differentialdiagnose möglicher Infektionen

1. Pneumonie
2. Harnwegsinfekt
3. Wundinfekt
4. Infizierter Venenkatheter
5. Intraabdomineller Abszeß
6. Lungenembolie
7. Cholezystitis
8. Otitis
9. Pankreatitis
10. Sinusitis
11. Meningitis
12. Prostatitis
13. Endokarditis

Bei Nachweis einer Infektionsquelle ist der Einsatz von Antibiotika angezeigt. Zur Anwendung kommen zunächst Präparate, die die vermuteten Erreger abdecken (sog. kalkulierte Antibiotikatherapie), nach Vorliegen des Abstrichergebnisses bzw. des Antibiogramms müssen die Antibiotika ggf. umgestellt werden. Abszesse müssen drainiert, infizierte Operationswunden zur Entlastung von Sekret bzw. Verhinderung eines Sekretverhaltes eröffnet werden. Eine septische Phlebitis erfordert eine Inzision und Drainage.

In einer aktuellen prospektiven Untersuchung lag bei 2 von 3 Patienten (66%), die nach einem abdominalchirurgischen Eingriff auf der Intensivstation behandelt wurden und erhöhte Temperaturen entwickelten, ein intraabdomineller Fokus vor. Bei 23% der Fälle konnte eine extraabdominelle Infektionsquelle nachgewiesen werden, bei 11% lag dem Fieber keine Infektion zugrunde. Ferner war auffallend, daß bei der Mehrzahl der Patienten mit intraabdominellem Fokus keine Bakterien im Blut nachgewiesen wurden. Befunde, die auf eine Infektion hinwiesen, waren: Leukozytose, Ileus, Vigilanzstörungen und abdominelle Schmerzen.

Bei fehlendem Hinweis auf eine Infektion muß eine Reihe nichtinfektiöser Ursachen des postoperativen Fiebers ausgeschlossen werden (die häufigsten sind in Tabelle 4 zusammengestellt).

Tabelle 4. Fieber bei Patienten auf chirurgischen Intensivstationen − Differentialdiagnose nichtinfektiöser Ursachen

A. Medikamente
1. Antibiotika
2. Phenytoin
3. Barbiturate
4. Hydrazaline
5. Methyldopa
6. Cimetidin
7. Antihistaminika
8. Procainamid
9. Salicylate
10. Chinidin

B. Neoplasmen
1. Hodgkin- und Non-Hodgkin-Lymphome
2. Nierenzellkarzinome
3. Akute und chronische myeloische Leukämie
4. Leberkarzinome
5. Lungenkarzinome
6. Pankreaskarzinome

C. Systemerkrankungen
1. Riesenzellenarteriitis
2. Lupus erythematodes disseminatus
3. Generalisierte Vaskulitiden

Hypothermie

Hypothermie ist definiert als Erniedrigung der Körpertemperatur auf Werte
< 35 °C. Auf chirurgischen Intensivstationen kommt es häufig durch direkten
Verlust von Körperwärme im Rahmen lange dauernder (v. a. abdominal- und
kardiochirurugischer) Eingriffe zur Unterkühlung des Patienten. Eine Hypothermie bei (poly-)traumatisierten Patienten entsteht oft durch die lange Ent-
blößung der Patienten oder durch die Zufuhr von großen Mengen kalter Infusionslösungen. Erniedrigungen der Körpertemperatur werden ferner bei Sepsis
und bei Patienten mit großflächigen Verbrennungen beobachtet. Eine umfas-
sendere Auflistung möglicher Ursachen einer Hypothermie von Patienten auf
chirurgischen Intensivstationen gibt Tabelle 5.

Die häufigsten Komplikationen im Zusammenhang mit einer Hypothermie
sind auf kardiale und zentralnervöse Störungen zurückzuführen. Es besteht eine verminderte Reizschwelle hinsichtlich ventrikulärer Fibrillationen, was im
Zusammenhang mit dem veränderten intramyokardialen Druckgradienten stehen dürfte. Häufige neurologische Symptome bei Hypothermie sind eine verminderte Geistesfunktion und Hyperreflexie; im EEG sieht man (bei Temperaturen unter 20 °C) gewöhnlich abgeflachte Erregungsströme. Weiterhin ist die
Linksverschiebung der Oxyhämoglobinkurve zu beachten, die eine Verschlechterung der Sauerstoffversorgung der Peripherie zur Folge hat. Darüber hinaus
kann eine Hypothermie zu einer disseminierten intravasalen Gerinnung führen.

Tabelle 5. Differentialdiagnose der Hypothermie

1. Postoperativ
a) Auskühlung im Rahmen lange dauernder, z. B. abdominalchirurgischer, Eingriffe
b) Operationen in Hypothermie, z. B. Operationen mit kardiopulmonalem Bypass
2. Trauma
a) Auskühlung z. B. bei Transport
b) Auskühlung infolge Zufuhr kalter Infusionslösungen
3. Sepsis
4. Wärmeverlust über großflächige Wunden bzw. Verbrennungen
5. Metabolisch
a) Hypoglykämie
b) Hypopituitarismus
c) Hypothyreose
6. Neurologisch
a) Hypothalamische Störungen
b) Zerebrovaskuläre Läsionen (z. B. traumatisch)
c) ZNS-Tumoren
7. Medikamente
a) Barbiturate
b) Phenothiazine
c) Alkohol
d) Anästhetika

Tabelle 6. Allgemeine Maßnahmen bei Hypothermie

1. Kontinuierliche rektale Temperaturkontrolle
2. Sauerstoffzufuhr (100%)
3. Überwachung der Herzaktion (EKG-Monitor)
4. Kausale Therapie (z. B. einer Sepsis)
5. Erhöhung der Körperkerntemperatur um $1-1,5\,°C/h$ (s. Tabelle 7)

Tabelle 7. Maßnahmen zur Erhöhung der Körpertemperatur

1. Peritonealdialyse mit 39 °C warmer Ringer-Laktatlösung
2. Magen-Darm-Spülung mit 39 °C warmer 0,9%iger Kochsalzlösung
3. Hämodialyse
4. Erwärmung des Blutes über einen kardiopulmonalen Bypass

Diagnostische Maßnahmen zur Evaluation einer Hypothermie sollten neben der eingehenden körperlichen eine komplette laborchemische Untersuchung (Blutbild mit Thrombozyten, Gerinnung, Elektrolyte, BGA) sowie ein EKG umfassen.

Das therapeutische Prozedere bei Hypothermie zeigt Tabelle 6.

Ein unterkühlter Patient kann sowohl passiv als auch aktiv aufgewärmt werden:

- Bei einer Körpertemperatur $>30\,°C$ und intakten intrinsischen Wärmeregulationsmechanismen (z. B. bei Patienten mit Schüttelfrost) sollten bevorzugt passive Methoden zur Aufwärmung, z. B. Wärmelampen, heiße Tücher, Wärmflaschen etc., benutzt werden.
- Bei einer Körpertemperatur $<30\,°C$ oder nicht funktionierendem Wärmeregulationssystem sind aggressive/invasive Maßnahmen (Tabelle 7) erforderlich.
- In jedem Fall sollten Infusionen bei Patienten mit erniedrigter Körpertemperatur auf 39 °C erwärmt werden.
- Die aktiven Aufwärmmethoden werden eingestellt, sobald die Körperkerntemperatur wieder auf 38 °C angestiegen ist.

Bei schneller Aufwärmung kann es zu den folgenden Komplikationen kommen:

- Hypotonie infolge plötzlicher Vasodilatation bei Erwärmung,
- Laktatazidose infolge Reperfusion ischämischer Muskelareale,
- paradoxer Abfall der Körperkerntemperatur infolge des Einströmens kalten Blutes aus der während der Hypothermie kaum durchbluteten Peripherie in den zentralen Kreislauf.

Maligne Hyperthermie

Pathogenese

Unter maligner Hyperthermie versteht man eine typischerweise während oder nach Allgemeinnarkosen auftretenden foudroyante Erhöhung der Körperkerntemperatur (sog. Narkosehyperthermiesyndrom).

Als auslösendes Agens kommen v. a. Succinylcholin und halogenierte Inhalationsanästhetika in Betracht. Die Inzidenz dieser Komplikation beträgt bei Kindern 1:14000, bei Erwachsenen 1:100000. Das Syndrom tritt familiär gehäuft auf, der genaue Erbgang ist allerdings nicht bekannt. Ob eine Prädisposition zur Entwicklung einer malignen Hyperthermie besteht, ist nicht vorhersehbar; das Syndrom kann nach einer schon erfolgten komplikationslosen Narkose als auch bei der 2. oder 3. Exposition mit Anästhetika auftreten. Fulminante Verlaufsformen der malignen Hyperthermie mit sofortigem Anstieg der Körpertemperatur werden genauso beobachtet wie protrahierte Formen, bei denen Symptome erst Stunden nach Beendigung der Narkose auftreten. Nach Manifestation des Syndroms bleibt die Gefahr wiederkehrender Temperaturentgleisungen auch bei adäquater Therapie in den darauffolgenden Tagen hoch. Die Mortalität beträgt selbst bei unverzüglicher Diagnosestellung und Therapie 5%.

Die Erhöhung der Körperkerntemperatur im Verlauf der malignen Hyperthermie wird auf einen durch kontinuierliche Kontraktionen hervorgerufenen Hypermetabolismus der Skelettmuskulatur zurückgeführt. Bei den betroffenen Personen kann eine verminderte Depolarisationsschwelle der quergestreiften Muskulatur nachgewiesen werden. Durch Gabe von Anästhetika können die Kontraktionen ausgelöst werden, sekundär kommt es dann zu einer Reihe von biochemischen Veränderungen. Als primärer biochemischer Defekt wird eine Erhöhung der Phospholipase-A2-Aktivität zusammen mit einer gesteigerten mitochondrialen Freisetzung von Kalzium, das die Muskelkontraktionen unterhält, diskutiert.

Diagnose

Die im Rahmen einer malignen Hyperthermie am häufigsten zu beobachtenden Symptome sind:
- Sinustachykardie,
- Hypertonie,
- Tachypnoe,
- fleckige Haut,
- Versteifung des M. masseter (bis zu einem Rigor-mortis-artigen Zustand).

Die Erhöhung der Körpertemperatur (bis zu 1 °C pro 5 min) ist ein relativ spät auftretendes Symptom. Den physikalischen Befunden gehen oft folgende laborchemische Veränderungen voraus:

– Schwere metabolische und respiratorische Azidose,
– Hyperkaliämie,
– Erhöhung der Kreatininphosphokinase,
– Myoglobinurie.

Am häufigsten wird die maligne Hyperthermie wegen einer unklaren Blutdruckerhöhung während der Narkoseeinleitung diagnostiziert.

Die einzige Möglichkeit zur Verifikation der Verdachtsdiagnose ist ein In-vivo-Muskelkontraktionstest, der nur von wenigen Speziallabors durchgeführt werden kann.

Komplikationen

Die häufigsten Komplikationen der malignen Hyperthermie sind:
– Herzrhythmusstörungen infolge der Temperaturerhöhung,
– Rhabdomyolyse mit konsekutivem Nierenversagen,
– disseminierte intravasale Gerinnung.

Therapie

Die therapeutischen Maßnahmen haben das Ziel, durch Unterbrechung der prolongierten Muskelkontraktionen den angeführten Komplikationen zu begegnen. Am effektivsten ist die Applikation des direkten Muskelrelaxans Dantrolen. In Tabelle 8 ist der Ablauf der Behandlung der malignen Hyperthermie aufgezeichnet.

Aggressive Maßnahmen zur Senkung der Körpertemperatur, z. B. Spülungen des Magen-Darm-Traktes mit eisgekühlter Kochsalzlösung, Alkoholumschäge und kalte Wickel, sollten nur dann eingesetzt werden, wenn nach Applikation von Dantrolen keine Besserung eintritt.

Tabelle 8. Therapeutische Maßnahmen bei maligner Hyperthermie

1. Abbruch der Narkose
2. Hyperventilation mit 100% Sauerstoff
3. Applikation von Dantrolen
   a) Initial 2,5 mg/kgKG i.v.
   b) Zusätzlich 7,5 mg/kgKG i.v. nach 45 min bei persistierend hohen Temperaturen
   c) 2,5 mg/kgKG i.v. alle 6 h für 48 h
4. Kontinuierliche Kontrolle von Körperkerntemperatur und Herzrhythmus
5. Engmaschige Kontrollen der Blutgase und des Serumkaliums
6. Kontrolle der Urinausscheidung (Legen eines Blasenkatheters)
7. Applikation von Mannitol (12,5 g i.v.) zur Prophylaxe einer akuten tubulären Nierennekrose

Präventivmaßnahmen: Patienten, bei denen die Prädisposition zur Ausbildung einer malignen Hyperthermie besteht, sollten vor der Narkoseeinleitung prophylaktisch behandelt werden. Als Risikogruppe sind Patienten anzusehen, bei denen bzw. bei deren Verwandten 1. Grades bereits eine maligne Hyperthermie aufgetreten ist. Als Prophylaxe geeignet ist Dantrolen, das 2 Tage präoperativ in einer Dosierung von 4−8 mg/kg KG/Tag p. o. gegeben wird.

Literatur

Curley FJ, Irwin RS (1985) Disorders of temperature regulation: hypothermia, heat stroke, and malignant hyperthermia. In: Rippe JM; Irwin RS, Alpert JS, Dalen JE (eds) Intensive care medicine. Little, Brown, Boston

Dill DP, Adolph EF, Wilber CG (eds) (1964) Adaptation to the environment. Williams & Wilkins, Baltimore (Handbook of physiology)

Dinarelle CA (1983) Molecular mechanisms in endotoxin fever. Agents Actions 13:470

Ellis FR, Halsal PJ, Harriman DGF (1986) The work of the Leeds malignant hyperpyrexia unit, 1971−84. Anesthesia 41:809

Esposito AL, Gleckman RA (1979) A diagnostic approach to the adult with fever of unknown origin. Arch Intern Med 139:575

Knochel JP (1985) Disorders due to heat and cold. In: Wyngaarden JB, Smith LH jr (eds) Cecil's textbook of medicine, vol. 2. Saunders, Philadelphia

Le Gall JR, Fagniez PL, Meakins J, Brun Buisson C, Trunet B, Carlet J (1982) Postlaparotomy fever: A prospective study of 100 patients. Br J Surg 69:452

Nelson TE, Flewellen EH (1983) The malignant hyperthermia syndrome. N Engl J Med 309:416

Palmes ED, Park CR (1965) The regulation of body temperature during fever. Arch Environ Health 2:749

Sessler DI (1986) Malignant hyperthermia. J Pediatrics 109:9

16 Infektionen

H. K. LYERLY

Sepsis und Multiorganversagen (MOF)

Infektionen tragen zur Morbidität und Mortalität auf Intensivstationen entscheidend bei. Ursachen hierfür sind:
- Erhöhte Infektanfälligkeit der Patienten infolge krankheitsbedingt geschwächter Immunabwehr;
- Antibiotikaresistenz von Krankheitserregern, deren Selektion v. a. durch die Anwendung von Breitbandantibiotika begünstigt wird;
- Verweilkatheter und Gefäßzugänge (z. B. ZVK, Swan-Ganz-Katheter, Urinkatheter) als Eintrittsstelle für pathogene Keime.

Durch Einhalten der Pflegevorschriften hinsichtlich des Verbindens und Wechselns von Urinkathetern und Gefäßzugängen kann die Inzidenz nosokomialer Infektionen nachweislich gesenkt werden. Auf Intensivstationen hat man es zum einen mit einer Vielzahl von Mikroorganismen zu tun, zum anderen kann ein und derselbe Erreger verschiedenartige (mitunter klinisch latente) Krankheitsbilder hervorrufen.

Der sich unter dem Bild einer Sepsis entwickelnde Schock führt zu einer raschen Verschlechterung des Zustandes des Patienten mit schrittweise fortschreitendem MOF, das eine der Hauptursachen für die hohe Mortalität auf Intensivstationen ist. Die mit steigender Inzidenz zunehmende klinische Bedeutung des MOF hat zu einer Reihe von Anstrengungen Anlaß gegeben, das Problem zu begrenzen. Ganz entscheidend zur Verbesserung der Überlebensrate bei septischem Schock (mit drohendem MOF) beigetragen hat die Intensivmedizin (mit Intubation und Beatmung, parenteraler Ernährung und Dialyse). Voraussetzung ist, daß diese frühzeitig, d. h. schon bei ersten Anzeichen eines Organversagens einsetzt. Die klinischen Auswirkungen eines MOF hängen in erster Linie vom Ausmaß der Beeinträchtigung der einzelnen Organe und der Menge der im Blut zirkulierenden Entzündungsmediatoren (z. B. Endotoxin), die deletäre systemische Effekte nach sich ziehen können, ab (Tabelle 1).

---

* Das Kapitel wurde vom Übersetzer eingehend überarbeitet, der Abschnitt Antibiotika erheblich ergänzt.

Tabelle 1. Sepsis und Multiorganversagen

Organ	Frühe Sepsiszeichen	Zeichen des Multiorganversagens	Terminalsymptome
Herz und Kreislauf	HZV ↑, Tachykardie, systemischer Gefäßwiderstand ↓ (Vasodilatation)	HZV ↓, Perfusions- bzw. Mikrozirkulationsstörungen (Volumen- und Katecholamingabe erforderlich), generalisierte Ödeme	Katecholaminrefraktäres Herz-Kreislauf-Versagen, therapierefraktäre Vasokonstriktion)
Lunge	Tachypnoe, ARDS, Eröffnung pulmonaler Shunts	ARDS (Beatmung erforderlich), (rezidivierende) Pneumonien	Pneumonie, Barotrauma, Hyperkapnie ↑
Niere	Harnstoff ↑	Harnstoff ↑, Kreatininclearance ↓, Nierenversagen (poly- oder oligurisch)	Oligurie, Anurie
Gastrointestinaltrakt	Ileus, Mukosaatrophie (nach 4- bis 5tägiger Nahrungskarenz bzw. totaler parenteraler Ernährung)	Absorptionsstörungen, Ulzerationen (Magen, Duodenum, Kolon)	Gastrointestinale Blutungen
Leber	Glukoneogenese ↑, Proteinsynthese ↑, Bilirubin ↑	Cholestase bzw. Ikterus, Aminosäurenclearance ↓, Ammoniak ↑	Hepatische Enzephalopathie, metabolische Störungen
Stoffwechsel	Hyperglykämie, metabolische Azidose	Hyperglykämie, Laktatazidose	Laktatazidose ↑, O_2-Ausschöpfung ↓
ZNS	Delirium	Verminderte Ansprechbarkeit bzw. zunehmende Lethargie	Koma
Blutbild	Leukozyten ↑ (Linksverschiebung)	Anämie, Thrombozytopenie, Koagulopathie	Koagulopathie

Die frühzeitige Diagnose und Therapie von Infekten ist hinsichtlich der Prognose von entscheidender Bedeutung; die Mortalität kann insbesondere dadurch gesenkt werden, daß die Progression einer Infektion zum MOF aufgehalten wird. Verschlechtert sich der Zustand eines Patienten (z.B. Entwicklung eines Delirs, einer Hypotonie, Tachypnoe, Oligurie, Blutung oder Hyperglykämie auf Station), muß immer an die Ausbildung einer Sepsis als möglicher Ursache gedacht werden. Die typischen klinischen Manifestationen einer Infektion (Schüttelfrost, Fieber, Leukozytose) können gerade auf der Intensivstation fehlen bzw. von anderen Krankheitszeichen überdeckt und maskiert werden.

Pathophysiologische Aspekte

Fieber

Fieber ist häufig das erste klinische Zeichen einer Infektion; nicht selten ist die Temperaturerhöhung von Schüttelfrost begleitet. Nachteilig wirkt sich aus, daß

Stoffwechselrate und Sauerstoffverbrauch bei anhaltendem Fieber merklich erhöht sind. Eine Sepsis kann auch ohne Fieber auftreten oder gar mit einer Hypothermie einhergehen, was insbesondere bei Patienten mit Nieren- und/oder Leberversagen häufig der Fall ist. Aus bakteriologischer Sicht kommen für ein septisches Krankheitsbild mit Normo- oder Hypothermie dieselben Erreger wie bei einem Temperaturverlauf mit Fieberspitzen in Frage. Bei abwehrgeschwächten Patienten bzw. bei Patienten, die Immunsuppressiva (einschließlich Steroide) erhalten, sind schon geringe Temperaturerhöhungen besorgniserregend. In diesen Fällen ist eine frühzeitige diagnostische Abklärung angezeigt.

Kardiovaskuläre Störungen

Der Kreislaufschock kann ebenfalls erstes klinisches Zeichen einer Sepsis sein. Die hyperdyname (frühe) Phase der Sepsis geht einher mit einer Senkung des systemischen Gefäßwiderstandes, Umverteilung des Blutflusses im Organismus sowie einer Steigerung des HZV, was Mikrozirkulations- und Perfusionsstörungen nach sich zieht. Die Beeinträchtigung der Herzfunktion im septischen Schock kann bei gleichzeitig erhöhtem Stoffwechselumsatz zum Herz-Kreislauf-Versagen führen (s. Kap. 1). Insofern muß bei signifikanten Störungen der Hämodynamik immer an eine Sepsis als mögliche Ursache gedacht werden.

Pulmonale Störungen

Die Lungen sind (insbesondere bei lokaler oder systemischer Abwehrschwäche) häufig Ausgangspunkt systemischer Infektionen, zum anderen können sie im Rahmen der systemischen Manifestation einer Sepsis durch Entzündungsmediatoren geschädigt werden. Tachypnoe ist ein frühes Sepsiszeichen; es kommt zu einer Störung des Ventilations-Perfusions-Verhältnisses mit Hypoxämie und Hypokapnie. Röntgenologisch charakteristisch ist das nichtkardiogene Lungenödem (s. Kap. 4). Eine schlechte Bronchialtoilette und eine durch (Langzeit-)Beatmung bedingte, iatrogene Lungenschädigung begünstigen nosokomiale Infektionen.

Renale Störungen

Nieren und Harnwege kommen (genau wie die Lunge) zum einen als Ausgangsort einer Sepsis in Frage, zum anderen ist das akute Nierenversagen (z. B. infolge Nierenperfusionsstörungen, Leberversagen oder Hyperbilirubinämie) eine typische Komplikation der Sepsis. In diesem Zusammenhang ist zu beachten, daß ein Harnstoffanstieg oder eine zunehmende Azotämie sowohl Folge eines Nierenversagens bei Sepsis als auch Ausdruck des erhöhten Katabolismus sein können. Darüber hinaus muß im Rahmen der Schocktherapie stets eine medikamentöse Nierenschädigung in Betracht gezogen werden. Zur Vermeidung iatrogener Störungen empfiehlt es sich, die Serumspiegel, v. a. der potentiell nephrotoxischen Antibiotika, die zur Bekämpfung einer Sepsis zum Einsatz kommen, streng zu überwachen.

Gastrointestinale Störungen

Gastrointestinale Störungen (einschließlich Ileus) treten im Rahmen einer Sepsis häufig auf. Bei Patienten, die parenteral ernährt werden müssen, kommt es ca. 4–5 Tage nach Einstellen der enteralen Nahrungszufuhr zu einer Inaktivitätshypotrophie der Darmmukosa. Die normale Darmflora verändert sich, Bakterien können die Schleimhautbarriere leichter durch- und in die Zirkulation des Splanchnikusgebietes eindringen. Auf diese Weise entstehen septische Herde, die eine Bakteriämie unterhalten. Eine möglichst rasche Wiederaufnahme der enteralen Ernährung ist daher nach Operationen zum empfehlen. Gelegentlich ist eine akute Blutung aus einem Ulcus ventriculi oder duodeni die erste Manifestation einer Sepsis. In jedem Fall ist bei Patienten mit Sepsis eine medikamentöse Ulkusprophylaxe angezeigt.

Leberfunktionsstörungen

Die im Rahmen eines septischen Prozesses freigesetzten Entzündungsmediatoren stimulieren initial die Glukoneogenese und Proteinsynthese. Bei rezidivierenden septischen Schüben kommt es infolge einer von Makrophagen vermittelten Reaktion sekundär zur Senkung der Proteinproduktion.

Eine Cholestase entsteht sekundär häufig auf dem Boden einer Steatosis hepatis, Hepatitis oder Gallenwegserkrankung sowie bei steinloser Cholezystitis (* evtl. mit Sludge; infolge postoperativer Dehydratation). Ein bestehender Ikterus kann postoperativ durch akutes Nierenversagen, Bluttransfusionen, Reabsorption von Hämatomen oder intravasale Hämolyse aggraviert werden. Nicht verstoffwechselte Aminosäuren im zirkulierenden Blut können sich in der Spätphase der Sepsis toxisch auswirken. Die verminderte Metabolisation von Medikamenten bei Leberinsuffizienz bzw. -versagen kommt ebenfalls als Ursache einer persistierenden oder progredienten Ikterus in Betracht.

Glukoseintoleranz und andere Stoffwechselstörungen

Eine Glukoseintoleranz ist insbesondere bei Patienten mit einem grenzwertig eingestellten Diabetes mellitus mitunter erstes Zeichen einer Sepsis. Die Hyperglykämie wird begünstigt durch die perioperative Erhöhung der Insulin-antagonisierenden und katabol wirkenden Hormone (z. B. Kortison, Glukagon, STH), die die Glukoneogenese aus Aminosäuren in der Leber steigern. Der Kalorienbedarf septischer Patienten liegt um den Faktor 1,5–2 höher als der nichtseptischer Patienten. Zur Vermeidung eines Zusammenbruchs des Proteinstoffwechsels müssen genügend nichtproteinhaltige Kalorienressourcen bereitgestellt werden. Der rasche Verlust von Körpergewicht resultiert am ehesten daraus, daß nicht frühzeitig mit einer adäquaten Substitutionstherapie angefangen wird. Das Kalorien-Stickstoff-Verhältnis sollte bei 100:1 bis 150:1 eingestellt sein.

Zentralnervöse Störungen

Die hepatische Enzephalopathie ist eine typische Komplikation in der Spätphase der Sepsis. Neurologische Störungen in der Frühphase der Erkrankung werden auf die Wirkung von falschen Neurotransmittern und Entzündungsmediatoren, die im Rahmen hypermetabolischer Stoffwechselreaktionen entstehen, zurückgeführt. Bei schwerkranken Patienten ist der Bewußtseinszustand darüber hinaus infolge der verminderten zerebralen Durchblutung reduziert. Die genannten Faktoren verursachen zentralnervöse Störungen, die sich als Flattertremor, Myoklonie oder manifestes Delirium äußern können. Eine andere Ursache solcher Störungen (z. B. Hypoxämie, Hypoglykämie, Meningitis) ist dabei stets auszuschließen.

Blutbild und Hämatologische Störungen

Bei den meisten Infektionen ist die Leukozytenzahl erhöht, im Rahmen einer Sepsis kann es allerdings auch zur Entwicklung einer Leukopenie kommen. Eine normale Leukozytenzahl schließt eine Sepsis keineswegs aus. Die disseminierte intravasale Gerinnung ist eine typische Komplikation der Sepsis, die mit exzessiven Blutungen (z. B. in Form von petechialen Hautblutungen, Hämoptysen, Nachblutungen aus Operationswunden, gastrointestinalen und urogenitalen Blutungen) einhergehen kann. Für einige septische Krankheitsbilder sind Koagulationsstörungen charakteristisch (z. B. Meningokokkensepsis). Der Behandlungserfolg bzw. die Prognose hängt entscheidend davon ab, ob es gelingt, die Infektionsursache zu beseitigen. Zu beachten ist, daß die im Rahmen der Behandlung eingesetzten Antibiotika ihrerseits die Gerinnung beeinflussen und zu Koagulationsstörungen führen können. So kann es z. B. unter Moxalactam-Therapie zu einer Verminderung der Vitamin-K-abhängigen Gerinnungsfaktoren kommen, bei Penicillinen zu Thrombozytenfunktionsstörungen.

Diagnose

Anamnese

Bei der Erhebung der Anamnese sind Faktoren zu ermitteln, die mit einer erhöhten Infektbereitschaft einhergehen, wie z. B. vorausgegangene Operationen oder sonstige invasive Maßnahmen, eine Behandlung mit Immunsuppressiva sowie Komplikationen im aktuellen Krankheitsverlauf (z. B. Aspiration). Genauso wichtig ist die Frage, ob der Patient vor kurzem wegen einer Infektion oder Sepsis behandelt wurde. Kommt es in einem solchen Fall zu einem neuerlichen Fieberanstieg, liegt der Verdacht nahe, daß resistente Organismen vorliegen bzw. ein Abszeß nicht ausreichend drainiert wurde, eine Superinfektion vorliegt oder die vorausgegangene Antibiotikatherapie inadäquat war (z. B. wegen zu niedriger Gewebespiegel oder nicht beachteter Medikamenteninteraktionen).

Körperliche Untersuchung

Besonders wichtig ist die Untersuchung von Lunge und Abdomen, Operationswunden und Kathetereintrittsstellen. Des weiteren müssen die Nasennebenhöhlen, Speicheldrüsen, Mundhöhle, Prostata, Harnwege, Penis und Rektum als mögliche Infektionsquellen betrachtet werden.

Laboruntersuchungen

Leukozyten und Differentialblutbild: Bakterielle Infektionen gehen i. allg. mit einem signifikanten Leukozytenanstieg einher, wobei im Differentialblutbild typischerweise eine erhöhte Zahl unreifer stabkerniger Granulozyten und sog. toxische Granula vorzufinden sind.

Blutkultur: Vor Beginn einer Antibiotikatherapie sollte zumindest zu 2 verschiedenen Zeitpunkten und von unterschiedlichen Orten Blut zur Anlage von aeroben und anaeroben Bakterienkulturen abgenommen werden. Für Patienten, die bereits antibiotisch behandelt werden, stehen spezielle Kulturflüssigkeiten zur Verfügung; diese sind mit Harzen versetzt, welche die in der Blutprobe enthaltenen Antibiotika binden, so daß Bakterien ungehemmt wachsen und identifiziert werden können. Proben zur Anlage von Pilzkulturen müssen gesondert eingesandt werden.

Sputum- und Urinuntersuchung: Vom Sputum sollten eine Gram-Färbung angefertigt und Bakterienkulturen angelegt werden; Urinproben werden zur Analyse (s. Kap. 5, S. 184f.) und bakteriologischen Untersuchung abgenommen.

Untersuchung von Drainageflüssigkeiten: Putride Wundsekrete oder eitrige Drainageflüssigkeiten müssen bakteriell untersucht werden; vorab empfiehlt es sich, zur orientierenden mikroskopischen Diagnostik (Bakterienklassifikation) eine Gram-Färbung vorzunehmen; diese gibt schnell Aufschluß darüber, ob und mit welcher Art von Bakterien (z. B. gramnegative Stäbchen oder grampositive Kokken) man es zu tun hat. Eine differenzierte bakteriologische Untersuchung ist insbesondere dann angezeigt, wenn in Wundabstrichen polymorphkernige Zellen nachzuweisen sind.

Blutchemische Untersuchungen: Indiziert sind wiederholte Untersuchungen der Serumelektrolyte und Leberwerte, von Harnstoff, Kreatinin, Thrombozyten, Quick-Wert und PTT sowie ggf. Kontrollen der Blutgase und des Serumlaktatspiegels.

Radiologische Untersuchungen

Thoraxröntgenaufnahme: Zum Ausschluß eines pulmonalen Prozesses als Infektionsquelle ist die Anfertigung einer Thoraxröntgenaufnahme obligatorisch. Ein Pleuraerguß oder ein einseitiger Zwerchfellhochstand sind Hinweis für ein intraabdominelles Geschehen (z. B. subphrenischer Abszeß).

Abdomenröntgenaufnahme (im Stehen oder Linksseitenlage): Übersichtsaufnahmen des Abdomens geben Aufschluß z. B. über extraluminale Gasansammlungen oder einen Ileus. Pathologische Befunde sind suspekt für einen intraabdominellen Prozeß, keinesfalls aber beweisend.

Sonographie: Ergeben sich anamnestisch (z. B. kolikartige Oberbauchschmerzen als Hinweis auf ein Gallensteinleiden) oder bei der körperlichen Untersuchung (z. B. lokalisierter Druckschmerz) Hinweise für ein lokales Geschehen, läßt sich dies mit Hilfe einer Ultraschalluntersuchung häufig verifizieren. Insbesondere gut einzusehen sind der subdiaphragmale und subhepatische Raum, die Leber und Gallenblase, die Nieren und das kleine Becken. Die Untersuchung wird kompromittiert durch Darmgasüberlagerungen, Adipositas und große Operationswunden. Ein besonderer Vorteil der Sonographie ist, daß portable Geräte zur Verfügung stehen, die Untersuchung somit überall durchgeführt werden kann.

Computertomographie (CT): Im Gegensatz zur Sonographie kann das CT nicht vor Ort durchgeführt werden. Der Patient muß von der Intensivstation in die Röntgenabteilung transportiert werden. Als Vorteil ist anzuführen, daß die Aussagekraft der CT-Untersuchung nicht wesentlich durch Faktoren wie Luftüberlagerung, Adipositas und Wunden limitiert wird.

Prophylaxe und Therapie

Ziel der Schocktherapie ist es, die periphere Sauerstoffversorgung zu optimieren bzw. aufrecht zu erhalten (s. Kap. 1).

Antibiotische und chirurgische Therapie

Zur Elimination der Infekterreger bzw. zur Sanierung der Infektionsquelle kommen neben chirurgischen Maßnahmen (z. B. Wundrevision, Abszeßdrainage) Antibiotika zum Einsatz. Da die Komplikationen, die bei einer zu spät einsetzenden Therapie drohen, die Nachteile einer Behandlung mit Breitbandantibiotika übersteigen, ist bei manifesten Infektzeichen eine empirische (bzw. kalkulierte) Antibiotikatherapie indiziert. Diese wird begonnen, noch bevor die Ergebnisse der bakteriologischen Untersuchung vorliegen und richtet sich gegen die oder den erfahrungsgemäß häufigsten Erreger der zugrundeliegenden Infektion. Eine Cholezystitis z. B. wird in der Regel durch Enterobakterien oder Streptokokken, seltener durch Clostridien oder Bacterioides verursacht, fast nie durch Staphylokokken. Die Therapie (z. B. mit Mezlocillin) muß daher die zuerst genannten Erreger abdecken und braucht nicht Staphylokokken-wirksam zu sein. Eine (auch prophylaktische) aggressive Antibiotikatherapie ist insbesondere bei immunsupprimierten Patienten, bei denen aufgrund einer verspätet einsetzenden Behandlung mit fatalen Folgen zu rechnen ist, angezeigt. Die zunächst ungezielte (kalkulierte) Antibiotikatherapie wird nach Vorliegen der bakteriologischen Untersuchungsergebnisse (Bakterienkultur, Antibiogramm) ggf. umgestellt. Dies ist insbesondere im Hinblick auf Hospital- bzw. Problemkeime mit Resistenzen gegenüber den jeweils eingesetzten Breitbandantibiotika wichtig.

Parenterale Ernährung

Der im Rahmen einer Sepsis erhöhte respiratorische Quotient (RQ > 1,0) und eine zunehmende Glukoseintoleranz erfordern eine Modifikation der Nahrungszusammensetzung. In der Regel müssen Proteine substituiert werden. Bei Nierenversagen sollte im Hinblick auf die Aufrechterhaltung des Eiweißbestandes nicht die Proteinzufuhr reduziert, sondern frühzeitig dialysiert werden. Bei Leberinsuffizienz ist die Zufuhr verzweigtkettiger Aminosäuren, welche im Gewebe direkt verwertet werden können, vorteilhaft.

Maßnahmen zur Verhinderung sekundärer Organkomplikationen

Pulmonale Störungen (s. Kap. 4)

Pulmonale Infekte müssen aggressiv therapiert werden. Bei respiratorischer Insuffizienz ist die frühzeitige Intubation und Beatmung des Patienten zu befürworten (cave: Barotrauma) und auf eine adäquate Bronchialtoilette zu achten.

Renale Störungen (s. Kap. 5)

Zur Vermeidung eines Nierenversagens ist von vornherein für eine maximale renale Perfusion und GFR zu sorgen. Nephrotoxische Medikamente sind nach Möglichkeit zu vermeiden. Ist dies nicht möglich, muß ihr Serumspiegel engmaschig kontrolliert werden.

Gastrointestinale Störungen (s. Kap. 8)

Zur Aufrechterhaltung einer ausgeglichenen Ernährung bedarf es ggf. einer parenteralen Substitutionstherapie. Zur Vermeidung einer Inaktivitätshypotrophie der Darmmukosa ist allerdings eine frühzeitige enterale Ernährung anzustreben. Etabliert ist die Gabe von Antazida und/oder H_2-Blockern als Streßulkusprophylaxe.

Hepatische Störungen

Zur Vermeidung einer degenerativen Leberverfettung und Cholestase müssen hepatotoxische Substanzen sowie eine exzessive Kohlenhydratzufuhr vermieden werden. Bei eingeschränkter Leberfunktion sind verzweigtkettige Aminosäuren angezeigt, die direkt verstoffwechselt werden können (s. Kap. 9, S. 323).

Medikamentöse Inhibition von Schockmediatoren (unspezifisch)

Kortikosteroide

Ergebnisse früherer Untersuchungen, nach denen die Überlebensrate von Patienten im septischen Schock durch eine Steroidbehandlung verbessert werden konnte, bestätigten sich in neueren randomisierten Studien nicht. Kortikosteroiden kommt demnach in der Behandlung des septischen Schocks keine Bedeutung zu.

Prostaglandinhemmer

Ähnlich wie bei den Kortikosteroiden gibt es auch für Prostaglandinhemmer keine gesicherten Daten, die ihre klinische Anwendung in septischen Schocks rechtfertigen.

Naloxon

Endogene Opiate (Endorphine) tragen in Streßsituationen zur Hypotension bei. Opiatantagonisten sollen diese Endorphinwirkung blockieren und werden daher eingesetzt, wenn trotz adäquater Flüssigkeitssubstitution und Einsatz inotrop wirkender Medikamente die Perfusion unzureichend bleibt. Als initiale Therapie werden 0,01 mg/kgKG Naloxon i.v. (ggf. Wiederholung der Injektion alle 15 – 30 min) empfohlen. Zu beachten sind Nebenwirkungen, wie z. B. die Entwicklung eines Lungenödems und zerebrale Anfälle v. a. bei Patienten, die unter Opiat- oder Anästhetikawirkung stehen.

Häufige Infektionen

Im Rahmen der diagnostischen Abklärung septischer Patienten müssen zuerst die häufigsten im Krankenhaus erworbenen (sog. nosokomialen) Infektionen,

nämlich Lungen- und Harnwegsentzündungen, Wundinfekte und Bakteriämien ausgeschlossen werden.

Harnwegsinfektionen

Häufigste Erreger: Escherichia coli und andere koliforme Bakterien und Enterokokken.

Infektionsweg: Die meisten Harnwegsinfektionen auf chirurgischen Stationen
treten bei Patienten mit Urinkathetern auf. Sterile Kautelen bei der Katheterinsertion bzw. eine sorgsame Katheterpflege sind daher unbedingt einzuhalten.
Eine prophylaktische Antibiotikagabe kann Harnwegsinfektionen nicht verhindern.

Komplikationen: Akute Pyelonephritis, Bakteriämie, akute Prostatitis.

Empirische Therapie (Pyelonephritis): Aminoglykosid + Ampicillin oder Cefazolin.

Atemwegsinfektionen

Ätiogenese: Die Pneumonie ist die häufigste zum Tode führende Infektion. Gerade auf chirurgischen Intensivstationen bzw. Patienten, bei denen die Lunge
z. B. im Rahmen eines ARDS oder der mechanischen Beatmung vorgeschädigt
oder die systemische und lokale Immunabwehr kompromittiert ist, gehören
pulmonale Infektionen zur Tagesordnung.

Häufige Erreger und empirische Therapie: Häufigste Erreger der im Krankenhaus akquirierten Pneumonien sind gramnegative Stäbchen und Staphylococcus aureus. Die bewährteste Antibiotikatherapie ist eine Kombination von
Aminoglykosiden + Cefazolin oder Oxycillin.

Weitere Erreger nosokomialer Pneumonien und Empfehlungen
zur Antibiotikatherapie:
- Pseudomonas: Bei Verdacht auf Vorliegen einer Pseudomonasinfektion
  sollte die Antibiotikatherapie ein Breitbandpenicillin oder Cephalosporin
  der 3. Generation enthalten (* bei Resistenz Vancomycin);
- Haemophilus influenzae: zusätzlich Ampicillin,
- gegen penicillinasefeste Penicilline resistente Staphylococcus-aureus-Stämme: zusätzlich Vancomycin,
- Mykoplasmen oder Legionellen: zusätzlich Erythromycin,
- Candida albicans: zusätzlich Amphotericin B.

Anmerkungen: Candida albicans befällt in erster Linie den Oropharynx; primäre Pilzinfektionen der Lunge sind selten; häufiger handelt es sich um eine Superinfektion. Der Erregernachweis gelingt durch Gram-Färbung oder Sputumkultur.

Bei immungeschwächten Patienten finden sich häufig sog. opportunistische Keime, darunter Aspergillen, Pneumocystis carinii, Nocardia asteroides (bakterielle Gattung der Actinomycetaceae), Toxoplasmen und Viren.

Pleuraerguß: Ein Pleuraerguß sollte punktiert und bakteriologisch (Gram-Färbung, Kultur) untersucht werden. Eine zusätzliche zytologische Untersuchung ist angezeigt, wenn der Verdacht auf Vorliegen eines Malignoms (als Ursache des Ergusses) besteht. Darüber hinaus können der Proteingehalt des Ergusses sowie Glukose, LDH, Amylase und pH-Wert bestimmt werden.

Von einem Pleura*exsudat* kann ausgegangen werden, wenn die folgenden Kriterien erfüllt sind: Verhältnis des Proteingehaltes von Erguß und Serum >0,5, LDH im Erguß/Serum-LDH >0,6 bzw. LDH im Erguß >2/3 des oberen Serumgrenzwertes, Glukosegehalt des Ergusses <40 mg/dl, pH<7,2.

Bei Nachweis eines Pleuraempyems muß eine suffiziente Drainage in Form eines großlumigen Tubus eingebracht werden, u. U. kann auch eine Thorakotomie mit Rippenresektion erforderlich sein.

Wund- und Weichteilinfektionen

Anmerkung: Bestes Mittel zur Vermeidung postoperativer Wundinfekte ist eine exakte chirurgische Technik. Eine prophylaktische Antibiotikatherapie ist nur bei bestimmten Krankheitsbildern bzw. gefährdeten Patienten angezeigt.

Prädispositionsfaktoren: Gewebenekrosen, Fremdkörper, Flüssigkeitsansammlungen, Nichteinhalten steriler Kautelen.

Häufigste Erreger: Escherichia coli, Klebsiellen, Enterobacter, Serratia, Pseudomonas, Staphylococcus aureus.

Bei rasch fortschreitenden Prozessen muß in erster Linie an eine Infektion mit Streptokokken oder Clostridien gedacht werden.

Therapie: Zu den initialen Maßnahmen bei Vorliegen eines Wundinfektes gehören das mechanische Wunddébridement sowie die Entfernung von Fremdmaterialien. Als kalkulierte Antibiotikatherapie empfiehlt sich eine Kombination eines Aminoglykosids mit Oxacillin oder Cefazolin; ist Pseudomonas im Spiel, sollte zusätzlich ein Breitbandpenicillin oder ein Cephalosporin der 3. Generation eingesetzt werden (bei Resistenz Vancomycin).

Bakteriämie

Infektionswege

Bakteriämien entstehen häufig auf dem Boden einer Harnwegs-, Lungen- oder Wundinfektion bzw. Pyodermie. Primär werden sie meist durch kontaminierte Infusionsbestecke oder Katheter bzw. Infekte im Bereich der Kathetereintrittsstelle verursacht.

Häufigste Erreger

Staphylococcus aureus, Escherichia coli, Klebsiellen, Staphylococcus epidermidis.

Empirische Therapie

Aminoglykoside + Oxacillin oder Cefazolin.

Weitere Ursachen

Patienten mit Zeichen einer Sepsis, bei denen kein Hinweis für eine Harnwegs-, Lungen- und Wundinfektion oder primäre Bakteriämie zu finden ist, müssen nochmals einer genauen Untersuchung (einschließlich Anamnese) unterzogen werden, wobei insbesondere auf die folgenden Punkte zu achten ist:

Infektionen ausgehend von Verweilkathetern oder anderen implantierten körperfremden Materialien (einschließlich Gefäß- und Gelenkprothesen).

Akute Cholezystitis oder Pankreatitis: Zur Evaluation müssen die Leberwerte und die Amylase bestimmt werden. Die steinlose Cholezystitis ist eine nicht seltene Infektionsquelle. Sonographisch lassen sich bei positivem Befund eine Verdickung der Gallenblasenwand sowie eine Flüssigkeitsansammlung um die Gallenblase herum nachweisen.

Die Szintigraphie führt zu falsch-positiven Ergebnissen, wenn der Patient seit längerer Zeit nüchtern ist oder parenteral ernährt wird (.* und ist daher für den Nachweis einer Entzündung der Gallenblase wie auch des Pankreas nicht geeignet).

Intraabdominelle (v. a. subphrenische) Abszesse (s. Kap. 8): Zum Ausschluß eines subphrenischen bzw. intraabdominellen Abszesses empfiehlt sich die Durchführung einer sonographischen und/oder computertomographischen Untersuchung des Abdomens, wobei die Aussagekraft der Sonographie durch luftgefüllte Darmschlingen beeinträchtigt werden kann.

Zur Lokalisation von Infektionen kann des weiteren ein Gallium- oder Indium-Leukozyten-Szintigramm durchgeführt werden; die mit Gallium markierten neutrophilen Granulozyten reichern sich im Bereich des Entzündungsherdes an. Die Galliumszintigraphie hat eine hohe Quote falsch-positiver Ergebnisse; Gallium wird renal ausgeschieden und in das Kolon sezerniert.

Mit Indium markierte weiße Blutzellen reichern sich in Hämatomen und Abszessen an. Ein Nachteil dieser Methode ist, daß die Untersuchung erst nach 48 h abgeschlossen werden kann und die Bindung des Indiums an die Leukozyten wenig stabil ist.

Sinusitis: Nasotracheale und nasogastrale Sonden verlegen die Ostien der Nasennebenhöhlen und begünstigen somit Sinusitiden. In den entsprechenden Röntgenaufnahmen zeigen sich Verschattungen der Nasennebenhöhlen bzw. Flüssigkeitsspiegel.

Parotitis: Bei der Untersuchung des Kopfes bzw. der Mundhöhle ist auf eine Schwellung und Druckschmerzhaftigkeit der Parotis und anderer Speicheldrüsen zu achten. Bei Parotitis ist typischerweise die Serumamylase erhöht.

Pyarthrose: Gelenkempyeme sind v. a. bei Patienten mit offenen Gelenkverletzungen als Ursache einer Sepsis in Betracht zu ziehen.

Prostatitis: Bei der digitalen rektalen Untersuchung ist eine druckschmerzhafte oder in ihrer Konsistenz veränderte Prostata suspekt für eine Infektion.

Endokarditis: Insbesondere bei Patienten mit bekanntem Vitium oder Zustand nach Herzklappenersatz muß an eine Endokarditis als Infektionsquelle gedacht werden. Bei einem neu aufgetretenen Herzgeräusch ist die Durchführung einer Echokardiographie zum Ausschluß von entzündlichen Vegetationen angezeigt.

Meningitis: Als Ursache von Veränderungen des mentalen Status kommt eine Meningitis in Betracht. Bei septischem Krankheitsbild mit zerebralen Anfällen muß (mittels CT) ein intrakranieller Abszeß ausgeschlossen werden.

Superinfizierte Dekubitalgeschwüre

Allgemeininfektionen durch opportunistische Keime bei abwehrgeschwächten Patienten: Zu dieser Risikogruppe gehören v. a. die kritisch kranken Patienten einer Intensivstation, die über einen längeren Zeitraum unter Breitbandantibiotikatherapie stehen. Speziell zu fahnden ist nach Pilzinfektionen und seltenen Erregern.

Nichtinfektiöse Ursachen erhöhter Körpertemperaturen: z.B. Atelektasen, Lungenembolien, Thrombophlebitiden, Gewebenekrosen, Transfusionszwischenfälle und Überempfindlichkeitsreaktionen auf Medikamente.

Therapeutisch eingesetzt werden prinzipiell Aminoglykoside, Oxacillin oder Cefazolin. Bei persistierender Neutropenie sollte die oben genannte Standardtherapie mit einem Breitbandpenicillin ergänzt werden.

Liegt der Verdacht auf Vorliegen einer der folgenden Erreger vor, wird die Therapie wie folgt ergänzt:

- Anaerobier: zusätzlich Clindamycin oder Metronidazol,
- Enterokokken: zusätzlich Ampicillin,
- gegen penicillinasefeste Penicilline resistente Staphylokokken: zusätzlich Vancomycin.

Systemische Pilzinfektionen (Fungämie)

Allgemeines

Obgleich systemische Pilzinfektionen i. allg. selten sind, lassen sich auf Intensivstationen gehäuft Infektionen mit einer Vielzahl von Pilzen nachweisen.

Candida albicans verursacht die meisten Infektionen, daneben werden gelegentlich andere Candidaarten, Vertreter der Sproßpilzgattung Torulopsis, Aspergillus und Kryptokokkus nachgewiesen.

Pilze lassen sich häufig aus Abstrichen der Nase, des Rachens oder aus Tracheostomien und von der Haut kultivieren. Diese umschriebenen Pilzinfektionen werden mit lokalen Antimykotika behandelt.

Ein Candidabefall des Darmtraktes ist mitunter Ursache von Durchfällen bei Patienten, die unter Langzeittherapie mit Antibiotika stehen. Therapeutisch kommen hier orale Antimykotika zum Einsatz.

Genauso wie bei Bakterien stellt sich beim Nachweis von Candida oder anderen Pilzen im Sputum nicht notwendigerweise die Indikation zur Antibiotikatherapie. Bei überschießendem Pilzwachstum sollte man an die Möglichkeit einer systemischen Infektion denken und Blutkulturen abnehmen. Dem Labor muß die Verdachtsdiagnose Fungämie mitgeteilt werden, damit spezielle Kulturverfahren angesetzt werden.

Klinisch unterscheidet sich eine Fungämie von Septikämien anderer Ursache nicht. Der Verdacht auf Vorliegen einer systemischen Pilzinfektion liegt unter folgenden Konstellationen nahe:
- bei Patienten, die über längere Zeit antibiotisch behandelt wurden,
- bei Patienten, die über längere Zeit mit zentralvenösen Gefäßzugängen oder Urinkathetern ausgestattet waren oder diese noch einliegen haben,
- bei Patienten mit Verdacht auf Vorliegen eines intraabdominellen Sepsisherdes,
- bei Patienten, die mit Kortikosteroiden oder Immunsuppressiva behandelt werden.

Eine Endophthalmitis (Entzündung der inneren Gewebeschichten des Auges, z. B. Uveitis) ist ein spezifischer Hinweis für eine systemische Pilzinfektion. Treten Sehstörungen auf, lassen sich retinoskopisch mitunter grauweiße Exsudate nachweisen.

Mit Ausnahme der Aspergilluspneumonie bewirken Pilzinfektionen der Lunge keine spezifischen radiologischen Veränderungen. Eine systemische Antimykotikatherapie zur Behandlung einer Pneumonie ist daher bei Risikopatienten, bei denen auf die primäre Antibiotikatherapie keine Besserung eintritt, zu erwägen (wobei es sich empfiehlt, entsprechende Spezialisten hinzuzuziehen).

Bei besonders gefährdeten (z. B. immunsupprimierten) Patienten ist eine prophylaktische Antimykotikatherapie prinzipiell zu erwägen. Empfehlenswert sind Mundspülungen sowie eine orale Applikation von Nystatin (z. B. Moronal) zur Minimierung der gastrointestinalen Kolonisation.

Die Behandlung einer Fungämie besteht zum einen darin, die Infektionsquelle (z. B. potentiell infizierte Verweilkatheter) zu beseitigen, zum anderen in der Applikation von Antimykotika.

Antimykotika

Amphotericin B

Eigenschaften und Anwendungsgebiete: Fungizid. Indiziert zur Behandlung der meisten systemischen Mykosen (cave: Nebenwirkungen).

Applikation und Dosierung:

- Lösungen (in 5%iger Glukose) zur i.v.-Applikation,
- Dosierung: Nach Verabreichung einer initialen Testdosis von 1 mg (z. B. in 20 ml 5%-Glukose) zum Ausschluß von Überempfindlichkeitsreaktionen können am ersten Tag weitere 0,3 mg/kgKG (in 50 ml 5% Glukose) über 4 – 6 h verabreicht werden. Ab dem 2. Tag läßt sich die Dosis um 0,1 – 0,25 mg/kgKG/Tag steigern, bis der therapeutische bzw. toxische Spiegel (0,5 – 1 mg/kgKG/Tag) erreicht wird.
- Die Toxizität läßt sich durch Prämedikation von z. B. Aspirin, Acetaminophen oder Diphenhydramin (50 mg i. v.) und Zusatz von Hydrocortison (25 – 50 mg) zur Amphotericininfusion senken.
- Zur Prophylaxe von Thrombophlebitiden wird der Infusion Heparin (1 000 I.E./Tagesdosis) zugesetzt.
- Der Serumspiegel von Amphotericin wird renal nicht beeinflußt. Kommt es unter der Therapie zu einer Verschlechterung der Nierenfunktion, sollte die Therapie für 24 – 48 h unterbrochen werden. Die Therapie kann danach mit halber Dosierung fortgesetzt und täglich um 5 mg gesteigert werden, bis der gewünschte Serumspiegel wieder erreicht ist.
- Eine Hypokalämie unter Amphotericin-Therapie wird i. allg. nur bei begleitender Penicillin- oder Digitalismedikation beobachtet.

Flucytosin (z. B. Ancotil)

Eigenschaften und Anwendungsgebiete: Bei oraler Gabe wirksam gegen Candida und Kryptokokken. Kann zusammen mit Amphotericin B gegeben werden, wodurch eine Dosisreduktion beider Pharmaka möglich ist.

Dosierung: 37,5 mg/kgKG p.o. alle 6 h.

Die Toxizität ist bedingt durch eine Knochenmarksdepression; ein Serumspiegel von 100 μg/ml sollte nicht überschritten werden. Bei Niereninsuffizienz muß die Dosis reduziert und der Serumspiegel engmaschig kontrolliert werden. Bei prolongierter Therapie ist mit der Entwicklung von resistenten Stämmen zu rechnen.

Miconazol (z. B. Daktar)

Eigenschaften und Anwendungsgebiete: Wirksam gegen Coccidioides (Gattung dimorpher Fadenpilze) und Candida (Präparat 2. Wahl); unwirksam bei Aspergillus-und Histoplasmeninfektionen. Anwendung bei Patienten, die Amphotericin B nicht vertragen oder nicht darauf ansprechen, sowie bei Patienten mit Niereninsuffizienz. Wegen ihres chemischen Antagonismus dürfen Miconazol und Amphotericin B nicht gleichzeitig verabreicht werden.

Dosierung: 400 – 1 200 mg i.v. alle 8 h.

Ketoconazol (z. B. Nizoral)

Eigenschaften und Anwendungsgebiete: Wirksam gegen Candida, Coccidioides, Kryptokokken, Histoplasmen und Blastomyzeten; unwirksam bei Aspergillusinfektionen. Ein Therapieerfolg zeigt sich oft schon nach einigen Behandlungstagen, gewöhnlich muß die Therapie aber über Wochen fortgesetzt werden.

Dosierung: 200 – 600 mg/Tag.

Nystatin (z. B. Moronal)

Anwendungsgebiet: Candidaprophylaxe, lokale Behandlung des Mundsoors und Candidabefalls des Darms.

Dosierung: 500 000 I.E. p.o. (spülen und schlucken).

Candida-Infektion der Harnwege (positive Urinkulturen)

Bei fehlendem Hinweis auf eine generalisierte Sepsis reicht eine lokale Therapie in Form von Blasenspülungen (50 ml/h) mit Amphotericin B (50 mg Amphotericin B in 1 l G 5) oder Miconazol (200 mg in 250 ml NaCl 0,9%) in der Regel aus.

Wundstarrkrampf (Tetanus)

Allgemeines

Wundstarrkrampf wird durch Clostridium tetani, ein ubiquitär vorkommendes, anaerob wachsendes, sporenbildendes Bakterium verursacht. Das Bakterium bildet Tetanospasmin, ein Exotoxin, das über axonalen Transport in Rückenmark und Hirnstamm gelangt und sich dort an Nervenzellen bindet.

Die charakteristischen Symptome des Wundstarrkrampfes sind tonische Krämpfe der quergestreiften Muskulatur (infolge Senkung der Reflexschwelle), die typischerweise in der Kaumuskulatur (Trismus, Risus sardonicus) beginnen. Diese Symptome führen den Patienten zum Arzt und weisen auf die Diagnose hin. Bei Übergreifen der Krämpfe auf Nacken und Stamm muß von einem generalisierten Geschehen ausgegangen werden. Generalisierte klonische Spasmen führen zu hohem Fieber, Hypertonie und Tachykardie. Die symptomatische Therapie erfolgt durch Sedativa und Muskelrelaxanzien.

Therapie

Die Behandlung des Tetanus ist symptomatisch; die Patienten müssen daher über eine Dauer von 2 – 6 Wochen intensiv gepflegt und behandelt werden.

Wunddébridement

Die Erregerrelimination durch chirurgische Wundbehandlung ist von ausschlaggebender Bedeutung. Verschmutzte Wunden müssen gespült und exzidiert bzw. vollständig eröffnet werden.

Antibiotika

Penicillin (3 – 6 Mio. I.E./Tag).

Neutralisation des Toxins

In der Neutralisation des Toxins ist die spezifische Therapie zu sehen, deren Erfolg jedoch dann fraglich ist, wenn die oben genannten Symptome bereits eingesetzt haben. Das Toxin kann durch (i.v.- oder i.m.-appliziertes) Antitoxin neutralisiert werden, solange es noch nicht an Nervenzellen gebunden ist. Verabreicht werden 500 – 1 000 I.E. humanes Tetanusimmunglobulin; heterologes Antitoxin (z. B. von Pferden; Dosierung 1 500 – 10 000 I.E.) darf nur verwendet werden, wenn kein homologes vorhanden ist.

Symptomatische Maßnahmen

- isolierter Trismus: Nüchternlassen des Patienten, Diazepam (1 – 2 mg i.v.), permanente Überwachung,
- generalisierter Tetanus: endotracheale Intubation, ggf. Tracheostomie,
- prolongierte Spasmen: Barbiturate, zentral wirksame Analgetika, Muskelrelaxanzien. Substanzen zur Erhöhung des Cholinesterasespiegels haben

sich nicht bewährt. Zur Behandlung eines prolongierten Tetanus werden nichtdepolarisierende Muskelrelaxanzien (z. B. Pancuronium 0,4 mg i.v.) eingesetzt.

Intensivtherapeutische Maßnahmen

Exakte Flüssigkeits- und Elektrolytbilanzierung. Die zur Dämpfung der Muskelspasmen eingesetzten Pharmaka (z. B. Diazepam per infusionem oder Phenobarbital) führen zu einer Atemdepression, die die Beatmung des Patienten notwendig machen kann. Kreislaufregulationsstörungen und die Gefahr der Entstehung einer Lungenembolie im Krankheitsverlauf sind zu beachten. Die Durchführung einer hyperbaren Sauerstofftherapie ist in schweren Fällen in Betracht zu ziehen.

Gasbrand

Allgemeines

Typisches Zeichen der Gasbildung ist das Knistern im Gewebe. Allgemeinsymptome, die früh mit einer Gasbildung in Weichteilen einhergehen, sind Schmerz, Tachykardie, leichtes Fieber und die zunehmende Desorientiertheit und Konfusion des Patienten. Im weiteren Krankheitsverlauf kommt es oft zum Blutdruckabfall und Multiorganversagen.

Weichteilinfektionen mit gasbildenden Erregern werden häufig durch synergistische gramnegative und aerophile grampositive Organismen verursacht. Prädisponiert sind v. a. Diabetiker.

Die durch Clostridien, meist Clostridium perfringens (ein pleomorphes, grampositives, sporenbildendes, thermostabiles Stäbchen) verursachte Myonekrose (klassischer Gasbrand) führt zu einer rasch progredienten, nekrotisierenden Infektion, in deren Frühphase oft noch kein Gasödem nachweisbar ist. Die Symptome, darunter die bronzeartige Verfärbung der Haut, eine Hämolyse, die mit einem Hämatokritabfall von 5–10% einhergehen kann, und eine allgemeine Toxämie, werden durch Exotoxine des Bakteriums verursacht. Schon bei der Verdachtsdiagnose Gasbrand muß unverzüglich die aggressive Therapie eingeleitet werden:

Therapie

- Nicht durch Clostridien verursachte Gasphlegmone: chirurgisches Wunddébridement und -drainage, Breitbandantibiotikatherapie mit Abdeckung der Anaerobier;
- Clostridieninfektionen: sofortiges, ausgedehntes chirurgisches Wunddébridement, hochdosierte Penicillingaben (20–40 Mio. I.E./Tag), evtl. hyper-

bare Oxygenation. Setzt die Therapie (auch nur um 24 h) verspätet ein, sind die Folgen oftmals fatal (Letalität ca. 50%). Im Fall der Infektion einer Extremität ist deren frühzeitige Amputation angezeigt, wenn sich der Zustand des Patienten unter den oben genannten Maßnahmen weiter verschlechtert.

Hepatitis und Aids (allg.)

Während Patienten auf einer Intensivstation eine Vielzahl von Infektionen akquirieren können, ist das Ansteckungsrisiko des Personals gering. Hepatitis B und HIV (human immunodeficiency virus) können durch Blut und andere Körperflüssigkeiten übertragen werden. Ärzte und Schwestern, die mit Patientenblut und anderen Körpersekreten in Berührung kommen, sollten gegen Hepatitis B geimpft sein. Da es gegen HIV derzeit keine Immunisation gibt, müssen seropositive Patienten und solche, die zu Risikogruppen zu zählen sind, als infektiös eingestuft werden. Der direkte Kontakt mit ihrem Blut und sonstigen Körpersekreten ist strikt zu vermeiden. Kommt es dennoch zu einer Kontamination, muß dies unverzüglich gemeldet und der serologische Status in der Folgezeit dokumentiert werden. Hinsichtlich der Maßnahmen, die nach einer Exposition im einzelnen zu treffen sind, gibt die zuständige Stelle im Krankenhaus individuell Auskunft.

Spezielle Aspekte

Infektionen mit penicillinresistenten Staphylokokken

Die gegenüber den gebräuchlichen Antibiotika resistenten Staphylococcus-aureus-Stämme sind auf vielen Intensivstationen ein großes Problem. Besonders gefährdet sind Patienten mit konsumierenden Erkrankungen, prolongierter Hospitalisation und vorausgegangener Antibiotikatherapie. Neben der Behandlung mit Vancomycin ist eine Isolation der betroffenen Patienten in Erwägung zu ziehen. Sie sind so lange als infektiös anzusehen, bis wiederholt negative Bakterienkulturen vorliegen.

Endokarditisprophylaxe

Patienten mit bekannten morphologischen Veränderungen am Herzen bzw. an den großen Gefäßen sollten präoperativ antibiotisch abgedeckt werden, um

einer Endokarditis vorzubeugen. Die therapeutischen Empfehlungen hängen
von der Größe des geplanten Eingriffs ab:

Zahnärztliche Behandlungen oder Eingriffe in den Bereichen Hals, Nase, Ohren und oberen Atemwegen

Patienten ohne prothetischen Herzklappenersatz

- Penicillin G 1 Mio. I.E. + Procainpenicillin G 600000 I.E. i.m. 30 min präoperativ, danach Penicillin V (-Kalium) 500 mg p.o. alle 6 h (postoperativ
  insgesamt 8mal) oder
- Penicillin V (-Kalium) 2 g p.o. 30 min präoperativ und danach 500 mg p.o.
  alle 6 h (postoperativ insgesamt 8mal).

Bei Penicillinallergie: Vancomycin 1 g i.v. präoperativ, danach Erythromycin
500 mg p.o. alle 6 h (postoperativ insgesamt 8mal).

Patienten mit prothetischem Herzklappenersatz

- Penicillin G 1 Mio. I.E. + Procainpenicillin G 600000 I.E. + Streptomycin
  1 g i.m. 30 min präoperativ, danach Penicillin V (-Kalium) 500 mg p.o. alle
  6 h (postoperativ insgesamt 8mal).

Bei Penicillinallergie: Erythromycin 1 g p.o. 90 min präoperativ, danach 500 mg
p.o. alle 6 h (postoperativ insgesamt 8mal).

Eingriffe im Bereich des Gastrointestinal- oder Urogenitaltraktes (sowie andere invasive Maßnahmen)

- Ampicillin 1 g + Gentamycin 1,5 mg/kgKG (maximal 80 kg) i.v. oder i.m.
  30 min präoperativ und 2mal postoperativ (in jeweils 8stündlichem Abstand).

Bei Penicillinallergie: Vancomycin 1 g i.v. + Streptomycin 1 g i.m. 30 min präoperativ und einmal postoperativ (nach 12 h).

Infektionen bei Patienten nach Organtransplantationen

Risikofaktoren

Immunsuppression

Der Status der Immunsuppression wird von mehreren Faktoren bestimmt; er
hängt ab von der Pharmakotherapie, der Leukozytenzahl, der metabolischen
Situation (einschließlich Harnstoff- und Blutzuckerspiegel) sowie Koinfektio-
nen mit immunmodulierenden Viren, wie z. B. Zytomegalievirus und Ebstein-
Barr-Virus.

Technische Komplikationen

Die Inzidenz von Infektionen steigt bei Auftreten von lokalen Komplikationen, wie z. B. Seromen, Gewebenekrosen oder einer Anastomoseninsuffizienz, an.

Keimexposition

Transplantatempfänger kommen sowohl vor als auch während und nach der Operation mit einer Vielzahl pathogener Keime in Kontakt. Ob es zu einer Infektion kommt, hängt nicht zuletzt von Art und Umfang der Keimexposition ab.

Allgemeine prophylaktische Maßnahmen

- Lebenslange „chronische Immunsuppression",
- Einhalten hygienischer Regeln zur Verhütung von Infektionen (beginnend im Operationsraum und auf der Intensivstation),
- kontinuierliche Untersuchung und Dokumentation des Gesundheitszustands des Patienten mit erhöhter Sensibilität gegenüber Infektzeichen; die typischen klinischen Zeichen einer Infektion können bei immunsupprimierten Patienten maskiert sein oder fehlen.

Häufigste Ursachen

Nach Organtransplantationen kann es zu einer Vielzahl verschiedener Infektionen kommen. Neben der Art der Infektion spielt bei der initialen Evaluation auch der Zeitpunkt nach der Transplantation, zu dem sich die Infektion manifestiert, eine Rolle; Rückschlüsse auf die Ätiologie der Infektion sind möglich.

Infektionen im ersten Monat postoperativ

Frühinfektionen werden in der Mehrzahl der Fälle von den auf Intensivstationen verbreiteten Mikroorganismen (sog. Hospitalkeime) verursacht. Als Hauptinfektionsquellen sind in Betracht zu ziehen:

Vorbestehende Infektionskrankheiten des Empfängers: Insbesondere Patienten mit chronischen Nieren-, Leber- und Lungenerkrankungen sind präoperativ im Hinblick auf bestehende Infektionen gründlich zu untersuchen. Lungenentzündungen oder eine Bakteriämie müssen ggf. vor der Transplantation effektiv behandelt werden.

Transplantatinfektionen: Infektionen des Spenders können nach Organentnahme und Transplantation zu einer Infektion des Empfängers führen. Aus diesem Grund werden von den entnommenen Organen und dem Perfusat routinemäßig Bakterienkulturen angelegt und bei positivem Ergebnis unverzüglich Antibiotika verabreicht.

Perioperative Infektionen: Perioperative Infektionen werden in der Mehrzahl der Fälle durch Hospitalkeime verursacht. Die Inzidenz solcher Infektionen steigt mit der Zahl der Komplikationen an (Hämatome, Serome, Wunddehiszenz).

Opportunistische Infektionen: Superinfektionen durch opportunistische Keime im 1. postoperativen Monat sind die Ausnahme. Bei Nachweis entsprechender Mikroorganismen ist in jedem Fall eine sorgsame Untersuchung (und ggf. Desinfektion) der Intensivstation zu veranlassen.

Endogene Infektionen rühren meist von zuvor nicht bemerkten, latenten Erkrankungen des Empfängers her. So verläuft z. B. eine Infektion mit Mycobacterium tuberculosis in der Regel subklinisch und wird erst unter der Therapie mit Immunsuppressiva manifest.

Hepatitiden: Eine Hepatitis liegt bei vielen Organempfängern als Grundkrankheit vor, sie stellt per se keine Kontraindikation zur Transplantation dar.

Fadenwurminfektionen: Strongyloides stercoralis ist ein intestinaler Fadenwurm, in dessen Entwicklungszyklus es zur Autoinfektion kommt. Bei Störungen der zellulären Immunabwehr ist eine Erregerdissemination zu befürchten. Strongyloides stercoralis ist endemisch in Südostasien und Zentralamerika. Patienten, die sich vor einer geplanten Organtransplantation in einem Endemiegebiet aufgehalten haben, sollten daher präoperativ sorgsam auf Fadenwürmer untersucht und entsprechend behandelt werden.

Infektionen zwischen dem 1. und 6. Monat nach der Transplantation

Besonders gefährlich (lebensgefährlich) sind Infektionen, die einige Wochen nach der Transplantation auftreten. Häufige Ursachen sind:

Fortgesetzte Immunsuppression bzw. Reduktion der Infektabwehr.

Abstoßungsreaktionen: Zur Beherrschung von Rejektionskrisen, die auch schon vor dem oben genannten Zeitraum auftreten können, werden hochdosiert Chemotherapeutika (i. allg. Steroide und monoklonale Lymphozytenantikörper) eingesetzt. Die schon durch die routinemäßig durchgeführte Immunsuppression kompromittierte Infektabwehr des Patienten wird dadurch weiter herabgesetzt.

Chronische virale Infektionen (z. B. mit Zytomegalievirus oder Ebstein-Barr-Virus).

Infektionen mehr als 6 Monate nach der Transplantation

Bei chronisch immunsupprimierten Patienten besteht lebenslang ein erhöhtes Infektionsrisiko. Patienten, die unter permanenter Immunsuppressionstherapie stehen, werden in verschiedene Risikogruppen eingeteilt:

Wenig gefährdete Patienten: Zu dieser Gruppe zu rechnen sind Patienten mit gut funktionierenden Transplantaten, die nur geringe Mengen an Immunsuppressiva benötigen und unter keiner akuten Antirejektionstherapie stehen.

Mäßig gefährdete Patienten: Patienten mit guter Transplantatfunktion, aber chronisch viralen Infektionen (z. B. mit Zytomegalie- oder Ebstein-Barr-Virus).

Stark gefährdete Patienten: v. a. Patienten mit chronischen Abstoßungsreaktionen und entsprechend schlechter Organfunktion, die unter einer hoch dosierten Antirejektionstherapie stehen und u. U. zusätzlich mit Viren infiziert sind. Diese Patienten haben ein deutlich erhöhtes Risiko gegenüber Infektionen mit opportunistischen Keimen.

Treten schwere Infektionen auf, ist das zwischenzeitliche Absetzen der immunsuppressiven Therapie zu erwägen (s. Kap. 19).

Spezielle Aspekte

Harnwegsinfektionen nach Nierentransplantation

Die meisten Patienten, die im Rahmen einer Nierentransplantation nicht prophylaktisch antibiotisch behandelt werden, entwickeln postoperativ einen Harnwegsinfekt. Die Mehrzahl der nach Nierentransplantationen auftretenden Bakteriämien geht von Harnwegsinfekten aus.

Als Ursache der erhöhten Inzidenz von Harnwegsinfekten nach Nierentransplantation sind neben den Urinkathetern als Infektionsquelle v. a. Vorschädigungen der Nieren infolge direkter Traumatisierung sowie die reduzierte Infektabwehr wegen Immunsuppression anzuführen.

Harnwegsinfektionen führen oft zu einer Pyelonephritis und Bakteriämie. Die Zahl rezidivierender Infektionen nach konventioneller 10- bis 14tägiger Antibiotikatherapie ist hoch; eine längerdauernde prophylaktische Antibiotikagabe bei gleichzeitiger Gabe von Antimykotika zur Verminderung einer Pilzkolonisation wird daher vielerorts befürwortet.

Pneumonien

Die Pneumonie ist mit einer Inzidenz von 20% die am häufigsten vorkommende lebensbedrohliche Infektion bei transplantierten Patienten; sie kann in jedem Stadium der Behandlung auftreten. Entscheidend für die Prognose ist das rasche Erkennen und eine prompte und effektive Behandlung der Erkrankung. Differentialdiagnostisch hilfreich sind die folgenden Punkte:

Tempo der Verschlechterung des Gesundheitszustandes des Patienten

Bakterielle Infektionen entwickeln sich in der Regel in weniger als 24 h, bei Virus-, Pilz- oder Protozoeninfektionen werden Symptome meist erst nach Tagen oder Wochen manifest.

Thoraxröntgenbefund

Das Verschattungsmuster läßt Rückschlüsse auf die Ätiologie der Erkrankung zu:

– Dichte, homogene, konfluierende Verschattungen sind typisch für bakterielle Pneumonien; fleckförmige und/oder konfluierende Infiltrate für Pilzpneumonien, Infektionen mit Aktinomyzeten (Nocardia) oder eine Tuberkulose.
– Streifige Verschattungen als Ausdruck interstitieller Infiltrate sind typisch für Virusinfekte und atypische Pneumonien bei Abwehrschwäche.

Prozedere (Vorgehen bei Fieber und Nachweis pulmonaler Infiltrate)
– Ausschluß einer nichtinfektiösen Ursache der Infiltrate z. B. eines Lungenödems, eines Lungeninfarktes oder einer Blutung;
– bakteriologische Untersuchungen einschließlich Gram-Färbung und Kultivierung von Sputum, Abnahme von Blutkulturen und Bestimmung von viralen Antikörpern im Serum;
– bei Verdacht auf Vorliegen einer bakteriellen Infektion wendet man eine kalkulierte Antibiotikatherapie mit einem i.v. zu applizierenden Breitbandantibiotikum an. Kommt es innerhalb von 24 h nach Beginn der Antibiotikatherapie nicht zu einer Besserung des klinischen Bildes, muß die Diagnostik, ggf. auch unter Einsatz invasiver Maßnahmen (z. B. Bronchoskopie), vorangetrieben werden;
– bei unklarer Ätiologie der pneumonischen Infiltrate und stabiler Kreislaufsituation kann eine Bronchoskopie, Bronchiallavage oder perkutane Biopsie erfolgen. Gelingt es auch unter Einsatz dieser Maßnahmen nicht, die Diagnose zu sichern, muß eine offene Lungenbiopsie in Erwägung gezogen werden;
– bei unklarer Ätiologie und instabiler Kreislaufsituation ist eine offene Lungenbiopsie zu diskutieren.

Bakteriämien und systemische Candidamykosen

Bakteriämien und systemische Candidamykosen zählen zu den häufigsten Ursachen der hohen Morbidität und Mortalität transplantierter Patienten. Bei hämatogenen Infektionen unterscheidet man mehrere Kategorien: Kathetersepsis, Urosepsis, gastrointestinale und zerebrale Manifestationen.

Kathetersepsis
Eine Kathetersepsis bei transplantierten Patienten verläuft ähnlich wie bei anderen Patienten (häufigste Erreger sind Staphylokokken, aerobe gramnegative Stäbchen und Candida albicans). Die Konsequenzen einer hämatogenen Erregeraussaat sind nach einer Organtransplantation aufgrund der schlechteren Abwehrlage und der Gefahr einer Infektion des Transplantates allerdings gravierender.

Eine durch einen kontaminierten ZVK verursachte Candidamykose kann bei nichtimmunsupprimierten Patienten oftmals allein durch Entfernung des ZVK behoben werden. Bei den abwehrgeschwächten transplantierten Patienten führt die Candidainfektion dagegen schnell zu metastatischen Keimabsiedlungen. Hier ist in der Regel eine systemische antimykotische Therapie erforderlich. Prinzipiell sollten Zahl und Verweildauer von intravenösen und arteriellen Gefäßzugängen auf ein Minimum beschränkt werden; beim Legen und Verbinden der Katheter müssen die antiseptischen Kautelen strikt beachtet werden.

Urosepsis
Bei transplantierten Patienten wird zur Vermeidung von Harnwegsinfekten eine prophylaktische Antibiotikatherapie durchgeführt. Die Inzidenz der Urosepsis wurde dadurch entscheidend gesenkt; problematisch sind in erster Linie von den Harnwegen ausgehende Candidamykosen. Eine Candidapyelonephritis, in deren Folge es zu einer Verlegung der Harnwege durch Pilze, v. a. im Bereich des ureteropelvinen oder -vesikalen Übergangs kommen kann, führt nicht selten zu einer disseminierten Candidiasis. Besonders gefährdet sind Patienten mit Diabetes mellitus, Harnblasenentleerungsstörungen sowie nierentransplantierte Patienten, bei denen wegen technischer Probleme Stents oder Harnwegskatheter implantiert werden mußten. Bei Nachweis von Candida im Urin sollte bei transplantierten Patienten unverzüglich mit der systemischen antimykotischen Therapie begonnen werden; darüber hinaus empfiehlt sich die Durchführung einer Ultraschalluntersuchung zum Ausschluß einer obstruktiven Uropathie.

Infektionen im Bereich des Abdomens
Eine Divertikulitis oder die Perforation eines Magen- oder Duodenalgeschwürs ist häufig Ausgangspunkt einer Sepsis; selten ist bei transplantierten Patienten eine (steinlose) Cholezystitis oder akute Appendizitis. Die klinische Symptomatik des gastrointestinalen Leidens ist oft maskiert, um so akribischer muß die Diagnostik vorangetrieben werden, wenn nach Organtransplantationen ein aufgeblähtes Abdomen, ein Ileus oder Bauchschmerzen mit Fieber auftreten.

Bakteriämien nach Lebertransplantationen können durch technische Probleme bei der biliären Anastomose verursacht sein, nicht selten kommt es hier zu einer spontanen bakteriellen Peritonitis.

Für die hohe Rate systemischer Candidainfektionen bei transplantierten Patienten kommt der Candidakolonisation des Oropharynx bzw. oberen Gastrointestinaltraktes vermutlich eine ursächliche Rolle zu.

Infektionen des ZNS
Meningitiden und zerebrale Abszesse treten bei immunsupprimierten Patienten vermehrt auf, insbesondere Toxoplasmen und Kryptokokken werden überdurchschnittlich häufig als pathogene Keime im ZNS nachgewiesen. Bei nierentransplantierten Patienten sind Listerien eine der Hauptursachen von Bakteriämien und zerebralen Infektionen; sie werden durch Ingestion akquiriert, vermehren sich im Gastrointestinaltrakt, dringen von dort in die Blutbahn ein und siedeln sich bevorzugt im ZNS an.

Antibiotika

Der Serumspiegel der Antibiotika dient zur Therapiekontrolle und als Dosierungsrichtlinie, insbesondere bei Patienten mit unklarer oder sich verändernder Nierenfunktion. Ein Steady state wird normalerweise nach der 5. Applikation eines Antibiotikums erreicht.

Der maximale Serumwert (peak level) wird etwa 1 h nach der i.v.- oder i.m.-Applikation erreicht. Das Dosierungsintervall richtet sich ebenfalls nach dem Blutspiegelverlauf. Die jeweils nächste Applikation sollte unmittelbar vor dem maximalen Abfall des Serumspiegels erfolgen.

Die Kontrolle des Serumspiegels empfiehlt sich insbesondere bei einer Therapie mit Aminoglykosiden, Vancomycin, 5-Fluorcytosin, Ketoconazol und Chloramphenicol.

Aminoglykoside

Wirkungsspektrum

Vorwiegend auf gramnegative Keime bakterizid wirkende Breitspektrumantibiotika (s. Tabelle 2 und 3).

Wirkungsmechanismus

Hemmung der Proteinsynthese der Bakterien durch Bindung an die 30-S-Untereinheit der Bakterienribosomen.

Nebenwirkungen

- Ototoxizität (Akustikus- und Vestibularisschädigung): Hör- und Gleichgewichtsstörungen (Innenohrschwerhörigkeit, Schwindel u. a.).
- Nephrotoxizität: Gewöhnlich kommt es zu einer reversiblen, akuten tubulären Nekrose. Nierenfunktion und Serumspiegel des Antibiotikums müssen engmaschig kontrolliert werden. Bei eingeschränkter Nierenfunktion ist der Aminoglykosidserumspiegel schwer einzustellen.
- Neurotoxizität: In Verbindung mit Anästhetika oder Muskelrelaxanzien kann es zu einer neuromuskulären Blockade (einschließlich Atemlähmung) kommen.

Medikamenteninteraktionen

- Cephalosporine: Synergistische Wirkung, verstärkte Nephrotoxizität,
- Penicillin: Inaktivierung der Aminoglykoside (Mechanismus nicht geklärt),

Tabelle 2. Sensibilität pathogener Bakterien gegenüber Aminoglykosidantibiotika (%)

	Gentamycin	Amikacin	Tobramycin	Netilmicin	Kanamycin
Acinetobacter anitratus	93	100	100	50 − 80	80 − 95
Acinetobacter lwolfii	95 +	20 − 50	80 − 95	50 − 80	95 +
Citrobacter diversus	100	100	100	95 +	80 − 95
Citrobacter freundi	95	100	95	95 +	80 − 95
Enterobacter aerogenes	98	99	98	95 +	80 − 95
Enterobacter agglomerans	95 +	95 +	95 +	95 +	95 +
Enterobacter cloacae	93	100	92	95 +	80 − 95
Escherichia coli	98	100	99	95 +	80 − 95
Klebsiella oxytoca	96	99	95	95 +	50 − 80
Klebsiella pneumoniae	90	100	93	95 +	80 − 95
Morganella morganii	99	100	100	95 +	80 − 95
Proteus mirabilis	97	99	99	80 − 95	80 − 95
Proteus vulgaris	100	100	100	80 − 95	95 +
Providencia	50 − 80	95 +	95 +	50 − 80	50 − 80
Pseudomonas aeruginosa	73	90	93	80 − 95	< 20
Pseudomonas fluorescens	50 − 80	50 − 80	50 − 80	95 +	50 − 80
Pseudomonas maltophilia	11	18	9	20 − 50	< 20
Salmonella	95 +	95 +	95 +	95 +	95 +
Serratia marcescens	96	99	93	80 − 95	80 − 95
Shigella	95 +	95 +	95 +	95 +	95 +
Staphylococcus aureus	95 +	95 +	95 +	95 +	95 +
Staphylococcus epidermidis	95 +	95 +	80 − 95	95 +	50 − 80

Tabelle 3. Aminoglykoside, pharmakologische Daten

	Applikationsform	Dosierung [mg/kg]	Therapeutischer Serumspiegel [µg/ml]	Halbwertszeit [h]	
				Normal	Maximal
Gentamicin	i.m., i.v.	1 − 1,7 alle 8 h	4 − 10	1,2 − 5,0	21 − 70
Amikacin	i.m., i.v.	5 alle 8 h 7,5 alle 12 h	8 − 16	0,8 − 2,8	28 − 87
Tobramycin	i.m., i.v.	1 − 1,7 alle 8 h	4 − 8	1,0 − 2,0	27 − 70
Netilmicin	i.m., i.v.	1,3 − 2,2 alle 8 h 1,5 − 3,25 alle 12 h	0,5 − 10	2,0 − 2,5	32 − 52
Kanamycin	p.o., i.m., i.v.	7,5 alle 12 h	8 − 16	2,0 − 2,5	40 − 96

− Diuretika: Gefahr der Potenzierung der Oto- und Nephrotoxizität (Erhöhung der Serumkonzentration bei Volumenkontraktion).

Präparate

− Amikacin (z.B. Biklin): Wirksam bei vielen gegenüber Gentamycin und Tobramycin resistenten Bakterienstämmen,
− Gentamicin (z.B. Refobacin): Nephrotoxizität im Vergleich zu Tobramycin hoch,

Tabelle 4. Sensibilität pathogener Bakterien gegenüber Penicillinen und β-Lactam-Antibiotika [%]

	Penicillin G	Ampicillin	Azlocillin	Carbenicillin	Mezlocillin[a]	Piperacillin	Methicillin	Oxacillin	Aztreonam	Imipenem
Acinetobacter anitratus	0	<20	80–95	20–50	50–80	80–95	0		<20	95+
Acinetobacter lowlfii	0	20–50	80–95	50–80	50–80	50–80	0		<20	95+
Citrobacter diversus	0	<20	95+	<20	80–95	95+	0		50–80	95+
Citrobacter freundii	0	<20	50–80	20–50	50–80	80–95	0		50–80	95+
Enterobacter aerogenes	0	<20	50–80	20–50	50–80	95+	0		50–80	95+
Enterobacter agglomerans	0	20–50	50–80	20–50	80–95	80–95	0		80–95	95+
Enterobacter cloacae	0	<20	50–80	50–80	50–80	80–95	0		50–80	95+
Escherichia coli	0	50–80	95+	80–95	50–80	80–95	0		95+	95+
Klebsiella oxytoca	0	<20		<20	50–80	50–80	0		80–95	95+
Klebsiella pneumoniae	0	<20	80–95	<20	80–95	80–95	0		95+	95+
Morganella morganii	0	<20	50–80	80–95	50–80	80–95	0		80–95	95+
Proteus mirabilis	0	95+	95+	95+	95+	95+	0		95+	95+
Proteus vulgaris	0	<20	80–95	50–80	95+	90–95	0		80–95	95+
Providencia	0	20–50	80–95	95+	95+	95+	0		95+	95+
Pseudomonas aeruginosa	0	<20	80–95	50–80	80–95	80–95	0		80–95	80–95
Pseudomonas fluorescens	0	<20		<20	50–80	80–95	0			80–95
Pseudomonas maltophilia	0	<20		<20	20–50	80–95	0		<20	<20
Salmonella	0	20–50	20–50	50–80	50–80	50–80	0		95+	95+
Serratia marcescens	0	<20	20–50	50–80	50–80	50–80	0		80–95	95+
Shigella	0	20–50	95+		80–95	50–80	0		95+	95+

Tabelle 4 (Fortsetzung)

	Penicillin G	Ampicillin	Azlocillin	Carbenicillin	Mezlocillin[a]	Piperacillin	Methicillin	Oxacillin	Aztreonam	Imipenem
Haemophilus influenzae	20–50	80–95	95+	95+	95+	95+	<20		95+	95+
Neisseria gonorrhoeae	80–95	95+	95+	95+	95+	95+	<20		95+	95+
Neisseria meningitidis	95+	95+	95+	95+	95+	95+	<20		95+	95+
Listeria monocytogenes	95+	95+	95+	95+	95+	95+	95+		<20	95+
Streptococcus agalactiae	95+	95+	95+	95+	95+	95+	95+		<20	95+
Streptococcus faecalis	<20	80–95	95+	95+	95+	95+	<20		<20	95+
Streptococcus pneumoniae	95+	95+	95+	95+	95+	95+	95+		<20	95+
Streptococcus pyogenes	95+	95+	95+	95+	95+	95+	95+		50–80	95+
Streptococcus viridans	80–95	80–95	95+	95+	95+	95+	80–95		<20	95+
Staphylococcus aureus	20–50	50–80	50–80	50–80	50–80	50–80	95+	92	<20	80–95
Staphylococcus epidermidis	20–50	50–80	50–80	50–80	20–50	20–50	20–50	53	<20	80–95
Bacteroides fragilis	<20	20–50	80–95	20–50	80–95	80–95	0		<20	95+
Andere Bacteroidesstämme	20–50	20–50	95+	95+	95+	80–95	0		<20	95+
Clostridium difficile	<20	<20	95+	95+	95+	95+	0		<20	95+
Clostridium perfringens	95+	95+	95+	95+	95+	95+	0		<20	95+
Andere Clostridien	50–80	50–80	95+	95+	95+	95+	0		<20	95+
Fusobacterium	95+	95+	95+	95+	95+	95+	0		<20	95+
Peptococcus	95+	95+	95+	95+	95+	95+	0		<20	95+
Peptostreptococcus	95+	95+	95+	95+	95+	95+	0		<20	95+
Propionibacterium	95+	50–80	95+	95+	95+	95+	0		<20	95+
Veillonella	95+	50–80	95+	95+	95+	95+	0		<20	95+

[a] In Deutschland im Handel.

- Tobramycin (z. B. Gernebcin): s. Gentamicin,
- Kanamycin wird wegen seiner starken Ototoxizität nicht mehr systemisch angewandt; Verwendung vorwiegend oral zur Darmsterilisation,
- Netilmicin (z. B. Certomycin): Nephro- und Ototoxizität im Vergleich zu Gentamycin geringer, dafür fragliche Hepatotoxizität.

Dosierung (s. Tabelle 2)

Penicilline

Wirkungsspektrum

Bakterizide Wirkung auf die Mehrzahl der grampositiven Keime sowie gram-negativen Kokken (s. Tabelle 4).

Wirkungsmechanismus

Hemmung der Peptidoglykansynthese in der Bakterienzellwand. Durch Hemmung einer Transpeptidase wird der letzte Schritt der Zellwandsynthese blockiert.

Nebenwirkungen

- Hypersensibilität (sog. Penicillinallergie): Fieber, Hautreaktionen (Ödem, Rötung, Urtikaria), Serumkrankheit oder Anaphylaxie,
- Neurotoxizität: Krämpfe, unspezifische Enzephalopathie,
- Nephrotoxizität: interstitielle Nephritis,
- hämatologische Störungen: Coombs-positive hämolytische Anämie,
- Hyperkalziämie (bei hoher Dosierung und Niereninsuffizienz).

Medikamenteninteraktionen

- Aminoglykoside: Inaktivierung (vgl. S. 496),
- Urikosurika (z. B. Probenecid), Aspirin (in hoher Dosierung), Indometacin und andere Medikamente können die tubuläre Sekretion von Penicillin kompetitiv hemmen und somit den Serumspiegel erhöhen.

Präparate

- Ampicillin (z. B. Binotal): Halbsynthetisches, auch zur oralen Anwendung geeignetes, säurestabiles Penicillinderivat mit erweitertem Spektrum, insbesondere wirksam gegen Enterokokken und Haemophilus influenzae.

– Acylamino- oder Ureidopenicilline: Azlocillin (z. B. Securopen), Mezlocillin (z. B. Baypen), Piperacillin (z. B. Pipril). Ampicillinderivate mit breitem Spektrum gegen gramnegative Keime einschließlich Escherichia coli, Proteus, Enterobacter und verschiedene Pseudomonasstämme. Mezlo- und Piperacillin wirken auch auf Klebsiellen und Serratia (Nebenwirkungen vgl. unten).
– Carboxypenicilline: Carbenicillin (in Deutschland nicht mehr im Handel), Ticarcillin (z. B. Aerugipen): Historische Gruppe von Penicillinen mit erhöhter Wirksamkeit gegenüber gramnegativen Organismen einschließlich Pseudomonas. Nebenwirkungen der Behandlung mit Carboxypenicillinen beinhalten Elektrolyt- (v. a. Hypokaliämie) und Thrombozytenfunktionsstörungen sowie Leberschädigungen.
– Methicillin (in Deutschland nicht mehr im Handel): Erstes penicillinasefestes Penicillin (sog. Staphylokokkenpenicillin). Da es nur parenteral anwendbar und relativ toxisch war (v. a. hohe Nephrotoxizität und Knochenmarkdepression), wurde es im Laufe der Jahre durch die weitaus wirksameren und ungefährlicheren Isoxyzolylpenicilline wie Oxycillin (z. B. Stapenor; cave: Hepatotoxizität), Nafcillin (geringe Nephrotoxizität; cave: Phlebitiden bei i.v.-Applikation und Neutropenien) und Flucloxycillin (z. B. Staphylex) ersetzt. (* Nafcillin wird in den USA v. a. bei Streptokokkeninfektionen von Neugeborenen verwendet.)
– Amindinopenicillin: Gegenüber β-Laktamase stabiles Penicillin, das v. a. bei Harnwegsinfektionen oder in Kombination mit anderen Antibiotika zur Bekämpfung resistenter Keime (v. a. Pseudomonaden) eingesetzt wird.

Dosierung (s. Tabelle 5)

Cephalosporine

Wirkungsspektrum

Siehe unten (Präparate); ähnlich wie Penicilline (s. Tabelle 6).

Wirkungsmechanismus

Wie Penicilline.

Nebenwirkungen

– Hypersensitivität bzw. allergische Reaktionen: 6–9% der Patienten mit Penicillinallergie reagieren auch auf Cephalosporine allergisch (Kreuzsensibilität). Cephalosporine sind daher bei Patienten, bei denen anamnestisch

eine anaphylaktische Reaktion oder Penicillinallergie vom Soforttyp zu
eruieren ist, zu vermeiden.
- Nephrotoxizität: Interstitielle Nephritis.
- Neurotoxizität: Verwirrtheit, Krämpfe.
- Hämatologische Störungen: Coombs-positive hämolytische Anämie und
  Blutungen: Störung der Thrombozytenaggregation und Suppression der
  Synthese der Vitamin-K-abhängigen Gerinnungsfaktoren (betrifft v. a. Mo-
  xalactam).
- Lokale Reizerscheinungen: Thrombophlebitiden.

Präparate

In Abhängigkeit ihrer Wirkungsaktivität (gegenüber gramnegativen Keimen)
unterscheidet man 3 (*mittlerweile 4) Generationen von Cephalosporinen:
- Cephalosporine der 1. Generation: wirksam gegen grampositive und einige
  gramnegative Keime,
- Cephalosporine der 2. Generation: verbesserte Wirksamkeit gegenüber
  gramnegativen Keimen, geringere Wirkung auf grampositive Organismen,
- Cephalosporine der 3. Generation: bakterizide Wirkung auf ein breites
  Spektrum gramnegativer Bakterien, geringe Aktivität gegenüber grampositiven.

Dosierung (s. Tabelle 6)

Clindamycin

Wirkungsspektrum

Bakteriostatische Wirkung auf grampositive und -negative anaerobe Keime
(einschließlich Bacteroides fragilis).

Wirkungsmechanismus

Hemmung der bakteriellen Proteinsynthese.

Nebenwirkungen

- Gastrointestinale Störungen: Diarrhö bei 20–30% der Patienten. Vereinzelt sind schwere Fälle pseudomembranöser Kolitis beschrieben, die auf eine Überwucherung des Darms mit Clostridien (Clostridium difficile) unter

Tabelle 5. Penicilline, pharmakologische Daten

Oralpenicilline	Applikationsform	Maximaler Serumspiegel [µg/ml]	Natriumanteil [mmol/g]	Dosierung [mg/kgKG/Tag]
Penicillin V	Oral	–	2,6	125 – 500 mg alle 6 h
Penicillin G (Na$^+$-)	Oral, i.m., i.v.	60	2/1 Mio. I.E.	100000 – 200000 I.E./kgKG/Tag
Penicillin G (K$^+$-)	Oral, i.m., i.v.	60	0.3/1 Mio. I.E.	100000 – 200000 - I.E./kgKG/Tag
Ampicillin	Oral, i.m., i.v.	20	3	0,25 – 1 mg alle 4 – 6 h (15 – 200)
Penicillinase-resistente Penicilline				
Methicillin	i.m., i.v.	30 – 45	3	1 – 3 mg alle 4 – 6 h
Nafcillin	Oral, i.m., i.v.	90	2,9	0,5 – 1 mg alle 4 h (50 – 150)
Oxacillin	Oral, i.m., i.v.	95	2,8	0,5 – 1 mg alle 4 – 6 h (50 – 200)
Breitbandpenicilline				
Carbenicillin	Oral, i.m., i.v.	50	4,7 – 5	30 – 40 mg jeden Tag (400 – 500)
Ticarcillin	i.m., i.v.	45	5,2	3 mg alle 3 – 6 h (200 – 300)
Mezlocillin	i.m., i.v.	16 – 42	1,85	3 – 4 mg alle 4 – 6 h (100 – 300)
Piperacillin	i.m., i.v.	16	1,85	3 – 4 mg alle 4 – 6 h (100 – 300)
Azlocillin	i.v.	25 – 45	2,17	3 – 4 mg alle 4 – 6 h (100 – 300)
Amdinopenicillin				
Amdinocillin	i.m., i.v.	5 – 10	2,17	0,5 – 1 mg alle 4 – 6 h (40 – 60)

Clindamycintherapie zurückzuführen sind (genauso aber auch unter einer Behandlung mit Penicillinen, Cephalosporinen und Sulfonamiden auftreten können). Die Diagnose läßt sich durch Stuhlkultur verifizieren, das Toxin des Clostridium difficile mittels Assay nachweisen. Endoskopisch zeigt sich das Bild einer ulzerierenden pseudomembranösen Enterokolitis. Die Therapie besteht in der Gabe von Vancomycin (125 mg alle 6 h für 10 Tage p.o.) oder Metronidazol (oral oder i.v.).
– Hepatotoxizität: Anstieg der SGOT.

Dosierung

30 – 40 mg/kgKG/Tag in 3 – 4 Einzelgaben (600 – 900 mg i. v. alle 6 – 8 h).

Tabelle 6. Cephalosporine, pharmakologische Daten

	Applikationsform	Dosierung [g]	Halbwertszeit [h]	Natriumanteil [mmol/g]	Proteinbindung [%]
1. Generation					
Cefazolin (z. B. Gramaxin)	i.m., i.v.	0,25 – 2 alle 4 – 8 h	1,4	2 – 2,1	75
Cefalexin (z. B. Oracef)	Oral	0,25 – 0,5 alle 6 – 8 h	0,8	–	–
Cefalothin (z. B. Cephalotin)	i.m., i.v.	0,5 – 3 alle 4 × 6 h	0,6	2,8	65
Cefradin (z. B. Sefril)	i.m., i.v.	0,5 – 2 alle 4 – 6 h	1,3	2,4	8 – 17
2. Generation					
Cefaclor (z. B. Panoral)	Oral	0,25 – 0,5 alle 8 h	–	–	–
Cefamandol (z. B. Mandokef)	i.m., i.v.	0,5 – 2 alle 4 – 6 h	0.5	3.3	75
Ceforanid	i.m., i.v.	0,5 – 1 alle 12 h	2,9	0	80
Cefoxitin (z. B. Mefoxitin)	i.m., i.v.	1 – 2 alle 4 – 8 h	0,8	2,3	70
Cefuroxim (z. B. Zinacef)	i.m., i.v.	0,75 – 1,5 alle 8 h	1,3	2,4	50
3. Generation					
Cefoperazon (z. B. Cefobis)	i.m., i.v.	2 – 4 alle 4 – 6 h	2,0	1,5	85
Cefotaxim (z. B. Claforan)	i.m., i.v.	1 – 2 alle 4 – 6 h	1,0	2,2	30
Cefotetan (z. B. Apatef)	i.m., i.v.	1 – 3 alle 12 h	3,0	3,5	88
Ceftazidim (z. B. Fortum)	i.m., i.v.	0,5 – 2 alle 8 – 12 h	1,7	2,3	17
Ceftizoxim (z. B. Ceftix)	i.m., i.v.	1 – 2 alle 8 h	1,7	2,6	30
Ceftriaxon (z. B. Rocephin)	i.m., i.v.	1 – 2 alle 12 – 24 h	8,0	3,6	90
Moxalactam (z. B. Moxam)	i.m., i.v.	1 – 2 alle 4 – 8 h	1,7	3,8	45

Metronidazol

Wirkungsspektrum

Bakterizid gegenüber Protozoen (z. B. Trichomonaden und Lamblien), Amöben, anaeroben Bakterien (einschließlich Bacterium fragilis). Metronidazol wird außerdem zur Behandlung der (durch Clostridium difficile verursachten) pseudomembranösen Kolitis eingesetzt (s. S. 503).

Wirkungsmechanismus

Bei anaeroben Bakterien Hemmung der Nukleinsäuresynthese (genauer Mechanismus unbekannt).

Nebenwirkungen

- Gastrointestinale Störungen: Übelkeit, Erbrechen,
- Geschmacksstörungen: metallischer Geschmack auf der Zunge,
- Neurotoxizität: Kopfweh, Ataxie, Schwindel, Anfälle, unspezifische Neuropathien,
- Erhöhung der Photosensibilität,
- Dunkelfärbung des Urins,
- Karzinogenität,
- Alkoholintoleranz (Antabus-ähnlicher Effekt).

Dosierung

30 mg/kgKG/Tag in 3 – 4 Einzelgaben (500 mg i. v. alle 6 h).

Vancomycin

Wirkungsspektrum

Bakterizid gegenüber grampositiven Organismen und Staphylokokken, die gegenüber penicillinasefesten Penicillinen resistent sind. Außerdem wird Vancomycin zur Behandlung der (durch Clostridium difficile verursachten) pseudomembranösen Kolitis eingesetzt (s. S. 503).

Wirkungsmechanismus

Hemmung des Aufbaus der Zellwände von Bakterien und Organismen mit Peptidseitenketten.

Nebenwirkungen

- Ototoxizität (bei Kumulation bzw. hohen Serumspiegeln),
- Nephrotoxizität (selten),
- Kreislaufregulationsstörungen: Hypotonie (bei schneller Infusion),
- Hypersensitivität bzw. allergische Reaktionen.

Medikamenteninteraktionen

Wirkungsverminderung durch Cholestyramin, das Vancomycin bindet (betr. orale Applikation).

Dosierung

20–30 mg/kgKG/Tag in 2–3 Einzelgaben per os oder 1 g i.v. alle 12 h.

Clavulansäure (z. B. Betaboctyl = Ticarcillin + Clavulonsäure)

Wirkungsspektrum

β-Lactam-Antibiotikum, das zum Schutz vor einer Inaktivierung durch β-Lactamasen in Kombination mit Ticarcillin (s. S. 501) oder Amoxicillin (z. B. Augmentan) zur Erweiterung des Wirkungsspektrums eingesetzt wird.

Wirkungsmechanismus

Irreversibler β-Lactamase-Inhibitor.

Dosierung (z. B. Betaboctyl)

3 g i.v. alle 4–6 h.

Imipenem/Cilastin (z. B. Zienam)

Wirkungsspektrum

Bakterizid wirkendes β-Lactam-Antibiotikum mit sehr breitem Wirkungsspektrum, das alle grampositiven (einschließlich Enterokokken) und gramnegativen Keime (einschließlich Pseudomonas, Serratia, Enterobacter) sowie Anaerobier (z. B. Clostridien) umfaßt (s. Tabelle 4).

Wirkungsmechanismus

Imipenem (N-Formimidoyl-Thienamycin) hemmt die Zellwandsynthese der Bakterien. Cilastatin inhibiert selektiv die renalen Peptidasen, was der Hydrolyse von Imipenem in der Niere entgegenwirkt und somit die Konzentration des aktiven Antibiotikums erhöht. Es ist selbst unwirksam gegen Bakterien; Imipenem und Cilastatin (-Natrium) sind in den Handelspräparaten im Verhältnis 1:1 gemischt.

Gyrasehemmer (Chinolone)

Wirkungsspektrum

Breites Wirkungsspektrum gegen die meisten aeroben grampositiven wie -negativen Bakterien, Mykobakterien, Mykoplasmen und Chlamydien. Anwendung v. a. bei Infektionen im Bereich der Harnwege und des Gastrointestinaltraktes.

Wirkungsmechanismus

Inhibition der DNA-Topoisomerase (genauer Mechanismus unbekannt).

Nebenwirkungen

- Gastrointestinale Störungen: Übelkeit, Erbrechen,
- neurologische Störungen: Kopfschmerz, Schwindel, Benommenheit, epileptiforme Anfälle.

Dosierung

- Norfloxacin (z. B. Barazan): 400 mg p.o. alle 12 h,
- Ciprofloxacin (z. B. Ciprobay): 200 – 300 mg i. v. alle 12 h oder 750 mg p.o. alle 8 – 12 h.
- Ofloxacin (z. B. Tarivid): 200 mg/12 h p.o.

Trimethoprim + Sulfamethoxazol (z. B. Co-trimoxazol)

Wirkungsspektrum

Wirksam gegen alle gramnegativen Bakterien außer Pseudomonas aeruginosa; außerdem gegen Shigellen, Pneumozystis (in hoher Dosierung) und Malariaparasiten.

Wirkungsmechanismus

Hemmung der bakteriellen Folsäuresynthese, wobei Sulfamethoxazol (SMX)
die Konversion der Paraaminobenzoesäure blockiert und Trimethoprim (TMP)
die Reduktion der Dihydrofolsäure. Sulfamethoxyzol und Trimethoprim allein
wirken bakteriostatisch; in Kombination haben sie z. T. bakterizide Effekte, die
Aktivität wird erheblich gesteigert.

Nebenwirkungen

- Gastrointestinale Störungen: Übelkeit, Erbrechen,
- Hämatologische Störungen: bei längerer Anwendung (reversible) Knochenmarkdepression mit Granulo- und Thrombozytopenie (selten Agranulo-
  zytose) und hämolytischer Anämie (sog. Blutdyskrasie),
- Hypersensitivität bzw. allergische Reaktionen.

Dosierung

- i. v.-Applikation (1 Ampulle à 5 ml enthält 80 mg TMP/400 mg SMX): 2mal
  2 Amp. als Kurzinfusion (an bis zu 5 aufeinanderfolgenden Tagen; Hinweise auf Beipackzettel beachten!),
- orale Applikation (1 Tabl. enthält 40 mg TMP/200 mg SMX): 10 – 50 mg/
  kgKG/Tag in 2 – 3 Einzelgaben (keine Einnahme auf nüchternen Magen;
  Hinweise auf Beipackzettel beachten!).

Monolactame: Aztreonam (z. B. Azactam)

Wirkungsspektrum

Neue Gruppe monozyklischer β-Lactam-Antibiotika mit bakterizider Wirkung
auf fast alle gramnegativen aeroben Bakterien (v. a. Stäbchen) einschließlich
Pseudomonas (s. Tabelle 4).

Wirkungsmechanismus

Hemmung der Zellwandsynthese.

Nebenwirkungen

- Gastrointestinale Störungen: Übelkeit, Erbrechen,
- Lokale Irritationen: Phlebitis.

Dosierung

1 – 2 g i. v. alle 6 – 8 h.

Literatur

Altemeier WA et al., American College of Surgeons, Committee of Control of Surgical Infections of the Committee on Pre- and Postoperative Care (1984) Manual on control of infection in surgical patients, 2nd edn. Lippincott, Philadelphia

Cerra FB, Shrouts EP et al. (1985) Enteral feeding in sepsis: A prospective randomized double blind trial. Surgery 98:632

Howard RJ (1980) Host defense against infections (part I, II). Curr Probl Surg 17:267

Keller GA, West MA, Cerra FB et al. (1985) Multiple systems organ failure: Modulation of hepatocyte protein synthesis by endotoxin activated Kupffer cells. Ann Surg 201:87

Meakins J, Wickland B, Forse R (1980) The surgical intensive care unit: Current concepts in infection. Surg Clin North Am 60:117

Moser K (1984) Diagnosis of acute diffuse pulmonary infiltrates. JAMA 252:2044

Nichols RL et al. (1984) Risk of infection after penetrating abdominal trauma. N Engl J Med 311:1065

Pellinger EP et al. (1984) Risk of infection following laparotomy for penetrating abdominal trauma. Arch Surg 119:20

Potgeiter P, Linton D, Oliver S, Farder A (1987) Nasocomial infection in a respiratory intensive care unit. Crit Care Med 15:495

Rubin RH, Wolfson JS, Cosimi AB et al. (1981) Infection in the renal transplant patient. Am J Med 70:405

Saini S, Kellum J, O'Leary MP et al. (1983) Improved localization and survival in patients with intraabdominal abscess. Am J Surg 145:136

Sibbald W, Sprung C (eds) (1986) Perspectives on sepsis and septic shock. Fullerton, Society of Critical Care Medicine

Wajszczuk CD, Dummer JS, Ho M et al. (1987) Fungal infections in liver transplant recipients. Transplantation 40:347

Watanakunakorn C (1982) Treatment of infections due to methacillin resistant staphylococcus aureus. Ann Intern Med 97:376

Wilson WR, Cockerill FR III, Rosenow EC III (1985) Pulmonary disease in the immunocompromised host. Mayo Clin Proc 60:160

17 Intensivmedizinische Versorgung polytraumatisierter Patienten

R. G. CUMMINGS

Allgemeine Aspekte

Bei der Mehrzahl der Patienten, die infolge eines (Poly-)Traumas versterben, tritt der Tod innerhalb 1 h nach Erleiden der Verletzung ein, z. T. bevor dem Unfallopfer jegliche medizinische Hilfe zuteil wird. Von besonderem Interesse aus der Sicht der Intensivmedizin sind die Patienten, die Tage oder Wochen nach dem Unfall versterben. Dabei handelt es sich größtenteils um Personen, die von vornherein lebensgefährlich verletzt waren, seltener um Patienten, deren Krankheitsverlauf durch (z. T. unerwartete) Komplikationen überschattet wird.

Bei der Aufnahme eines Unfallopfers vom Schock- oder Operationsraum auf die Intensivstation stellt sich zuerst die Frage, ob der Patient bereits adäquat versorgt ist. Der auf der Intensivstation diensthabende Arzt muß sicherstellen, daß die Kreislaufverhältnisse stabil und alle Verletzungen evaluiert sind; er muß sich der Schwere der Verletzung bewußt und über die weitere spezifische Versorgung im klaren sein. Insbesondere wichtig ist, daß auch kleinere Verletzungen nicht übersehen werden.

Das Management des (poly-)traumatisierten Patienten kann in mehrere Stufen unterteilt werden: 1) Kreislaufstabilisation und Schockprophylaxe, 2) primäre Wundversorgung bzw. operative Behandlung von Verletzungen, 3) postoperatives Management mit intensivmedizinischer Überwachung und Versorgung. Letzteres schließt die Prävention und ggf. Behandlung von Komplikationen ein.

Bei der Übernahme eines Unfallverletzten auf die Intensivstation ist die (Fremd-)Anamneseerhebung und nochmalige körperliche Untersuchung des Patienten durch den diensthabenden Arzt unerläßlich. Insbesondere wichtig ist, für den Unfallhergang typische Begleitverletzungen auszuschließen und vorbestehende Krankheiten zu erurieren; unerwartete und unnötige Komplikationen lassen sich dadurch oft vermeiden.

Die eingehende körperliche Untersuchung dient nicht nur zur Evaluation der akuten Verletzungen, sondern auch zur Erhebung des Allgemeinzustandes des Patienten; ausgehend von diesem „Status quo" lassen sich Verschlechterungen bzw. die Entwicklung von Komplikationen frühzeitig erkennen, die erforderlichen diagnostischen Maßnahmen (Labor- und Röntgenuntersuchungen) können dann rechtzeitig eingeleitet werden.

Anmerkungen des Übersetzers sind mit * versehen.

Maßnahmen zur Kreislaufstabilisation müssen in Abhängigkeit vom hämodynamischen Status des Patienten weitergeführt werden. Eine optimale Behandlung setzt ein entsprechendes Monitoring voraus. Da eine invasive Diagnostik z. T. mit erheblichen Risiken verbunden ist, müssen die Vor- und Nachteile genau abgewogen werden.

Die Akutversorgung Unfallverletzter ist in der Literatur eingehend beschrieben. Nachfolgend soll vorrangig auf Besonderheiten in der Langzeittherapie von Patienten mit Thorax- und Abdominalverletzungen eingegangen werden.

Thoraxverletzungen

Instabiler Thorax

Verursacht wird eine Thoraxwandinstabilität i. allg. durch eine Rippenserienfraktur (mit und ohne Beteiligung des kostochondralen Übergangs bzw. Sternumfraktur). Das instabile Segment verursacht atemabhängige Schmerzen, es resultiert eine sog. Schonatmung mit ineffektiver Brustwandbewegung, was eine gewisse Schienung der Fraktur bewirkt.

Diagnose

Die Beobachtung der Atemexkursion und Untersuchung der Brustwand im Hinblick auf Krepitationen bzw. andere Zeichen einer Rippen- oder Rippenknorpelfraktur geben erste Hinweise auf die Diagnose. Durch eine Röntgenaufnahme des Thorax lassen sich Frakturen, eine Lungenkontusion, Atelektasen oder ein Hämato- oder Pneumothorax verifizieren. Zur Kontrolle der Lungenfunktion empfiehlt sich eine arterielle Blutgasanalyse.

Therapie

Behandlungsziel ist es, eine adäquate Ventilation aufrechtzuerhalten. Initial sollte angefeuchteter Sauerstoff insuffliert und eine Infusion mit kristalloiden Lösungen angelegt werden, wobei eine „Überwässerung" des Patienten zu vermeiden ist.

Indikation zur „inneren" (pneumatischen) Stabilisierung durch Intubation und mechanische Beatmung

a) bilaterale paradoxe Atmung;
b) signifikant eingeschränkte Lungenfunktion:

- p_aO_2-Werte < 60 mmHg bei Raumluft,
- p_aO_2-Werte < 75 mmHg unter Sauerstoffzufuhr,
- Atemzugvolumen < 10 ml/kgKG.

Anmerkung: Wegen der vermeintlich prolongierten Beatmungspflichtigkeit dieser Patienten ist die Anlage eines Tracheostomas frühzeitig in Erwägung zu ziehen.

Patienten mit segmentaler oder unilateraler paradoxer Atmung und nur leichter oder mäßiger Lungenkontusion (p_aO_2-Werten > 60 mmHg bei Raumluft oder > 80 mmHg unter Sauerstoffzufuhr; Atemzugvolumen > 10 – 15 ml/kgKG) bedürfen meist keiner mechanischen Beatmung. Therapiert wird in erster Linie die begleitende Lungenkontusion (s. unten).

Pneumothorax (s. Kap. 4)

Häm(at)othorax

Blutungen in den Thorax sistieren in der Regel spontan. Meist genügt es, eine Thoraxdrainage zu plazieren und ggf. Blut zu substituieren. Eine operative Intervention ist angezeigt, wenn nach Einlage des Tubus initial mehr als 1000 ml Blut abfließen oder der Blutverlust in der Folgezeit eine Menge von 200 ml/h bzw. 1500 ml/24 h übersteigt.

Lungenkontusion

Eine Lungenkontusion ist Folge eines direkten Traumas; typischerweise kommt es im Verlauf von 6 – 12 h nach Gewalteinwirkung zur Ausbildung eines intra- wie extrazellulären Lungenödems.

Diagnose

Bei der körperlichen Untersuchung findet sich mitunter blutiges nasotracheales Sekret als Hinweis auf eine Lungenverletzung; auskultatorisch lassen sich feuchte Nebengeräusche feststellen.

Röntgenologisch zeigen sich bei einer Lungenkontusion Verschattungen, die in 70% der Fälle schon 1 h nach dem Unfallereignis nachweisbar sind; bei den übrigen 30% bilden sie sich erst nach einer Latenzzeit von 4 – 6 h aus. Mit zunehmendem Ödem nehmen die Verschattungen an Dichte zu.

Wiederholte Blutgasanalysen sind als einzige geeignete Methode zur Evaluation eines effizienten Gasaustausches notwendig.

Therapie

Hinsichtlich einer möglichst effektiven Therapie sind die folgenden Punkte zu beachten:
- Frühzeitige, innerhalb der ersten 24 h nach dem Trauma einsetzende, aggressive Atemtherapie mit intratrachealer Absaugung und Physiotherapie,
- Wiederherstellung und Aufrechterhaltung der Oxygenation unter Vermeidung von Wiederbelebungsmaßnahmen (z. B. extrathorakale Herzmassage), welche die Lungenkontusion aggravieren würden.

Die Zeitspanne bis zur Regeneration des infolge Kontusion geschädigten Lungenparenchyms beträgt 10–14 Tage. Bei beatmungspflichtigen Patienten zeigt sie sich in der allgemeinen Verbesserung des klinischen Zustands sowie in der Normalisierung der Blutgaswerte. Danach können die Patienten i. allg. problemlos vom Respirator entwöhnt werden. Bei Patienten mit einem (auch röntgenologisch) protrahierten Verlauf muß an das Vorliegen von Komplikationen, v. a. an sekundäre Pneumonien oder eine Fett- oder Lungenembolie gedacht werden.

Contusio cordis

Zeichen und Symptome einer Herzkontusion werden i. allg. von dem begleitenden Brusttrauma überdeckt.

Es gibt keinen allgemeingültigen Test, mit dem eine Kontusion des Myokards mit einer genügend hohen Sensitivität und Spezifität nachgewiesen werden kann. Selbst bei Patienten mit gesicherter Herzkontusion sind mitunter weder EKG-Veränderungen noch eine Erhöhung der Herzenzyme nachzuweisen.

Diagnose

Zum Ausschluß einer Contusio cordis werden die nachfolgend angeführten Untersuchungen durchgeführt:

EKG

Auffälligkeiten oder Veränderungen im EKG eines Patienten mit Verdacht auf Contusio cordis müssen über einen Zeitraum von 36–48 h engmaschig beobachtet werden (Herzmonitor!). Anzumerken ist, daß eine Herzkontusion nicht notwendigerweise zu Abnormitäten im EKG führt und daß sich Veränderungen erst nach einer Zeitspanne von mehr als 36 h nach dem Unfallereignis einstellen können.

Kreatininphosphokinase

Eine Erhöhung der CPK-MB ist bei entsprechenden EKG-Veränderungen als Zusatzbefund bei Contusio cordis zu erwarten. Die Enzymbestimmung sollte unmittelbar bei Aufnahme sowie 24 und 48 h nach dem Unfallereignis vorgenommen werden.

Ventrikelszintigraphie

Zur Evaluation bzw. Verifikation einer kardialen Dysfunktion kann die Radionuklid(kardio)angiographie als bildgebendes Verfahren nützlich sein.

Echokardiographie

Zur Darstellung und Dokumentation von Störungen der Herzwandkontraktionen (insbesondere des rechten Ventrikels) ist die Ultraschalldiagnostik hilfreich.

Überwachung und Therapie

Als Komplikationen nach Herzkontusion ist von unwesentlichen (bis lebensgefährlichen) Herzrhythmusstörungen, einer kardialen Stauungsinsuffizienz, kardialen Durchblutungsstörungen (Ischämie), Perikarditiden, bis hin zum kardiogenen Schock und Herzstillstand zu rechnen.

Bei Herzrhythmusstörungen ist (je nach Bedarf) die Applikation von Lidocain angezeigt, nicht indiziert ist die prophylaktische Gabe.

In den ersten 24 h nach dem Unfallereignis wird eine zusätzliche Sauerstoffinsufflation empfohlen.

Die Insertion eines Swan-Ganz-Katheters und eines arteriellen Gefäßzugangs gehört nicht zur Routinediagnostik, sie bleibt speziellen Fragestellungen vorbehalten.

Ösophagusverletzungen

Eine Verletzung des Ösophagus muß v. a. bei direkter Gewalteinwirkung auf das untere Sternum bzw. Epigastrium sowie bei penetrierenden Verletzungen in diesem Bereich in Betracht gezogen werden.

Eine Ösophagusläsion wird oft erst 3−5 Tage nach dem initialen Trauma durch Entwicklung einer Mediastinitis (Temperaturerhöhung, Leukozytose) symptomatisch.

Diagnose

− In der Thoraxröntgenaufnahme zeigen sich mitunter ein Pneumo- oder Hydrothorax, Pneumomediastinum oder subkutanes Emphysem.

– Gewebepartikel in einer zuvor (z. B. wegen eines Pneumothorax) eingelegten Thoraxdrainage oder eine persistierende, bei In- und Exspiration bestehende Luftleckage sollten schon vorher an die Diagnose denken lassen.
– Die Diagnose kann röntgenologisch mittels Gastrografinschluck oder durch flexible oder starre Ösophagoskopie verifiziert werden. Der endoskopische Nachweis der Verletzung ist oft schwierig; eine akute Perforation läßt sich in den seltensten Fällen identifizieren.

Therapie

Die Therapie von Ösophagusverletzungen muß i. allg. operativ erfolgen. Die Ziel- und Thoraxdrainagen sollten so lange belassen werden, bis der Nachweis einer ungehinderten Kontrastmittelpassage ohne Leckage erbracht ist und der Patient die orale Nahrungszufuhr toleriert.

Abdominalverletzungen

Bei der Behandlung stumpfer oder perforierender Abdominalverletzungen muß man sich stets darüber im klaren sein, daß weitere okkulte Läsionen bestehen können. Wiederholte eingehende körperliche Untersuchungen, die idealerweise immer durch denselben Arzt vorgenommen werden sollten, sind daher obligatorisch. Besteht der Verdacht auf Vorliegen einer zusätzlichen Verletzung, müssen die notwendigen diagnostischen Maßnahmen unverzüglich eingeleitet werden. Typische Befunde einer übersehenen bzw. verspätet diagnostizierten Abdominalverletzung sind die allgemeine klinische Verschlechterung des Patienten, eine zunehmende (Druck-)Schmerzhaftigkeit des Abdomens und die Entwicklung eines paralytischen (u. U. auch mechanischen) Ileus. Am Ende steht eine Peritonitis bzw. Sepsis.

Eine negative Peritoneallavage schließt eine Verletzung des Gastrointestinaltraktes nicht aus, insbesondere dann nicht, wenn die Läsion retroperitoneal liegt oder so minimal ist, daß es nicht zu größeren Blutungen bzw. einem Austritt von größeren Mengen Darminhalt in die Bauchhöhle kommt.

Darmperforationen gehen häufig von Ulzerationen im Duodenum aus oder entstehen als Folge einer Überblähung des Zäkums bei Obstruktionen. Bei Patienten mit Abdominalverletzungen, bei denen es im Krankheitsverlauf zu einer Verschlechterung des Allgemeinzustandes kommt, ist eine übersehen (meist gedeckte) Darmperforation stets in Betracht zu ziehen.

Neben dem Zeitpunkt der operativen Intervention ist im Hinblick auf die Morbidität und Mortalität von Abdominalverletzungen von entscheidender Bedeutung, daß das gesamte Ausmaß der Verletzung intraoperativ erkannt wird und die primäre Versorgung adäquat ist.

Typische Komplikationen gastrointestinaler Verletzungen

Obere gastrointestinale Blutungen: Die im Rahmen einer Abdominalverletzung auftretenden oberen Gastrointestinalblutungen sind meist Folge einer Streßgastritis. Blutungen sind insbesondere dann zu befürchten, wenn sich eine Sepsis entwickelt.

Zur Streßulkusprophylaxe werden Antazida eingesetzt; der Magensaft-pH sollte bei Werten ≥ 5 eingestellt werden. H_2-Blocker und Sucralfate sind ebenfalls wirksam. In der Regel kommen die Blutungen unter konservativen Maßnahmen zum Stillstand; im anderen Fall ist eine operative Intervention angezeigt (s. Kap. 8).

Ileus: Zu unterscheiden ist zwischen postoperativen Darmobstruktionen (z. B. Adhäsionsileus nach explorativer Laparotomie) und Paralysen, die sich im Rahmen metabolischer Entgleisungen (v. a. bei Sepsis) entwickeln können. Obstruktionen lassen sich oftmals durch konservative Maßnahmen (Dekompressionsbehandlung; s. Kap. 8, S. 282) beheben; bei Persistenz der Passagebehinderung über eine Dauer von mehr als 4 – 7 Tagen ist eine Reexploration und ggf. operative Revision angezeigt.

Leberverletzungen

Die meisten Patienten mit Verletzungen der Leber sind Opfer schwerer Unfälle. Nicht selten sind außer der Leber noch andere intraabdominelle Organe verletzt, so daß notfallmäßig eine explorative Laparotomie vorgenommen werden muß. Oft werden Verletzungen der Leber (z. B. Kapseleinrisse) erst intraoperativ diagnostiziert.

Komplikationen

Blutungen

Schwere intra- und/oder postoperative Blutungen aus der Leber stellen das Hauptproblem bei Leberverletzungen dar und sind die häufigste Todesursache. Im Verlauf einer Hämorrhagie bildet sich nicht selten eine Koagulopathie aus; als kausale Faktoren hierfür spielen Massentransfusionen und Hypothermie sowie die traumatische Leberparenchymschädigung eine Rolle. Bei infolge gestörter Hämostase persistierender Blutung kommt schließlich eine Verbrauchskoagulopathie hinzu. All dies kann durch eine frühzeitige Reoperation vermieden werden. Bevor die Blutung nicht gestoppt ist, ist die Substitution von Gerinnungsfaktoren praktisch nutzlos.

Einer (*z. B. durch die Applikation kalter Infusionslösungen) verursachten Hypothermie kann am besten durch eine rasche Hämostase begegnet werden.

Symptomatisch kommen warme Tücher, aufgewärmte Infusionen, warme Magenspülungen, Heißluft und Wärmelampen zum Einsatz.

Sepsis

Eine Sepsis bei Leberverletzungen geht häufig von intrahepatisch retinierter, infizierter Galle und Blutkoageln oder Parenchymnekrosen aus. Besonders gefährdet sind Patienten mit begleitenden Kolonläsionen. Ein im Rahmen einer Leberverletzung persistierender Ikterus wird häufiger durch eine Infektion als durch eine Leberfunktionsstörung bedingt.

Hyperbilirubinämie

Bei Patienten, bei denen wegen Leberruptur eine Leber(teil)resektion vorgenommen werden muß, ist eine geringgradige postoperative Hyperbilirubinämie infolge einer passageren Leberfunktionseinschränkung nichts außergewöhnliches. Dasselbe gilt für transiente, operationsbedingte biliäre Obstruktion (z. B. durch Blutgerinnsel). Die Bilirubinerhöhung sollte sich innerhalb von 3 Wochen zurückbilden; eine Normalisierung der Leberfunktion (dokumentiert durch Leberfunktionstests) ist nach einigen Wochen zu erwarten.

Hypoglykämie

Nach Eingriffen an der Leber können passagere Störungen des Glukosemetabolismus auftreten (u. a. gestörte Glukoneogenese), so daß in der frühen postoperativen Phase eine Substitution von Glukose erforderlich sein kann.

Zweizeilige Ruptur (intrahepatisches Hämatom)

Durch ein stumpfes Bauchtrauma kommt es häufig zu einer Parenchymverletzung mit intrakapsulären Einblutungen, so daß ein subkapsuläres und/oder intrahepatisches Hämatom entstehen kann. Die Mehrzahl dieser Hämatome resorbiert sich spontan, ein Teil nimmt an Größe zu und rupturiert in die freie Bauchhöhle. Des weiteren können sich eine Hämobilie und sekundäre Abszesse entwickeln. Die Diagnose wird durch CT, Ultraschall oder Szintigramm gestellt. Die Therapie ist zunächst konservativ und besteht aus Bettruhe, engmaschigen körperlichen, laborchemischen (Hb, Hämatokrit) sowie bildgebenden (Sonographie, CT) Kontrolluntersuchungen. Die Verlaufsbeobachtung zeigt, ob sich das Hämatom zurückbildet oder an Größe zunimmt. Dieses sowie ein Hämatokritabfall bzw. eine Verschlechterung des Allgemeinzustandes des Patienten mit Zeichen einer Peritonitis oder beginnenden Sepsis sind Kriterien, die i. allg. eine operative Exploration und Revision erfordern. Eine Arteriographie mit dem Ziel der Embolisation blutender Gefäße stellt u. U. eine alternative

Methode dar. Von den primär konservativ-exspektativ behandelten Patienten müssen im weiteren Verlauf ca. 1/3 (z. T. notfallmäßig) operiert werden.

Patienten mit Verdacht auf Leberverletzung sollten zumindest 4, besser 8 Wochen, in stationärer Beobachtung bleiben; zweizeitige Rupturen können noch 6 Wochen nach dem Unfallereignis auftreten. Zeichen einer Ruptur oder beginnenden Sepsis machen eine sofortige operative Intervention erforderlich.

Hämobilie

Verursacht wird eine Hämobilie durch eine arterielle Blutung in das Gallengangsystem. Als typische Symptomtrias werden eine obere oder untere Gastrointestinalblutung, ein obstruktiver Ikterus und kolikartige Bauchschmerzen beschrieben.

Insgesamt ist die Hämobilie eine seltene Komplikation, diagnostisch ist die Arteriographie Methode der Wahl. In vielen Fällen gelingt es, das blutende Gefäß zu embolisieren. Beim operativen Vorgehen genügt es oft, den Gefäßast der A. hepatica zu ligieren, der den Leberlappen mit dem blutenden Gefäß versorgt.

Milzruptur

Die Milz ist das Organ, das bei stumpfen Bauchtraumen am häufigsten verletzt wird. An eine Beteiligung der Milz ist insbesondere bei Frakturen im Bereich des linken Rippenbogens sowie bei perforierenden Verletzungen im linken Oberbauch zu denken. Die Therapie von Milzläsionen bestand lange Zeit in der Splenektomie. Wegen der nach Milzentfernung v. a. bei Kindern gehäuft auftretenden (Spät-)Infekte (OPSI s. S. 520) stehen heute organerhaltende Methoden im Vordergrund:

Indikationen zur konservativen Therapie

- Isolierte Milzverletzung bei stumpfem Bauchtrauma: erforderlich sind engmaschige sonographische, computertomographische oder angiographische (Radionuklidangiographie) Kontrolluntersuchungen,
- keine Zeichen eines (hämorrhagischen) Schocks bzw. Kreislaufstabilisation nach Infusion kristalloider Lösungen,
- keine Koagulopathie,
- keine Bewußtseinsveränderungen.

Konservative therapeutische Maßnahmen

Bettruhe, Magensonde, engmaschige Kontrollen des körperlichen Befundes und Hämatokrits.

Anmerkung: Während die konservative (exspektative) Therapie bei Kindern in 85–90% der Fälle effizient ist, ist bei ca. 70% der Erwachsenen mit Milzverletzung eine operative Revision erforderlich.

Postoperative Komplikationen und deren Behandlung

Intraabdominelle Blutungen

Blutungen sind die häufigste Komplikation nach Versorgung von Milzverletzungen. Bei einer Hämorrhagie sollten zunächst die Gerinnungsparameter untersucht und ggf. Gerinnungsstörungen durch Faktorenersatz therapiert werden. Drainagen im Milzbett fördern oft kein Blut. Bei entsprechender Klinik muß auch bei fehlenden Drainageverlusten an eine Nach- bzw. persistierende Blutung gedacht werden.

Bei persistierenden Blutungen ist eine Relaparotomie unabdingbar. Die Magensonde sollte postoperativ so lange liegen bleiben, bis sich die Darmfunktion normalisiert hat und der Magen entsprechend dekomprimiert ist.

Subphrenische Abszesse

Im Rahmen operativer Revisionen von Milzverletzungen kann eine iatrogene Devaskularisation der großen Kurvatur des Magens Ursache einer Abszeßformation oder Magenfistel sein. Subphrenische Abszesse nach Splenektomie sind bei einer fehlenden begleitenden Hohlorganverletzung mit Kontamination der Bauchhöhle selten.

Pankreatitis

Eine Pankreatitis kann von einer im Rahmen des Unfallereignisses zugezogenen, direkten, exogenen Traumatisierung herrühren oder durch Manipulationen während der Operation iatrogen verursacht werden. Die Entzündung läßt sich i. allg. durch konservative Maßnahmen (Magensonde, parenterale Ernährung) beherrschen.

Postsplenektomiesepsis
(auch OPSI = Overwhelming Postsplenektomie-Infection)

Die nach Splenektomie gehäuft auftretenden Infektionen sind darauf zurückzuführen, daß die Bakterienclearance aus dem Blutstrom (infolge einer Störung der Opsonierung) beeinträchtigt ist. Als Erreger von Infektionen nach Splenektomie hauptsächlich vorzufinden sind Streptococcus pneumoniae (50%), Neisseria meningitidis, Haemophilus influenzae, Staphylokokken, Streptokokken und Pseudomonaden. Die Mehrzahl der fulminanten Infektionen tritt innerhalb von 2 Jahren nach der Splenektomie auf, annähernd die Hälfte davon innerhalb der ersten 12 Monate. Prophylaktisch sollten alle Patienten innerhalb von 72 h nach Entfernung der Milz mit polyvalenter Pneumokokkenvakzine (z. B. Pneumovax) immunisiert werden. Die Mortalität der

Postsplenektomiesepsis (Inzidenz ca. 1−2%) beträgt 50−80%; die Patienten sterben innerhalb von 12−18 h. Die Antibiotikatherapie greift meist nicht rechtzeitig.

Verletzungen des Duodenums

Verletzungen des Intestinums, die bei der initialen Untersuchung übersehen werden, führen in einem relativ hohen Prozentsatz zu septischen (Spät-)Komplikationen. Die Mortalität ist größer als bei den meisten anderen abdominellen Verletzungen. Läsionen des Duodenums bzw. Dünndarms müssen bei Verletzungen im Bereich der unteren Thoraxapertur sowie des Oberbauchs stets in Betracht gezogen werden.

Typische Symptome einer (perforierenden) Duodenal- bzw. Dünndarmverletzung sind in die Schulter, Brust und/oder den Rücken ausstrahlende Schmerzen. Bei Perforation im retroperitonealen Teil des Duodenums treten nicht selten Hodenschmerzen auf. Aufgrund seines größtenteils retroperitonealen Verlaufs können selbst schwere Verletzungen des Duodenums lange unbemerkt bleiben, insbesondere dann, wenn bei der klinischen Untersuchung nur auf die Zeichen einer intraperitonealen Darmverletzung (Darmparalyse, Klopfschmerzhaftigkeit und Abwehrspannung des Abdomens als Zeichen der Entwicklung einer Peritonitis) geachtet wird. Die verspätet einsetzende Therapie ist Hauptursache der hohen Morbidität und Mortalität von Duodenalverletzungen.

Diagnose

In Anbetracht der möglichen Komplikationen und hohen Letalität einer übersehenen retroperitonealen Verletzung ist bei klinisch suspekter Situation eine explorative diagnostische Laparotomie angezeigt. Die diagnostische Peritoneallavage kann aufgrund einer begleitenden intraabdominellen Verletzung (falsch-)positiv sein, ein negatives Untersuchungsergebnis schließt eine Duodenalverletzung umgekehrt nicht aus. Hinweise auf eine retroperitoneale Duodenalruptur sind eine Tachykardie, diskrete abdominelle Abwehrspannung, Erbrechen und ein progressiver Anstieg der Körpertemperatur. Das typische Bild einer Peritonitis ist nur bei einer freien Perforation in die Bauchhöhle zu erwarten. Laborchemische Veränderungen sind i. allg. unspezifisch; gelegentlich ist die Amylase im Serum erhöht. Die Röntgenübersichtsaufnahme des Abdomens ist meist nur von geringem Nutzen. Mitunter zeigt sich freie intraperitoneale Luft bzw. ein Luftsaum um das Duodenum oder die rechte Niere, manchmal läßt sich der rechte Psoasschatten nicht mehr abgrenzen. Nach Gastrografinschluck (wasserlösliches Kontrastmittel) läßt sich evtl. eine Leckage nachweisen. Bei negativem Befund sollte die Untersuchung zum definitiven Ausschluß einer Perforation mit Barium wiederholt werden.

Die Mortalität von Duodenalverletzungen ist direkt proportional zur Anzahl und Schwere der Begleitverletzungen (bei Pankreasrupturen 25–30%) sowie zum Zeitintervall, das zwischen dem Eintritt der Verletzung und deren operativer Behandlung verstreicht.

Postoperatives Management

Korrektur des extrazellulären Flüssigkeitsdefizits

Retroperitoneale Entzündungen, Pankreatitiden und Fisteln sind mögliche Ursachen großer Flüssigkeitsverluste. Diese müssen durch Infusion geeigneter Salzlösungen ausgeglichen werden.

Antibiotikatherapie

Eine Langzeittherapie mit Breitbandantibiotika ist angezeigt.

Dekompression von Magen und Duodenum: Eine prolongierte Dekompression von Magen und Duodenum ist zum Schutz der Anastomosen erforderlich. In Abhängigkeit vom Operationsverfahren wird zur Überprüfung der Anastomosendichte nach 7–14 Tagen eine Röntgenuntersuchung mit wasserlöslichem Kontrastmittel (p. o. oder via Magen- bzw. Duodenalsonde) durchgeführt. Bei unkompliziertem Verlauf, d. h. wenn es dem Patienten gut geht, Peristaltik vorhanden ist und klinisch keinerlei Anhaltspunkte für eine Anastomoseninsuffizienz bestehen, kann auf eine Röntgendarstellung verzichtet werden. Bei unauffälligem Befund wird die Sonde abgeklemmt und entfernt und danach mit einem vorsichtigen Kostaufbau begonnen.

Drainagen

Zieldrainagen sollten nach Beginn der Oralisierung noch für 1–2 Tage belassen werden. Bleiben die Drainageverluste unter dem Kostaufbau niedrig, können die Schläuche entfernt werden. Bei kontinuierlich hohen Drainageverlusten sollten sie zumindest 2–3 Wochen (bzw. solange eine signifikante Produktion besteht) belassen werden.

Komplikationen

Anastomoseninsuffizienz

Wurden intraoperativ keine Drainagen eingelegt, muß eine plötzliche Verschlechterung des Allgemeinzustandes des Patienten (bei bis dahin glattem postoperativem Verlauf) mit zunehmender hämodynamischer Instabilität bzw. Ausbildung eines septischen Schocks in erster Linie an die Möglichkeit einer Anastomoseninsuffizienz denken lassen. *Eine operative Reexplanation ist in diesem Fall unausweichlich.

Pankreatitis (vgl. S. 520)

Duodenalfistel

Die Ausbildung einer Duodenalfistel macht sich durch die plötzliche Zunahme der Drainageproduktion einige Tage nach der operativen Versorgung der Duodenalverletzung bemerkbar. Das Auftreten hämodynamischer Störungen und der Nachweis eines periduodenalen bzw. retroperiduodenalen Abszesses untermauern die Diagnose. Therapiert wird zuerst konservativ: Man beläßt die Drainage, verabreicht Breitbandantibiotika und ersetzt die Drainageverluste. Bei insuffizienter Ableitung ist eine operative Revision erforderlich. Hat sich der Zustand des Patienten stabilisiert, müssen Art, Lage und Ausdehnung der Fistel untersucht werden. Hilfreich sind eine direkte röntgenologische Fisteldarstellung und Röntgenserienaufnahmen nach oraler Applikation eines wasserlöslichen Kontrastmittels. Inkomplette (blind endende) Fisteln verschließen sich gewöhnlich spontan unter konservativer exspektativer Therapie mit Nulldiät, komplexe (kommunizierende) Fistelsysteme dagegen nur selten. Nach einem konservativen Therapieversuch und Stabilisation des Allgemeinzustandes des Patienten ist in der Regel eine chirurgische Intervention erforderlich.

Pankreasverletzungen

Diagnose

Das Erkennen einer Pankreasverletzung setzt gewöhnlich voraus, daß man an die Möglichkeit einer Traumatisierung der Bauchspeicheldrüse denkt und auf entsprechende pathologische Befunde achtet. Da Schmerzen und andere Symptome, insbesondere bei einer isolierten Verletzung durch ein stumpfes Trauma, initial oft nur gering sind oder ganz fehlen, beruht die (Verdachts-)Diagnose in erster Linie auf der Analyse des Unfallmechanismus. Es vergehen i. allg. einige Tage, bis die durch das Trauma bedingte Hypersekretion bzw. Enzymaktivierung zu einer Pankreatitis führt. Pseudozysten lassen sich erst Wochen später feststellen. Wiederholte Kontrolluntersuchungen des Abdomens sind daher obligatorisch. Symptome können zuerst (> 5 Tage nach dem Unfallereignis) selbst bei totaler Pankreasdissektion oder Verletzungen (z. B. Abriß) von Gallen- oder Pankreasgängen fehlen. Die Mehrzahl der Patienten bekommt nach einem symptomfreien Intervall starke epigastrische Schmerzen, die typischerweise in den Rücken ausstrahlen und von Übelkeit und Erbrechen begleitet sind. Bei tiefer Palpation besteht Abwehrspannung. Isolierte Verletzungen des Pankreas sind die Ausnahme; meist liegen gleichzeitig auch intraperitoneale Verletzungen vor.

Bei Verdacht auf Vorliegen einer Pankreasverletzung ist eine diagnostische Peritoneallavage indiziert. Bei suspektem Abdominalbefund und positiver Peritoneallavage (*mit Nachweis blutigen Aszites) kann die Diagnose einer (stumpfen) Pankreasverletzung mit einer Wahrscheinlichkeit von 97% gestellt werden. Ist die Amylase in der Lavageflüssigkeit erhöht, muß von einer schweren Pankreasverletzung ausgegangen werden; umgekehrt schließen normale Amylasewerte eine Läsion der Bauchspeicheldrüse nicht aus. Der Aussagewert einer erhöhten Serumamylase in der Diagnostik von Pankreasverletzungen ist fraglich; bei 80% der Patienten mit stumpfem Pankreastrauma ist die Amylase im Serum erhöht, wogegen sie bei penetrierenden Verletzungen oft im Normbereich liegt. Darüber hinaus läßt sich nicht selten bei Patienten ohne Pankreasverletzung (mit oder ohne Bauchtrauma) eine Hyperamylasämie feststellen.

Im CT (mit Kontrastmittel i. v.) lassen sich gröbere Verletzungen des Pankreas und Retroperitoneums in der Regel nachweisen.

Die Indikation zur operativen Freilegung des Pankreas und die Art der chirurgischen Therapie müssen von der Ausdehnung der Verletzung abhängig gemacht werden.

Postoperatives Management

Quantitative und qualitative Untersuchung der Drainageflüssigkeit: Normal ist eine seröse oder serosanguinöse Drainageproduktion. Ist das Sekret der Pankreaszieldrainagen milchig getrübt oder flockig, besteht Verdacht auf Vorliegen einer Pankreasfistel.

Von Zeit zu Zeit sollte der Amylasegehalt der Drainageflüssigkeit kontrolliert und mit dem Verlauf der Serumamylasewerte korreliert werden. Bleiben Menge und Aussehen der Drainageflüssigkeit über einen Zeitraum von 7–10 Tagen (bei gleichzeitigem Kostaufbau) konstant, kann damit begonnen werden, die Drainagen zu kürzen. Dies sollte langsam (über mehrere Tage) vonstatten gehen, um das regelrechte Zuheilen des Drainagekanals von innen nach außen zu gewährleisten.

Komplikationen

Pankreasfisteln

Fisteln sind typische Komplikationen nach stumpfen Pankreasverletzungen. In verschiedenen Untersuchungsreihen wird ihre Häufigkeit mit bis zu 35% angegeben. Fast alle Fisteln verschließen sich im Laufe der Zeit spontan, kleine Fisteln i. allg. innerhalb von 4 Wochen. Solange Fisteln bestehen, ist die Serumamylase in der Regel erhöht, was auf eine transperitoneale Absorption amylasehaltigen Fistelsekretes zurückzuführen sein dürfte.

Um Mazerationen der Haut um die Fistelöffnung herum zu vermeiden, sollte nicht mit Klebeverbänden gearbeitet werden. Als hilfreich hat sich die Verwendung von Stomapaste erwiesen. Des weiteren ist darauf zu achten, daß die Fistelverluste mit entsprechenden Salz- bzw. Elektrolytlösungen ausgeglichen werden; u. U. ist eine parenterale Hyperalimentation erforderlich. Die meisten Patienten mit Pankreasfisteln können oral ernährt werden. Der Kostaufbau ist insbesondere dann unproblematisch, wenn die Fistelverluste eine Menge von 500–600 ml/Tag nicht überschreiten und unter oraler Ernährung nicht wesentlich zunehmen. Nur Fisteln, die über eine Spanne von mehr als 2 Monaten unvermindert mehr als 1000 ml Sekret pro Tag fördern, sollten chirurgisch angegangen werden. Dies ist allerdings bei weniger als 5% der Fälle erforderlich.

Pankreaspseudozysten

Nur selten entstehen nach einer adäquaten chirurgischen Versorgung von Pankreasverletzungen Pseudozysten. Typische Symptome sind Bauchschmerzen, Übelkeit und Erbrechen. Die Serumamylase ist i. allg. erhöht (Hyperamylasämie). Pseudozysten verschließen sich nur in Ausnahmefällen und müssen daher operiert werden (innere oder äußere Drainage).

Abszesse

Fisteln stellen keine lebensgefährliche Komplikation dar, können aber zu Pseudozysten und Abszeßformationen führen, die Reoperationen erforderlich machen. Besonders problematisch sind Abszesse der Bursa omentalis; sie sind nicht selten Ausgangspunkt einer Sepsis oder Ursache von lebensgefährlichen retroperitonealen Arrosionsblutungen.

Bakteriologisch lassen sich in den Abszessen meist verschiedene gramnegative Organismen nachweisen, daneben kommen häufig auch Staphylokokken und Enterokokken vor. Die Serumamylase ist in der Regel nicht erhöht. Die Therapie besteht neben einer adäquaten antibiotischen Abdeckung (möglichst nach Antibiogramm) in der chirurgischen Revision (Débridement und Drainage). Außerdem sollte zur parenteralen Ernährung ein Gastrostoma oder eine Ernährungssonde ins Jejunum gelegt werden.

Magenverletzungen

Diagnostisches Vorgehen

Perforierende Verletzungen des Magens kommen häufiger vor als stumpfe Läsionen. Zur Verifikation des Verletzungsausmaßes ist eine operative Revision erforderlich. Auf Läsionen infolge einer stumpfen Gewalteinwirkung wird man gewöhnlich durch Blut in der Magensonde (die zur Abklärung von Oberbauchverletzungen in jedem Fall gelegt werden sollte) aufmerksam.

Zuerst muß eine Blutung außerhalb des Magens ausgeschlossen werden. Meistens stammt Blut im Magen von einer weiter proximal gelegenen Verletzung (d. h. es wurde geschluckt). Nach subsequenter Spülung des Magens mit Kochsalzlösung zur Entfernung alten Blutes wird eine gezielte diagnostische Lavage mit 250 ml Kochsalzlösung durchgeführt: Ist die Spülflüssigkeit klar, kann eine Magenverletzung ausgeschlossen werden. Erscheinen Blutspuren, ist eine weitere Abklärung erforderlich.

Bei kreislaufstabilen Patienten ist eine Endoskopie angezeigt. Um auch kleinere Lazerationen, die zwischen Magenfalten verborgen sein können, festzustellen, muß Luft in den Magen insuffliert werden. Häufig liegen multiple Einrisse vor.

Therapeutisches Vorgehen

Konservative Behandlung

Der Versuch einer konservativen Behandlung ist angezeigt, wenn keine akute Blutung zu identifizieren ist. In diesem Fall wird eine kleinlumige Magensonde plaziert und an eine Saugung angeschlossen. In den ersten 24 h sollte alle 4–6 h die diagnostische Spülung mit Kochsalzlösung wiederholt werden. Bleibt das Aspirat klar, kann der Tubus entfernt und mit dem oralen Kostaufbau begonnen werden. Empfehlenswert ist die Applikation von H_2-Blockern.

Operationsindikation

Massive Blutungen mit hämodynamischer Instabilität, endoskopisch nachweisbare aktive Blutungen oder Blutansammlungen im Magen (ohne daß die Blutungsquelle identifiziert werden kann), Blutungsrezidiv (trotz medikamentöser Therapie) stellen Indikationen für eine chirurgische Intervention dar.

Im Rahmen eines stumpfen Bauchtraumas kann es auch zur Devaskularisation des Magens kommen. Infolge ischämischer Läsion erscheinen zunächst Blutspuren im Magenaspirat; bei einer kompletten Magenwandnekrose (mehrere Tage nach dem Unfallereignis) ist mit massiven Blutungen und der Ausbildung einer Sepsis zu rechnen. Eine explorative Laparotomie ist in diesen Fällen unausweichlich. Partielle oder komplette Transsektionen des Magens nach stumpfem Bauchtrauma machen ebenfalls eine notfallmäßige Operation zur Sicherung des Ausmaßes der Verletzung und adäquaten Versorgung notwendig.

Postoperatives Management

Magensonde

Postoperativ sind Blutspuren im Magensaft nichts ungewöhnliches; bei größeren Blutmengen oder wiederholter Aspiration blutigen Mageninhalts muß allerdings an eine Nachblutung (z. B. im Bereich der Anastomose) bzw. an eine persistierende (nicht identifizierte) Blutungsquelle gedacht und ggf. relaparotomiert werden.

Infektzeichen

Bei Patienten mit postoperativ über Tage persistierendem unklarem Fieber, deren Allgemeinzustand sich nicht verbessert, muß an die Ausbildung eines subphrenischen oder subhepatischen Abszesses bzw. an eine Eiteransammlung in der Bursa omentalis gedacht werden. Ursache ist meist eine Leckage von kontaminiertem Magensaft (nach traumatischer oder iatrogener Perforation).

Drainagen

Die externe Drainage von operativ versorgten Magenläsionen ist unnötig. Die Dekompression des Magens über die Magensonde kann eingestellt werden, sobald der Darm seine Funktion wieder aufnimmt.

Verletzungen des Dünndarms und Mesenteriums

Der Dünndarm ist das bei perforierenden Bauchverletzungen am häufigsten lädierte intraabdominelle Organ. Bei Patienten, bei denen eine Dünndarmverletzung nach stumpfem Bauchtrauma übersehen wird, verschlechtert sich der Gesundheitszustand in den Tagen nach dem Unfallereignis zunehmend; sie entwickeln i. allg. Fieber und Zeichen einer Peritonitis oder einer intestinalen Obstruktion. Nicht selten entwickelt sich innerhalb von Stunden bis Tagen eine ischämische Nekrose des betroffenen Darmsegments.

Diagnose

Bei unklarer Diagnose empfiehlt sich die Durchführung einer Peritoneallavage bzw. einer röntgenologischen Darstellung des Dünndarms mit wasserlöslichem Kontrastmittel. Eine negative Peritoneallavage schließt eine Dünndarmverletzung (v. a. Rupturen) nicht aus; wird die Lavage schon kurz nach der Traumatisierung durchgeführt, ist oft noch keine Kontamination der Bauchhöhle mit Dünndarminhalt nachweisbar. Bei suspektem klinischem Befund sind daher wiederholte Untersuchungen erforderlich. Der Verdacht auf Vorliegen einer Dünndarmverletzung muß in Anbetracht der hohen Morbidität und Mortalität, die entscheidend davon abhängt, wie schnell die Läsion chirurgisch angegangen wird, mit allen Mitteln ausgeschlossen werden.

Postoperatives Management

Magensonde

Die Magensonde sollte bis zum Nachweis von Peristaltik als Zeichen einer Wiederaufnahme der Darmfunktion belassen werden, danach kann mit dem oralen Kostaufbau begonnen werden.

Antibiotika

Fortsetzen der präoperativ begonnenen Antibiotikatherapie, bis die Magensonde entfernt wird (sofern keine anderen Gründe bestehen, das Antibiotikum umzusetzen bzw. die Therapie länger fortzuführen).

Infusionstherapie

Ersatz extrazellulärer Flüssigkeitsdefizite mit entsprechenden Mengen geeigneter Elektrolytlösungen.

Infektzeichen

Patienten mit isolierten stumpfen oder penetrierenden Dünndarmverletzungen erholen sich postoperativ in der Regel rasch. Grund zur Sorge (Gefahr der Entwicklung einer Peritonitis bzw. Sepsis) besteht bei zusätzlichen intraabdominellen Verletzungen, nach längerem Intervall zwischen Verletzung und operativer Versorgung (lange Kontaktzeit von ausgetretenem Darminhalt und Peritoneum), wenn mehrere Anastomosen angelegt werden mußten oder intraoperativ intestinale oder mesenteriale Hämatome vorlagen. Auch bei belassenen Schleimhautblutungen ist die Möglichkeit einer sekundären Nekrotisierung des Darms zu befürchten. Im Zweifelsfall ist eine frühzeitige operative Revision zur diagnostischen Abklärung und ggf. chirurgischen Versorgung angezeigt.

Verletzung des Kolons

Mehr als 90% der Kolonläsionen werden in den USA durch perforierende Verletzungen hervorgerufen. Durch stumpfe Gewalteinwirkungen wird das Kolon selten in Mitleidenschaft gezogen. Patienten, bei denen es im Rahmen eines stumpfen Bauchtraumas zu einer Kolonläsion kommt, haben i. allg. multiple intraabdominelle Verletzungen. Eine Verletzung des Kolons führt in der Regel infolge der fäkalen Kontamination der Bauchhöhle zur Entwicklung eines akuten Abdomen mit Zeichen einer generalisierten Peritonitis.

Initial sind die klinischen Symptome, insbesondere bei Perforationsverletzungen, oft minimal. Bei suspektem Befund ist daher eine explorative Laparotomie angezeigt; die Indikation zur präoperativen Röntgendiagnostik mit Kontrastmittel sollte in Anbetracht der hohen Morbidität und Mortalität bei einer Leckage von Barium und Fäzes in die freie Bauchhöhle zurückhaltend gestellt werden. Bei allen Dezelerationsverletzungen muß an das Vorliegen einer stumpfen Dickdarmverletzung gedacht werden. Dies gilt insbesondere bei Unfallopfern, die gegen das Lenkrad ihres Fahrzeugs geschleudert wurden oder einen nicht korrekt anliegenden Sicherheitsgurt trugen. Darüber hinaus sind Begleitverletzungen wie Becken- oder Lendenwirbelfrakturen abzuklären. In der obligatorischen Röntgenleeraufnahme des Abdomens (im Stehen oder Linksseitenlage) ist auf freie Luft im Retroperitoneum zu achten, bei der klinischen Untersuchung v. a. auf Blut im Rektum bzw. Stuhl. Eine Peritoneallavage ist (*wegen begleitender Verletzungen) oft positiv, aber unspezifisch.

Postoperatives Management

Antibiotika

Sofern indiziert (Kolonperforation?) sollte eine Breitbandantibiotikatherapie durchgeführt werden.

Überwachung

Peri- sowie postoperativ ist eine engmaschige Kontrolle der Vitalzeichen und Kreislaufparameter sowie der Infektzeichen (lokal: Wundinfekte, Peritonitiszeichen; systemisch: Fieber, Leukozytose) erforderlich.
- Die Mehrzahl der Todesfälle ist auf Komplikationen zurückzuführen, die nicht durch die operativ versorgte Kolonverletzung, sondern auf intraoperativ übersehene Begleitverletzungen zürückzuführen sind.
- Es besteht ein direkter Zusammenhang zwischen Morbidität (v. a. bei postoperativen Infektionen) und Begleitverletzungen (Anzahl und Ausmaß intraabdomineller und retroperitonealer Verletzungen) bzw. Vorerkrankungen.
- Durch einen sekundären bzw. postprimären Verschluß der Bauchhöhle kann die Inzidenz von Wundinfekten bzw. einer intraabdominellen Sepsis nach Operationen am verletzten Kolon gesenkt werden. Wundinfekte sind oft Vorzeichen einer intraabdominellen Infektion. Bei Zeichen einer intraabdominellen Sepsis muß ein tiefer Infektionsherd unter allen Umständen ausgeschlossen und bei unzureichender perkutaner Drainagemöglichkeit operativ revidiert werden.
- Patienten mit schweren stumpfen Bauchtraumen müssen längere Zeit beobachtet werden; nicht selten treten Kolonrupturen zweizeitig, d. h. erst mehrere Tage bis Wochen nach dem Unfallereignis bzw. postoperativ auf. Entwickeln sich Zeichen einer Sepsis, ohne daß es Hinweise für eine extraabdominelle Ursache gibt, ist eine unverzügliche explorative Laparotomie aus diagnostischen und ggf. therapeutischen Gründen angezeigt.

Zwerchfellruptur

Zeichen einer Verletzung des Zwerchfells in der Röntgenaufnahme des Thorax sind ein einseitig hochstehendes Zwerchfell bzw. eine Doppelkontur des Diaphragmas, in den Thorax hernierte Abdominalorgane bzw. das sich intrathorakal projizierende Ende der Magensonde. Zu beachten ist, daß diese Zeichen auch bei Patienten mit nachgewiesener Zwerchfellruptur bzw. -hernie fehlen können.

Wie bei den intraabdominellen Verletzungen ist auch nach einer operativen Versorgung einer Zwerchfellruptur die Überwachung des Patienten im Hinblick auf übersehene Läsionen von besonderer Wichtigkeit; Morbidität und Mortalität sind in erster Linie auf Begleitverletzungen zurückzuführen.

Komplikationen, die im direkten Zusammenhang mit einer posttraumatischen Herniation von Abdominalorganen in den Thorax bzw. der operativen Versorgung von Zwerchfellverletzungen stehen, sind Atelektasen, Lungenabszesse, Empyeme oder ein rezidivierender bzw. persistierender Pneumothorax.

18 Verbrennungen

S. K. Pruitt

Sofortmaßnahmen

Ausschalten der Noxe

- Feuer löschen und Kleidung entfernen.
- Bei chemischen Verbrennungen die Haut mit reichlich Wasser abspülen.

Anmerkung: Die Tiefe der Verletzung ist proportional zur Einwirkzeit und Konzentration der chemischen Lösung.

Überprüfung der Vitalzeichen, Sichern von Atmung und Zirkulation (ggf. Reanimation; vgl. Kap. 2)

Legen eines venösen Gefäßzugangs und Volumensubstition (s. S. 534 f.)

- Das Legen eines venösen Gefäßzugangs ist obligatorisch, wenn der Transport bis zur nächsten (Verbrennungs-)Klinik länger als 30–45 min dauert, Herzrhythmusstörungen bestehen oder der Patient bei Inhalationsverletzungen respiratorisch gefährdet ist.
- Wenn möglich, sollte im Bereich unverbrannter Haut eine großlumige Kanüle (14–16 gg.) gelegt werden. Ein peripherer Gefäßzugang ist i. allg. ausreichend.

Weiterführende Maßnahmen

Erheben der Anamnese

Frage nach bestehenden Erkrankungen, aktueller Medikation, Allergien sowie nach dem Unfallhergang.

Anmerkungen des Übersetzers sind mit * versehen.

Körperliche Untersuchung

- Untersuchung auf Begleitverletzungen
- Wiegen des Patienten (Ausgangskörpergewicht)
- Kontrolle der Vitalzeichen (stündlich).

Laborchemische Untersuchungen

- Arterielle Blutgasanalyse (einschließlich Karboxyhämoglobinspiegel)
- Großes Blutbild (Hb-Abfall proportional zum Ausmaß der komplett verbrannten Haut; der Hämatokritwert sollte innerhalb von 48–72 h nach der Verbrennung ausgeglichen sein)
- Elektrolyte
- Harnstoff, Kreatinin
- Urinanalyse
- Blutgruppenbestimmung und Kreuzen von Blutkonserven.

Tetanusprophylaxe

- 0,5 ml Tetanustoxoid i.m. (alle Patienten)
- 250–500 I.E. Tetanusimmunglobulin i.m. (bei Patienten ohne oder mit fraglicher Immunisierung; gleichzeitig mit Beginn der aktiven Immunisierung mit Tetanustoxoid).

Bestimmung der Flächenausdehnung der Verbrennung

- „Neunerregel" zur schnellen Abschätzung der verbrannten Körperoberfläche (Abb. 1)
- Die Handfläche des Patienten entspricht ungefähr 1% seiner Körperoberfläche
- Bei Kindern machen Kopf und Nacken im Vergleich zu Erwachsenen einen größeren Prozentanteil der Körperoberfläche aus.

Bestimmung der Verbrennungstiefe

Verbrennungen I. und II. Grades: Rosa bis tiefrot verfärbte Haut, feucht schimmernd mit typischen Brandblasen. Starke Schmerzen.

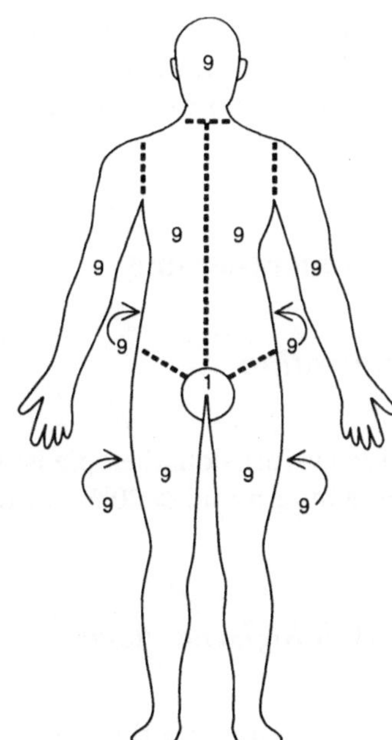

Abb. 1. „Neunerregel" zur Abschätzung der verbrannten Körperoberfläche. Jede Region macht ca. 9% der Körperoberfläche aus

Verbrennungen III. Grades (Zerstörung aller Epithelschichten): Weißlich verfärbte, glasige, trockene Haut, die infolge Zerstörung der Nervenendigungen gefühllos ist. Oberflächlich sind einzelne thrombosierte Gefäße zu sehen. Größere Areale drittgradig verbrannter Haut müssen exzidiert werden. Der entstehende Defekt kann durch autologe Hauttransplantage oder plastischen Wundverschluß gedeckt werden. * Verbrennungen IV. Grades: Über die Haut hinausgehende Gewebezerstörung (Verkohlung).

Indikationen zur Aufnahme von Verbrennungsverletzten auf die Intensivstation

Patienten, die eines der folgenden Kriterien erfüllen, sollten auf die Intensivstation aufgenommen bzw. an eine spezielle Verbrennungsklinik überwiesen werden:
- Verbrennungen I–II. Grades von >25% der Körperoberfläche bei Erwachsenen bzw. von >20% der Körperoberfläche bei Kindern
- Verbrennungen III. Grades >10% der Körperoberfläche
- Verbrennungen des Gesichts, der Hände, Füße, Augen, Ohren oder des Perineums (mögliche kosmetische oder funktionelle Folgen)
- Starkstromverletzungen
- Inhalationsverletzungen

- Verbrennungen mit Begleitverletzungen
- Patienten mit besonderen Risikofaktoren (z. B. hohes Alter, Diabetes mellitus, kardiovaskuläre Insuffizienz).

Volumentherapie

Indikation

Eine i.v.-Infusionstherapie ist bei Verbrennungen > 15% der Körperoberfläche bei Kindern und > 20% der Körperoberfläche bei Erwachsenen obligatorisch.

Physiologische Aspekte

Verminderung des Blutvolumens und Ödembildung in den ersten 8 h nach der Verbrennung. Bereits im Verlauf des 1. Tages ist die Volumenverschiebung wieder rückläufig. Am 2. Tag nach der Verbrennung beginnt sich die erhöhte Kapillarpermeabilität zu normalisieren, die Ödeme werden langsam resorbiert. In der Resorptionsphase (3. bis 6. Tag nach der Verbrennung) besteht die Gefahr der Ausbildung eines Lungenödems. Initial sind pulmonale Ödeme selten.

Infusionslösungen und Infusionsplan

Infusionsschema der Duke-University

Isotonische Lösungen (150 – 160 mmol Na$^+$/l)

Zusammensetzung
Ringer-Laktat + 1/2 Amp. NaHCO$_3$/1 l Ringer-Laktat.

Anwendung
Initiale Flüssigkeitssubstitution (in den ersten 48 h nach der Verbrennung).

Dosierung
3 ml/kgKG/% verbrannte Körperoberfläche. 50% der errechneten Flüssigkeitsmenge werden in den ersten 8 h gegeben, der Rest in den darauffolgenden 16 h.

Ist der Patient kreislaufstabil, wird versucht, die Flüssigkeitsmenge in den nächsten 24 h zu reduzieren. Dazu wird unter Kontrolle der Vitalzeichen und Urinausscheidung die Infusionsmenge alle 3 h um 25% herabgesetzt.

Kolloidale Lösungen

Präparat
Humanalbumin (5%).

Indikation
Serumalbumin <2,5 mg/dl, 2 Tage nach Zuziehen der Verbrennung (Normalisierung der Kapillarpermeabilität; vgl. S. 534).

Dosierung
(Vgl. Brooke-Schema).

Infusionsschema modifiziert nach Brooke

Ringer-Laktat

Anwendung
In den ersten 24 h nach der Verbrennung.

Dosierung
2 ml/kgKG/% verbrannte Körperoberfläche (bei Kindern 3 ml/kg/%, Infusionsmenge vgl. S. 534).

Kolloidale Lösungen

Zusammensetzung
500 ml NaCl 0,9% + 1 Amp. (25 g) Albumin (physiologische Albuminlösung/5 g/dl).

Anwendung
In den zweiten 24 h nach der Verbrennung.

Dosierung
Substitutionsmenge in Abhängigkeit vom Plasmavolumendefizit (Kalkulation anhand % verbrannter Körperoberfläche):
- Verbrennung 30–50%: 0,3 ml/kg/% verbrannte Körperoberfläche,
- Verbrennung 50–70%: 0,4 ml/kg/% verbrannte Körperoberfläche,
- Verbrennung 70%:   0,5 ml/kg/% verbrannte Körperoberfläche.

Elektrolytfreie Lösungen

Zusätzlich zu den Kolloiden wird zur Aufrechterhaltung der Urinausscheidung elektrolytfreie Flüssigkeit infundiert. Dazu verwendet man bei Erwachsenen z. B. 5%ige Glucoselösung, bei Kindern wegen der Tendenz zur Ausbildung einer relativen Hyponatriämie Halb- oder Viertelelektrolytlösungen.

Ersatz zusätzlicher Flüssigkeitsverluste

Nach der initialen Volumensubstitution (in den ersten 48 h nach der Verbrennung) ist die Abschätzung und der Ersatz zusätzlicher Flüssigkeitsverluste v. a. über die verbrannte Haut von besonderer Bedeutung.

- Abschätzung zusätzlicher Flüssigkeitsverluste (ml/h): (25 + % verbrannte Körperoberfläche)·gesunde Körperoberfläche (m^2).
- Ersatz zusätzlicher Flüssigkeitsverluste: G5% (1:1; cave: Hypernatriämie bei inadäquater Flüssigkeitszufuhr).

Anmerkung: Nach Wundverschluß durch Transplantate oder biologische Verbandsstoffe sind die perspiratorischen Flüssigkeitsverluste geringer einzuschätzen.

Bluttransfusionen

Der Hämatokritwert sollte ggf. durch Transfusion von Erythrozytenkonzentraten auf einen Wert zwischen 30 und 35% eingestellt werden.

Monitoring der Volumentherapie

Die Volumentherapie muß anhand klinischer Parameter überwacht werden. Als Richtlinien hierfür wird folgendes Prozedere empfohlen:

Urinausscheidung (stündliche Bilanzierung; verläßlichster Parameter!)

Voraussetzung: Urindauerkatheter.

Normwerte: 30–50 ml/h bei Erwachsenen (1 ml/kgKG/h bei Kindern < 30 kgKG).

Ursachen einer erniedrigten Urinausscheidung

Ein akutes Nierenversagen bei Verbrennungsverletzten ist selten. In der Mehrzahl der Fälle liegt einer verminderten Urinausscheidung eine prärenale Ursache (meist Hypovolämie) zugrunde. Bei sinkender Urinausscheidung sollte man daher zusätzlich Flüssigkeit i.v. als Bolus verabreichen und bei positivem Effekt die Infusionsmenge erhöhen und anhand der Urinausscheidung einstellen.

Ursachen einer erhöhten Urinausscheidung

Eine Urinausscheidung > 75 ml/h bei Erwachsenen bzw. 2 ml/kgKG bei Kindern spricht (sofern keine Glukosurie als Ursache vorliegt) für einer Hyperhydratation. Die Infusionsmenge sollte zunächst reduziert werden.

Messung des rechtsventrikulären Füllungs- und Wedge-Druckes

Indikationen für einen PA-Katheter:
- Verbrennungen >70%,
- inadäquate Reaktion auf ausreichende Flüssigkeitszufuhr (persistierend niedrige Urinausscheidung, schlechte periphere Durchblutung etc.),
- bekannte Herzerkrankung, hohes Alter.

Kontrolle des Körpergewichts

In den ersten 48 h nach der Aufnahme ist bei adäquater Volumensubstitution eine Gewichtszunahme von 10–20% (Ausgangswert = Gewicht bei Aufnahme) zu erwarten. Danach sollte der Patient täglich 1–2% abnehmen, bis am 7. bis 10. Tag nach Aufnahme das Ausgangsgewicht wieder erreicht wird.

Kontrolle des Hämatokritwertes

Der Hämatokritwert ist zur Kontrolle der Volumensubstitution nicht geeignet.

Ernährung Verbrennungsverletzter

Initial (*24–72 h nach Eintritt der Verbrennung) ist in der Regel eine enterale Sondenernährung nötig. Die im Rahmen von Verbrennungen häufig zu beobachtenden Diarrhöen können durch eine Reduktion des Kalorien- bzw. Kohlenhydratangebots der Nahrung oder medikamentös (z. B. durch Loperamid-HCl, Imodium) behoben werden.

Die Indikation zu einer totalen parenteralen Ernährung sollte im Hinblick auf die erhöhte Gefahr einer Kathetersepsis bei Patienten mit Verbrennungen von vornherein zurückhaltend gestellt werden.

Der Kalorien- und Proteinbedarf verbrannter Patienten richtet sich nach dem Ausmaß (Grad und Prozent) der Verbrennungen sowie nach dem Gewicht des Patienten (vor dem Unfall).

Für Patienten, bei denen mehr als 40% der Körperoberfläche verbrannt ist, gilt:
- 2000–2200 kcal/totale Körperoberfläche (m^2)/Tag
- 10–20 g Stickstoff/totale Körperoberfläche (m^2)/Tag.

Komplikationen

Durchblutungsstörungen

Bei drittgradigen Verbrennungen der Extremitäten ist mit Durchblutungsstörungen zu rechnen; das verbrannte Gewebe verliert seine Elastizität, so daß es infolge des perivaskulären Ödems zur sukzessiven Gefäßkompression kommt.

Befunde und Symptome

- Parästhesie und (Tiefen-)Schmerz
- Zyanose
- Verzögertes Capillary refill.

Diagnostik

- Palpation der Pulse (im Bereich der oberen Extremität Überprüfung der Durchgängigkeit des Arcus palmaris)
- Doppler-Flußmessung (besonders dann hilfreich, wenn Pulse infolge eines massiven Ödems nicht palpabel sind).

Therapie

Prophylaktische Maßnahmen

- Hochlagern der verbrannten Extremität (über Herzhöhe) zur Verbesserung des venösen Rückstroms und damit zur Verminderung des Ödems
- Aktive Bewegungsübungen: Betätigen der Muskelpumpe für 2–3 min (in den ersten 1–2 Tagen alle 2 h) zur Verbesserung des venösen Rückstroms.

Spalten der verbrannten Haut (Escharotomie)

Indikation
Fehlender oder progressiv schwächer werdender Arterienpuls (wiederholte Untersuchungen).

Durchführung
- Sterile Kautelen (Durchführung im Krankenbett möglich),
- keine Anästhesie (keine Schmerzempfindung der drittgradig verbrannten Haut),
- Inzision mittels Skalpell oder Elektrokauter,
- Schnittführung mitten durch den Brandschorf (mediomedial und/oder mediolateral; s. Abb. 2) von proximal nach distal, gelenkübergreifend. Im Bereich der oberen Extremität verläuft der Schnitt ventral des Epicondylus medialis (Vermeidung einer Verletzung des N. ulnaris),
- Schnittiefe = Verbrennungstiefe; es wird bis auf die Subkutis geschnitten, ohne intaktes Subkutangewebe zu tangieren. Die Schnittränder sollten voneinander separiert werden.

Erfolgskontrolle
Nach der Escharotomie sollten die Pulse innerhalb weniger Minuten gut tastbar sein.

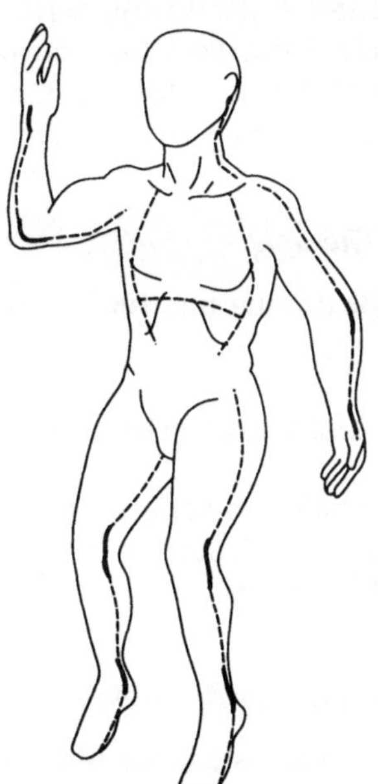

Abb. 2. Schnittführung bei Escharotomie

Nachbehandlung
- Hochlagern der Extremität;
- Verbände mit bakteriziden bzw. antimikrobiell wirksamen Präparaten (z. B. auf Jodbasis) bis zur vollständigen Abheilung der Wunde (s. S. 546 ff.).

Ursachen einer persistierenden Pulslosigkeit nach Escharotomie
- Hypovolämie,
- subfasziales Ödem; Vorkommen v. a. bei tiefen Verbrennungen (IV. Grades), Starkstromverletzungen oder zusätzlicher, starker Traumatisierung des Gewebes sowie nach prolongierter Ischämie. In diesen Fällen ist eine Fasziotomie erforderlich (s. S. 550 f.).

Pulmonale Störungen

Kohlenmonoxidvergiftung

Befunde und Symptome

- Herzklopfen
- Muskelschwäche
- Kopfschmerzen
- Schwindel
- Verwirrtheit.

Diagnostik

Arterielle Blutgasanalyse zur Bestimmung des Karboxyhämoglobinspiegels: Infolge der verminderten Sauerstofftransportkapazität (mit CO gebundenes Hb kann kein O_2 transportieren) kommt es zur Gewebehypoxie. Ab einem CO-Anteil >40% ist mit einer zunehmenden Bewußtseinseintrübung (bis hin zum Koma) zu rechnen; es besteht Lebensgefahr.

Therapie

Beatmung mit 100% Sauerstoff, ggf. hyperbare Sauerstofftherapie.

Inhalationsverletzungen

Inhalationsverletzungen der Lunge führen nur in Ausnahmefällen zu einer akuten Hypoxie, sie manifestieren sich i. allg. erst mehr als 24 h nach dem Unfallereignis.

Prädispositionsfaktoren

- Vorbestehende Beeinträchtigungen des mentalen Status (Alkohol- oder Drogenintoxikation, vorbestehende neurologische Erkrankungen)
- Trauma (Begleitverletzungen)
- Verbrennung bzw. Inhalation entflammter Petroleumprodukte
- Brände in geschlossenen Räumen.

Befunde und Symptome

- Verletzung der Mund- und Rachenschleimhaut
- Nachweis von Kohlepartikeln im Sputum
- Gesichtsverbrennungen, versengte Nasenhaare
- Heiserkeit, Stridor
- Giemen und Rasselgeräusche bei der Lungenauskultation.

Diagnostik

Thoraxröntgenbild

Flexible Bronchoskopie

Voraussetzung: Hämodynamisch stabiler Patient.

Durchführung:
- Lokalanästhesie der Nasenschleimhaut,
- Insufflation von 100% Sauerstoff 3 min vor der Untersuchung,
- Plazierung eines geeigneten endotrachealen Tubus (Größe 7 oder 8) auf dem Bronchoskop. Wird während der Untersuchung eine Intubation notwendig, kann der Tubus über das Endoskop in die Trachea eingeführt werden.

Typische Befunde: Schleimhauterythem, -ödem, -blasen, -blutungen, -ulzeration; Nachweis von Kohlepartikeln in den Atemwegen; Stimmlippenödem (*cave: drohende Atemwegsokklusion),

Xenon-133-Perfusionsszintigramm
Eine Verzögerung der Xenonclearance aus der Lunge um mehr als 90 s ist als Hinweis auf eine schwere Inhalationsverletzung zu werten.

Arterielle Blutgasanalyse
(Hypoxie? Karboxyhämoglobinämie?).

Therapie

- Insufflation angewärmten, angefeuchteten Sauerstoffs
- Bronchialtoilette: Lagerungsdrainage, Vibrationsmassagen bzw. Abklopfen des Thorax, Atemübungen
- Bronchospasmolytika
- Therapeutische Bronchoskopie (Absaugung von Blut, Schleim, Zellbestandteilen etc.)
- ggf. Intubation, Beatmung mit positivem Atemwegsdruck.

Indikation zur Intubation
- Progressive Hypoxie
- Stimmlippenödem (drohende Atemwegsokklusion; vgl. oben).

Anmerkung: Nach Rückbildung des Ödems (durchschnittlich am 5. Tag nach der Verbrennung) können die Patienten in der Regel problemlos extubiert werden.

Kortikosteroide
Der positive Effekt einer prophylaktischen Steroidgabe (*zur Verminderung der Ödembildung) wird kontrovers diskutiert. Nachteil der Kortisongabe ist das erhöhte Infektrisiko.

Antibiotika

Ein positiver Effekt einer prophylaktischen Antibiotikagabe konnte nicht nachgewiesen werden. Eine Gefahr bei der Antibiotikatherapie ist die Selektion resistenter Bakterienstämme.

Atembehinderung bei zirkulären Verbrennungen im Bereich des Thorax

Befunde und Symptome

- Zunehmende Beanspruchung der Atemhilfsmuskulatur
- Zunahme des inspiratorischen Beatmungsdruckes bei mechanisch ventilierten Patienten (= Hauptindikation zur Durchführung einer thorakalen Escharotomie)
- Dyspnoe

Therapie

Thorakale Escharotomie (Technik vgl. S. 539 f.).

Die Inzision verläuft beidseits von der Klavikula bis zum Rand des Rippenbogens entlang der vorderen Axillarlinie (s. Abb. 2). Reicht die drittgradige Verbrennung bis zur vorderen Bauchdecke, wird die Inzision im Sinne eines Rippenbogenrandschnittes verlängert.

Unerwartete respiratorische Dekompensation

Bei Patienten, die sich nach Verlegung aus einer anderen Klinik plötzlich und unerwartet respiratorisch verschlechtern, ist die Möglichkeit in Betracht zu ziehen, daß vorher Narkotika (i.m. oder subkutan) verabreicht wurden, die in der Zwischenzeit aufgrund verbesserter Gewebeperfusion und Zirkulation (nach Volumentherapie) absorbiert worden sind und ihre volle systemische Wirkung entfaltet haben. Therapeutisch kommt in diesem Fall Naloxon (z. B. Narcantil) zum Einsatz.

Pneumonien

Die meist durch gramnegative Bakterien verursachte Pneumonie ist die häufigste, im Rahmen von Verbrennungen vorkommende infektiöse Komplikation. Mögliche Infektionsquellen sind infizierte Venenkatheter, Weichteilabszesse und Darmperforationen. Bei hämatogener Aussaat von Erregern einer infizierten Brandwunde entwickelt sich die Pneumonie erst relativ spät (nach der 1. Behandlungswoche).

Gastrointestinale Komplikationen

Magen-Darm-Geschwüre (sog. Curling ulcer)

Typische, wenige Tage nach den Hautverbrennungen auftretende akute Ulzerationen im oberen Gastrointestinaltrakt.

Gefahr: Progredienz des Ulkus mit Blutungs- und Perforationsgefahr.

Therapie: Einstellen des Magen-pH bei Werten $>5,0$ durch Applikation von H_2-Blockern (Cimetidin, Ranitidin) und Antazida (30 ml alle $1-2$ h bei einem pH-Wert $<5,0$); frühestmöglicher oraler Kostaufbau.

Ileus

Häufigkeit: Verbrennungen $\geq 20\%$ der Körperoberfläche gehen fast immer mit einem passageren paralytischen Ileus einher.

Therapie: Magensonde, parenterale Ernährung.

Verlauf: Gewöhnlich nimmt der Gastrointestinaltrakt nach $2-3$ Tagen seine normale Tätigkeit spontan wieder auf.

Steinlose Cholezystitis

Symptome: Schmerzen im rechten Oberbauch, Ikterus.

Diagnose: Sonographie.

Therapie: ggf. Cholezystektomie.

Eitrige Thrombophlebitis

Symptome: Lokale Entzündungszeichen kommen nur bei ungefähr der Hälfte der Patienten mit einer eitrigen Venenthrombose vor.

Diagnose: Entscheidend für die Diagnosestellung ist, daß man bei Auftreten von unklaren Infektionszeichen an eine Thrombophlebitis denkt. Jede Venenpunktion ist eine potentielle Erregereintrittsstelle.

Aspiration normalen Blutes spricht gegen eine suppurative Thrombophlebitis, bei Nachweis von Pus im Bereich von Einstichstellen ist die Diagnose als gesichert anzusehen.

Nach Exzision der thrombosierten Venen wird ein Segment des entfernten Gefäßes zur histologischen, ein anderes zur bakteriologischen Untersuchung eingesandt.

Therapie: Antibiotika i.v., Exzision des gesamten infizierten Venenstrangs.

Prophylaxe: Häufiger Wechsel (alle 72 h) aller venösen (zentralen wie peripheren) Gefäßzugänge.

Akute bakterielle Endokarditis

Anmerkung: Bei hämatogener Erregeraussaat können alle Herzklappen infiziert werden; am häufigsten betroffen ist das Endokard im Bereich des rechten Herzens.

Wundinfektionen

Bakterielle Wundinfekte

Befunde

- Hämorrhagischer Brandschorf: Eine dunkle Verfärbung der Eschera ist häufigstes Zeichen einer Infektion der Brandwunde, kann aber auch Folge einer zusätzlichen Traumatisierung sein
- Fortschreiten einer Gewebezerstörung II. Grades: Eine sekundäre Zerstörung aller Hautschichten ist pathognomonisch für eine Infektion der Brandwunde
- Hämorrhagische Fettgewebenekrosen
- Entzündung (Erythem und Ödem) der Wundränder, Abszesse in der unverbrannten Haut (Ekthyma gangraenosum)
- Frühzeitige bzw. unerwartete Abhebung des Brandschorfs bzw. Suppurationen unter dem Brandschorf
- Nekrotisierung frischen Granulationsgewebes

Anmerkung: Blasenförmige Läsionen auf der heilenden Wunde (einer Verbrennung II. Grades) sind eher Hinweis für eine virale Infektion.

Diagnostik

- Bei Verdacht auf Vorliegen einer Infektion ist eine Wundbiopsie zur bakteriologischen Untersuchung indiziert (Methode der Wahl!). Bakterienkulturen von der Wundoberfläche sind nicht verläßlich. Das Biopsat sollte ein ca. 500 mg schweres, linsenförmiges Gewebestück sein und aus vitalem Gewebe direkt unter oder neben der verbrannten Haut stammen.

- Eine Hälfte des Biopsats wird zum Anlegen von Bakterienkulturen und zum Testen der Antibiotikasensibilität nachgewiesener Keime verwendet, die andere zur histologischen Untersuchung. Dazu wird die Probe in 10% Formalin zur raschen Aufarbeitung fixiert oder mittels Gefrierschnittverfahren untersucht.
- Mehr als 10^5 Keime/g Gewebe sind Hinweis für eine Wundinfektion, aber nicht beweisend.
- Histologisch ist von einer Wundinfektion auszugehen, wenn Bakterien auch im unverbrannten Gewebe um die Brandwunde herum nachzuweisen sind.

Therapie infizierter Brandwunden

- Applikation von Mafenid (lokal antimikrobiell wirkendes Agens; vgl. S. 546)
- Systemische Antibiotikatherapie (nach Antibiogramm)
- Injektion von Antibiotika unter den Brandschorf: Zur Unterspritzung kann z. B. eine Kanüle zur Spinalpunktion (Nr. 20) verwendet werden; die Anzahl der Einstiche sollte so gering wie möglich gehalten werden. Lokal verabreicht werden kann z. B. die Hälfte der normalen Tagesdosis eines synthetischen Penicillins (z. B. Piperacillin) in 150–1000 ml NaCl (0,9%) alle 12 h. Bewährt hat sich dieses Verfahren insbesondere zur Behandlung fokaler Pseudomonasinfektionen. Zur Vermeidung einer Bakteriämie sollte die lokale antibiotische Vorbehandlung vor der Exzision des infizierten Gewebes erfolgen.
- Exzision des infizierten Gewebes: Präoperativ sollten adäquate Antibiotikablutspiegel erreicht sein. Es muß ein vollständiges Débridement erfolgen (ggf. Amputation der betroffenen Extremität). Postoperativ soll die Wunde mit biologischem Verbandmaterial abgedeckt werden.

Nichtbakterielle Wundinfekte

Candidainfektionen

Eine Kolonisation von Brandwunden mit Candidaspezies ist häufig, invasive Infektionen treten dabei nur selten auf. Eine systemische Therapie mit Amphotericin-B (bei Auftreten einer Fungämie ggf. zusätzlich 5-Fluorocytosin) ist u. U. erforderlich.

Herpes-simplex-Infektionen

Bei Nachweis einer Herpes-simplex-Infektion der Brandwunde ist eine systemische Therapie z. B. mit Aciclovir-Natrium (z. B. Zovirax) in hoher Dosierung angezeigt.

Wundversorgung

Grundsätzliches

- Tägliche Befundkontrolle bzw. Verbandwechsel (bis Abschluß der Wund-
  heilung)
- Rasieren der Wunde bzw. Wundränder (Ausnahme: Augenbrauen)
- Säuberung der Wunde (von Belägen) mit nichtalkoholischen Lösungen,
  ggf. Abwaschen der Wunde unter der Dusche (bzw. in Wannen, in die der
  Patient abgesenkt werden kann). Keine Vollbäder
- Abtragung nekrotischen Gewebes (bis zu Stellen mit intakter Schmerzemp-
  findung und Durchblutung; bei Bedarf Analgetika i.v. vor Nekrosektomien)
- Trocknenlassen der Wunde vor dem Verbinden
- Häufiger (12stündlicher) Verbandwechsel mit einem antimikrobiell wirken-
  den Agens (z. B. Gaze).

Verbandstoffe

Mafenidacetat (11%; Sulfonamid zur externen Anwendung)

Anwendung

- Offene Wundbehandlung (keine Verbände)
- Tägliches Débridement bzw. Entfernung des angetrockneten Materials
  unter der Dusche.

Vorteile

- Breites antibiotisches Wirkungsspektrum (einschließlich Pseudomonas)
- Eindringtiefe (durchdringt Brandschorf).

Nachteile

- Im Bereich nicht drittgradig verbrannter Haut schmerzhaft
- Hyperchlorämische metabolische Azidose durch Hemmung der Karboanhydrase.

Sulfadiazinsilbernitrat (0,5%; z. B. Flammazine)

Anwendung

Offene Wundbehandlung.

Vorteile

- Nichttoxisch
- Nicht schmerzhaft.

Nachteile

- Oberflächliche Wirkung (durchdringt Brandschorf nicht)
- Geringes antibiotisches Wirkungsspektrum
- Neutropenie (reversibel nach Absetzen des Präparats).

Silbernitratlösungen (0,5%)

Anwendung

Patienten mit Sulfonamidallergie.

Nachteile

- Geringe Eindringtiefe
- Beeinträchtigung der Bewegungsfreiheit
- Auslaugen des Gewebes (ggf. Elektrolytsubstitution)
- Verfärbung der umliegenden Haut.

Nekrosektomie

Indikationen

- Verbrennungen III. Grades
- Koagulationsnekrosen bei Starkstromverletzungen.

Kontraindikationen

- Hämodynamisch instabile Patienten (wegen zu erwartendem Blutverlust)
- Pulmonale Komplikationen
- Oberflächliche Verbrennungen.

Wahl des Operationszeitpunktes

Nach Kreislaufstabilisation des Patienten.

Technik und perioperatives Management

Antibiotika

Die Exzision der verbrannten Haut sollte erst nach Vorliegen adäquater Antibiotikaspiegel vorgenommen werden.

Prozedere

- Tangentiales Abtragen der verbrannten Haut
- Exzision bis zur Faszie.

Blutstillung

- Lokale Applikation von Thrombin
- Epinephrin-getränkte Tücher
- Tourniquet während der Nekrosektomie von Extremitäten.

Biologische Wundverbände und Hautverpflanzung

Indikationen und Nutzen

- Deckung frisch exzidierter Wunden
- Konditionieren der Wunde für eine spätere Hauttransplantation: Bleibt das biologische Material haften, ohne daß es zu einer Suppuration kommt, kann davon ausgegangen werden, daß auch ein autologes Hauttransplantat anwachsen wird
- Verringerung der Infektgefahr bzw. Bakterienproliferation
- Förderung der Gewebegranulation
- Verringerung der Oberflächenschmerzhaftigkeit (betr. Verbrennungen II. Grades)
- Keine Beeinträchtigung der Beweglichkeit.

Zeitpunkt

Abhängig von Wundverhältnissen.

Präparate

Leichenhaut (Allograft)

Material der Wahl. Spender muß nachweislich HIV-seronegativ sein.

Schweinehaut (Xenograft)

Leichter verfügbar als Leichenhaut, Hemmung der Bakterienproliferation geringer als bei Leichenhaut.

Synthetische (zweischichtige) Materialien

Anwendung, wenn weder Leichen- noch Schweinehaut verfügbar ist. Keine Wirkung auf die Bakterienproliferation.

Verbandwechsel

Alle 3–5 Tage, bei Auftreten von Suppurationen häufiger.

Sonderformen von Verbrennungen

Stromverletzungen

Häufige Komplikationen und Begleitverletzungen

Herzrhythmusstörungen (insbesondere Kammerflimmern)

- ggf. Reanimation
- Überwachung am EKG-Monitor für mindestens 48–72 h.

Knochenfrakturen

- Stromverletzungen sind oft mit Stürzen aus großer Höhe (z. B. von einem Hochspannungsmast) verbunden.
- Strominduzierte Muskelkontraktionen können zu Wirbelfrakturen führen, eine Verletzung der HWS sollte daher immer röntgenologisch ausgeschlossen werden.

Gefäßläsionen

- Auf dem Boden einer strominduzierten Intimaläsion kann es zu Gefäßthrombosierungen und/oder Blutungen kommen.
- Zur Verifikation einer Gefäßverletzung und Identifikation des Verletzungsausmaßes (und evtl. Festlegung der Amputationshöhe) ist u. U. eine Angiographie erforderlich.

Nierenschädigung (sog. „Crush-Niere")

- Tubulusnekrosen durch Ablagerungen von Hämoglobin und Myoglobin (Hämochromogene), die v. a. bei zusätzlichen Weichteilverletzungen vermehrt anfallen. Zu verhindern ist diese Komplikation durch einen hohen renalen Durchfluß (Erhöhung der Infusionsmenge). Solange Blutfarbstoff im Urin nachweisbar ist, sollte die Urinausscheidung mindestens 1 ml/kgKG/h betragen.

  Bei persistierender Hyperchromogenurie oder der Gefahr einer Hypervolämie kann prophylaktisch Mannitol (Bolusgaben von 25 g i.v. bis zu einer Gesamtmenge von 300 g/Tag) und Natriumbikarbonat zur Alkalisierung des Urins (verbesserte Hämochromogenexkretion; angestrebt wird ein Urin-pH > 6) verabreicht werden.

Rückenmarkschädigungen (neurologische Störungen)

Frühe Ausfallserscheinungen sind oft transient; spät auftretende Störungen persistieren in der Mehrzahl der Fälle.

Katarakt (Sehstörungen)

Tage bis Monate nach Stromverletzungen im Bereich des Kopfes oder Halses kommt es vereinzelt zu Linsentrübungen.

Therapie

Antibiotikaprophylaxe

Die Gabe von Antibiotika bei Stromverletzungen ist prinzipiell indiziert; die Antibiotika verhindern in vielen Fällen eine Streptokokkeninfektion der nekrotischen Muskulatur und Faszien. Frühes Zeichen eines Streptokokkeninfekts ist eine massive Hämolyse mit Hyperkalämie. Antibiotikum der Wahl ist Penicillin.

Fasziotomie

Indikation
- Periphere Zyanose und stark verzögertes Capillary refill
- Progressiv schwächer werdende oder nicht palpable periphere Pulse (Doppler-sonographische Verlaufskontrollen)
- Kompartimentdruck > 30 mmHg (Messung mittels Wick-Katheter)
- Muskelnekrosen (palpatorisch steinharte Muskulatur).

Prozedere
- Fasziotomie aller beteiligten Muskelkompartimente unter sterilen Kautelen (der Eingriff wird im Operationssaal durchgeführt).
- Bleiben die distalen Pulse nach Fasziotomie verschwunden, muß eine frühzeitige Amputation in Betracht gezogen werden.

Nekrosektamie

- Die Operation sollte nach Möglichkeit bis zur vollständigen Stabilisierung des Patienten aufgeschoben werden.
- Es muß das gesamte nekrotische Gewebe abgetragen werden (ggf. Amputation).
- Die Wunde wird nicht primär verschlossen; 24–72 h nach dem Primäreingriff erfolgt eine Reexploration; ggf. müssen nochmals Nekrosen abgetragen werden. Ist das gesamte nekrotische Gewebe entfernt, kann die Wunde durch Hautnähte verschlossen bzw. mit Transplantaten gedeckt werden.
- Tägliche Verbandwechsel bzw. sukzessive Nekrosenabtragung.

Verätzungen

Sofortmaßnahmen

- Entfernung der Noxe.
- Ausgiebiges Spülen mit Wasser. Es sollte keine Zeit damit verschwendet werden, spezifische Neutralisationsmittel zu suchen. Chemikalien schädigen das Gewebe, bis sie vollständig ausgewaschen sind.
- Intravenöse Flüssigkeitszufuhr zur Kreislaufstabilisation. Ausmaß und Tiefe der Gewebezerstörung durch Chemikalien sowie die Auswirkung einer chemischen Verbrennung auf die Homöostase werden oft unterschätzt.

Behandlung von Augenverätzungen

- Permanente Spülung des Auges mit Wasser für mindestens 30 min.
- Applikation einer antimikrobiell wirkenden Augensalbe.
- Applikation von zykloplegischen Augentropfen zur Verhinderung bzw. Verminderung von Synechien.
- Applikation von Gleitmitteln auf Ölbasis; keine Augenklappe.
- Tägliche Messung des Augeninnendruckes.
- Frühzeitige Konsultation des Augenarztes.

Literatur

McManus WF, Pruitt BA jr (1988) Thermal injuries. In: Mattox KL, Moore EV, Feliciano DV (eds) Trauma. Appleton & Lange, Norwalk

Moylan JA (1987) Burn injury. In: Moylan JA (ed) Trauma surgery. Lippincott, Philadelphia

Pruitt BA jr (1979) The burn patient. I. Initial care. II. Later care and complications of thermal injury. Curr Prob Surg 16:4, 5

Pruitt BA jr, Goodwin CW jr (1986) Burns: Including cold, chemical and electrical injuries. In: Sabiston DC jr (ed) Textbook of surgery, 13th edn. Saunders, Philadelphia

Pruitt BA jr, Goodwin CW jr (1987) Thermal injuries. In: Davis JH (ed) (1982) Clinical surgery, vols I and II. Mosby, St. Louis

Walt AJ (ed) Early care of the injured patient, 3rd edn. In: Burns and other thermal injuries. ACS Committee on Trauma. Saunders, Philadelphia

19 Transplantation

W. B. VERNON

Feststellung des Hirntodes

Die erste Phase der Transplantation von Organen beginnt nicht selten auf der Intensivstation mit der Diagnose des Hirntodes eines Patienten, dessen Herz, Lunge, Leber und Nieren funktionstüchtig sind. Die Bereitstellung geeigneter Organe stellt heute das Hauptproblem der Transplantation dar. In den USA ist es daher Pflicht eines jeden Arztes, bei allen Patienten, die in einem Krankenhaus sterben, die Frage zu prüfen, ob deren Organe für eine Transplantation in Frage kommen. Ausnahmen sind Patienten mit AIDS, Tollwut, aktiver Hepatitis oder einem Jakob-Creutzfeld-Syndrom. Es wird darauf hingewiesen, daß auch Kornea, Knochen, Haut und (bei fehlenden kardiovaskulären Störungen) Herzklappen transplantiert werden können.

Gesetzliche Bestimmungen

In den USA und Kanada gelten verschiedene (im wesentlichen übereinstimmende) rechtskräftige Formen der Uniform Determination of Death Act, die sinngemäß besagt, daß ein Individuum, das 1) einen irreversiblen Stillstand der Blutzirkulation und Atmung oder 2) aller Funktionen des gesamten Gehirns einschließlich des Hirnstammes erleidet, tot ist. Eine Todeserklärung muß in Übereinstimmung mit den hierfür gültigen medizinischen Standards getroffen werden. Eine ausführliche Darlegung dieser Kriterien und Diskussion, über die jeder Arzt (der auf einer Intensivstation beschäftigt ist) informiert sein sollte, ist in der Literatur zu finden (z. B. JAMA 246:2184–2186, 1981). (* In Deutschland wird der Hirntod mit dem Tod des Individuums gleichgesetzt. Die Todesfeststellung erfolgt durch 2 Ärzte, die dem Transplantationsteam nicht angehören dürfen, unabhängig voneinander, nach den nachfolgend genannten Kriterien.)

Anmerkungen des Übersetzers sind mit * versehen.

Hirntodkriterien

In praxi ist der wichtigste Aspekt des Hirntodes das irreversible Sistieren aller Hirn- und Stammhirnfunktionen. Es muß ein tiefes Koma vorliegen und dessen Ursache den festgestellten Funktionsverlust hinreichend erklären. Die Feststellung des irreversiblen Hirntodes setzt voraus, daß eine adäquate Körperkerntemperatur ($> 32,2\,°$C) herrscht, keinerlei Sedation oder neuromuskuläre Blockade besteht und metabolische Ursachen (z. B. hepatische Enzephalopathie, hyperosmolares Koma, präterminale Urämie) sowie ein Schock ausgeschlossen wurden. Unter Umständen müssen laborchemische Screeninguntersuchungen auf Toxine veranlaßt werden, um Einwirkungen zentraldämpfender Substanzen auszuschließen. Die Pupillen-Licht-Reaktion einschließlich okulozephaler, okulovestibulärer und oropharyngealer Reflexe sowie alle Atemreflexe müssen erloschen sein. Letztere werden in einem Apnoetest überprüft. Dazu wird der Patient 10 Minuten lang mit 100 %igem Sauerstoff bei hoher Flußrate (CPAP) beatmet. Zu beachten ist, daß keine Hyperventilation stattfindet (Einstellen des $p_aCO_2 \geq 40\,\text{mmHg}$). Danach wird die Beatmung kurzzeitig eingestellt. Bei Apnoe steigt der p_aCO_2 durchschnittlich um 3 mmHg/min. Mit Überschreiten eines p_aCO_2 von 60 mmHg (Hyperkapnie) wird das Atemzentrum innerhalb von 30 Sekunden maximal stimuliert. Nach der Beatmung reicht somit eine Apnoezeit von 10 min aus, um eine entsprechende Hyperkapnie zu erreichen, was durch eine arterielle Blutgasprobe überprüft werden sollte. Treten während dieser Phase sorgfältigster Beobachtung spontane Atemversuche des Patienten auf, muß von einer Residualfunktion von Teilen des Hirnstammes ausgegangen werden.

Spinale Reflexe (einschließlich nicht zielgerichteter Bewegungen auf Schmerzreize) können bei Hirntod bestehen bleiben, während Dezerebrationsbzw. Dekortikationshaltungen des Körpers sowie Anfälle nicht mit der Diagnose Hirntod zu vereinbaren sind. Bei Kleinkindern und Kindern unter 5 Jahren unterliegen die Kriterien des Hirntodes besonderen Gesichtspunkten, da bei ihnen die Widerstands- und Regenerationsfähigkeit des Gehirns besonders hoch ist.

In jedem Krankenhaus sollte es ein jederzeit verfügbares Komitee geben, das bei der Feststellung des Hirntodes zu Rate gezogen werden kann. Es ist von außerordentlicher Wichtigkeit, daß die Diagnose des Hirntodes und der Zeitpunkt der Todesfeststellung im Krankenblatt dokumentiert sind (ein Untersuchungsbefund, der mit der Diagnose Hirntod vereinbar ist bzw. diese beinhaltet, ist keine Todesfeststellung).

Tabelle 1 gibt die Hirntodkriterien der Duke University, Medical Center schematisch wieder.

Tabelle 2 ist eine Checkliste, nach der eine Hirntodfeststellung vorgenommen und dokumentiert werden kann. Zu ergänzen sind die jeweils geltenden Bestimmungen bzw. Hirntodkriterien in den einzelnen Ländern bzw. Krankenhäusern.

Tabelle 1. Kriterien des Hirntodes

Voraussetzungen zur Hirntodfeststellung: Normothermie (Körperkerntemperatur >32,2 °C), Normotension (systemischer Blutdruck >80 mmHg), tiefes Koma, keine zephalen Reflexe, Apnoe

Zusätzliche Kriterien (A oder B oder C):

A. Oben genannter Zustand (tiefes Koma, keine zephalen Reflexe, Apnoe) besteht (unter Normothermie und Normotension) seit mindestens 3 Tagen

B. *Irreparable Schädigung des Gehirns*
 Nachweis folgender Kriterien über eine Dauer von mindestens 30 min:
 – Nullinie im EEG oder
 – fehlender zerebraler Blutfluß (Nachweismethoden: 4-Gefäß-Angiographie, Isotopenangiographie, Boluspassage eines i.v. applizierten Isotopen, fehlendes Mittellinienecho, quantitative Untersuchung der Zerebrospinalflüssigkeit oder
 – fehlender zerebraler Stoffwechsel (CMR-O_2 <1 ml/g/min, AVDO_2 <2 Vol% oder Laktat >6 mval/l)

C. *Bei fraglicher irreparabler Gehirnschädigung*
 Nichtansprechen des Zustands des Patienten auf eine adäquate Therapie und
 – isoelektrisches EEG über eine Dauer von 2 Tagen oder
 – Kriterien nach *B* 6 h oder mehr nach Eintreten der Hirnschädigung erfüllt

---

Tabelle 2. Checkliste zur Hirntodfeststellung

I. Individuelle Kriterien (des einzelnen Arztes)
1. ....
2. ....
3. ....
4. ....
(Leitfrage = Bin ich sicher, daß bei dem Patienten eine irreversible Gehirnschädigung mit totalem Verlust der Gehirnfunktion vorliegt?)

II. Sachverständigenkriterien
1. ....
2. ....
3. ....
4. ....
(Wer, welche Kriterien?)

III. Abteilungsinterne Kriterien
1. ....
2. ....
3. ....
4. ....
(Welche, wann und durch wen festgestellt? Eintragung ins Krankenblatt mit Datum, Zeit der Todesfeststellung und Unterschrift!)

IV. Kriterien des Gesetzgebers
1. ....
2. ....
3. ....
4. ....
(Welche, wann und durch wen festzustellen?)

Benachrichtigung der Familienangehörigen und Einwilligung zur Organspende*

In der Bundesrepublik Deutschland ist die Organentnahme bei Verstorbenen *nicht* gesetzlich geregelt. Sofern der Verstorbene nicht zu Lebzeiten sein Einverständnis zu einer Organspende (schriftlich, in Vollbesitz seiner Entscheidungsfähigkeit und -freiheit; Volljährigkeit ist Voraussetzung) erklärt hat, sind die Ärzte verpflichtet, vor einer Organentnahme die Zustimmung der Angehörigen (Ehepartner, Eltern) einzuholen.

Die Benachrichtigung der Familienangehörigen eines Hirntoten, der als Organspender in Frage kommt, ist ein Vorgang, der höchste Sensibilität verlangt; die Einstellung und Einwilligung der Angehörigen zur Organspende wird durch den Arzt durchaus beeinflußt. Es sollte daher der älteste und erfahrenste Arzt der Intensivstation- bzw. des Transplantationsteams mit dieser Aufgabe betraut werden. Mitunter empfiehlt es sich, die Pflegekraft, die den Verstorbenen zuletzt betreut hat, und u. U. auch den Krankenhauspfarrer oder einen Sozialarbeiter einzubeziehen.

Die Familie muß über die Tatsache, daß der (*mit dem Tod des Individiums gleichzusetzende) Hirntod eingetreten ist, unterrichtet werden. Außerdem sollte mitgeteilt werden, durch wen und zu welchem Zeitpunkt der Tod festgestellt wurde. Alle Untersuchungsbefunde sollten dargelegt werden. Insbesondere ist die Irreversibilität des Zustandes herauszustellen. Bei der Wortwahl ist darauf zu achten, daß die Familie dies auch versteht (z. B.: „Er ist tot, das ist so sicher, wie wenn anstelle seines Gehirns das Herz aufgehört hätte, zu schlagen.").

Von größter Wichtigkeit beim Gespräch mit den Angehörigen ist, daß nicht das Gefühl der Schuldigkeit oder Uneinigkeit (seitens der Ärzte) vermittelt wird. Es muß erläutert werden, daß das Beatmungsgerät und die Tröpfe abgestellt werden und daß infolgedessen der Blutdruck abfallen und das Herz stehenbleiben wird. Erklärt werden sollte ferner, warum andere Ärzte hinzugezogen werden müssen, um den Tod zu attestieren. Man kann der Familie anbieten, ihren Angehörigen vorher nochmals zu sehen oder auch dem Abschalten des Beatmungsgerätes beizuwohnen, wobei klar sein muß, daß dies auf den Ablauf des Prozesses keinen Einfluß haben wird.

Ist der Patient von sich aus kein Organspender, hat die Familie die Wahl, der Organspende zuzustimmen oder diese abzulehnen. In diesem Fall sollten die Angehörigen über die Möglichkeit, daß bei Eintritt des Hirntodes ihres Verwandten eines oder mehrere seiner Organe verpflanzt werden könnten, ausreichend informiert sein. Günstig ist, wenn die Familie schon vorher über den Krankheitsverlauf und das Prozedere bis hin zum Eintritt des Hirntodes unterrichtet ist. Ist dies nicht der Fall oder entsteht der Eindruck, daß die Angehörigen einer Organspende ablehnend gegenüberstehen, ist es mitunter sinnvoll, einen im Umgang mit Angehörigen erfahrenen Mitarbeiter des Transplantationszentrums einzuschalten.

Die Zustimmung der Angehörigen zur Organspende ihres Verwandten muß letztlich schriftlich erfolgen.

Die erwünschte Organspende ist prinzipiell eine Gelegenheit, das Thema zu erörtern. Die Möglichkeiten der modernen Transplantationsmedizin müssen herausgestellt und es sollte nochmals betont werden, daß bei den Organspendern der Tod schon vor der Organentnahme eingetreten ist.

Gewöhnlich hat die Familie die Entscheidung, ob sie einer Organspende zustimmen wird oder nicht, bereits vorher getroffen. Im anderen Fall ist mit einer positiven Entscheidung dann zu rechnen, wenn man sich genug Zeit dafür nimmt, zu erklären, wie (lebens)wichtig die Organspende für andere Menschen ist. Nutzlos ist es erfahrungsgemäß, zu versuchen, jemanden, der sich gegen eine Organspende entschieden hat, umzustimmen.

Intensivmedizinische Überwachung des hirntoten Organspenders

Organisation und allgemeine Aspekte

Ist bei einem Patienten der Hirntod absehbar und die Einwilligung zur Organspende gegeben, sollte der Koordinator des Transplantationszentrums unverzüglich informiert werden, damit die notwendigen immunologischen und laborchemischen Untersuchungen (z. B. auf virale Antikörper) ohne Zeitdruck veranlaßt und die weiteren Schritte (*Meldung an Eurotransplant, Benachrichtigung des Transplantationsteams etc.) eingeleitet werden können. Darüber hinaus müssen alle notwendigen therapeutischen Maßnahmen zur Aufrechterhaltung der Funktion der Spenderorgane bis zum Zeitpunkt der Organentnahme koordiniert werden.

Vor Eintreten des Hirntodes ist es das Ziel aller therapeutischen Maßnahmen, die Sauerstoffversorgung des Gehirns aufrechtzuerhalten und einem Gehirnödem entgegenzuwirken (s. Kap. 10). Eine optimale neurologische Therapie beinhaltet gewöhnlich Maßnahmen, die für die Durchblutung anderer (transplantierbarer) Organe schädlich sind. Mit Eintritt des Hirntodes verlieren die neurologischen Aspekte ihren Sinn; im Vordergrund steht jetzt die Optimalisierung der Durchblutung und Sauerstoffversorgung der zur Transplantation vorgesehenen Organe. Die hierzu im einzelnen erforderlichen Maßnahmen sind in Tabelle 3 zusammengestellt.

Die Anerkennung der oben genannten Kriterien des Hirntodes ist nicht zuletzt darauf zurückzuführen, daß es nach Sistieren der Hirnfunktion unweigerlich (und ohne Ausnahme) auch zur Deterioration der Herzkreislauffunktionen kommt. Die einzige Variable dieses mit zunehmender Hirnschwellung und Stammhirnhernierung einhergehenden, unaufhaltsamen Prozesses ist die Geschwindigkeit, mit der der subsequente Verlust der Thermoregulation sowie der kardiovaskulären, metabolischen und respiratorischen Funktionen eintritt.

In den folgenden Abschnitten werden Maßnahmen erörtert, die dazu dienen, die Funktion der Organe eines hirntoten Organspenders möglichst

Tabelle 3. Maßnahmen zur Funktionserhaltung der Spenderorgane nach Eintritt des Hirntodes

1. Maßnahmen zur Vermeidung einer Hypothermie
   - Beatmung mit 37 °C warmer Luft
   - Aufgewärmte Infusionen
   - Bettücher, Wärmematratzen, Wärmestrahler etc.

2. Maßnahmen zur Vermeidung einer Hypoxie
   - Sicherstellung eines adäquaten Preloads
   - Erhöhung des F_IO_2
   - Beatmung mit PEEP
   - Anhebung des Hämatokrits
   - Bronchialtoilette, Applikation von Bronchodilatatoren

3. Maßnahmen zur Vermeidung einer Hypotonie
   - Sicherstellung eines adäquaten Preloads
   - Applikation von Dopamin (≤ 10 µg/kgKG/min) und anderer kreislaufwirksamer Präparate (Glucagon? Neosynephrin?)
   - Therapie einer Bradykardie (bei Blutdruckabfall)

4. Maßnahmen zur Aufrechterhaltung des Metabolismus
   - Ausgleich von Elektrolytstörungen
   - Kontrolle der Urinausscheidung von Na^+ und K^+ und ggf. Ersatz renaler Verluste
   - Einstellung des Blutzuckerspiegels
   - Gegebenenfalls Gabe von ADH bei Diabetes insipidus

Anmerkung: Zur Explantation sollte der hirntote Organspender die folgenden Parameter aufweisen:

1. $p_aO_2 > 100$ mmHg
2. Systemischer Blutdruck > 100 mmHg (mit ≤ 10 µg/kgKG/min Dopamin)
3. Urinausscheidung > 100 ml/h
4. Leberwerte im Normbereich

lange aufrechtzuerhalten und Störungen frühzeitig zu erkennen und zu behandeln.

Störungen der Homöostase hirntoter Organspender und deren Behandlung

Hypothermie

Ursache

Ausfall des Hypothalamus (Verlust der zentralen Thermoregulation) und Vasomotorenzentrums im Hirnstamm (Verlust des zentralen Gefäßtonus).

Therapeutisches Ziel

Aufrechterhalten der Körpertemperatur (Normothermie) als Voraussetzung zur Hirntodfeststellung und zur Verhinderung von Kreislaufstörungen.

Therapeutische Maßnahmen

Erhöhung der Raumtemperatur, warme Betttücher, Wärmestrahler, Heizdecken, Erwärmung der Atemluft (insbesondere bei Hyperventilation) und Infusionen (v. a. Blutkonserven).

Werden diese Maßnahmen von Anfang an konsequent durchgeführt, gelingt es i. allg. (trotz exzessiver Volumenzufuhr), die normale Körpertemperatur aufrechtzuerhalten. Im anderen Fall schreitet der allgemeine Verfall sehr rasch fort.

Hypoxämie

Ursachen

Verletzungen des Thorax, Aspiration, Störungen des Ventilations-Perfusions-Verhältnisses (Shunts), (neurogenes) Lungenödem, Anämie.

Therapeutisches Ziel

Bestmögliche Sauerstoffversorgung der zur Transplantation vorgesehenen Organe. Aufrechterhaltung eines adäquaten HZV bei optimaler regionaler Blutverteilung (Organperfusion, s. unten).

Angestrebt wird ein p_aO_2 > 100 mmHg und ein p_aCO_2 zwischen 24 und 40 mmHg.

Therapeutische Maßnahmen

Entsprechende Einstellung von F_IO_2, PEEP, Atemzugvolumen und Beatmungsfrequenz.

Da bei Verzicht auf Hyperventilation die Gehirnschwellung erfahrungsgemäß zunimmt und erhebliche kardiovaskuläre Störungen die Folge sind, empfiehlt es sich, diese beizubehalten und eine Hypokapnie in Kauf zu nehmen.

Bei Lungenkontusion oder nach Aspiration muß eine aggressive Bronchialtoilette (regelmäßiges Absaugen des Patienten) durchgeführt werden. Bronchodilatatoren sind bei reaktiven Atemwegserkrankungen angezeigt.

Patienten, die mit F_IO_2 > 0,4 und PEEP > 10 cm H_2O beatmet werden müssen oder Atemwegsdrücke von mehr als 30 cm H_2O aufweisen, eignen sich nicht als Herz- oder Lungenspender; die extrapulmonalen Organe können (bei adäquater Oxygenation) verwendet werden.

Bei mäßiger Hypoxämie kann eine Verbesserung der Sauerstoffversorgung der Gewebe auch durch Erhöhung der Sauerstofftransportkapazität des Blutes, d. h. durch Gabe von Erythrozytenkonzentraten, erreicht werden. Der Hämatokrit sollte in jedem Fall > 30% sein, bei Hypoxämie sind Werte zwischen 40 und 45% anzustreben. Da zur Kreislaufunterstützung hirntoter Patienten gewöhnlich große Mengen kristalloider Infusionslösungen verabreicht werden müssen, werden auch Bluttransfusionen (zum Ausgleich des Dilutionseffektes) i. allg. erforderlich.

Lungenödem

Ursachen

Hyperhydratation oder neurogen.

Therapeutisches Vorgehen

Ein Lungenödem kann Ursache einer Hypoxie sein. Es sollte daher zur Diagnostik und Therapieerfolgskontrolle ein Pulmonalarterienkatheter gelegt werden. Bei normalen oder niedrigen Füllungsdrücken und gestörter Oxygenation sowie nicht segmental angeordneten Infiltraten im Thoraxröntgenbild liegt der Verdacht auf Vorliegen eines neurogenen Lungenödems vor. In diesem Fall ist eine Erhöhung des PEEP und F_IO_2 angezeigt. Erhöhte Füllungsdrücke sprechen für eine kardiale Ursache des Lungenödems. Therapiert wird mit Diuretika (Senkung des Preloads) und/oder (in Abhängigkeit vom systemischen Blutdruck) Dopamin (Steigerung der Kontraktilität).

Hämodynamische Störungen

Mit Eintreten des Hirntodes muß von der im Rahmen der neurologischen Therapie indizierten aggressiven Infusionstherapie Abstand genommen werden und stattdessen eine den hämodynamischen Erfordernissen entsprechende Flüssigkeitssubstitution erfolgen.

Therapeutische Maßnahmen

Volumentherapie: Mit Feststellung des Hirntodes (nicht vorher) sollte die Gabe von Diuretika eingestellt und der Patient flach gelagert werden, um den Rückfluß venösen Blutes zum Herzen zu fördern. Das intravasale Volumen wird durch Infusion kristalloider Lösungen und Bluttransfusionen so weit aufgefüllt, daß ZVD (und Wedgedruck) Normalwerte erreicht. Ist dies der Fall, muß sich das HZV normalisieren, was mittels einer gemischtvenösen Blutgasanalyse (oder Thermodilution) überprüft werden kann. Bleibt der Blutdruck bei normalem ZVD niedrig, sollte ein Pulmonalarterienkatheter zur Messung des PCWP und SVR gelegt werden.

Durch Optimalisierung des Preloads lassen sich in der Regel suffiziente Kreislaufverhältnisse herstellen. Ein jäher Blutdruckabfall ist oft Folge einer Hernierung des Stammhirns mit völligem Verlust des Vasomotorentonus. Durch eine orientierende Messung von ZVD, PCPW und SVR läßt sich das Problem rasch erkennen und durch Volumengabe kupieren. Blutdruckkrisen sind ein Warnzeichen und sollten das Transplantationsteam zu höchster Eile veranlassen.

Atropin: Eine Bradykardie ist von untergeordneter Bedeutung, solange sie nicht mit einer Hypotonie einhergeht. Persistiert sie nach Korrektur des Preloads, wird ex juvantibus Atropin (1,0 mg i.v.) verabreicht. Obwohl theoretisch bei Hirntoten kein Vagotonus vorhanden sein dürfte und eine Reaktion folglich ausbleiben müßte, steigt die Herzfrequenz in praxi auf Atropin-Gabe in manchen Fällen an; es existieren Restpotentiale, diese stammen offenbar aus Axonen distal des Nukleus oder einzelnen Synapsen.

Isoproterenol: Durch Isoproterenol (1 mg in 250 ml Infusionslösung; Titrierung gemäß Effekt) kann die Herzfrequenz ebenfalls angehoben werden. Da es insbesondere im Bereich der Niere und im Splanchnikusgebiet zu einer Vasodilatation kommt (β-adrenerger Effekt), kann der Blutdruck nach Isoproterenol-Gabe (trotz Erhöhung der Herzfrequenz) weiter abfallen. In jedem Fall empfiehlt sich eine Messung des SVR.

Herzschrittmacher: Das Legen eines transvenösen Herzschrittmachers ist bei Hirntoten i. allg. nicht indiziert.

Dopamin und Dobutamin: Viele Patienten stehen zum Zeitpunkt der Hirntodfeststellung unter inotrop wirkenden Substanzen. Zur Aufrechterhaltung suffizienter Kreislaufverhältnisse müssen Katecholamine in vielen Fällen zunächst weiter verabreicht werden. Ziel ist es, die Perfusion aufrechtzuerhalten, bis das Preload adäquat aufgefüllt ist; danach kann versucht werden, die Medikation auszuschleichen.

Dopamin erweitert die Nierengefäße (direkter Effekt), während es im Splanchnikusgebiet gefäßverengend wirkt (α-adrenerger Effekt). Es sollten keinesfalls mehr als 10 µg/kgKG/min verabreicht werden. Bevorzugt eingesetzt wird Dobutamin, das nicht zur Vasodilatation führt und damit die Durchblutung von Niere und Splanchnikusgebiet nicht nachteilig beeinflußt.

Katecholamine sollten nur gegeben werden, wenn sie zur Aufrechterhaltung des HZV unbedingt erforderlich sind. Über die Notwendigkeit, inotrope Substanzen einsetzen zu müssen, bzw. über einen steigenden Katecholaminbedarf sollte der Transplantationskoordinator in jedem Fall in Kenntnis gesetzt werden.

Epinephrin und Neosynephrin (in Deutschland nicht im Handel) führen zu einer Vasokonstriktion der Nieren- und Splanchnikusgefäße. Sie sind daher prinzipiell kontraindiziert. An einigen Transplantationszentren wird Neosynephrin in niedriger Dosierung (40 mg/250 ml; 1–2 µg/kgKG/min) unter der Zielsetzung eingesetzt, durch Erhöhung des systemischen Gefäßwiderstands die Zirkulation zu verbessern. Bei vorsichtiger Dosierung kann Neosynephrin durch Erhöhung des diastolischen und mittleren arteriellen Blutdruckes Nieren- und Splanchnikusdurchblutung sowie die Diurese auch bei vermindertem HZV aufrechterhalten.

Glukagon (1 mg i.v.; Bolusgabe) wird eingesetzt, um die Durchblutung im Splanchnikusgebiet zu verbessern. Effekt und Wirkungsweise sind umstritten.

Elektrolyt- und metabolische Störungen

Elektrolytverluste

Metabolische Störungen im Spenderorganismus werden oft schon durch die aggressive Therapie vor Eintritt des Hirntodes provoziert. Im Rahmen der forcierten Diurese kommt es nicht selten zu einer Hypokalämie, Hypokalzämie, Hypomagnesiämie und Hypophosphatämie. Die Serumelektrolyte müssen daher komplett bestimmt und ggf. durch geeignete Infusionen korrigiert werden. Natrium und Kalium sind bei Kenntnis der aktuellen Serumwerte (gemäß Formel) einfach zu substituieren; unter Berücksichtigung der stündlichen Urinausscheidung kann darüber hinaus der zusätzliche Bedarf näherungsweise kalkuliert werden.

Diabetes insipidus (centralis)

Das Sistieren der ADH-Sekretion beim Hirntoten führt zum Diabetes insipidus, die Diurese kann erhebliche Ausmaße annehmen. Leichte Formen lassen sich durch Ersatz der Urinverluste mit physiologischer Kochsalzlösung und entsprechender Kaliumsubstitution abfangen, ohne daß wesentliche Störungen des Elektrolyt- und Wasserhaushaltes auftreten. Die Serumelektrolytspiegel müssen engmaschig kontrolliert werden. Ist den Kalium- und Volumenverlusten nicht nachzukommen (was gewöhnlich bei einer Urinausscheidung (>500 ml/h der Fall ist), sollte der Transplantationskoordinator informiert und Vasopressin verabreicht werden. Da Vasopressin ein potenter Vasokonstriktor im Nierenbereich und Splanchnikusgebiet ist, muß vorsichtig titriert werden. Initial gibt man 1–5 I.E. i.v. als Bolus, anschließend 25 I.E. in 250 ml Lösung als Infusion (1 I.E./h; Dosierung abhängig vom Effekt). Die gleichzeitige Gabe von Dopamin in geringer Dosierung (5 µg/kgKG/min) ist in Erwägung zu ziehen. Angestrebt wird eine Urinausscheidung von 200–500 ml/h; sinkt die Stundenportion unter Vasopressin auf weniger als 100 ml ab, muß die Therapie eingestellt werden.

Hyperglykämie

Eine Hyperglykämie sollte ggf. wie gewohnt mit Insulin (per infusionem) behandelt werden. Normoglykämie ist Voraussetzung für eine physiologische Osmolarität des Urins und vereinfacht die u. U. notwendige Regulation der Urinausscheidung.

Die Kenntnis der genannten pathophysiologischen Aspekte erleichtert es, den Hirntoten bis zur Organexplantation kreislaufstabil und gut perfundiert zu halten.

Organkonservierung

Die Ischämietoleranz der einzelnen Organe ist unterschiedlich (Ischämietoleranz der Niere ca. 40 min, Leber und Herz ca. 20 min). Zur Konservierung werden die Spenderorgane unmittelbar vor der Explantation über Katheter mit speziellen nutritiven Lösungen (*z. B. Euro-Collins) perfundiert, zum Transport in Plastikbeutel mit eisgekühlter Kochsalzlösung gegeben und in Isolierboxen gepackt. Dadurch wird der Zeitraum, der von der Organentnahme bis zur Transplantation verbleibt, erheblich verlängert; die sog. kalte Ischämiezeit der Niere beträgt ca. 40 h, die der Leber ca. 8 h. Limitierender Faktor ist die Zeit, die für die Einpflanzung des Organs (nach Herausnehmen aus der Kühlbox) benötigt wird. Diese sog. warme Ischämiezeit ist entscheidend für die spätere Organfunktion und damit wichtigster Aspekt der Transplantation. Beträgt die warme Ischämiezeit z. B. bei der Nierentransplantation weniger als 10 min, stellt sich die Diurese in der Regel unmittelbar nach dem Declamping (Freigabe der Gefäßanastomosen) ein. Bei einer Ischämiezeit von 30 – 60 min ist mit Ausbildung einer akuten tubulären Nekrose zu rechnen, bei mehr als 60 min mit einer akuten kortikalen Nekrose.

Intensivmedizinische Versorgung transplantierter Patienten

An jeder Klinik, an der Organtransplantationen vorgenommen werden, gibt es Teams, die mit speziellen Aufgabenbereichen (präoperative Diagnostik, Organex- und -implantation, postoperative Therapie) betraut sind. Nephrologen, Hepatologen, Kardiologen, Hämatologen, Spezialisten für Infektionskrankheiten, Endokrinologen, Internisten und Chirurgen müssen stets abrufbar und die Verantwortlichen der jeweiligen Teilbereiche ansprechbar sein. Die Kontaktadressen bzw. Telefonnummern müssen allen beteiligten Personen im Krankenhaus (wie in den nachfolgend abgedruckten Checklisten angegeben) bekannt sein. Wie bei jeder Teamarbeit ist die Kooperation und Kommunikation aller Mitglieder des Transplantationsteams Voraussetzung für das Gelingen der Operation. Auch die Pflegekräfte und Assistenten, die zu dem reibungslosen Ablauf der Operation entscheidend beitragen, indem sie z. B. Protokolle und Zeitpläne erstellen und den Kontakt zwischen den einzelnen Gruppen des Transplantationsteams sowie zur Familie herstellen, müssen entsprechend involviert werden.

Hornhauttransplantationen können ohne spezielle intensivmedizinische Maßnahmen durchgeführt werden, dasselbe gilt (mit Einschränkungen) für Nierentransplantationen; an vielen Zentren werden die transplantierten Patienten postoperativ direkt vom Aufwachraum auf die Überwachungsstation und nicht notwendigerweise auf eine spezielle Intensiv- oder Transplantationsstation übernommen.

In den folgenden Abschnitten werden allgemeine Aspekte des vorwiegend postoperativen intensivmedizinischen Managements transplantierter Patienten umrissen. In den Protokollen und Checklisten können die jeweiligen klinikinternen Richtlinien eingefügt werden; insbesondere die Protokolle zur Immunsuppression variieren von Zentrum zu Zentrum bzw. von Zeit zu Zeit erheblich.

Nierentransplantation

Organisation und Allgemeine Aspekte

Lebende Organspender (in der Regel Verwandte des Organempfängers) sollten möglichst frühzeitig stationär aufgenommen werden. Da die Nierenexplantation einen erheblichen Eingriff in die Homöostase des Spenders darstellt, muß dieser präoperativ einem umfassenden Check-up unterzogen werden. Treten im Rahmen der Anamneseerhebung und der körperlichen oder laborchemischen Untersuchungen unerwartet pathologische Befunde auf, können notwendige zusätzliche Tests und konsiliarische Untersuchungen ohne Zeitdruck veranlaßt werden.

Infektionen, Hypertonus oder Diabetes mellitus stellen z. B. relative Kontraindikationen zur Organentnahme dar. Der Transplantationskoordinator bzw. der verantwortliche Chirurg muß über pathologische Befunde unverzüglich unterrichtet werden.

Die Transplantation von Leichennieren ist trotz der begrenzten Zeit, die für die Transplantation zur Verfügung steht, ein elektives Verfahren.

Für Empfänger einer Niere eines toten Organspenders ist nach Ankunft im Krankenhaus die Kreuzung der Blutkonserven der zeitlich limitierende Faktor. Unmittelbar nach Aufnahme des Patienten muß Blut abgenommen und zur Bestimmung ins Labor geschickt werden. Neben dem Kreuzblut (für 2–4 Erythrozytenkonzentrate) und Notfallwerten sollte ein großes Blutbild (einschließlich Differentialblutbild) angefordert werden. Außerdem müssen präoperativ ein aktuelles EKG sowie eine Röntgenaufnahme des Thorax vorliegen.

Checkliste

Personal:
Verantwortlicher Chirurg ....
Nephrologe ....
Internist ....
Pflegedienstleitung ....

Patientendaten (präoperative Erhebungen):
Ätiopathogenese des zugrundeliegenden Nierenleidens ....
Aktuelle Kreatininwerte ....
Durchschnittliches Gewicht nach Dialyse ....

Dialyseverfahren, Dialyseintervalle, Datum der letzten Dialyse ....

Mittlere tägliche Urinproduktion bzw. Urinausscheidung ....

Präoperative Immunsuppression ....

Anmerkung: Unterschiedliches Regime bei Transplantationen von Organen lebender oder toter Spender.

Postoperatives Management

Allgemeine Maßnahmen

Lagerung
Der Patient sollte postoperativ für 72 h auf dem Rücken oder der transplantierten Seite liegen, der Oberkörper nicht mehr als 45% angehoben und der Patient keinesfalls aufgesetzt werden.

Antibiotikaprophylaxe
z. B. Cefazolin i.v., nach Oralisierung z. B. Vancomycin p.o. (50 mg alle 6 h) für insgesamt 4 Wochen postoperativ. Mundpflege und die orale Applikation von z. B. Moronal (Suspension) zur Prophylaxe des Mundsoors und Candidabefalls des Darms gehören zum standardisierten Pflegeplan der meisten Intensivstationen.

Immunsuppression und Antirejektionstherapie (s. S. 578 ff.)

Flüssigkeitsbilanzierung (stündliche Messung der i.v.-Flüssigkeitszufuhr und Urinausscheidung)
Um im Fall sinkender Urinportionen keine Zeit damit zu verlieren, eine mögliche Hypovolämie durch eine zusätzliche Flüssigkeitsgabe auszuschließen, sollte der Patient von vornherein ausreichend hydriert sein. Zur Vermeidung einer „Überwässerung" müssen anamnestische Daten, Jugularvenenfüllung, ZVD, Puls und Urinausscheidung engmaschig kontrolliert werden. Eine nach der

Tabelle 4. Flüssigkeitsbilanzierung nach Nierentransplantation (z. B. Glukose 2,5% in NaCl 0,9%, 1:1)

Urinausscheidung/1 h [ml]	Infusion/1 h [ml]
<75	Ausscheidung +50 und Benachrichtigung des verantwortlichen Arztes
75–100	Ausscheidung +50
100–200	Ausscheidung +25
200–300	
300–400	Ausscheidung −50
400–600	Ausscheidung −100
600–800	Ausscheidung −200
>800	Ausscheidung −200 Benachrichtigung des verantwortlichen Arztes

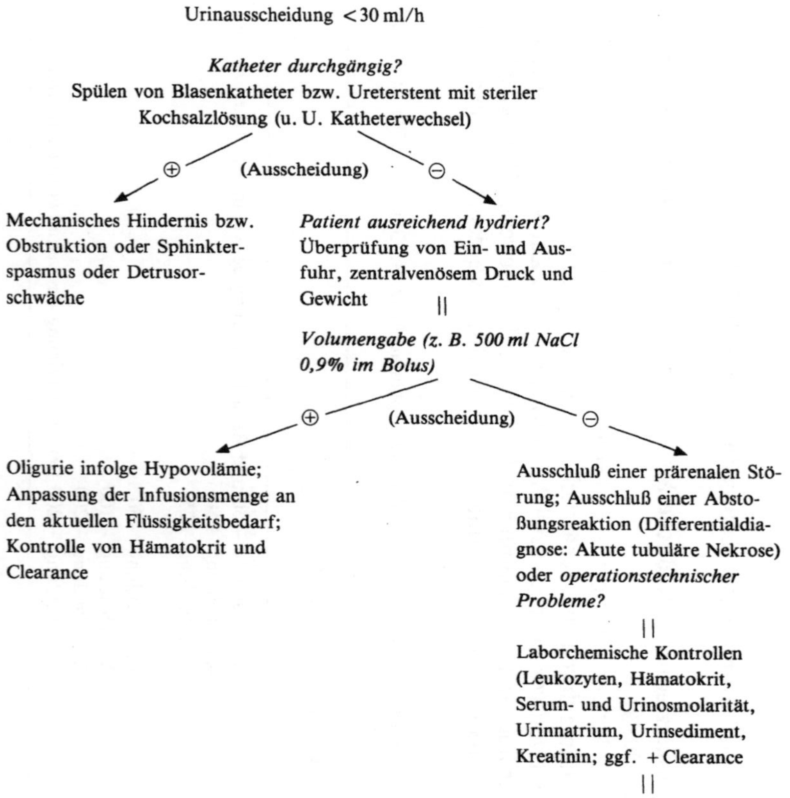

Urinausscheidung <30 ml/h

Katheter durchgängig?
Spülen von Blasenkatheter bzw. Ureterstent mit steriler
Kochsalzlösung (u. U. Katheterwechsel)

⊕ (Ausscheidung) ⊖

Mechanisches Hindernis bzw.
Obstruktion oder Sphinkter-
spasmus oder Detrusor-
schwäche

Patient ausreichend hydriert?
Überprüfung von Ein- und Ausfuhr, zentralvenösem Druck und
Gewicht ||

Volumengabe (z. B. 500 ml NaCl
0,9% im Bolus)

⊕ (Ausscheidung) ⊖

Oligurie infolge Hypovolämie;
Anpassung der Infusionsmenge an
den aktuellen Flüssigkeitsbedarf;
Kontrolle von Hämatokrit und
Clearance

Ausschluß einer prärenalen Störung; Ausschluß einer Abstoßungsreaktion (Differentialdiagnose: Akute tubuläre Nekrose)
oder *operationstechnischer*
Probleme?

||

Laborchemische Kontrollen
(Leukozyten, Hämatokrit,
Serum- und Urinosmolarität,
Urinnatrium, Urinsediment,
Kreatinin; ggf. + Clearance

||

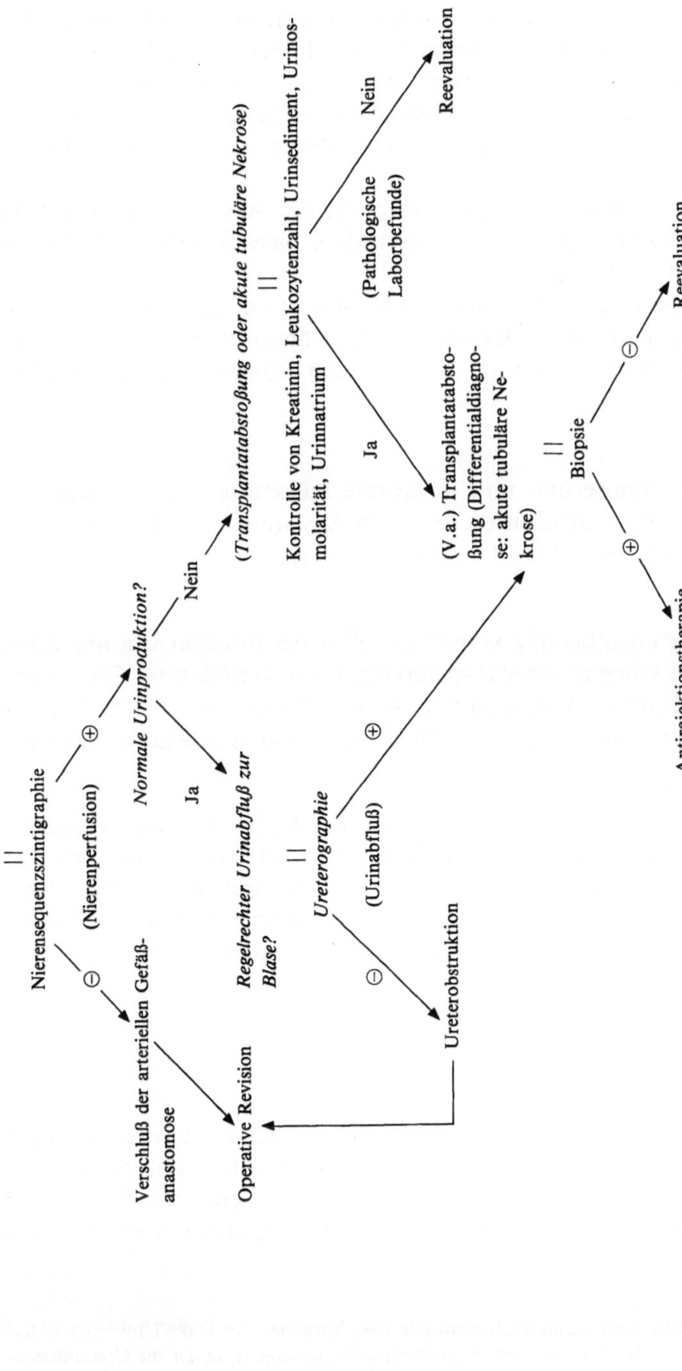

Abb. 1. Fließschema zur Differentialdiagnose und Therapie der Oligurie nach Nierentransplantation

Transplantation zunächst rückläufige Urinproduktion ist mitunter darauf zurückzuführen, daß der Patient intraoperativ unter hohen Dosen Mannitol und Furosemid stand. Die Flüssigkeitsmenge, die bei einer bestimmten Urinausscheidung infundiert werden sollte, ist Tabelle 4 zu entnehmen. Es handelt sich um Richtwerte, mit denen man in ca. 90% der Fälle eine ausgeglichene Flüssigkeitsbilanz erreicht.

Bei einer Kreatininclearance <40 ml/min ist die Ausscheidungsfunktion begrenzt, die Infusionsmenge muß in diesem Fall (gewöhnlich für 1–3 Tage postoperativ) stündlich bilanziert werden.

Als Ursache einer sinkenden Urinausscheidung ist vor allen anderen Maßnahmen die Durchgängigkeit des Urinkatheters zu überprüfen bzw. eine Verlegung des Stents (innere Schienung der Ureteranastomose) auszuschließen (vgl. Abb. 1).

Elektrolytkontrolle

Insbesondere die Kaliumserum- und -urinwerte müssen engmaschig kontrolliert werden. Eine Kaliumsubstitution ist nur in Ausnahmen (z. B. bei massiver bzw. prolongierter postoperativer Diurese) erforderlich.

Blutzuckerkontrolle

Im Rahmen der Volumentherapie kommt es selbst bei Infusion von nur 2,5% Glukoselösung nicht selten zu einer Hyperglykämie mit konsekutiver Glukosurie und osmotischer Diurese. Gegebenenfalls muß auf eine Kohlenhydratzufuhr gänzlich verzichtet (Infusion von 0,9% NaCl) oder Insulin substituiert werden.

Kreatininbestimmung

Meßtechnische Schwankungen bei der Bestimmung des Serumkreatinins betragen im Bereich des Normwertes (1–3 mg%) etwa ±0,2 mg%. Bei höheren Kreatininwerten treten proportional größere Meßfehler auf. Bei einem plötzlichen Kreatininanstieg von (<) 0,2 mg% sollte in jedem Fall eine Kontrollbestimmung veranlaßt werden. Bei Bestätigung des Ergebnisses muß an eine Transplantatabstoßung gedacht werden.

Diagnostik

Ureterographie

Zur Überprüfung der Durchgängigkeit der Ureteranastomose wird der Stent am 5. postoperativen Tag retrograd mit Kontrastmittel gefüllt und der Abfluß röntgenologisch dargestellt. Bei unauffälligem Befund kann die Schiene im Ureter entfernt werden, der Blasenkatheter wird gewöhnlich weitere 24–48 h belassen*.

---

* Das operationstechnische (und damit auch postoperative) Vorgehen der Duke-University unterscheidet sich von dem der Chir. Univ.-Klinik Heidelberg (Abt. Urologie), in der die Ureteranastomose mit einem Katheter (sog. Doppel-J) für 4–6 Wochen geschient wird. Die postoperativen Untersuchungen zur Darstellung des Urinabflusses erfolgen sonographisch oder szintigraphisch. Eine Kontrastmitteldarstellung (IVP) wird zur abschließenden Dokumentation i. allg. erst nach Entfernung des Katheters durchgeführt.

Vorgehen bei Oligurie
Ein Leitfaden für das Vorgehen bei Auftreten einer Posttransplantationsoligurie findet sich in Abb. 1.

Stentogramm
Neben der Transplantatabstoßung ist die Ureterfistel die gefürchtetste Komplikation nach einer Nierentransplantation; sie ist mit einer erheblichen Morbidität und Mortalität verbunden. Gewöhnlich wird zum Ausschluß einer Ureterleckage (Anastomoseninsuffizienz) bzw. zur Überprüfung der Durchgängigkeit der Ureterozystoneostomie am 5. postoperativen Tag eine Ureterographie (vgl. oben) durchgeführt. Bei fehlendem Hinweis auf eine Leckage oder Obstruktion kann der Stent entfernt werden.

Nierenszintigraphie
Die ^{99m}Tc-DTPA-Sequenzszintigraphie wird als nichtinvasiver Test zur Abgrenzung einer Transplantatabstoßung von einer akuten tubulären Nekrose angewandt. Nach einer i.v.-Bolusinjektion von ^{99m}Tc-DTPA werden rechnergestützt die Radioaktivitätskurven im Unterbauch aufgezeichnet und analysiert. In verschiedenen Untersuchungsphasen lassen sich die arterielle Durchblutung bzw. Transplantatperfusion, die glomeruläre Filtration und tubuläre Aktivität (als Ausdruck der Transplantatfunktion) sowie die Durchgängigkeit des Ureters darstellen. Beeinflußt wird die Untersuchung durch den Hydratationszustand des Patienten. Die Szintigraphie sollte daher vor der Dialyse durchgeführt werden (falls diese am selben Tag ansteht).

Feinnadelbiopsie
Mittels einer dünnen Punktionskanüle können (parenchymatöse und inflammatorische) Zellen aus dem transplantierten Organ gewonnen werden, um sie mikroskopisch zu untersuchen (sog. Punktionszytologie). Von diesem Zellbild (Mixtur aus Blut, Gewebeteilen und Urin) werden die Werte des aktuellen Differentialblutbildes subtrahiert und danach ein Entzündungsscore errechnet, der als Indikator zur Differenzierung einer akuten tubulären Nekrose, Cyclosporinnephrotoxizität oder Abstoßungsreaktion herangezogen werden kann.

Lebertransplantation

Organisation

Entscheidender zeitlicher Faktor nach Aufnahme des Organempfängers ist das Kreuzen und Bereitstellen von Blutkonserven. Nach Eintreffen des Patienten im Krankenhaus wird als erstes Blut abgenommen und in den entsprechenden Röhrchen (für Serum, mit EDTA, Heparin und Zitrat) zur sofortigen Bestimmung ins Labor geschickt. Neben den Notfallwerten sollten präoperativ auch aktuelle Leberwerte und das Serumalbumin sowie ein Differentialblutbild vorliegen (weitere Bestimmungen auf Anfrage). Obligatorisch sind darüber hinaus ein aktuelles EKG und Röntgenbild vom Thorax.

Checkliste

Personal:

Chirurgisches Transplantationsteam ....
Hepatologe ....
Internist bzw. Hämatologe ....
Pflegedienstleitung ....

Präoperative Patientendaten:

Ätiopathogenese des zugrundeliegenden Leberschadens ....
Aktuelle laborchemische Parameter (Bilirubin, Albumin, Quick-Wert, PTT)
Durchschnittliches Gewicht (mit oder ohne Aszites?) ....

Präoperative Immunsuppression ....

Eine Lebertransplantation gehört zu den aufwendigsten Eingriffen der modernen Chirurgie. Spezielle Anforderungen stellt die Anatomie bzw. Rekonstruktion der arteriellen und biliären Anastomose. Der postoperative Verlauf hängt entscheidend davon ab, wie reibungslos die Organverpflanzung vonstatten geht; wichtige Faktoren dabei sind die totale Ischämiezeit, der totale Blutverlust und das Ausmaß der Koagulopathie (Verbrauch an Erythrozytenkonzentraten, FFP, Thrombozytenkonzentraten) sowie die Kreislaufverhältnisse des Patienten während der venösen Bypassphase.

Postoperatives Management

Lagerung

Flache Rückenlage für 48 h postoperativ; danach kann das Kopfende des Bettes sukzessiv angehoben werden. Bereits am 4. postoperativen Tag können viele Patienten aufrecht sitzen.

Antibiotikaprophylaxe

Gallengängige Antibiotika (z. B. Cefamandol i. v. alle 6 h) für 3 – 5 Tage, weitere Antibiotikagaben, sofern indiziert (z. B. Vibramycin nach Choledochoenterostomie). Mundpflege und orale Applikation, z. B. von Moronal (Suspension) zur Prophylaxe des Mundsoors und Candidabefalls des Darms.

Immunsuppression und Antirejektionstherapie (s. S. 578 ff.)

Volumentherapie

Bei der Flüssigkeitssubstitution transplantierter Patienten sind einige besondere Aspekte zu beachten: So ist der Blutfluß in der Leber bei einem relativ niedrigen ZVD (3 – 6 mmHg) maximal, der Lymphfluß unter diesen Verhältnissen minimal. In den ersten 24 – 48 h nach der Transplantation muß aufgrund der reduzierten Nierenfunktion (Oligurie) in den meisten Fällen eine positive Flüssigkeitsbilanz in Kauf genommen, eine Hyperhydratation (durch übermäßige Infusion kristalloider oder kolloidaler Lösungen) wegen der Gefahr der Ausbildung eines Lungenödems und im Hinblick auf die Funktion der transplantierten Leber aber trotzdem vermieden werden. FFP wird im Rahmen von Lebertransplantationen nicht nur zur Korrektur der Gerinnungsparameter substituiert, sondern auch zur Aufrechterhaltung von ZVD und Diurese; bei ausreichender Zufuhr wird es zu einem Kristalloid konvertiert. Die meisten Patienten benötigen initial eine Zufuhr von 100 ml/h.

Humanalbumin (10 ml/h) wird substituiert, solange laborchemisch eine Hypoalbuminämie nachzuweisen ist, d. h. die Eigensynthese der Leber nicht ausreicht.

Diuretika werden zur Stimulation der Diurese und zum Ausgleich der Flüssigkeitsbilanz eingesetzt.

Monitoring der Transplantatfunktion

Engmaschige Kontrollen der Gerinnungs- und Leberwerte (einschließlich Bilirubin und Albumin), der Elektrolyte (einschließlich Kalzium) sowie des Blutzuckerspiegels sind erforderlich.

T-Drain-Kontrolle

Der Zeitpunkt der Kontrastmitteldarstellung der Gallenwege über die T-Drainage muß von der Funktion des Transplantates abhängig gemacht werden. Gewöhnlich wird sie am 10. postoperativen Tag durchgeführt, bei Verdacht auf Vorliegen einer Gallenwegsleckage (Insuffizienz der biliären Anastomose) früher.

Postoperative Komplikationen

Metabolische Störungen

Der Blutzuckerspiegel muß postoperativ engmaschig kontrolliert und auf Werte >100 mg% (initial besser 150–200 mg%) eingestellt werden. Insulin zur Einstellung einer Hyperglykämie wird in den seltensten Fällen benötigt. Eine Hypokalzämie entsteht oft im Rahmen der Massivtransfusionen und muß zur Vermeidung kardialer Störungen sowie zur Stabilisierung der Gerinnung ausgeglichen werden. Problematisch ist mitunter die Einstellung des Serumkaliums; bewährt hat es sich, Kalium bei Bedarf als i.v.-Bolusinjektion (oder besser i.v.-Tropf) zu substituieren.

Eine metabolische Azidose als Folge der Massivtransfusionen (Blutkonserven enthalten Zitrat als Stabilisator) ist selten und als Hinweis auf eine schlechte Transplantatfunktion zu werten.

Hypertonie

Hoher Blutdruck ist ein häufiges Problem nach einer Lebertransplantation. Therapeutisch kommen Hydralazin, Labetalol oder Propranolol, Minoxidil, Clonidin oder Captopril zum Einsatz. Nifedipin (10 mg s.l.) ist als rasch wirksames Agens indiziert; auf Methyldopa (z. B. Presinol) sollte wegen der Hepatotoxizität genauso verzichtet werden wie auf Nitroprussid, durch das die nach einer Transplantation potentiell durchblutungsgefährdete Leber mit Zyanid belastet wird.

Transplantatversagen

Das primäre Nichtfunktionieren des Transplantates ist eine überaus ernste Komplikation, die in ca. 5% der Fälle auftritt. Therapeutisch gute Ergebnisse werden in diesem Fall letztlich nur durch eine frühzeitige Retransplantation erzielt. Bis zur Retransplantation müssen ausreichend Glukose (zur Aufrechterhaltung des Energiestoffwechsels) und FFP (zur Korrektur von Gerinnungsstörungen) infundiert werden. Bei schlechter Nierenfunktion sollte der Patient frühzeitig dialysiert und zur Vermeidung einer hepatischen Enzephalopathie mit möglichst wenig Sedativa belastet werden.

Gefäßthrombose

Die Thrombosierung der arteriellen oder venösen Gefäßanschlüsse des Transplantates stellt eine der schwerwiegendsten Frühkomplikationen der Lebertransplantation dar; überdurchschnittlich häufig sind Kinder betroffen. Der Gefäßverschluß macht sich durch die plötzliche Verschlechterung der Transplantatfunktion bzw. Leckage der ischämischen Gallenganganastomose bemerkbar. Auf eine Thrombosierung im Bereich der V. portae weisen ein zunehmender Aszites und eine portale Hypertension hin. Die Diagnose kann durch eine Doppler-sonographische Messung des Blutflusses in der A. hepatica bzw. V. portae verifiziert werden; genauere Aussagen über die Anatomie bzw. Lokalisation und Ursache des Gefäßverschlusses liefert die Angiographie. Bei einem durch eine Gefäßthrombosierung bedingten Ausfall der Transplantatfunktion ist eine operative Revision zur Rettung des Organs wenig erfolgversprechend; letztlich muß in den meisten Fällen retransplantiert werden.

Hepatitis

Infektionen mit Zytomegalie-, Hepatitis-B-, Adeno- oder Herpesviren können zu einer Hepatitis des Transplantates führen. Die Diagnose wird durch Verlaufsbestimmung der viralen Antikörper oder direkten Erregernachweis verifiziert. Bei positivem Befund sollte die Immunsuppression vorsichtig reduziert werden (Zytomegalievirus wirkt per se immunsuppressiv); bei symptomatischen Infektionen sollte man Aciclovir (z. B. Zovirax) einsetzen.

Graft-versus-Host-Reaktionen

Als retikuloendotheliales Organ kann die Leber Antikörper gegen inkompatible AB0-Determinanten produzieren. Wird einem Patienten die Leber eines nicht AB0-gleichen Spenders eingepflanzt, kommt es am 5. bis 8. Tag nach der Transplantation zu einer leichten, sich selbst limitierenden Hämolyse, die 1 – 3 Wochen andauert. 2 – 4 Wochen nach der Transplantation können die an die Erythrozyten des Empfängers gebundenen Auto-AB0-Antikörper im Patientenblut festgestellt werden.

Biliäre Läsionen

Bei einer Leckage oder bei Strikturen im Bereich der biliären Anastomose handelt es sich meist um Spätkomplikationen, d.h. sie treten erst auf, nachdem der Patient von der Intensiv- auf die Normalpflegestation verlegt worden ist. Zur Verifikation der Diagnose wird ein Cholangiogramm durchgeführt. Bei einer Leckage wird i. allg. eine perkutane Drainage eingelegt (und der Spontanverschluß abgewartet); Strikturen müssen letztlich operativ revidiert werden.

In Tabelle 5 wird die Diagnostik und Therapie von Frühkomplikationen nach einer Lebertransplantation dargestellt.

Tabelle 5. Checkliste zum diagnostischen Vorgehen bei Frühkomplikationen nach einer Lebertransplantation

Zeichen einer Leberinsuffizienz: Anstieg von Bilirubin und Transaminasen, Abfall des Quick-Wertes, Hypoglykämie, Hypalbuminämie

Situation 1: Seit der Operation unverändert schlechte Transplantatfunktion.
Mögliche Ursachen: Primäres, nicht funktionierendes Spenderorgan, Verschluß der Gefäßanastomose (Thrombosierung)

Situation 2: Zeichen der Leberinsuffizienz nach primär guter Transplantatfunktion
Mögliche Ursachen: Transplantatabstoßung, Gefäßverschluß, Hepatitis, Insuffizienz oder Obstruktion der biliären Anastomose (u. a. biliäre Komplikationen)

Diagnostik (Situation 1 und 2)
1. Doppler-sonographische Messung des Arterien- und Portalvenenflusses zum Ausschluß einer Thrombose
2. Angiographie bei (Doppler-sonographisch) fehlendem Blutfluß
3. Cholangiographie zum Ausschluß einer biliären Komplikation
4. Stanzbiopsie zum Ausschluß einer Abstoßung
5. Virologisch-serologische Untersuchungen (Hepatitis, Herpes, CMV, Adenovirus)

Therapie
1. Gefäßverschluß: operative Revision
2. Biliäre Leckage: (perkutane) Drainage
3. Biliäre Obstruktion: (radiologische interventionelle) Dilatation oder operative Revision
4. Abstoßung: Antirejektionstherapie (z. B. OKT-3)
5. Infektion: (konservativ)

Herztransplantation

Checkliste

Personal:
Chirurgisches Transplantationsteam ....
Kardiologe ....
Pflegedienstleitung ....

Präoperative Patientendaten:
Ätiopathogenese des zugrundeliegenden Vitiums ....
Befunde der letzten Herzkatheteruntersuchung ....
Aktuelle (herzwirksame) Medikamente ....
Aktuelle laborchemische Parameter ....
Gewicht ....

Präoperative Immunsuppression ....

Postoperatives Management

Die Technik der Herztransplantation ist relativ standardisiert. Intraoperativ zu beachten sind neben Lage und Anzahl der Katheter und Schrittmacherelektroden (und Einstellung des Herzschrittmachers), HZV und Pulmonalarteriendruck, hämodynamische Reaktionen (z. B. auf Isoproterenol) sowie Gerinnungsstörungen (Hämostase und Heparinumkehr).

Lagerung

Die Position des Patienten darf nur langsam bzw. schrittweise verändert werden, um plötzliche Schwankungen des Preloads zu vermeiden. Gewöhnlich können sich die Patienten schon am 2. postoperativen Tag aufsetzen und danach zunehmend mobilisiert werden.

Isolation

Zur Vermeidung nosokomialer Infektionen bleibt der herztransplantierte Patient auf der Intensivstation streng isoliert; Beatmungstubus, Gefäßzugänge und Urinkatheter müssen besonders sorgsam gepflegt werden. Die perioperativ durchgeführte Antibiotikaprophylaxe sollte möglichst frühzeitig abgesetzt werden.

Antibiotikaprophylaxe

z. B. Cefazolin (bis nach Entfernung der Thoraxdrainagen). Mundpflege und orale Applikation z. B. von Moronal (Suspension) zur Prophylaxe des Mundsoors und Candidabefalls des Darms.

Immunsuppression und Antirejektionstherapie (s. S. 578 ff.)

Monitoring der Hämodynamik

Die wesentlichen Punkte der postoperativen Überwachung herztransplantierter Patienten wurden bereits im Kap. 3 angesprochen; es sind dieselben Maßnahmen, die auch nach anderen kardiochirurgischen Eingriffen zu treffen sind. Insbesondere zu beachten sind dabei die folgenden Punkte:
- Das transplantierte Herz steht nicht unter dem Einfluß des autonomen Nervensystems, seine Schlagzahl bestimmt der Sinusknoten des Spenders. Das HZV und die Herzfrequenz werden im wesentlichen vom Preload beeinflußt. Postoperativ soll die Frequenz durch einen Schrittmacher oder Isoproterenol (1–2 mg in 250 ml per infusionem) auf ca. 100 Schläge/min eingestellt werden.
- Bei den meisten Patienten ist der pulmonale Gefäßwiderstand durch die zugrundeliegende Herzerkrankung (terminale Linksherzinsuffizienz vor der Transplantation) erhöht. Eine weitere Steigerung des pulmonalen Gefäßwiderstands muß unter allen Umständen vermieden werden, was insbesondere bei der Einstellung des PEEP zu beachten ist. Dobutamin oder Isoproterenol (Senkung des pulmonalen Gefäßwiderstands) oder Dopamin (ohne Effekt auf den pulmonalen Gefäßwiderstand) können als inotrope Substanzen zur Aufrechterhaltung der rechts- und linksventrikulären Auswurfleistung eingesetzt werden. Da das denervierte Herz gegenüber i.v. applizierten Katecholaminen sowie Veränderungen des Preloads sehr sensibel reagiert, müssen diese Substanzen im Verlauf der weiteren postoperativen Behandlung sehr langsam ausgeschlichen werden. Zur Überbrückung kann Isoproterenol oral verabreicht werden.

Biopsien

Noch innerhalb der 1. Woche nach der Transplantation wird unter Röntgendurchleuchtung aus dem Endomyokard eine Biopsie entnommen und auf Zeichen einer Abstoßung histologisch untersucht. Da Abstoßungsreaktionen bei den meisten Patienten asymptomatisch verlaufen und nur bioptisch nachzuweisen sind, folgen weitere Biopsien in regelmäßigen Abständen (in den ersten 2 Monaten einmal wöchentlich) bzw. wenn bestimmte Symptome, wie unklares Fieber, eine Verschlechterung des Allgemeinzustands des Patienten oder Symptome einer Rechtsherzinsuffizienz dazu Anlaß geben.

Anmerkung

Mitunter zeigt sich als Zeichen einer Transplantatabstoßung im EKG, das während des Aufenthalts des Patienten auf der Intensivstation kontinuierlich abgeleitet wird, eine zunehmende Niedervoltage.

Tabelle 6. Checkliste zur Differentialdiagnose von Temperaturerhöhungen nach Nierentransplantation

Diagnose	Symptom bzw. anamnestische Hinweise	Spezielle Aspekte der Untersuchung	Weiterführende Diagnostik	Prozedere und Therapie
Infektion	Schmerz (lokal) Halsschmerzen Husten Dysurie Diarrhö Allgemeines Unwohlsein	Haut HNO-Untersuchung Brust Abdomen	Blutbild (Leukozyten, Differentialblutbild) Thoraxröntgenaufnahme, Sputumbakteriologie Urinanalyse Untersuchung von Blut und Urin auf Bakterien, Pilze und Viren (Kulturen, Serologie)	Antibiotika, bei Wundinfekten ggf. Drainage
Rejektion	Allgemeines Unwohlsein Klopfschmerzhaftigkeit des Transplantates	Gewichtskontrolle Flüssigkeitsbilanz Urinproduktion Transplantatbett	Kreatinin Harnstoff, K^+ Urinanalyse, Urin-Na^+	Antirejektionstherapie (s. S. 578 ff.)
Allergie	ATG- oder Antibiotika-Therapie?	Haut (Exanthem, Urtikaria u. a.)	Differentialblutbild (Eosinophilie?)	ggf. Absetzen des Präparates
Lungenembolie Thrombophlebitis	Bekannte Risikofaktoren?	Brust Extremitäten Venenkathetereintrittsstellen	Lungenfunktionstests, Lungenperfusionsszintigraphie Phlebographie	Antikoagulanzien (sofern möglich)

Überwachung transplantierter Patienten auf Normalstation

Die Überwachung des transplantierten Patienten nach Verlegung von der Intensiv- auf eine Normalpflegestation wird durch entsprechende Protokolle und vorgedruckte Laboranforderungen vereinfacht. Die wichtigsten Punkte sind exemplarisch für nierentransplantierte Patienten in der Checkliste (Tabelle 6) zusammengestellt.

Infektionen und Abstoßungsreaktionen lassen sich bei entsprechender Aufmerksamkeit frühzeitig erkennen, was insofern von entscheidender Bedeutung ist, als die Behandlungsergebnisse (Mortalität) in erster Linie von der rechtzeitigen Diagnosestellung und Applikation geeigneter Immunsuppressiva abhängen.

Vor der Entlassung müssen die mit der *Nachsorge* des Patienten betrauten Institutionen benachrichtigt werden. Sie unterrichten den Patienten über bestimmte Verhaltensmaßregeln und arrangieren die Wiedervorstellungstermine. Bei Entlassung erhält der Patient die notwendigen Rezepte für Cyclosporin, Azathioprin, Prednison, Antazida und ggf. Analgetika und Antibiotika (betrifft in erster Linie leber- und nierentransplantierte Patienten).

Transplantatabstoßung

Die Zerstörung des Transplantates durch immunologische Mechanismen im Empfängerorganismus (Host vs Graft) läßt sich nicht direkt quantifizieren. Tritt eine Verschlechterung der Transplantatfunktion auf, muß bei Fehlen anderer pathophysiologischer Prozesse eine Abstoßungsreaktion angenommen werden. Nach klinischen Gesichtspunkten werden folgende Arten der Rejektion unterschieden:

Hyperakute Rejektion: Die hyperakute Abstoßung, die unmittelbar nach der Transplantation auftritt, wird durch zirkulierende Antikörper des Empfängers gegen inkompatible Gewebeantigene des Spenderorgans vermittelt.

Akut beschleunigte Rejektion (verspätete hyperakute oder Second-set-Reaktion): Durch spezifische Antikörper verursachte, beschleunigte Transplantatabstoßung eines durch vorherigen Antigenkontakt bereits sensibilisierten Empfängers. Die Immunreaktion wird humoral vermittelt und tritt in der frühen postoperativen Phase (ca. 4. postoperativer Tag) auf.

Akute Rejektion: Zellvermittelte Immunantwort, die zu jeder Zeit nach der Transplantation auftreten kann.

Chronische Rejektion: Chronische Abstoßungsreaktionen können sich noch Monate bis Jahre nach der Transplantation ereignen und werden durch Ablagerungen von Immunglobulinen in den kleinen Gefäßen des Transplantates hervorgerufen.

Chronische Abstoßungsreaktionen sprechen auf eine Therapie mit Immunsuppressiva in der Regel *nicht* an.

Symptome und Befunde: In der Klinik ist man mit einer der 3 nachfolgend beschriebenen Situationen konfrontiert:
- Allgemeinzustand und Transplantatfunktion des zuvor stabilen Patienten verschlechtern sich akut.
- Die postoperativen Laborparameter zeigen eine gute Transplantatfunktion an, die Biopsien sprechen dagegen für eine Rejektion.
- Die postoperativ schlechte Transplantatfunktion verbessert sich im Verlauf langsamer als erwartet.

Diagnostik: Zur Verifikation einer Abstoßungsreaktion muß das Transplantat wiederholt biopsiert werden.

Feinnadelaspirationsbiopsien (für zytologische Untersuchungen von Nierentransplantaten) und Stanzbiopsien der Niere oder Leber können im Krankenbett perkutan vorgenommen werden, Keilbiopsien oder eine Biopsie des Endomyokards sind operative Eingriffe. Eine negative Biopsie (histologisch kein Anhalt für eine akute Transplantatabstoßung) relativiert die klinischen Verdachtsmomente.

Immunsuppressiva und Therapie von Abstoßungsreaktionen

Antithymozytenglobulin (ATG)

Anwendung

Akute Abstoßungsreaktionen (Indikationsstellung durch verantwortlichen Chirurgen). Vor der Anwendung muß eine Überempfindlichkeit des Patienten durch Hauttest mit einer Verdünnung von 1:1000 (als Kontrolle wird eine Kochsalzquaddel gesetzt) ausgeschlossen werden. Bei positiver Reaktion treten innerhalb von 20 min ein Erythem und Urtikaria auf.

Applikation und Dosierung

Nach Ausschluß einer Überempfindlichkeitsreaktion Beginn der ATG-Therapie mit einer Dosierung von 15 mg/kgKG/Tag i.v. (gewöhnlich in 500 ml NaCl 0,9% über 4−6 h) für 14 Tage. Danach können z. B. jeden 2. Tag 7 weitere Applikationen verabreicht werden; eine Therapie mit mehr als 21 ATG-Gaben ist nicht üblich.

Nebenwirkungen

Reversible Knochenmarkdepression (Thrombozytopenie, Leukopenie, Störung der Erythropoese) und Nephrotoxizität. Tägliche Kontrollen der Leukozyten- und Thrombozytenzahl sowie des Kreatininwertes; Dosisreduktion bei Patienten mit $< 90\,000$ Thrombozyten/mm^3.

Anmerkungen

Antithymin- und Antilymphozytenglobuline werden aus Schaf-, Kaninchen- oder Pferdeserum gewonnen; es kann sich eine Serumkrankheit entwickeln. Da der Patient u. U. subsequent sensibilisiert wird, sollte der Hauttest vor jeder Gabe durchgeführt werden.

Azathioprin (z. B. Imurek)

Wirkungsmechanismus

Die Abbauprodukte dieses Standardpräparats (Mercaptopurinderivate) sind Inhibitoren (Antimetaboliten) der Purinsynthese.

Anwendung

Organtransplantationen (Prophylaxe von Abstoßungsreaktionen) und Autoimmunerkrankungen.

Darreichungsformen

Filmtablette (50 mg), Durchstechflasche mit Trockensubstanz (Azathioprin-Na$^+$ 54,1 mg = 50 mg Azathioprin) zur i.v.-Injektion.

Dosierung

Aufsättigungsdosis: 500 mg in 3 Tagesdosen (200, 150, und 150 mg) 2 Tage vor der Operation, 1 Tag vor der Operation und unmittelbar postoperativ bei Nierentransplantationen von lebenden Spendern, ansonsten unmittelbar postoperativ sowie am 1. und 2. postoperativen Tag. Dosierung bei Kindern oder untergewichtigen Erwachsenen: 8,5 mg/kgKG.

Erhaltungsdosis: 150 mg/Tag (maximal 2,1 mg/kgKG/Tag). Azathioprin sollte erst nach Vorliegen des täglich zu kontrollierenden Leukozytenwertes verabreicht werden; viele Patienten tolerieren nur 25–75% der oben genannten Dosis, die letztlich individuell nach der aktuellen Leukozytenzahl eingestellt werden muß.

Nebenwirkungen

Knochenmarkdepression: Bei einer Leukozytenzahl $<7000/mm^3$ empfiehlt es sich, die Dosis zu reduzieren; bei einem Abfall auf unter 3500 Zellen/mm^3 sollte die Therapie ganz eingestellt werden. Dasselbe gilt, wenn der Leukozytenwert um mehr als 25% von Tag zu Tag schwankt oder eine schwere Infektion oder der Verdacht auf Entwicklung einer Sepsis vorliegt.

Nephrotoxizität: Azathioprin wird z. T. über die Niere ausgeschieden. Bei dialysepflichtigen Patienten wird i. allg. die Hälfte der oben genannten Dosis verabreicht. Verschlechtert sich die täglich zu kontrollierende Kreatininclearance, muß die Dosis auch bei akuten Rejektionskrisen reduziert werden.

Hepatoxizität: Ein Anstieg der ebenfalls täglich zu untersuchenden Leberwerte (mit oder ohne Bilirubinämie) ist eine Indikation, Azathioprin zu reduzieren oder die Therapie auf Cyclophosphamid umzustellen.

Cyclosporin A (z. B. Sandimmun)

Wirkungsmechanismus

Standardpräparat, das die Lymphozytenaktivierung (antigenspezifische Differenzierung von T-Lymphozyten) durch Suppression der Synthese von T-Helferzellen (z. B. IL-2) und Unterbrechung der Zell-zu-Zell-Kommunikation hemmt.

Anwendung

Prophylaxe von Transplantatrejektionen (oder Graft-versus-Host-Reaktionen).

Darreichungsform

p.o. und i.v.; die Bioverfügbarkeit nach oraler Applikation liegt bei 33%, so daß die p.o. zu verabreichende Dosis das 3fache der i.v.-Menge beträgt.

Dosierung

Die Dosis muß individuell nach dem Cyclosporinspiegel, der im Blut bzw. Serum mittels RIA oder chromatographisch bestimmt werden kann, eingestellt werden. Richtwerte sind in speziellen Protokollen vorgegeben. Manche Zentren nehmen pharmakokinetische Bestimmungen vor und stellen den Cyclosporin-spiegel in Abhängigkeit von der Lymphokininreaktion des Patienten ein.

Nebenwirkungen

Gingivitis hypertrophicans (transient), Hirsutismus, Nephrotoxizität (v. a. Einschränkung der tubulären Funktion), Hepatotoxizität (Anstieg von Bilirubin und/oder Transaminasen).

OKT-3

Anmerkungen

OKT-3 ist eine Bezeichnung für einen monoklonalen (Murin-) Antikörper, der gegen Oberflächenstrukturen (sog. T3- oder CD3-Antigen) von Lymphozyten (genauer humane T-Zellen) gerichtet ist. Die CD3-Antigen-Determinante ist auf allen T-Zellen vorhanden; über sie werden (u. a.) zytoplasmische Reaktionen vermittelt.

Anwendung

Akute Abstoßungskrisen. Bei Anwendung von OKT-3 werden die anderen Immunsuppressiva an manchen Zentren (nach speziellen Protokollen) neu eingestellt.

Darreichungsform

1 Ampulle (5 ml) enthält 5 mg OKT-3 (1 mg/ml).

Dosierung

5 mg/Tag i.v. für 10–14 Tage.

Applikation

Intravenöse Bolusinjektion (<1 min). Vor der 1. Injektion sollte Methylprednison (1,0 mg/kgKG i.v.) und 30 min nach der 1. OKT-3-Gabe Hydrokortison (100 mg i.v.) verabreicht werden.

Nebenwirkungen

Fieber, Schüttelfrost, Hyperventilation, schweres (toxisches) Lungenödem.

Der Patient muß nach der 1. OKT-3-Gabe für 48 h unter strenger Überwachung bleiben. Zur Dämpfung des Fiebers werden Antipyretika (z. B. Tylenol) eingesetzt.

Die Applikation monoklonaler Murinantikörper führt bei 30–50% der mit einem kompletten Therapiezyklus behandelten Patienten zu einer Sensibilisierung. Patienten, die weitere OKT-3-Gaben erhalten sollen, müssen daher vor der erneuten Exposition auf Überempfindlichkeitsreaktionen ausgetestet werden.

Kortikosteroide

Kortikosteroide wirken zum einen antiphlogistisch, zum anderen haben sie in höherer Dosierung einen proliferationshemmenden Effekt auf die Lymphozyten. Derzeitiges Standardpräparat zur Prophylaxe von Transplantatabstoßungsreaktionen (bzw. zur Bolustherapie bei akuten Abstoßungskrisen) ist Methylprednison (z. B. Urbason). Die Dosierung ist von Institution zu Institution verschieden.

Anhang

Fieber und Infektionen

Fieber kann, insbesondere bei nierentransplantierten Patienten, der erste Hinweis auf eine Rejektion oder drohende Sepsis sein. Gerade in Anbetracht der immunsuppressiven Therapie mit Azathioprin und Prednison ist jede Temperaturerhöhung dringend abklärungsbedürftig (vgl. Tabelle 6: Zur Differentialdiagnose des unklaren Fiebers nach Nierentransplantation). Sputum, Blut und Urin müssen unverzüglich zur bakteriologischen und mykologischen Untersuchung eingesandt und Leukozytenzahl und Thoraxröntgenbefund engmaschig kontrolliert werden.

Die unter Immunsuppression häufig zu beobachtenden Herpes-zoster-Infektionen, v. a. im Bereich der Lippen, werden lokal mit austrocknenden Präparaten sowie Lidocain- und Aciclovir-Salbe (z. B. Zovirax; alle 6 h) behandelt.

Ernährung

Die Ernährung des transplantierten Patienten muß in Abhängigkeit der Leber- bzw. Nierenfunktion individuell und nach Bedarf eingestellt werden. Ein 60 kg schwerer anurischer Patient z. B. muß mit 600–1200 ml Flüssigkeit am Tag und 1 g Na$^+$, 40 mmol K$^+$ und 60 g Protein auskommen. Bei gut funktionierendem Nierentransplantat wird die Flüssigkeits- und Eiweißrestriktion aufgehoben, die Natriumzufuhr sollte auf 1 g/Tag begrenzt bleiben.

Checkliste für die Visite

Welche Symptome bietet der Patient?

Schmerzen, allgemeines Unwohlsein, Fieber, Schüttelfrost, Veränderungen der Stuhlgewohnheiten oder -konsistenz, Blasenkrämpfe, Dysurie etc.

Welche Befunde sind zu erheben?

1. Flüssigkeitsein- und -ausfuhr, aktuelles Körpergewicht (Einfuhr bei guter Nierenfunktion 125 – 150 ml/h, bei schlechter Funktion Einfuhr reduzieren!).
2. Wundverhältnisse, Druckschmerzhaftigkeit im Bereich des Transplantates?
3. Aktuelle Vital- und Laborwerte: Körpertemperatur, Blutdruck, Herzfrequenz, Kreatinin, Harnstoff, Leberwerte, Blutzucker, Cyclosporinserumspiegel; Blutbild (v. a. Leukozytenzahl), Elektrolyte einschließlich Kalzium und Phosphat.

Wie ist der allgemeine klinische Eindruck?

1. Transplantatfunktion: gut/schlecht; verbessert/verschlechtert?
2. Hinweise für eine Rejektion: ja/nein (wenn ja, welche)?
3. Hinweise für eine Infektion: ja/nein (wenn ja, welche)?
4. Hinweise für eine metabolische Entgleisung: ja/nein (wenn ja, welche)?
5. Hinweise für eine Medikamentenüberdosierung (Toxizität): ja/nein (wenn ja, welche)?

Wie ist der Patient medikamentös eingestellt?

1. Immunsuppressiva: Dosierung gemäß Protokoll (wenn nein, warum nicht; ist die gegebene Dosis adäquat)?
2. Antazida (Magen-pH)
3. Antibiotika: Welche, den wievielten Tag; wie lange noch?

Wie ist der weitere Behandlungsplan?

1. Prozedere gemäß Protokoll?
2. Abweichungen (aufgrund welcher der oben genannten Gesichtspunkte)?

Ist der Patient adäquat versorgt?

1. Ist er adäquat mit Immunsuppressiva eingestellt?
2. Hat er eine Antirejektionstherapie erhalten?
3. Ist es Zeit, die Immunsuppression um- bzw. neu einzustellen?
4. Wurde das Blut für die im Protokoll festgelegten Untersuchungen abgenommen?
5. Stehen spezielle Untersuchungen an (Anmeldung erfolgt, Untersuchung bereits durchgeführt, Befund)?
6. Ist eine Infektion oder Abstoßung wirklich ausgeschlossen und die erforderlichen Untersuchungen abgeschlossen?
   - Wenn nein: Sind die erforderlichen Untersuchungen abgeschlossen und die noch ausstehenden Untersuchungen angemeldet?
7. Sind die Anordnungen für zusätzliche Untersuchungen oder therapeutische Maßnahmen geschrieben und das Pflegepersonal darüber informiert worden?

20 Überwachung der Herzfunktion

J. W. Gaynor

Zur Überwachung kritisch kranker Patienten werden auf modernen Intensivstationen invasive, technisch z. T. sehr komplizierte, Methoden angewandt. Trotz dieser Möglichkeiten, die uns einen Einblick in die Pathophysiologie der zu behandelnden Erkrankungen geben und gleichzeitig zur Therapieerfolgskontrolle dienen, bleiben die Überwachung der Vitalzeichen und die wiederholte körperliche Untersuchung des Patienten die Eckpfeiler des hämodynamischen Monitorings. Die von Geräten angezeigten Meßwerte dürfen nicht zu vorschnellen therapeutischen Entscheidungen verleiten. Unverzichtbar bleibt der klinische Blick und die Urteilskraft des erfahrenen Arztes.

Körperliche Untersuchung

Nicht selten weisen Veränderungen im Wachheits- bzw. Bewußtseinszustand (mentaler Status) eines Patienten sowie Veränderungen der Atmung und peripheren Durchblutung frühzeitig auf die Entwicklung eines Schocks, einer Sepsis oder eines Atemversagens hin. Bei allen kritisch kranken Patienten sollten daher Neurostatus, respiratorische Parameter, Urinausscheidung und periphere Durchblutung ständig kontrolliert sowie Herz, Lunge und Abdomen mehrmals täglich untersucht werden.

Wesentliche Patientendaten (z. B. Vitalzeichen, Gewicht, Flüssigkeitsbilanz, aktuelle Laborwerte) sollten fortlaufend in einem Verlaufsbogen am Krankenbett dokumentiert werden. Dies ermöglicht einen schnellen Überblick über den Krankheitsverlauf; Verschlechterungen oder Verbesserungen im Zustand des Patienten können so rascher erkannt werden.

Elektrokardiographie

Bei allen kritisch kranken Patienten sollten Herzfrequenz und -rhythmus kontinuierlich aufgezeichnet werden. Moderne EKG-Geräte verfügen über Alarm-

---

Anmerkungen des Übersetzers sind mit * versehen.

systeme, die Veränderungen des Herzschlags (Tachykardien, Bradykardien, Arrhythmien, ventrikuläre Fibrillationen, Asystolien) mit akustischen Signalen anzeigen. Einige Geräte speichern die EKG-Aufzeichnung, was spätere Analysen ermöglicht.

Thoraxröntgenuntersuchung

Bei allen beatmeten Patienten und bei Patienten mit Pulmonalarterienkatheter sowie nach (kardiochirurgischen und nicht kardiochirurgischen) thorakalen Eingriffen sollte zunächst täglich eine Thoraxröntgenaufnahme angefertigt werden. Ferner ist eine Thoraxröntgenaufnahme bei Patienten indiziert, bei denen eine Verschlechterung des klinischen Allgemeinzustands zu beobachten ist. Die Röntgenaufnahme kann Aufschluß über eine mögliche pulmonale oder kardiale Ursache (z. B. Pneumothorax, Pneumonie, Stauungsinsuffizienz) geben.

Obligatorisch ist eine Thoraxröntgenaufnahme nach endotrachealer Intubation oder Legen zentralvenöser Gefäßzugänge. Die Lage des Tubus bzw. Katheters muß verifiziert und ggf. korrigiert werden.

Blutdruckmessung

Vorbemerkungen: Puls (Herzfrequenz) und arterieller Blutdruck sind die am häufigsten gemessenen hämodynamischen Parameter. Die Pulswelle resultiert aus einer komplexen Wechselwirkung zwischen Herz, Blut und Gefäßen; der arterielle Druck wird von der Kontraktilität des Herzens, dem Blutvolumen und dem Gefäßwiderstand beeinflußt. Infolge der zunehmenden Impedanz in den weniger elastischen peripheren Arterien ist der systolische Druck in den Extremitäten höher als in der Aorta. Am ausgeprägtesten ist dieses Phänomen der Pulswellenreflexion (mit zunehmender Blutdruckdifferenz zwischen Aorta und Peripherie) bei jungen Patienten (ohne Atherosklerose).

Es gibt keinen absolut idealen Blutdruckwert; der arterielle Druck ist adäquat (normal), wenn die Gewebeperfusion zur Aufrechterhaltung der aeroben Glykolyse und zum Abtransport der Stoffwechselabbauprodukte ausreicht. Die hierzu notwendigen Drücke sind individuell verschieden; wie hoch der Blutdruck sein muß, hängt auch von der klinischen Situation ab.

Der arterielle Blutdruck kann durch verschiedene invasive und nichtinvasive Methoden gemessen werden. Die Diskrepanz der Werte, die beim selben Patienten mit verschiedenen Techniken gemessen werden, ist mitunter erheblich.

Indirekte Blutdruckmessung

Methode nach Riva-Rocci

Prinzip

Die klassische Methode der „unblutigen" Blutdruckmessung mit der Auskultationsmethode unter Zuhilfenahme eines Sphygmomanometers und Stethoskops ist auch heute noch die am häufigsten benutzte Technik. Der Blutfluß in den großen Arterien − gewöhnlich wird der Blutdruck in der A. brachialis gemessen − ist laminar. Die Riva-Rocci-Methode macht sich zunutze, daß beim partiellen Verschluß des Gefäßes (durch die Manschette) eine turbulente Strömung entsteht. Diese verursacht das Pulsgeräusch. Der Manschettendruck wird zunächst auf einen Wert gebracht, unter dem das Gefäß vollständig verschlossen ist. Beim langsamen Ablassen der Luft aus der Manschette kommt es in dem Augenblick, in dem der Manschettendruck den systolischen Blutdruck unterschreitet, zur partiellen Öffnung des Gefäßes. Das einströmende Blut verursacht das Pulsgeräusch (sog. Korotkow-Geräusch).

Technik

- Anbringen der Blutdruckmanschette am Oberarm.
- Plazieren des Stethoskops über der A. brachialis.
- Aufblasen der Manschette (bis die Arterie vollständig verschlossen ist, kein Pulsgeräusch hörbar).
- Öffnen des Manschettenventils bzw. langsames Ablassen der Luft (Druckabfall ca. 3 mmHg/s).
- Ablesen des systolischen Blutdruckwertes, bei dem das erste „Pochen" (Korotkow-Geräusch) zu hören ist.
- Ablesen des diastolischen Blutdruckwertes, wenn bei weiterer Abnahme des Manschettendruckes die Geräusche plötzlich hörbar dumpfer und leiser werden bzw. ganz verschwinden (*unterschiedliche Lehrmeinungen!).

Anmerkungen

Bei der Blutdruckmessung nach Riva-Rocci sind folgende Punkte zu beachten:
- Benutzen einer geeigneten Blutdruckmanschette (Luftkammerlänge mindestens 80%, Manschettenbreite mindestens 40% des Oberarmumfangs): Zu schmale Manschetten erfordern zur Kompression der Arterie höhere Drücke und ergeben daher falsch-hohe, zu breite Manschetten ergeben falsch-niedrige Blutdruckwerte.
- Der Blutdruck sollte an beiden Armen gemessen werden. Eine Blutdruckdifferenz > 15 mmHg zwischen rechtem und linkem Arm kann auf eine obstruktive Gefäßerkrankung oder Aortendissektion hinweisen.
- Bei Patienten mit schwerer Aorteninsuffizienz gibt es (infolge des aortalen Rückstroms) auch ohne Manschettenkompression akustische Phänomene.

Der diastolische Blutdruckwert muß in solchen Fällen in dem Moment abgelesen werden, an dem die Pulsgeräusche hörbar leiser werden.

– Der arterielle Blutdruck ist atemabhängig, er sinkt bei Inspiration um bis zu 10 mmHg. Größere Unterschiede werden als Pulsus paradoxus bezeichnet und können Hinweis auf eine schwere respiratorische Insuffizienz oder Herztamponade sein.

– Die Riva-Rocci-Methode mißt eigentlich den Blutstrom, nicht den Blutdruck. Bei geringer Blutflußstärke, wie z. B. im Herzversagen, bei hypovolämischem Schock oder bei maximaler Vasokonstriktion (z. B. nach Epinephringabe) ist die Auskultationsmethode insuffizient bzw. ungenau. Da der Blutfluß sinkt, sind die Korotkow-Geräusche (*indirekte Messung*) kaum bzw. nicht hörbar; es werden falsch-niedrige Blutdruckwerte gemessen. Korrekterweise muß der Blutdruck in solchen Fällen mit invasiven direkten Methoden bestimmt werden.

– Bei einigen Patienten verschwinden die Strömungsgeräusche nach initial (systolisch) gut hörbaren Pulsen bis zur Diastole gänzlich. Diese sog. auskultatorische Lücke bzw. die Messung falsch-niedriger systolischer Blutdruckwerte läßt sich i. allg. dadurch vermeiden, daß man die Blutdruckmanschette mit besonders hohem Druck (ca. 30 mmHg höher als der palpable Verschlußdruck der A. radialis) aufbläst.

– Mit der Palpationsmethode läßt sich der systolische Blutdruck messen: Man ermittelt den Druckwert, bei dem der Radialispuls bei abnehmendem Manschettendruck wieder tastbar ist. Meist werden palpatorisch falschniedrige Werte ermittelt, für eine rasche, orientierende Blutdruckmessung ist die Methode aber durchaus ausreichend.

– Genauer als palpatorisch bzw. auskultatorisch kann das Auftreten und Verschwinden der Pulsgeräusche bei abnehmendem Manschettendruck mit Hilfe eines Doppler-Ultraschallmeßkopfes bestimmt werden.

Oszillometrische Verfahren

Zur nichtinvasiven (indirekten) Messung des Blutdruckes stehen heute verschiedene oszillometrische Techniken zur Verfügung: Mit einer Blutdruckmanschette, die automatisch entfaltet und abgelassen wird, werden die von der Arterie auf die Manschette übertragenen Pulse bzw. Blutdruckschwankungen ermittelt. Bei suprasystolischen Drücken in der Manschette treten nur minimale Druckschwankungen auf; erst mit der kurzzeitigen systolischen Eröffnung der Arterie (bei Unterschreiten des Gefäßverschlußdruckes) nehmen die Oszillationen zu und erreichen ein Maximum im Bereich des diastolischen Druckes. Das Meßsystem arbeitet mit elastischen Manometern, die Blutdruckschwankungen werden direkt auf eine Quecksilbersäule übertragen. Das Phänomen, nach dem der Blutdruck bestimmt wird, ist dasselbe wie bei der Riva-Rocci-Methode; anstelle des Sphygmomanometers wird ein Oszillometer verwendet.

Neu im Handel sind Geräte, die die akustischen Strömungsphänomene bei der Eröffnung des Gefäßes bei abnehmendem Manschettendruck durch Mikrophone (bzw. Ultraschalldetektoren) aufzeichnen. Mit diesen Methoden lassen sich bei kreislaufstabilen Patienten der systolische und diastolische sowie der mittlere arterielle Blutdruck sehr genau bestimmen. Bei Hypotension sind sie der Auskultationsmethode (und direkten Verfahren zur Blutdruckmessung) unterlegen.

Direkte Blutdruckmessung

Bei vielen kritisch kranken Patienten ist die exakte Bestimmung und kontinuierliche Aufzeichnung des arteriellen Blutdruckes von größter (lebenswichtiger) Bedeutung.

Zur direkten Messung des Blutdruckes muß ein Katheter in eine Arterie eingebracht werden. Trotz möglicher Komplikationen ist die „blutige" Druckmessung als sicheres Verfahren anzusehen.

Indikationen

- Hämodynamisch instabile Patienten.
- Therapie mit vasoaktiven Medikamenten (z. B. Dopamin, Nitroprussid-Natrium, Adrenalin, Noradrenalin).
- Intraoperatives Monitoring (große Eingriffe; gefährdete Patienten).

Arterieller Gefäßzugang

Zur direkten Blutdruckmessung wird gewöhnlich die A. radialis kanüliert. Die Hand wird von der A. radialis und der A. ulnaris, die durch die beiden Hohlhandbögen (Arcus palmaris profundus und superficialis) miteinander verbunden sind, versorgt. Vor der Punktion der A. radialis muß die Durchgängigkeit der A. ulnaris, über die der größere Teil der Hand perfundiert wird, mit dem modifizierten Allen-Test überprüft werden.

Fälle von ischämischen Nekrosen der Hand nach Kanülierung bzw. Thrombosierung der A. radialis sind beschrieben. Vorsicht ist insbesondere bei Patienten mit schwerer Arteriosklerose, M. Raynaud oder anderen Krankheitsbildern mit vasospastischer Komponente geboten.

Allen-Test

A. ulnaris und A. radialis werden in leichter Flexionsstellung der Hand (eine Dorsalextension führt mitunter zu falsch-positiven Ergebnissen) durch Fingerdruck komprimiert. Man fordert den Patienten auf, die Hand zu öffnen und zu schließen, bis die Finger blaß (ischämisch) werden. Anschließend wird die A. ulnaris freigegeben. Der Test ist negativ, *d. h. die Kollateraldurchblutung über die Hohlhandbögen suffizient, wenn innerhalb von weniger als 6 s die gesamte Hand wieder gut durchblutet ist (vollständiges Capillary refill).

In Zweifelsfällen sollte der Blutfluß in den Hohlhandbögen dopplersonographisch untersucht werden.

Bei positivem Allen-Test muß auf ein anderes Gefäß ausgewichen werden, z. B. auf die A. femoralis, A. dorsalis pedis, A. axillaris oder A. brachialis, wobei anzumerken ist, daß die Kanülierung dieser Gefäße ebenfalls mit gewissen Komplikationen verbunden ist.

Kanülierung der A. radialis

Voraussetzung: Negativer Allen-Test, sterile Kautelen.

Katheter: Katheter mit einem Durchmesser 20 gg., die Verwendung von größeren Kathetern geht mit einer höheren Inzidenz von Thrombosen einher.

Vorgehen: Fixieren des Handgelenks in Dorsalextension. Kanülierung der Arterie von retrograd: Einstich von distal in einem Winkel von ca. 30°; Vorschieben der Nadel. Sobald arterielles Blut im Ansatzstück der Punktionsnadel steht, wird die Plastikkanüle vorgeschoben, die Nadel anschließend entfernt und der Katheter mit dem Schlauchsystem des Druckwandlers verbunden. Der Katheter wird entweder mit Pflaster oder Nähten an der Haut fixiert, die Einstichstelle mit einem antimikrobiell wirksamen Agens (z. B. Jodsalbe) benetzt und am besten mit transparentem Material verbunden.

Als Alternative zu dem beschriebenen Vorgehen gibt es Punktionssets zur Katheterinsertion nach Seldinger.

Kanülierung der A. femoralis

Voraussetzung: Sterile Kautelen. Desinfektion und Abdecken der Leiste mit sterilen Tüchern.

Katheter: 16–18 gg.

Vorgehen (Seldinger-Technik): Die Arterie wird mit einer Doppelkanüle punktiert, die Punktionsnadel anschließend entfernt und der Katheter (bzw. ein flexibler Führungsdraht, über den der Katheter vorgeschoben werden kann) über die verbliebene Punktionskanüle in die Arterie eingeführt. Nach Entfernen dieser Kanüle wird der Katheter (wie oben beschrieben) fixiert und mit dem Transducer konnektiert.

Flushen

Zum Offenhalten des arteriellen Gefäßzugangs wird der Katheter an ein Infusionssystem angeschlossen und kontinuierlich mit Kochsalzlösung (nicht Dextrose; 3 – 5 ml/h) gespült. Das System sollte darüber hinaus über eine Vorrichtung (Pumpe) verfügen, über die die Leitung mit 3 – 5 ml Flüssigkeit im Bolus auch intermittierend geflutet werden kann. Wegen der Gefahr sog. retrograder (z. B. zerebraler) Embolisationen (verursacht durch Clots im oder an der Spitze des Verweilkatheters) ist ein zu heftiges „Flushen" zu unterlassen. Dasselbe gilt für Spülungen mit Heparin; heparininduzierte Thrombozytopenien und arterielle Thrombosen nach minimalen intraarteriellen Heparingaben wurden des öfteren beschrieben.

Druckübertragung und Druckwandler (Transducer)

Sogenannte Transducer wandeln den Druck, der aus der Arterie über den Katheter und entsprechende Verlängerungen weitergeleitet wird, in elektronische Signale um. Die meisten Fehler bei der direkten Blutdruckmessung resultieren aus Störungen der Druckübertragung und -wandlung bzw. Monitoranzeige.

Der intraarteriell liegende Katheter ist über ein flüssigkeitsgefülltes Leitungssystem mit dem Druckwandler und dem Spülsystem konnektiert. Der Druckwandler besteht im Prinzip aus einem starren Gehäuse, das das Leitungssystem mit dem eigentlichen Druckabnehmer (i. allg. eine verformbare Membran) verbindet. Dieser wandelt den Druck der Flüssigkeitssäule im Leitungssystem in einen elektronischen Impuls um, der weiter verstärkt, gefiltert und auf einen Monitor übertragen wird. Die Meßgenauigkeit dieses Systems zur dynamischen arteriellen Blutdruckmessung kann durch verschiedene Faktoren gestört werden, ohne daß die Artefakte sichtbar sein müssen.

Dynamische Übertragungseigenschaften

Prinzip
Der flüssigkeitsgefüllte Katheter ist ein Resonanzsystem, das durch seine Eigenfrequenz, d. h. die Frequenz, mit dem das System bei Störung oszilliert, und einem Dämpfungsfaktor, der ausdrückt, wie schnell sich diese Oszillationen wieder zurückbilden, charakterisiert ist. Ein wesentlicher Störfaktor sind Luftblasen, die in den Leitungen bzw. der Flüssigkeitssäule eingeschlossen sind. Die Eigenschaften des Resonanzsystems hängen im wesentlichen von der Länge und Dehnbarkeit des Schlauchsystems ab. Die Kenntnis dieser Parameter ist für die klinische Arbeit insofern von Interesse, als die Genauigkeit, mit der der arterielle Blutdruck angezeigt wird, davon abhängt.

- In einem *System mit verminderter Dämpfung* werden Artefakte akzentuiert; dabei zeigt sich mitunter ein „Wippen" der Flüssigkeitssäule bzw. Druckschreibung (vgl. S. 605 f.). Der systolische Blutdruck wird in solchen Fällen falsch-hoch angezeigt.
- *Bei vermehrter Dämpfung* wird die Aufzeichnung des Druckes vergröbert und der systolische Druck zu niedrig wiedergegeben.

– *Systeme mit niedriger Eigenfrequenz* zeichnen mitunter eine verstärkte Druckkurve auf, was wiederum zu falsch-hohen systolischen Blutdruckwerten führt.
– *Systeme mit hoher Eigenfrequenz* zeigen tendenziell erniedrigte Werte an.

Anmerkungen
– Die diastolischen Werte werden in geringerem Ausmaß verfälscht.
– Die meisten im Handel befindlichen Systeme haben eine relativ hohe Dämpfung und geringe Eigenfrequenz.
– Faktoren, die die Eigenfrequenz herabsetzen, sind z. B. eingeschlossene Luftblasen (in den Verschlußhähnen, Leitungen oder im Transducer), lange Leitungssysteme oder Schläuche aus zu nachgiebigem Material sowie Blutgerinnsel an der Katheterspitze.
– Dieselben Faktoren, die die Eigenfrequenz herabsetzen, erhöhen den Dämpfungskoeffizienten des Systems.

Die Übertragungseigenschaften können durch Verwendung kurzer Leitungssysteme mit geringer Dehnbarkeit und dichten Verbindungsstücken und Verschlußhähnen sowie durch adäquates Spülen des Systems und Entfernen aller Luftblasen verbessert werden.

Messung der dynamischen Übertragungseigenschaften
Eigenfrequenz und Dämpfungskoeffizient eines Druckübertragungssystems lassen sich in praxi überprüfen: Ein schnelles Flushen des Systems sollte zu einem rechteckigen Ausschlag bei der Druckschreibung führen und von einer typischen Oszillation, die idealerweise mit der Eigenfrequenz des Systems übereinstimmt, gefolgt sein (s. Abb. 1). Rechnerisch kann durchaus die Eigenfrequenz mit folgender Formel (Gl. 1) bestimmt werden (vgl. Abschn. 1):

$$\text{Eigenfrequenz (Hz)} = \frac{\text{Papiergeschwindigkeit (mm/s)}}{\text{Dauer der Oszillationen (mm)}} . \tag{1}$$

Der Dämpfungskoeffizient läßt sich graphisch als Verhältnis der Amplitude von 2 sukzessiven Ausschlägen (A_1 und A_2; s. Abb. 1) bestimmen (Abb. 2). Die Eigenfrequenz kann durch Verzicht auf unnötig lange Leitungssysteme und die sorgsame Elimination von Luft aus den Schläuchen optimiert werden. Bei einer Herzfrequenz > 60/min sollte sie zumindest 12 Hz betragen.

Eine optimale Dämpfung liegt vor, wenn es beim Flushen des Systems zunächst zu einem gedämpften Ausschlag, und unmittelbar danach zu einem leicht überschießenden Ausschlag bei der Blutdruckschreibung kommt, ehe die Kurve wieder ihre normale Wellenform annimmt.

Eichung und Kalibrierung

Nachdem das Druckwandlersystem angeschlossen ist und sich am Monitor adäquate Ausschläge zeigen, wird der Nullpunkt eingestellt und das System kalibriert.

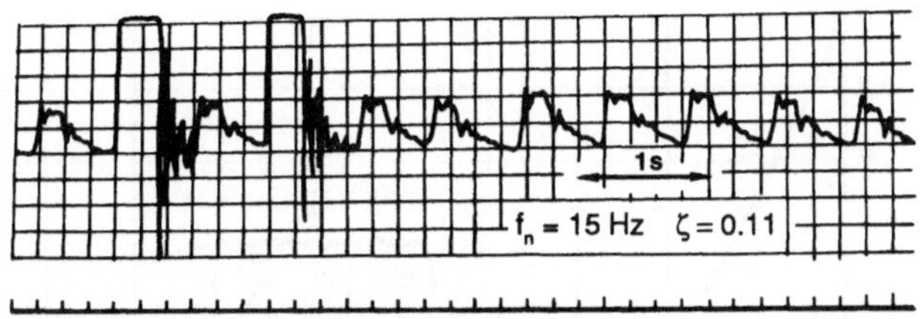

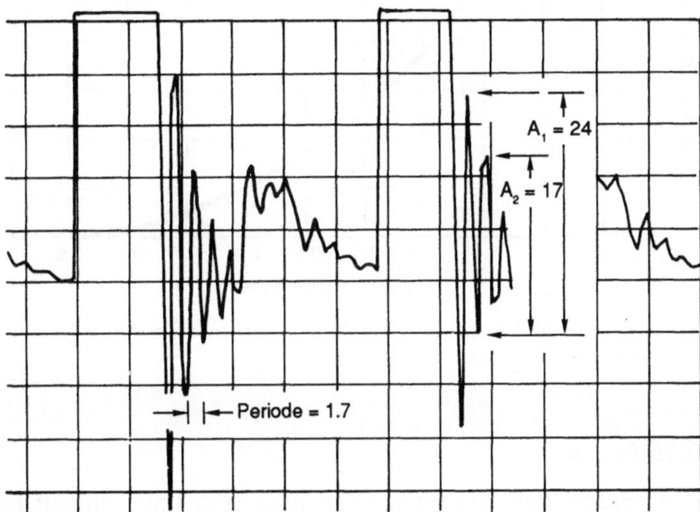

Abb. 1. a Arterienpulskurve. Die rechteckigen Ausschläge entstehen durch Spülung des Systems (Flushen). Anhand der Ausschläge lassen sich Eigenfrequenz und Dämpfungskoeffizient des Meßsystems bestimmen (s. unten). **b** Ausschnittvergrößerung des Kurvenverlaufs beim Flushen des Systems: Zur Berechnung der Eigenfrequenz (f_n) wird die Periode eines Ausschlags (s. Markierung; hier 1,7 mm) ausgemessen und mit der Papiergeschwindigkeit (hier 25 mm/s) dividiert: f_n = 25 : 1,7 = 15 Hz. Genauer kann die Eigenfrequenz bestimmt werden, wenn man mehrere Perioden zur Berechnung heranzieht. Der Dämpfungskoeffizient (z) läßt sich aus dem Verhältnis von 2 sukzessiven Oszillationen (Höhe der Ausschläge; hier A_2/A_1 = 17 : 24 = 0,71) und der Übertragung der Werte in die in Abb. 2 angegebene Gleichung errechnen (hier z = 0,11). (Mit freundlicher Genehmigung, aus: Gardner 1981)

Nullpunkteinstellung

Zur Nullpunkteinstellung muß der Transducer in dieselbe Höhe wie die kanülierte Arterie gebracht werden. Der Verschlußhahn des Transducers wird in dieser Stellung so adjustiert, daß das System zum Patienten hin geschlossen ist, zur Atmosphäre offen. Am Monitor wird der Wert 0 mmHg eingegeben und der Verschlußhahn anschließend umgestellt, so daß das System gegenüber der Luft abgeschottet ist.

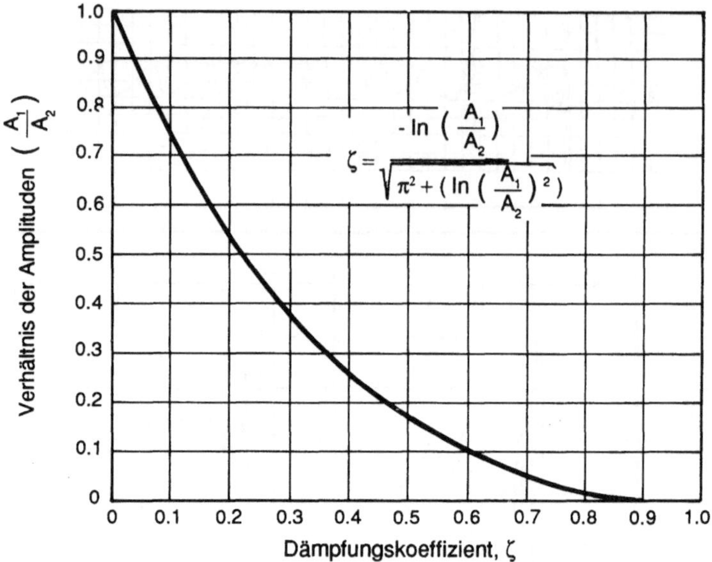

Abb. 2. Graphische Lösung der Dämpfungskoeffizientengleichung. (Mit freundlicher Genehmigung, aus: Gardner 1981)

Kalibrierung

Kalibrierung und Nullpunkteinstellung sind unterschiedliche Vorgänge. Der Monitor verfügt über eine integrierte elektronische Eichung seines Verstärkersystems. Zur Kalibrierung des Transducers muß der Verschlußhahn zunächst vom Patienten abgestöpselt und an ein Quecksilbermanometer angeschlossen werden. Am Manometer wird ein Druck von 200 mmHg vorgegeben und der Ausschlag des Verstärkers am Monitor so eingestellt, daß genau 200 mmHg angezeigt werden. Idealerweise sollte dieser Vorgang auf verschiedenen Druckplateaus (z. B. 50, 100, 150, 200 mmHg) wiederholt werden, um die Linearität der Druckübertragung zu verifizieren.

Die Nullpunkteichung sollte zumindest einmal pro (8-h-) Schicht, die Kalibrierung des Transducers einmal täglich vorgenommen werden.

Komplikationen

Die Kanülierung einer Arterie ist mit verschiedenen Gefahren behaftet, die bis zur Nekrose der Hand reichen. Die Inzidenz von Komplikationen steigt mit der Verweildauer des Katheters in der Arterie.

Thrombosierung der A. radialis

Die Ausbildung einer Thrombose der A. radialis wird mit einer Häufigkeit von bis zu 38% angegeben, was nicht bedeutet, daß es in all diesen Fällen zu Nekrosen kommt; i. allg. ist eine ausreichende Durchblutung der Hand über die A. ulnaris bzw. die Hohlhandbögen gewährleistet. Im Lauf der Zeit kommt es bei den meisten thrombosierten Gefäßen zur Rekanalisation. Die Inzidenz ischämischer Komplikationen steigt mit der Anwendung von Vasopressoren und vorbestehenden Gefäßerkrankungen; besonders hoch ist sie bei assoziierter peripherer arterieller Verschlußkrankheit und Krankheitsbildern, die mit Vasospasmen einhergehen (z. B. M. Raynaud). Sie läßt sich vermindern durch die Benutzung teflonbeschichteter Katheter (empfohlener Druckmesser 20 gg.), kontinuierliche Spülung des Systems und regelmäßigen Katheterwechsel (Kanülierung verschiedener Arterien).

Infektionen

Katheterinfektionen (bzw. Infektionen durch kontaminierte Spülflüssigkeit) können von einer lokalen Zellulitis der Punktionsstelle bis hin zur Bakteriämie mit konsekutiver Sepsis führen. Die Inzidenz von Infektionen steigt signifikant, wenn der Katheter nicht perkutan, sondern über eine chirurgische Inzision (Venae sectio) eingebracht wird und länger als 72 h liegenbleibt. Eine systemische antibiotische Abdeckung verringert die Inzidenz infektiöser Katheterkomplikationen nicht.

Die Kathetereintrittsstelle sollte regelmäßig inspiziert und die Spülsysteme (gemäß den Ergebnissen einer prospektiven Untersuchung) alle 48 h gewechselt werden. Bei Anzeichen einer lokalen Entzündung sollte der Katheter unverzüglich entfernt, die Katheterspitze zur bakteriologischen Untersuchung eingesendet und ggf. eine andere Arterie kanüliert werden. Entwickelt der Patient Zeichen einer Sepsis, ist zusätzlich eine Therapie mit einem Breitbandantibiotikum, das v. a. Staphylokokken abdecken sollte, erforderlich.

Andere Komplikationen

Weitere Komplikationen, die nach Kanülierung einer Arterie auftreten können, sind von der Katheterspitze ausgehende Emboli, Hämatome im Bereich der Punktionsstelle und Blutverluste, die entstehen, wenn der Katheter versehentlich geöffnet wird.

Katheter in der A. axillaris, A. dorsalis pedis oder A. femoralis sind prinzipiell mit denselben Komplikationen wie die in der A. radialis behaftet. Die lange Zeit praktizierte, sehr sichere Punktion der A. brachialis wurde aufgrund der erhöhten Thrombosegefahr mit konsekutiver Nekrose des gesamten Unterarms weitgehend verlassen.

Katheterdysfunktionen

Störungen des Druckwandlersystems, die auf den Katheter zurückzuführen sind, entstehen durch Abknickungen oder Anliegen.der Katheterspitze an der Gefäßwand.

Entfernen des arteriellen Verweilkatheters

Zur Vermeidung von Hämatomen muß die Punktionsstelle nach Entfernen des arteriellen Katheters für 5 – 10 min (bzw. bis es zu bluten aufhört) komprimiert werden. Bei Patienten, die Antikoagulanzien einnehmen bzw. Koagulopathien haben, dauert dies erfahrungsgemäß länger. Die Punktionsstelle muß auch noch nach Entfernen des Katheters auf Infektionszeichen und Hämatome hin untersucht werden, der betroffene Arm bzw. das Bein sind auf Ausbildung sensibler und/oder motorischer Ausfälle sowie Ischämiezeichen zu kontrollieren.

Messung des zentralvenösen Druckes (ZVD)

Zur Messung des zentralen Venendruckes (ZVD) benötigt man einen Katheter, dessen Spitze im rechten Vorhof liegen muß, sowie ein Flüssigkeitsmanometer. Bei gesunden Probanden korreliert die Höhe des ZVD direkt mit dem linksventrikulären Füllungsdruck. Bei Patienten mit vorbestehenden kardialen oder pulmonalen Erkrankungen sowie bei polytraumatisierten Patienten ist diese Korrelation weitgehend aufgehoben. Der ZVD kann in diesen Fällen zu Fehleinschätzungen führen und sollte daher bei kritisch Kranken nicht zur Beurteilung der Volumensituation herangezogen werden (Technik der Katheterinsertion, S. 116 ff.).

Pulmonalarteriendruckmessung

Vorbemerkungen: In die klinische Praxis wurde der einschwemmbare Pulmonalarterienkatheter (PA-Katheter) 1970 durch Swan et al. eingeführt (daher: Swan-Ganz-Katheter). PA-Katheter erlauben Messungen des intrakardialen Druckes und des HZV. Im Hinblick auf mögliche Fehler, die bei der Bestimmung der Drücke bzw. Interpretation der Meßwerte entstehen können, sind bestimmte methodische und physiologische Vorkenntnisse erforderlich. Klinische Entscheidungen, die aufgrund von Meßwerten getroffen werden, müssen auf einer sorgfältigen Evaluation basieren.

Ein PA-Katheter besteht prinzipiell aus einem im Durchmesser 5 – 7 Charr großen, flexiblen, mehrlumigen Katheter mit einem Ballon von 1,5 ml Volumen an der Spitze, der mit CO_2 oder Luft aufgeblasen wird. Die heute gebräuchlichen PA-Katheter haben 4 Anschlußstellen (Abb. 3). Am Auslaßstutzen für das distale Lumen (Abb. 3 A) wird der Druckwandler zur Bestimmung des Pulmonalarterien- bzw. Wedgedruckes angeschlossen. Über den Anschluß für das proximale Lumen (Abb. 3 B) erfolgt die Injektion der gekühlten Flüssigkeit zur Bestimmung des HZV nach der Thermodilutionsmethode. Außerdem kann hierüber Blut entnommen oder der ZVD (Vorhofdruck) bestimmt werden. Durch das dritte Lumen (Abb. 3 C) wird der an der Katheterspitze befindliche Ballon mit Luft (oder CO_2) gefüllt. Im vierten Lumen (Abb. 3 D) laufen die Kabel des Thermistors, der 4 cm unterhalb der Katheterspitze plaziert ist und mit dem Rechner verbunden wird. Die alle 10 cm am Katheter angebrachten Markierungen geben den Abstand von der Katheterspitze an. Der über den Ballon abgeleitete Druckkurvenverlauf beim Vorschieben des Katheters ermöglicht dessen genaue Positionierung. Der Katheter wird gewöhnlich mit der Seldinger-Technik von einer zentralen Vene (V. jugularis oder V. subclavia) aus über den rechten Vorhof und den rechten Ventrikel in die Pulmonalarterie vorgeschoben. Das proximale Lumen endet 30 cm vor der Katheterspitze und liegt damit bei normal großen Patienten im rechten Vorhof, womit der Druck im rechten Vorhof bzw. der ZVD gemessen werden kann. Zur Messung der Kör-

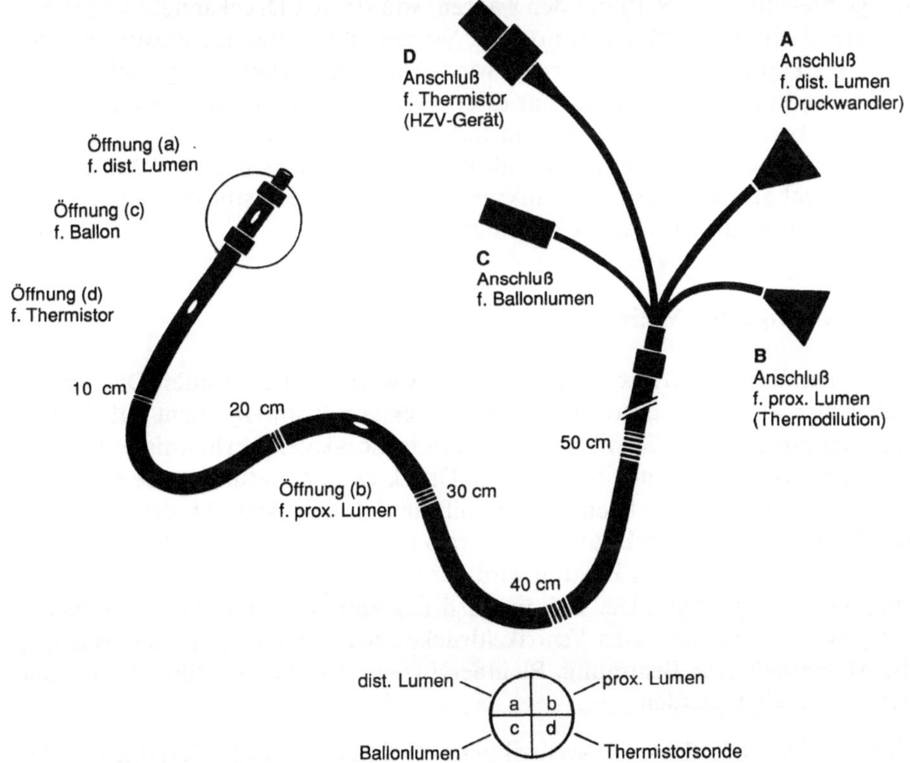

Abb. 3. Schematische Darstellung eines vierlumigen Pulmonalarterienkatheters

perkerntemperatur und des HZV (nach der Thermodilutionsmethode) verfügt der Katheter über eine Thermistorsonde. Auf dem Markt sind heute verschiedene Modifikationen des Swan-Ganz-Katheters erhältlich, darunter solche mit Oximetern zur Messung der gemischtvenösen Sauerstoffsättigung und Katheter, in die Herzschrittmacherelektroden integriert sind.

„Wedgedruck"

Mit dem PA-Katheter lassen sich systolischer und diastolischer Pulmonalarteriendruck bestimmen. Bei korrekter Plazierung des aufgeblasenen Ballons sind die peripheren Gefäßäste der A. pulmonalis gegenüber dem rechten Herz abgeschottet. Die Flüssigkeitssäule entlang des pulmonalkapillären Gefäßbettes kommuniziert theoretisch über Pulmonalvenen mit dem linken Vorhof. Tatsächlich gibt der über diese Flüssigkeitssäule übertragene, am Ballon meßbare, Druck den Druck im linken Vorhof relativ genau wider: Bei Herz-Kreislauf-gesunden Patienten entspricht der mittlere linksatriale Druck dem linksventrikulären enddiastolischen Füllungsdruck (LVEDP).

Vergleichsmessungen zeigen, daß der durch Ballonkatheter abgeleitete pulmonalkapilläre Verschlußdruck (sog. Wedgedruck; engl.: pulmonary capillary wedge pressure = PCWP) mit den wahren, von starren Druckabnehmern in peripheren Pulmonalgefäßen ermittelten, Werten annähernd übereinstimmt. Der pulmonalkapilläre Verschlußdruck wiederum, das haben in speziellen Versuchsanordnungen vorgenommene direkte Ableitungen aus dem linken Vorhof ergeben, korreliert mit dem wahren linksatrialen Druck.

In der klinischen Praxis ist der mit Ballonkathetern gemessene Wedgedruck ein brauchbarer Indikator des linksventrikulären enddiastolischen Volumens und gibt somit das Preload näherungsweise wieder.

Interpretation der Meßwerte

Linksventrikulärer Druck: Die mit dem PA-Katheter bestimmten Drücke beziehen sich auf einen atmosphärischen Druck von 0 mmHg, nicht auf die tatsächlich um das Herz vorherrschenden intrathorakalen Verhältnisse. Der für den Ventrikel maßgebende transmurale Druck kann näherungsweise bestimmt werden, indem man den Pleuradruck mißt und diesen Wert von dem gemessenen Pulmonalisdruck subtrahiert. In praxi ist die Messung des Pleuradruckes nicht möglich; in einigen Zentren wird der (trans)ösophageale Druck als Referenzwert herangezogen. Der Pulmonalisdruck kann letztlich nur als ein Näherungswert des transmuralen Ventrikeldruckes, der durch den Atemwegsdruck, die Atemarbeit bzw. Beatmung, Pleuraergüsse und andere Faktoren beeinflußt wird, angesehen werden.

Vorlast (Preload): Das linksventrikuläre Preload kann als Sarkomer- oder Muskelfaserlänge in der Endphase der Diastole definiert werden. Es wird bestimmt durch das enddiastolische Volumen, das die nicht kontraktierte Ventrikelwand vordehnt. Sowohl das enddiastolische Volumen als auch die enddiastolischen Achsenverhältnisse des linken Ventrikels stehen in einem linearen Verhältnis zur Muskelfaserlänge, während sich enddiastolisches Volumen und transmuraler Druck bei direkter Ableitung exponentiell verhalten. Nicht linear bzw. konstant sind folglich LVEDP und Preload bzw. LVEDP und enddiastolisches Volumen. Das Druck-Volumen-Verhältnis wird durch die Dehnbarkeit (Compliance) der Herzkammer, die Dicke der Herzwand, Herzfrequenz, Koronardurchblutung (Ischämie) und Medikamente beeinflußt.

Für die Praxis wichtig zu wissen ist, daß sich das mit einem bestimmten LVEDP korrespondierende enddiastolische Volumen abhängig von den klinischen Bedingungen verändert (Abb. 4). Der LVEDP kann zwar näherungsweise aus dem pulmonalkapillären Verschlußdruck bestimmt werden, die Kenntnis des LVEDP aber läßt keine hinreichend genaue Bestimmung des Preloads zu.

Korrelation zwischen pulmonalkapillärem Verschlußdruck und LVEDP: Verschiedene Faktoren können die Korrelation zwischen Wedgedruck und linksventrikulärem Druck ungünstig beeinflussen: So kommt es z. B. bei Verschlüssen von Pulmonalvenen, bei Mediastinalfibrose, Thromben, einem Myxom oder anderen Tumoren im linken Vorhof zu signifikanten Unterschieden zwischen dem gemessenen Wedgedruck und den tatsächlich herrschenden Vorhofdrücken. Der linksatriale Druck stimmt darüber hinaus auch nicht in allen klinischen Situationen mit dem LVEDP überein: Bei Mitralvitien ergeben Messungen des linken Vorhofdruckes falsch-hohe Werte für den LVEDP. Bei Mitralklappeninsuffizienz zeigt sich dann mitunter eine V-förmige Welle in der Wedgedruckkurve (Abb. 4). Bei Aorteninsuffizienz kann es zu einem vorzeitigen Mitralklappenverschluß kommen, der linksventrikuläre Druck steigt indessen weiter. Der Druck im linken Vorhof ist in diesem Fall geringer als der tatsächliche LVEDP. Dasselbe trifft bei Patienten mit verminderter linksventrikulärer Complicance zu, bei denen die Füllung des linken Ventrikels nicht

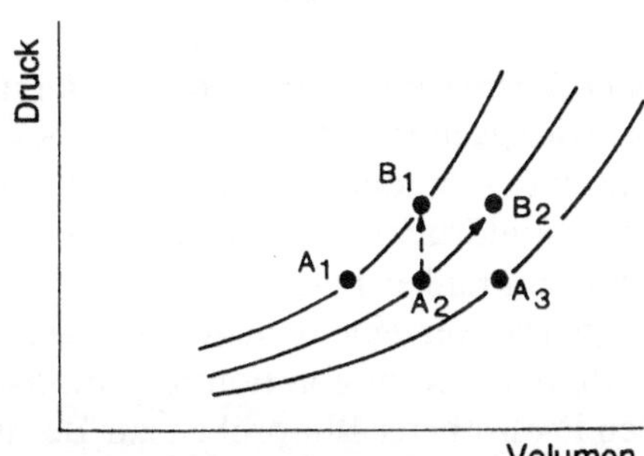

Abb. 4. Verschiedene Druck-Volumen-Kurven der linken Herzkammer. In Abhängigkeit von der Compliance (A_1, A_2, A_3) ergeben sich bei der Messung des LVEDP verschiedene linksventrikuläre Füllungszustände. Ein Anstieg des pulmonalkapillären Verschlußdruckes kann entweder eine Veränderung der ventrikulären Compliance ohne Veränderung der linksventrikulären Füllung anzeigen ($A_2 - B_1$) oder einen tatsächlichen Anstieg des Kammervolumens ($A_2 - B_2$)

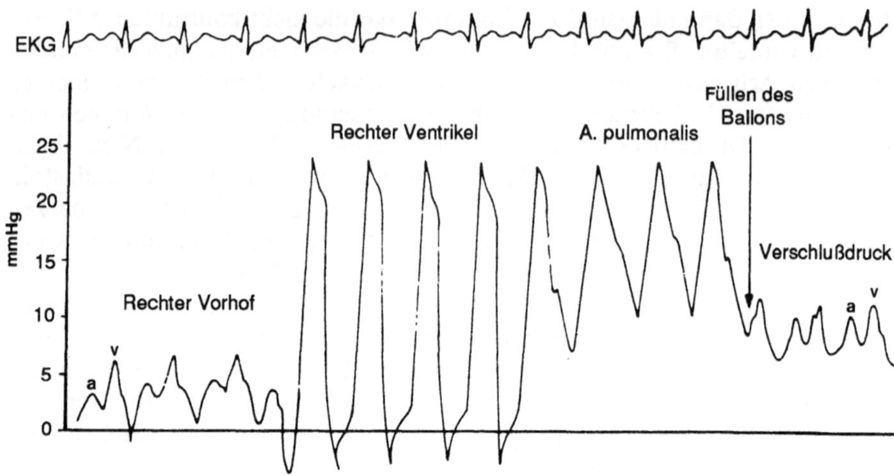

Abb. 5. Druckkurvenverlauf beim Vorschieben des Swan-Ganz-Katheters über den rechten Vorhof und die rechte Herzkammer in die Pulmonalarterie. Die erste Wellenkonfiguration ist typisch für den rechten Vorhof (*a*- und *v*-Wellen). Die darauffolgenden Sequenzen zeigen die Druckkurven in der rechten Herzkammer, der A. pulmonalis und des Wedgedruckes nach Aufblasen des Ballons bei einem gesunden Probanden. Die in der „Wedgekurve" abgebildeten a- und v-Wellen werden aus dem linken Vorhof übergeleitet. Der mittlere Wedgedruck ist geringer als der diastolische Pulmonalarteriendruck. Der Wedgedruck zeigt nicht in allen Fällen diese typische Konfiguration: Gedämpfte Wellen oder ein mittlerer Wedgedruck, der höher ist als der diastolische Pulmonalarteriendruck, sind ein Hinweis auf mechanische Störungen, z. B. Luftblasen im Leitungssystem, einen zu stark aufgeblasenen Ballon oder die falsche Position bzw. eine Verlegung der Katheterspitze. Bei schwerer Mitralinsuffizienz kann die Wedgekurve (mit großen a- und v-Wellen) der Pulmonaliskurve sehr ähnlich sehen. Um in diesen Fällen Verwechslungen zu vermeiden, muß die Wellenform genau betrachtet und ferner analysiert werden, mit welcher EKG-Konfiguration die Spitzendrücke zusammenfallen

zuletzt durch den Schub aus dem Vorhof erreicht wird. Die Höhe der in der Druckkurve oft zu entdeckenden a-Welle (Abb. 5) korreliert in diesen Fällen besser mit dem LVEDP.

Schlußbemerkung: Trotz der genannten methodischen Einschränkungen und Schwierigkeiten mit dem Wedgedruck als Indikator des LVEDP bzw. linksventrikulären Preloads, liefert die Ballonkathetermessung des pulmonalkapillären Verschlußdruckes eine Reihe nützlicher Informationen für die Überwachung kritisch kranker Patienten. Durch Wedgedruckmessung läßt sich z. B. ein kardiogenes von einem nichtkardiogenen Lungenödem unterscheiden und mit Hilfe der Thermodilutionstechnik das HZV bestimmen. Ferner können über den PA-Katheter Blutproben zur Bestimmung der gemischtvenösen Sauerstoffsättigung entnommen werden, die Rückschlüsse auf die Gewebeoxygenation zulassen.

Einschwemmen des Pulmonalarterienkatheters

Die Insertion eines PA-Katheters ist ein standardisiertes, prinzipiell technisch einfaches Verfahren. Unter Einhaltung steriler Kautelen kann der PA-Katheter am Krankenbett gelegt werden. Bei den meisten Patienten läßt er sich problemlos (ohne Röntgendurchleuchtung) über einen zentralvenösen Zugang vorschieben.

Am einfachsten ist die Insertion in der Regel über die V. subclavia oder V. jugularis interna. Alternativ können V. jugularis externa oder V. femoralis benutzt werden. Die Kubitalvene als Zugang wird bei Gerinnungsstörungen bzw. bei Patienten, die unter hochdosierter Antikoagulanzientherapie stehen, bevorzugt. Gelingt die direkte transkutane Punktion nicht, muß eine Venae sectio durchgeführt werden.

Prozedere

- Legen eines peripheren venösen Gefäßzugangs; Anschließen des Patienten an einen EKG-Monitor und Bereitlegen von Lidocain und anderen Notfallmedikamenten, eines Intubationsbestecks sowie eines Defibrillators für eine Reanimation bzw. Defibrillierung; Herzrhythmusstörungen bzw. ein Herzstillstand gehören zu den typischen Komplikationen der Pulmonalkatheterinsertion.
- Anschließen des Katheters an das Druckabnehmersystem und vorsichtiges Spülen.
- Nach Punktion der V. subclavia bzw. V. jugularis interna wird ein flexibler Führungsdraht vorgeschoben und die Punktionskanüle anschließend entfernt. Die Haut wird an der Punktionsstelle inzidiert und ein spezieller Introducer (als Dilatator und perkutane Führungsschiene) via Führungsdraht vorgeschoben. Über den Einführungsstutzen, dessen Öffnung zur Verhinderung von Luftembolien mit einem Ventil versehen ist, läßt sich der PA-Katheter vorschieben. Einige Introducer verfügen über zusätzliche Seitenhähne, an die Infusionen angeschlossen werden können.
- Der PA-Katheter wird zunächst in den rechten Vorhof eingeschwemmt. Man erreicht diese Position, indem man den Katheter von der Punktionsstelle im Bereich der V. subclavia oder V. jugularis interna ca. 15 cm, bei Zugang über die rechte Armbeuge 40 cm (links 50 cm) weit vorschiebt. Zur Orientierung dienen die in einem Abstand von 10 cm (ab Katheterspitze) angebrachten Markierungen am Katheter. Während des Einschwemmvorgangs wird der über die distale Katheteröffnung abgeleitete Druck aufgezeichnet.
- Im rechten Vorhof wird der Ballon vollständig entfaltet. Bei Verdacht auf Vorliegen eines Rechts-links-Shunts wird der Ballon anstatt mit Luft (wegen der Gefahr einer Ballonruptur mit arterieller Luftembolie) vorsichtshalber mit Kohlendioxid aufgeblasen. Von einer Insufflation mit Flüssigkeit sollte Abstand genommen werden; im Fall einer Ballonruptur ist die

Gefahr einer Gefäßverletzung durch die unter hohem Druck ausgestoßene Flüssigkeit hoch; Gefäßläsionen infolge Gasaustritt kommen dagegen vergleichsweise selten vor. Ist der Ballon vollständig (aber nicht übermäßig) aufgeblasen, umgibt er die Katheterspitze (Abb. 4). Dies verringert die Gefahr von Endothelverletzungen und Herzrhythmusstörungen, die beim Vorschieben des Katheters in den rechten Ventrikel entstehen können.

- Mit dem Blutstrom läßt sich der PA-Katheter i. allg. problemlos über die Trikuspidalklappe in den rechten Ventrikel einschwemmen. Erscheinen die typischen rechtsventrikulären Druckwellen (vgl. Abb. 5) nicht auf dem Monitor des Druckabnehmers, nachdem der Katheter vom Vorhof aus weitere 15–20 cm vorgeschoben wurde, ist von einer Deviation in die V. cava inferior (bzw. V. hepatica) auszugehen. In diesem Fall sollte die Luft aus dem Ballon abgelassen und der Katheter für einen neuen Einschwemmversuch in den rechten Vorhof zurückgezogen werden.
- Hat der PA-Katheter die rechte Herzkammer erreicht, muß er nochmals 10–15 cm vorgeschoben werden, um in der Pulmonalarterie liegen zu kommen. Es zeigt sich ein charakteristischer Druckwellenverlauf (s. Abb. 5). In dieser Position aus wird der Katheter vorsichtig hin und her bewegt, bis am Monitor die gedämpfte Wedgewelle mit der typischen a- und v-Konfiguration erscheint (s. Abb. 5).
- Nachdem die Wedgeposition erreicht ist, wird die Luft aus dem Ballon abgelassen, worauf wieder die typische Pulmonalarteriendruckkurve am Monitor erscheint.
- Nach korrekter Plazierung wird der PA-Katheter fixiert und steril verbunden. Eine Thoraxröntgenaufnahme zur Verifikation einer korrekten Katheterlage und zum Ausschluß möglicher Komplikationen (z. B. Pneumothorax) ist vor Beginn der Druckmessungen obligatorisch.

Anmerkungen

- Bei unklarer Katheterposition sollte der Ballon abgelassen, der Katheter zum Ausschluß einer Verlegung des Lumens (bzw. der Katheterspitze) gespült und anschließend wieder „gewedged" werden.
- Weitere Kriterien, die neben dem Druckkurvenverlauf zur Verifikation einer korrekten Katheterposition herangezogen werden können, sind der Wedgedruck per se und eine Blutgasanalyse einer über die distale Katheteröffnung entnommenen Probe. Bei richtiger Katheterlage ist der Wedgedruck geringer oder etwa gleich dem diastolischen Pulmonalarteriendruck, die Blutgasanalyse zeigt arterialisierte (gemischtvenöse) Werte (kein absolutes Kriterium!).
- Bei Patienten mit Trikuspidalinsuffizienz, Rechtsherzdilatation oder pulmonaler Hypertension ist es oft nicht möglich, den PA-Katheter ohne Röntgendurchleuchtung zu plazieren.
- Bei Verdacht auf Vorliegen eines Links-rechts-Shunts sollten während des Einschwemmvorgangs engmaschige Blutgasanalysen (d. h. aus V. cava su-

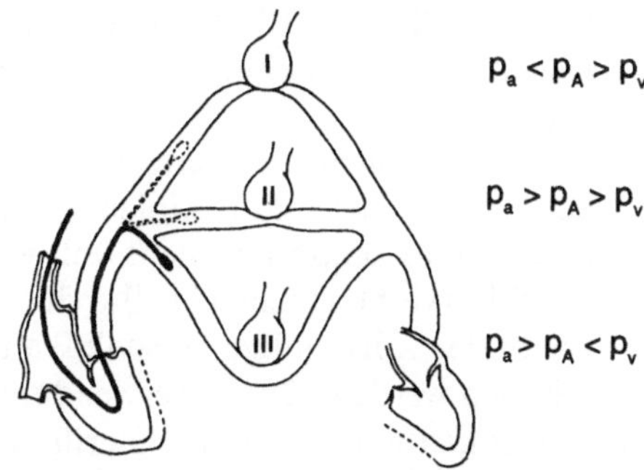

Abb. 6. Effekt der Katheterspitzenlokalisation und des alveolokapillären Druckverhältnisses auf den Wedgedruck. Mit zunehmender (vertikaler) Entfernung der Katheterspitze vom linken Vorhof, nehmen arterieller (p_a) und venöser (p_v) Druck im Verhältnis zum Alveolardruck (p_A), der in allen 3 Zonen gleich ist, ab. In Zone *I* oder *II* übersteigt der p_A den p_v. Nach Aufblasen des Ballons und Verschluß der Pulmonalarterie kollabieren die Alveolarkapillaren, so daß sich der Wedgedruck dem p_A angleicht. In Zone *III* gibt der Wedgedruck den p_v relativ genau wieder

perior, rechtem Vorhof, rechter Herzkammer und Pulmonalarterie) erfolgen: Eine sprunghafte Zunahme der Sauerstoffsättigung zeigt eine Fehllage des Katheters an.

– Die pulmonalen Kapillaren kollabieren, wenn der Alveolardruck den pulmonalvenösen Druck übersteigt. Um eine ununterbrochene Flüssigkeitssäule zwischen dem distalen Katheterlumen und dem linken Ventrikel zu gewährleisten, muß der Katheter in einer Lungenregion liegen, in der der venöse Druck höher ist als der Alveolardruck. West et al. unterscheiden in Abhängigkeit von der Verteilung des pulmonalen Blutflusses und der Ventilation 3 funktionelle Zonen in der Lunge (Abb. 6):
In Zone I übersteigt der Alveolardruck sowohl den Druck der Pulmonalarterien als auch -venen, in Zone II ist der pulmonalarterielle Druck größer als der Alveolardruck, der wiederum über dem pulmonalvenösen Druck liegt, und in Zone III übersteigt sowohl der arterielle als auch der venöse Druck den Alveolardruck. Bei einem aufrecht stehenden Patienten entspricht Zone I der Lungenspitze, Zone III der Lungenbasis, dazwischen liegt Zone II. Bei einem liegenden Patienten sind diese Zonen horizontal, d. h. von ventral nach dorsal angeordnet. Das distale Katheterlumen muß in Zone III liegen, um den linken Vorhofdruck messen zu können. Da dort gewöhnlich auch der stärkste Blutfluß herrscht, wird der Katheter normalerweise automatisch dorthin geschwemmt. Bei Rückenlage projiziert sich die Katheterspitze bei korrekter Lage (in Zone III) in der Thoraxröntgenaufnahme hinter die linke Vorhofebene. Die Zonen sind nicht anatomisch definiert, bei forcierter Diurese oder Erhöhung des PEEP z. B. kann Zone III funktionell zu Zone II werden. Umgekehrt wird nach Korrektur der Hypovolämie Zone III wieder zu Zone II werden. Die korrekte Lage der Katheterspitze in Zone III kann auch durch Erhöhung des PEEP überprüft werden: Wenn der Wedgedruck um mehr als die Hälfte des am Respirator

hochgestellten PEEP zunimmt, ist von einer Katheterfehllage auszugehen. Der umgekehrte Schluß (Anstieg des Wedgedruckes < 1/2 PEEP) ist nicht zulässig.

- Infolge der intravasal herrschenden Temperatur wird der Katheter im Lauf der Zeit weicher und flexibler, was zu einer sekundären Dislokation führen kann. Wird schon bei nicht voll entfaltetem Ballon eine typische Wedgedruckkurve beobachtet, sollte der Katheter etwas zurückgezogen werden. Bleibt der vollständige Verschluß aus, muß der Katheter etwas weiter vorgeschoben werden. Durch Verwendung der oben beschriebenen flexiblen Einführungsstutzen bleibt die Sterilität während des Einschwemmens bzw. solcher Korrekturmanöver gewahrt.
- Nachdem der PA-Katheter in seine korrekte Lage gebracht und der Transducer geeicht bzw. kalibriert worden ist, können die Druckmessungen aufgenommen werden. Vor Insufflation des Ballons wird der Druck im rechten Vorhof sowie der pulmonalarterielle Druck (systolisch, diastolisch und MAP) aufgezeichnet. Anschließend wird der Ballon entfaltet. Erscheint am Monitor die typische Wedgedruckkurve, kann der mittlere Verschlußdruck bestimmt werden.
- Der diastolische Pulmonalarteriendruck kann zur Abschätzung des pulmonalkapillären Verschlußdruckes bei Patienten ohne vorbestehende Lungenerkrankung herangezogen werden. Bei Patienten mit pulmonaler Hypertonie ist der diastolische Pulmonalarteriendruck oft erheblich höher als der Wedgedruck.

Eichung und Kalibration

- Voraussetzungen für eine exakte Messung des PA-Druckes sind ein dichtes, luftblasenfrei gefülltes Leitungssystem (zum Druckabnehmer), eine exakte Druckschreibung bzw. störungsfreie dynamische Druckübertragung sowie eine genaue Eichung und Kalibrierung des Druckwandlers bzw. Monitors (vgl. S. 592 ff.).
- Der Transducer wird bei einem atmosphärischen Druck von 0 mmHg geeicht; Referenzpunkt ist die linke Vorhofebene, die sich in der mittleren Axillarlinie ungefähr in Höhe des 4. ICR projiziert. Der Druckwandler selbst muß nicht in Herzhöhe angebracht werden, wenn das zuführende Leitungssystem bei der Nullpunkteinstellung in der richtigen Höhe und zur Atmosphäre geöffnet ist. Zur Kalibrierung wird ein Quecksilbermanometer verwendet, das bis auf 40 mmHg (bei Patienten mit schwerer pulmonaler Hypertension noch höher) aufgeblasen werden muß.

Meßfehler und Artefakte

Anmerkungen

Der Katheter sollte nur zur Wedgedruckmessung (so kurz wie möglich) aufgeblasen und die Interpretation der Druckkurven von den Aufzeichnungen nicht direkt am Monitor vorgenommen werden. Die Digitalanzeige des Monitors gibt einen über eine bestimmte Zeitspanne gemittelten Wert an, und nicht den exakten momentanen Druck. Die Werte sollten endexspiratorisch abgelesen werden, wenn sich intrathorakaler und atmosphärischer Druck angleichen. Schon bei normaler Inspiration wird die Druckkurve negativ ausgelenkt, umgekehrt verhält es sich z. B. bei Überdruckbeatmung.

Herztamponade

Bei Patienten mit Herztamponade kommt es zu einer Angleichung der rechts- und linksventrikulären Füllungsdrücke (zentraler Venendruck, pulmonalkapillärer Verschlußdruck). Bei Verdacht auf Vorliegen einer Herztamponade sollten daher beide Parameter bestimmt werden.

Überdruckbeatmung

Die Beatmung mit PEEP limitiert die Aussagekraft des Wedgedruckes als Indikator der linksventrikulären Vorlast; PEEP erhöht den intrathorakalen Druck, was sich auch auf die Pulmonalgefäße auswirkt. Die genaue Höhe des Druckes, der dabei auf die Gefäße übertragen wird, hängt in erster Linie von der Atemwegs- und Lungencompliance ab. Der intrathorakale Druckanstieg führt außerdem zu einer Erhöhung des Druckes im Bereich des Herzens; der transmurale oder wahre Distensionsdruck des Herzens ist vermindert. Der Wedgedruck steigt und spiegelt folglich falsch-hohe Werte für den LVEDP wider.

Trotz der genannten methodischen Einschränkungen und Fehlermöglichkeiten sollte die Wedgedruck-Messung auch bei Patienten mit PEEP-Beatmung vorgenommen werden; Änderungen des pulmonalkapillären Verschlußdruckes sind auch bei ihnen als Indikator der kardialen Situation verwertbar. Eine Veränderung der Beatmungsform zur Wedgedruck-Messung kann im Hinblick auf eine drohende Hypoxämie nicht in Kauf genommen werden.

Katheterausschläge

Die Kontraktionen des rechten Ventrikels beschleunigen den Flüssigkeitsspiegel im Katheter, was peitschenartige Bewegungen des Katheters auslösen kann. Die daraus resultierenden Schwankungen bei der Druckschreibung führen mitunter zu einer fehlerhaften Wedgedruckablesung.

Katheterfehllagen, „Überwedgen" und exzentrische Ballonfüllung

Durch Abgleiten des Katheters in die Peripherie kann es zum sog. „Überwedgen" bzw. einer Impaktion des aufgeblasenen Ballons in einer Position, in der der Wedgedruck den pulmonalarteriellen diastolischen Druck übersteigt, kommen. Als Ursache hierfür ist in erster Linie die Umgebungstemperatur im Körperinnern anzuführen, die zu einer Erwärmung des Katheters führt und diesen weicher und dadurch flexibler macht. Wird der Katheter kontinuierlich gespült, zeigt sich das „Überwedgen" als Abweichung vom normalen Druckverlauf (vgl. Abb. 5); der Druck nimmt kontinuierlich zu.

In der a.-p.-Röntgenaufnahme des Thorax zeigt sich die Fehllage der Katheterspitze in der Entfernung vom Mediastinum (bei Dislokation > 5 cm vom Mediastinum entfernt).

Ein anderer indirekter Hinweis für eine Katheterfehllage ist das Volumen, mit dem der Ballon zum „Wedgen" angefüllt werden muß: Fällt es im Verlauf der Untersuchung ab, ist von einer zu peripheren Katheterlage auszugehen. In diesen Fällen muß der Katheter zurückgezogen werden; ein zu weit eingeschwemmter PA-Katheter kann Blutungen oder einen Lungeninfarkt verursachen. Füllt sich der Ballon nicht gleichmäßig rund, sondern exzentrisch auf, besteht ebenfalls die Gefahr einer Katheterdislokation: Die Katheterspitze kann in einen kleinen Seitenast der Pulmonalarterie geraten und diese verschließen oder so an eine Gefäßwand anliegen, daß es zur Verlegung des Gefäßlumens und zur Einklemmung des Ballons kommt. Dies kann nicht nur zum „Überwedgen", sondern auch zu einer Infarzierung des betroffenen Lungensegments führen. Liegt die Katheterspitze nicht in Zone III (vgl. Abb. 6), kommt es ebenfalls zu Fehlbestimmungen; es werden, insbesondere bei beatmeten Patienten, erhöhte Verschlußdrücke registriert.

Komplikationen

Vorbemerkungen: Der PA-Katheter liefert eine Reihe physiologischer Daten, die für die Überwachung kritisch Kranker essentiell sind. Er hat daher in der intensivmedizinischen Behandlung heute einen festen Stellenwert. Die Insertion eines PA-Katheters (s. S. 601 f.) kann als standardisiertes, technisch relativ einfaches Verfahren angesehen werden. Diese Aussage darf jedoch nicht darüber hinwegtäuschen, daß es eine Reihe ernstzunehmender Komplikationen gibt.

Die Morbidität nach PA-Katheterinsertion wird mit 20 – 50%, die Mortalität mit 0 – 4% angegeben.

Komplikationen bei der Venenpunktion (s. S. 317)

Thrombosen

In bis zu 2/3 der Fälle kommt es nach Katheterisierung der V. jugularis interna zu einer partiellen Thrombose des Gefäßes. Selten sind Verschlüsse der oberen Hohlvene mit Einflußstauungen aus der oberen Körperhälfte (V.-cava-superior-Syndrom). Die meisten Thrombosen verlaufen asymptomatisch; genaue Zahlen über die Inzidenz von Lungenembolien liegen nicht vor. Symptomatische Thrombosen stellen eine Indikation für eine niedrig dosierte Lysetherapie mit Streptokinase oder Urokinase dar.

Infektionen

Eine Kathetersepsis nach PA-Katheterinsertion tritt mit einer Häufigkeit von ca. 2% auf. Bakterienkolonisationen an der Katheterspitze lassen sich öfter nachweisen, gefährdet sind v. a. Patienten mit anderen Infektionsherden. Zur Vermeidung von Infektionen muß beim Legen und Verbinden des Katheters strikt auf Sterilität geachtet werden. Die Inzidenz von Infekten bleibt gering, wenn der Katheter innerhalb von 72 h nach der Insertion wieder entfernt wird. Obwohl der Nachweis, daß die Inzidenz von Infektionen durch regelmäßigen Katheterwechsel gesenkt werden kann, nicht mit Sicherheit erbracht werden konnte, gilt die Empfehlung, den PA-Katheter alle 3 Tage auszutauschen. Sofern es keinen Hinweis für eine Infektion gibt und die Punktion einer anderen Vene Schwierigkeiten bereitet, kann der alte Gefäßzugang zur Insertion des neuen Katheters benutzt werden; der Katheterwechsel kann über einen (über den alten PA-Katheter inserierten) Führungsdraht vorgenommen werden. Die Infektionsrate von PA-Kathetern, die über die Kubitalvene eingebracht werden, ist höher als bei anderen Gefäßzugängen. Entwickelt sich bei liegendem PA-Katheter eine Sepsis, sollte dieser unverzüglich entfernt und die Katheterspitze zur bakteriologischen Untersuchung eingeschickt werden. Bis zum Vorliegen des Befundes gilt es, andere potentielle Infektionsquellen auszuschließen. Sind Bakterienkulturen angelegt, kann mit einer Breitbandantibiotikatherapie begonnen werden. Ist der potentiell infizierte PA-Katheter für die Intensivüberwachung unverzichtbar, muß ein neuer Katheter über einen anderen Zugang eingeschwemmt werden.

Herzrhythmusstörungen

Ventrikuläre Arrhythmien (Extrasystolen, nicht übergeleitete Tachykardien), die während der Passage des Katheters durch den rechten Ventrikel mechanisch ausgelöst werden, sind ein häufiges Phänomen bei der Katheterinsertion. Sie bilden sich gewöhnlich spontan zurück, sobald der Katheter in der Pulmonalarterie zu liegen kommt.

Vorhofarrhythmien und transiente Rechtsschenkelblockbilder werden ebenfalls beschrieben. In der Mehrzahl der Fälle bleiben sie asymptomatisch und bilden sich spontan zurück.

Die Gefahr eines Kammerflimmerns oder Herzstillstands ist jederzeit gegeben; Lidocain und ein Defibrillator müssen bei Insertion eines PA-Katheters daher immer bereitliegen. Auch beim Entfernen des Katheters kann es zu nicht übergeleiteten ventrikulären Tachykardien kommen.

Besondere Vorsicht ist bei Patienten mit einem vorbestehenden Linksschenkelblock geboten; hier besteht die Gefahr, daß sich beim Einschwemmen des Katheters ein kompletter Herzblock ausbildet. Einige Autoren empfehlen, bei solchen Patienten vor der Katheterinsertion prophylaktisch einen Herzschrittmacher zu legen.

Herzklappenläsionen

Beim Vorschieben des PA-Katheters kann es zu Endothelläsionen an der Trikuspidal- oder Pulmonalklappe kommen; vereinzelt wurden Rupturen der Chordae tendineae mit nachfolgender Pulmonalinsuffizienz beschrieben; häufiger sind sterile Vegetationen an den Herzklappen sowie durch mechanisch gesetzte Läsionen begünstigte bakterielle Endokarditiden.

Lungeninfarkt

Die Gefahr segmentaler Lungeninfarkte ist v. a. dann gegeben, wenn die Katheterspitze zu weit nach distal disloziert oder der Ballon größere Pulmonaläste okkludiert. Andere Ursachen von Lungeninfarkten infolge PA-Katheterinsertion sind embolische Gefäßverschlüsse durch Thromben, die sich an der Katheterspitze bilden und lösen.

Ein Lungeninfarkt manifestiert sich röntgenologisch typischerweise in Form einer keilförmigen Verschattung distal der Katheterspitze, klinisch charakteristisch sind Hämoptysen.

Pulmonalarterienruptur

Eine Perforation der A. pulmonalis durch einen PA-Katheter ist eine seltene, aber fatale Komplikation. Hämoptysen können erste Anzeichen einer drohenden Pulmonalarterienruptur sein, die in ihrem Vollbild zu Bluterbrechen (Hämatemesis) oder einer massiven intrathorakalen Blutung führt. Als Mechanismen, die zu einer Pulmonalarterienruptur führen, werden postuliert: das zu starke Füllen des Ballons, eine exzentrische Ballonfüllung, bei der die Katheterspitze abweicht und die Gefäßwand seitlich durchstößt oder einen Seitenast verletzt, und das forcierte Vorschieben des Katheters (bei nicht entfaltetem Ballon).

Besonders gefährdet sind Patienten mit pulmonaler Hypertonie und pathologischen Gefäßveränderungen.

Hämoptysen und typische Lungenverschattungen können zum einen Zeichen eines manifesten Lungeninfarktes sein, zum anderen eine drohende Pulmonalarterienruptur anzeigen. Treten Hämoptysen auf, sollte der PA-Katheter unverzüglich zurückgezogen und nach Möglichkeit ganz entfernt werden. Bei

Bluterbrechen oder intrathorakalen Blutungen ist eine chirurgische Intervention unausweichlich. Nicht immer gelingt es, die Perforationsstelle zu identifizieren und zu übernähen, oder den blutenden Seitenast der A. pulmonalis zu ligieren. Liegt die Ruptur tiefer im Lungenparenchym, kann eine Lobektomie oder Pneumonektomie zur notfallmäßigen Blutstillung erforderlich werden.

Ausdrücklich wird darauf hingewiesen, daß zur Vermeidung von Verletzungen der A. pulmonalis Lageveränderungen des PA-Katheters mit äußerster Vorsicht vorgenommen werden müssen.

Knotenbildung des Katheters

Das Verschlingen des Katheters um seine eigene Achse oder mit anderen (z. B. zentralvenösen) Kathetern kann zu Knotenbildungen (v. a. im rechten Ventrikel, prinzipiell aber auch in der Pulmonalarterie) führen. Hat sich der Knoten in einem englumigen Katheter (5 Charr) fest zusammengezogen, gelingt es mitunter, den Katheter samt Knoten zurückzuziehen und zu entfernen. Es gibt eine Reihe von Tricks, einen Katheter zu entwirren oder verknotete Katheter zu ziehen, z. B. indem man einen flexiblen Führungsdraht über das distale Katheterlumen einführt. Bei größeren Kathetern oder merklichem Widerstand beim Versuch, den Katheter zurückzuziehen, ist eine chirurgische Intervention in der Regel unausweichlich.

Ballonruptur

Wird derselbe Katheter mehrmals verwendet, kommt es nicht selten zur Ruptur des Ballons. Grundsätzlich muß der Ballon vor dem Einschwemmen des Katheters durch Luftinsufflation auf seine Dichtigkeit überprüft werden, der gleiche Katheter sollte nicht mehr als 2- bis 3mal benutzt werden. Ist der Ballon geplatzt, kann zwar der Pulmonalarteriendruck, nicht aber der pulmonalkapilläre Verschlußdruck bestimmt werden. Darüber hinaus verliert der Katheter seine Schwimmeigenschaften. Die bei Ruptur aus dem Ballon in den zentralen Kreislauf freigesetzte Luftmenge von ca. 1 ml bleibt i. allg. ohne Folgen, sofern kein Rechts-links-Shunt besteht. Bei bekanntem oder vermutetem Shunt muß wegen der Gefahr einer Luftembolie bei einer möglichen Ballonruptur CO_2 zur Ballonfüllung verwendet werden.

Weitere Komplikationen

Intrathekale oder intrapleurale Katheterlagen, die Entwicklung eines Pneumoperitoneums, paradoxe Embolien, Dislokationen von Schrittmacherelektroden, Osteomyelitiden der Klavikula, das Einklemmen des Katheters in eine Naht nach Herzoperationen sowie das Auftreten systolischer Herzgeräusche sind mögliche, insgesamt aber sehr seltene Komplikationen, die im Zusammenhang mit PA-Katheterinsertionen beschrieben worden sind.

Linksherzkatheter

Zur direkten Ableitung des Druckes im linken Vorhof kann im Rahmen kardiochirurgischer Eingriffe ein flüssigkeitsgefüllter Katheter über eine Pulmonalve-
ne in den linken Vorhof eingeführt werden. Damit entfallen die im vorherigen
Abschnitt angeführten Einschränkungen bei der Bestimmung des mittleren
linksatrialen Druckes bzw. LVEDP mittels Pulmonalarterienkatheter. Unter
Kenntnis des mittleren linksatrialen Druckes läßt sich der LVEDP bestimmen.
Dieser wiederum ist ein Indikator für das linksventrikuläre Preload. Das Verhältnis zwischen linksatrialem und (enddiastolischem) linksventrikulärem
Druck wird allerdings durch Herzvitien, Herzrhythmusstörungen (v. a. Tachy-
kardien) oder Veränderungen der ventrikulären Compliance verfälscht (vgl.
S. 598 ff.).

Wegen der Gefahr von Luftembolien und arterieller Thromben müssen Katheter im linken Vorhof mit äußerster Sorgfalt behandelt werden; eine Applikation von Medikamenten oder Infusionen über diese Katheter verbietet sich.
Linksherzkatheter dürfen erst nach Aspiration gespült und wegen Emboliege-
fahr bei Verstopfung nicht „geflushed" werden.

Wegen der Gefahr einer Nachblutung empfiehlt es sich, einen Katheter im
linken Vorhof, der prinzipiell einige Tage belassen werden kann, zu entfernen,
bevor die Mediastinaldrainagen gezogen werden. Nach Entfernen des Katheters muß der Patient zumindest 2 h strikte Bettruhe einhalten. Eine Röntgen-
kontrollaufnahme des Thorax (einige Stunden nach Entfernen des Katheters)
ist obligatorisch.

Messung des Herzzeitvolumens (HZV)

Vorbemerkungen: Die Messung des HZV dient zum einen zur Evaluation der
Herzarbeit (Fähigkeit, den metabolischen Anforderungen des Körpers nachzukommen), zum anderen kann der Erfolg therapeutischer Maßnahmen zur Verbesserung der Herzarbeit überprüft werden. Zur Bestimmung des HZV in
praxi wird gewöhnlich der Blutfluß mit der Thermodilutionstechnik gemessen.
Das HZV kann dabei als Absolutwert in l/min oder als Herzindex in
l/min/m^2 (Körperoberfläche) angegeben werden.

Ficksche Methode

Zur Bestimmung des HZV nach der Fickschen Methode wird der Sauerstoffverbrauch des Patienten als Referenzgröße herangezogen. Zur Bestimmung des
Sauerstoffverbrauchs muß der Patient Luft aus einem Douglas-Beutel mit defi-

niertem Volumen und bekannter Sauerstoffkonzentration (F_IO_2) einatmen und in einen anderen Beutel ausatmen. Ein- und Ausatemzeit zur Bestimmung des Atemminutenvolumens werden ebenfalls registriert. Der Sauerstoffverbrauch ($\dot{V}O_2$) läßt sich nach Gleichung (2), das HZV nach Gleichung (3) bestimmen:

$$\dot{V}O_2 = (F_IO_2 \cdot V_I) - (F_EO_2 \cdot V_E) \ . \qquad (2)$$

F_IO_2: Sauerstoffkonzentration der eingeatmeten Luft,
F_EO_2: Sauerstoffkonzentration der ausgeatmeten Luft,
V_I: Atemminutenvolumen bei Inspiration,
V_E: Atemminutenvolumen bei Exspiration.

$$HZV = \frac{\dot{V}O_2}{C_aO_2 - C_vO_2} \qquad (3)$$

C_aO_2: Arterielle Sauerstoffkonzentration,
C_vO_2: Sauerstoffkonzentration im gemischtvenösen Blut.

Anmerkung: Eine genaue Berechnung des HZV nach der Fickschen Methode setzt voraus, daß der Sauerstoffverbrauch sowie die arterielle und gemischtvenöse Sauerstoffkonzentration des Blutes exakt bestimmt werden, Sauerstoffverbrauch und Blutfluß konstant sind und keine arteriovenösen Shunts vorliegen.

Dilutionsmethode

Als Indikatoren zur Dilution werden entweder Farbstoffe oder eine eisgekühlte 5%ige Glukoselösung benutzt. Nach Bolusinjektion des Indikators bekannter Konzentration bzw. Temperatur in eine zentrale Vene, bzw. über das proximale Lumen eines PA-Katheters in den rechten Vorhof, wird die Veränderung der Farbstoffkonzentration bzw. Temperatur stromabwärts (bzw. am distalen Ende des PA-Katheters) über die Zeit registriert. Geht man von einer vollständigen Durchmischung des Blutes mit dem Indikator aus, wird die Konzentrations- bzw. Temperaturveränderung am distalen Meßpunkt von Null (Blut ohne Indikator) auf ein Maximum ansteigen und dann graduell absinken. Die Konzentrationsveränderungen können bei kontinuierlicher Messung über die Zeit graphisch aufgezeichnet werden (Abb. 7). Der Blutfluß läßt sich dabei aus dem Verhältnis zwischen der injizierten Indikatorkonzentration bzw. Basistemperatur und der Fläche unter der Dilutionskurve errechnen.

Farbstoffverdünnungsmethode

Als Farbstoff zur Messung des HZV wird gewöhnlich Indozyanin-Grün (z. B. Kardiogreen) verwendet. 5 mg des Farbstoffs werden in 1 ml G 5% aufgelöst

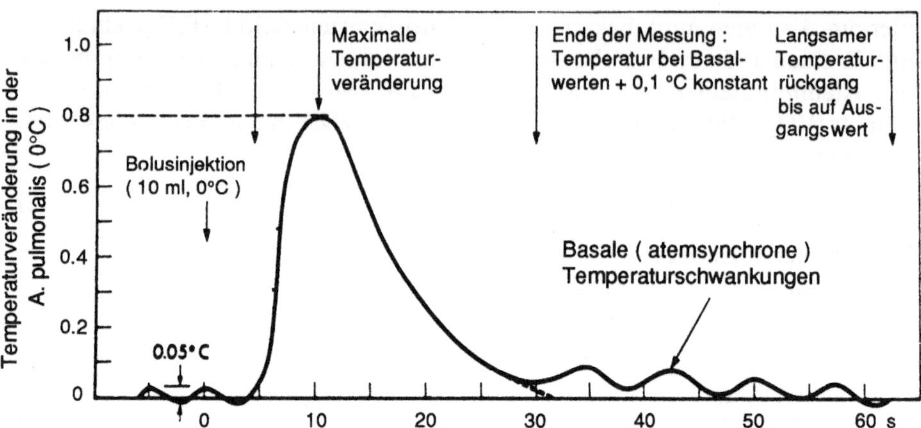

Abb. 7. Die Thermodilutionskurve zeigt einen normalen Temperaturverlauf mit guter Signalwiedergabe: Der Temperaturspitzenwert ist 16mal höher als der Basalwert. Dieser ist gewissen Temperaturschwankungen unterworfen, die zeitweise 0,1 °C erreichen. Bei hyperdynamischer Kreislaufsituation ist die maximale Temperaturveränderung selten größer als 0,4 °C. Um eine verwertbare Dilutionskurve zu erhalten, muß das Injektat in diesem Fall auf 0 °C gekühlt sein. Die rechnerische Integration wird beendet, wenn die Temperatur auf einen Basalwert von 0,1 °C zurückkehrt und der Kurvenverlauf wieder die typischen atemsynchronen Schwankungen zeigt. Es wird nicht abgewartet, bis die Temperatur völlig bis auf die Ausgangswerte abgefallen ist; aufgrund der Zumischung des kalten Injektats kommt es zu einem vorübergehenden Shift der Basaltemperatur

und in eine zentrale Vene injiziert. Peripher wird kontinuierlich arterielles Blut abgenommen und die Farbstoffkonzentration der Blutproben durch einen optischen Densitometer bestimmt. Aus den Meßwerten läßt sich eine Dilutionskurve, die Anstieg und Abfall der Farbstoffkonzentration zeitlich wiedergibt, aufzeichnen und das HZV, wie oben angegeben, bestimmen.

Die Konfiguration der Kurve läßt Rückschlüsse auf das Vorhandensein von Shunts zu (Anwendung z. B. als Verlaufskontrolle nach Korrektur von Herzfehlern): Bei intrakardialem Rechts-links-Shunt taucht der Farbstoff sehr früh in der Peripherie auf, was den aufsteigenden Teil der Farbstoffkonzentrationskurve in typischer Weise verändert. Bei Links-rechts-Shunts ist dagegen infolge Rezirkulation von Farbstoff im Lungenkreislauf die maximale Farbstoffkonzentration vergleichsweise niedrig, was den absteigenden Kurventeil verändert. Eine akkurate Bestimmung des HZV durch die Farbstoffverdünnungsmethode setzt einen konstanten Blutfluß, die komplette Durchmischung des Farbstoffs mit dem Blut und eine gleichmäßige, luftblasenfreie Abnahme der Blutproben voraus. Eine Akkumulation von Farbstoff infolge zu schnell wiederholter Messungen führt zu Fehlbestimmungen. (*Die chromodiagnostischen Verfahren zur Bestimmung des HZV können heute unblutig durchgeführt werden; die Farbstoffkonzentrationen werden von Sensoren am Ohr registriert. Ferner gibt es PA-Katheter mit speziellen Fiberoptiken zur densitometrischen Bestimmung der Farbstoffkonzentration. In praxi werden chromodiagnostische Verfahren kaum angewandt.)

Thermodilution

Die Thermodilution ist die klinisch bei weitem verbreitetste Methode zur Messung des HZV. Durch das proximale Lumen eines PA-Katheters wird ein Bolus kalter Flüssigkeit (gewöhnlich G 5%) in den Blutstrom injiziert und die Temperatur stromabwärts im Bereich des distalen Katheterendes mit einem Thermistor kontinuierlich registriert und graphisch aufgezeichnet. Der Indikator hat gewöhnlich eine Temperatur von 0 oder 4 °C, prinzipiell können auch Injektate von Raumtemperatur verwendet werden. Die Thermodilutionsmethode hat sich in der klinischen Anwendung als exakt erwiesen: Das errechnete HZV stimmt mit den nach der Fickschen Gleichung oder der Farbstoffverdünnungsmethode ermittelten Werten weitgehend überein, signifikante Abweichungen (>10%) sind selten.

Fehlerquellen bei der Bestimmung des HZV durch Thermodilution

Voraussetzung für eine exakte Bestimmung des HZV mit der Thermodilutionsmethode ist, daß die Körperkerntemperatur bzw. die Temperatur des Blutes in der Pulmonalarterie und die des Injektats genau gemessen wird und die Injektion schnell und kontinuierlich erfolgt. Die Meßgenauigkeit kann durch verschiedene Faktoren beeinträchtigt werden; Fehler ergeben sich z. B., wenn der Thermistor an der Gefäßwand anliegt oder es während der Messungen zu respiratorischen Veränderungen oder zu einer Erwärmung der Indikatorflüssigkeit kommt. Letzteres kann während der Injektion oder durch Aquilibrierung im Blutstrom (z. B. infolge Rezirkulation im kleinen Kreislauf bei Shunts) vorkommen. Bei Trikuspidal- oder Pulmonalklappeninsuffizienz und intrakardialen Shunts sind Messungen des HZV mit der Thermodilutionstechnik von vornherein unzuverlässig.

Technische Durchführung

- Abkühlen einer mit 10 ml G 5% gefüllten Spritze im Kältebad auf 0 °C. Die Temperatur des Injektats vor der Applikation muß genau bekannt sein; es empfiehlt sich, die Ausgangstemperatur mit einem unmittelbar vor den Katheter geschalteten zusätzlichen Thermometer zu Beginn der Messungen zu kontrollieren. Alternativ kann zusammen mit der Injektionsspritze eine Kontrollspritze ins Eisbad gelegt werden, deren Temperatur dann zum Zeitpunkt der Indikatorapplikation als Referenzwert bestimmt wird.
- Kalibrierung: Jede Meßeinrichtung bzw. jeder Thermodilutionsrechner hat einen Kalibrierungsfaktor, der entsprechend eingegeben werden muß.
- Überprüfung der Katheterlage: Bei korrekter Position erscheint die ungedämpfte Pulmonalarteriendruckkurve am Monitor (vgl. Abb. 5).
- Rasche Injektion des Kältebolus (innerhalb von 4 s).
- Aufzeichnen der Temperaturkurve: Moderne Thermodilutionsrechner können die Temperaturkurve auf einem Aufzeichnungsgerät on line darstellen (s. Abb. 7).

– Ermittlung des HZV als Mittelwert aus 3 aufeinanderfolgenden Messungen.
– Fehlersuche: Unterscheiden sich die Werte der einzelnen Messungen um mehr als 10%, müssen mögliche Fehler gesucht und die Messungen wiederholt werden. Dasselbe gilt, wenn der Meßwert konträr zum klinischen Zustand des Patienten ist. Messungen mit irregulärem Kurvenverlauf oder initial stark verzögerter Temperaturveränderung sollten ebenfalls annulliert werden.

Andere Verfahren zur Bestimmung des HZV

Außer den genannten Methoden zur Bestimmung des HZV stehen eine Reihe anderer Techniken zur Verfügung, von denen die direkten intraoperativen elektromagnetischen oder Doppler-sonographischen Blutstrombestimmungen in der Aorta die genauesten Werte liefern. Interessante Zukunftsperspektiven bieten v. a. die nichtinvasiven, rechnergestützten, echokardiographischen Analysen: Durch eine zweidimensionale Erfassung von Schnittebenen in der Aorta und Doppler-echokardiographische Blutflußgeschwindigkeitsmessungen können Berechnungen des HZV angestellt werden.

Messung der gemischtvenösen Sauerstoffsättigung

Die gemischtvenöse Sauerstoffsättigung des Blutes wird häufig als Indikator der Gewebeperfusion und -oxygenation herangezogen. Darüber hinaus sind exakte Messungen der gemischtvenösen Sauerstoffsättigung Voraussetzung für die Berechnung des HZV nach der Fickschen Methode und die Bestimmung intrapulmonaler Shunts.

Bei gesunden Personen kann von einer guten Korrelation zwischen Sauerstoffsättigung und Gewebeperfusion ausgegangen werden; bei Patienten mit Hypotension, vermindertem HZV oder Sepsis trifft dies nur bedingt zu. Bei kritisch Kranken ist von erheblichen regionalen Unterschieden der Gewebeperfusion auszugehen, welche sich in der gemischtvenösen Sauerstoffsättigung nicht widerspiegeln.

Wegen der z. T. erheblichen regionalen Unterschiede sollte die gemischtvenöse Sauerstoffsättigung in der Pulmonalarterie, nicht in der V. cava superior oder inferior bestimmt werden. Zur Bestimmung der gemischtvenösen Sauerstoffsättigung kann entweder Blut über das distale Lumen eines PA-Katheters abgezogen und mittels Oxymeter analysiert oder direkt vor Ort durch einen in den PA-Katheter integrierten fiberoptischen Sensor aufgezeichnet werden. Bei der zuerst genannten Methode muß das Blut langsam bei nichtentfaltetem Ballon abgenommen werden, um eine „Arterialisation" der Probe (*durch Aspiration arteriellen Blutes aus dem Lungenkreislauf) zu vermeiden. Die ersten

2,5 ml der Probe müssen als „Totraumvolumen" des Pulmonaliskatheters verworfen werden.

Mit Fiberoptik kann die gemischtvenöse Dauerstoffsättigung kontinuierlich aufgezeichnet werden. Ein Abfall der Sauerstoffsättigung zeigt eine Verminderung der Gewebeperfusion an und ist somit ein indirekter Hinweis für einen Abfall des HZV. Umgekehrt sprechen ansteigende Sauerstoffsättigungen für eine Verbesserung der Gewebeperfusion bzw. des HZV. Schon leichte Veränderungen sind bei kritisch kranken Patienten abklärungsbedürftig, d. h. zusätzliche Messungen z. B. des HZV indiziert, ehe therapeutische Entscheidungen gefällt werden.

Pulsoxymetrie (transkutane Messung der Sauerstoffsättigung)

In der klinischen Anwendung verbreitet sind heute transkutane Sensoren zur kontinuierlichen Messung der peripheren Sauerstoffsättigung, die einen nützlichen Indikator der Gewebeperfusion und damit der Herzarbeit im Krankheitsbzw. Behandlungsverlauf darstellen. Die Meßgenauigkeit der an der Fingerspitze oder dem Ohrläppchen angebrachten Sensoren ist mit der unter Standardbedingungen vorgenommenen Bestimmung einer arteriellen Blutgasanalyse nicht vergleichbar. Bei groben Veränderungen eines durch Oberflächensensoren bestimmten Wertes sollte daher stets eine Blutgasanalyse zur Kontrolle erfolgen, ehe therapeutische Konsequenzen gezogen werden.

Ableitbare Meßgrößen

Aus den physiologischen Parametern, die mit den genannten, größtenteils invasiven Methoden bestimmt werden können, lassen sich eine Reihe weiterer Daten ableiten, die Rückschlüsse auf die Herzfunktion zulassen.

Mittlerer Aortendruck ($p_{Ao(m)}$)

$$p_{Ao(m)} = \frac{DP + (SP - DP)}{3} \; ; \tag{4}$$

SP: *s*ystolischer Blut*d*ruck,
DP: *d*iastolischer Blut*d*ruck.

Anmerkung: Analog kann der mittlere Pulmonalarteriendruck errechnet werden.

Systemischer Gefäßwiderstand
(engl.: systemic vascular resistance = SVR)

Der systemische Gefäßwiderstand (SVR) ist ein Indikator für das Afterload bzw. den Widerstand, den der linke Ventrikel bei der Ejektion überwinden muß.

$$SVR = \frac{(p_{Ao(m)} - MAP) \cdot 80}{HZV} \ . \tag{5}$$

MAP: mittlerer arterieller Blutdruck.

Der Widerstandsindex ist der auf den Herzindex (HI) bezogene Wert des systemischen Gefäßwiderstands. Er beträgt unter physiologischen Bedingungen $1300 - 1900 \, dyn/s/cm^{-5}/m^2$. Analog kann der pulmonale Gefäßwiderstand bzw. der Index des pulmonalen Gefäßwiderstands (PVRI) errechnet werden:

$$PVRI = \frac{MPAP - MLAP \cdot 80}{HI} = \frac{(MPAP - PCWP) \cdot 80}{80} \ . \tag{6}$$

Anmerkung: Der mittlere Druck im linken Vorhof (MLAP) wird dabei mit dem pulmonalkapillären Wedgedruck (PCWP) gleichgesetzt. Der Indexwert beträgt unter Normalbedingungen $100 - 240 \, dyn/s/cm^{-5}/m^2$.

Sauerstoffgehalt des Blutes

Der Sauerstoffgehalt im arteriellen (C_aO_2) oder gemischtvenösen Blut (C_vO_2) kann anhand der Hämoglobinkonzentration und Sauerstoffsättigung (S_aO_2 bzw. S_vO_2) bestimmt werden:

$$C_aO_2 = pO_2 \cdot 0,0031 + \text{Hämoglobinkonzentration} \cdot S_aO_2 \cdot 1,34 \ . \tag{7}$$

0,0031: Lösungskoeffizient des Sauerstoffs im Plasma,
1,34:   Menge [ml] des an Hämoglobin gebundenen Sauerstoffs bei vollständiger Sauerstoffsättigung des Hb.

Alveoloarterielle Sauerstoffdifferenz ($D_{Aa}O_2$)

Der Sauerstoffpartialdruck in den Alveolen (p_AO_2) läßt sich mit folgenden Formeln bestimmen:

$$A\text{-}aDO_2 = p_AO_2 - pCO_2 \ , \tag{8}$$

$$p_AO_2 = F_IO_2 \cdot (\text{Barometerdruck} - 47) - p_ACO_2 \ . \tag{9}$$

F_IO_2:   Sauerstoffanteil der eingeatmeten Luft,
p_ACO_2: Kohlendioxidpartialdruck in den Alveolen ($\triangleq P_aCO_2$),
47:   Wasserdampfdruck [mmHg],
Barometerdruck in Meereshöhe $\triangleq 760 \, mmHg$.

Intrapulmonales Shuntvolumen

Die intrapulmonale Shuntfraktion (QS/QT) wird nach der folgenden Formel berechnet:

$$\frac{QS}{QT} = \frac{C_cO_2 - C_aO_2}{C_cO_2 - C_vO_2} \cdot 100 \ . \tag{10}$$

QS: Shuntflußrate ($\triangleq$ Blutfluß im Bereich nichtbelüfteter Alveolen),
QT: gesamte Blutflußrate ($\triangleq$ HZV),
C_cO_2: Sauerstoffgehalt des pulmonalkapillären Blutes,
C_aO_2: arterieller Sauerstoffgehalt,
C_vO_2: Sauerstoffgehalt im gemischtvenösen Blut.

Anmerkung: Unter der Annahme, daß es zu einer völligen Äquilibrierung des pulmonalkapillären Blutes mit der Alveolarluft kommt, gilt: $C_cO_2 = p_aO_2 = p_AO_2$.

Zukunftsperspektiven

Neben den genannten Methoden befindet sich eine Reihe von weiteren Untersuchungstechniken in Entwicklung bzw. klinischer Erprobung, die hinsichtlich des intraoperativen Monitorings der Herzfunktion wie auch der postoperativen Überwachung der Patienten auf der Intensivstation Verbesserungen erwarten lassen.

Interessante Zukunftsaspekte werden insbesondere von der zweidimensionalen Echokardiographie erwartet, mit der das Herz ausgemessen bzw. das Herzvolumen bestimmt werden kann. Dies ermöglicht eine sehr genaue Berechnung des linksventrikulären Preloads. Mit der Doppler-Echokardiographie lassen sich heute Blutflußgeschwindigkeit, Herzvitien und intrakardiale Shunts quantifizieren. Die Sonomikrometrie ist ein modernes Verfahren, bei dem sich mit Hilfe intraoperativ an der Herzoberfläche angebrachter Kristalle die Herzkammern intra- und postoperativ exakt ausmessen und das linksventrikuläre Preload genau bestimmen lassen. Des weiteren stehen heute Radionuklidtechniken zur Verfügung, die mit Isotopen mit sehr kurzer HWZ arbeiten. Damit können Herzvolumen und Auswurffraktion intra- wie postoperativ ebenfalls bestimmt bzw. in kurzen Zeitabständen kontrolliert werden.

Zusammenfassung

Die Überwachung der Herz-Kreislauf-Funktion kritisch kranker Patienten ist in den letzten Jahren zunehmend komplexer und mit der Entwicklung und Einführung computergestützter Techniken in den Klinikbetrieb komplizierter geworden. Es darf nicht übersehen werden, daß die in ihrer Mehrzahl invasiven Untersuchungsmethoden eine Reihe von Risiken bergen und mit einer entsprechenden Morbidität und Mortalität verbunden sind. Die zweifellos zur Überwachung kritisch Kranker nützlichen physiologischen Daten und Meßwerte müssen stets auf ihre Reliabilität, d. h. dahingehend überprüft werden, ob sie mit dem klinischen Bild in Einklang stehen oder auf technische Fehler zurückzuführen sein könnten. Vor blindem Vertrauen gegenüber der Technik wird gewarnt.

Literatur

Bruner JMR, Krenis LJ, Kunsman JM, Sherman AP (1981) Comparison of direct and indirect methods of measuring arterial blood pressure. Med Instrum 15/1:11

Gardner RM (1981) Direct blood pressure measurement − dynamic response requirements. Anesthesiology 54:227

Hudson-Civetta J, Banner TEC (1983) Intravascular catheters: Current guidelines for care and maintenance. Heart Lung 12/5:466

Kirkendall WM, Feinleib M, Freis ED, Mark AL (1980/81) Recommendations for human blood pressure determination by sphygmomanometers. AHA Committee Report Subcommittee of the AHA Postgraduate Education Committee, 1980−81

Levett JM, Replogle RL (1979) Thermodilution cardiac output: a critical analysis and review of the literature. J Surg Res 27:392

Moser KM, Spragg RG (1983) Use of the balloon-tipped pulmonary artery catheter in pulmonary disease. Ann Intern Med 98:53

O'Quin R, Marini JJ (1983) Pulmonary artery occlusion pressure: Clinical physiology, measurement and interpretation. Am Rev Respir Dis 128:319

Raper R, Sibbald WJ (1986) Misled by the wedge? The Swan-Ganz catheter and left ventricular preload. Chest 89:427

Robin ED (1985) The cult of the Swan-Ganz catheter. Overuse and abuse of pulmonary flow catheters. Ann Intern Med 103:445

Swan HJC, Ganz W, Forrester J, Marcus H, Diamond G, Chonette D (1970) Catheterization of the heart in man use of a flow-directed balloon-tipped catheter. N Engl J Med 283:447

Swan HJC, Ganz W (1983) Hemodynamic measurements in clinical practice: A decade in review. J Am Coll Cardiol 1:103

Wiedemann HP, Matthay MA, Matthay RA (1984) Cardiovascular-pulmonary monitoring in the intensive care unit, part 1 and 2. Chest 85:537, 656

21 Patiententransport

C. R. WATTERS

Die Verbesserungen und Erfolge, die in den letzten Jahren bei der Behandlung kritisch kranker Patienten erzielt werden konnten, sind nicht zuletzt auf die Einrichtung überregionaler Schwerpunktkrankenhäuser und Spezialabteilungen zurückzuführen. Um Patienten eine optimale Versorgung zukommen zu lassen, müssen allerdings oft längere Transportwege in Kauf genommen werden, was gerade für intensivstationspflichtige Patienten mit einem nicht unerheblichen Risiko verbunden ist. Dies betrifft nicht nur Verlegungen in andere Kliniken, sondern auch Transporte innerhalb desselben Krankenhauses, z. B. wenn ein Patient von der Intensivstation zu Untersuchungen (z. B. CT) oder in den Operationssaal gebracht werden muß.

Krankentransport außerhalb der Klinik

Die Anzahl der Patienten, die von einem Krankenhaus in eine andere medizinische Einrichtung transportiert werden müssen, ist vergleichsweise gering. Es kommt vor, daß Patienten oder deren Angehörige eine Verlegung aus bestimmten Gründen wünschen, in der Mehrzahl der Fälle geschieht dies allerdings wegen medizinischer Erfordernisse, z. B. wenn ein Patient einer speziellen, vor Ort nicht möglichen Behandlung zugeführt werden soll; schon aus Kostengründen können nicht alle Krankenhäuser über alle medizinischen Einrichtungen und das dazugehörige, entsprechend ausgebildete Personal verfügen.

Indikationen für eine Verlegung (Verlegungskriterien)

Das American College of Surgeons (ACS) und die American Burn Association (ABA) haben spezielle Richtlinien für den Transport von Unfallverletzten und Verbrennungsopfern erarbeitet. Die Bewertungskriterien, in denen anamnesti-

---

Anmerkungen des Übersetzers sind mit * versehen.

Tabelle 1. Schweregradklassifikation von Unfallverletzungen (Auswahl) (American College of Surgeons). (Nach Baker et al. 1974)

Kategorie 1
- Kombinierte Verletzungen (Polytraumen)
- Unkontrollierte Blutungen
- Stumpfe Bauchtraumen mit Hypotension
- Neurochirurgische Verletzungen (Bewußtlosigkeit, Lähmungen, Streck- oder Beugesynergismen)
- Schwere Mittelgesichtsverletzungen
- Instabiler Thorax
- Beckenfrakturen
- Penetrierende Abdominalverletzungen
- Schwere Verletzungen im Bereich des Kopfes, Halses oder der oberen Luftwege

Kategorie 2
- Offene oder geschlossene Frakturen großer Röhrenknochen und Frakturen mit Gelenkbeteiligung
- Weichteilverletzungen mit kontrollierten Blutungen
- (Kopf-)Verletzungen mit kurzer Bewußtlosigkeit
- Rippenserienfrakturen
- Stumpfe Bauchtraumen ohne Hypotension

Kategorie 3
- Unkomplizierte Frakturen
- Verletzungen ohne systemische Auswirkungen (keine Hypotonie, keine Hypovolämie)
- Verletzungen ohne neurologische Defizite
- Brustverletzungen ohne Atemstörungen

Tabelle 2. Schweregradklassifikation von Verbrennungen (American Burn Association)

Kritische Verletzungen
- Zweitgradige Verbrennungen >25% der Körperoberfläche
- Drittgradige Verbrennungen des Gesichtes, der Hände oder Füße
- Drittgradige Verbrennungen >10% der Körperoberfläche
- Verbrennungen mit Komplikationen (z. B. begleitende Atemwegs- oder größere Weichteilverletzungen oder Frakturen)
- Stromverletzungen

Mittelschwere Verletzungen
- Zweitgradige Verbrennungen >15–25% der Körperoberfläche
- Drittgradige Verbrennungen <10% der Körperoberfläche (ausschließlich Gesicht, Hände und Füße)

Leichte Verletzungen
- Zweitgradige Verbrennungen <15% der Körperoberfläche
- Drittgradige Verbrennungen <2% der Körperoberfläche

sche Daten und Befunde der Aufnahmeuntersuchung berücksichtigt sind, basieren auf einem Klassifikationssystem zur Einschätzung der Verletzungsschwere (The ACS Anatomical Injury Categorization; Tabelle 1). Bei Patienten der Kategorie 1 ist ein Transport in ein (regionales) Traumazentrum indiziert; dasselbe trifft für Verletzungen zu, die einer speziellen Versorgung bedürfen, wie z. B. größere Weichteilablederungen, Augenverletzungen, kosmetisch entstellende Läsionen, partielle oder komplette Amputationen von Gliedmaßen, die prinzipiell für eine Replantation in Frage kommen, sowie schwere Verbrennungen. Patienten der Kategorie 2 und 3, die mit 90% den Großteil der notfallmäßig aufgenommen Patienten ausmachen, können auch von Kreiskrankenhäusern bzw. entsprechenden Institutionen, die über das nötige Know-how und genügend Personal zur Erstversorgung und Weiterbehandlung verfügen, versorgt werden. Für Verbrennungsverletzte wurden von der ABA entsprechende Kriterien definiert (Tabelle 2). Patienten mit mittelschweren oder leichten Verbrennungen können prinzipiell in regionalen Einrichtungen behandelt werden, wenn dort ein Allgemein- oder plastischer Chirurg mit der entsprechenden Erfahrung zur Verfügung steht.

Kontraindikationen für eine Verlegung

- Möglichkeit einer adäquaten Versorgung vor Ort gegeben
- Mangel an geeignetem Begleitpersonal (sicherer Transport nicht gewährleistet)
- Kreislaufinstabile Patienten

Planung

Die nachfolgend aufgeführten Richtlinien wurden von der Vereinigung der Amerikanischen Notärzte (American College of Emergency Physicians) definiert:

Patientenversorgung: Ein Patient sollte, außer in den oben genannten Ausnahmen (Kontraindikationen für eine Verlegung), in eine medizinische Einrichtung verlegt werden, die seine adäquate Versorgung gewährleisten kann.

Patientenaufklärung: Wünschen Patienten bzw. deren Angehörige eine Verlegung, die medizinisch nicht notwendig ist, muß der behandelnde Arzt den Patienten bzw. dessen Angehörige über die mit dem Transport verbundenen Risiken aufklären und dies schriftlich dokumentieren.

Verantwortlichkeit: Bei einer Verlegung überträgt der behandelnde Arzt die Verantwortung für den Patienten auf einen Arzt der weiterbehandelnden Klinik. Die Verantwortlichkeit liegt immer bei den involvierten Personen, nicht bei den Institutionen.

Organisation:
- Kontaktaufnahme zwischen behandelndem Arzt und Arzt der weiterbehandelnden Institution: Bestätigung der Patientenübernahme, Informationsaustausch.
- Zeitliche und personelle Planung des Transports: Absprachen zwischen den beteiligten Ärzten, Vorbereitung und Organisation der Durchführung der medizinischen Versorgung und Überwachung des Patienten während des Transports.
- Vorbereitung der Unterlagen (Verlegungsbrief, Befundberichte, Röntgenbilder etc.).

Transportarten

Krankenwagen

Vorteile:
- Verfügbarkeit und geringe Kosten: Krankenwageneinsätze sind nicht an spezielle Zentren gebunden (es besteht z. B. die Möglichkeit, Einzelfahrten abzurechnen). Die Krankenwagenfahrten sind von den Wetterverhältnissen relativ unabhängig und ohne Einschränkungen Tag und Nacht verfügbar.
- Patientenbetreuung: Während des Transports können am Patienten medizinische Maßnahmen ohne wesentliche Behinderungen und Einschränkungen vorgenommen werden.

Nachteile:
- Ausbildungsstand des begleitenden medizinischen Personals (in den USA sog. Paramedics): Ärzte, die im Notfall entscheidende lebensrettende Maßnahmen (z. B. Legen einer Bülau-Drainage oder Tracheostomie) durchführen können, sind in der Regel nicht anwesend. (* Das amerikanische und das deutsche Rettungssystem sind nicht vergleichbar. In Deutschland gibt es ein flächendeckendes *Notarzt*-Wagen-System, in den USA ein wegen der großen räumlichen Entfernungen nur lückenhaftes *Ambulanz*-Car-System mit „Paramedics".)
- Geringe Geschwindigkeit.
- Schlechte Kommunikation: Die (Funk-)Verbindung zwischen Begleitpersonal und Ärzten im Krankenhaus z. B. bei Rückfragen oder Zwischenfällen (Absprache therapeutischer Maßnahmen) ist i. allg. schlecht.

Hubschrauber

Vorteile:
- Geschwindigkeit
- Ausbildung des Begleitpersonals: Notärzte mit intensivmedizinischer Ausbildung

- Möglichkeit, das Standortkrankenhaus (i. allg. ein Haus der Maximalversorgung) vorab zu informieren und entsprechende Vorbereitungen treffen zu lassen bzw. den unverzüglichen krankenhausinternen Weitertransport des Patienten zu organisieren.
- Möglichkeit, sowohl Transporte vom einen zum anderen Krankenhaus vorzunehmen, als auch abgelegene (mit dem Krankenwagen schlecht oder gar nicht zur erreichende) Unfallorte anzufliegen.

Nachteile:
- Hohe Kosten
- Eingeschränkte Einsatzmöglichkeit des Hubschraubers nachts und bei schlechtem Wetter
- Geringe Ausnutzung (die Rückflüge werden in der Regel leer angetreten)
- Hohes Unfallrisiko für das Begleitpersonal
- Eingeschränkte Bewegungsfreiheit: In vielen Helikoptern sind die Beine des Patienten im Heck des Laderaums für den Arzt nicht zugänglich.
- Einflüsse der Höhe auf den Zustand des Patienten (betrifft in stärkerem Maße Transporte mit dem Flugzeug; s. unten)

Flugzeug

Vorteile:
- Große Reichweite (Langstreckentransporte)
- Hohe Geschwindigkeit

Nachteile:
- Einflüsse der Höhe auf den Zustand des Patienten
- Einflüsse von Beschleunigungskräften
- Eingeschränkte Einsatzmöglichkeit bei schlechter Infrastruktur: Es muß ein Flughafen in der Nähe und der Weitertransport gewährleistet sein.
- Eingeschränkte Einsatzmöglichkeit z. B. bei schlechtem Wetter
- Hohe Kosten u. a. (vgl. oben).

Durchführung

Allgemeine Maßnahmen

- Einholen der Übernahmebestätigung des weiterbehandelnden Arztes bzw. der Abteilung, auf die der Patient übernommen werden soll (freies Bett?)
- Überprüfen des aktuellen Zustands des Patienten (ist der Patient verlegungsfähig?)
- Koordination der noch vor dem Transport zu treffenden ärztlichen Anordnungen und Richten der zur Verlegung notwendigen Unterlagen.

Vorbereitung

Anmerkung: Es ist davon auszugehen, daß während des Transports keinerlei Interventionen vorgenommen werden können.

Überprüfung und Sicherstellung der Atmung und Zirkulation (Leitfragen)

- Muß der Patient für den Transport intubiert werden?
- Wieviel Sauerstoff braucht der Patient für den Transport?
- Ist der Patient ausreichend infundiert?
- Ist die kardiale Funktion optimal eingestellt?

Legen von Sonden, Drainagen und Gefäßzugängen (Indikationen)

Magensonde: Intubierte Patienten, Patienten mit Ileus oder Subileus, Patienten mit herabgesetztem Bewußtsein.

Bülau-Drainage: Pneumothorax (obligatorisch), Hämatothorax (fakultativ; Rücksprache mit weiterbehandelndem Arzt).

Urinkatheter: Längere Transporte v. a. bei (poly-) traumatisierten Patienten, Patienten mit großflächigen Verbrennungen sowie Patienten im Schock

Periphere Gefäßzugänge: Zum Transport sollte der Patient mit mindestens 2 Gefäßzugängen zur i.v.-Flüssigkeitszufuhr und Medikamentenapplikation ausgestattet sein. Es ist davon auszugehen, daß während des Transports bzw. beim Umlagern ein Gefäßzugang verstopft bzw. disloziert.

Zentrale Venenkatheter, Pulmonalarterienkatheter und arterielle Gefäßzugänge: Messungen des ZVD, PAP, PCWP oder eine kontinuierliche Ableitung des Blutdruckes zur Überwachung der Hämodynamik und genaueren Einstellung des intravasalen Volumens während des Transports sind bei Patienten mit kardialen Störungen prinzipiell wünschenswert, in praxi aufgrund der ungenügenden technischen Ausstattung des Krankenwagens und der mangelnden Erfahrung des Begleitpersonals aber meist nicht durchführbar.

Unterlagen

Mitzugeben sind neben dem Verlegungsbrief Kopien der Krankenunterlagen (v. a. Verlaufsbögen) und Röntgenaufnahmen (am besten Originale mit Bitte um Rückgabe).

Spezielle Vorkehrungen

- Kreuzen von Blut bei verletzten bzw. blutenden Patienten
- Einwickeln abgetrennter Körperteile in einen sterilen, mit Kochsalz befeuchteten Wundverband und Aufbewahrung des Amputats in einem wasserdichten, gekühlten Behälter (vgl. Kap. 12, S. 403)

– Abnahme und Weiterleiten einer Serumprobe vor Beginn der Infusionstherapie bei potentiellen Organspendern
– Immobilisation von Frakturen bzw. stabile Lagerung von Patienten, bei denen eine Wirbelsäulenverletzung nicht ausgeschlossen ist.

Besondere Aspekte des Lufttransports

Hypoxie: Die Sauerstoffspannung sinkt mit zunehmender Höhe. In 18000 Fuß Höhe (ca. 5500 m) beträgt der Sauerstoffpartialdruck nur 50% des Normalwertes (Referenzpunkt: Meereshöhe); damit kann der Sauerstoffbedarf des Organismus bei normaler Atmung nicht gedeckt werden. Bei Anämie verstärkt sich die Sauerstoffnot. Bei Lufttransporten sollte daher in jedem Fall zusätzlich Sauerstoff mitgeführt werden.

Anmerkung: In Flugzeugen mit modernen Druckausgleichsystemen bleibt der Kabinendruck bis zu einer Höhe von ca. 10000 Fuß (ca. 3000 m) konstant.

Gasausdehnung: Luft kann z. B. im knöchernen Schädel, in nekrotischen Wunden oder im Intestinum eingeschlossen sein. Da sich Gase gemäß dem Boyle-Marriote-Gesetz mit zunehmender Höhe ausdehnen, müssen Lufteinschlüsse vor Transporten in großer Höhe (z. B. mit Thoraxdrainagen oder Magen- bzw. Duodenalsonden) drainiert oder eine bestimmte Flughöhe eingehalten werden. Dasselbe trifft zu für Patienten mit einer Dekompressionskrankheit (* Caissonkrankheit z. B. infolge eines Tauchsportunfalls). Zu beachten und überprüfen ist darüber hinaus die Luftfüllung z. B. von Luftkammerschienen, Schockhosen sowie die Blockung der Endotrachealtuben.

Beschleunigung: Durch Beschleunigungsvorgänge, z. B. während des Starts, kommt es zu Veränderungen der Verteilung des Blutes und anderer Körperflüssigkeiten. Insbesondere sind Patienten mit Hirnödem (Gefahr der akuten Exazerbation) und kardialer Insuffizienz (Gefahr einer akuten kardialen Kompensation) gefährdet.

Angst: Patienten mit Flugangst müssen u. U. während des Fluges sediert werden.

Krankentransport innerhalb der Klinik

Obwohl die Entfernungen von Transporten innerhalb der Klinik (intrahospital) nicht mit denen einer Verlegung von einem Krankenhaus in ein anderes (interhospital) zu vergleichen sind, ist der Aufwand z. B. beim Umlagern des Patienten oft derselbe. Dekompensiert ein Patient im Aufzug, ist man mit denselben

Problemen konfrontiert wie bei einer Reanimation in einem Krankenwagen auf dem Weg zwischen 2 Krankenhäusern. In beiden Fällen ist eine eingehende medizinische Expertise nicht möglich und benötigtes Equipment oft nicht vorhanden. Zudem werden mitunter Patienten, die als nicht verlegungsfähig gelten (bezogen auf interhospitale Transporte), innerhalb der Klinik doch transportiert, z. B. vom Operationssaal auf die Wachstation oder von der Intensivstation zur Durchführung notwendiger diagnostischer und/oder therapeutischer Maßnahmen in die radiologische Abteilung.

Vorbereitung

Genau wie für interhospitale Verlegungen müssen Hämodynamik und Atmung des Patienten auch vor intrahospitalen Transporten optimal eingestellt sein. Für längere Wegstrecken (Transportdauer mehrere Minuten) müssen Infusionen und Medikamente sowie ein Set für Notfallmaßnahmen (Notfallmedikamente, Infusionsbesteck, Intubationsset und Beatmungsbeutel) mitgenommen werden.

Monitoring

Auch während des Transports innerhalb der Klinik sollten EKG und arterieller Druck kontinuierlich abgeleitet und kontrolliert werden. Bei 84% der als besonders gefährdet eingestuften kardiochirurgischen Patienten kommt es während des intrahospitalen Transfers zu Herzrhythmusstörungen; mehr als die Hälfte davon (52%) sind therapiebedürftig. Pulsoxymeter zur transkutanen Bestimmung der Sauerstoffsättigung während des Transports sind ebenfalls hilfreich.

Beatmung

Die manuelle Beatmung intubierter Patienten während des Transports stellt insofern ein Problem dar, als es unter der Bebeutelung nachgewiesenermaßen zu erheblichen Schwankungen der arteriellen Blutgaswerte mit signifikanten Abweichungen von den Ausgangs- bzw. Normalwerten kommt. Darüber hinaus werden die respiratorischen Parameter durch hämodynamische Veränderungen (Hypotension, Herzrhythmusstörungen) negativ beeinflußt.

Zusammenfassend ist zu betonen, daß der Transport von Patienten gut geplant werden muß und erst dann durchgeführt werden sollte, wenn der Zustand des Patienten stabil ist bzw. wenn die kardiorespiratorischen Parameter optimal eingestellt sind.

Literatur

Braman SS, Dunn SM, Amico CA, Millman RP (1987) Complications of intrahospital transport in critically ill patients. Ann Intern Med 107:469–473

Patient transfer guidelines (1977) JACEP 6/10:4677–4678

Taylor JO, Landers CF, Chulay JD, Hood WB, Abelman WH (1970) Monitoring high-risk cardiac patients during transportation in hospital. Lancet II:1205–1208

Baker SP, O'Neill B, Haddon W, Lang WB (1974) The injury severity score: A method for describing patients with multiple injuries and evaluating emergency cases. J Trauma 14:187–196

Anhang: Schmerztherapie

Schmerz als Streßfaktor führt zu verschiedenen somatischen Reaktionen (*z. B. Blutdruckerhöhung, Tachykardie). Insofern ist die Behandlung von Schmerzen nicht nur im Hinblick auf das Wohlbefinden des Patienten wichtig. Darüberhinaus ist eine adäquate Schmerztherapie z. B. Voraussetzung für eine frühzeitige Mobilisation der Patienten, durch die sich Komplikationen, die mit einer prolongierten Bettlägrigkeit einhergehen (z. B. tiefe Beinvenenthrombosen, Lungenembolien, Lungenatelektasen) verringern lassen.

Nichtnarkotisierende Analgetika

Salicylate (und andere nichtsteroidale Antiphlogistika)

Präparate mit geringer analgetischer Potenz, die in der unmittelbaren postoperativen Phase meist nicht ausreichen, die akuten Wundschmerzen zu lindern. Als Nebenwirkungen sind v. a. Schleimhautläsionen bzw. Blutungen im Magen-Darm-Trakt zu nennen, die u. a. durch eine Thrombozytenaggregationshemmung hervorgerufen bzw. begünstigt werden.

p-Aminophenolderivate und Acetaminophen (Phenacetin und Paracetamol)

Präparate mit analgetischer Potenz ohne Nebenwirkung auf die Thrombozytenfunktion. Ihre Wirkung reicht i. allg. ebenfalls nicht aus, um postoperative Schmerzen adäquat zu behandeln.

Narkotisierende (morphinartige) Analgetika

Die natürlichen Opiumalkaloide und halbsynthetischen Opioide führen zu einer raschen dosisabhängigen, d. h. titrierbaren, Schmerzlinderung. Sie können

---

Anmerkungen des Übersetzers sind mit * versehen.

Tabelle 1. Gebräuchliche Opioidanalgetika

Präparat	Dosierung bei Erwachsenen (mg)		Wirkungsdauer (h)	Wirkungsverhältnis oral:parenteral[a]
	i.v.	i.m.		
Morphin	1 – 10	10	3 – 4	1 : 6
Meperidin[b]	12,5 – 25	60 – 100	2 – 4	1 : 3
Hydromorphon		1,5	4 – 5	1 : 5
Oxymorphon[b] (Numorphan)		1,5	3 – 4	Nur parenteral
Fentanyl	0,002 – 0,1	0,1	1 – 1,5	Nur parenteral
Codein		30 – 60	3 – 4	2 : 3
Methadon		10	4 – 6	1 : 1,5
Naloxon[c]	0,3 – 2	Applikation i.v., ggf. alle 2 – 3 min, solange Atemdepression persistiert		

[a] Beispiel: 6 mg oral zugeführtes Morphin hat die gleiche Wirkung wie 1 mg parenteral verabreichtes Morphin.
[b] In Deutschland nicht im Handel.
[c] Opioidantagonist.

oral wie parenteral verabreicht werden; in Tabelle 1 sind die am häufigsten angewandten Präparate mit der üblichen Dosierung, Wirkungsdauer und der relativen analgetischen Potenz bei oraler bzw. parenteraler Gabe aufgelistet.

Die Analgetikatherapie sollte prinzipiell frühzeitig einsetzen, d. h. bevor die Schmerzen unerträglich werden und nur noch mit sehr hohen Opiatdosen kupiert werden können.

Generell gilt, daß die häufige Gabe kleiner Opiatdosen wirkungsvoller ist als die Applikation vergleichsweise hoher Dosen in größeren Zeitabständen.

Durch die gleichzeitige Gabe von Hydroxyzin (z. B. Atarax, Masmoran) oder Promethazin-HCl (z. B. Phenergan, Atosil; 12,5 – 25 mg i.m. alle 4 h) läßt sich zum einen die analgetische Wirkung der Opiate verlängern, zum anderen werden die Nebenwirkungen (Übelkeit, Erbrechen) verringert.

Morphinartige Analgetika haben vielfältige Seiteffekte; zu nennen sind v. a. respiratorische Störungen (zentrale Atemdepression), Übelkeit, Erbrechen, Kontraktionen bzw. eine Tonuserhöhung des Oddi-Sphinkter, Miktionsbeschwerden (Harnverhalt) und spastische Obstipationen (Ileus).

Die Sorge hinsichtlich der Entwicklung einer physischen Abhängigkeit darf in der unmittelbaren postoperativen Phase nicht dazu führen, einem Patienten Morphine vorzuenthalten; Suchtgefahr besteht erst bei längerer Therapie.

Obgleich es hinsichtlich der Verträglichkeit individuelle Unterschiede gibt, d. h. bestimmte Patienten eine Substanz besser tolerieren als eine andere, kommen Nebenwirkungen prinzipiell bei allen Präparaten vor.

Die i. v.-Applikation von Morphin (gewöhnlich 1 – 2 mg alle 15 min bis zum Eintritt einer adäquaten Analgesie, danach bei Bedarf 1 – 3 mg/h) sollte nur auf der Intensivstation unter entsprechender Überwachung des Patienten erfolgen. Um bei ausreichender Analgesie Atmung und Hämodynamik nicht unnötig zu beeinträchtigen, muß die Morphindosis individuell eingestellt werden.

Der Morphinantagonist Naloxon hebt die Wirkungen reiner Opioide unmittelbar auf (kompetitiver Antagonismus am zentralen Morphinrezeptor), er wird v. a. zur Therapie lebensbedrohlicher Atemdepressionen bei Morphin- oder Pentazocinüberdosierung eingesetzt.

Die im Handel erhältlichen Kombinationen von Morphinderivaten und Morphinantagonisten, wie z. B. Buprenorphin (z. B. Temgesic) haben (bei guter analgetischer Wirkung) eine geringere atemdepressive Wirkung als reine Agonisten (in entsprechender analgetischer Dosierung; Dosierung von Buprenorphin: 0,3–0,6 mg i.m. alle 6 h), die übrigen Nebenwirkungen sind dieselben. Keinesfalls sollten Kombinationspräparat nach Applikation eines reinen Morphins gegeben werden; neben einer akuten Entzugssymptomatik kann es zu unvorhersehbaren (Kreislauf-)Reaktionen kommen. Treten nach der Gabe von Kombinationspräparaten Atemstörungen auf, ist die Wirkung von Naloxon fraglich.

Aktuelle Bestrebungen in der modernen Schmerztherapie gehen dahin, es dem Patienten zu ermöglichen, seine Schmerzmedikation selbst zu dosieren. Dazu gibt es z. B. programmierbare Infusiomaten, die der Patient eigenständig einstellen kann. Um Überdosierungen zu vermeiden, ist die Maximaldosis begrenzt; die Infusionsmenge muß zwischenzeitlich kontrolliert werden. Die Methode bietet dem Patienten einen höheren Komfort; die von ihm in Anspruch genommene Analgetikamenge ist nach ersten Erfahrungen nicht höher als bei konventioneller Medikamentenapplikation.

Die epidurale Applikation von Narkotika (via Epiduralkatheter) ist eine weitere Methode der Schmerztherapie (auf Intensivstationen). Morphine werden im Epiduralraum langsam absorbiert, bei adäquater Dosierung erreicht man eine relativ lang andauernde Analgesie mit im Vergleich zu anderen Applikationsformen geringerer Atemdepression. Da die narkotisierende Wirkung bis zu 10–12 h anhält, ist gerade im Hinblick auf respiratorische Störungen eine engmaschige Überwachung der Patienten erforderlich. Im Notfall kann Naloxon die Morphinwirkung aufheben, der Effekt stellt sich aber mitunter erst verzögert bzw. nach wiederholter Gabe des Antagonisten ein. Ein weiterer Vorteil der epiduralen Analgetikaapplikation ist, daß der Katheter postoperativ für 1 Tag (u. U. auch länger) belassen werden kann und die Möglichkeit besteht, unmittelbar vor Entfernen des Katheters nochmals Morphium zu applizieren, so daß in den ersten 36 h nach der Operation für eine ausreichende Analgesie gesorgt ist.

Sachverzeichnis